骨科手术操作技术丛书

手和腕关节手术技术

Operative Techniques: Hand and Wrist Surgery (Volume 1)

第1卷

注意

医学在不断进步。虽然有关安全问题的注意事项必须遵守，但是由于新的研究和临床经验使我们的知识不断扩展，在治疗和用药方面做出某些改变也许是必须的或适宜的。建议读者核对所有处方每种药品的生产厂家的最新产品信息，确认药物的推荐剂量、服用方法、时间及相关禁忌证。根据自己的经验和患者的病情，决定每一位患者的服药剂量和最佳治疗方法，是经治医师的责任。不论是出版商还是著者，对于因本出版物引起的任何个人或财产的损伤和（或）损失，均不承担任何责任。

出版者

骨科手术操作技术丛书

手和腕关节手术技术

Operative Techniques: Hand and Wrist Surgery (Volume 1)

第1卷

原　著　Kevin C. Chung（钟启光）
主　译　田光磊　陈山林　田　文
译　者　陈山林　田　文　朱　瑾　李文军
栗鹏程　刘　波　郭　阳　薛云皓
郜永斌　杨　勇　刘　坤　童德迪

北京大学医学出版社

图书在版编目（CIP）数据

手和腕关节手术技术. 第1卷/（美）钟启光主编；
田光磊等译. —北京：北京大学医学出版社，2010.9
（骨科手术操作技术丛书）
书名原文：Operative Techniques: Hand and Wrist Surgery
ISBN 978-7-81116-901-0

Ⅰ. ①手…　Ⅱ. ①钟…②田…③陈…④田…　Ⅲ. ①手–外科手术
–图解②腕关节–关节疾病–外科手术–图解　Ⅳ.
①R658.2-64②687.4-64

中国版本图书馆CIP数据核字（2010）第042311号

北京市版权局著作权合同登记号：图字：01-2008-3467

Operative Techniques：Hand and Wrist Surgery vol Ⅰ
Kevin C. Chung
ISBN-13: 978-1-4160-3659-3
ISBN-10: 1-4160-3659-8

Authorized Simplified Chinese translation from English language edition published by the Proprietor.
978-981-272-187-7
981-272-187-8

Elsevier (Singapore) Pte Ltd.
3 Killiney Road, #08-01 Winsland House I, Singapore 239519
Tel: (65) 6349-0200, Fax: (65) 6733-1817
First Published 2010
2010年出版

手和腕关节手术技术（第 1 卷）

主　　译： 田光磊　陈山林　田　文
出版发行： 北京大学医学出版社（电话：010-82802230）
地　　址： （100191）北京市海淀区学院路38号　北京大学医学部院内
网　　址： http://www.pumpress.com.cn
E-mail： booksale@bjmu.edu.cn
印　　刷： 北京圣彩虹制版印刷技术有限公司
经　　销： 新华书店
责任编辑： 吕晓凤　**责任校对：** 金彤文　**责任印制：** 张京生
开　　本： 889mm × 1194mm　1/16　**印张：** 26　**字数：** 666 千字
版　　次： 2010年11月第1版　2010年11月第1次印刷
书　　号： ISBN　978-7-81116-901-0
定　　价： 598.00元（1、2卷）

译者前言

Kevin C. Chung教授等编写的《Operative Techniques: Hand and Wrist Surgery》一书分两卷，共11章。自第一章介绍麻醉技术之后，全书共介绍了82种手与腕关节外科手术技术。每个手术都包括手术适应证与治疗选择的争议、术前准备、重要相关解剖、手术步骤与手术要点、术后处理和预期结果。每章后均对与该章节内容关系密切的重要参考文献进行了概述，有利于读者进行深入阅读。

此书以介绍手术技术为主。参编作者不乏国际知名的手外科与整形外科专家，内容几乎涉及了手与腕关节外科的所有重要领域，所介绍的也都是较为成熟和广受认可的手术技术。原书作者采用了大量的手术照片对手术步骤进行了详细的讲解，对重要手术解剖和手术关键点还同时采用了大量彩色插图予以突出，有利于读者的理解和学习，具有很强的实用性。

全书由多名译者分别完成，文笔上难达一致；而且由于译者水平有限，不足与错误之处，恳请读者予以谅解和指正。

田光磊
主任医师　北京大学教授
北京积水潭医院手外科主任

著者前言（中文版）

非常欣慰这本书能翻译成中文并在中国发行。中国的手外科医生为手外科学的发展做出了很多贡献，包括在断指再植、足趾移植等方面的先驱性工作与发表的文章。对我而言，手外科是一个很有吸引力的学科。我也很高兴能看到，中国的年轻医生对手外科学的兴趣越来越大。我衷心希望这本书能成为那些刚刚迈入手外科的年轻医生的“终生伴侣”。对于精心翻译这本书的中国学者我表示衷心的感谢。我相信你们一定会喜欢书中关于各种手术方法的清晰描述和漂亮图片。当然，这并非一部百科全书。我的目的是让国际手外科权威将他们在手外科领域中的最常用的手术方法奉献给全世界的各位同行, 以作为实用指南。

本书的著者们没有保留地与大家分享了他们独特的、并在实践中取得可靠的良好结果的手术方法。我的一些中国同道知道，我的第一语言是中文。因此，能用我珍爱的母语出版发行这本著作令我非常欣慰。编写这本书是我的一种奉献，希望在阅读时你们也能得到同样的感受。

钟启光
医学博士，硕士
手外科及整形外科教授
国际合作副主任
人事副院长
密西根大学医学院
电子信箱：kecchung@umich.edu

致 谢

感谢我的父母亲钟炳坤、林芳兰。

编著者名单

Nicola Borisch, MD
Assistant Professor, Orthopaedic University Hospital Regensburg, University of Regensburg; Head of Department for Hand Surgery, Plastic and Reconstructive Surgery, DRK-Hospital, Baden-Baden, Germany
Dorsal Synovectomy and Darrach Procedure; Radiolunate Fusion; Total Wrist Fusion

David J. Bozentka, MD
Associate Professor, Department of Orthopedic Surgery, and Chief, Hand Surgery Section, University of Pennsylvania Medical Center, Philadelphia, Pennsylvania
Metacarpal Fracture Fixation

Scott D. Burgess, MD
Michigan Hand Center, Grand Rapids, Michigan
Open Treatment of Oblique and Spiral Fractures of the Proximal Phalanx; Open Treatment of Unicondylar Fractures of the Proximal Phalanx

Louis W. Catalano III, MD
Assistant Professor, Columbia University School of Medicine; Attending Physician, Department of Orthopaedic Surgery, St. Luke's Roosevelt Hospital; Attending Physician, C.V. Starr Hand Surgery Center, New York, New York
Volar Plate Arthroplasty; Repair of Acute Ulnar Collateral Ligament Injury of the Thumb; Reconstruction of Chronic Ulnar Collateral Ligament Injury of the Thumb

Walter T. Chang, MD
Staff Physician, Southern California Permanente Medical Group, Fontana, California
Two-Stage Flexor Tendon Reconstruction; Techniques for Extensor Tendon Repairs

Kevin C. Chung, MD, MS
Professor of Surgery, Section of Plastic Surgery, Department of Surgery, University of Michigan Health System, Ann Arbor, Michigan
Anesthesia Techniques; Volar Plating of Distal Radius Fracture; Percutaneous Pinning of Distal Radius Fracture; Corrective Osteotomy for Distal Radius Malunion; Stabilization of the Distal Radioulnar Joint after Acute Injury; Suave-Kapandji Arthrodesis for Distal Radioulnar Joint Arthritis; Reconstruction of Lunotriquetral Ligament Tear Using a Slip of the Extensor Carpi Ulnaris Tendon; Wrist Arthroscopy; Radial Tunnel Release; Abductor Pollicis Longus Transfer for Radial Abduction of the Index Finger; Tendon Transfer for Lateral Pinch in the Tetraplegic Patient; Functional Muscle Transfer to Restore Elbow and Finger Flexion for Complete Avulsion of the Brachial Plexus; Steindler's Flexorplasty; Repair of Zone 1 Flexor Tendon Avulsion Injury; De Quervain's and Trigger Finger Release; Implant Arthroplasty Using Pyrocarbon Implant; Silicone Metacarpophalangeal Joint Arthroplasty; Total Wrist Arthroplasty; Tendon Transfers for the Rheumatoid Arthritis Patient; Microvascular Second Toe-to-Thumb Transfer; Digital Arterial Sympathectomy; Replantation; Correction of Constriction Ring; Syndactyly Release; Duplicated Thumb Reconstruction; Cleft Hand Reconstruction; Flexor Carpi Ulnaris to Extensor Carpi Radialis Brevis Transfer; Pronator Teres Rerouting; Biceps and Brachialis Lengthening; Dupuytren's Contracture Surgery; Incision and Drainage of Infected Finger; Amputation

Boris J. Czermak, MD
Consultant, Division of Hand and Upper Extremity Surgery, Department of Orthopaedic Surgery, Schulthess Clinic, Zurich, Switzerland
Rheumatoid Thumb Reconstruction: Double Arthrodesis of the Metacarpophalangeal and Interphalangeal Joints; Crossed Intrinsic Tendon Transfer

Steven Z. Glickel, MD
Associate Clinical Professor of Orthopaedic Surgery, Columbia University College of Physicians and Surgeons; Director, Hand Surgery, St. Luke's Roosevelt Hospital Center, New York, New York
Volar Plate Arthroplasty; Repair of Acute Ulnar Collateral Ligament Injury of the Thumb; Reconstruction of Chronic Ulnar Collateral Ligament Injury of the Thumb

Peter Haussmann, MD
Professor Emeritus, University of Freiburg, Freiburg; Former Chief, Department for Hand Surgery, Plastic and Reconstructive Surgery, DRK-Hospital, Baden-Baden, Germany
Dorsal Synovectomy and Darrach Procedure; Radiolunate Fusion; Total Wrist Fusion

Vincent R. Hentz, MD
Professor of Surgery, Stanford University; Robert A. Chase Center for Hand and Upper Limb Surgery, Stanford Hospital and Clinics, Stanford, California
Tendon Transfer Procedures for Low and High Median Nerve Injury; Tendon Transfer Procedures for Low and High Ulnar Nerve Injury; Tendon Transfer Procedures for Low and High Radial Nerve Injury; Tendon Transfer Procedures for Low and High Combined Median and Ulnar Nerve Injury

Carlos Heras-Palou, FRCS
Lead Clinician for Hand Surgery, Pulvertaft Hand Centre, Derby, United Kingdom
Wrist Denervation

Daniel Herren, MD, MHA
Associate Chief, Division of Hand and Upper Extremity Surgery, Department of Orthopaedic Surgery, Schulthess Clinic, Zurich, Switzerland
Rheumatoid Thumb Reconstruction: Double Arthrodesis of the Metacarpophalangeal and Interphalangeal Joints; Crossed Intrinsic Tendon Transfer

Thomas R. Hunt, III, MD
Professor of Surgery, and Director, UAB Hand and Upper Extremity Fellowship, University of Alabama at Birmingham School of Medicine; John D. Sherrill Chair of Orthopaedic Surgery, and Surgeon-in-Chief, UAB Highlands, University of Alabama at Birmingham, Birmingham, Alabama
Acute Scapholunate Ligament Reconstruction; Reconstruction of Chronic Scapholunate Ligament Disruptions Using a Flexor Carpi Radialis Tendon Graft; Wrist Denervation

Charles F. Kallina, MD, MS
Orthopedic/Hand Surgeon, Memorial Hermann The Woodlands Hospital, The Woodlands, and Sadler Clinic, Conroe, Texas
Radial Shortening Osteotomy for the Treatment of Kienböck's Disease

Seong Eon Kim, MD
Director of Plastic Surgery, Upper Extremity and Microsurgery Center, SM Christianity Hospital, Pohang, Korea
Anesthesia Techniques; Volar Plating of Distal Radius Fracture; Functional Muscle Transfer to Restore Elbow and Finger Flexion for Complete Avulsion of the Brachial Plexus; Steindler's Flexorplasty; Microvascular Second Toe-to-Thumb Transfer; Replantation; Correction of Constriction Ring; Syndactyly Release; Dupuytren's Contracture Surgery; Amputation

Scott H. Kozin, MD
Associate Professor, Department of Orthopaedic Surgery, Temple University; Upper Extremity Surgeon, Shriners Hospital for Children, Philadelphia, Pennsylvania
Centralization for Radial Deficiency; Index Pollicization; Opposition Transfer for Hypoplastic Thumb; Carpal Wedge Osteotomy for Arthrogryposis; Rotational Osteotomy of the Forearm for Congenital Radioulnar Synostosis

Victoria D. Kubik, MD
Orthopedic Surgeon, Hand and Microsurgery Specialist, St. John's Hospital and Clinic, Springfield, Missouri
Open Reduction and Internal Fixation of Transverse Phalangeal Shaft Fracture; Open Treatment of Oblique and Spiral Fractures of the Proximal Phalanx; Open Reduction and Internal Fixation of Intra-articular Fractures of the Proximal Interphalangeal Joints (Middle Phalanx Base Fractures); Open Treatment of Unicondylar Fractures of the Proximal Phalanx

Don Lalonde, MSc, MD, FRCSC
Professor of Surgery, and Department Head, Plastic Surgery, Dalhousie University; Atlantic Health Sciences Corporation, Saint John, Canada
Wide-Awake Approach to Flexor Tendon Repair

Alberto Lluch, MD, PhD
Assistant Professor, Orthopedic Surgery, Institut Kaplan, Barcelona, Spain
Swan-Neck Deformity; Boutonnière Deformity; Flexor Tendon Synovectomy

Susan E. Mackinnon, MD
Professor, and Division Chief, Plastic and Reconstructive Surgery, Washington University School of Medicine, St. Louis, Missouri
Distal Anterior Interosseous Nerve Transfer for Ulnar Motor Reinnervation; Median to Radial Motor Nerve Transfer; Sensory Nerve Transfers

Roy A. Meals, MD
Clinical Professor of Orthopedic Surgery, University of California at Los Angeles, Los Angeles, California
Two-Stage Flexor Tendon Reconstruction; Techniques for Extensor Tendon Repairs

Wyndell H. Merritt, MD, FACS
Clinical Professor of Surgery, Medical College of Virginia, Virginia Commonwealth University, Richmond, Virginia
Digital Arterial Sympathectomy

Terence M. Myckatyn, MD
Assistant Professor of Plastic and Reconstructive Surgery, Washington University School of Medicine; Assistant Professor of Plastic and Reconstructive Surgery, Barnes-Jewish Hospital, St. Louis, Missouri
Distal Anterior Interosseous Nerve Transfer for Ulnar Motor Reinnervation; Median to Radial Motor Nerve Transfer; Sensory Nerve Transfers

Wendy L. Parker, MD, PhD, FRCSC
Assistant Professor, Plastic and Reconstructive Surgery, and Hand and Wrist Surgery, McGill University; Jewish General Hospital; St. Mary's Hospital, Montreal, Quebec, Canada
Pedicled Vascularized Bone Graft from the Dorsal Distal Radius for the Treatment of Kienböck's Disease

William C. Pederson, MD
Clinical Associate Professor, Departments of Surgery and Orthopaedic Surgery, The University of Texas Health Science Center at San Antonio; Director of Fellowship Training, and President, The Hand Center of San Antonio, San Antonio, Texas
Intrinsic Hand Flaps: The Digital Artery Island Flap; Intrinsic Hand Flaps: The Kite Flap (First Dorsal Metacarpal Artery Flap); Ulnar Artery Bypass for Ulnar Artery Thrombosis in the Hand; Pedicle Radial Forearm Flap

Matthew D. Putnam, MD
Professor of Orthopaedics, Hand and Upper Limb Specialist, and Director, Hand Surgical Fellowship, University of Minnesota, Minneapolis, Minnesota
Stabilization of the Distal Radioulnar Joint after Acute Injury; Suave-Kapandji Arthrodesis for Distal Radioulnar Joint Arthritis

Ghazi M. Rayan, MD
Clinical Professor of Orthopedic Surgery, Oklahoma University; Director of Oklahoma Hand Fellowship Program, and Chairman of Hand Surgery Division, INTEGRIS Baptist Medical Center, Oklahoma City, Oklahoma
Carpal Tunnel Release; Cubital Tunnel Release

Alexander Y. Shin, MD
Consultant, Division of Hand Surgery, Department of Orthopedic Surgery, Mayo Clinic; Professor of Orthopedic Surgery, Mayo Medical School, Rochester, Minnesota
Pedicled Vascularized Bone Graft from the Dorsal Distal Radius for the Treatment of Kienböck's Disease; Proximal Row Carpectomy; Radial Shortening Osteotomy for the Treatment of Kienböck's Disease

Peter J. Stern, MD
Norman S. and Elizabeth C.A. Hill Professor and Chairman of Orthopaedic Surgery, Department of Orthopaedic Surgery, and Founder and Co-Director, Mary S. Stern Fellowship in Hand Surgery, University of Cincinnati College of Medicine, Cincinnati, Ohio
Open Reduction and Internal Fixation of Transverse Phalangeal Shaft Fracture; Open Treatment of Oblique and Spiral Fractures of the Proximal Phalanx; Open Reduction and Internal Fixation of Intra-articular Fractures of the Proximal Interphalangeal Joints (Middle Phalanx Base Fractures); Open Treatment of Unicondylar Fractures of the Proximal Phalanx

Chau Y. Tai, MD
Director, Hand and Microsurgery, Division of Plastic and Reconstructive Surgery, Division of Orthopedic Surgery, Kern Medical Center, Bakersfield, California
Distal Anterior Interosseous Nerve Transfer for Ulnar Motor Reinnervation; Median to Radial Motor Nerve Transfer; Sensory Nerve Transfers

Matthew M. Tomaino, MD, MBA
Professor of Orthopaedics, University of Rochester Medical Center, University of Rochester, Rochester, New York
Resection Arthroplasty of the Thumb Basilar Joint; Thumb Basilar Joint Ligament Reconstruction

Raymond Tse, MD, FRCSC
Assistant Professor, Division of Plastic and Reconstructive Surgery, Department of Surgery, University of Western Ontario, London, Ontario, Canada
Tendon Transfer Procedures for Low and High Median Nerve Injury; Tendon Transfer Procedures for Low and High Ulnar Nerve Injury; Tendon Transfer Procedures for Low and High Radial Nerve Injury; Tendon Transfer Procedures for Low and High Combined Median and Ulnar Nerve Injury

Thomas H. Tung, MD
Assistant Professor of Plastic and Reconstructive Surgery, Washington University School of Medicine, and Barnes-Jewish Hospital, St. Louis, Missouri
Distal Anterior Interosseous Nerve Transfer for Ulnar Motor Reinnervation; Median to Radial Motor Nerve Transfer; Sensory Nerve Transfers

Ann E. Van Heest, MD
Associate Professor, Department of Orthopedic Surgery, University of Minnesota, Minneapolis; Hand Service Director, Shriners Hospital for Children, Twin Cities Unit; Hand Service Director, Gillette Children's Specialty Care, St. Paul, Minnesota
Fractional Lengthening of the Flexor Tendons; Superficialis to Profundus Tendon Transfer; Flexor-Pronator Slide; Intrinsic Muscle Release for Thumb-in-Palm Deformity

Jennifer Moriatis Wolf, MD
Assistant Professor, Department of Orthopaedics, University of Colorado Health Sciences Center, Denver, Colorado
Proximal Row Carpectomy

Hiroshi Yajima, MD
Associate Professor, Department of Orthopedic Surgery, Nara Medical University, Kashihara, Nara, Japan
Open Reduction and Internal Fixation of Scaphoid Fracture Using the Cannulated Herbert Screw; Vascularized Bone Grafting from the Distal Radius for Scaphoid Nonunion

目　录

第一卷

第一部分　麻　醉

第二部分　指骨折和脱位

第三部分　腕关节

第四部分 神经和肌腱移位

第二卷

第五部分 肌腱疾患

第六部分 骨关节疾患

第七部分 类风湿关节炎

第八部分 皮瓣与显微外科

第九部分 先天性疾病

第十部分 痉挛性疾病

第十一部分　掌腱膜挛缩症及其他

第一部分

麻　　醉

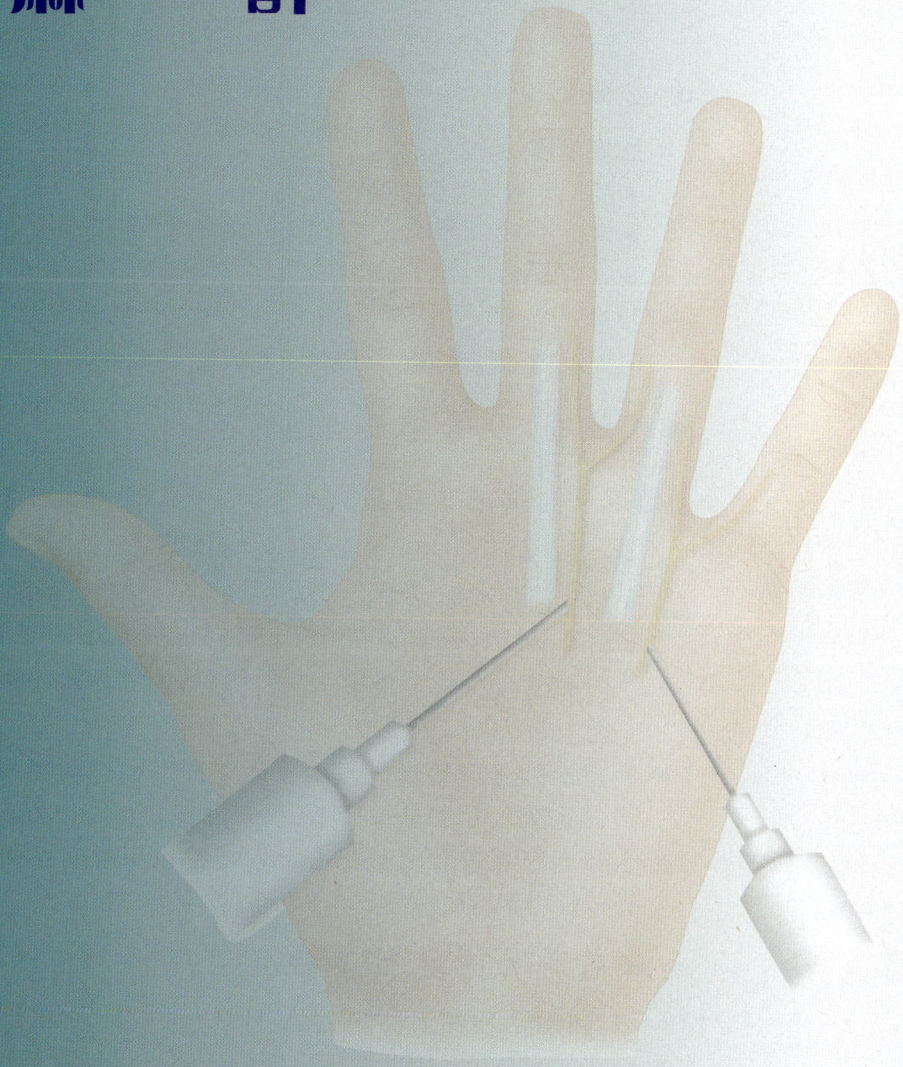

1 麻醉方法

Seong Eon Kim and Kevin C. Chung

适应证

- 腕部阻滞
  - 局部麻醉不全的补充。
  - 术中（例如肌腱松解手术）评价患者手指的主动活动范围。
  - 术后镇痛。
- 指神经阻滞
  - 对手指进行手术。

临床检查/影像学检查

局部麻醉（局麻）药品

- 局麻药物可以根据其化学结构分为酯类及酰胺类。
  - 酯类：氯普鲁卡因、可卡因、普鲁卡因、丁卡因。
  - 酰胺类：利多卡因（赛罗卡因）、马比佛卡因、丁哌卡因（布比卡因、盐酸丁哌卡因）、丙胺卡因、依替卡因、左丁哌卡因、罗哌卡因。
- 利多卡因是应用最广泛的作用于周围神经的局麻药物，作用强，起效快（约3分钟），持续作用时间为60～120分钟。
- 丁哌卡因起效时间需15分钟，持续作用时间长达400～450分钟，常用于术后镇痛。

局麻药物的系统性毒性

- 因局麻药物浸润吸收导致系统性毒性反应的几率非常低。
- 最常见的引起系统性毒性反应的原因是将局麻药物注射至血管内。为了避免这种情况发生，医生在进针时应注意神经及血管的位置，并在注射局麻药物前回抽针管以确认针头不在血管内。
- 如果不慎将药物注入血管内会引发患者抽搐，如果局麻药与肾上腺素混合则会出现心悸、躁动。

外科解剖

腕部阻滞的体表标志

- 在腕部可以阻滞的神经有：正中神经、尺神经及桡神经浅支。其中，仅桡神经浅支可以在腕关节桡背侧触及。
- 掌长肌（PL）及桡侧腕屈肌（FCR）与正中神经的解剖关系

（图1A，1B）。

- 当腕关节轻微屈曲时做拇指与小指相捏的动作可以清晰地看到掌长肌腱。在掌长肌腱桡侧的即为桡侧腕屈肌腱。
- 正中神经在腕关节水平处于屈肌支持带下，掌长肌与桡侧腕屈肌之间。

■ 尺侧腕屈肌（FCU）与尺神经阻滞（图2A，2B）。

- 尺神经在腕关节水平位于尺侧腕屈肌桡背侧。当腕关节做轻微屈曲尺偏时可以比较容易地摸到尺侧腕屈肌肌腱。由于尺动脉紧临尺神经且在它的桡侧，因此在注射局麻药前应回抽针管以确认针头是否在血管管腔内。
- 尺神经背侧皮支在前臂中远1/3处发出，可在前臂尺背侧进行局部浸润阻滞该神经。

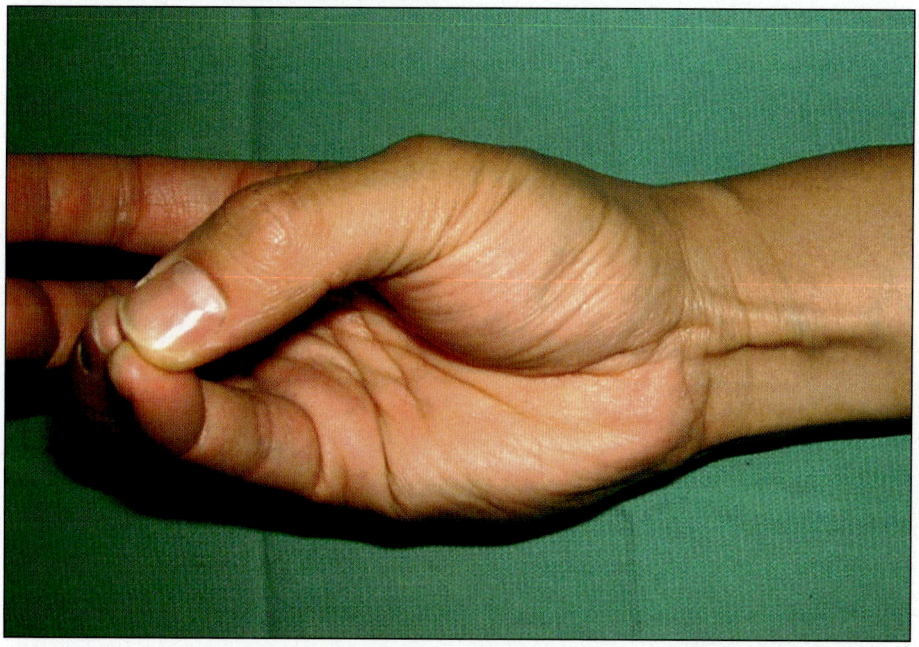

A

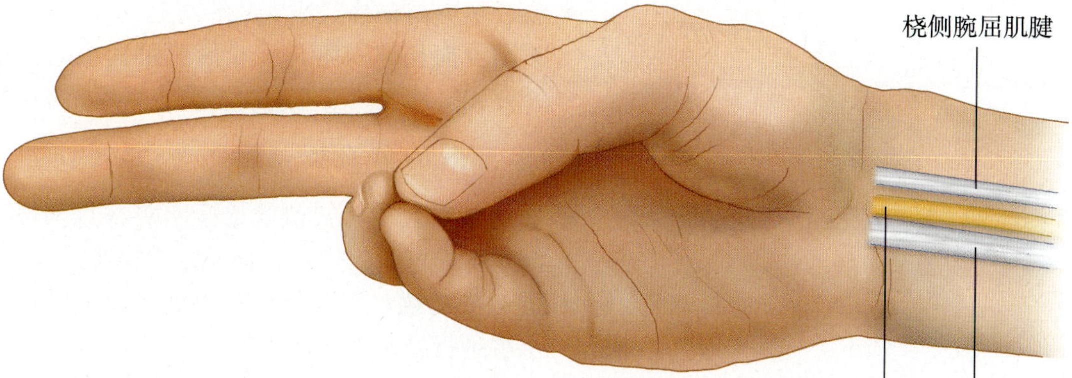

图1 B

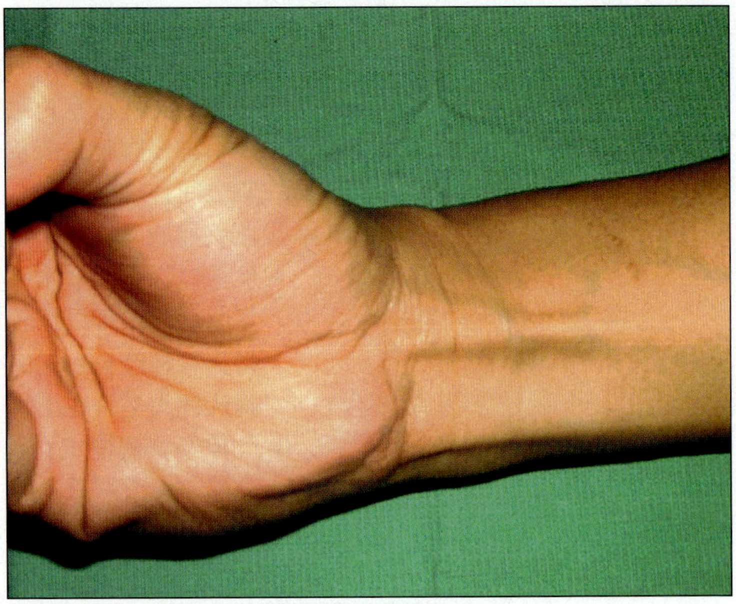

A

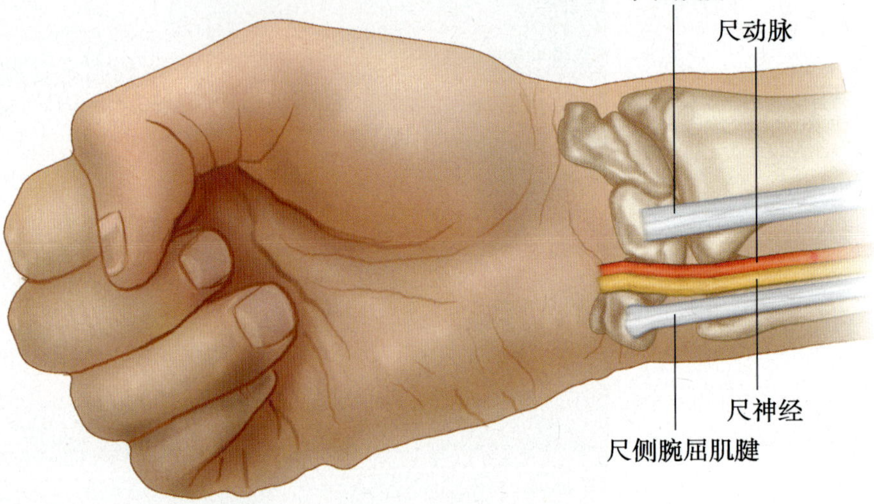

B

图2

■ 桡骨茎突与桡神经浅支的解剖关系（图3A、B）。

- 在由拇长伸肌腱与拇长展肌腱构成的鼻烟窝内可触及桡骨茎突，桡神经浅支在桡骨茎突水平发出若干个分支。

指神经麻醉的体表解剖标志

■ **远侧掌横纹**：在远侧掌横纹水平指总神经分出指固有神经，在此水平皮下注射进行指神经皮下阻滞。

■ **近侧指横纹**：在近侧指横纹处可以清晰地摸到屈肌鞘管，在此水平进行经鞘管指神经阻滞。

■ **掌骨颈**：掌骨颈与远侧掌横纹基本属于同一水平，在此处进行经掌骨指神经阻滞。

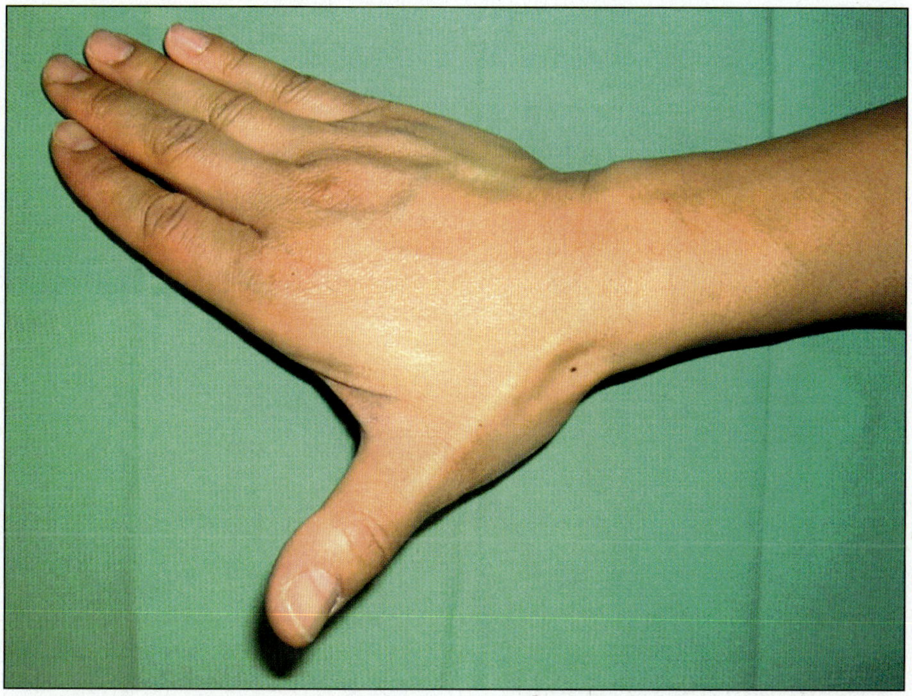

A

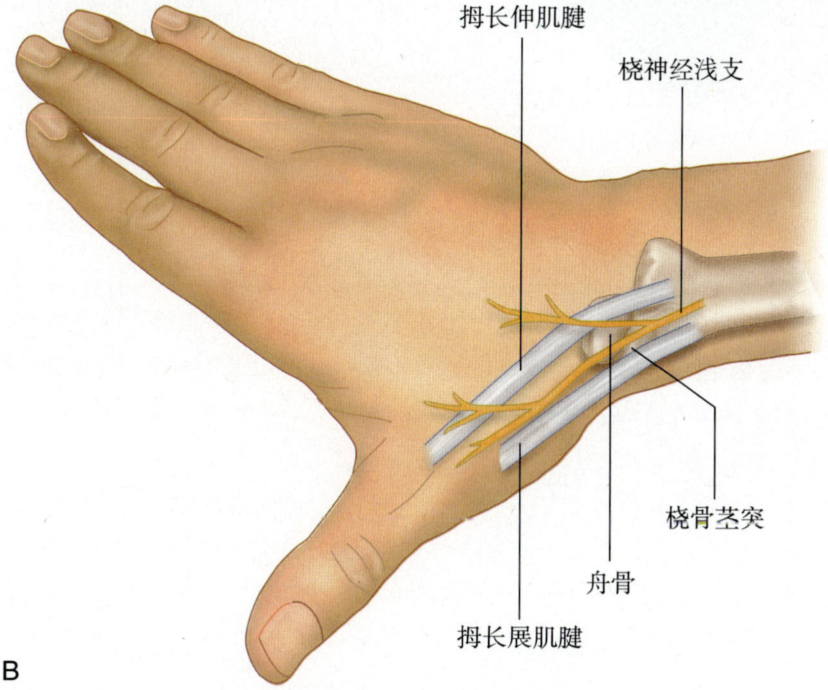

B

图3

■ **手指背侧皮肤的神经支配**

- 掌侧指神经发出的指背支以及背侧感觉神经支配手指背侧皮肤的感觉（图4）。
- 在拇指与小指，背侧感觉神经向远侧支配至指甲部位。这些背侧神经由桡神经浅支及尺神经背侧皮支发出（图5）。
- 指神经背支自A1滑车水平发出，支配示指、中指、环指近指间关节以远手指背侧皮肤感觉（图6）。

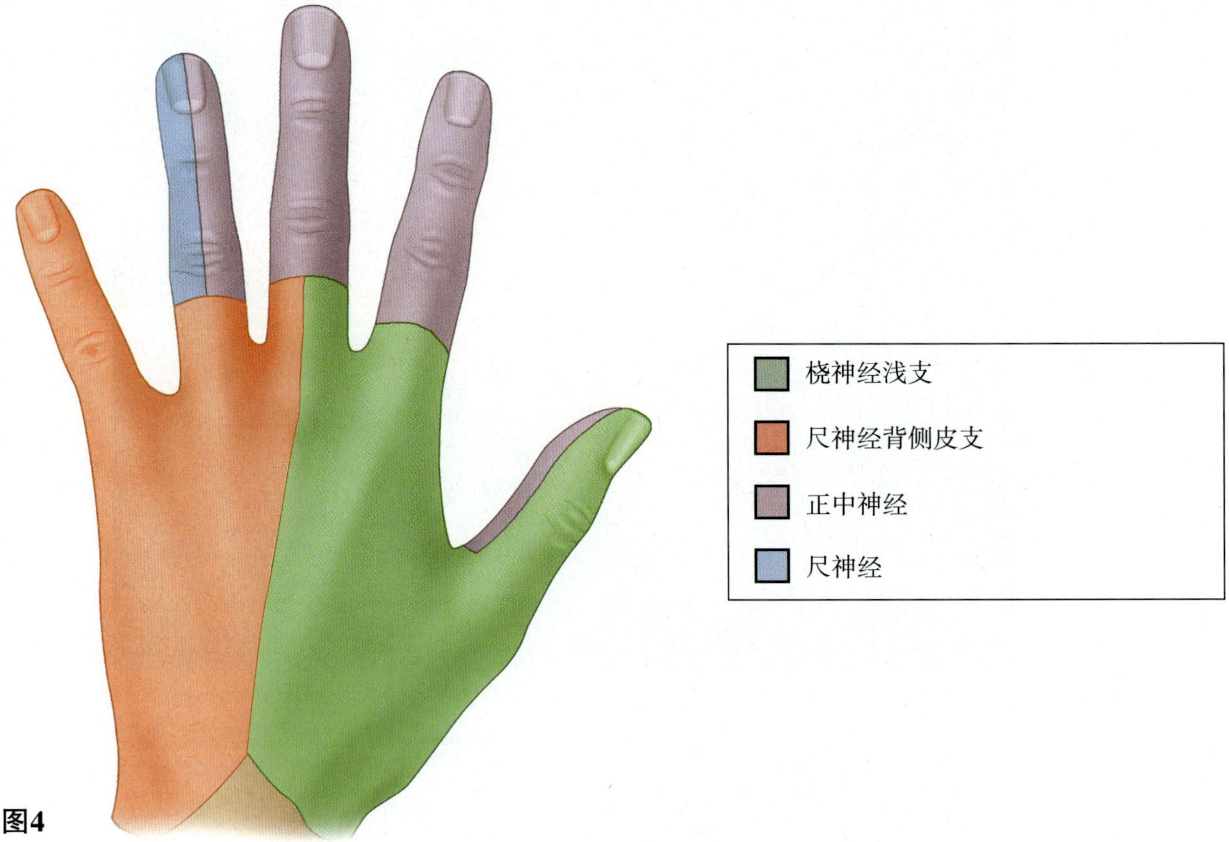

图4

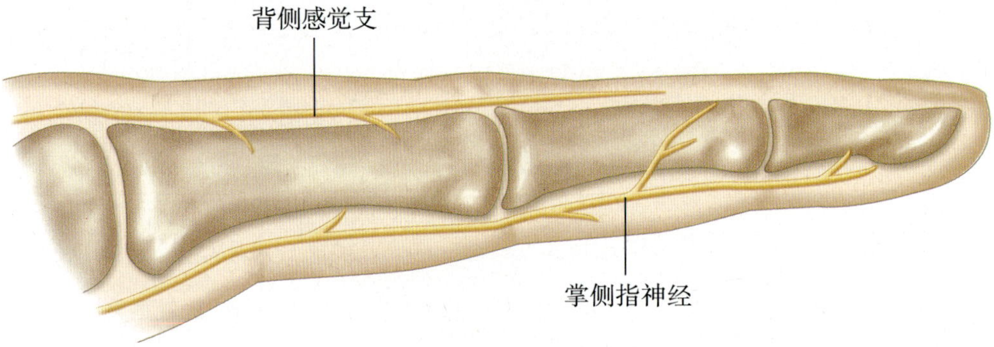

图5

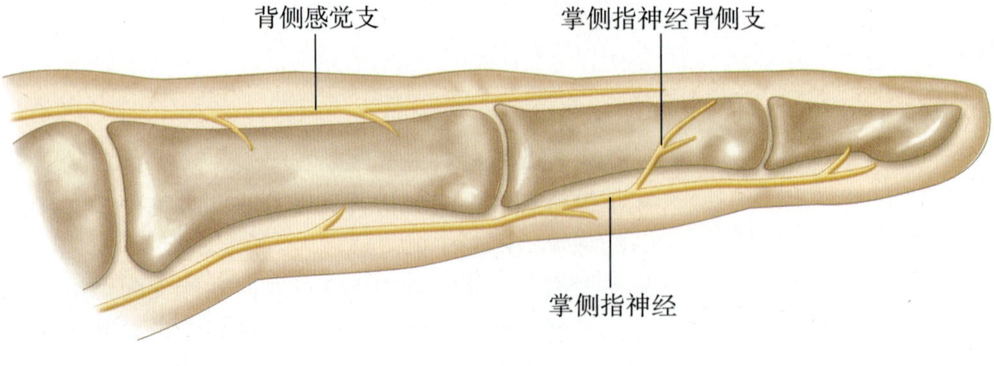

图6

手术操作

腕关节水平神经阻滞

- **正中神经阻滞**
  - 入针点位于桡侧腕屈肌腱与掌长肌腱之间，近侧掌横纹近端2～3cm。如果掌长肌腱缺如，入针点应紧贴桡侧腕屈肌腱的尺侧。
  - 在感觉到针头通过屈肌支持带时的突破感后，注射2%利多卡因5ml（图7及图1B）。
- **尺神经阻滞**
  - 进行尺神经阻滞时的体表解剖标志为尺侧腕屈肌腱。
  - 既可以选择尺侧腕屈肌腱的尺侧，也可以选择尺侧腕屈肌腱的桡侧作为入针点。当从尺侧腕屈肌腱桡侧进针时，血管内注射的可能性会更高些，因为尺动脉位于尺神经的桡侧。因此我们推荐尺侧入针点。
  - 在尺骨远端水平，将针头推入至尺侧腕屈肌腱的桡侧及背侧。通过这个入路，针头会触及尺神经，此时注射2%利多卡因5ml（图8及图2B）。
  - 由于在这个水平尺神经背侧皮支早已发出，应再以2%利多卡因5ml对腕关节桡背侧部位进行区域阻滞。
- **桡神经浅支神经阻滞**
  - 应采用区域阻滞方法。
  - 在桡骨茎突水平自第一至第三伸肌鞘管注射2%利多卡因5ml（图9及图3B）。

手术要点

- 在腕横韧带稍远侧，有连接正中神经和尺神经的神经纤维交通支。对这个重叠支配区实施麻醉时需要同时对正中神经及尺神经进行神经阻滞。
- 75%的患者手及腕部桡背侧区域受到前臂外侧皮神经及桡神经浅支的双重神经支配。对这个区域实施麻醉需要同时对这两个神经进行神经阻滞。前臂外侧皮神经位于桡神经浅支的掌侧，所以应当从桡动脉的偏掌侧区域开始进行皮下注射。

指神经阻滞

- **皮下阻滞**：在远侧掌横纹水平垂直入针到达屈肌腱鞘管两侧，各注入2%的利多卡因2ml（图10）。
- **经鞘管阻滞**
  - 在近侧指横纹水平可以比较容易地摸到屈肌腱鞘管。垂直入针穿过屈肌腱达到骨皮质。
  - 达到骨皮质后，将针管慢慢回撤，并在针管尾部处轻轻施压。当针头进入骨膜与屈肌腱的间隙之间，将局麻药快速地注入。
  - 这种方法需要2%的利多卡因2ml（图11A及11B）。
- **经掌骨指神经阻滞**
  - 在远侧掌横纹水平，自手的背侧皮肤入针达掌侧皮下。
  - 在掌骨颈的两侧各注入2%利多卡因2ml（图12）。

手术要点

- 这三种麻醉方法的麻醉平面相似，但经鞘管指神经阻滞起效最快，经掌骨指神经阻滞起效最慢。在进行经鞘管阻滞麻醉后患者多数会有手指不适的感觉。我们推荐皮下注射麻醉法，因为它起效相对比较快，注射时疼痛轻，方法简单。

争议

- 肾上腺素的使用：
  - 有部分学者报道了成功地在指根麻醉时使用肾上腺素，尽管这在以前是不允许的。使用肾上腺素有许多优点：它可以延长局麻药的作用时间，减少局麻药物的使用量，减少手术部位的出血。
  - 当患者合并有嗜铬细胞瘤、甲状腺功能亢进、严重高血压、心脏病及周围血管病时，肾上腺素的使用要谨慎。

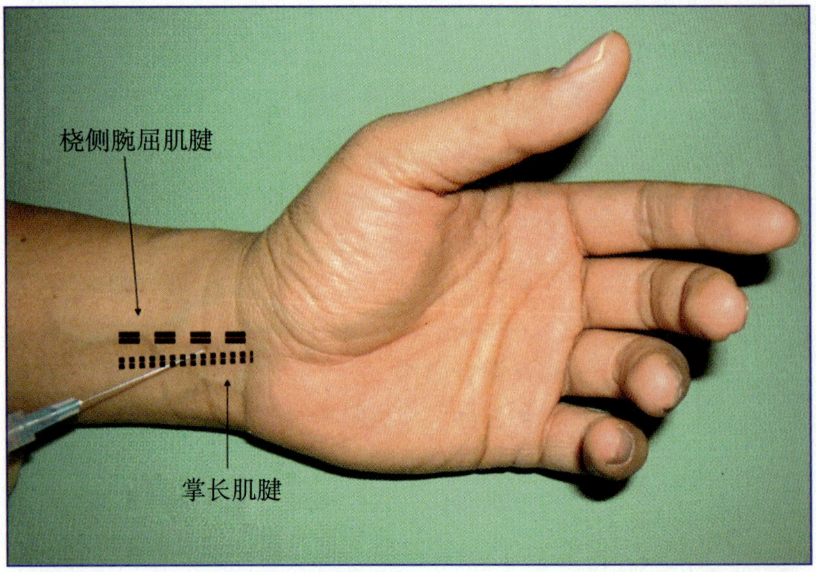

图7

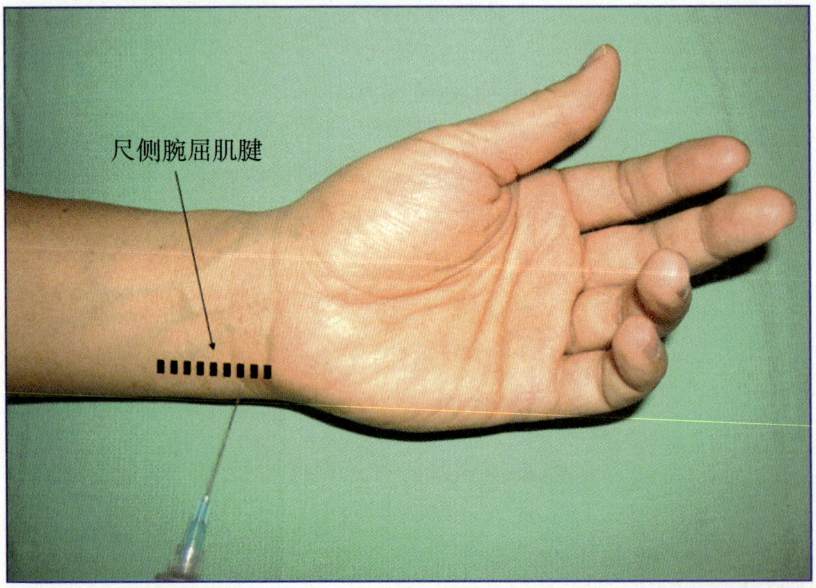

图8

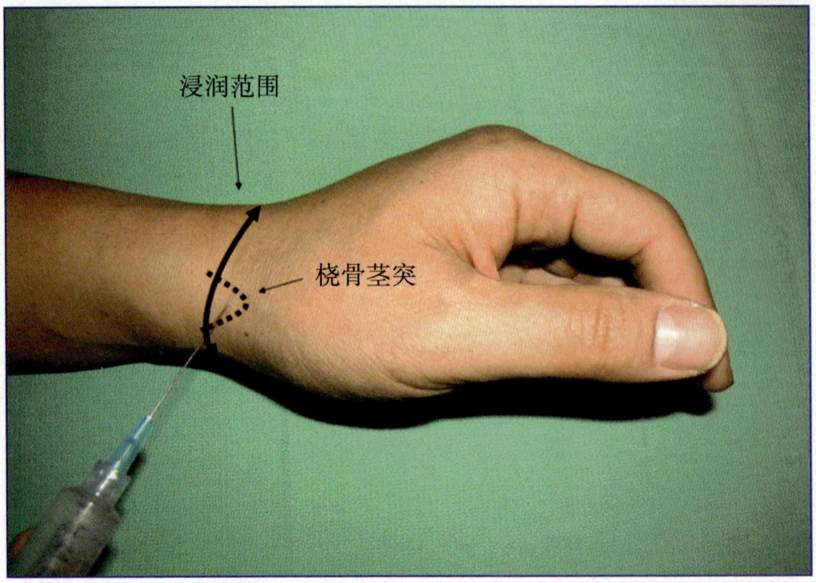

图9

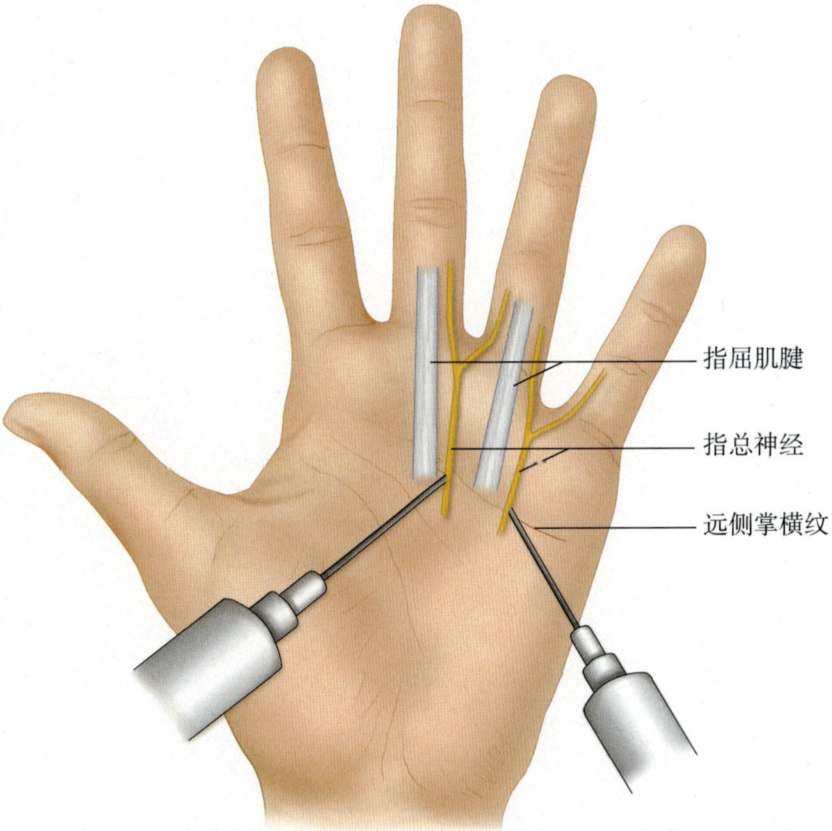

图10

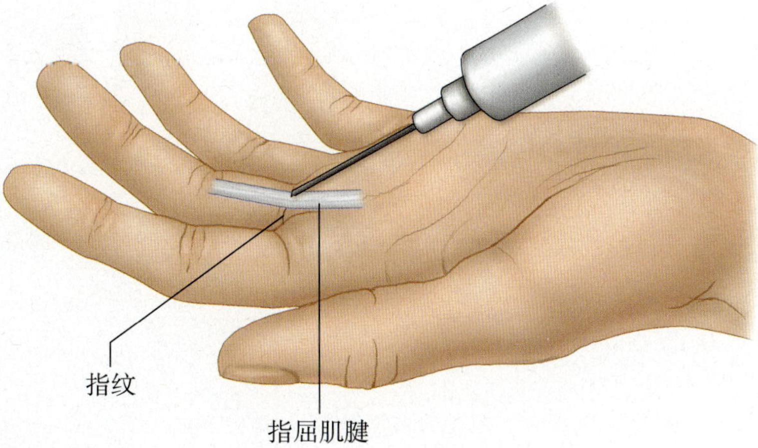

图11 A

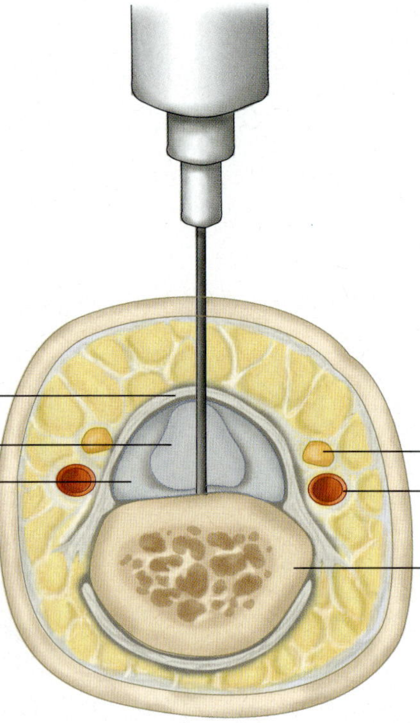

图11续 B

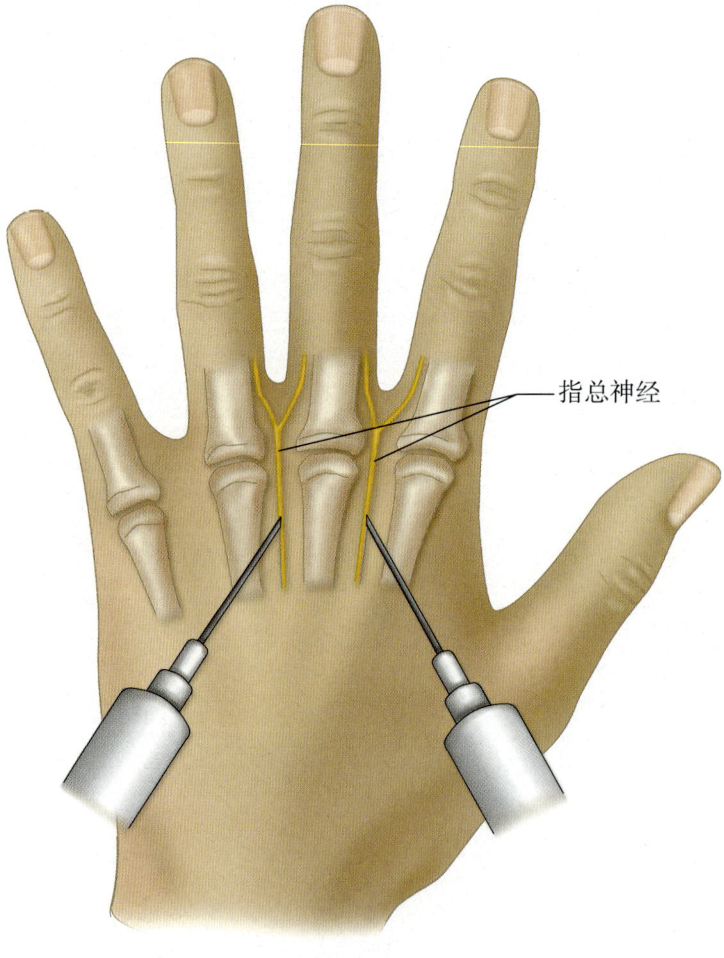

图12

证据

Bas H, Kleinert JM. Anatomic variations in sensory innervation of the hand and digits. J Hand Surg [Am]. 1999;24:1171-84.

对30例新鲜尸体手标本进行解剖，研究手及手指感觉神经的走行及相互的交通支。作者在腕横韧带稍远侧发现正中神经及尺神经的交通支。在62%的标本中指总神经在A1滑车水平发出背侧分支，此背侧分支在拇指及小指支配至指甲水平。（Ⅳ级证据）

Hung VS, Bodavula VKR, Dubin NH. Digital anesthesia: comparison of the efficacy and pain associated with three digital nerve block techniques. J Hand Surg [Br]. 2005;30:581-4.

对50名健康志愿者应用3种不同的麻醉方法进行指神经阻滞，采用随机对照单盲的方法比较麻醉的起效时间、不适感及患者对不同麻醉方法的偏好。经掌骨指神经阻滞的起效时间明显要超过其他两种方法。40%受试者在经鞘管注射的24～72小时内有明显的不适感。43%的患者更愿意选择皮下注射作为麻醉方法。（Ⅰ级证据）

Mackinnon SE, Dellon L. The overlap pattern of the lateral antebrachial cutaneous nerve and the superficial branch of the radial nerve. J Hand Surg [Am]. 1985;10:522-6.

文章包含了尸体解剖以及临床研究用于评价前臂外侧皮神经及桡神经浅支的神经支配及分布。共75%的病例存在上述两神经重叠支配的情况。（Ⅱ级证据）

Whezel TP, Mabourakh S, Barkhordar R. Modified transthecal digital block. J Hand Surg [Am]. 1997;22:361-3.

作者将经鞘管神经阻滞麻醉的注射部位由掌骨头水平改变为近侧指横纹水平。他们认为在近侧指横纹水平可以看出屈肌腱的位置而无需触诊辨认。在此之前，经鞘管神经阻滞麻醉的推荐注射部位是在掌骨头掌侧。这些作者介绍了一种更准确、更简单方便的注射方法。（Ⅳ级证据）

Wilhelmi BJ, Blackwell SJ, Miller JH, Mancoll JS, Dardano T, Tran A, Phillips LG. Do not use epinephrine in digital blocks: myth or truth? Plast Reconstr Surg. 2001;107:393-7.

这篇文章是关于经掌骨指神经阻滞的前瞻、随机、双盲实验性研究。对照组接受1%的利多卡因，治疗组接受1%的利多卡因及1：200 000肾上腺素混合液。治疗组相比对照组需要追加的麻醉次数及术中出血量更少。肾上腺素治疗组没有见到副作用。（Ⅰ级证据）

第二部分

指骨折和脱位

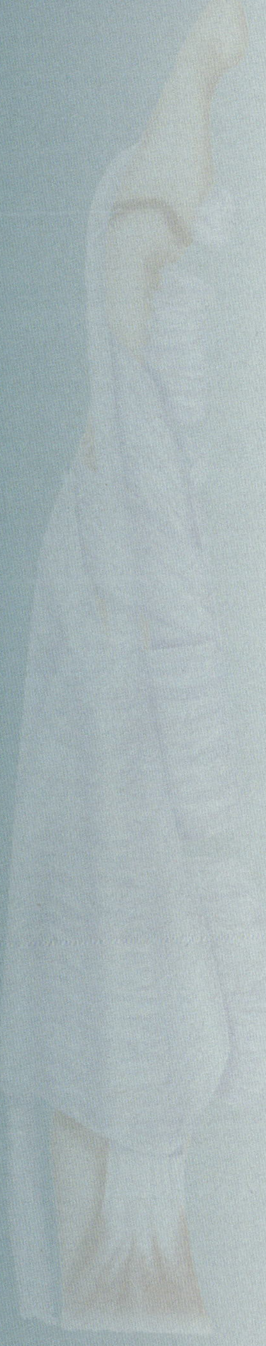

2 切开复位内固定术治疗指骨干横断骨折

Peter J. Stern and Victoria D. Kubik

注意事项

- 技术要求严格，不能出现失误。
- 钢板可能影响肌腱滑动，需要取出。

争议

- 稳定的固定允许术后立即活动；但是，术后可能会出现手指僵硬。

其他治疗方法

- 伴或不伴闭合复位的固定；
- 闭合复位和经皮穿针；
- 钢丝固定；
- 髓内针；
- 微型钢板；
- 外固定；
- 以上方法联合应用。

适应证

- 不稳定的近节或中节指骨骨折，闭合复位或经皮固定失败者（见图1）。
- 骨折闭合复位后，成角超过10°，短缩超过2mm，对位少于50%，或存在旋转畸形。
- 合并损伤（肌腱）需要早期活动手指。
- 额外的骨性损伤，难以将手固定于满意的位置。
- 开放骨折或覆盖的软组织有损伤。

临床检查/影像学检查

- 横断骨折在正、侧位片都可能会形成成角畸形。

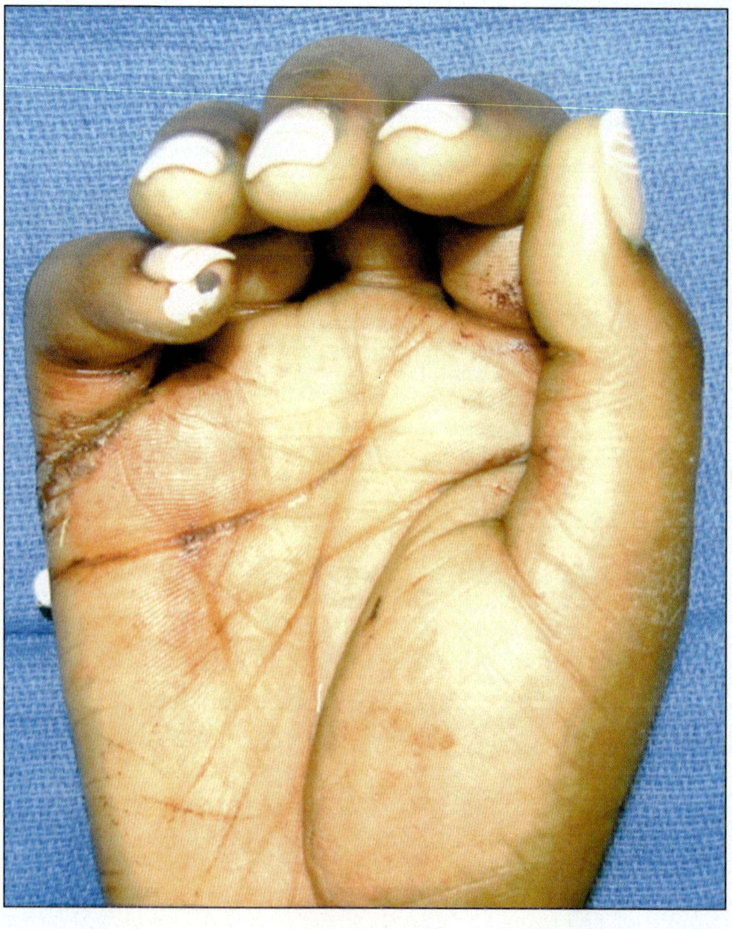

图1

外科解剖

- 背侧装置（图2）
  - 中央腱束
  - 侧腱束
  - 三角韧带（中节指骨）
  - 侧腱束联合（中节指骨）

体位

- 仰卧，手部旋后
- 手术桌
- 止血带

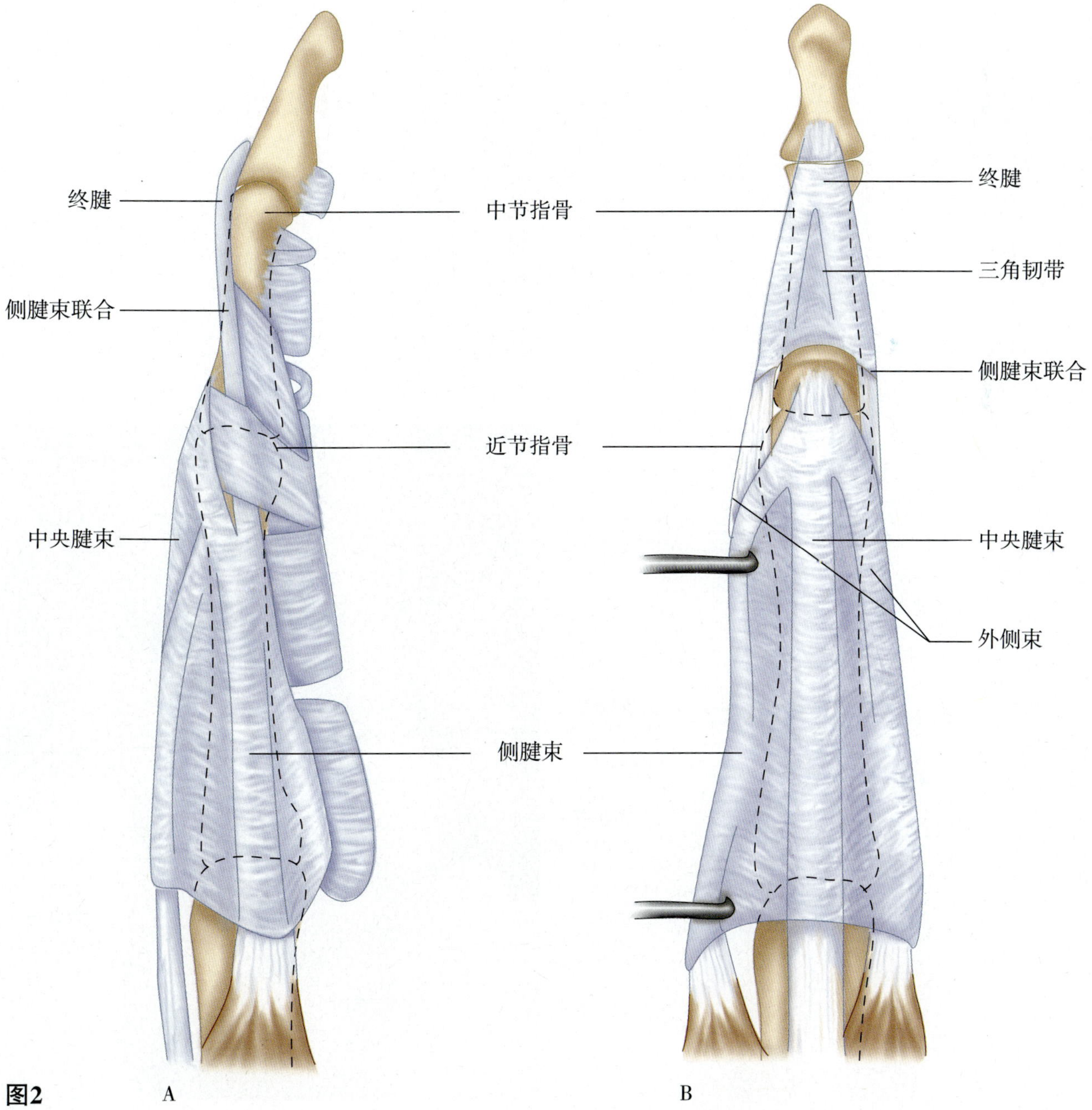

图2

入路/显露

- 背侧直切口
  - 指伸肌腱劈开入路（图3A）
- 背外侧切口（图3B和图3C）

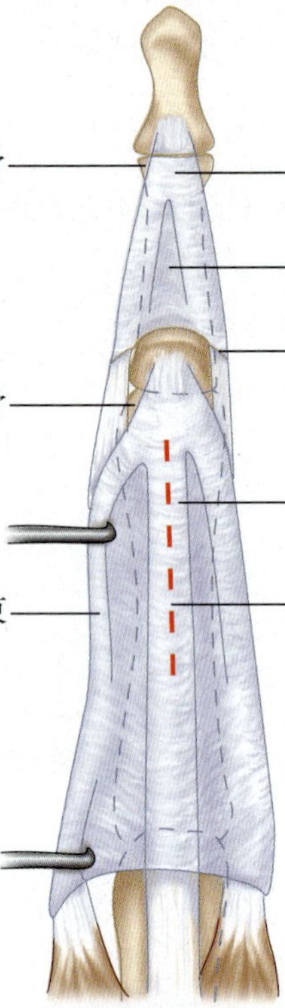

A. 背侧直切口

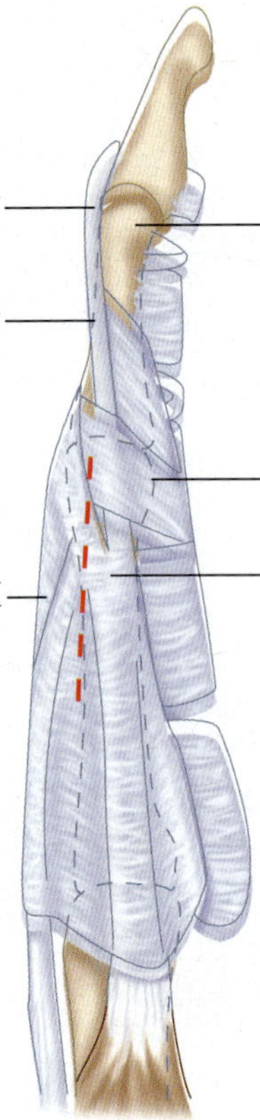

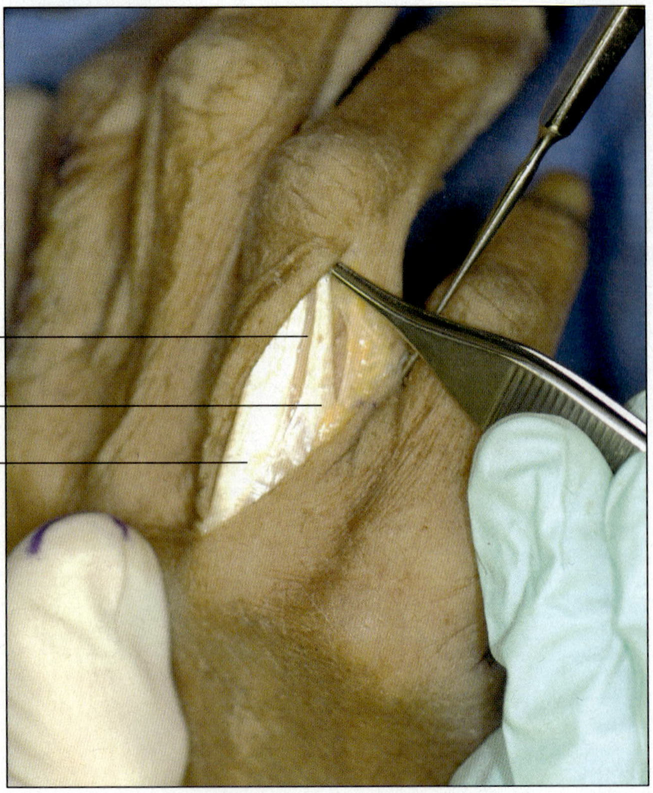

图3　B. 背外侧切口　C

手术要点

- 保护好指背静脉和旁边的肌腱。
- 将Holman拉钩置于骨折点周围，暴露骨折（图4）。

注意事项

- 指伸肌腱劈开入路可能会导致术后粘连/伸肌腱迟滞。
- 保留骨膜，将其作为骨和伸肌腱之间的保护套袖，以减少粘连的风险。

  - 联合侧腱束切口（近节指骨）
  - 在中央腱束和侧腱束之间暴露指骨
- 中轴线切口（侧正中切口）（图3D）
  - 向背侧牵开侧腱束

手术操作

步骤1

- 去除骨折血肿。
- 复位骨折。
- 纵向穿入1枚0.88mm的克氏针，提供临时固定（图5）。

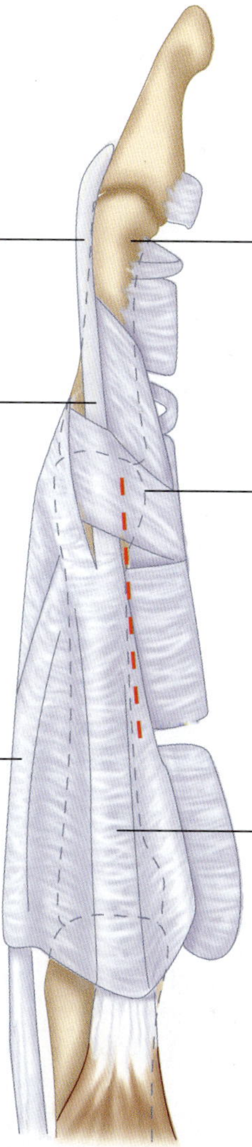

图3续　D. 中轴线切口（侧正中切口）

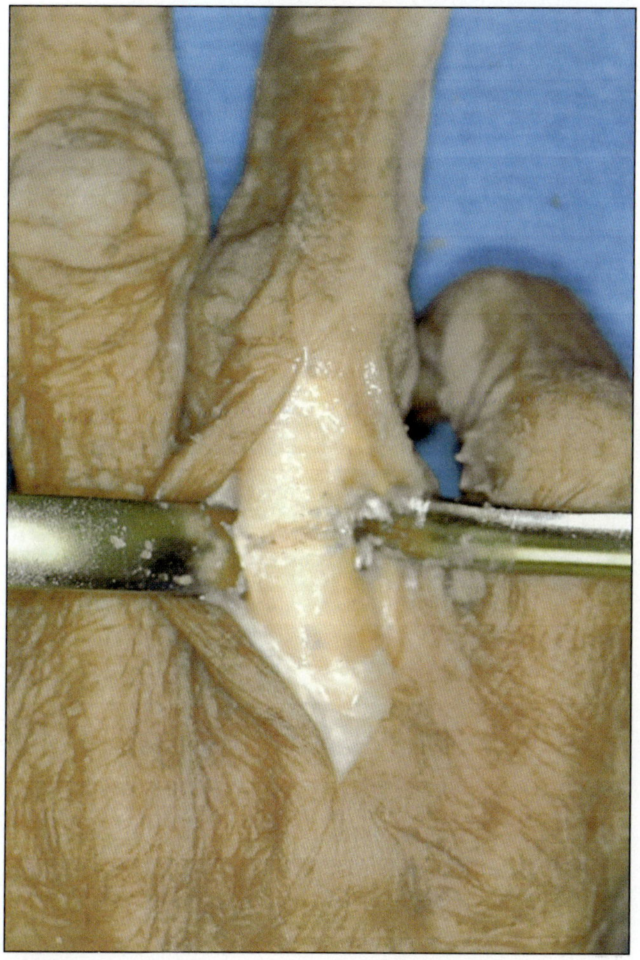
图4

手术要点

- 纠正旋转和成角畸形。
- 临时固定后，进行临床和影像学评估。

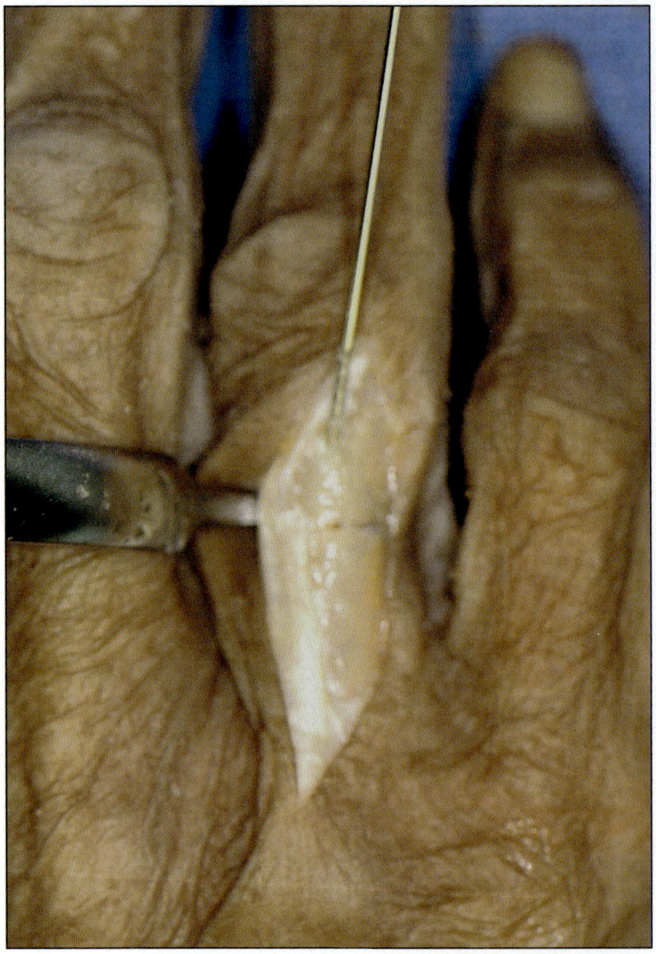

图5

步骤2

- 选择钢板：1.5mm直板或T板。
- 按照需要将其剪短/预弯。
- 根据标准技术钻孔和拧入螺丝钉（图6A）。

步骤3

- 如果选用指伸肌腱劈开入路，需用4-0不可吸收线缝合肌腱。
- 其他入路仅需用5-0尼龙线缝合皮肤。

手术要点

- 在放置钢板前确认骨折已经复位。
- 在骨折线的两侧最少保持4层皮质固定，如果可能则6层皮质。
- 将钢板中置，拧入螺丝钉，并通过透视确认钢板位置（图 6B）。

注意事项

- 使用组织保护器以防止损伤周围软组织和神经血管束。
- 不建议调整钻孔或螺丝钉的位置，因为这样做是非常困难的。
- 通过透视机确认钢板的位置。

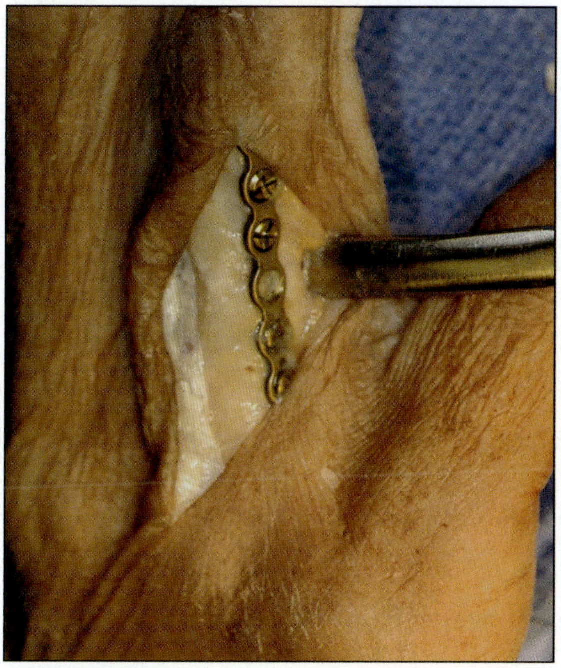

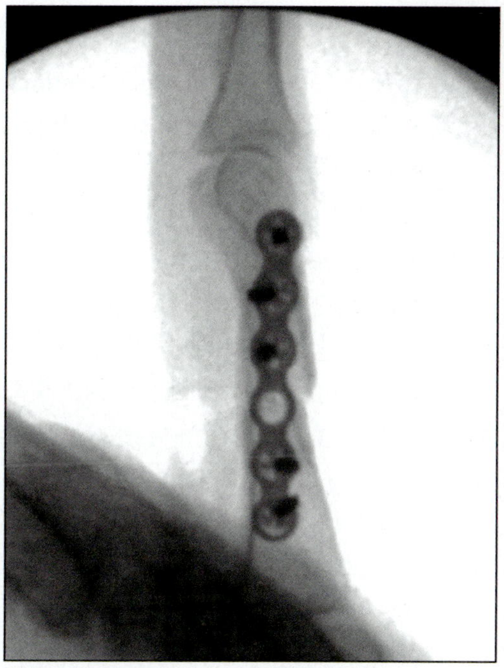

图6
A B

器械/植入物

- 组合式手外装置，配有1.5mm钢板及相应的钻和螺丝钉。

争议

- 钢板可以置于手指背侧或侧方。
- 我们采用侧方放置方式，以减少背侧肌腱粘连和螺丝钉头突出造成的屈肌腱损伤的风险。

手术要点

- 稳定的固定允许手指早期活动。
- 在锻炼间歇期间可以使用静力夹板。

注意事项

- 制动会导致肌腱粘连和屈曲挛缩。

术后护理及预期结果

- 使用敷料包扎固定3～5天。
- 监督手部理疗计划，在1周内开始功能锻炼（可以根据相应的损伤决定）。
- 早期主动活动可以增加肌腱滑动，减轻肿胀。
- 使用弹性指套控制进行性水肿。
- 潜在的并发症包括：僵硬、骨折不愈合、钢板露出和肌腱断裂。Page和Stern（1998）报道，使用钢板和螺丝钉固定治疗掌骨和近节指骨骨折的并发症的发生率为57%。

证据

Bosscha K, Snellen JP. Internal fixation of metacarpal and phalangeal fractures with AO minifragment screws and plates: a prospective study. Injury. 1993;24:166-8.

这篇文章前瞻性地回顾了47例采用微型钢板螺丝钉治疗的掌骨或指骨骨折的病例。平均随访时间为28个月，38例骨折中有35例（92%）主动屈曲活动恢复优秀，3例骨折的结果为差。（Ⅳ级证据）

Dabezies EJ, Schutte JP. Fixation of metacarpal and phalangeal fractures with miniature plates and screws. J Hand Surg. 1986;11:283-8.

这篇文章回顾了使用钢板螺丝钉固定治疗52例不稳定的掌、指骨骨折。总的活动度平均为对侧相应的未损伤手指的90%。作者强调此技术要求小心翼翼和精确地钻孔和放置钢板。（Ⅳ级证据）

Dabezies EJ, Schutte JP. Fixation of metacarpal and phalangeal fractures with miniature plates and screws. J Hand Surg [Am]. 1998;23:837-42.

这篇文章回顾了105例采用钢板固定的掌、指骨骨折病例。尽管早期制动，约36%的骨折出现较严重的并发症。这最终导致不满意结果的发生率很高。（Ⅳ级证据）

Page SM, Stern PJ. Complications and range of motion following plate fixation of metacarpal and phalangeal fractures. J Hand Surg [Am]. 1998;23:837-42.

该研究评估了52例不稳定的近节或中节指骨骨折采用钢板或拉力钉治疗的效果。采用指伸肌腱劈开入路，钢板放置于背侧或侧方。40%的骨折伴随软组织损伤；61.5%的为开放骨折，36.5%为粉碎骨折。所有骨折中，33例采用钢板治疗，10例仅使用拉力钉，9例使用微型髁钢板。仅26.9%的骨折结果良好。合并软组织损伤的骨折（粉碎或开放骨折）效果很差。（Ⅳ级证据）

3 切开复位内固定术治疗近节指骨斜形或螺旋形骨折

Peter J. stern, scott D. Burgess, and victoria D. Kubik

注意事项

- 只能通过临床来判断旋转畸形，通过影像学来判断旋转畸形不可靠。

争议

- 对于潜在的不稳定骨折，手术治疗与非手术治疗。
- 经皮克针或螺丝钉固定与常规切开复位内固定。
- 背侧伸肌腱劈开入路与侧方伸肌腱牵开入路。

其他治疗方法

- 使用石膏或胶带邻指固定的非手术治疗适用于无移位的骨折，但是需要密切的随访，以防止再移位。
- 经皮穿针固定可用于无移位及可以闭合解剖复位的骨折。
  - 可以使用巾钳或持骨器经皮手法复位骨折块。
- 切开复位内固定提供了骨折解剖复位及稳定的固定，允许早期进行主动活动训练。

适应证

- 近节指骨干的移位骨折
  - 掌侧成角会产生假性爪形指畸形或近指间关节伸直迟滞。
  - 侧方成角会导致手指交叉畸形。
  - 大于5mm的短缩会导致屈指或伸指功能障碍。
- 近节指骨的开放骨折
- 旋转性力线异常，屈指时会产生手指交叉。
- 在非手术治疗过程中，发生移位的骨折。

体格临床检查/影像学检查

成角或旋转畸形的临床评估

- 成角畸形最好在手指伸直位评估。
- 旋转畸形最好在手指同步屈曲时评估（握拳时）。

影像学检查

- 标准的正位和侧位X线片
  - 近节指骨骨折倾向于螺旋形或斜形骨折。
  - 中节指骨倾向于横断骨折。
- 还需要斜位片，以评估骨折的移位、关节面受累的情况及骨折线的方向。
  - 近节指骨骨折倾向于向掌侧成角。
- 其他额外的X片对于大部分骨折意义不大。

外科解剖

- 背侧装置（图1）
  - 中央腱束止于中指指骨背侧基底，此止点必须要保留。
  - 中央腱束在近节指骨没有止点。
  - 侧腱束包裹于近节指骨的外侧表面，完全覆盖了近节指骨长度的绝大部分。
- 骨–纤维鞘管内的指屈肌腱直接位于近节指骨的掌侧表面上。
  - 背侧放置的钢板或螺丝钉如果从掌侧突出，会造成屈肌腱受到激惹或磨损甚至断裂。

体位

- 患者平卧位，手放置于手术桌上，手心向下。

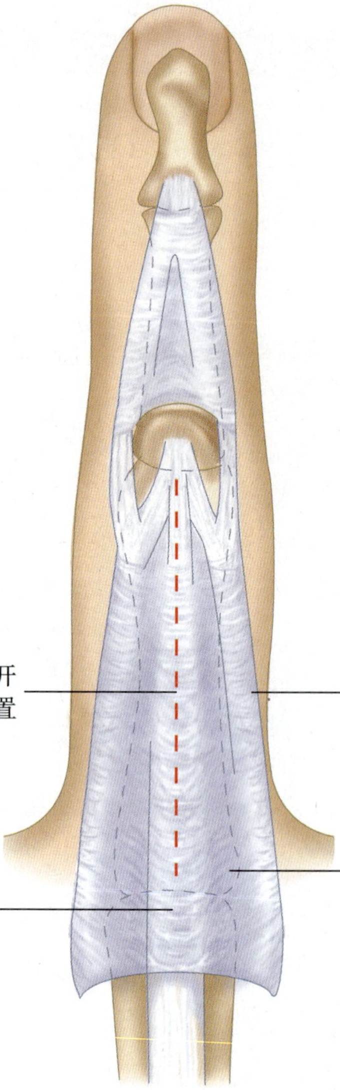

图1

■ 手必须能进行透视。

入路/显露

■ 采用直形或弧形纵向切口，切开近节指骨背侧的皮肤（图2）。
■ 拉开肌腱旁的全层皮瓣，暴露背侧装置。
■ 找出中央腱束，将其纵向切开，注意不要划伤下方的骨膜。
■ 保护好中节指骨背侧基底的中央腱束止点，防止术后发生钮扣畸形。
■ 将背侧装置的两部分向两侧拉开，暴露近节指骨。
■ 背侧关节囊可以切开或切除，以暴露关节面。
■ 暴露骨折块时必须向近端和远端延伸，以便看清全部骨折块，包括近端和远端的骨折尖。这可以通过纵形延长伸肌装置的切口来达到（图3）。
  - 沿着骨折块边缘轻轻牵开骨膜，判断骨折线走行。
  - 必须看到近端和远端骨折尖。

注意事项

- 指伸肌腱中央腱束止点的损伤可能会造成术后钮扣畸形。
- 过度剥离或损伤骨膜可能会增加术后背侧装置的粘连。

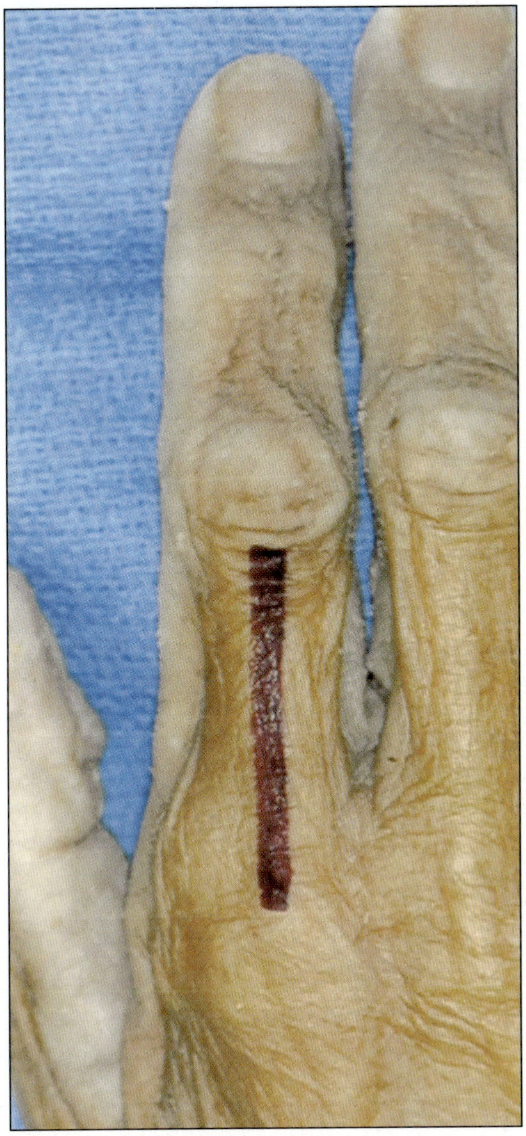

图2

手术要点

- 使用两把精巧的持骨钳，使得固定过程中保持复位位置。
- 复位近端和远端的骨折尖，以确保解剖复位。

注意事项

- 不能解剖复位近端和远端骨折尖可能会造成旋转畸形。

手术操作

步骤1

- 使用两把精巧的持骨钳或复位钳（图4）维持骨折块复位状态，防止骨折块在固定过程中发生旋转和成角畸形。
  - 纵向牵引和旋转，同时掌侧施加应力矫正成角畸形，有助于骨折复位。
  - 近端和远端骨折尖必须完全复位，以确保恢复手指长度和矫正旋转。

步骤2

- 拧入拉力钉（1.5或2.0mm）。
  - 理想的骨折块加压方向应垂直于骨折线；防止纵向剪切的理想

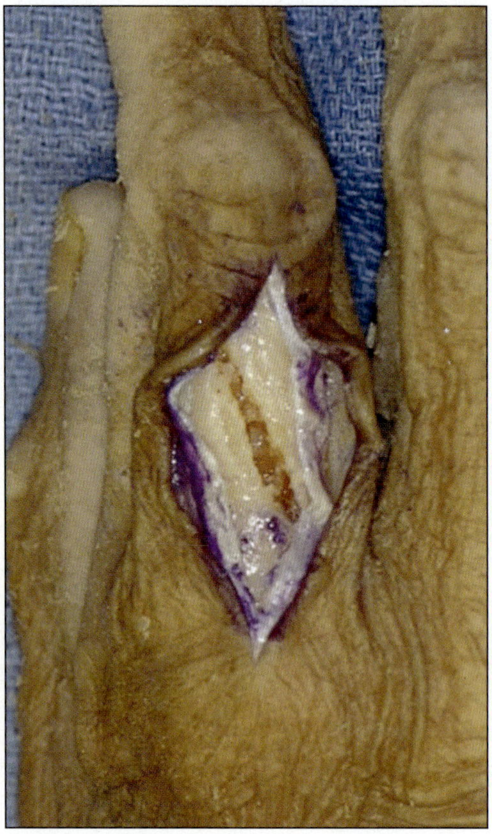

图3

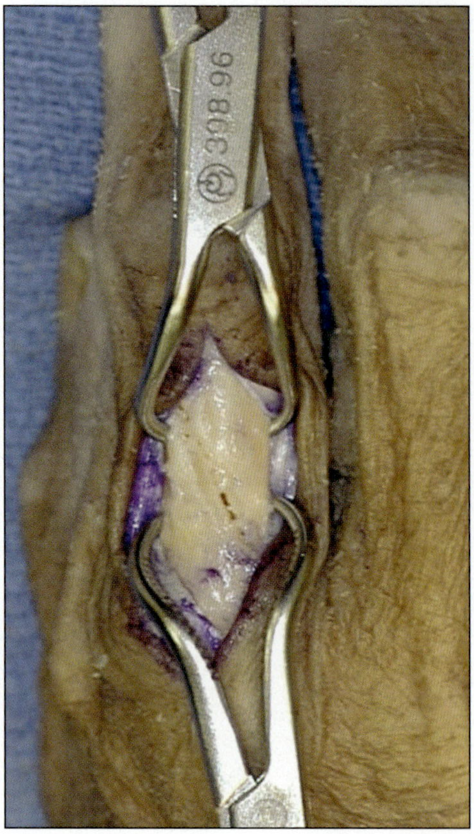

图4

拉力钉方向是横向的；中分此两角可提供最佳的固定（图5）。

- 确认骨折块足够大，能够容纳2～3根拉力钉。螺丝钉置入位置离骨折块边缘应该不小于两个钉子直径，防止骨折块劈裂。
- 在透视帮助下钻孔、测深和扩大骨折块近端皮质孔径。
- 钉子埋头，减少术后软组织激惹（图6）。

注意事项

- 仅仅1个拉力钉或克氏针固定可能会导致复位失效，发生骨折块旋转和/或近端移位。
- 螺旋骨折有复杂的骨折解剖，需要超过1个平面的螺丝钉固定（图9B）。

步骤3

- 植入第一枚拉力钉后（图7），采用同样的方法植入第二或第三枚拉力钉（图8）。
  - 如果骨折块太小，不能固定两个拉力螺钉，可以使用1枚拉力钉联合1根或2根克氏针固定。
  - 两点固定对于防止骨折块旋转和近端移位非常重要。
- 固定完成后，进行多方位透视，确认复位情况和内固定位置（图9A）。
- 使用不可吸收线缝合背侧伸肌装置。

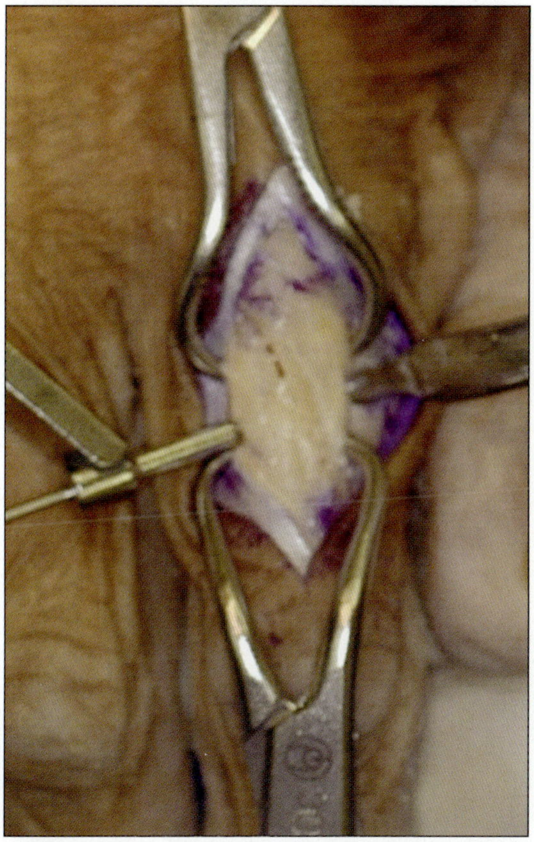

图5

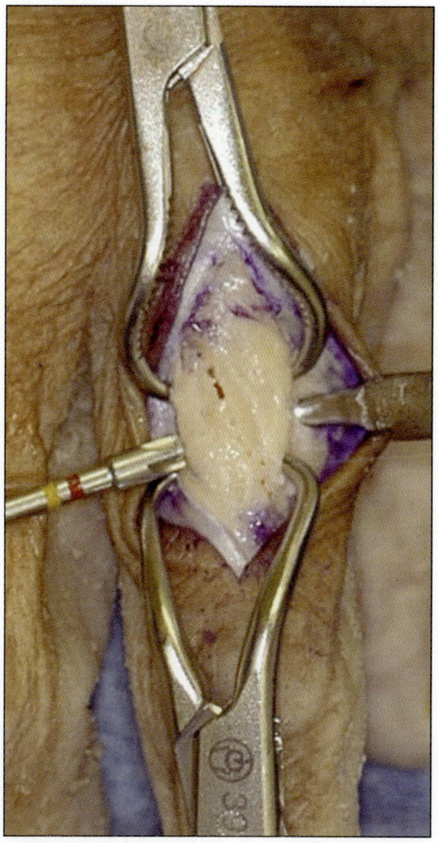

图6

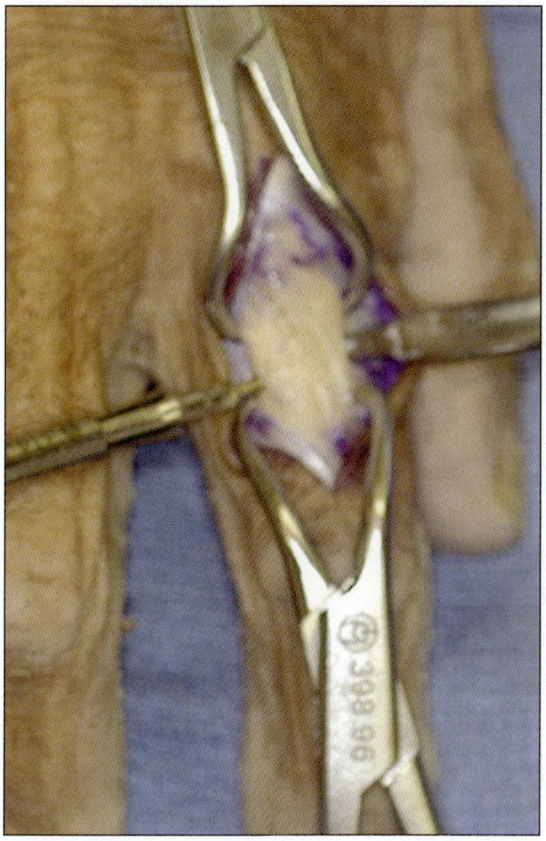

图7

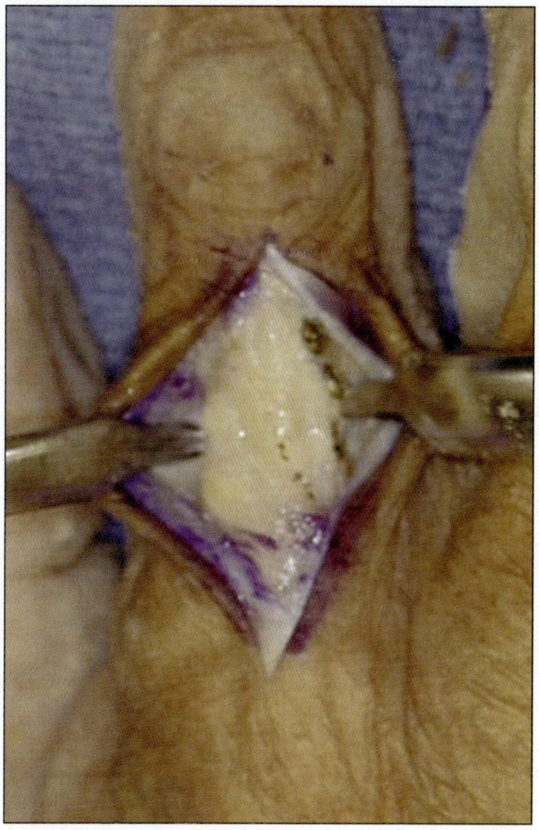

图8

并发症

- 复位和固定失效
- 关节僵硬
- 伸直不全
- 不愈合
- 指屈肌腱激惹和断裂

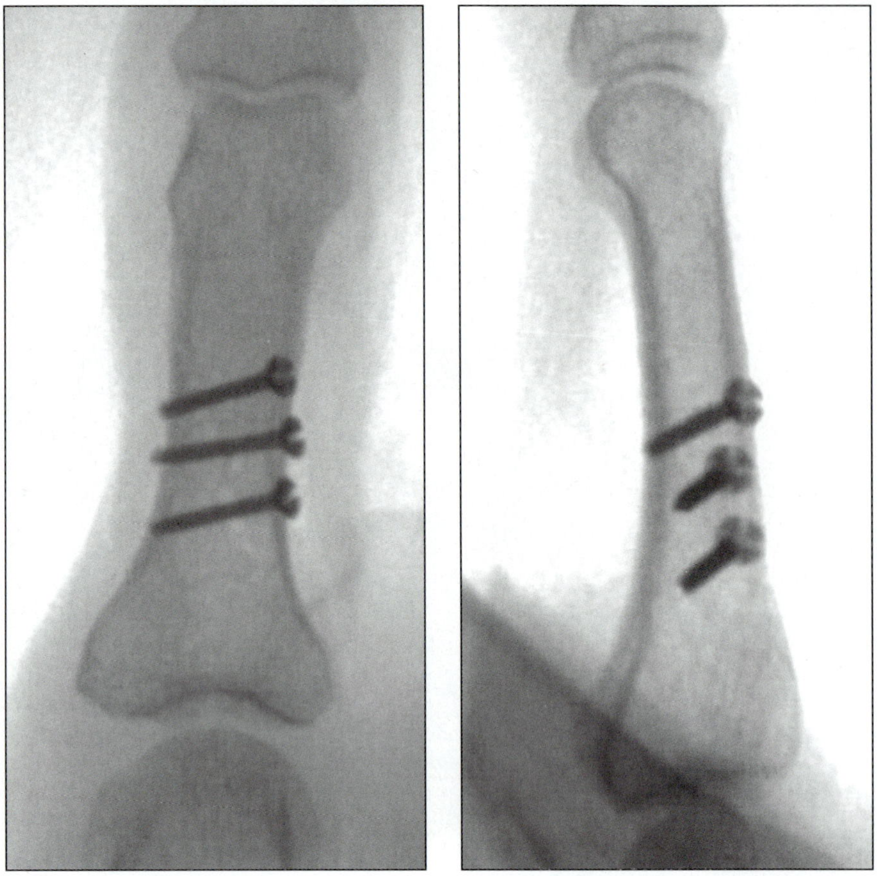

图9

A B

术后护理及预期结果

- 患指用石膏固定于“安全位”，即近指间关节处于完全伸直位，掌指关节屈曲至少70°。
- 术后5～7天开始主动活动。
- 当不主动活动时，将近指间关节用夹板固定于伸直位，掌指关节屈曲位。
- 如果使用克氏针，术后3～4周拔除。
- 以下损伤常发生近指间关节活动度丢失。
  - 屈曲挛缩和伸直不全的发生，常常是因为关节囊挛缩或肌腱粘连于近节指骨造成的。
  - 屈曲角度的丢失也可能发生。

证据

Vahey JW, Wegner DA, Hastings H. Effect of proximal phalangeal fracture deformity on extensor tendon function. J Hand Surg [Am]. 1998;23:673-81.

该项生物力学研究观察近节指骨畸形对于指伸肌腱功能的影响，发现指骨短缩与近指间关节伸直不足存在线性关系，平均为12°/mm。研究还发现15°成角会产生10°伸直不足，30°成角产生24°伸直不足，45°成角产生66°伸直不足。

4 切开复位内固定术治疗近指间关节内骨折（中节指骨基底骨折）

Peter J. stern and Victroia D. kubik

注意事项

- 骨折块可能太小，因而不能容纳螺丝钉固定。
- 粉碎骨折常常要求看到全部关节面和掌侧缘。
- 压缩的关节面骨块常不与掌侧缘相连。
- 超过3块骨折块，常排除使用内固定。

争议

- 基底骨折累及关节面小于30%。
- 屈曲不到30°就能获得复位的骨折，可以采用背侧阻挡夹板治疗。
- 粉碎骨折或Pilon骨折，使用外固定架、掌板成形或自体半钩骨移植治疗，可能效果更佳。

其他治疗方法

- 背侧阻挡夹板
- 背侧阻挡克氏针
- 闭合复位联合经皮穿针固定
- 外固定架固定
- 掌板成形术
- 自体半钩骨移植术

适应证

- 不稳定、移位的中节指骨基底骨折伴中节指骨背侧半脱位（图1）。
- 临床检查时，常发现中节指骨基底骨折伴有手指成角和旋转畸形。

临床检查/影像学检查

- 固定掌骨，评估手指的活动度/旋转。
- 需要双平面的X线片来评估冠状位成角、粉碎程度、关节面累及范围和中节指骨的背侧半脱位程度。

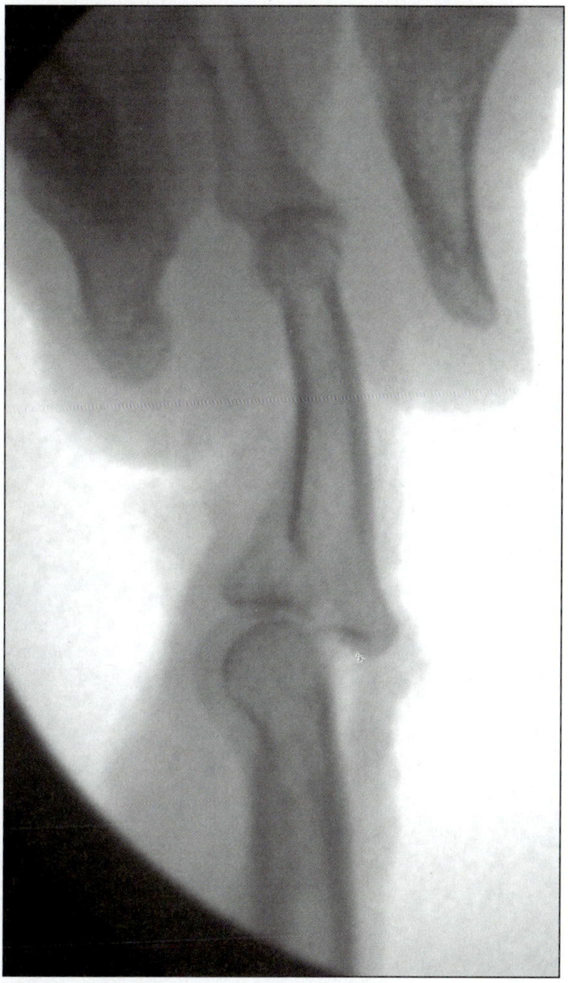

图1

外科解剖

- A3滑车位于近指间关节掌侧。
- 指浅屈肌腱止于中节指骨的中远2/3处。
- 掌板止于中节指骨基底的掌侧缘（常常附着于骨折块）（图2）。
- 侧副韧带从近端背侧（近节指骨）斜向远端掌侧走行（中节指骨）（见图2）。

体位

- 患者平卧于手术台上。
- 在前臂或上臂上气囊止血带。
- 手术侧手旋后，由“导向手”固定。

入路/显露

- 取掌侧V形切口，其尖端位于近指间关节屈曲横纹的中央（图3A）。
- 必须注意保护桡侧和尺侧的神经血管束。
- 在A3滑车作一“H”形切口（图3B和3C）。
- 牵开指深、指浅屈肌腱，暴露中节指骨基底（图3B和3C）。

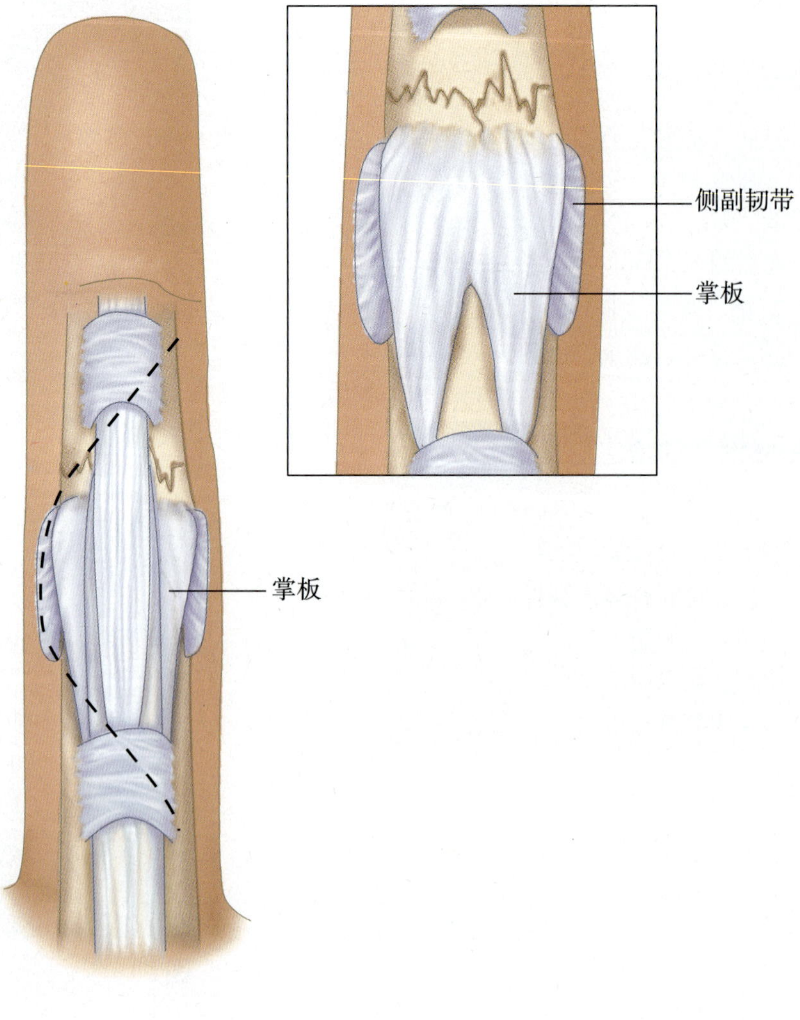

图2

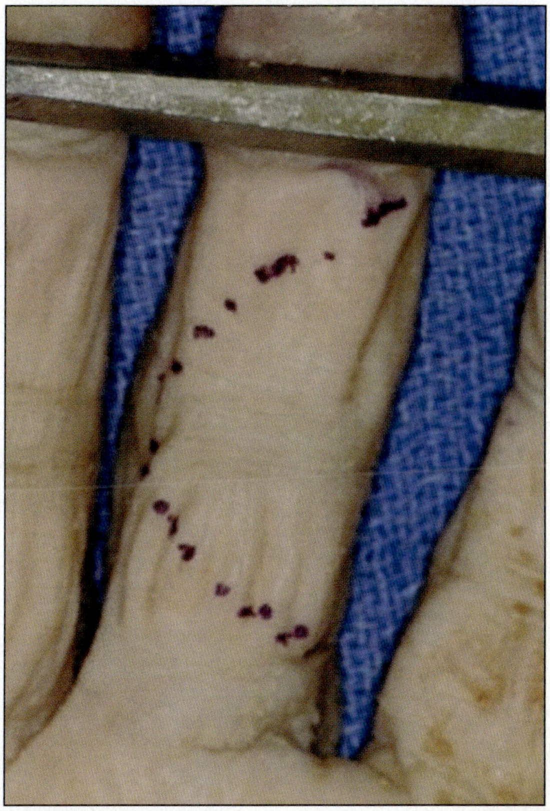

A

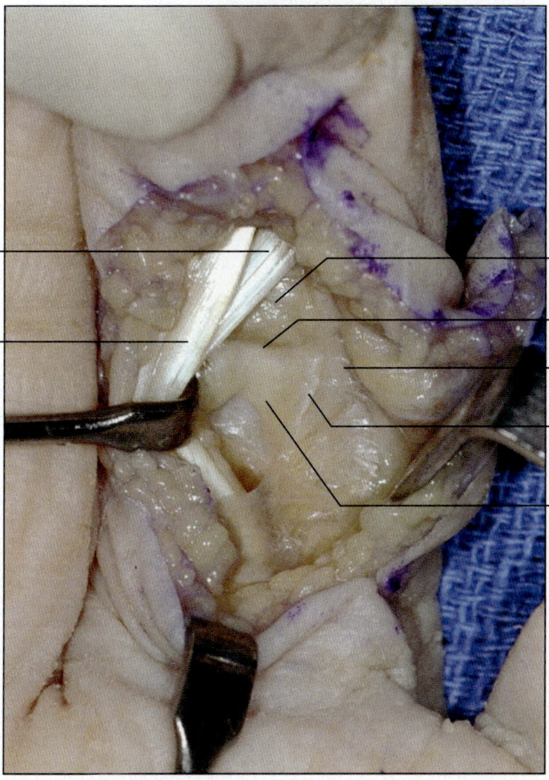
指浅
屈肌腱
指深
屈肌腱
骨折
关节线
侧副韧带
A3滑车断端
掌板

B

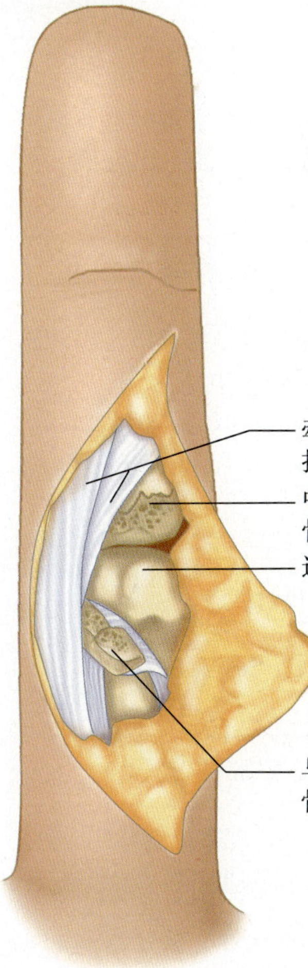
牵开的
指屈肌腱
中节指骨
骨折面
近节指骨髁
与掌板相连的
骨折块

C

图3

注意事项

- 注意保留A2和A4滑车。
- 指浅屈肌腱的止点可能增加暴露的难度：不要将其切除。

器械

- 将Holman牵开器置于中节指骨基底，以便更好地观察骨折。

手术要点

- 保留骨折块与掌板附着。

手术要点

- 如果骨折块很小，从骨折块的一侧钉入克氏针，然后再用微型螺丝钉替换。
- 如果有个单独的骨折块，将克氏针从中央钉入，再从其桡侧和尺侧钉入螺丝钉。

注意事项

- 把持骨折块要温柔，防止出现额外的骨折块碎裂。

器械/植入物

- 牙科单钩
- 0.7mm克氏针
- 精细尺骨钳

手术要点

- 螺丝钉的角度向着远端背侧皮质，使得螺丝钉的长度和拉力最大化。
- 检查侧位X线片，确认螺丝钉未刺穿背侧装置（图5A）。

- 可能有必要松解侧副韧带，彻底打开近指间关节来暴露骨折。

手术操作

步骤1

- 暴露骨折，将骨折块向近端牵开；
- 清除血肿和肉芽组织；
- 观察关节和关节面。

步骤2

- 进行骨折复位，并使用克氏针临时固定骨折块；
- 使用牙科单钩有助于骨折复位；
- 使用单根0.7mm的克氏针贯穿掌背侧或精细尺骨钳保持复位位置（图4）。

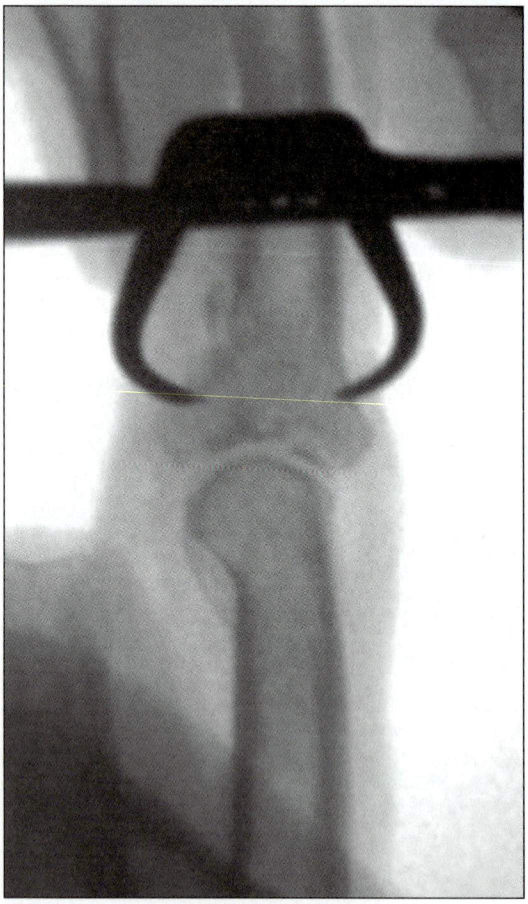

图4

步骤3

- 用微型螺丝钉进行固定；
- 在侧位片（图5A和5B）和正位片（图6A和6B）上检查螺丝钉的位置。

注意事项（步骤3）

- 位置错误的螺丝钉很难再重新放置。

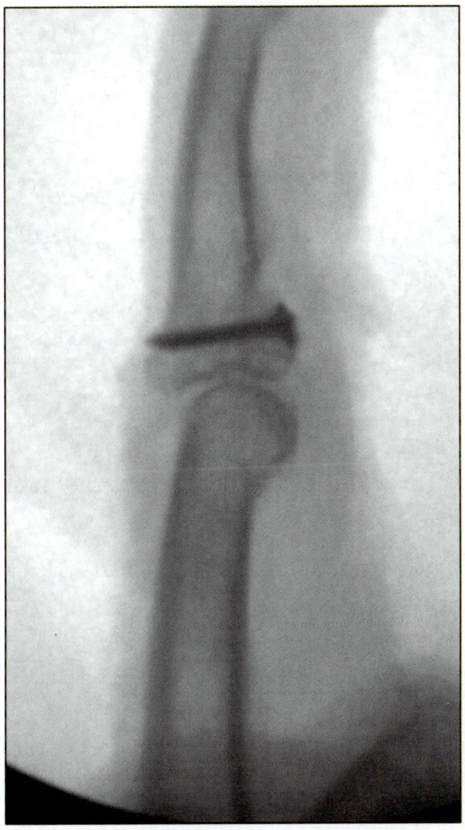

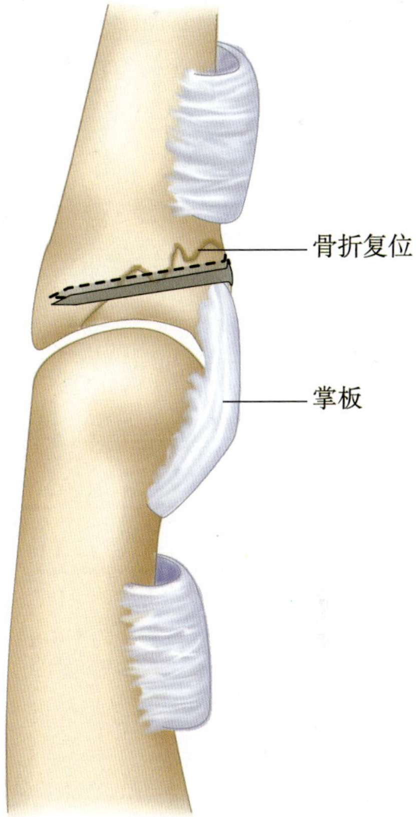

图5 A B

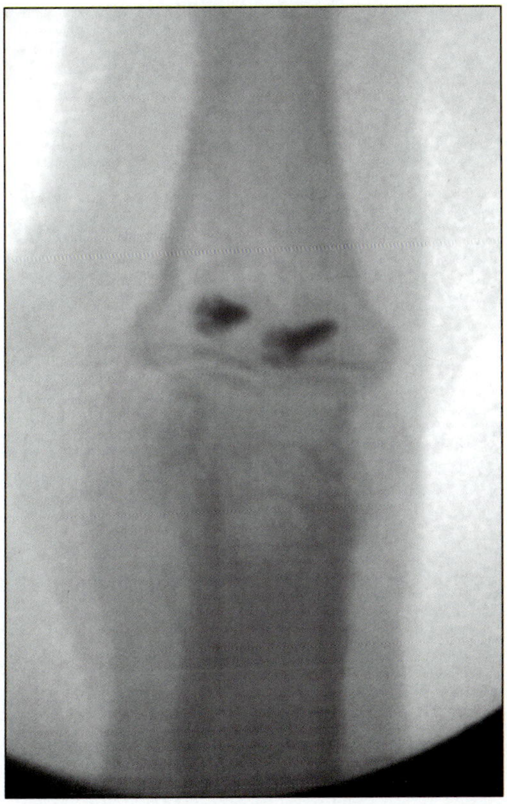

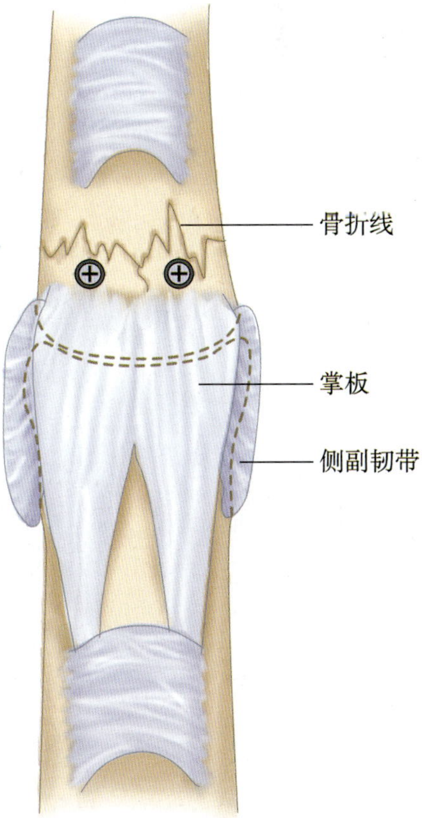

图6 A B

器械/植入物

- 带1.3mm和1.5mm螺丝钉的组配型手外装置。

争议

- 标准的双层皮质螺丝钉可能与拉力钉一样有效，但是在技术上更容易（Roth，2005）。

手术要点

- 可以用弹力手套控制水肿。

注意事项

- 需要进行密切的临床和影像学随访，以评估晚期关节再脱位的可能。

步骤4

- 如果必要，修复掌板。
- 用6-0单股线缝合A3滑车。

术后护理及预期结果

- 术后用夹板固定手指于屈曲15°位。
- 术后1周内开始理疗。
- 在近指间关节背侧放置背侧阻挡夹板，限制最后的15°伸直，而允许完全屈曲。

证据

Green A, Smith J, Redding M, Akelman E. Acute open reduction and rigid internal fixation of proximal interphalangeal joint fracture dislocation. J Hand Surg [Am]. 1992;17:512-7.

这是一篇关于两例采用切开复位和坚强内固定治疗近指间关节的背侧骨折脱位病例的综述。文章强调了手术入路和手术技术；两个患者均取得良好效果。（Ⅳ级证据）

Hamilton SC, Stern PJ, Fassler PR, Kiefhaber TR. Mini-screw fixation for the treatment of proximal interphalangeal joint dorsal fracture-dislocations. J Hand Surg [Br]. 2006;31:1349-54.

这是一篇回顾性综述，采用微型螺丝钉内固定治疗10例不稳定的近指间关节背侧骨折脱位病例，并进行了平均40个月的随访。随访的平均运动范围为64°（10°～90°），9例患者出现平均14°屈曲挛缩。7例患者没有疼痛和3例患者仅在重体力活动时出现疼痛。（Ⅳ级证据）

Lee JY, Teoh LC. Dorsal fracture dislocations of the proximal interphalangeal joint treated by open reduction and interfragmentary screw fixation: indications, approaches and results. J Hand Surg [Br]. 2006;31:138-46.

这篇文章回顾了采用切开复位和使用1.5mm或1.3mm螺丝钉内固定治疗10个患者12个手指的近指间关节不稳定性背侧骨折脱位的病例。平均随访时间为8.7个月，该组所有患者结果为良或优，平均总的指间关节主动活动度为132°（范围为105°～165°）。相对于非手术治疗方法的好处包括提高了患者的舒适度、简化了术后护理和理疗的监督。（Ⅳ级证据）

Roth JJ, Auebach DM. Fixation of hand fractures with bicortical screws. J Hand Surg [Br]. 2005;30:151-3.

这篇文章回顾了采用双层皮质骨螺丝钉固定而不是采用加压螺丝钉技术治疗37例掌、指骨骨折。所有骨折愈合，没有固定失效的，提示双层皮质固定足以满足骨折的稳定和愈合的要求。（Ⅳ级证据）

5 近节指骨单髁骨折的切开复位内固定

Victoria D. Kubik, Scott D. Burgess, and Peter J. Stern

注意事项

- 开始无移位但不稳定的骨折有移位的可能，需要密切观察。

争议

- 对于无移位的髁部骨折是采用手术治疗还是保守治疗仍有争议。

其他治疗方法

- 对无移位的骨折可以采用保守治疗的方法，如石膏固定或使用邻指胶布固定，但需要密切随访。
- 对于移位的骨折或可以手法复位的移位骨折可以用经皮穿针固定骨折。
  - 用小的单钩经皮帮助骨折块复位并维持位置。
- 对于不稳定或有移位的骨折应采用切开复位钢板螺钉或克氏针固定。

适应证

- 近节指骨远端关节面骨折移位（任何关节面骨折移位均需治疗）
- 累及近侧指间关节的开放骨折
- 无法复位的近侧指间关节的骨折脱位
- 保守治疗无效仍有移位的骨折

临床检查/影像学检查

骨折成角或旋转畸形的临床检查

- 成角畸形在近侧指间关节伸直的时候最容易被检查出来。
- 旋转畸形在屈曲时更为明显。

影像学

- 除标准的后前位及侧位片外还需要斜位片以评价骨折的移位情况（图1A）、关节面台阶及骨折线的方向。
- 需要注意侧位片上髁部骨折块向前及向近端移位的情况（图1B）。
- 对于大多数骨折而言，其余的影像学研究价值不大。

外科解剖

- 近节指骨头的掌侧比背侧宽大。
  - 关节面在近节指骨骨干部位向掌侧延伸。
  - 关节面的两个髁向上凸起，在它们中央的凹陷部将二者分开。
- 侧副韧带为指骨髁的骨折块提供重要的血运。侧副韧带起自近节指骨关节面近端背外侧，止于中节指骨基底掌侧及掌板（图2A及2B）。
- 背侧结构（图3）
  - 中央腱束止于中节指骨基底背侧。这个结构如果被破坏则会导致钮扣畸形。
  - 横向支持韧带覆盖近指节关节背侧，这个横形结构比较薄，起自掌板止于背侧结构，位于侧副韧带的浅层。
  - 牵拉侧腱束及中央腱束，在两者之间可显露近节指骨远端关节面的背侧部位。

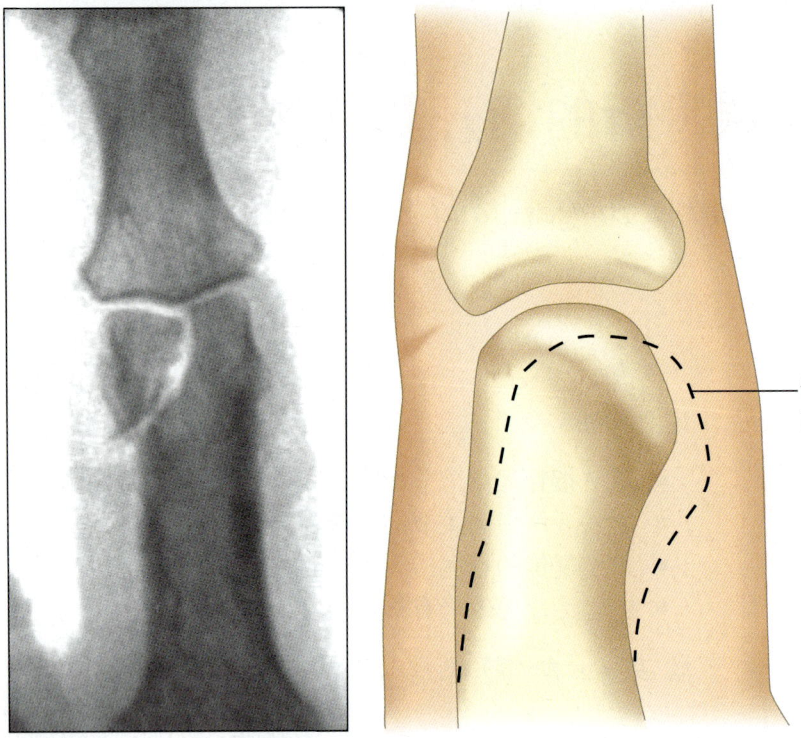
髁部骨折块向近端、
前方移位

图1 A B

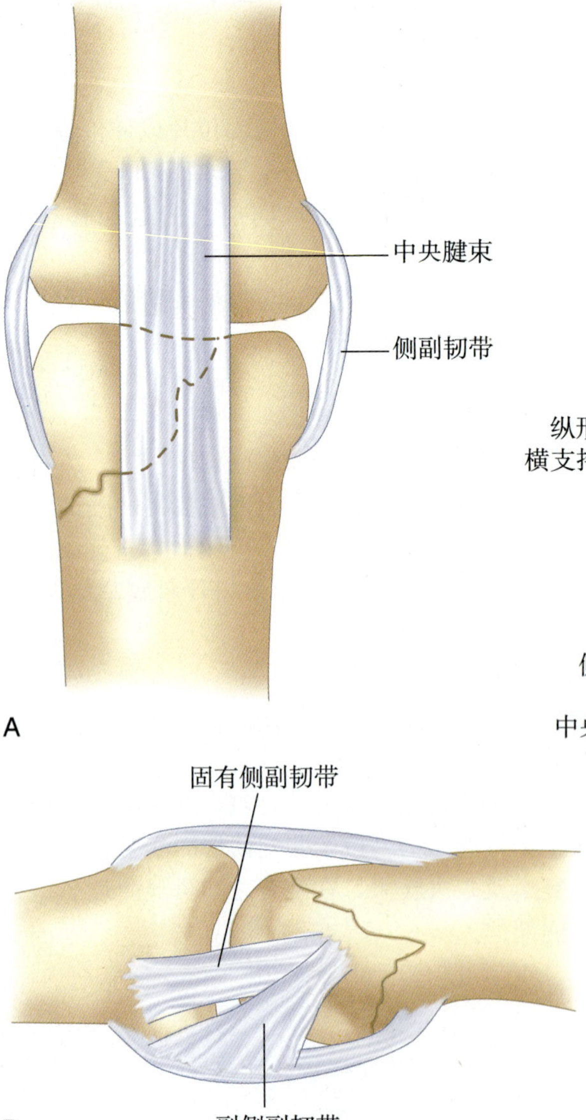
中央腱束
侧副韧带
固有侧副韧带
副侧副韧带

图2 A B

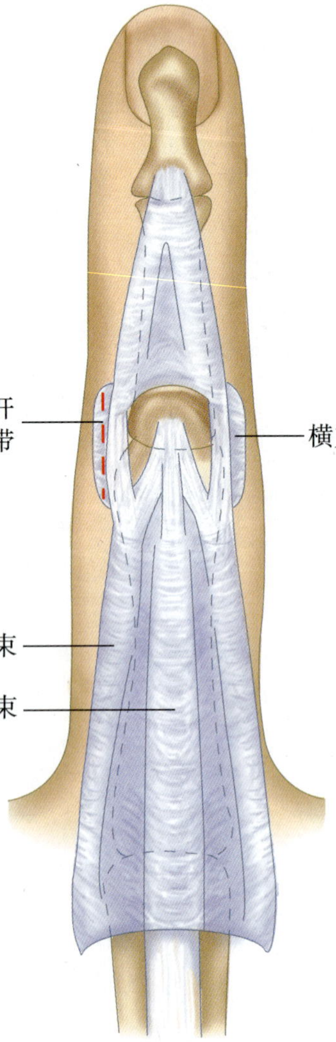
纵形切开
横支持韧带
横支持韧带
侧腱束
中央腱束

图3

体位

- 患者位于仰卧位，手掌向下置于手术桌上。
- 注意手的位置应便于C型臂机透视。

入路/显露

- 在近侧指间关节背侧皮肤做直形或弧形切口（图4）。
- 紧贴肌腱掀起皮瓣显露背侧结构。
- 在指骨髁骨折部位辨认并纵向切开横形支持韧带（图5）。
  - 注意保护中间指骨基底中央腱束止点。
  - 注意保护侧副韧带在指骨髁骨折块附着的完整性（图6）。
- 将侧腱束连同中央腱束一起向中线方向牵开显露背侧关节囊。
- 为显露关节面可以将背侧的关节囊切开或者切除（图7）。
- 为了完全显露骨折，要注意完全暴露近端的骨折块，可以向近端纵行劈开肌腱。

注意事项

- 如果侧副韧带与指骨髁骨折块分离则会导致骨折块的骨坏死。
- 中央腱束止点撕脱会导致钮扣畸形。
- 如果不能显露近侧骨折端会导致骨折复位不完全。

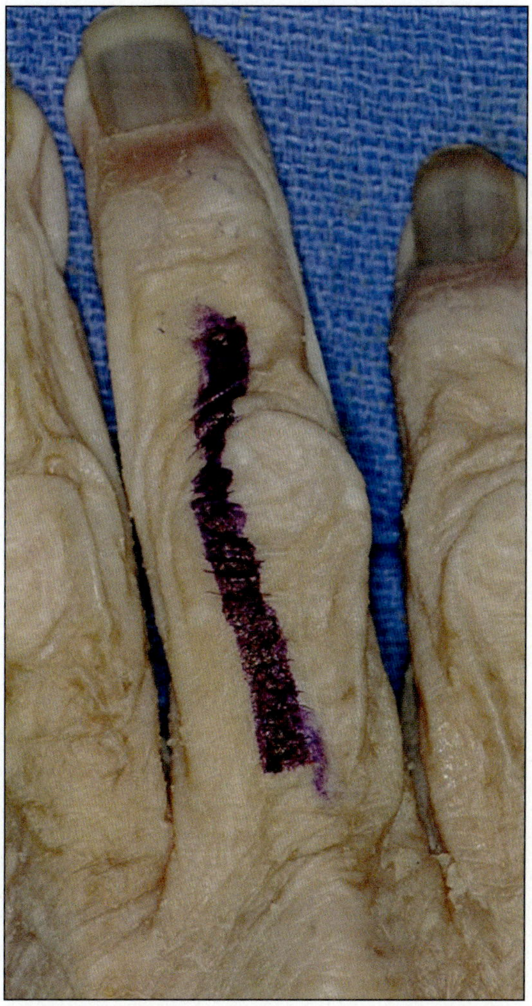

图4

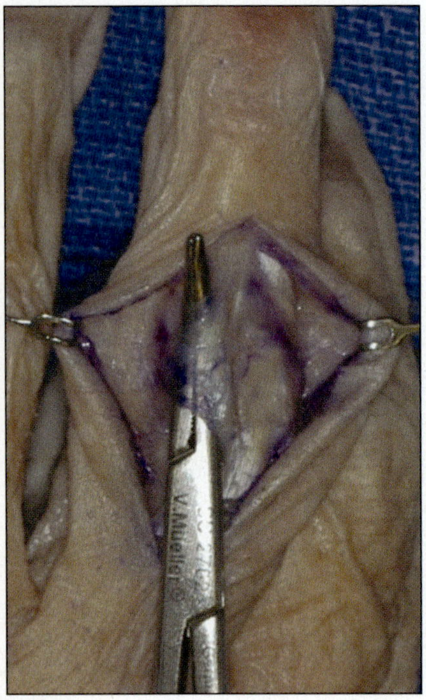

图5

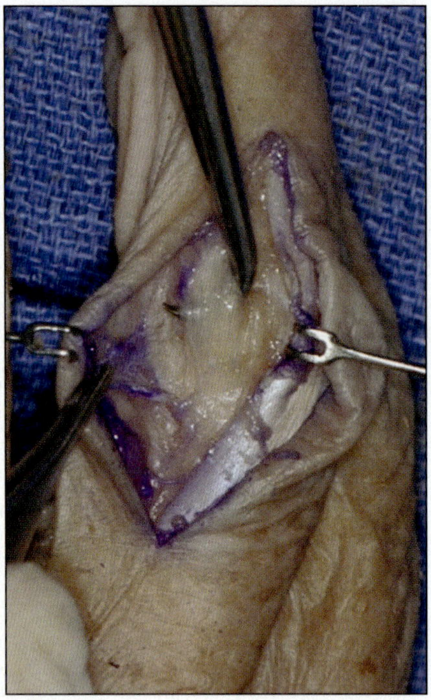

图6

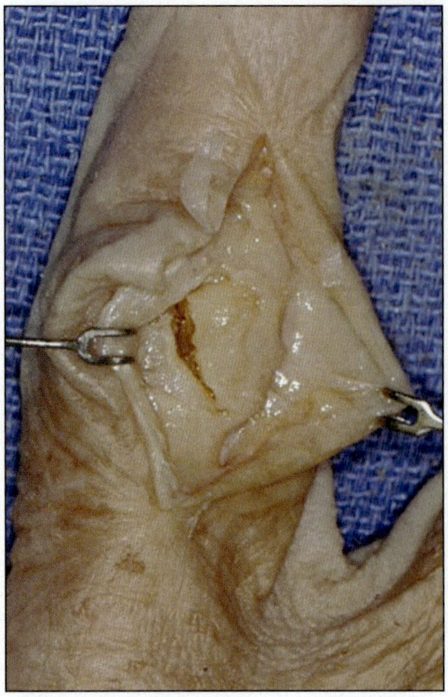

图7

手术要点

- 用小的单钩经皮辅助骨折块复位并维持位置。

注意事项

- 如果没有对近端骨折部位进行完全显露及复位，会产生骨折块的旋转移位。

手术操作

步骤1

- 用牙科单钩或最小的骨科单钩协助复位骨折块（图8）。细克氏针也可以用作操纵杆以协助骨折复位。
- 骨折必须在关节面及骨干均得到很好的复位，骨折块近端应与骨干没有任何台阶以确保它向近端的移位以及旋转移位均得到纠正。
- 以单钩控制骨折块并以克氏针固定骨折（图9A及9B）。

步骤2

- 以一枚螺丝钉（1.3mm或1.5mm）替代单钩固定骨折块（图10）。
  - 确认骨折块的大小能不能容纳两枚螺丝钉，注意螺丝钉与骨折块边缘之间的距离不能小于两倍螺丝钉的直径，否则有可能打碎骨折块。
  - 在透视下用电钻钻孔，测量所需螺丝钉的长度，再用电钻钻出近侧皮质的加压孔。
  - 通常不需要对螺丝钉帽进行埋头。

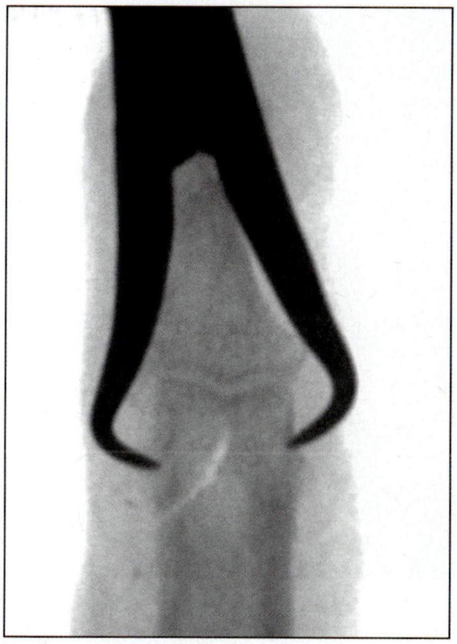

图8

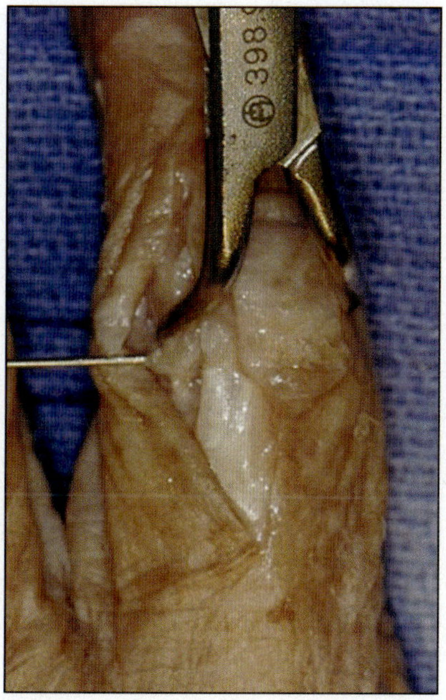

A

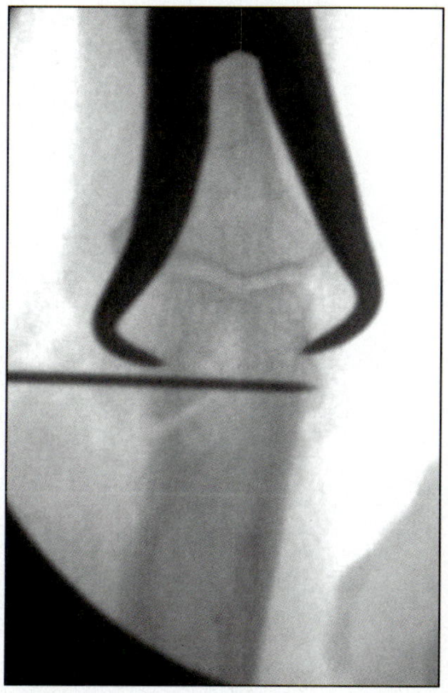

B

图9

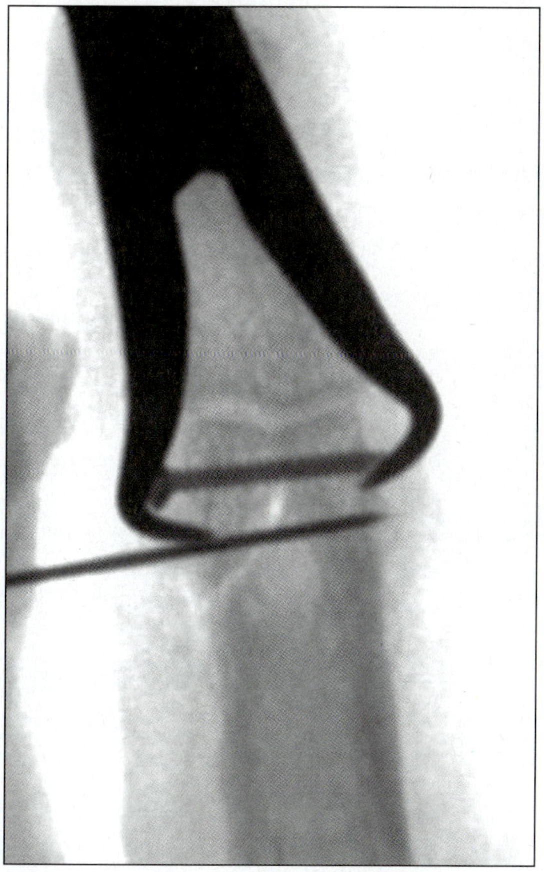

图10

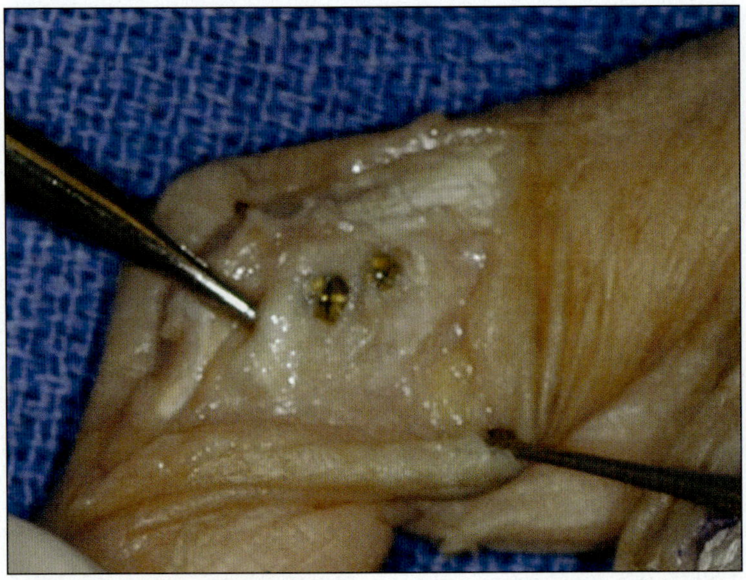

图11

手术要点

- 注意同时复位关节面及近侧骨干骨折的移位以确保解剖复位。

注意事项

- 如果仅以一枚螺丝钉或克氏针固定有可能导致骨折块旋转出现再移位，或者是骨折块向近侧移位。

并发症

- 骨折再移位及内固定失效
- 关节僵直
- 伸直受限
- 骨折块坏死

步骤3

- 当放置第一枚螺丝钉以后，尽可能用另一枚螺丝钉代替克氏针，方法与第一枚螺丝钉相同（图11）。
  - 如果骨折块太小不能容纳两枚螺丝钉，可选择一枚螺丝钉加一根克氏针或使用两根克氏针固定。
  - 选择用两点固定可很好地控制骨折旋转及向近侧移位。
- 内固定完成后应使用透视机多角度观察骨折的复位情况及内固定物的位置。
- 以可吸收线缝合修补切断的横形支持韧带。

术后处理及预期结果

- 用夹板制动患指于安全位、近指间关节于完全伸直位。
- 5～7天后开始主动功能锻炼。
- 在不进行主动功能活动的时候近指间关节要用夹板固定在伸直位。
- 如果以克氏针固定，术后3～4周将其拔出。
- 活动受限比较常见。
  - 最常见的是屈曲挛缩及伸直受限（一项研究显示平均伸直丧失约13度）。
  - 屈曲受限也可能出现（平均屈曲85度）。

证据

Weiss APC, Hastings H. Distal unicondylar fractures of the proximal phalanx. J Hand Surg [Am]. 1993;18:594-9.
本篇文章介绍了一种常用的近节指骨远端关节面骨折的最常用的分型方法。作者也同时介绍了骨折固定的结果以及对这种不稳定骨折进行单点固定可能会出现的问题。（Ⅳ级证据）

6 掌板成形术

Louis W. Catalano III and Steven Z. Glickel

注意事项

- 近侧指间关节骨折脱位会同时涉及掌侧及背侧骨皮质。如果要将掌板前移并牢固固定到关节面缺损的部位，至少有40%～50%的中节指骨背侧皮质是完整的。

其他治疗方法

- 对这种复杂损伤的治疗方法有：
  - 对于仅靠屈曲关节即可复位的近侧指间关节骨折脱位（通常仅累及30%以下的关节面），可以选择使用背侧阻挡钢针或单纯石膏托固定。
  - 切开复位内固定适用于轻微粉碎骨折。
  - 动力骨牵引适用于掌背侧粉碎骨折。
  - 关节置换的适应证为骨折累及关节面60%以上。

器械/植入物

- 在手术过程中需要有可移动的透视机并以无菌机器套覆盖，以确认骨折复位质量及克氏针内固定的位置。

适应证

- 急性指间关节骨折—脱位造成中间指骨基底关节面粉碎和/或塌陷超过掌侧关节面的50%。

临床检查/影像学检查

- 必须拍摄基本的X线片包括受累手指的后前位、侧位、斜位X线片（图1）。由于在侧位片上手指的重叠影像，仅拍摄X线片有可能遗漏轻微的近指间关节的骨折脱位。
- CT对于确定关节掌侧骨折块的粉碎程度及关节塌陷程度有比较大的帮助。

外科解剖

- 近侧指间关节为铰链关节，活动范围为110度，由中间指骨基底及近节指骨头形成。
- 关节的侧方稳定性由2～3mm宽的侧副韧带维持，固有侧副韧带止于中节指骨基底掌侧1/3，而副侧副韧带则止于掌板（图2）。
- 掌板作为限制韧带的一种，广泛地起自近节指骨骨膜，止于中间指骨基底的掌侧唇，在此部位与侧副韧带止点汇合。
- 由于掌板及侧副韧带止于中间指骨基底掌侧的30%～40%，当骨折脱位仅累及不足30%～40%中节指骨基底掌侧关节面时，骨折通常比较稳定，复位后可以用背侧阻挡石膏托或石膏管型固定。
- 当骨折脱位累及超过近节指骨基底掌侧关节面30%～40%以上，即使复位后，亦为不稳定骨折（因为掌板及侧副韧带附着于骨折块上），需进行手术治疗。而且，由于骨折块比较大，失去了中间指骨掌侧唇的支持作用，造成了关节的不稳定。

体位

- 患者取平卧位，患肢置于可透射线的手术桌上。
- 止血带置于上臂，在止血带周围铺无菌单。
- 我们采用不同方式的臂丛神经阻滞麻醉，延长术后的麻醉效果。

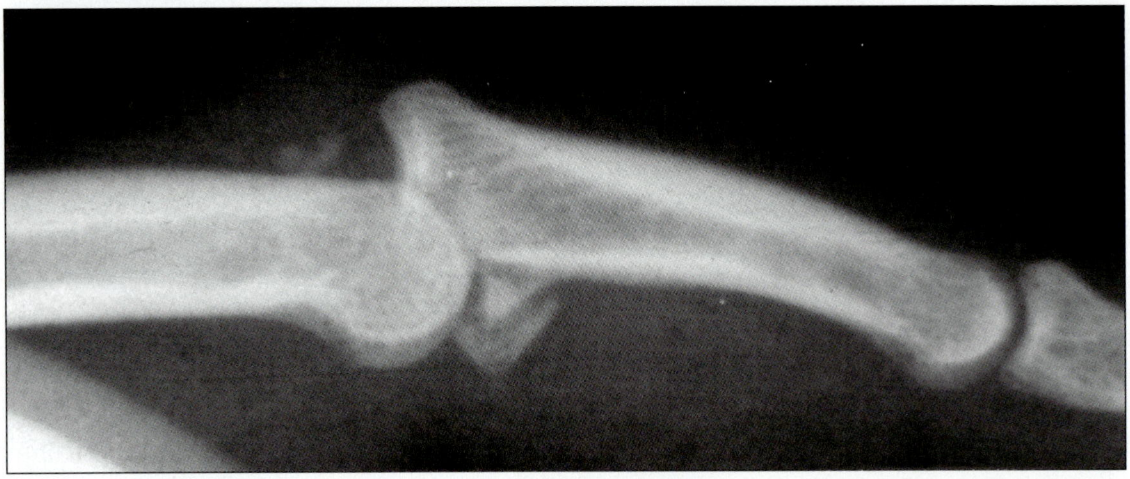

图1

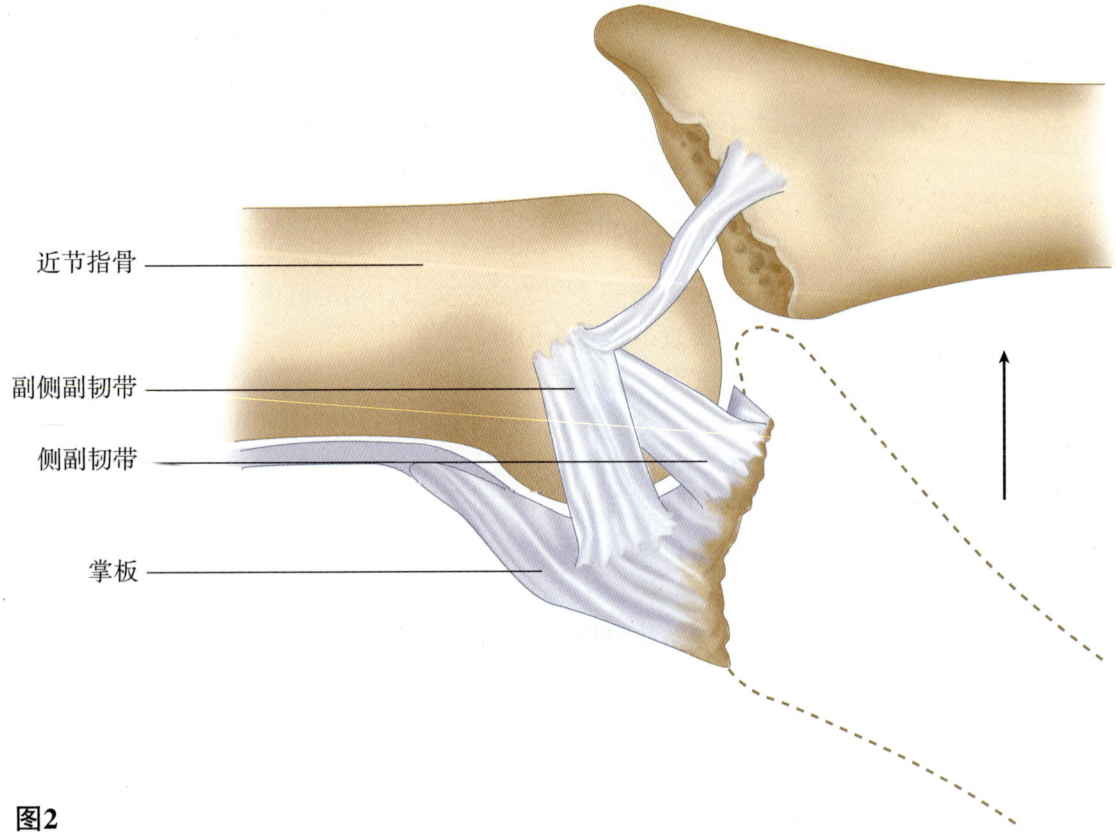

图2

注意事项

- 如果一个医生选择侧中线切口，却无法使骨折复位，那么接下来再行掌板成形术需要做掌侧切口，侧中线切口与掌侧切口距离太近会影响皮瓣血运。

入路/显露

- 在近指间关节掌侧做Z字切口（图3），以4-0丝线做皮牵引。

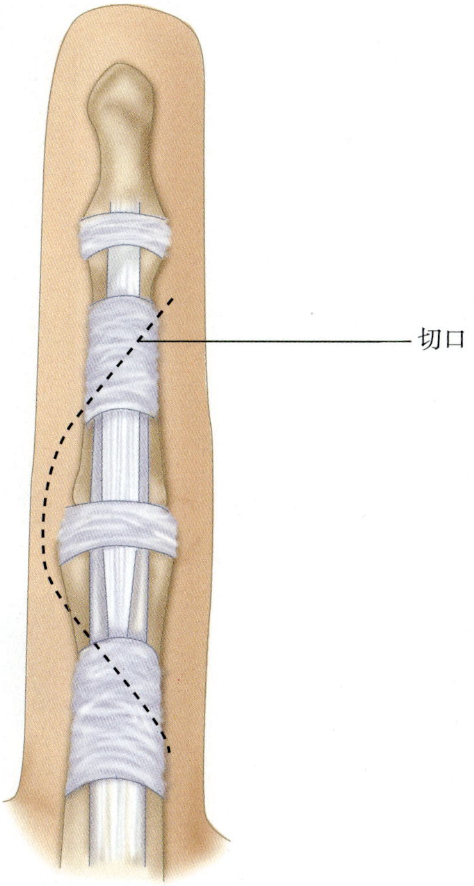

图3

手术要点

- 如果掌侧的骨折块不是粉碎骨折或程度很轻微，则应行切开复位迷你螺丝钉或克氏针固定。

注意事项

- 对骨折部位暴露不全可能使医生对骨折粉碎及关节塌陷程度判断不足。

争议

- 有些学者对于完全切除侧副韧带去显露关节面表示质疑。另外的选择是不完全切除侧副韧带而通过过伸指间关节去显露关节面。

手术操作

步骤1

- 在A2及A4滑车之间切开屈肌鞘管。
- 用1/4英寸Penrose引流管牵开肌腱。
- 切除两边的大部分侧副韧带，仅保留最掌侧的部分，在手术的最后将这部分韧带与前移的掌板缝合。
- 切除两侧侧副韧带后可以将近侧指间关节过伸完全显露关节（图4）。

步骤2

- 移除松散的骨折碎片，在中节指骨基底关节面掌侧缘的缺损部位开一个与指骨长轴相垂直的槽（图5）。不要摘除嵌插骨折块以维持中节指骨基底的支持作用。
- 分离掌板与副侧副韧带的止点部位（图6A及6B），游离掌板使其能够前移4～6mm至中节指骨的缺损部位（图7）。

注意事项

- 在关节掌侧缘缺损部位所做的骨槽应与指骨的长轴垂直，否则会产生畸形。
- 在指骨基底缺损的部位去除嵌插骨折块会导致术后的关节半脱位，因为这样做会丧失中节指骨基底的环形支持作用。

争议

- 如果在清创后发现中节指骨掌侧有较大的缺损，应当考虑进行植骨或是在前移的掌板后填塞一部分指浅屈肌腱。

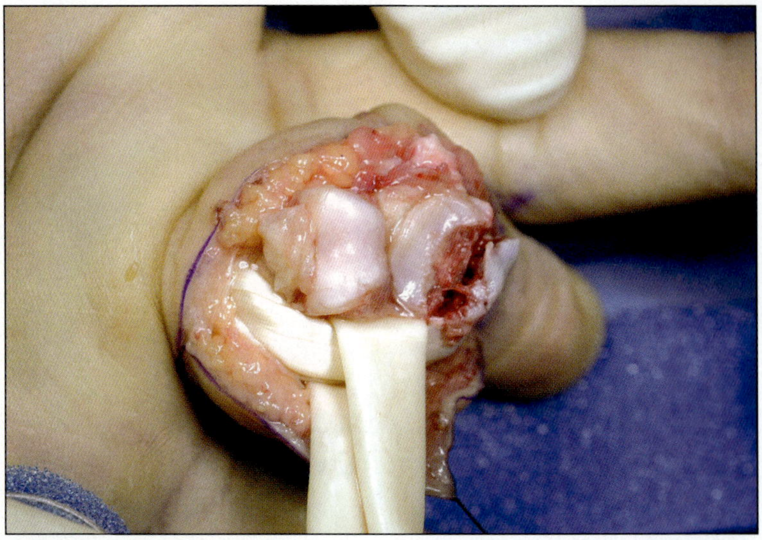

图4

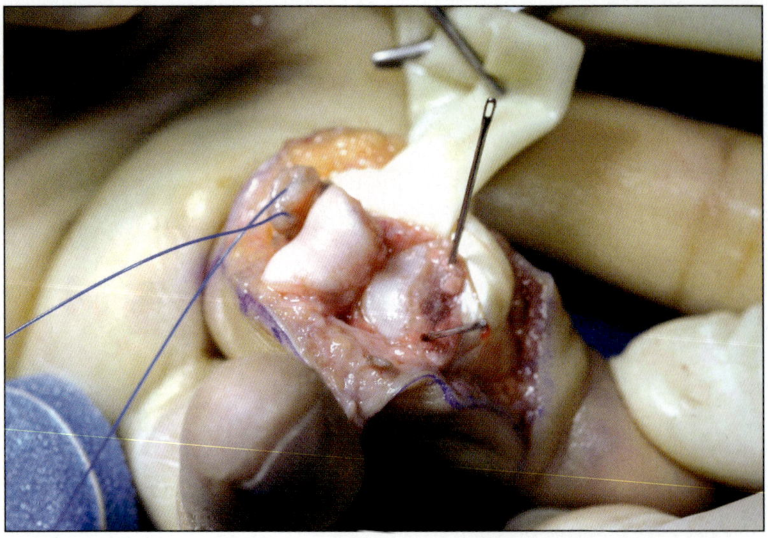

图5

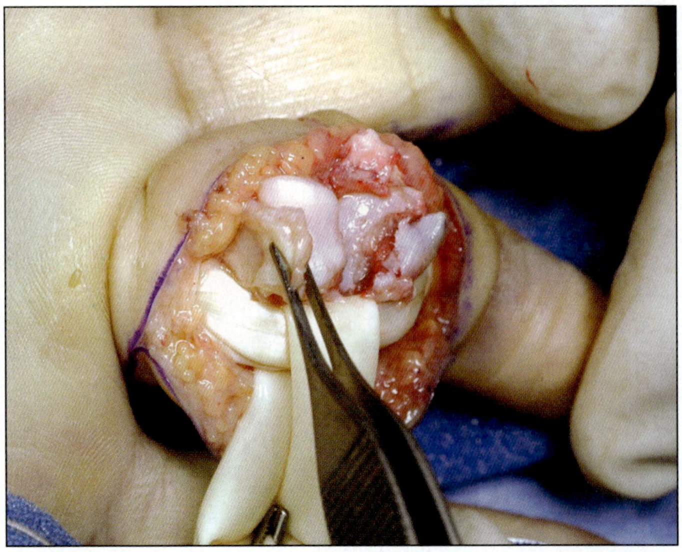

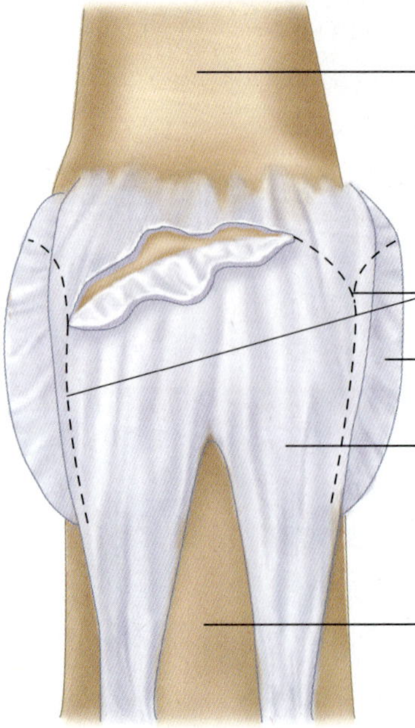

图6

A

B

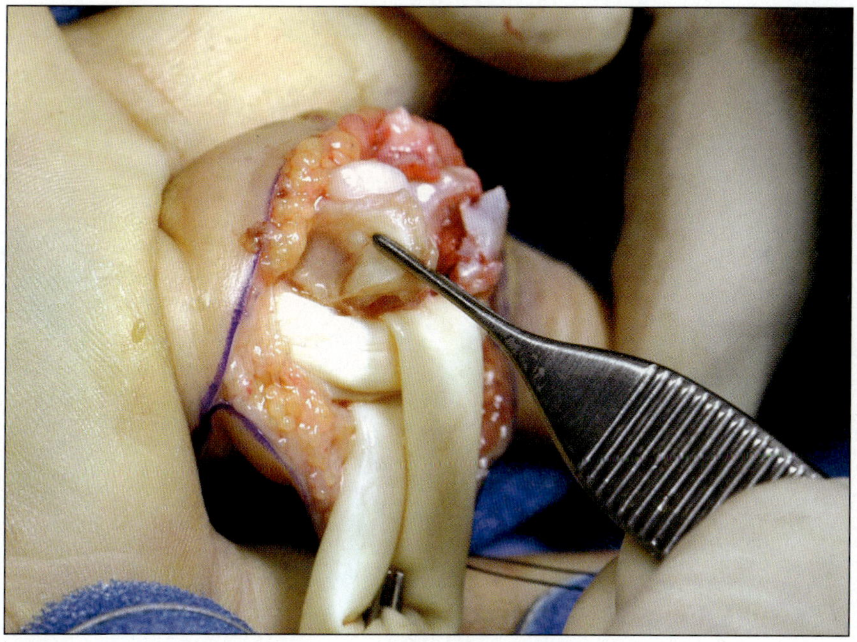

图7

步骤3

- 用3-0的普理灵缝线从掌板的远侧及桡侧开始，向近端进行对缝法缝合，然后横形向尺侧沿掌板的尺侧向远端缝合。
- 用2根Keith针在中间指骨基底骨缺损的两侧自掌侧至背侧钻孔。
- 注意用Keith针将每条缝线末端带至背侧。注意针应朝中央瞄准以使其从三角韧带中穿出（图8A及8B）。

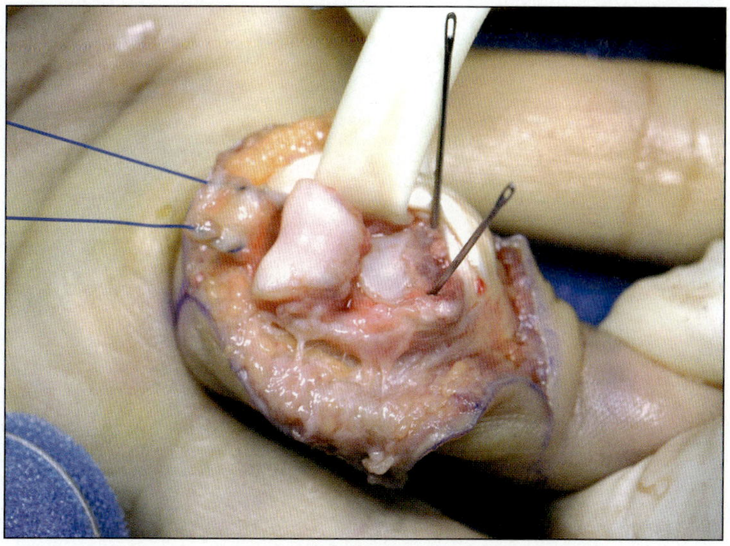

A

图8

手术要点

- 作者用两个3-0普理灵缝线，在掌板的每侧各用一个，采用简单连续缝合的方法。每一针在掌板的远端打结，打结后保留一端将另一端剪短。将两个缝线的长端用Keith针带至指背侧。这种方法可以避免掌板变窄并提供额外的固定。
- 把缝线从背侧穿出时，将远侧指间关节屈曲30度，以避免对伸肌装置的侧腱束拉得过紧。另外，将Keith 针置于背侧的三角韧带的目的也是为减少缝线对侧腱束的影响。

注意事项

- 缝合时（特别是横向的部分）不能使掌板变窄，因为只有掌板比较宽时才能更好地填充近节指骨骨缺损以确保关节成形的可靠性。
- 如果不能在中节指骨上钻孔及固定掌板，骨折造成的骨缺损会造成指间关节的半脱位，即近节指骨头会向掌侧没有形成关节的部位半脱位。

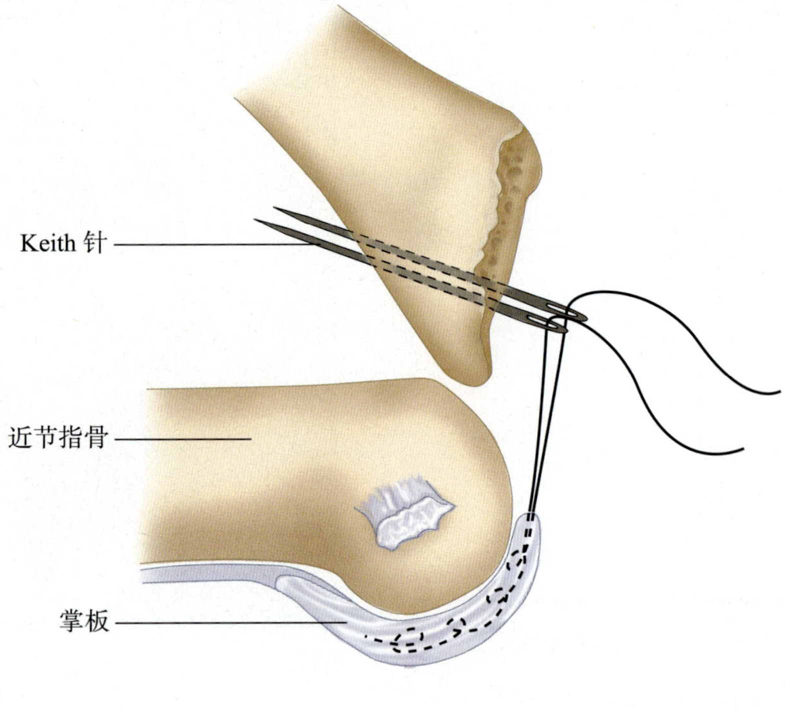

图8续

步骤4

- 拉紧缝线使掌板紧贴骨缺损部位。将近侧指间关节复位后，注意在透视下确认复位的精确性。一旦确认复位满意，将缝线抽出，置于钮扣衬垫上打结（图9A及9B）。
- 用4-0编织线将掌板侧缘与剩余的侧副韧带缝合，这样就可以利用掌板侧副韧带复合体增加掌板覆盖的宽度，并提供三维的稳定性（图10）。
- 用1.1mm克氏针固定近侧指间关节于屈曲20°～30°位。注意确认穿入克氏针后关节位于复位位置（图11及12）。

手术要点

- 作者在两侧腱束之间三角韧带上做长1.5cm的纵形切口，然后将缝线在三角韧带下方打结。这样可以避免造成指背侧皮肤坏死及手指的肿胀。
- 在穿入克氏针前确认近侧指间关节的屈曲是同心弧运动。指间关节不能仅以背侧皮质为转轴做运动，还要在整个屈曲运动中轨迹平滑。

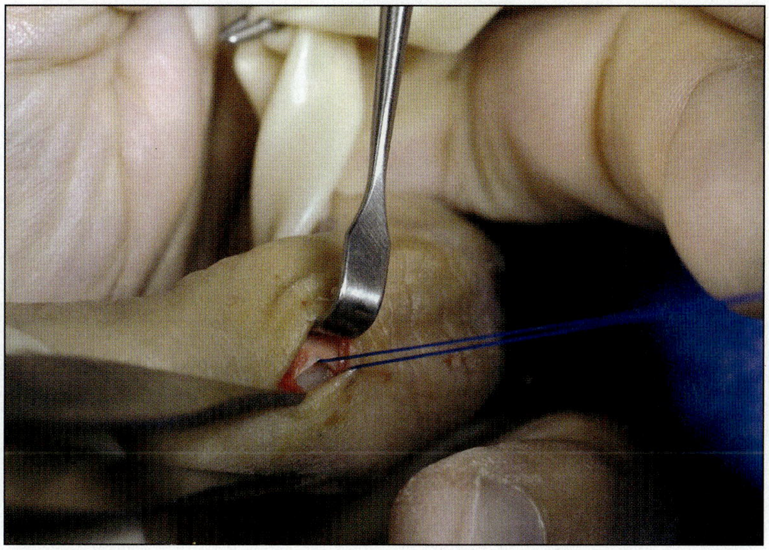

A

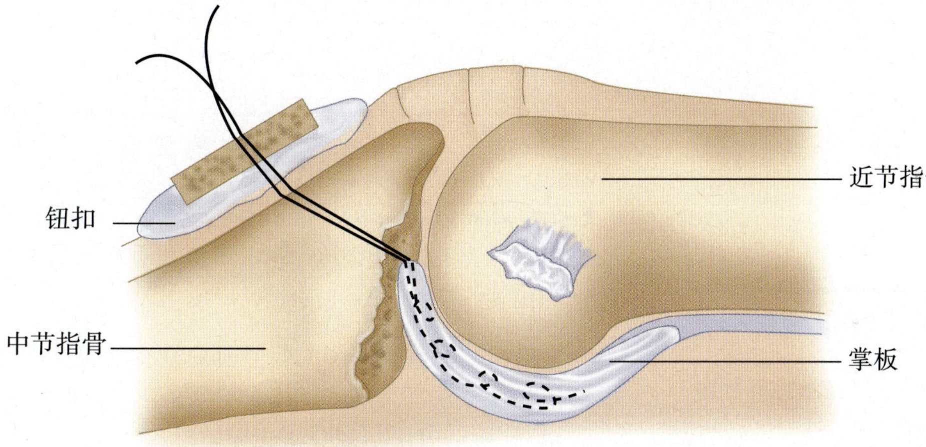

图9 B

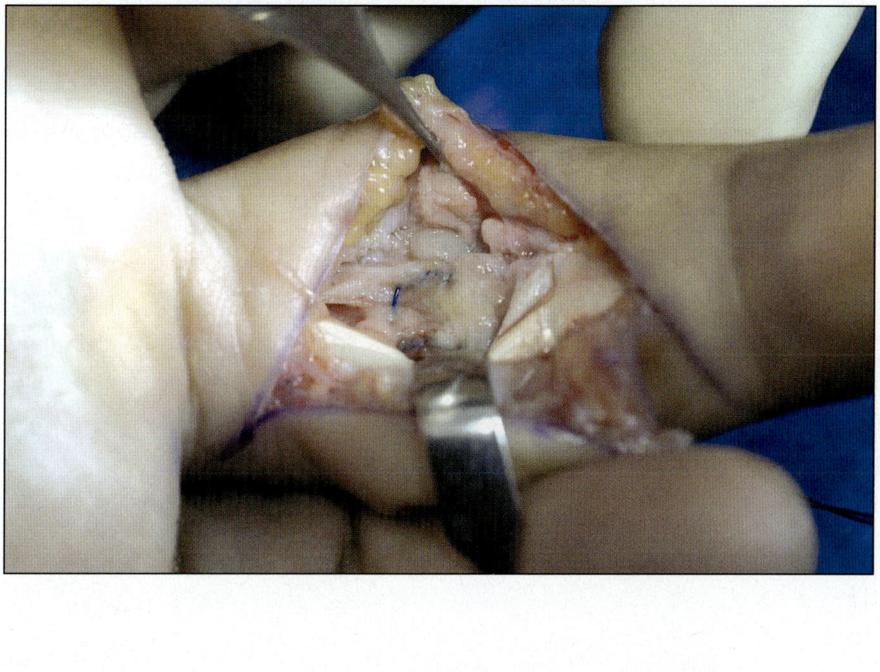

图10

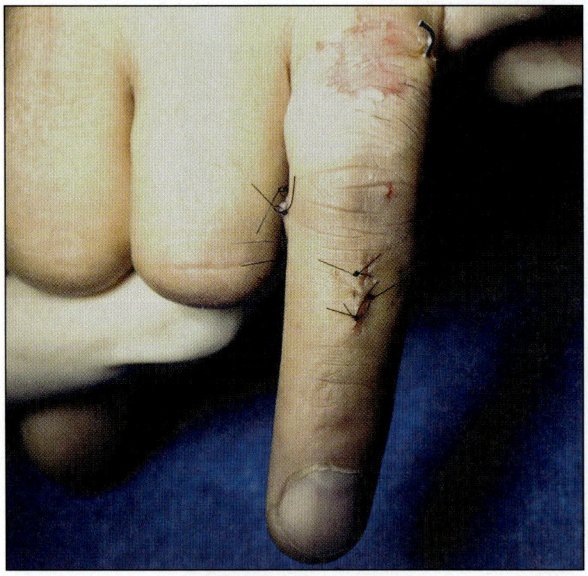
图11

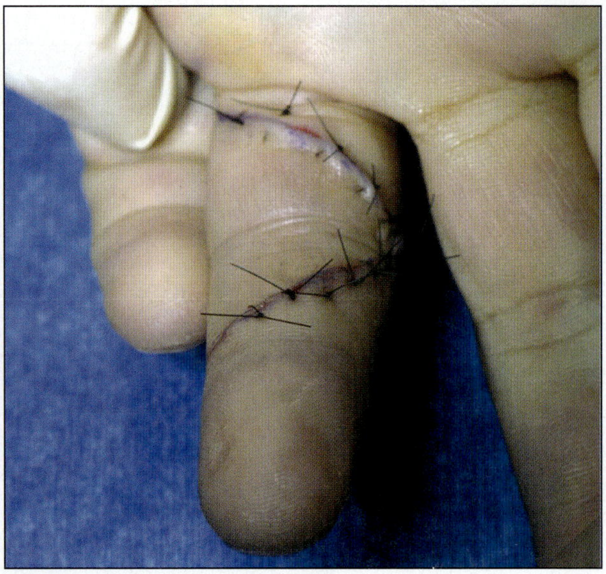
图12

注意事项

- 在对近侧指间关节进行克氏针固定时，可能会发生关节在掌背侧或桡尺侧方向的移位。所以术者应在手术最后确认近侧指间关节的解剖位置。
- 如果在掌板后方的中间指骨基底缺损比较大，可能会出现术后近侧指间关节的不稳定。可以使用桡骨茎突自体骨或异体骨植骨（图13）。也可以用一部分指浅屈肌腱作填充。

手术要点

- 一旦将克氏针拔出及解除外固定，患者应该进行功能锻炼以减少这种复杂损伤造成的关节僵直。

注意事项

- 在术后的前两个月内，避免进行近侧指间关节过多的被动伸直活动，以防止出现关节向背侧脱位或半脱位。近侧指间关节残留的屈曲畸形可能起到一部分防止关节背侧半脱位的作用。

并发症

- 掌板成形术潜在的并发症包括：术后近侧指间关节复发性半脱位，骨折成角畸形，术后远侧和近侧指间关节僵直（主要是近侧指间关节屈曲畸形）。

术后处理及预期结果

- 患手除远侧指间关节外用石膏固定3周，术后立即进行远侧指间关节的功能锻炼。
- 3周后将石膏和克氏针拆除，换为对患指的背伸阻挡夹板。这时可以开始进行无限制的屈曲活动。
- 在4～5周时开始进行无限制的主动伸直，如果在6周时没能完全恢复伸直活动范围，可以开始采用动态扩展夹板疗法。
- 8周后可以进行任何体育活动，但要使用邻指胶带进行保护。
- 需要告知患者近侧指间关节不同程度的肿胀和僵直可能是永久性的。术后平均的活动范围是90度。作者的经验是，患者的最终近侧指节关节的活动范围，因不同患者差异大而难以预测。

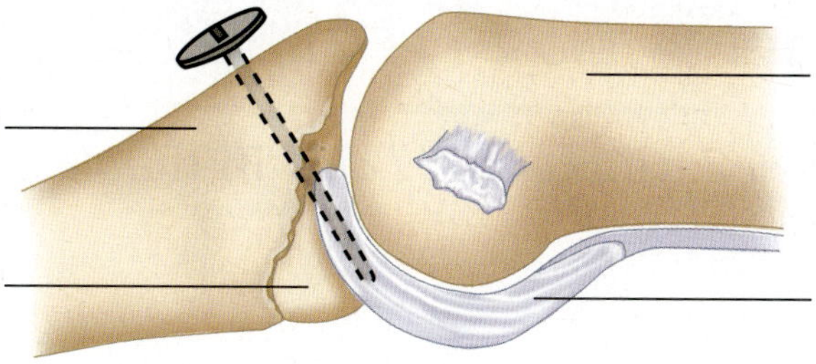

图13

证据

Bilos ZJ, Vender MI, Bonavolota M, Knutson K. Fracture subluxation of proximal interphalangeal joint treated by palmar plate advancement. J Hand Surg [Am]. 1994;19:189-95.

本篇文章报告了11例掌板前移的病例。作者将掌板成形术改良为用两缝线在指骨背侧伸肌肌腱下打结。全部11例复位良好，无感染报告。（Ⅳ级证据）

Deitch MA, Keifhaber TR, Comisar BR, Stern PJ. Dorsal fracture dislocations of the proximal interphalangeal joint: surgical complications and long-term results. J Hand Surg [Am]. 1999;24:914-23.

作者比较了切开复位内固定与掌板前移术的结果。他们发现这两组治疗病例并没有显著性差异。随访结果显示患指无明显功能障碍，尽管有些病例关节活动范围有部分丧失及X线片上有创伤性关节炎的表现。（Ⅱ级证据）

Durham-Smith G, McCarten GM. Volar plate arthroplasty for closed proximal interphalangeal joint injuries. J Hand Surg [Br]. 1992;17:422-8.

作者回顾了近侧指间关节掌板的研究历史、解剖以及近侧指间关节骨折脱位的损伤机制。作者还总结了71例掌板成形术的随访结果。近侧指间关节平均屈曲角度为90度，总体满意率为94%。（Ⅳ级证据）

Malerich MM, Eaton RG. The volar plate reconstruction for fracture-dislocation of the proximal interphalangeal joint. Hand Clin. 1994;10:251-60.

作者回顾了掌板成形术的适应证、手术操作及并发症。（Ⅳ级证据）

7 拇指掌指关节尺侧副韧带急性损伤的修复

Steven Z. Glickel and Louis W. Catalano III

争议

- 有些学者认为Stener损伤是进行手术治疗的唯一的绝对适应证。实际上，大部分尺侧副韧带完全撕裂依靠掌指关节石膏托制动均可以得到愈合。但有些患者会感到持续的疼痛及不稳定，所以大多数医生会进行手术治疗。

其他治疗方法

- 手术修复。绝大部分尺侧副韧带撕裂都是发生在近节指骨基底的止点，可以用骨锚、挤压螺钉及缝线抽出缝合进行止点重建。偶尔，撕裂部位会发生在韧带部分，可以直接缝合。
- 没有手术修复时需制动。

适应证

- 拇指掌指关节尺侧副韧带急性完全性撕裂
- Stener 损伤

临床检查/影像学检查

临床检查

- 诊断主要根据体格检查。掌指关节位于伸直位时松弛超过35°或较对侧松弛增加15度即可诊断固有及副尺侧副韧带（UCL）完全撕裂。
- 其他的体检阳性体征为：在施加桡侧侧方应力时，尺侧关节间隙增宽且感觉不到实质性终末点。

影像学检查

- 标准后前位、侧位、斜位X线片。
- 如果怀疑有掌侧的半脱位，则需要拍摄对侧的X线片。
- 由于临床查体通常已经足够作出诊断，因此拇指掌指关节的应力位片对于诊断虽然有帮助，但通常是不必要的。
- 很少需要核磁共振或B超检查判断尺侧副韧带是否完全撕裂。
- 关节镜对于拇指尺侧副韧带的诊断、治疗还处于起步阶段。

外科解剖

- 掌指关节具有髁状关节及铰链状关节的特征（图1）。桡侧髁的高度比尺侧髁的高度高。

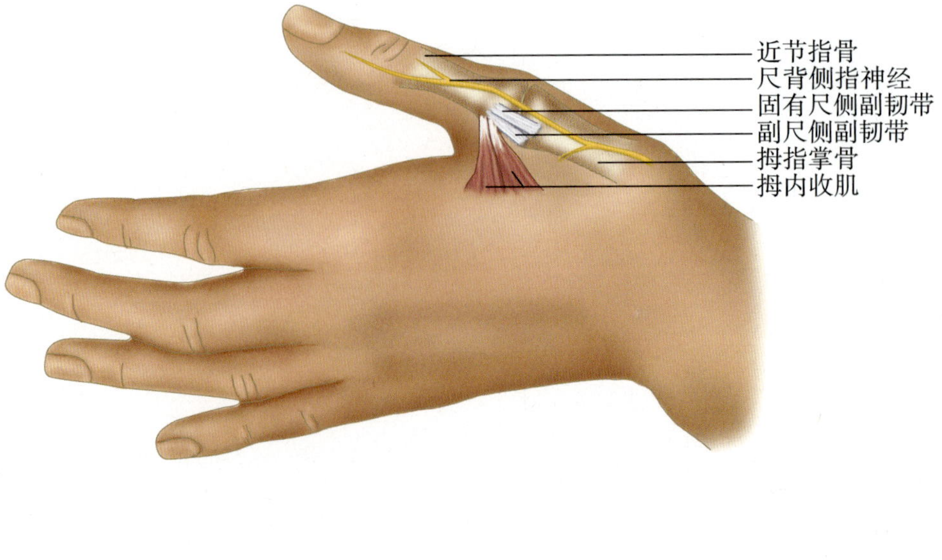

图1

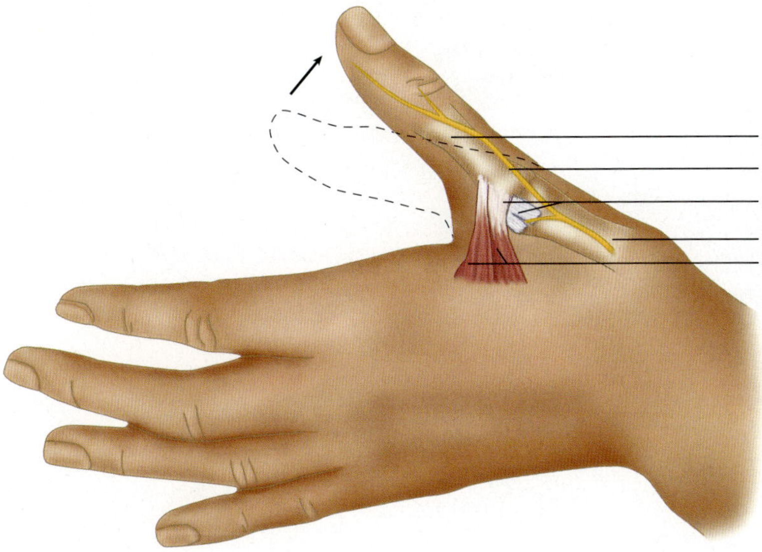

图2

■ 尺背侧指神经是桡神经浅支的终支，它的走行固定，通过本手术操作部位。因此在修复和重建尺侧副韧带时可能会伤及此神经。术中应对此神经游离并加以保护。

■ 内收肌腱膜是拇内收肌的第二止点，它构成了拇指伸指装置远端的斜形纤维，位于矢状束的远侧。

■ 固有尺侧副韧带起于掌骨髁外侧窝，斜行走行，止于近节指骨尺侧基底掌侧1/3。此韧带在从掌骨至指骨的走行过程中逐渐变宽，它在屈曲时紧张，伸直时松弛。

■ 副尺侧副韧带起于固有侧副韧带掌侧的掌骨头，斜行跨越掌指关节，止于籽骨及掌板。

■ Stener损伤是由近节指骨受到桡侧方向暴力引起尺侧副韧带完全断裂，掌指关节侧方成角等于或超过70度造成的（图2）。韧带撕脱部位较远，位于近节指骨基底止点部。由于近节指骨的尺偏，尺侧副韧带处于掌骨侧，位于内收肌腱膜的近端及浅层。因此，近端韧带在腱膜的浅层而止点则在深层。因此断端难以愈合。

体位

■ 患者位于平卧位。常规消毒铺巾，患肢置于手术台上。

入路/显露

■ 作者常用的切口为拇指尺侧平缓的S形切口，以掌指关节为中心，切口的纵向部分跨过尺侧关节间隙（图3A）。

■ 其他可选择的切口有尺侧侧方切口或人字形切口，以掌指关节尺侧关节间隙为中心（图3B）。

手术要点

- 切口呈S形，显露掌指关节尺侧间隙。
- 避免损伤拇指尺背侧指神经。

注意事项

- 手术中直接损伤或过度牵拉都可能造成拇指桡背侧指神经损伤。

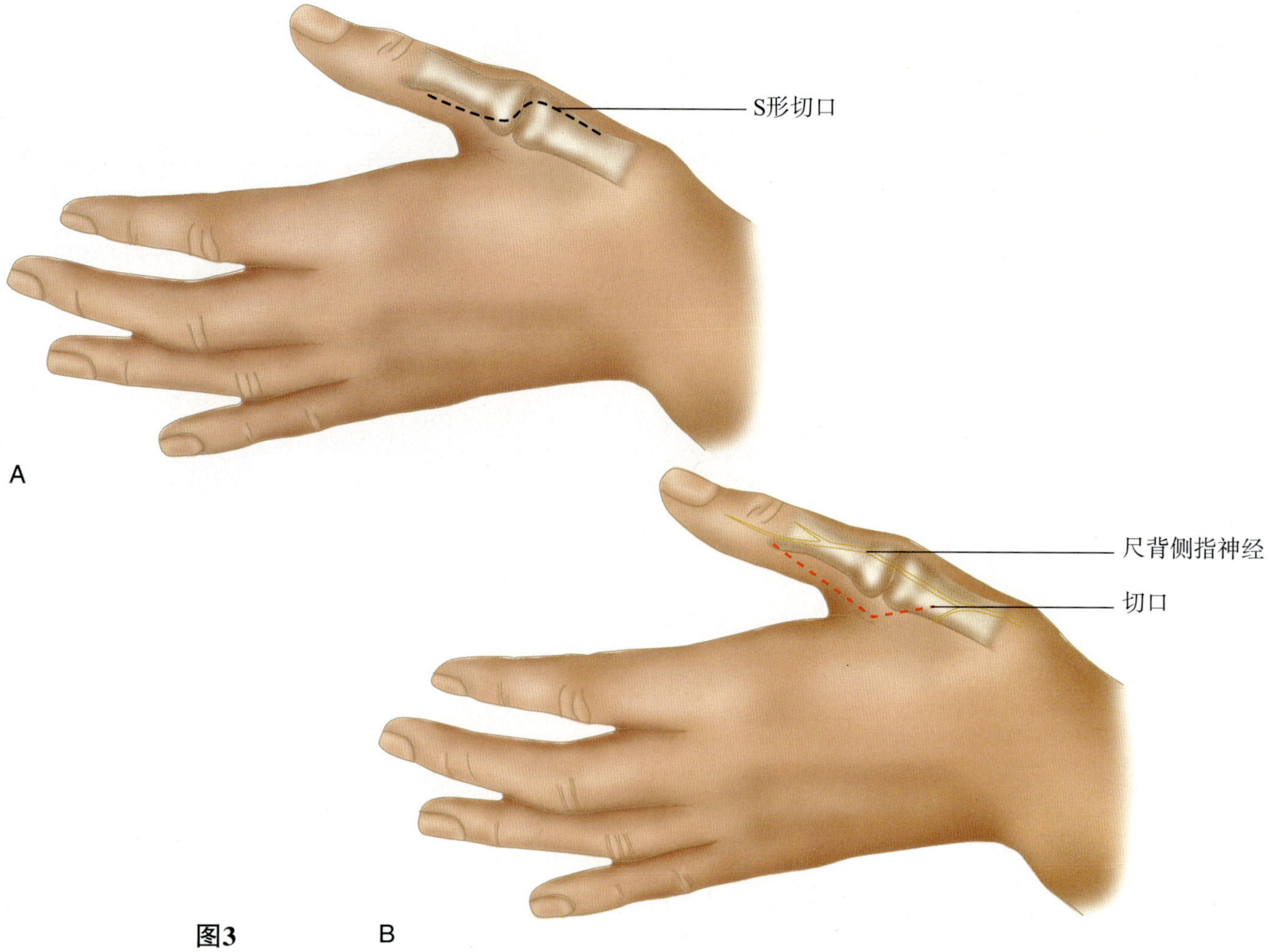

图3

手术要点
• 避免对尺背侧指神经的过度牵拉。

注意事项
• 过度牵拉对尺背侧指神经造成的损伤可导致切口以远侧皮肤麻木、感觉异常或感觉减退。

手术操作

步骤1

- 皮肤切开后，掀开掌背侧皮瓣，以4-0丝线作皮肤牵引线（图4）。
- 由于尺背侧指神经会通过术野，应仔细辨认并保护该神经。

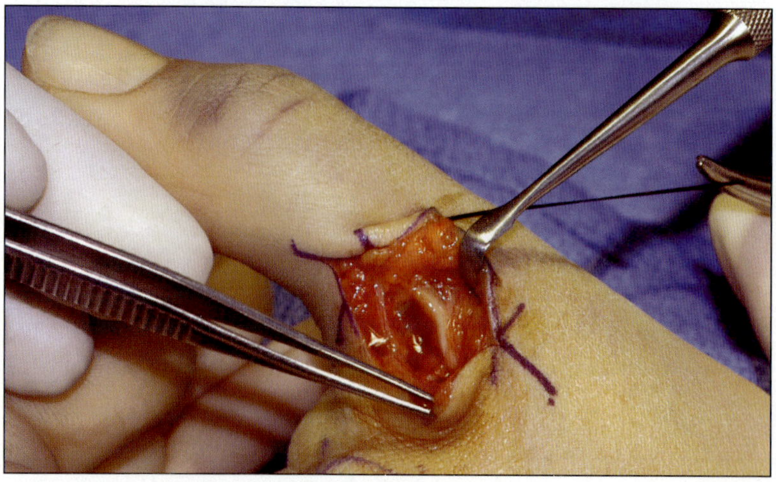

图4

- 辨认内收肌膜。如果存在Stener损伤，在内收肌膜的近端可以看到尺侧副韧带的断端（图5A和5B）。
- 在拇长伸肌腱掌侧纵向切开内收肌腱膜0.3～0.4cm，显露撕裂的尺侧副韧带（图6）。内收肌膜在拇长伸肌腱掌侧形成袖状结构，在修复韧带时起到保护拇长伸肌腱的作用以避免肌腱被缝合。
- 将近节指骨桡偏，显露关节，观察关节面有无其他损伤（图7）。
- 游离尺侧副韧带的断端，多数情况是从近节指骨基底止点部位撕脱（图8）。
- 观察掌指关节及关节软骨的状况，并记录软骨面有无剥脱。

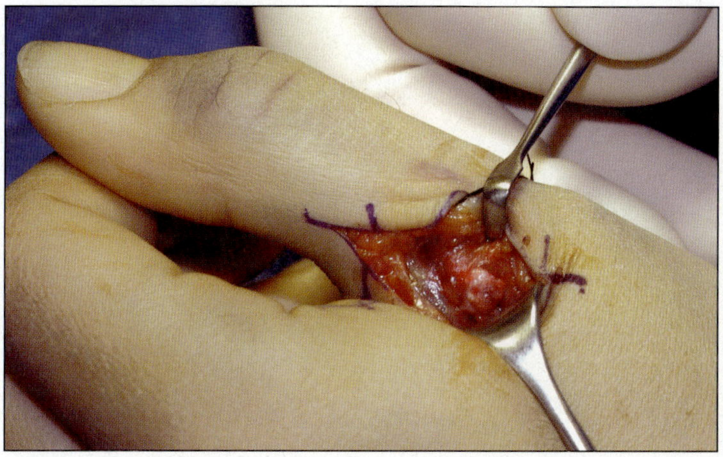
A

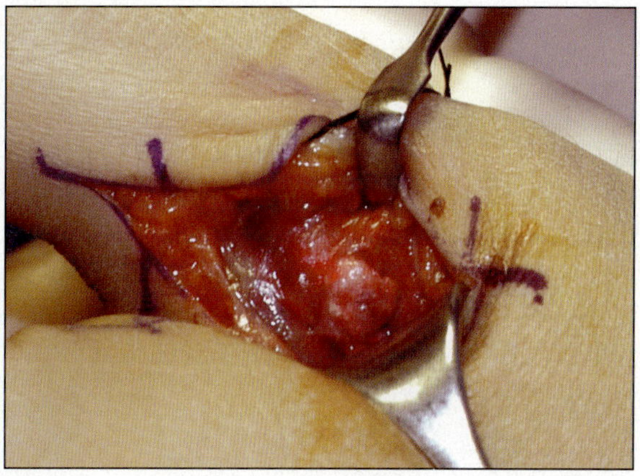
B

图5

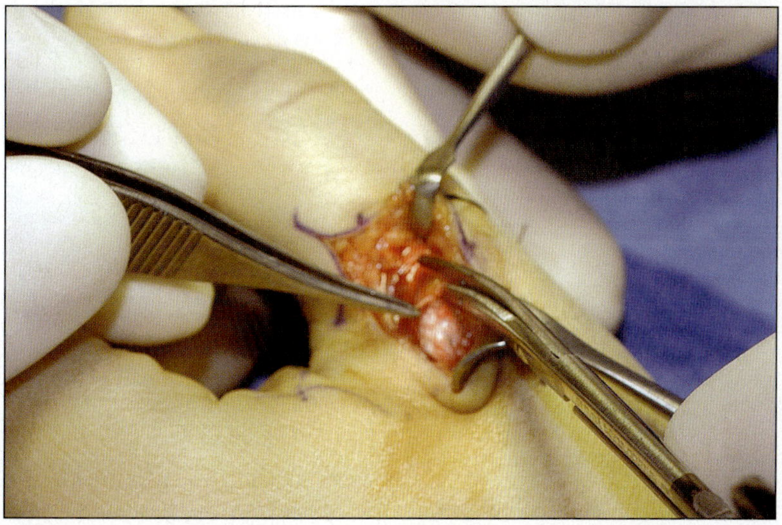

图6

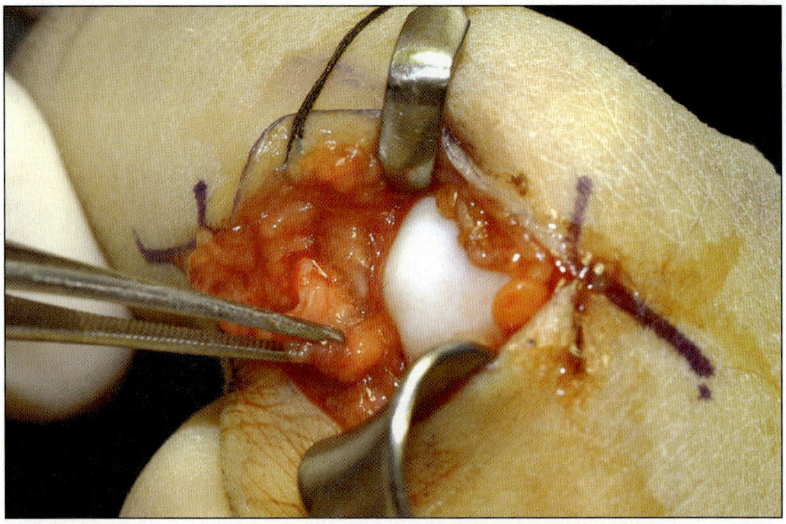

图7

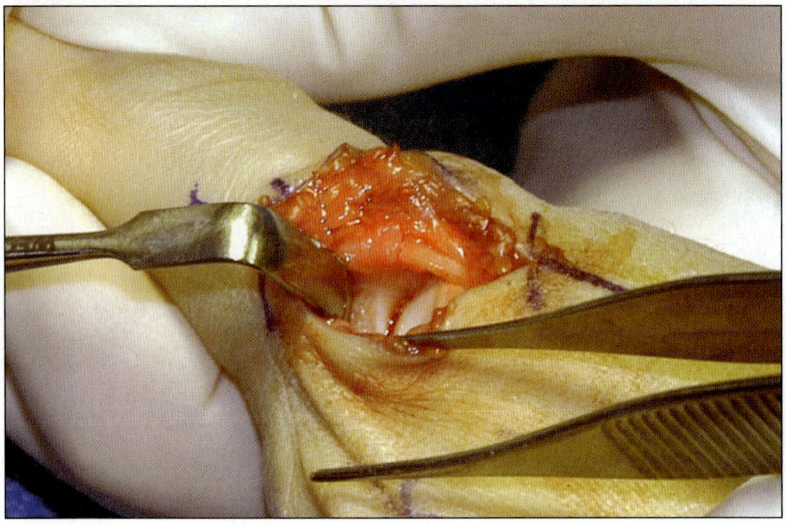

图8

手术要点

- 在尺侧副韧带正常的止点位置钻孔是非常重要的。
- 钻孔的位置应足够远以免伤及关节软骨且应注意钻孔的方向与骨皮质保持垂直。
- 如果术前掌指关节出现掌侧半脱位，可以在近节指骨基底尺背侧再加一枚骨锚以修复破损的关节囊。

注意事项

- 重建止点太近或太远都会影响掌指关节的活动范围。
- 如果重建的背侧关节囊过紧会限制掌指关节的屈曲运动。

争议

- 有些医生主张在修复韧带后以一根克氏针固定掌指关节。我们认为通常不需要这样做。

步骤2

- 通常情况下，撕裂的韧带会回缩、变短，需要将其从周围的软组织或血肿中游离出来。
- 仔细辨认韧带在近节指骨基底撕脱的位置，小心地用骨钳对韧带附着部即近节指骨基底掌侧骨皮质进行清创。
- 如果用骨锚进行止点重建，应在尺侧副韧带的止点部位钻孔植入骨锚（图9）。
  - 用与钻头成套的骨锚安装器械钻出设计深度，放置骨锚。
  - 通常使用电钻代替手动钻。在近节指骨基底远端3～4mm钻入钻头，钻头的方向大致与骨皮质垂直，但稍稍向远离关节的方向偏移。
  - 通常骨锚预置2-0或0号爱惜邦线。
- 骨锚一般已在导引器上装置好（图10；可以看到断裂的尺侧副韧带在缝线的右侧），将骨锚用力推入之前所钻的孔内，并将导引器撤下（图11）。

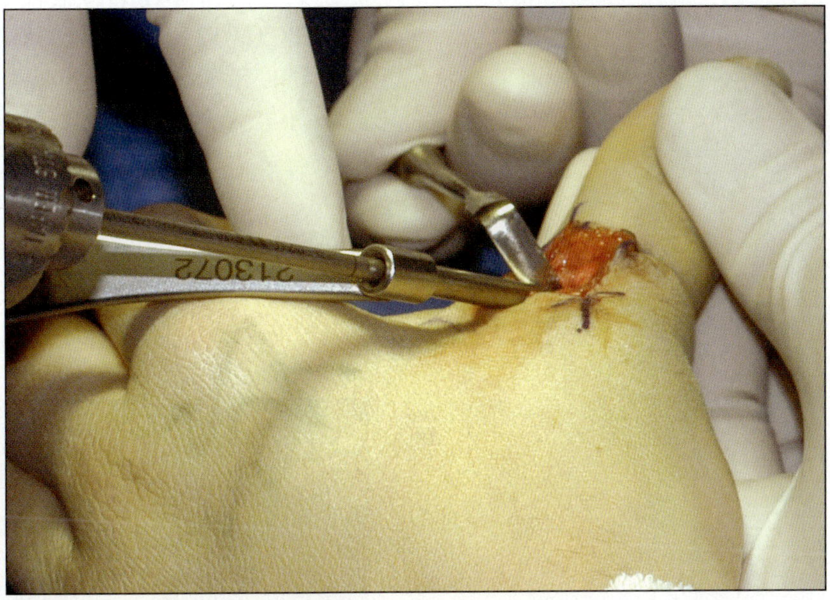

图9

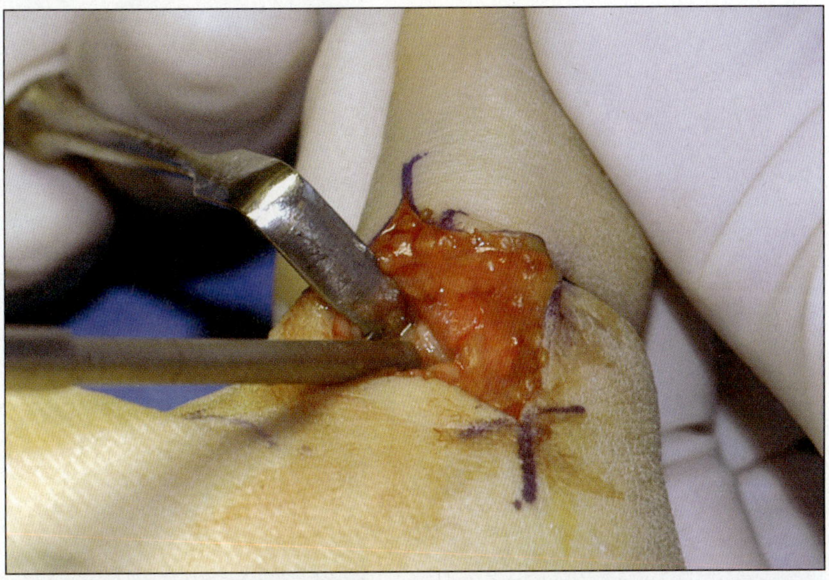

图10

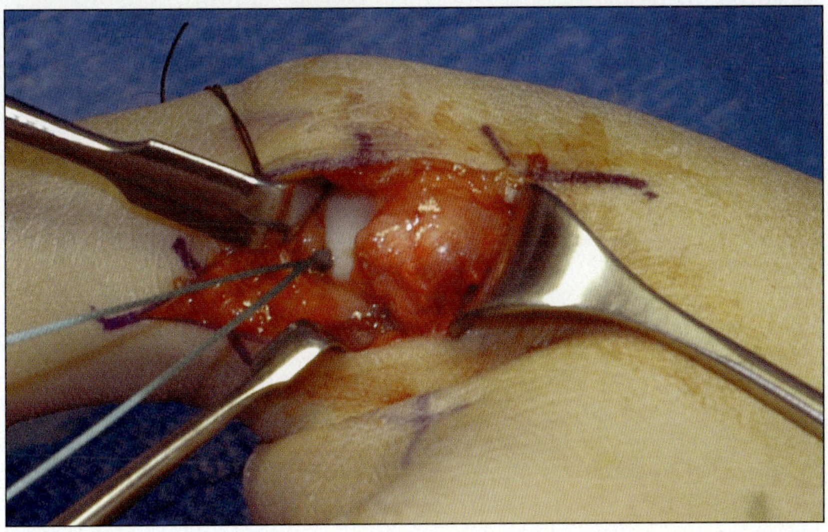

图11

- 将与骨锚相连的两缝线末端穿入距离尺侧副韧带的断端5～7mm处（图12）。在掌指关节位于桡尺侧方向的中立位时打结。
- 将韧带与周围骨膜部缝合以加强修复强度。
- 如果背侧关节囊撕裂，应以编织线如3-0爱惜邦线进行间断8字缝合或褥式缝合。

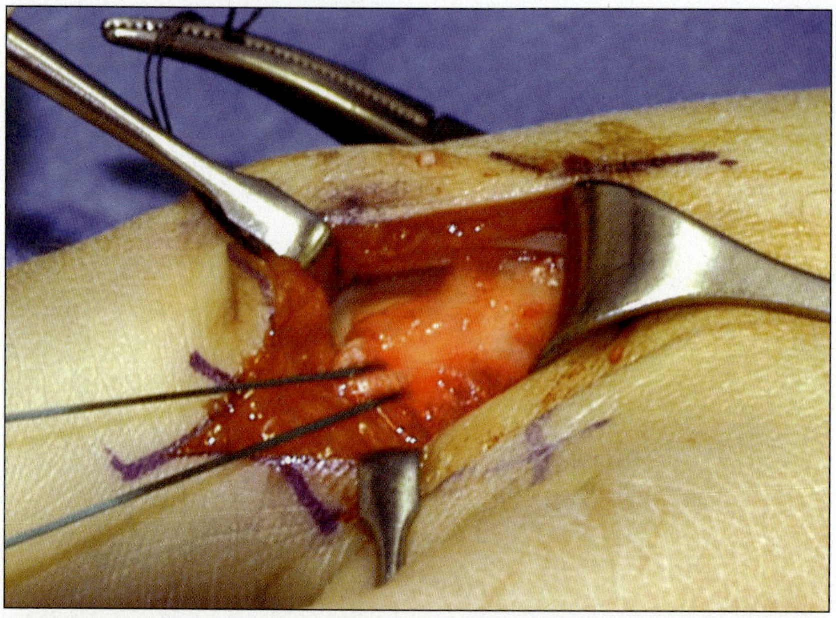

图12

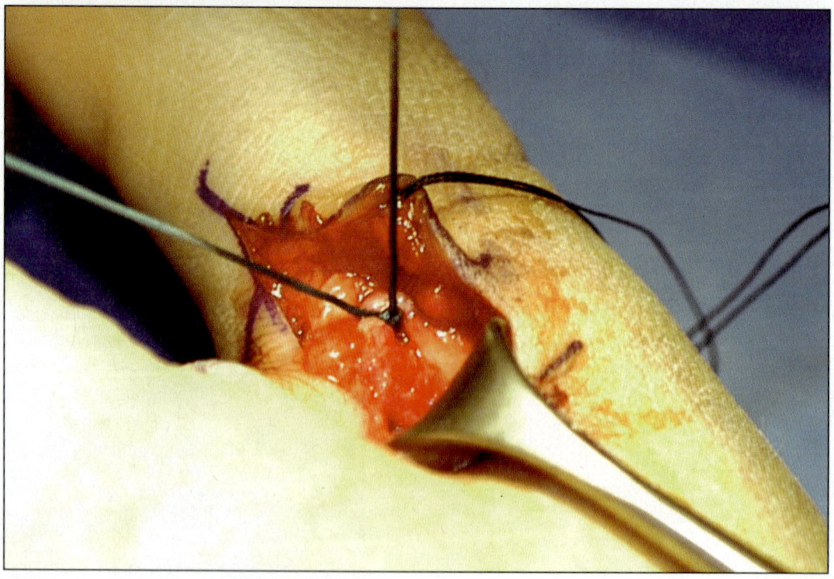

图13

步骤3

- 用4-0或5-0的可吸收线，如PDS Vicryl，对内收肌腱膜进行修复（图14A），并用其将修复的尺侧副韧带覆盖（图14B）。
- 以4-0 Prolene线进行皮内缝合或用可吸收线如Vicryl Rapide进行间断缝合。
- 用拇指人字管型石膏或石膏托制动，注意不要固定指间关节（图16）。

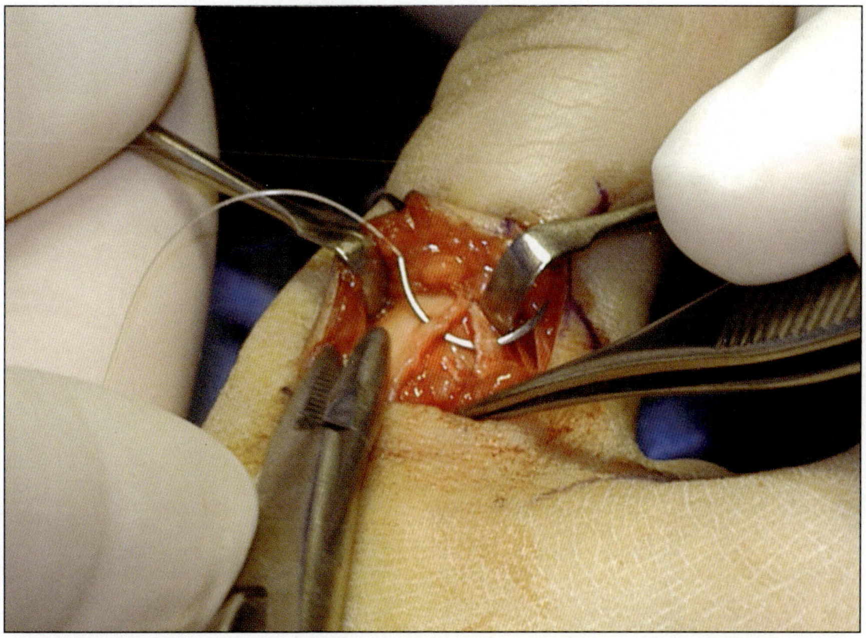

A

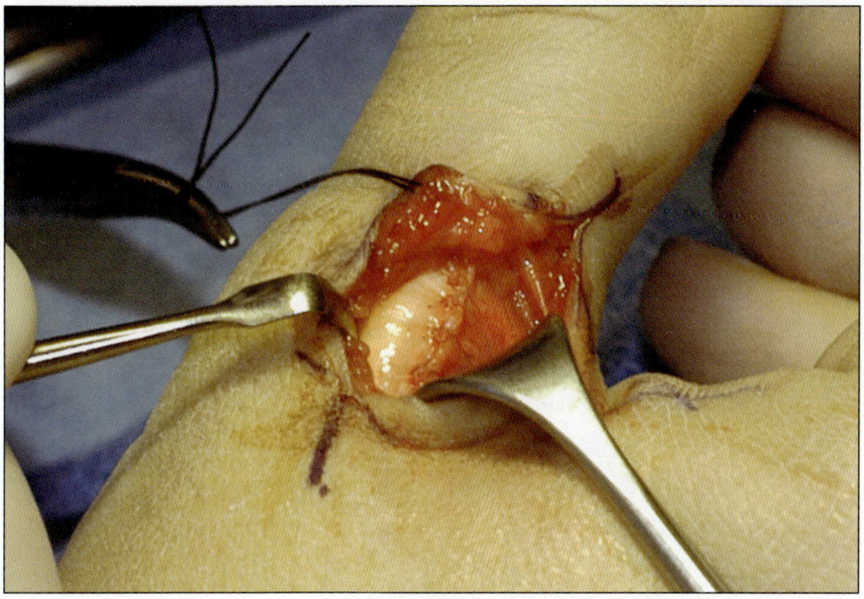

图14

B

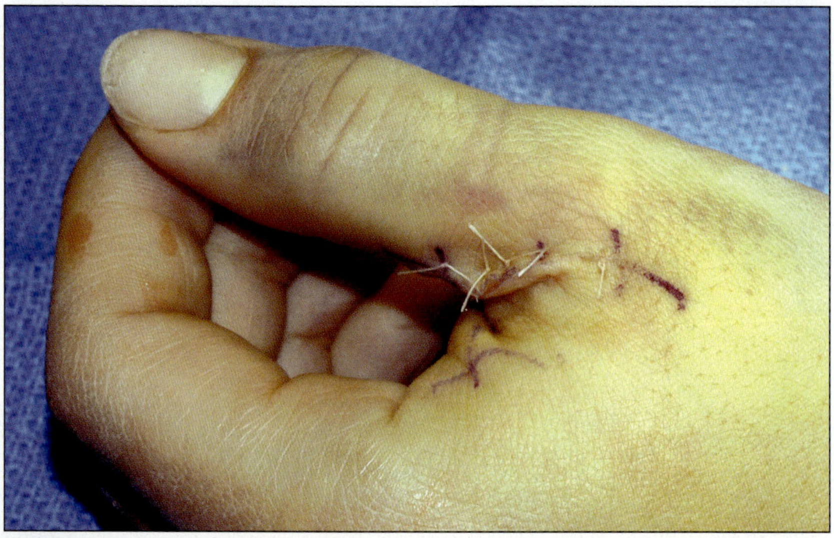

图15

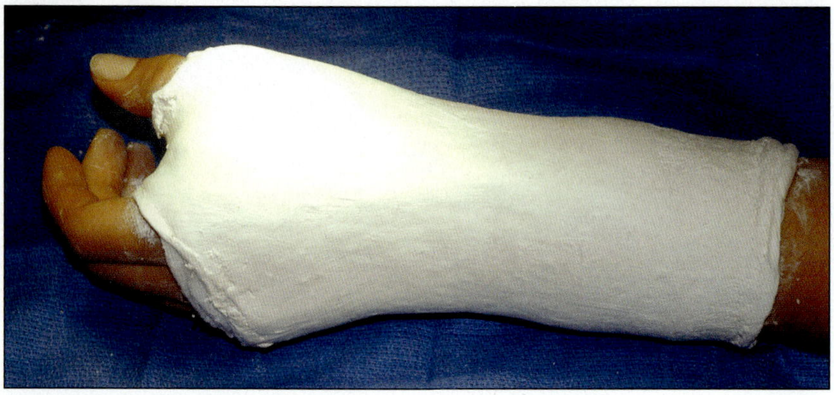

图16

手术要点

- 在12周内拇指避免做捏或扭转的动作。

注意事项

- 患者和理疗师可能会过早地进行拇指捏力或握力的功能锻炼，这样做有可能导致修复韧带的损伤。应注意避免这样的情况出现。

并发症

- 由于术中的牵拉可能伤及尺背侧指神经，导致手术切口以远拇指尺背侧皮肤感觉障碍。此症状通常在数周后会自动消退。
- 部分患者在术后会出现持续性的拇指掌指关节僵直，引起这种问题的原因可能是由于修复韧带过紧。相反的，有部分患者感觉到术后拇指掌指关节过于松弛，这可能是因为修复时过松或者术后的功能锻炼过于激进所致。

术后护理及预期结果

- 术后拇指人字形石膏管型固定4周。
- 术后4周拆除石膏管型，手外科理疗师进行康复治疗，并用拇指夹板仅对掌指关节进行固定。
- 可以在家中在物理治疗师的指导下进行屈曲和伸直的主动及主动辅助活动范围训练，避免桡侧方向的应力（对修复的韧带产生损伤）。建议患者每天做4次锻炼，每次重复12遍。
- 2周后如果不进行剧烈运动可以拆下夹板。继续进行活动范围训练，并且开始力量训练如轻度按压指腹或开始捏力训练。
- 术后10周可以开始捏力及握力的训练，从较小的力量开始练起。
- 术后12周开始才能做完全的没有限制的活动。
- 预计患者掌指关节能恢复80%的活动范围，而指间关节能恢复100%的活动范围。侧捏力量应能恢复达到健侧的90%。

证据

Downey DJ, Moneim MS, Omer GE. Acute gamekeeper's thumb: quantitative outcome of surgical repair. Am J Sports Med. 1995;23:222-6.

对11例侧副韧带损伤修复术后的患者进行术后平均42个月的随访。术侧掌指关节活动达50.9度，对侧73.7度，关节稳定。握力两侧相当，捏力在患侧为8.1kg而健侧为8.8kg。（Ⅳ级证据）

Kozin SH. Treatment of thumb ulnar collateral ligament ruptures with Mitek bone anchor. Ann Plast Surg. 1995;35:1-5.

用MITEK微型骨锚对7例患者损伤的侧副韧带进行修复。约1年的随访显示所有的掌指关节都非常稳定，掌指关节屈曲减少7%或指间关节屈曲减少21%。侧捏力量及指腹捏力分别达到健侧的98%及97%。（Ⅳ级证据）

Lane LB. Acute grade III ulnar collateral ligament ruptures: a new surgical and rehabilitation protocol. Am J Sports Med. 1991;19:234-7.

对7例患者进行抽出缝合及管型石膏制动1个月，再换为拇指人字石膏管型制动后进行康复治疗。对29例患者用2-0编织线缝合并且用管型石膏制动两周，之后换为石膏托并进行功能锻炼。这两组患者在疼痛减轻的程度、关节的稳定性、力量及活动范围方面都没有差异。石膏制动时间较短的患者会更早地重新参加体育锻炼。（Ⅳ级证据）

Saetta JP, Phair IC, Quinton DN. Ulnar collateral ligament repair of the metacarpophalangeal joint of the thumb: a study comparing two methods of repair. J Hand Surg [Br]. 1992;17:160-3.

对9例拇指尺侧副韧带撕裂的病例进行水平褥式缝合，另外对16例相同的损伤用钢丝缝合。结果：缝合组8例极优，1例良；钢丝组12例极优，3例优，1例良。两组的侧捏力、指腹捏力及握力相当。（Ⅲ级证据）

Weiland AJ, Berner SH, Baltimore, Hotchkiss RN, McCormack RR, Gerwin M. Repair of acute ulnar collateral ligament injuries of the thumb metacarpophalangeal joint with an interosseous suture anchor. J Hand Surg [Am]. 1997;22:585-91.

对37例尺侧副韧带完全断裂的患者应用微型骨锚修复。术后11个月对30例患者进行复查。活动范围患侧伸直0度/屈曲48度，健侧伸直0度/屈曲58度。没有出现关节松弛，患侧较健侧力量降低0.9磅。19例患者没有任何疼痛，8例有轻度疼痛，2例有中度疼痛，1例有重度疼痛。（Ⅳ级证据）

8 拇指掌指关节尺侧副韧带陈旧损伤的重建

Steven Z. Glickel and Louis W. Catalano III

注意事项

- 尺侧副韧带重建最主要的禁忌证是掌指关节的显著的关节炎。
- 其他的禁忌证有长期固定的掌指关节半脱位及不稳定，如果不松解相对完整的桡侧副韧带，将无法复位掌指关节。

争议

- 最主要的争议是当有掌指关节关节炎的表现时，能否进行韧带重建。公认的观点是：关节软骨轻度纤维化可以，但有明显硬化时不可以进行韧带重建。

其他治疗方法

- 用不同移植物进行静态重建。
- 内收肌止点前移术（Nevaiser术式），将内收肌止点前移至近节指骨并进行关节囊加强缝合。
- 对于有明显关节炎的病例，可以进行掌指关节融合术。

适应证

- 急性损伤后漏诊
- 急性损伤后未进行治疗
- 急性损伤后修复失败
- 慢性反复创伤导致尺侧副韧带松弛，例如猎场守护者（gamekeeper）拇指

临床检查/影像学检查

临床检查

- 诊断主要基于体格检查。掌指关节伸直时侧方不稳定超过35度或相比对侧增加15度，即可作出诊断：掌指关节固有尺侧副韧带及副尺侧副韧带损伤（图1）。

影像

- 拍摄标准的正位、侧位及斜位X线片。图2所示为近节指骨侧位及掌骨的斜位片。近节指骨的桡侧通过完好的桡侧副韧带仍然附着于掌骨，而尺侧副韧带失效导致近节指骨尺侧向掌侧移位，从而导致旋转畸形。
- 如果考虑有半脱位的可能，应拍摄对侧拇指的X线片以进行对比。
- 应力位X线片可能对拇指MCP关节的诊断会有一定帮助。但大部分情况下临床检查即可作出诊断。
- 通常不需要用MRI或B超对尺侧副韧带撕裂后的完整性进行评估。
- 关节镜作为尺侧副韧带陈旧损伤的不稳定性的诊断及治疗尚处于起步阶段。

外科解剖

- 拇指掌指关节（图3）具有髁状关节及铰链关节的特征。桡侧髁要高于尺侧髁。
- 拇指尺背侧指神经是桡神经浅支的终支，固定地通过手术区域，重建尺侧副韧带时可能会伤及它，术中应予以小心保护、牵拉。
- 内收肌腱膜是拇内收肌的第二止点，并构成矢状束以远的伸肌装置的斜形纤维。
- 固有尺侧副韧带起于掌骨髁外侧窝斜行走行，止于近节指骨尺侧基底掌侧1/3。此韧带在从掌骨至指骨的走行过程中逐渐变宽，它在屈曲时紧张，伸直时松弛。

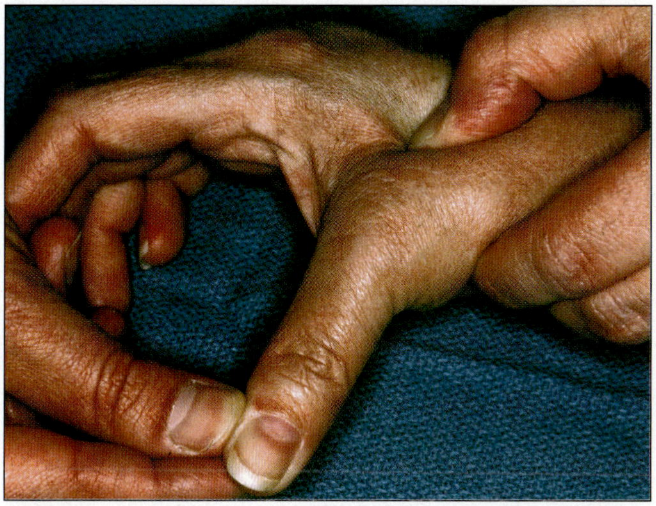
图1

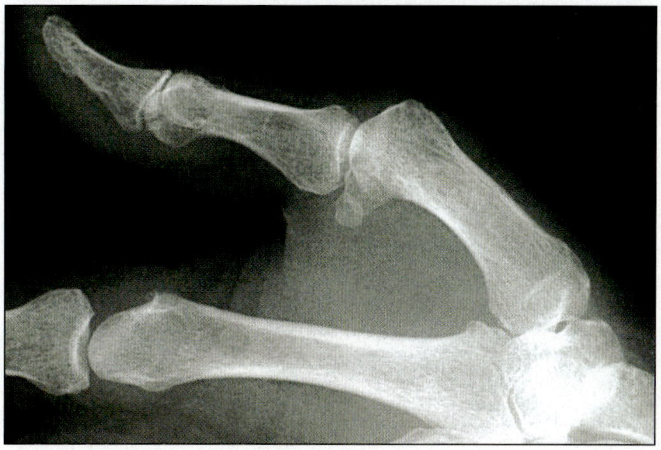
图2

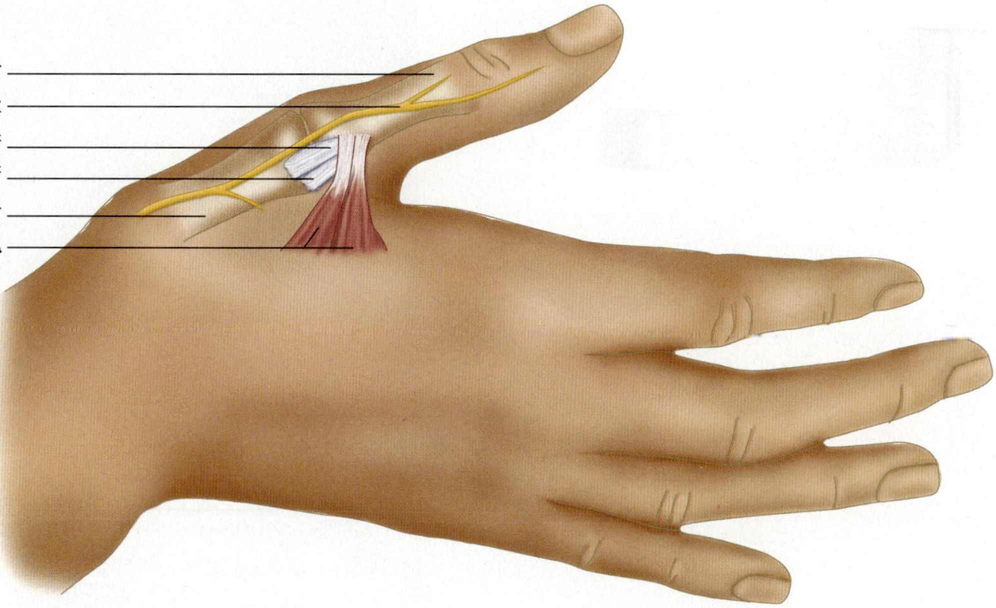

图3

■ 副尺侧副韧带起于固有侧副韧带的掌侧，斜行跨越掌指关节，止于籽骨及掌板。

■ Stener损伤为近节指骨受到桡侧方向暴力造成尺侧副韧带完全断裂，导致掌指关节侧方成角超过70度（见第七章的图2）。韧带撕脱部位位于近节指骨基底止点部。由于近节指骨的尺偏，尺侧侧副韧带断端处于掌骨侧，在内收肌腱膜的近端及浅层，因而与深层止点分离。因此，断端难以愈合。

手术要点

- 切口位于尺侧掌指关节间隙。
- 避免损伤拇指尺背侧指神经。

注意事项

- 手术中直接损伤或过度牵拉都可能造成拇指桡背侧指神经损伤。

体位

■ 患者位于平卧位，常规消毒铺巾，患肢置于手术台上。

入路/显露

■ 作者常用的切口为平缓的S形切口，以掌指关节为中心，切口的纵向部分跨过尺侧关节（图4）。

■ 其他可选择的切口有尺侧侧方切口或人字形切口，以掌指关节尺侧关节间隙为中心（图5）。

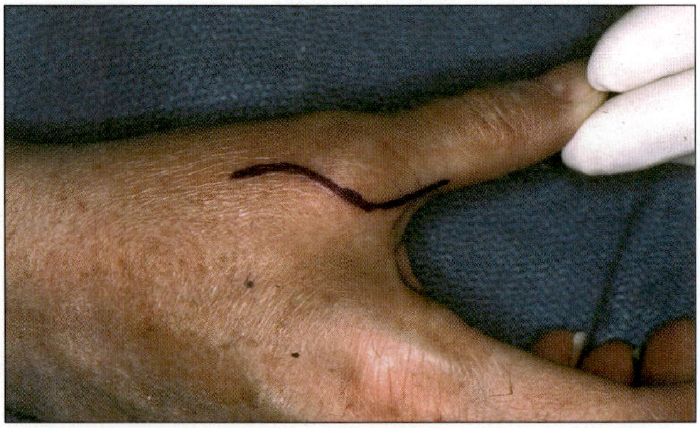

图4

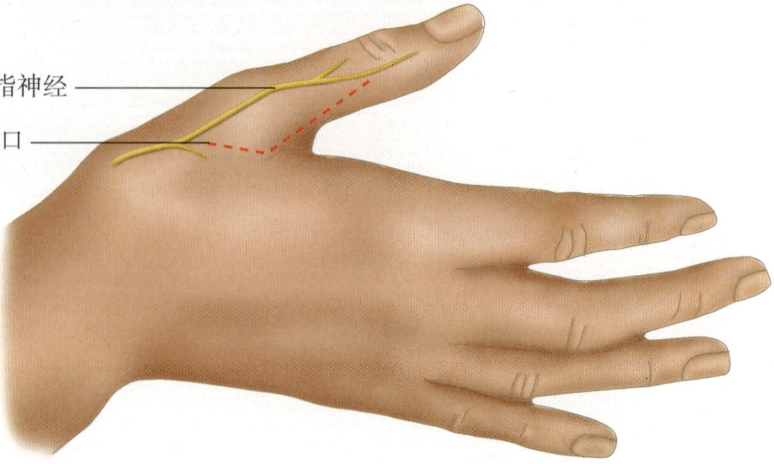

图5

手术要点

- 切口位于掌指关节尺侧间隙。
- 避免对尺背侧指神经的过度牵拉。

注意事项

- 过度牵拉对尺背侧指神经造成的损伤可导致切口以远侧皮肤麻木、感觉异常或感觉减低。

手术操作

步骤1

- 做皮肤切口。以4-0丝线作为皮肤牵引线掀起牵开背侧和掌侧的皮瓣。
- 由于尺背侧指神经会通过术野，应仔细辨认并保护该神经。
- 辨认内收肌腱膜。在慢性损伤中，内收肌腱膜通常变得致密并发生纤维化（图6）。在Stener损伤中，在内收肌腱膜的近端看到撕裂的尺侧副韧带的近断端。
- 纵向切开内收肌腱膜，显露下方的撕裂的尺侧副韧带（图7）。
- 切除韧带的残余部位，显露掌骨头、第一掌骨基底及掌指关节（图8A及8B）。
- 检查掌指关节，观察关节软骨的情况。明显的退行性疾病是重建术的禁忌证，应改行关节融合术。

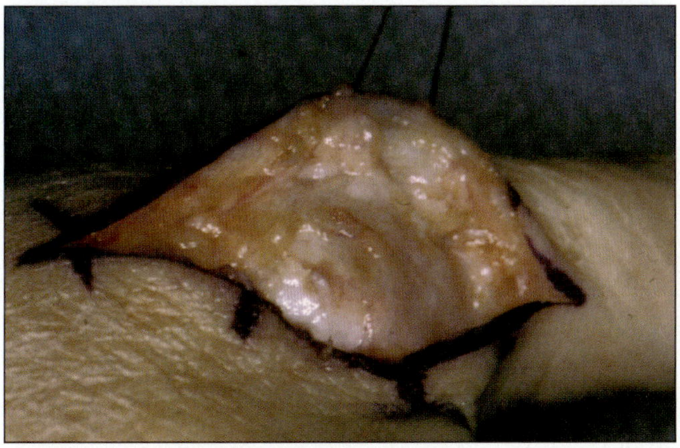

图6

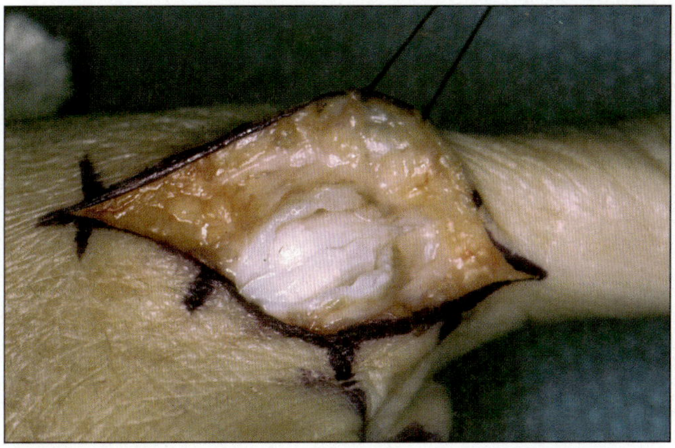

图7

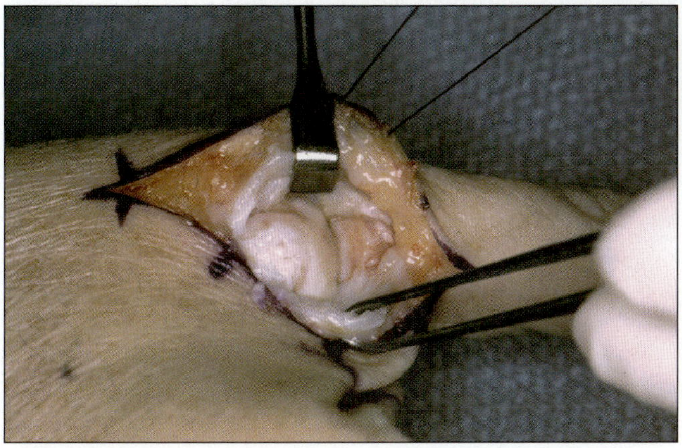

A

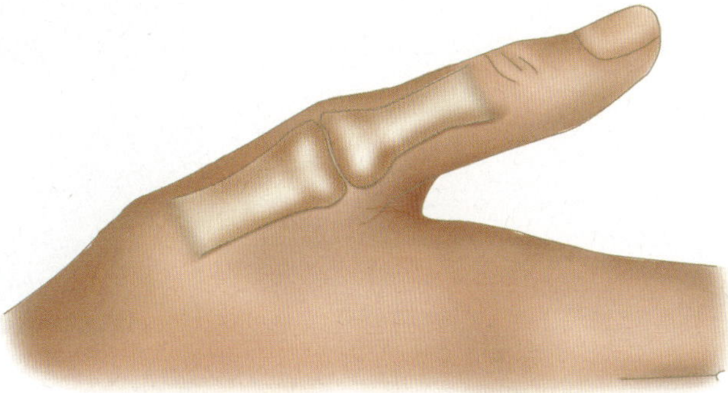

B

图8

手术要点

- 用手凿可以确保术者控制骨孔的方向以及大小。
- 在近节指骨钻孔需要注意两个孔的距离要足够大，以确保两孔之间留有足够的骨桥。

注意事项

- 如果用动力钻，很容易将周围的软组织卷入。
- 在近节指骨钻孔的最大风险就是两个孔的距离过近，在穿入肌腱时造成骨桥的骨折。

器械/植入物

- 可以用磨头或钻头来打孔。

争议

- 有关肌腱固定的方法有许多种，生物力学研究结果表明本文所介绍的固定方法最牢固，术后拇指活动范围最理想。

步骤2

- 依次用两个或三个直径不同的手凿在近节指骨基底尺侧钻2个孔（图9）。手凿直径大小取决于要移植肌腱的直径。通常掌长肌比较薄，因此小号及中号手凿比较常用。
- 在近节指骨的7点和11点的位置钻孔（以右侧拇指指端向上为12点）（图9）。
- 两个孔的方向呈45度交角，在髓腔中汇聚。
- 用28号不锈钢丝从一个孔穿入，从另外一个孔穿出，钢丝的末端固定上一把止血钳，为下一步固定肌腱做准备（图10）。
- 在尺侧副韧带在第一掌骨起点的凹陷部位钻孔，斜行穿过第一掌骨，从桡侧穿出。
- 用28号不锈钢丝穿过掌骨骨孔（图10），两端用止血钳固定。
- 留置1.1cm克氏针用于稍后穿针固定掌指关节。将近节指骨桡偏，显露掌骨头。将两端均为尖头的克氏针置于掌骨头中心，向桡侧偏斜45度，穿过掌骨干桡侧皮质并穿出皮肤。用电钻把持住克氏针使另一端退至掌骨头。

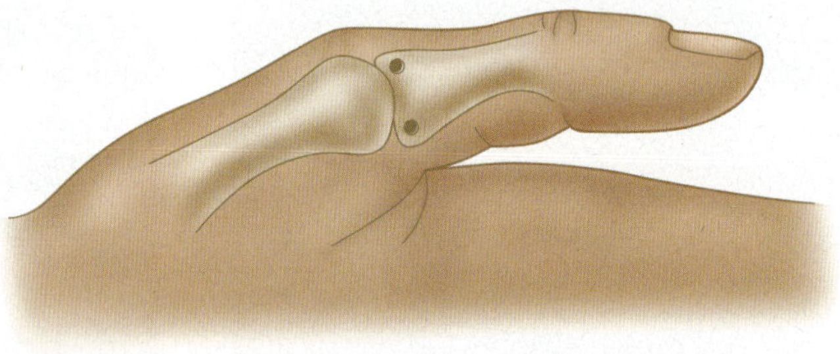

图9

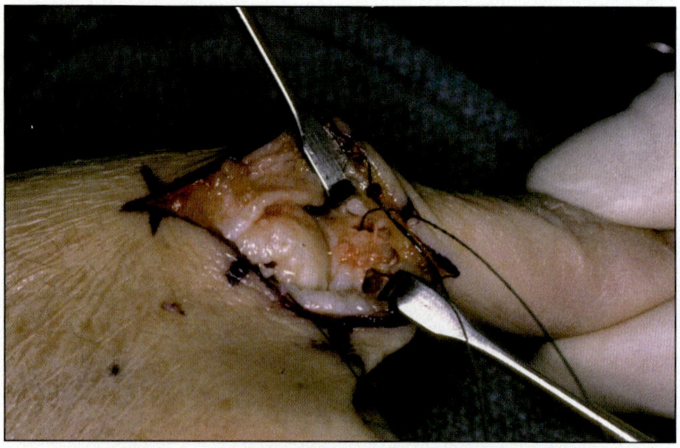

图10

手术要点

- 注意用止血钳夹住钢丝并牵拉进骨槽内，如果用手操作可能将术者的手割破。

注意事项

- 如果移植物的张力过大，可能会限制拇指掌指关节的活动并造成术后疼痛。移植物的张力要合适，移植物上的结应在其张力确定后予以打结。

争议

- 有些学者对于“应该在移植物张力确定并打结之前或之后穿针固定掌指关节”有争论。后进行穿针的论据是认为应先确定移植物张力比较合适后再穿针。而先进行穿针固定掌指关节可以避免移植物张力过大。

步骤3

- 可以用肌腱作为移植物，掌长肌腱最为常用，如果掌长肌缺如，可以用一部分桡侧腕屈肌腱或跖肌腱。
- 在腕横纹处做横切口（图11A），用肌腱剥离器将掌长肌腱与周围软组织分离。再在掌长肌近侧腱腹交界的部位做第二个切口（图11B），将掌长肌游离并切断。之后在第一个切口处用肌腱剥离器牵拉切取肌腱。
- 将近节指骨掌侧骨孔内的钢丝与所取肌腱的一端打结（图12）。
- 用生理盐水保持移植肌腱湿润。牵拉肌腱进入掌侧骨孔、髓腔，从背侧骨孔穿出。注意牵拉时的张力保持一持并使肌腱在骨孔内做弧线形前进运动（图13）。
- 将钢丝从肌腱末端抽出。
- 将掌骨尺侧的钢丝与移植肌腱的两端打紧（图14）。用同样的技巧旋转牵拉移植肌腱的两端，从掌骨桡侧骨孔穿出（图15A和15B）。
- 同时拉紧肌腱的两端至合适的张力。判断张力是否合适，可以对近节指骨施加桡向应力。适宜的应力为关节间隙轻度增宽，同时掌指关节屈曲及伸直至中立位不受影响。确定适宜的张力后，将移植肌腱两端打结（图16A和16B）。
- 用3-0人工编织线（如爱惜邦）将肌腱结与周围骨膜组织褥式缝合（图17A）。重建完成后应呈现三角形结构（图17B）。
- 将预置的克氏针穿过近节指骨固定掌指关节（图18）。也可以在显露掌指关节时自远端至近端固定掌指关节。在皮外折弯克氏针并剪短。
- 用5-0可吸收线（如PDS或薇乔）缝合切开的内收肌腱膜（图19）。
- 以4-0普理灵线进行皮内缝合或用可吸收线（如快薇乔）进行间断缝合。

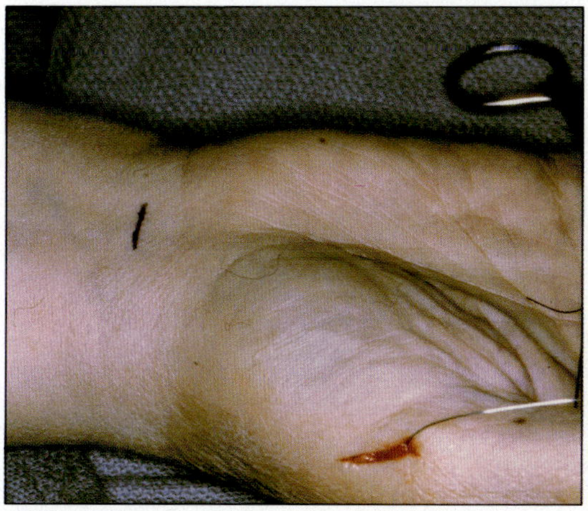
A

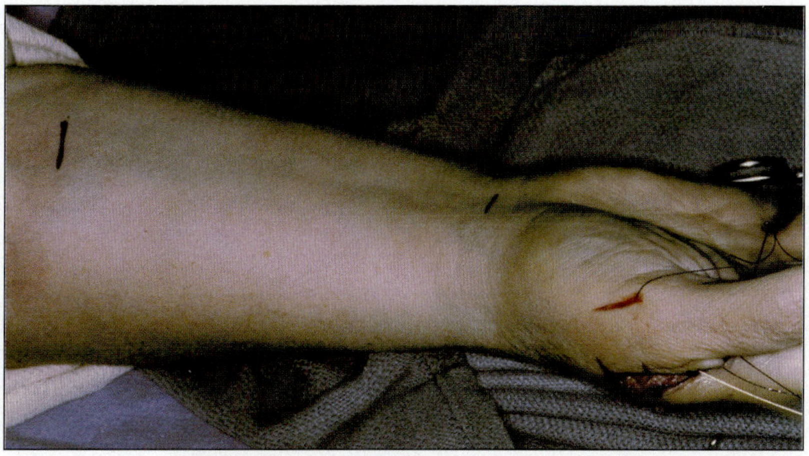
B

图11

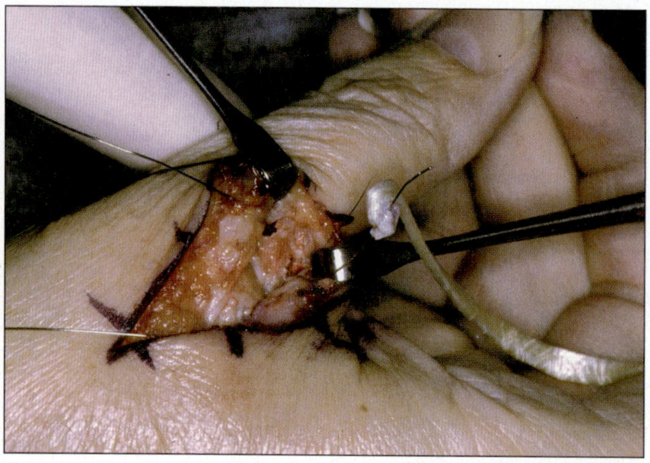

图12

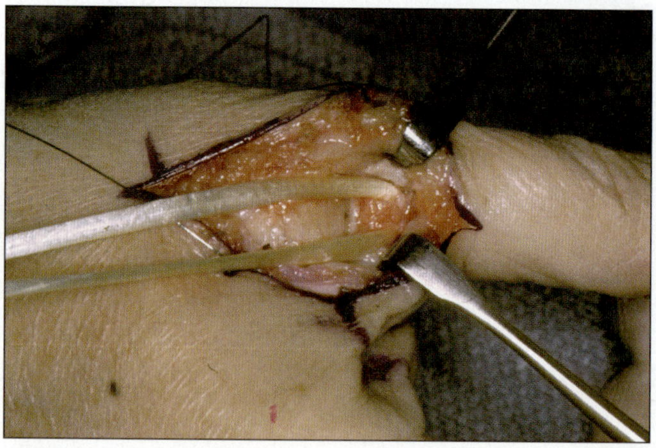

图13

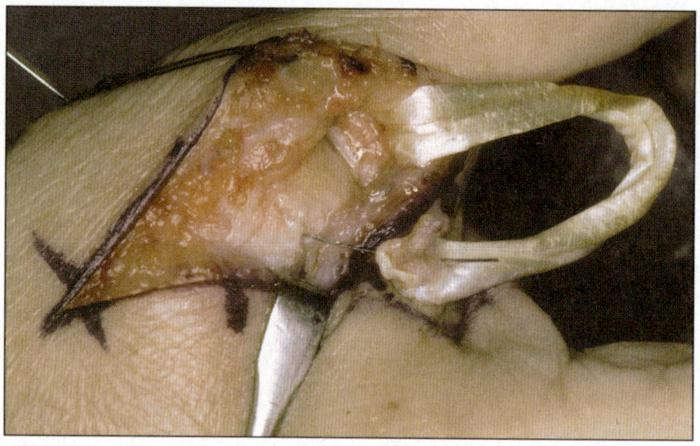

图14

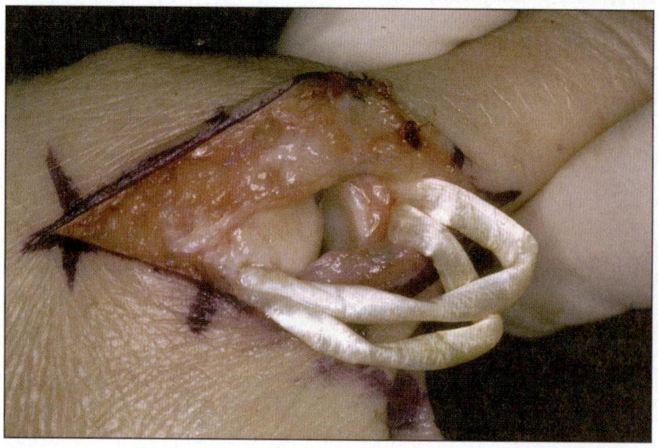

A

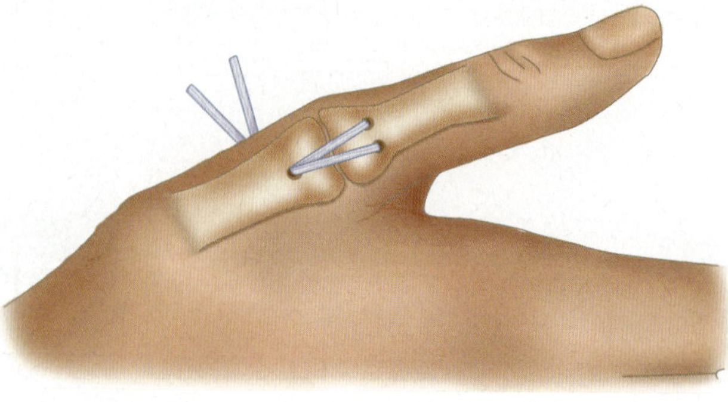

B

图15

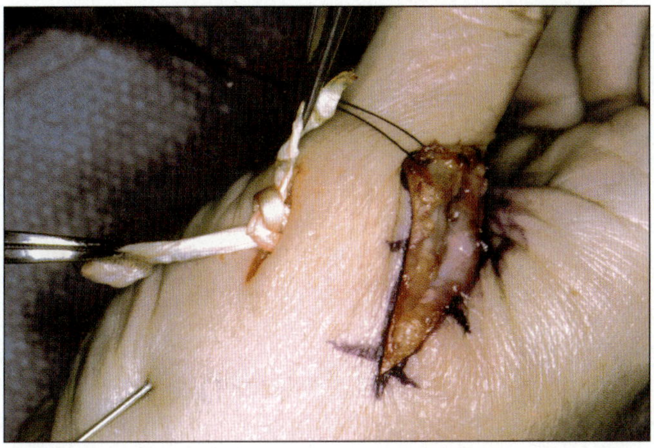
A

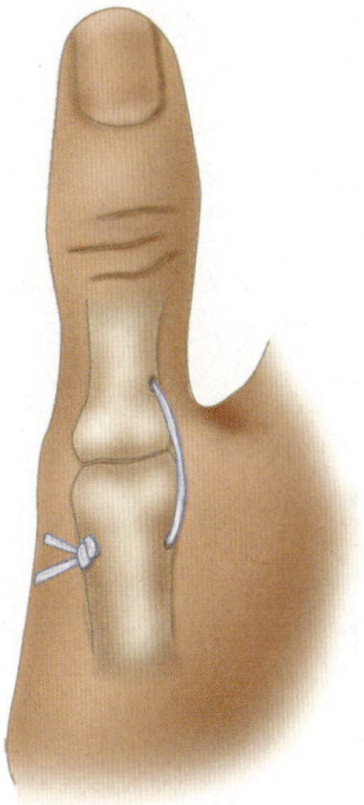
B

图16

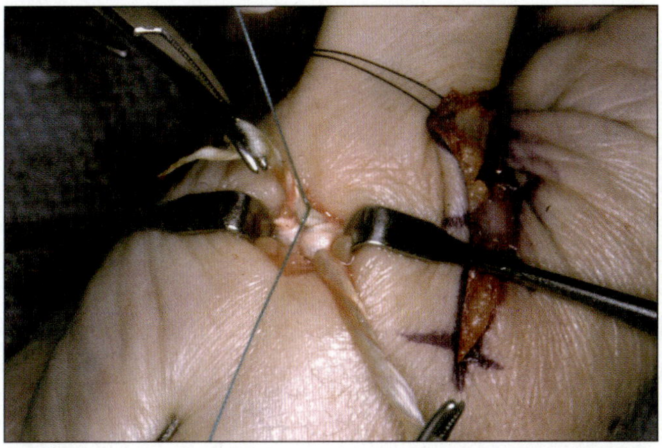
A

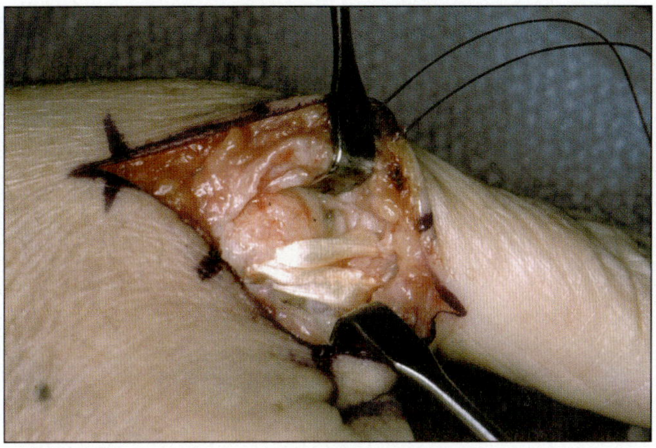
B

图17

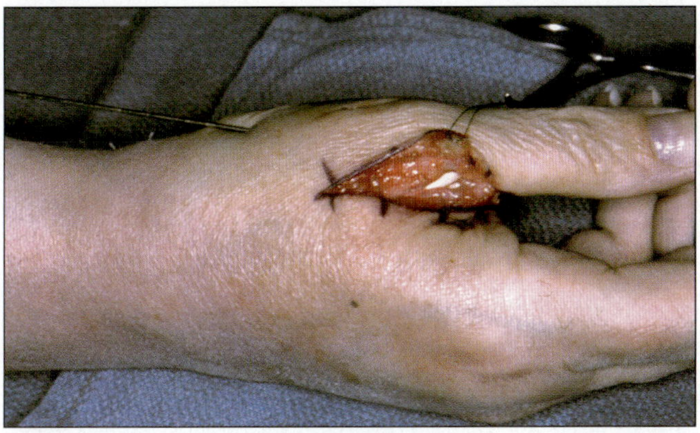

图18

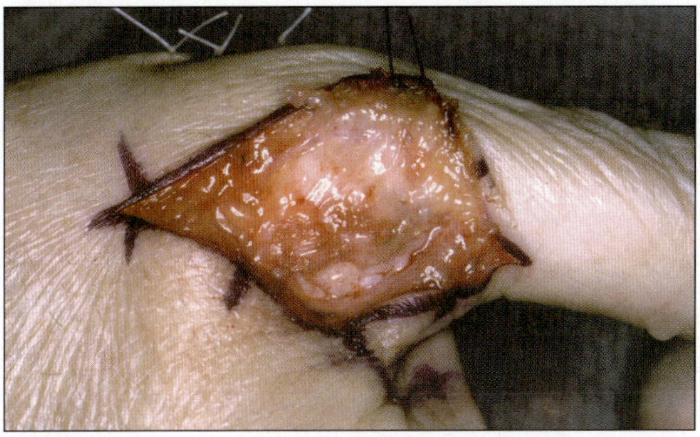

图19

手术要点

- 在12周内拇指避免做捏或扭转的动作。

注意事项

- 患者和理疗师可能会过早地进行拇指捏力或握力的功能锻炼，这样有可能会导致修复韧带的损伤。应注意避免出现这样的情况。

并发症

- 术中的牵拉伤及尺背侧指神经会导致手术切口以远拇指尺背侧皮肤感觉障碍。此症状通常在数周后会自动消退。
- 部分患者在术后会出现持续性的拇指掌指关节僵直，产生这种问题的原因可能是由于修复韧带过紧。相反，有部分患者感觉到术后拇指掌指关节过于松弛，这可能是因为修复时过松或者术后的功能锻炼过于激进所致。

术后护理及预期结果

- 术后用拇指人字形石膏管型固定6周。
- 术后6周拆除石膏管型，手外科理疗师进行康复治疗，用夹板对掌指关节进行固定。
- 可以于家中在物理治疗师的指导下进行屈曲和伸直的主动及主动辅助活动范围训练，避免桡侧方向的应力（对修复的韧带产生损伤）。建议患者每天做4次锻炼，每次重复12遍。
- 2周后如果不进行剧烈运动时可以拆下夹板。继续进行活动范围训练，并且开始力量训练如轻度的按压指腹或开始捏力训练。
- 术后12周可以开始捏力及握力的训练，从较小的力量开始练起。
- 术后16周开始才能做完全的没有限制的活动。
- 预计患者掌指关节能恢复80%的活动范围，而指间关节能恢复100%的活动范围。侧捏力量应能恢复至健侧的90%。

证据

Breek JC, Tan AM, Van Thiel TPH, Daantje. Free tendon grafting to repair the metacarpophalangeal joint of the thumb. J Bone Joint Surg [Br]. 1989;71:383-7.

共51例肌腱移植重建拇指侧副韧带损伤，92%术后结果满意，除一例外关节均很稳定。48例侧捏力正常，约1/3有部分活动度的丧失但并未造成功能受损。（Ⅳ级证据）

Glickel SZ, Malerich M, Pearce SM, Littler JW. Ligament replacement for chronic instability of the ulnar collateral ligament of the metacarpophalangeal joint of the thumb. J Hand Surg [Am]. 1993;18:930-41.

对26例行肌腱移植重建侧副韧带的患者做平均4.5年的回顾性随访，将移植物穿过近节指骨及掌骨的骨孔以恢复解剖结构。结果：20例优秀，4例好，2例一般。（Ⅳ级证据）

Hogan CJ, Ruland RT, Levin LS. Reconstruction of the ulnar collateral ligament of the thumb metacarpophalangel joint: a cadaver study. J Hand Surg [Am]. 2005;30:394-9.

对移植物在骨隧道内固定的不同方法进行尸体标本研究，结果表明本文描述的方法达到的移植物的牢固程度是居于第二位的8字固定法的牢固程度的4倍。

Lee SK, Kubiak EN, Lawler E, Iesaka K, Liporace FA, Green SM. Thumb metacarpophalangeal ulnar collateral ligament injuries: a biomechanical simulation study of four static reconstructions. J Hand Surg [Am]. 2005;30:1056-60.

对4种尺侧副韧带的重建方法进行生物力学研究，统一施加44N负荷，达到关节的稳定后，这些方法之间并没有统计学差异。然而只有本文所描述的三角形固定相比对侧恢复了活动范围。

Mitsionis GI, Vartimidis SE, Sotereanos GG. Treatment of chronic injuries of the ulnar collateral ligament of the thumb using a free tendon graft and bone suture anchors. J Hand Surg [Br]. 2000;25:208-11.
对骨锚固定、肌腱移植重建拇指侧副韧带损伤病例进行了平均42个月的随访，14例患者结果优秀，6例结果好。17例没有疼痛，3例轻度疼痛。14例稳定，6例轻度松弛。平均掌指关节活动度丧失21%。（Ⅳ级证据）

Osterman AL, Hayken GD, Bora FW Jr. A quantitative evaluation of thumb function after ulnar collateral ligament repair and reconstruction. J Trauma. 1981;21:854-61.
对肌腱移植重建拇指侧副韧带损伤的9例病例进行了平均23个月的随访，平均手术时间为伤后9个月。掌指关节活动范围平均为对侧的66%，指间关节平均为对侧的81%。36%的患者在活动时感觉到疼痛，而18%有拇指无力。2例尺侧方松弛达20度。（Ⅳ级证据）

Smith RJ. Post-traumatic instability of the metacarpophalangeal joint of the thumb. J Bone Joint Surg [Am]. 1977;59:14-21.
作者用单头移植物固定到近节指骨基底并与撕裂韧带的近端抽出缝合。25例中23例结果好，仅2例失败行再次手术。其余23例均在术后3个月内进行完全的活动，包括体育运动及体力劳动。（Ⅳ级证据）

9 掌骨骨折固定术

David J. Bozentka

手术要点

- 在与人争斗中的开放掌骨骨折因为考虑到可能被人咬伤所致，应进行彻底的冲洗及清创。
- 如果患者接受掌骨骨折所致成角畸形，结局是掌骨头向手掌部突出。

争议

- 小指掌骨骨折的测量存在较高的观察者组内及组间差异（Leung et al., 2002）。
- 第五掌骨颈骨折后畸形可以接受的角度最高可至70度，原因为第五腕掌关节的活动度相当大（Hunter and Cowen, 1970）。
- 2mm的短缩可影响伸肌腱及骨间肌的功能（Strauch et al., 1998）。
- 有报道2～10mm的短缩是可以接受的。

其他治疗方法

- 对于稳定骨折可以进行闭合复位石膏固定。
- 经皮穿针固定用于不稳定骨折，可以在手法复位后进行。适用于骨折粉碎程度轻、不需早期功能锻炼的病例。

适应证

- 旋转畸形造成手指的重叠（图1）。
  - 判断旋转畸形需将手指屈曲，所有手指均应指向舟骨结节（图2）。
  - 手指轻微屈曲时比较各指指甲是否平行。图3示环指轻度旋前。
  - 如果患者不能主动屈曲手指时可以借用肌腱固定效应，被动屈伸活动腕关节或挤压前臂掌侧使手指屈曲。
- 掌骨头骨折移位超过1mm，或受累关节面超过20%。
- 掌骨颈骨折畸形在示指超过10度，或在中指超过15度，在环指超过30度或在小指超过40度。
- 掌骨干畸形在示中指超过10度，环小指超过20度，拇指超过30度。
- 腕掌关节骨折脱位或关节面不平整。超过20%的关节面撕脱骨折为不稳定骨折，需要进行固定。
- 不稳定骨折，包括粉碎骨折、骨折明显移位、骨缺损或多发骨折。
- 短缩超过4～5mm。
- 骨折不能复位。
- 开放骨折。
- 掌骨骨折合并肌腱损伤。

临床检查/影像学检查

- 需要拍摄前后位、侧位及斜位X线片。注意掌骨基底与相邻掌骨关系是否正常。斜位片最易诊断第五掌骨基底脱位（图4）。
- “Brewerton”位片用于评价侧副韧带撕脱骨折。将示指到小指掌指关节屈曲60°～70°，指背与X线片盒靠紧，桡偏15度投照（图5及6）。
- “Skyline” 位片用于评价掌骨头关节面。
- 对拇指腕掌关节拍摄侧位片应将拇指旋前15度，向远端15～20度投照（图7及8）。
- CT用于评价骨折类型及掌骨头、掌骨基底的移位程度。图9中CT示第四掌骨基底骨折-脱位。

外科解剖

- 掌骨在矢状位上掌侧为凹面，背侧相对平坦（图10）。

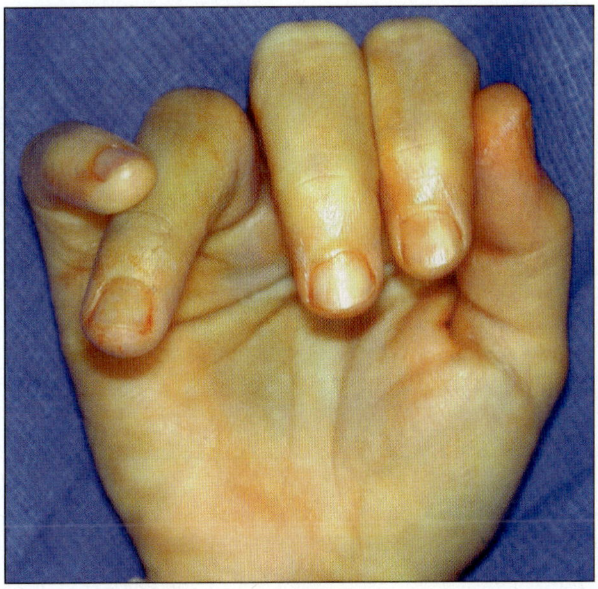

图1

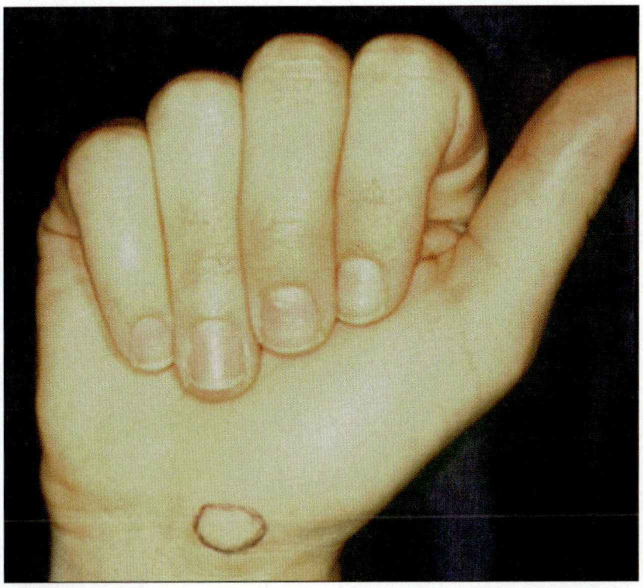

图2

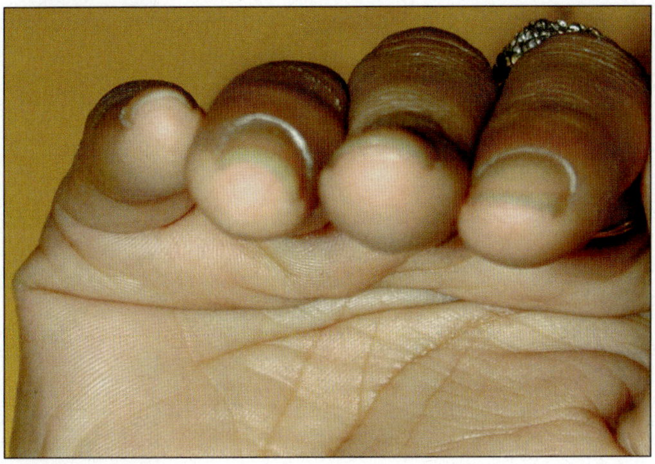

图3

- 交叉针固定
- 克氏针贯穿相邻掌骨
- 髓内针固定
- 对于无法复位的骨折应行切开复位
  - 钢针固定和张力带钢丝
  - 钢板固定
  - 螺丝钉固定骨折块
- 外固定架适用于开放骨折合并软组织缺损，或骨折粉碎内固定后仍不稳定者。
- 皮质-松质骨结构植骨用于骨缺损，松质骨植骨用于软骨下缺损。
- 对于无法行切开复位固定的第四及第五掌骨骨折的病例可应用硅胶人工关节置换。
- 初次关节融合术用于粉碎的掌骨基底关节内骨折。

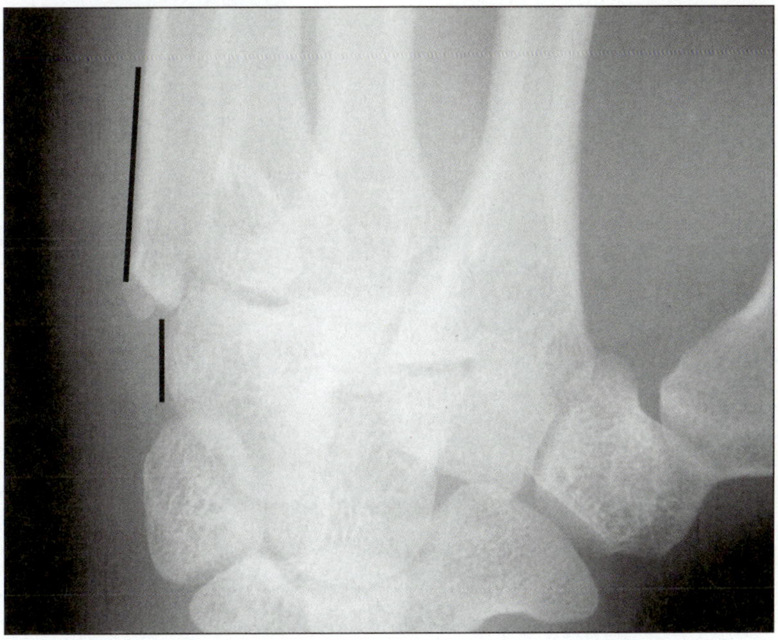

图4

争议

- 对于需要进行切开复位的第五掌骨骨折，除克氏针固定外还可以进行8字张力带固定，以提供更牢固的固定。
- 钢板固定导致应力遮挡效应。
- 钢板固定要求更多的组织剥离，会破坏骨组织血运。

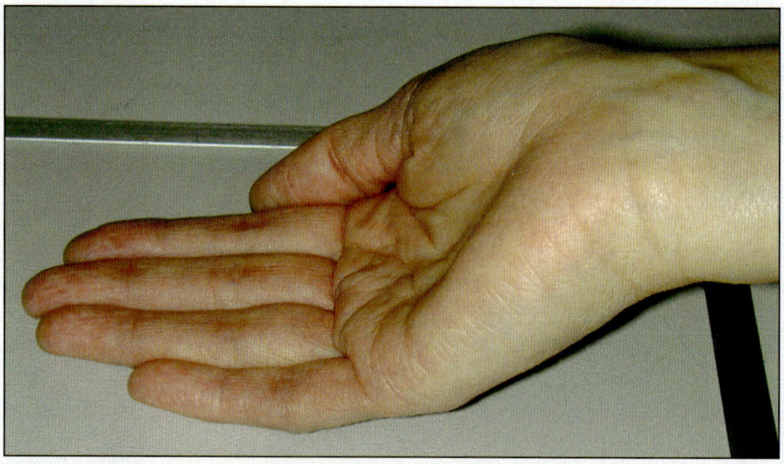
图5

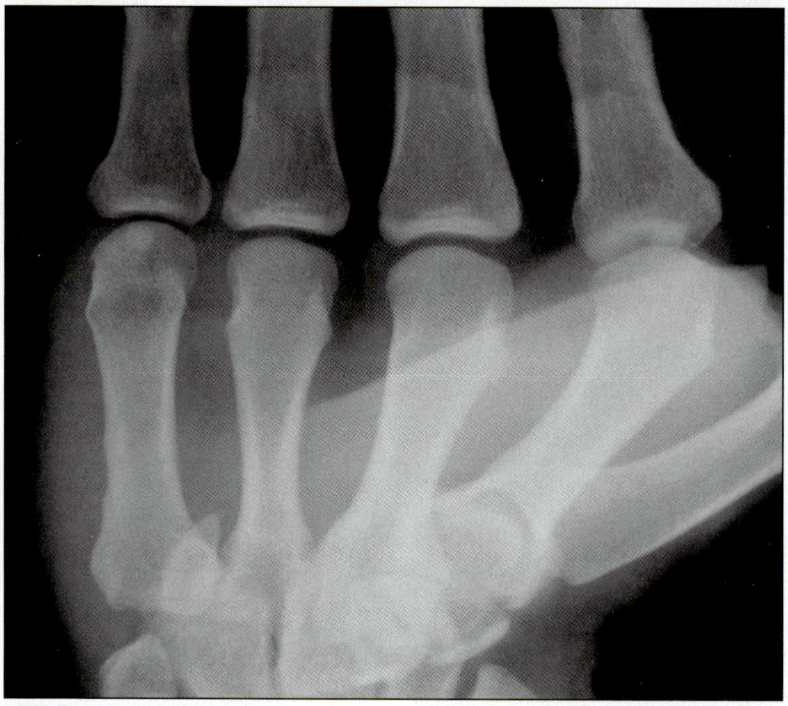
图6

- 掌骨在轴位平面上形成掌弓（图11）。
- 背侧桡神经浅支有多条分支支配桡侧几个手指的指背感觉，这几个分支在静脉深面、深筋膜浅层（Auerbach et al., 1994）（图12）。
- 尺神经背支自掌侧向背侧经过尺骨茎突远侧走行。在对手背尺侧进行解剖时必须辨认这些感觉神经分支。图13示尺神经背支及相邻静脉（在止血钳浅层）。伸肌腱在这些结构的深层。
- 伸肌腱的腱间联合在力学传导中的作用很有限（图14，箭头所示）。如果切开后并不一定要修补。
- 骨间肌起源于掌骨干，它们通过掌指关节屈伸轴的掌侧，内侧部纤维束止于近节指骨，外侧部纤维束成为伸肌装置的一部分。

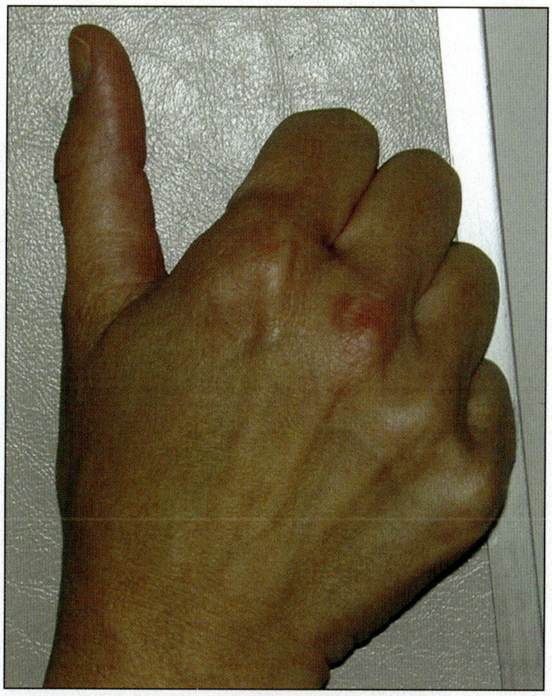

图7

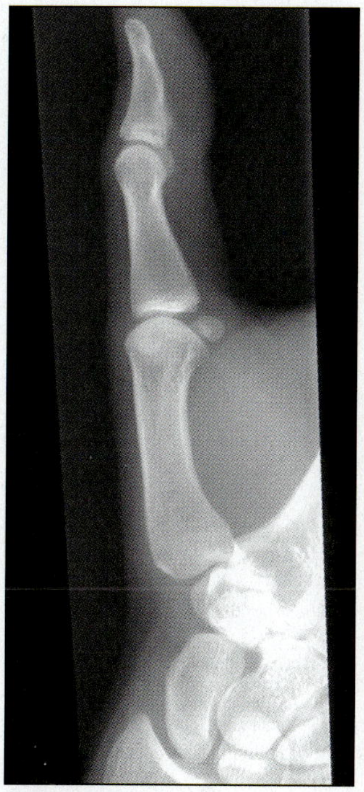

图8

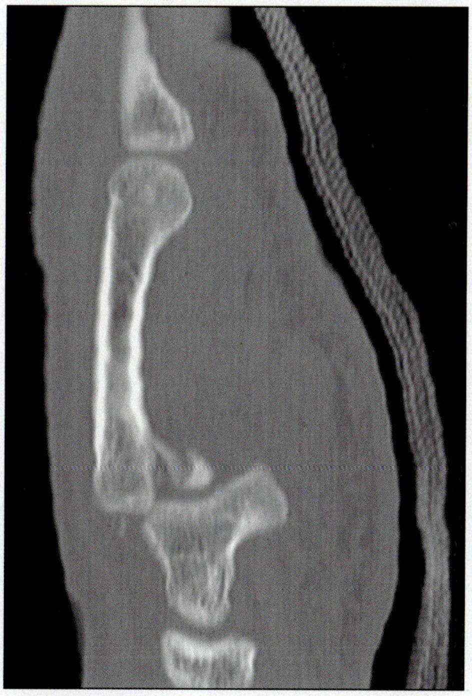

图9

- 矢状束在掌骨头背侧面中央构成伸肌装置。注意对它的损伤进行修复以避免伸肌腱半脱位。在显露掌骨头时最好切开尺侧部矢状束。
- 喙韧带在浅层前斜韧带的深层（图15）。在进行剥离时应避免对此韧带造成损伤，因为它是稳定拇指腕掌关节最重要的结构。

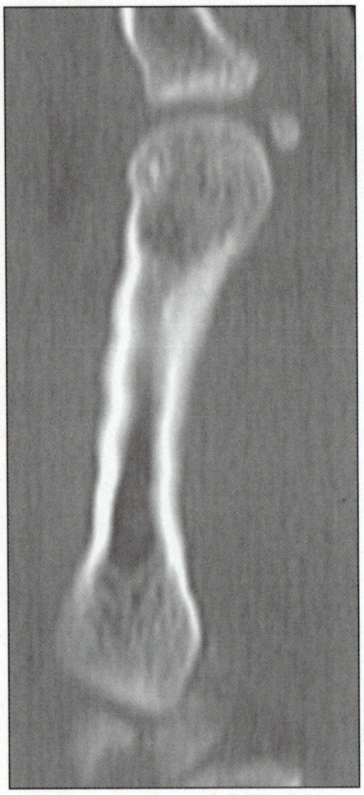

图10

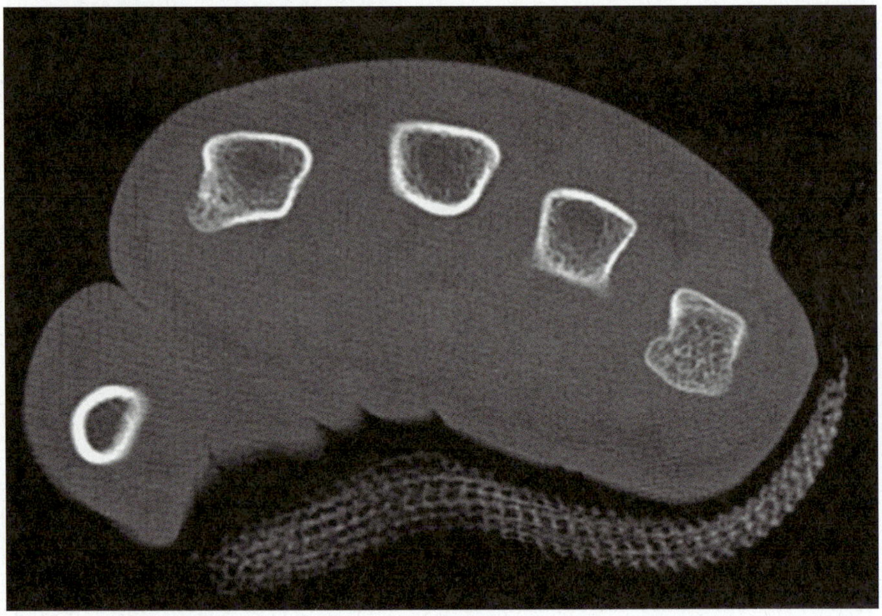

图11

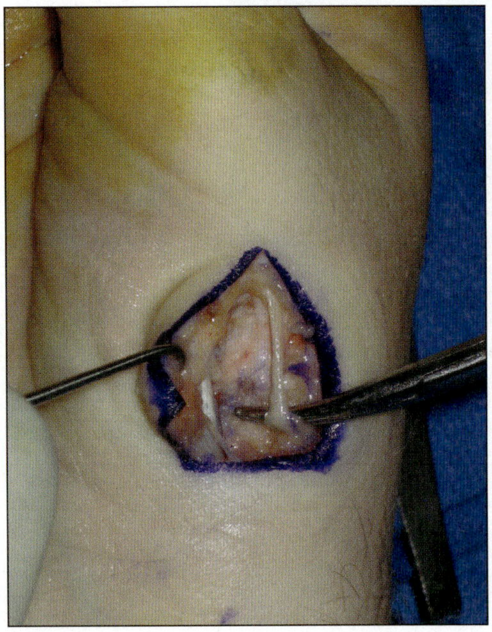

图12

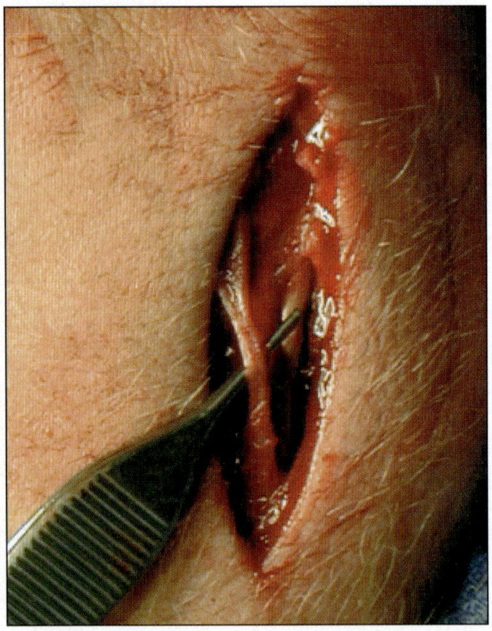

图13

- 拇长展肌肌腱止于拇指掌骨基底桡背侧，它的牵拉方向与掌骨桡背侧半脱位的方向一致。
- 拇内收肌止于拇指掌骨干掌侧，它的牵拉造成掌骨的屈曲及内收畸形。

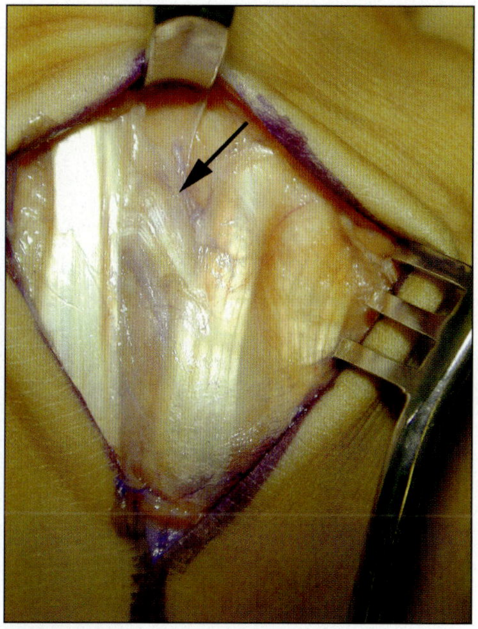

图14

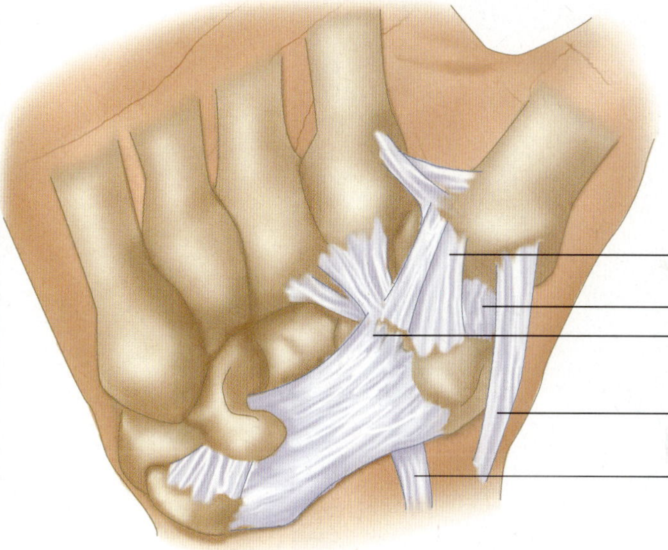

图15

体位

- 患者取仰卧位。
- 上臂上止血带，止血带垫好薄棉垫防止压疮。
- 如果对第二到第五掌骨进行手术，将手放在手术桌上并置于旋前位。如果对拇指基底进行手术，就要将手置于旋后位。
- 如果对第二到第五掌骨进行手术，术者坐在患者的头侧，因为这样术野向术者倾斜。如果对拇指进行手术，术者坐到患者的腋侧时术野更清晰。

入路/显露

- 掌骨颈及掌骨干骨折
  - 以骨折部为中心做手背切口（图16）。
  - 注意保护背侧感觉神经分支。
  - 辨认并牵开伸肌腱（图17）。
  - 如果需要则切开肌腱联合。
  - 显露掌骨头需要切开并修复矢状束。
  - 显露掌骨干需剥离骨间肌（图18）。
  - 显露掌骨头时要注意保护侧副韧带。
- 掌骨基底骨折
  - 做“L”型切口（图19）。沿拇指桡侧做纵向切口向近端延伸至远侧腕横纹，之后向尺侧及掌侧延伸至桡侧腕屈肌腱。
  - 对大鱼际肌在第一掌骨、大多角骨以骨膜外方式剥离。
  - 纵向切开关节囊显露关节。图20示将大鱼际肌掀起至左侧显露拇指掌骨基底，拇长展肌肌腱被牵拉至右侧，箭头指向腕掌关节中心。

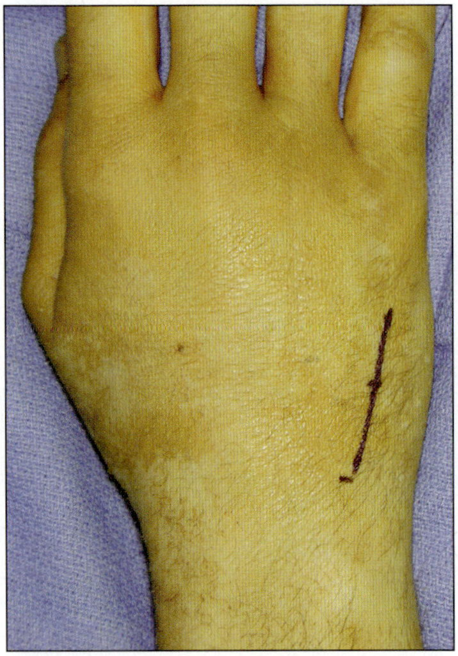

图16

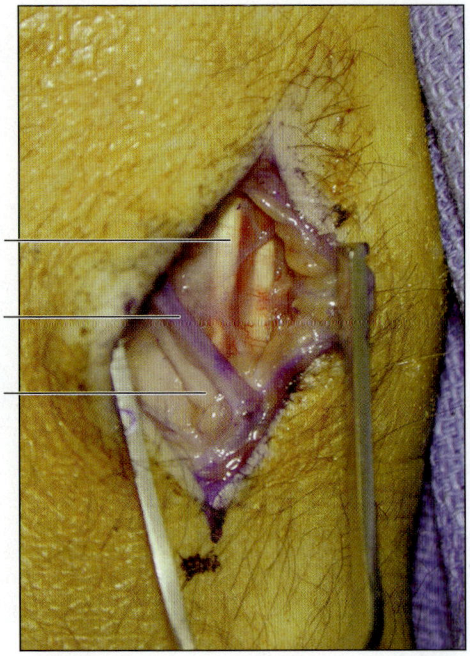

图17

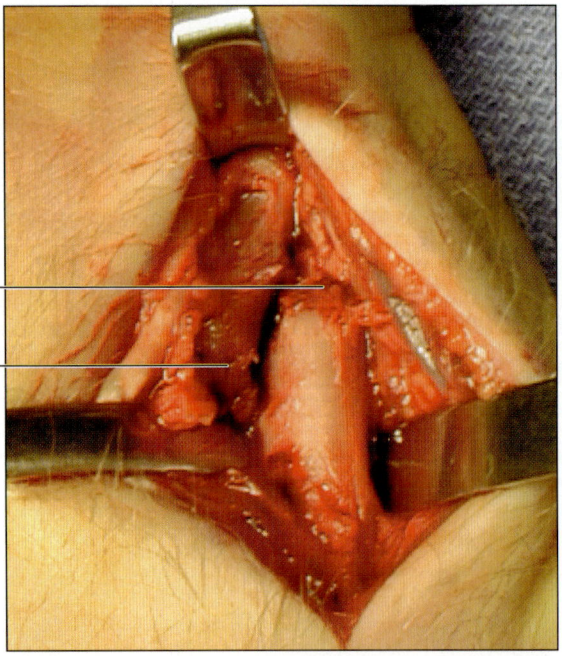

图18

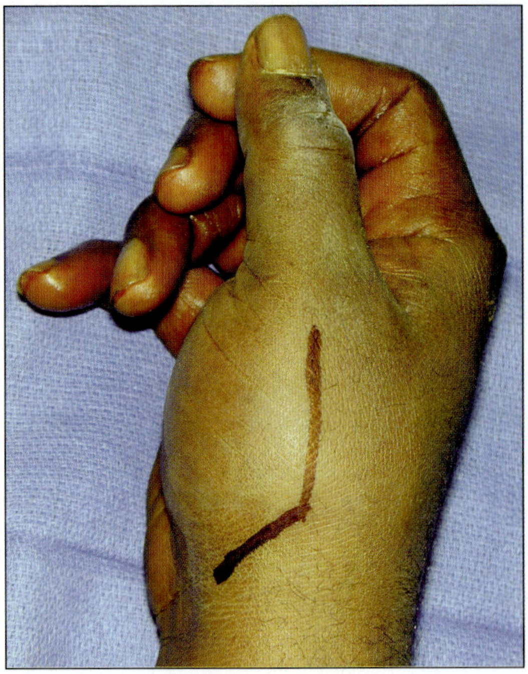

图19

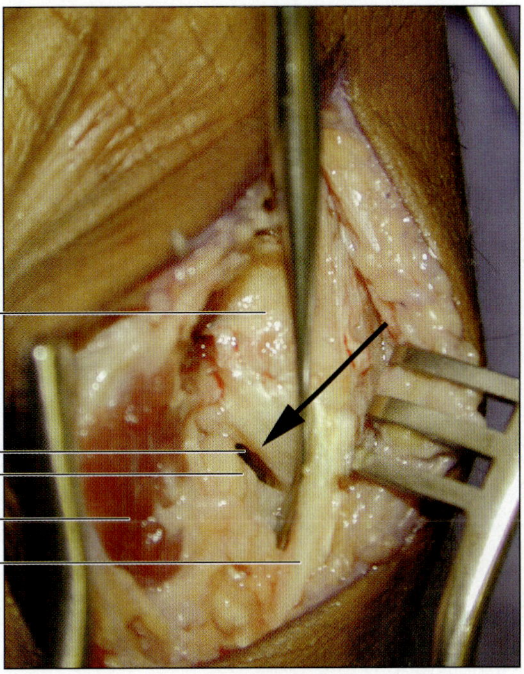

图20

手术要点

- 为了更好地显露掌骨基底关节面可以用1.5或3.0外固定架，分别将外固定针固定到掌骨和大多角骨上（图21）。

注意事项

- 桡动脉深支横穿至鼻烟窝内并邻近大多角骨。
- 拇主要动脉在第一、二掌骨基底之间偏掌侧。
- 在切开第一腕掌关节时注意保护掌侧的喙韧带。

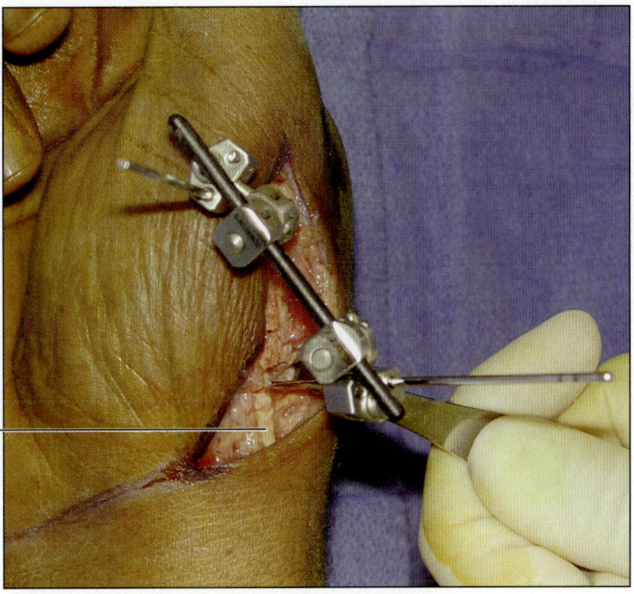

图21

手术操作 1：闭合复位及经皮穿针固定

- 本操作适用于掌骨颈、掌骨干或掌骨基底关节外骨折。
- 闭合复位需要在透视下操作并确认。
- 克氏针的入点最好选在掌骨头侧副韧带的凹陷处（图22）。
- 两枚1.0mm克氏针进入髓腔穿过干骺端到达折端（图23）。

手术要点

- 手内在肌及指屈肌腱的牵拉作用造成了掌骨的背侧成角畸形；因此，复位时进行牵引手指并对远端骨折块施以由掌侧至背侧的压力。
- 预制出方形尖端的克氏针要比人工剪断的克氏针的固定效果更好。
- 用0.8mm克氏针以较大的角度固定时，可以用套筒或14号标准针头对周围软组织进行保护。

注意事项

- 在进行固定时不要将手指伸直，而是要屈曲手指以确定有没有旋转。
- 术中要注意拍摄斜位X线片以确定克氏针的位置。
- 注意肌腱有没有被固定到。

器械/植入物

- 0.8或1.0mm克氏针
- 迷你手外动力
- 透视机

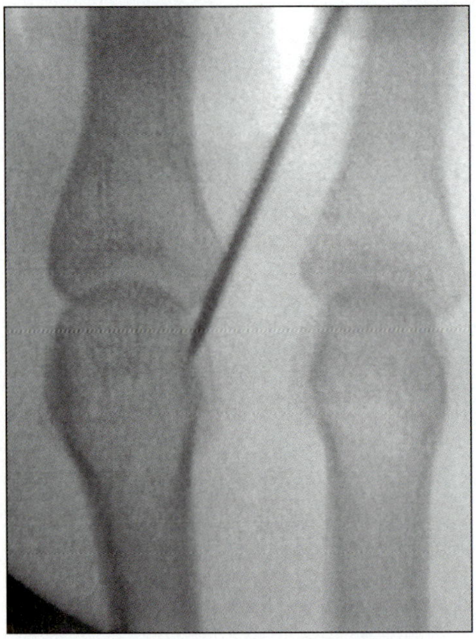

图22

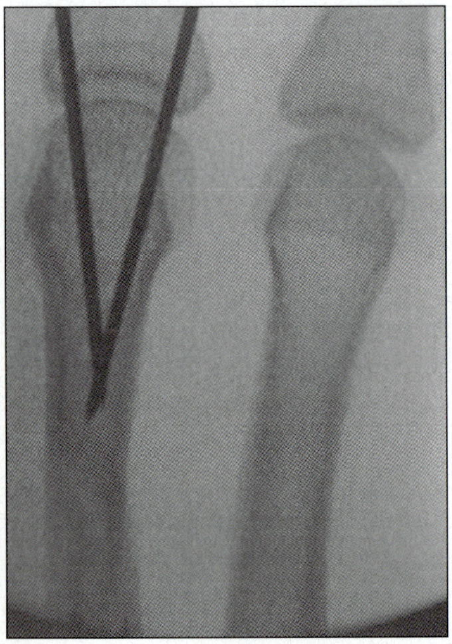

图23

- 保持骨折端复位的同时将两枚克氏针穿过骨折端到达掌骨基底的软骨下骨（图24）。
- 透视下确认克氏针的位置及骨折的复位。
- 如果在6周内取出克氏针，则将克氏针在皮外剪断，否则将克氏针断端留在皮内（图25）。

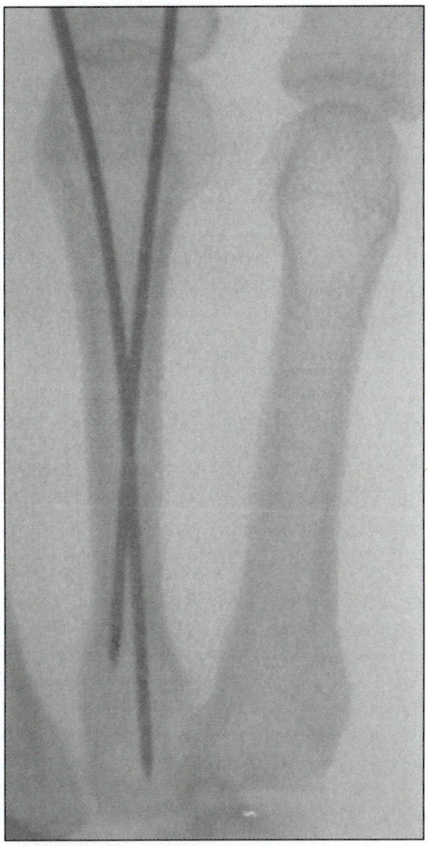

图24

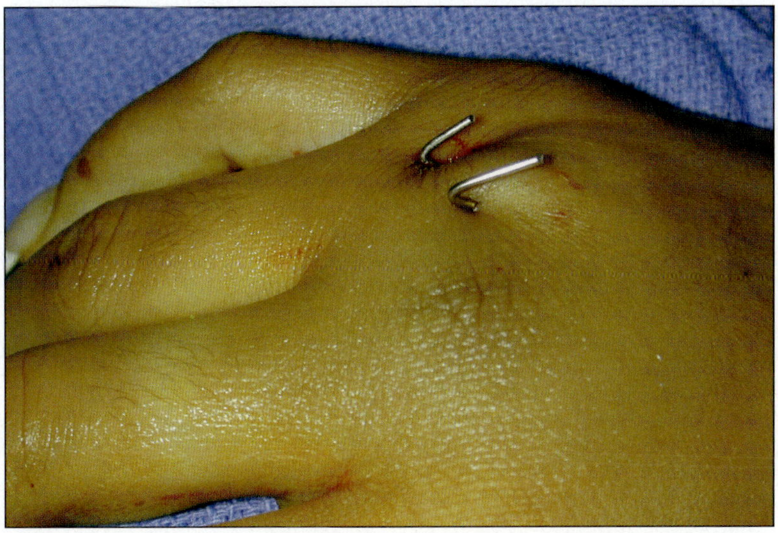

图25

争议

- 钢针位置的其他选择
  - 用钢针将掌骨头与其他掌骨横穿固定，其中骨折远端用两根针，近端用一根针（图26A）。
  - 交叉克氏针穿过骨折块远端或近端以求最大限度的固定（图26B）。
  - 弹性针髓内固定掌骨干骨折。逆行：自远端至近端（图26C），顺行：自近端至远端（图26D）。

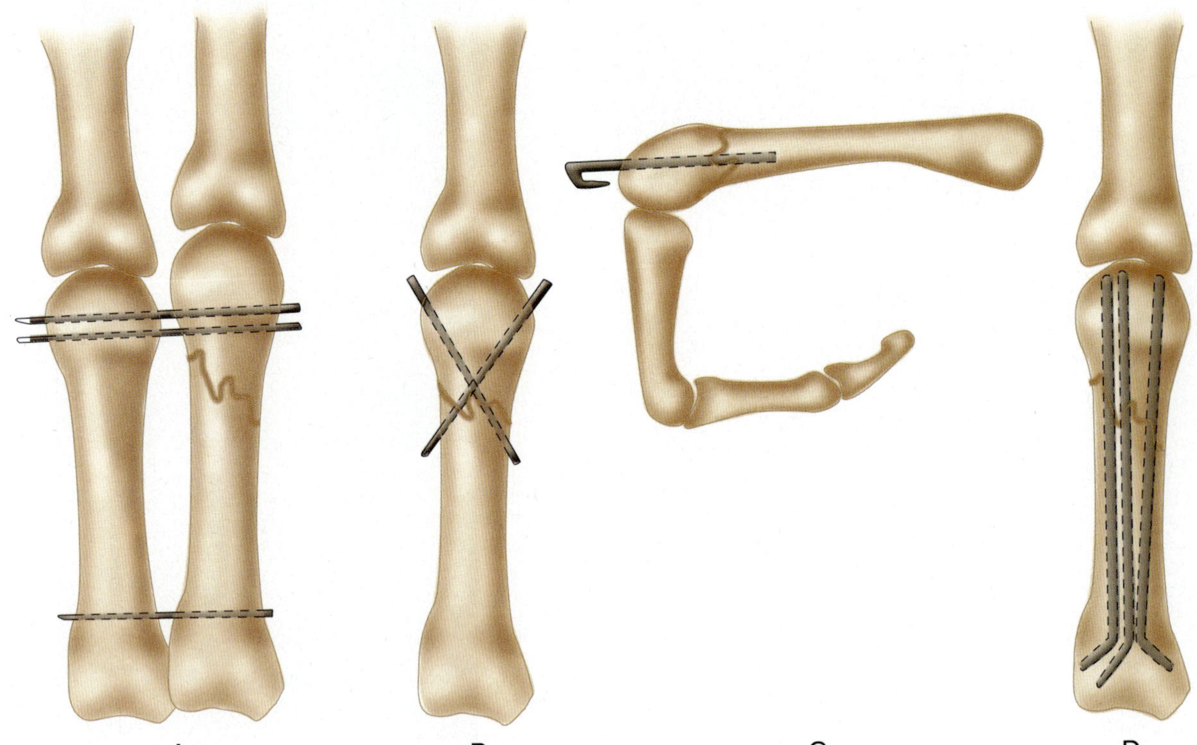

图26

手术操作2：钢板螺钉固定掌骨干骨折

- 清理骨折断端软组织，完全显露骨折（图27）。
- 将骨折远端与相对稳定的近端对合，以复位骨折块。
- 由于掌骨干骨折向背侧成角，在对掌骨头施以向背侧的力的同时对远端骨折块的近侧施以向掌侧的力，从而达到骨折的复位。
- 将骨折块的边缘完全解剖对合，从而纠正旋转畸形，恢复掌骨长度（图28）。
- 先在邻近关节面的部位拧入一颗螺钉，并确认钢板的位置满意。
- 可能需要复位钳辅助骨折的复位。
- 在骨折的另一端再拧入一颗螺钉。
- 直视下和透视下确认骨折复位（图29，30）。
- 再通过钢板拧入其他螺钉，保证至少有四层骨皮质的固定（图31，32，33）。

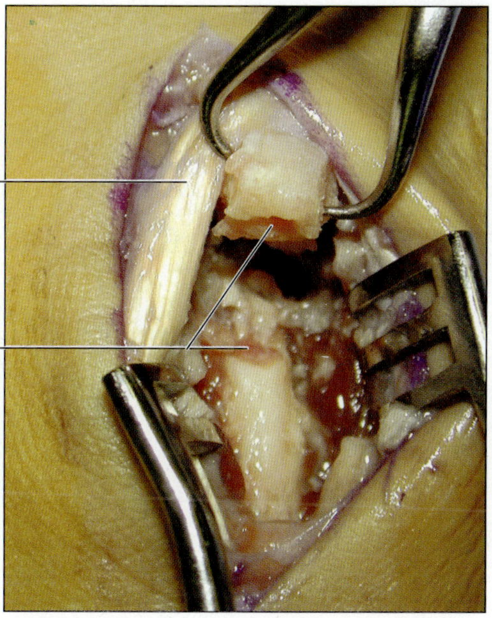

图27

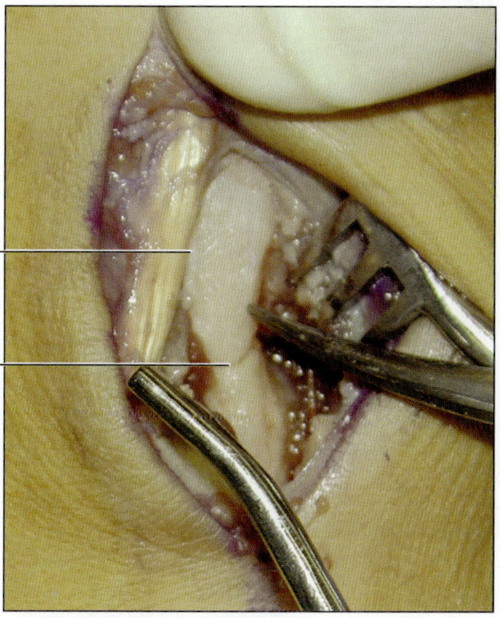

图28

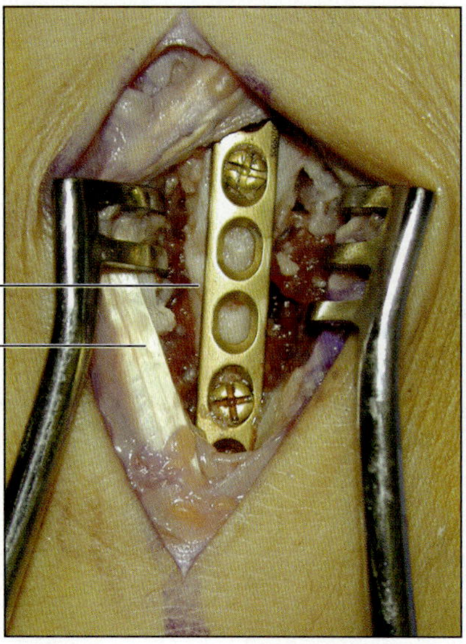

图29

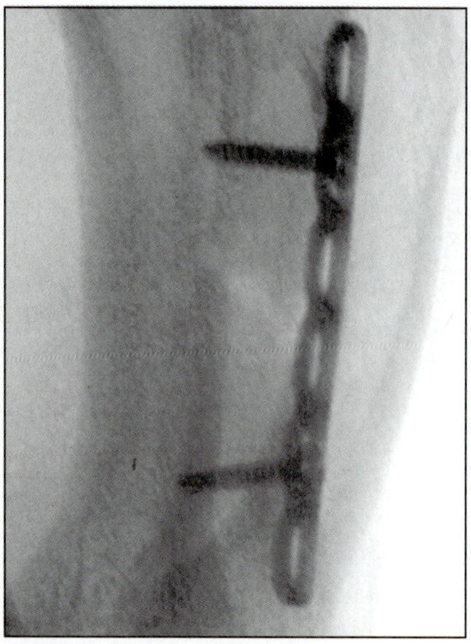

图30

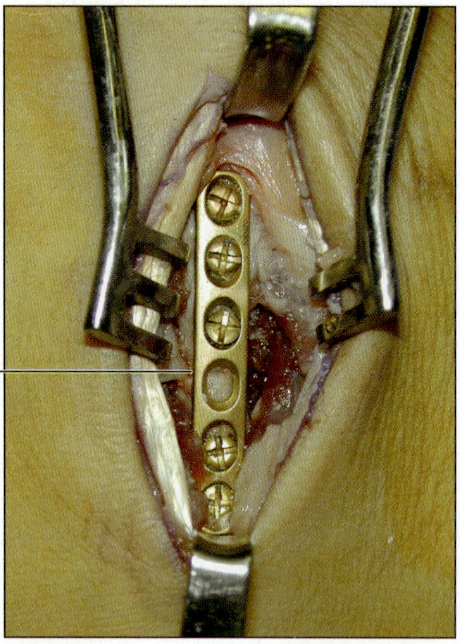

图31

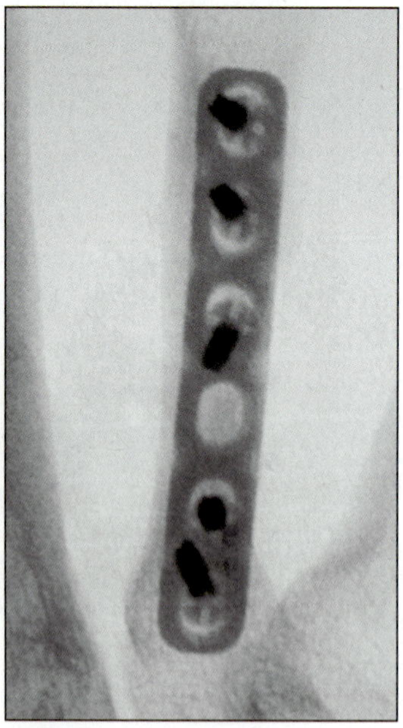

图32

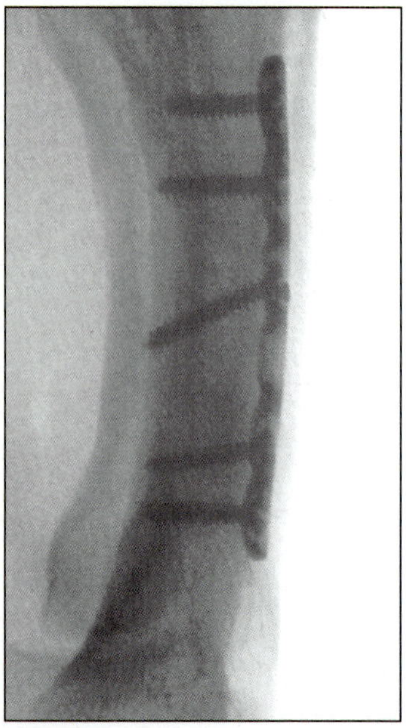

图33

手术要点

- 如果使用自攻钉就可以不用丝锥，但它的末端的把持力比较小，所以应当使尖端完全穿透皮质，以螺纹把持皮质。
- 如果可能，通过钢板上或钢板旁固定拉力螺钉。
- 通过偏心孔进行动力加压。
- 对于多发掌骨骨折，已经丧失掌骨间韧带支持时应考虑行钢板螺钉固定。
- 对于粉碎的掌骨骨折，在固定钢板前预置克氏针对手术操作有很大帮助（图34A及34B）。在骨折远、近端固定单皮质螺钉，确认复位（图34C）。将克氏针撤出，螺丝钉固定（图34D）。

注意事项

- 因为骨折块比较小，用钢板固定后如果复位不佳，再试行复位固定的次数有限。因此，如果需要重新进行复位，应考虑使用其他固定方法。

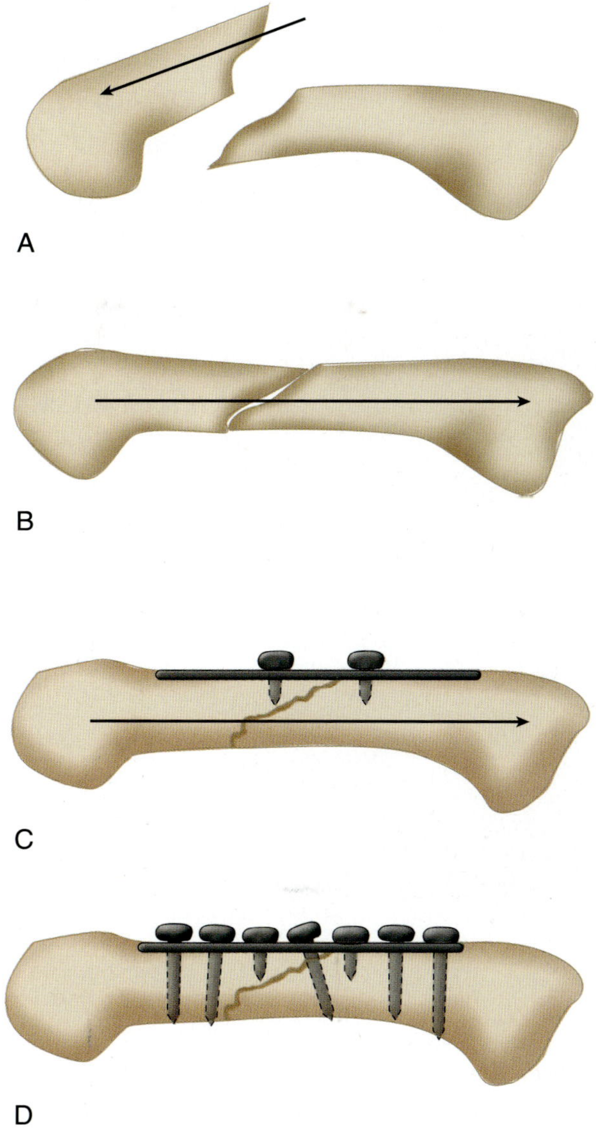

图34

器械/植入物

- 掌骨骨折固定考虑使用1.5或2.7mm钢板螺钉固定器械。
- 角钢板、T形钢板或L形钢板用于关节周围骨折，如掌骨头、掌骨颈骨折或掌骨基底骨折。
- 克氏针
- 复位钳、单钩
- 咬骨剪
- 透视机

手术操作3：Bennett骨折脱位切开复位内固定

- 术前拇指侧位片可以看到拇指第一掌骨基底骨折脱位，骨折近端骨折块位于掌尺侧（图35）。
- 如果不是粉碎骨折且骨折累及关节面不到掌侧关节面的50%，可以考虑经皮穿针闭合复位。
- 闭合复位的要点是注意外展骨折远端掌骨，同时使掌骨基底内收（图36）。
- 恢复掌骨与大多角骨的解剖位置是非常重要的 （Kjaer-Petersen et al., 1990）。
- 透视下确认复位可靠。
- 自掌骨干至干骺端固定克氏针。
- 再次确认复位后将克氏继续固定至大多角骨 （图37）。
- 如果近端骨折比较大，可以用拉力螺钉固定。

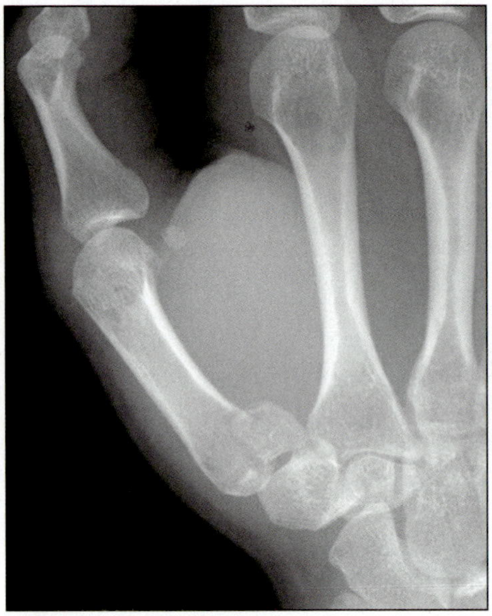

图35

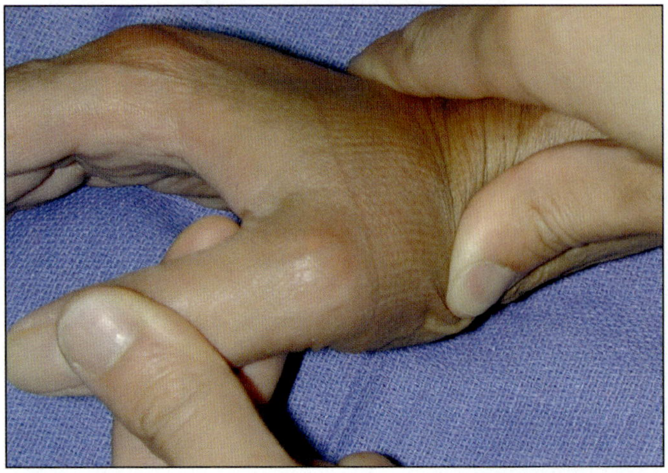

图36

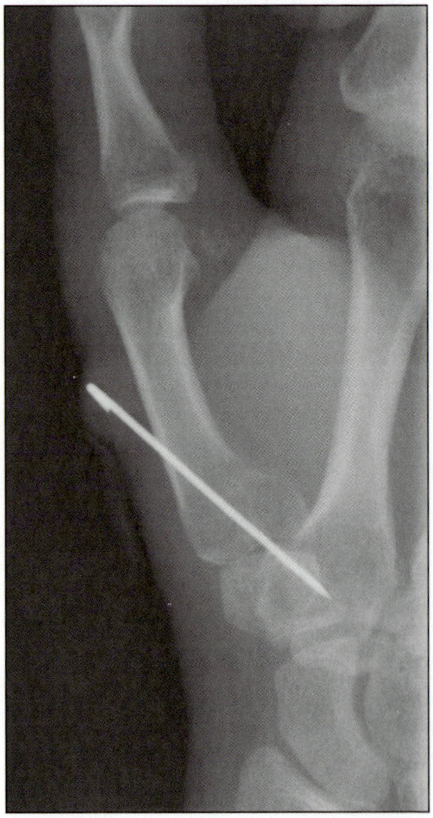

图37

手术要点

- 使掌骨发生脱位的肌腱有拇长展肌、拇内收肌及拇长伸肌腱（图38）。

注意事项

- 对于粉碎骨折可以使用钢板螺钉和/或外固定架固定以防止骨折部位塌陷。

器械/植入物

- 0.8或1.0mm的克氏针
- 迷你手外动力
- 透视机

争议

- 关节炎进展程度与复位程度有关（Timmenga et al., 1994）。
- 对掌骨基底的复位比对较小的掌侧骨折块的复位更重要（Cullen et al., 1979）。

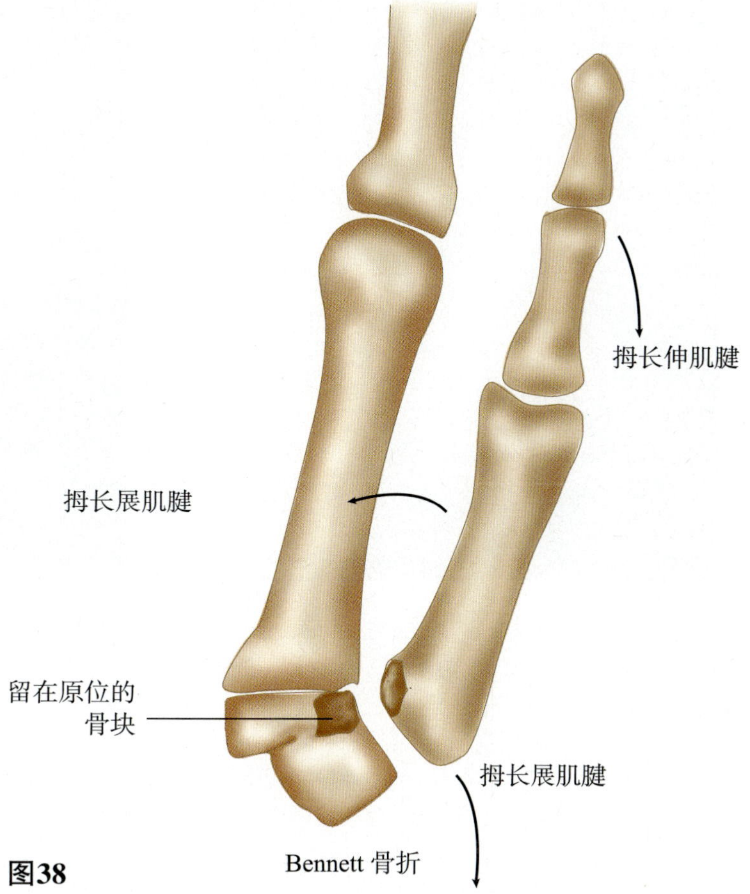

图38

手术要点

- 如果希望确认掌骨及关节面的复位情况，应注意掌骨基底关节面的掌桡侧为凹面而第一掌骨的背侧面是平坦的。

注意事项

- Rolando骨折很难达到坚强内固定，对这种骨折应用外固定架固定。

手术操作4：Rolando骨折切开复位内固定

- 完全暴露骨折端（图39，40）。
- 注意复位掌尺侧与喙韧带相连的骨折块，可以用单钩或止血钳。
- 骨折复位后用克氏针做临时固定。
- 外展背伸掌骨干进行复位。
- 术中及透视下确认骨折复位满意（图41）。
- 在掌骨背侧以T形或L形钢板固定（图 42，43和 44）。

器械/植入物

- 1.5～2.7mm钢板和螺丝钉
- 0.8和1.0mm克氏针
- 透视机
- 复位钳，单钩
- 迷你外固定器械（可选）

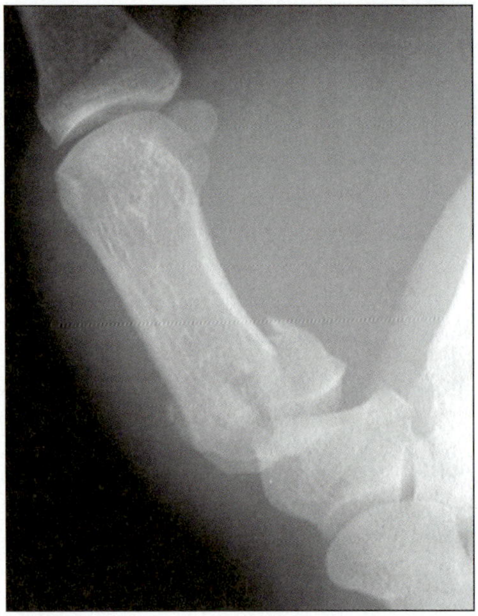

图39

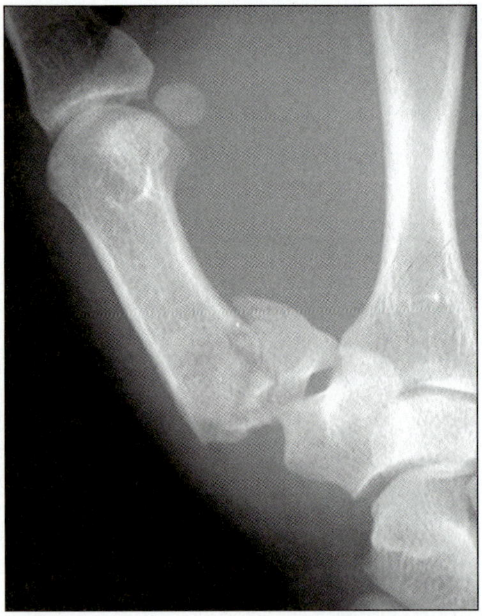

图40

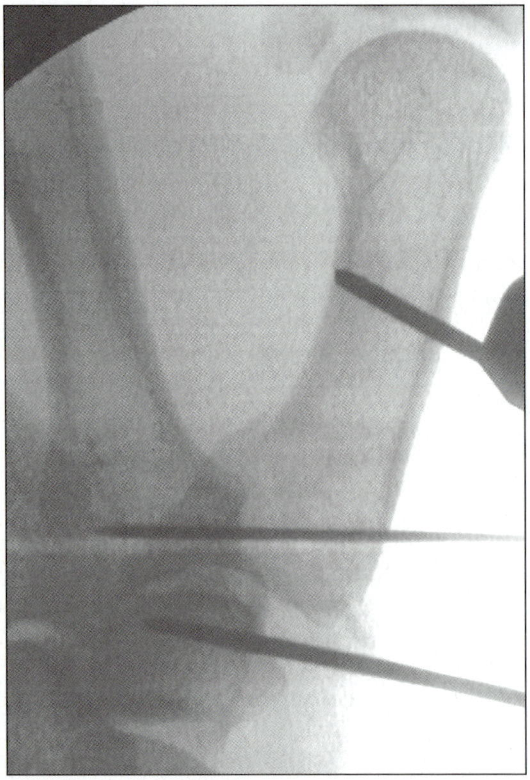

图41

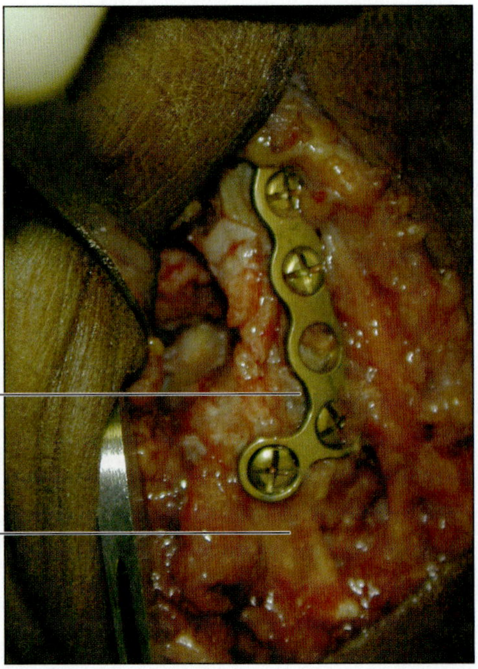

图42

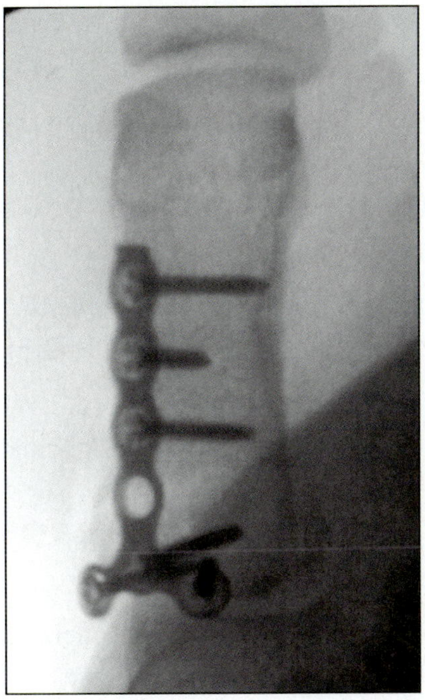

图43

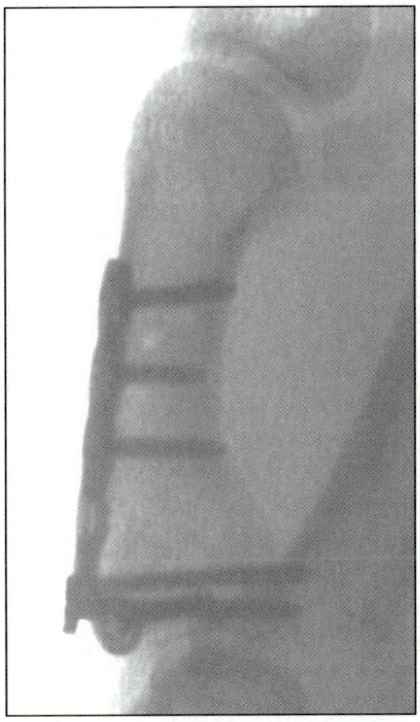

图44

注意事项

- 对经皮穿针固定的骨折进行早期功能锻炼会导致针道感染，应提前将克氏针拔出。

并发症

- 最常见的是关节僵直。
- 不愈合、畸形愈合、肌腱断裂以及钢板刺激症状。

术后护理及预期结果

- 术后以短臂夹板固定，拇指掌骨骨折以拇人字形夹板固定。对于第二到第五掌骨骨折，与相邻手指一同固定，保持掌指关节处于屈曲位而指间关节处于伸直位。
- 术后一周拆线，开始佩戴定制的热塑形夹板。
- 理疗控制水肿。
- 对于进行坚强内固定的病例可以进行主动或辅助下主动活动范围锻炼。
- 术后4周行被动牵拉锻炼。
- 术后6～8周骨折达到影像学愈合后可以进行力量训练。
- 在行钢板螺钉固定的病例中，约76%的患者主动活动范围之和可以达到220°（Page and Stern, 1998）。

证据

Auerbach DM, Collins ED, Kunkle KL, Monsanto EH. The radial sensory nerve: an anatomic study. Clin Orthop Rel Res. 1994;308:241-9.

对20例尸体标本进行解剖验证桡神经背支的解剖。

Cullen JP, Parentic MA, Chinchilli VM, Pellegrini VD. Simulated Bennett fracture treated with closed reduction and percutaneous pinning: a biomechanical analysis of residual incongruity of the joint. J Bone Joint Surg [Am]. 1997;79:413-20.

评价在尸体标本上模拟Bennett骨折脱位时腕掌关节负重区及负重负荷的大小。相比关节面的复位，对掌骨干的复位更为重要。

Hunter JM, Cowen NJ. Fifth metacarpal fractures in a compensation clinic population: a report on one hundred and thirty-three cases. J Bone Joint Surg [Am]. 1970;52:1159-65.
作者报道了在工伤保险门诊中133例第五掌骨颈骨折成角超过70度的患者的随访，大多数患者对结果可以接受。（Ⅳ级证据）

Kjaer-Petersen K, Langhoff O, Andersen K. Bennett's fracture. J Hand Surg [Br]. 1990;15:58-61.
对41例Bennett骨折患者进行平均7.3年的随访。复位后关节面间隙小于1mm的病例中无任何不适症状的比例更高。（Ⅳ级证据）

Leung YL, Beredjiklian PK, Monaghan BA, Bozentka DJ. Radiographic assessment of small finger metacarpal fractures. J Hand Surg [Am]. 2002;27:443-8.
3名手外科医生对32例第五掌骨骨折的X线片进行两次骨折成角测量。测量结果显示观察者组内及观察者组间的一致性非常差。（Ⅲ级证据）

Page SM, Stern PJ. Complications and range of motion following plate fixation of metacarpal and phalangeal fractures. J Hand Surg [Am]. 1998;23:827-32.
对82例钢板螺钉固定掌骨或指骨骨折的患者进行回顾。36%的患者发生了明显的并发症。（Ⅳ级证据）

Soyer AD. Fractures of the base of the first metacarpal: current 其他治疗方法 BT4. J Am Acad Orthop Surg. 1999;7:403-12.
对拇指掌骨骨折目前的治疗方法进行回顾，指出了可选择的治疗方法及结果。（Ⅴ级证据）

Strauch RJ, Rosenwasser MP, Lunt JG. Metacarpal shaft fractures: the effect of shortening on the extensor tendon mechanism. J Hand Surg [Am]. 1998;23:519-23.
对尸体标本进行研究以确定掌骨短缩在多少以内是可以接受的。掌骨短缩2mm后，背伸活动度平均丧失7度。

Timmenga EJF, Blokhuis TJ, Maas M, Raaijmakers ELFB. Long-term evaluation of Bennett's fracture: a comparison between open and closed reduction. J Hand Surg [Br]. 1994;19:373-7.
对18例Bennett骨折进行平均10.7年的随访，发现关节炎的程度与复位质量相关，且几乎所有患者均有关节炎表现。（Ⅳ级证据）

Weinstein LP, Hanel DP. Metacarpal fractures. J Am Soc Surg Hand. 2002;2:168-80.
对掌骨骨折的患者的手术及非手术的治疗结果分别做了详细的随访。（Ⅴ级证据）

第三部分

腕 关 节

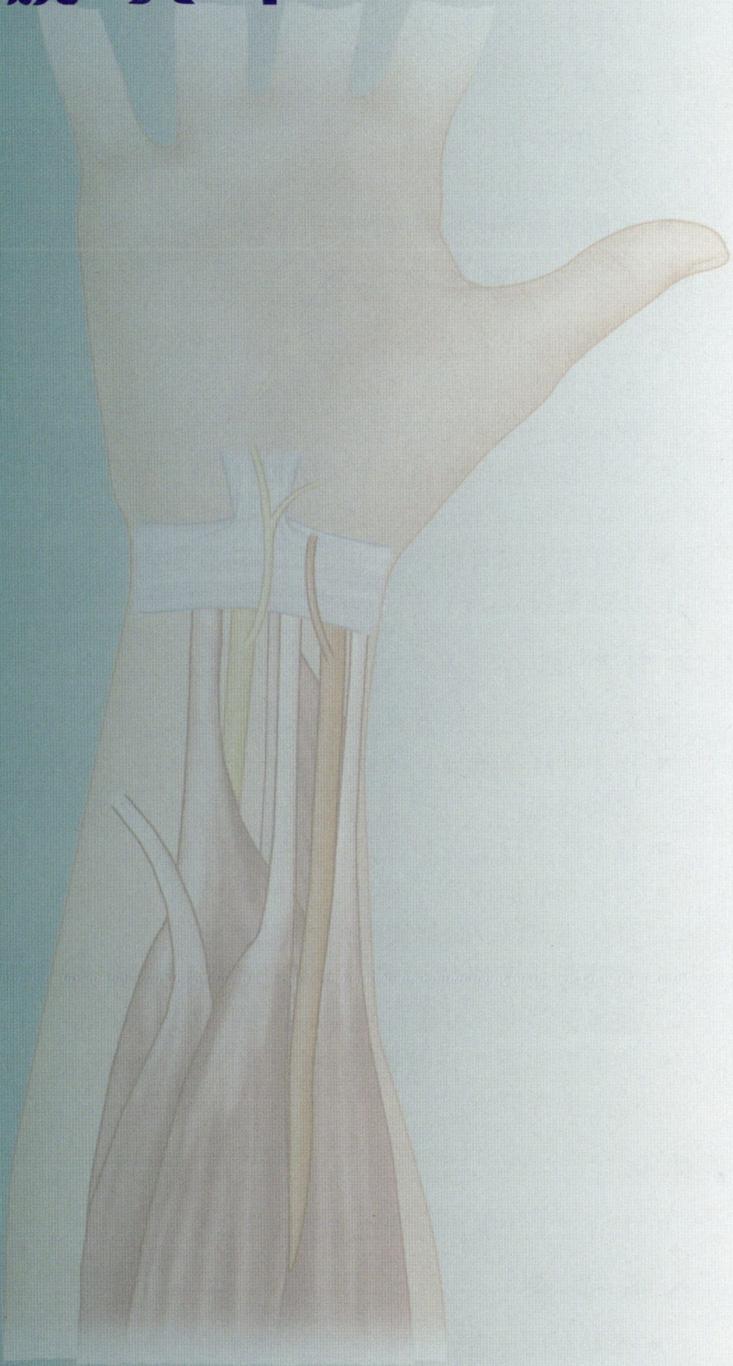

10 掌侧接骨板固定治疗桡骨远端骨折

Kevin C. Chung and Seong Eon Kim

手术要点

- 近年来掌侧入路被广泛采用。因为掌侧入路显露骨折相对容易，而且旋前方肌可将接骨板与浅面的屈肌腱分隔开。
- 掌侧锁定接骨板的设计可提供远端骨折块足够的稳定性，允许早期进行活动度的锻炼。
- 掌侧接骨板的强度特别适于骨质疏松性骨折，这类骨折更容易发生移位和塌陷。

注意事项

- 因为伸肌腱会在背侧接骨板表面受到磨损，导致伸肌腱断裂。

争议

- 对于桡骨远端严重粉碎骨折，掌侧接骨板可能不太适合，因为远侧螺钉可能会进入关节。这种情况下，克氏针和外固定架是更好的选择。

其他治疗方法

- 其他治疗方法取决于患者的意愿、骨折类型和医生的经验。
- 可选择的治疗方法包括：闭合复位和石膏制动、外固定架、经皮钢针固定、背侧接骨板固定和掌侧接骨板固定。

适应证

- 关节内骨折
- 骨质疏松骨折
- 背侧或掌侧皮质粉碎性骨折

临床检查/影像学检查

- 必须拍摄桡骨远端和腕部三种体位X线片。桡骨远端骨折可合并腕部骨折和脱位。同时也要检查肘关节。如果怀疑肘部损伤，应同时拍摄肘关节X线片。
- 必须检查桡尺远侧关节（DRUJ）是否存在三角纤维软骨复合体（TFCC）损伤。TFCC损伤可导致尺骨远端不稳定。
- 对于关节内骨折，术前可行CT检查明确骨折类型，以利于手术方案的设计。

外科解剖

- 在桡动脉与桡侧腕屈肌之间进行显露。
- 正中神经掌侧皮支从桡骨茎突近侧5cm处、掌长肌和桡侧腕屈肌之间浅出。
- 桡动脉走行于桡侧腕屈肌和肱桡肌之间。
- 拇长屈肌肌腹覆于旋前方肌浅面（图1），需部分游离其位于桡骨的止点以充分显露旋前方肌。
- 肱桡肌止于桡骨远端。如果桡骨茎突骨折块受到肱桡肌的牵拉而显著移位，可能需游离部分肱桡肌止点。
- 旋前方肌覆于桡骨远端掌侧，可部分游离旋前方肌，以充分显露整个骨折线。

体位

- 上肢置于手术桌，在止血带控制下手术。

入路/显露

- 88岁女性患者，右侧桡骨远端骨折，需行切开复位和掌侧接骨板内固定术（图2A和2B）。

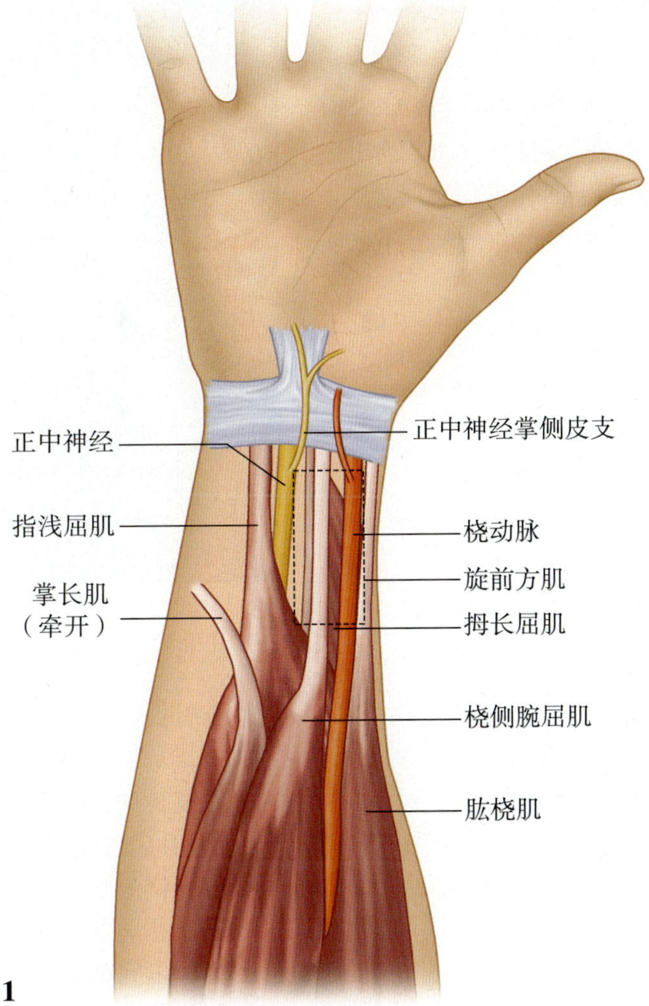

图1

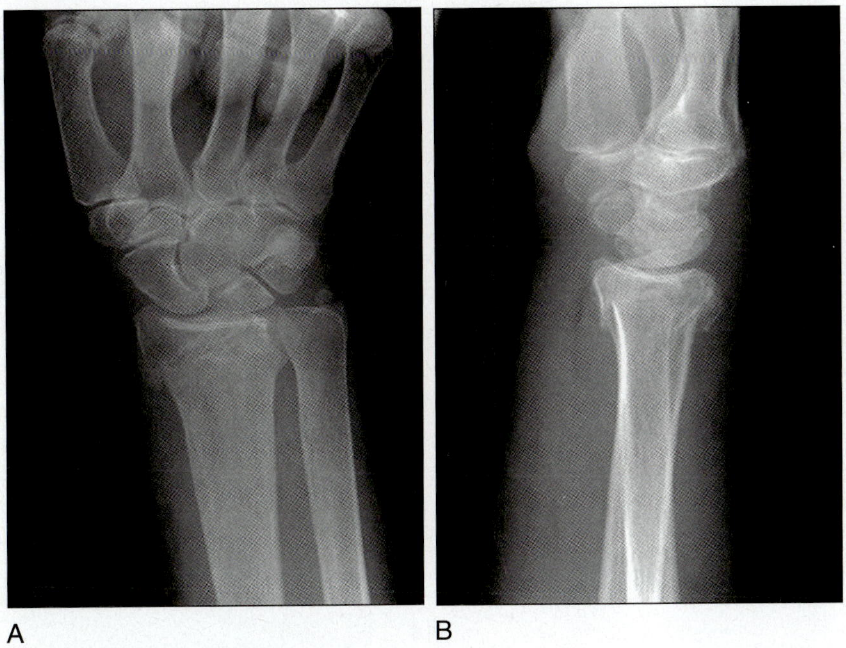

图2

手术要点

- 桡动脉掌支偶尔会穿过切口远端，需要进行结扎。大多数情况下，桡动脉仅需牵开保护。

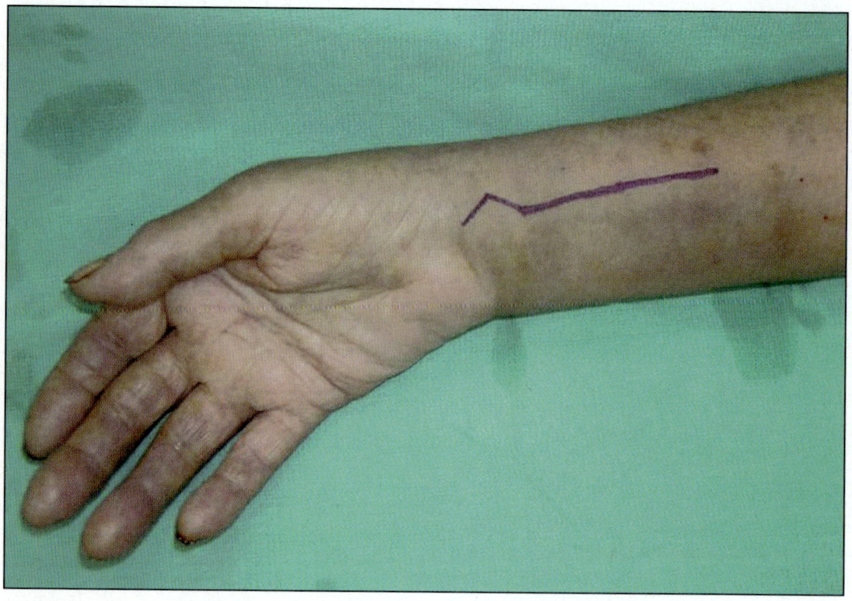

图3

- 前臂8cm长切口，位于桡动脉和旋前方肌之间。至腕横纹处时切口呈V型延伸以充分显露骨折，并防止瘢痕挛缩。注意切口远端不要延伸进入手掌（图3）。
- 沿切口显露桡侧腕屈肌腱鞘（图4）。
- 打开桡侧腕屈肌腱鞘，切开前臂深筋膜以显露指总屈肌。
- 用示指将拇长屈肌轻轻拨向尺侧，并部分游离其位于桡骨的肌腹，以完整显露旋前方肌（图5）。
- 从桡骨茎突沿桡骨桡侧缘L形切开并显露旋前方肌，用骨膜剥离器将旋前方肌从桡骨上掀起（图6A和6B）。这样整个桡骨远端骨折线就完全显露了（图7）。

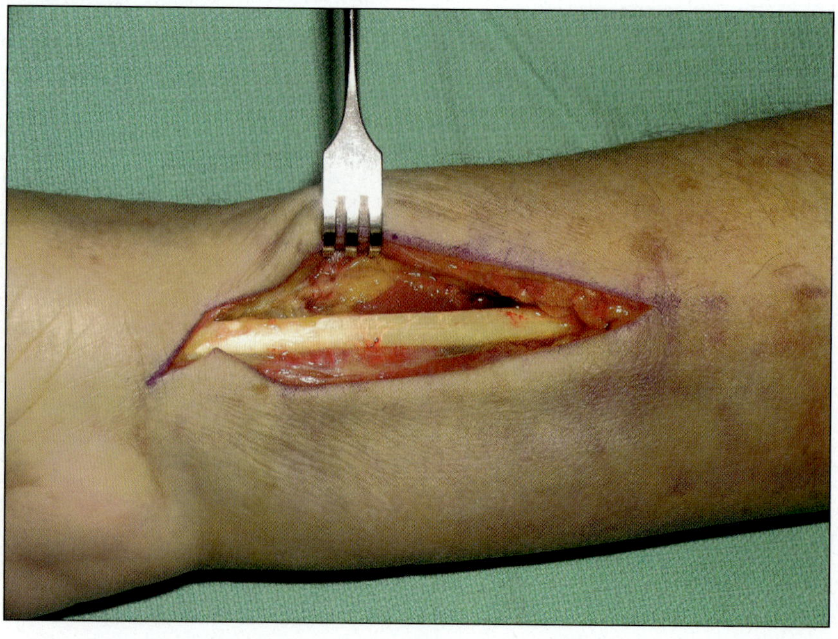

图4

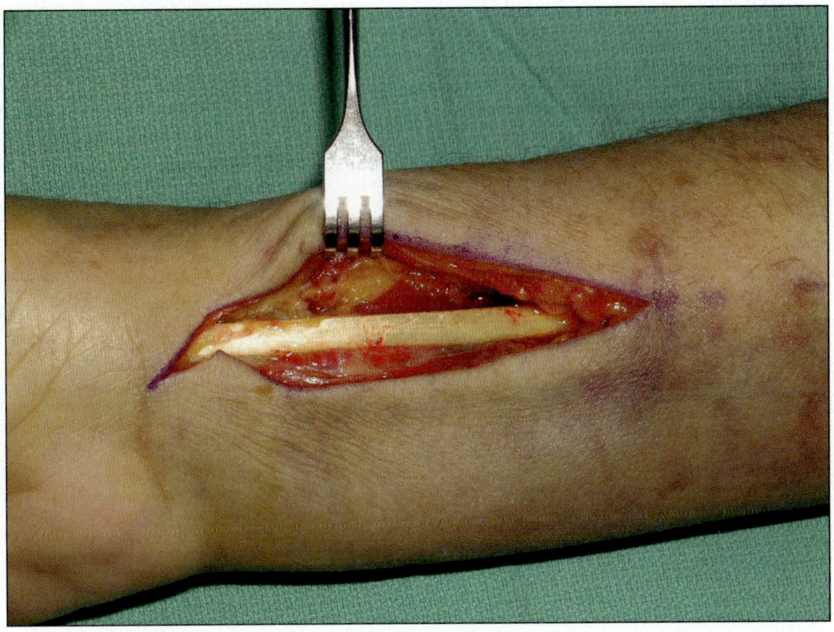

图5

手术操作：桡骨远端骨折固定

步骤1

- 将骨膜剥离器插入至骨折线中作为杠杆以复位骨折。
- 骨膜剥离器必须沿骨折线完全穿至背侧皮质，这样才能将压缩的远端骨折块撬拨起来以获得更好的复位（图8）。用手指对背侧皮质施压以复位背侧骨折块。
- 对于移位的桡骨茎突骨折，肱桡肌可能牵拉桡骨茎突而影响复位。此时可游离附着于远端骨折块的肱桡肌以消除导致骨折移位的外力。

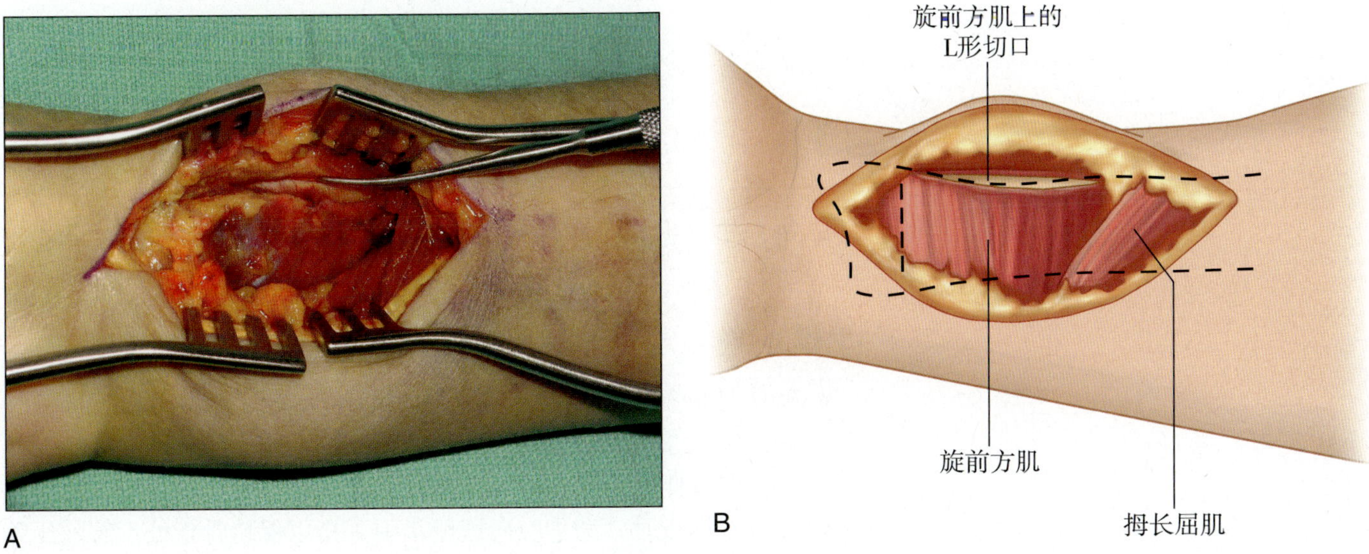

图6

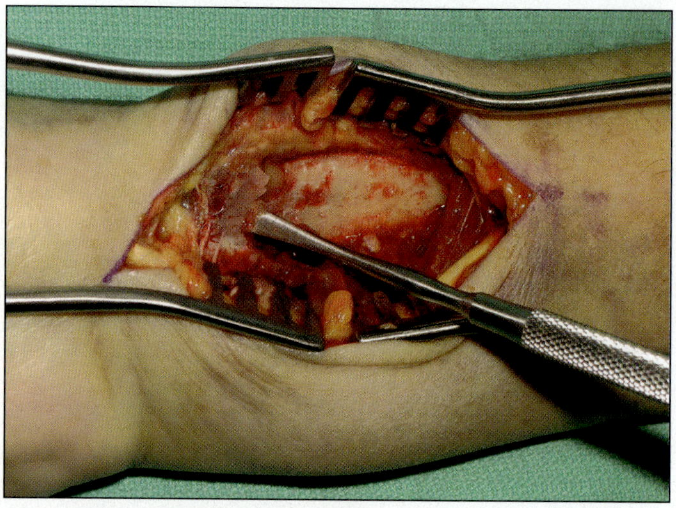

图7

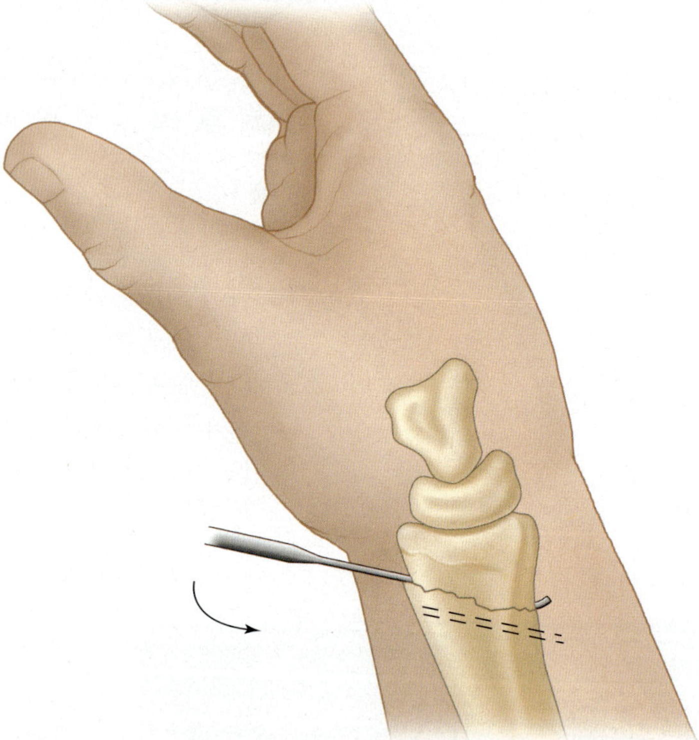

图8

- 可用手术刀置于肱桡肌远侧止点下方部分或完全游离其桡骨附着。

步骤2

- 确认骨折复位后，可用克氏针临时将远侧骨折块固定于近侧骨块。在大多数情况下并不需要这一步骤，因为当置入掌侧钢板后，向远侧牵引手指即可保持复位。
- 在放置钢板时，助手应向远侧牵引手指以保持骨折处于解除压缩的位置，并通过拉紧韧带间接复位骨折。

- 然后放置掌侧接骨板，在椭圆形孔内拧入一枚螺钉。使用2.5mm钻头在椭圆形孔中心部位钻孔，置入3.5mm自攻螺钉（图 9）。
- 使用迷你C形臂评估掌侧接骨板的位置。如有需要，可向近侧或远侧移动接骨板以使远侧螺钉处于最佳位置。
- 用2.0mm钻头钻出远侧骨孔。测深，置入平滑的锁定螺钉。置入的螺钉长度应比测量长度短2mm，以避免螺钉穿透并突出于背侧皮质。通常20mm 至 22mm螺钉是最合适的。远侧很少使用带螺纹的螺钉，但是如果背侧骨折块体积较大，可以使用带螺纹的螺钉以对骨折块提供更好的抓持力。
- 一旦拧紧第一枚螺钉，手指可不再进行远端牵引，因为这时骨折已经很好地复位和固定了（图 10）。

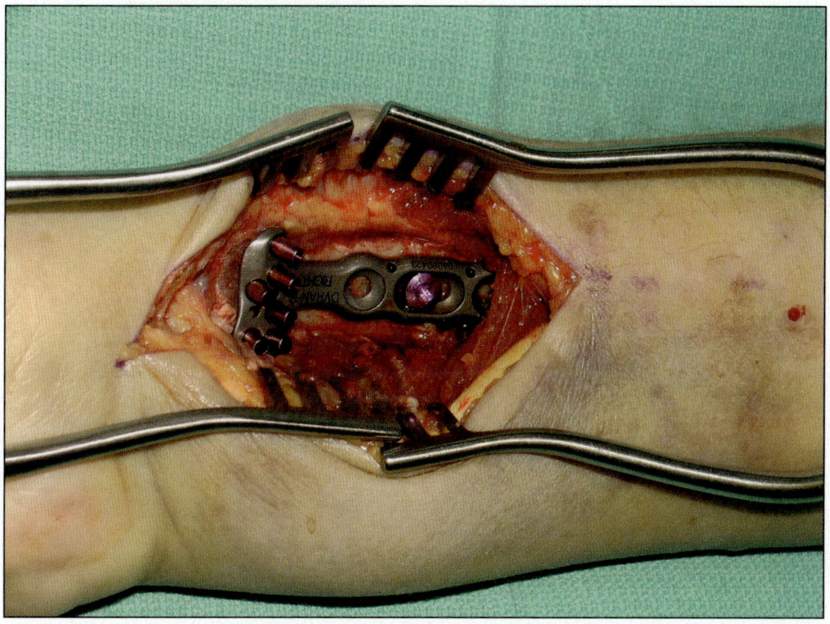

图9

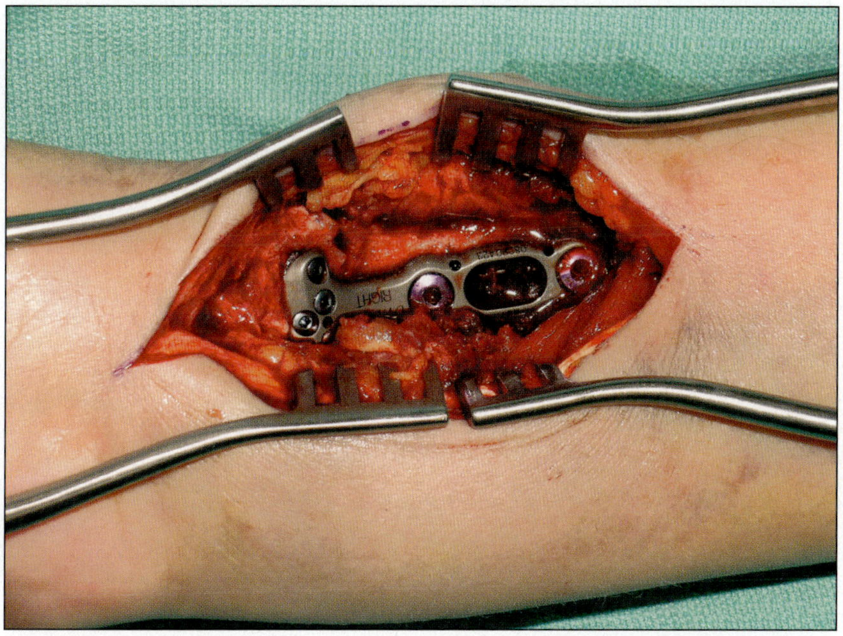

图10

手术要点

- 注意螺钉长度，过长的螺钉可能导致背侧皮质穿孔（图12箭头）。
- 有一些因为突出的螺钉导致背侧伸肌腱磨损的报道。
- 用迷你C形臂平行于桡骨远端关节面拍摄侧位X线片可评估螺钉与关节面的关系。

- 因为固定角度设计的原因，如果接骨板位置太靠远侧，可能会造成螺钉进入桡腕关节。应拍摄30° 倾斜的侧位X线片检查螺钉是否位于关节面以下。必要时接骨板可移至更近端。
- 对骨折远端固定后，再置入近侧螺钉（图 11A 和 11B）。

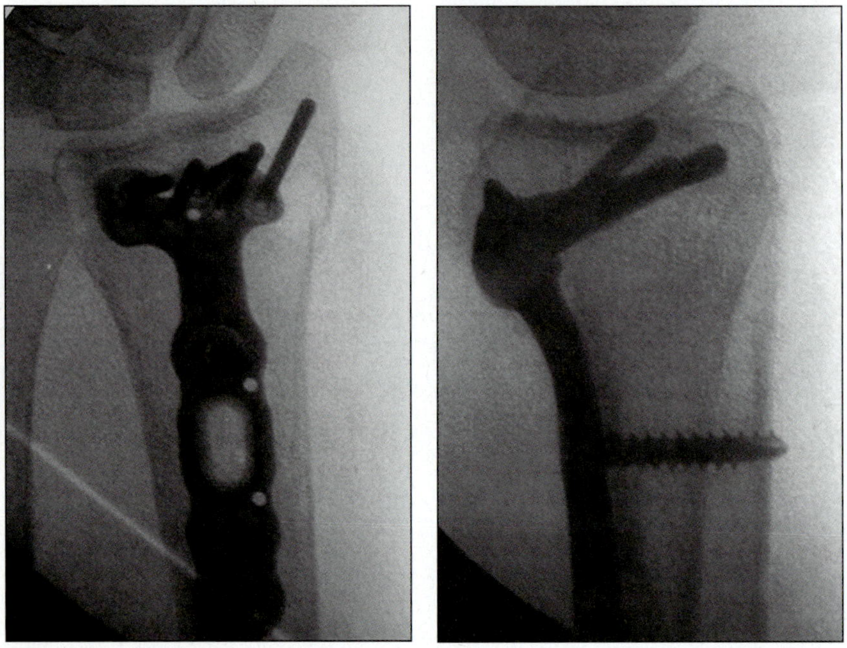

A B

图11

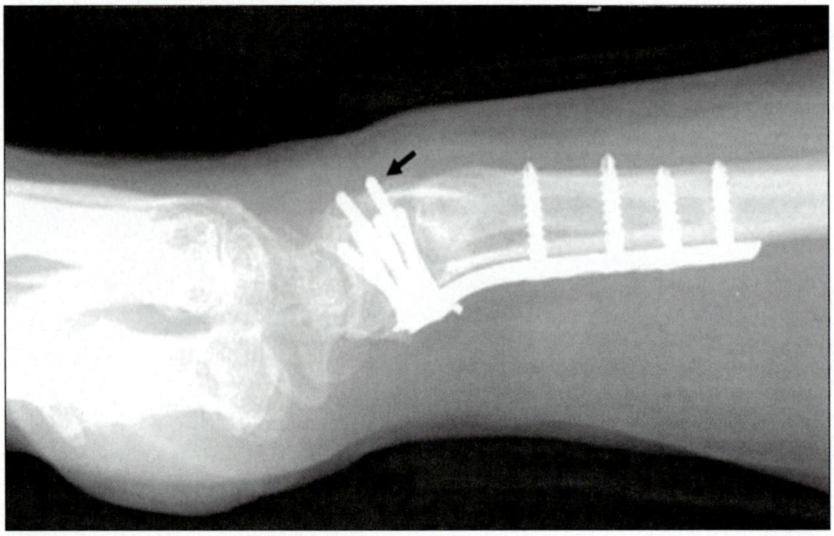

图12

手术要点

- 并不需要完全遮盖整个接骨板。在许多病例中，破碎的旋前方肌不能完全覆盖接骨板。

步骤3

- 用可吸收编织缝线缝合旋前方肌。为使缝合更稳固，可将旋前方肌缝合至肱桡肌边缘（图13）。
- 止血后，逐层关闭伤口（图14）。
- 术后X线片显示骨折复位良好，螺钉长度适合（图15A和 15B）。

手术操作：桡骨远端骨折伴随尺骨茎突骨折的修复

- 另一名患者桡骨远端骨折合并尺骨茎突骨折。尺骨茎突骨折复位后可采用克氏针和和22号钢丝固定。
- 必须进行应力试验评估桡尺远侧关节的稳定性。可通过切开复位固定移位的尺骨茎突骨折块或修复撕裂的TFCC来复位和稳定关节（图 16A, 16B 和 16C)。

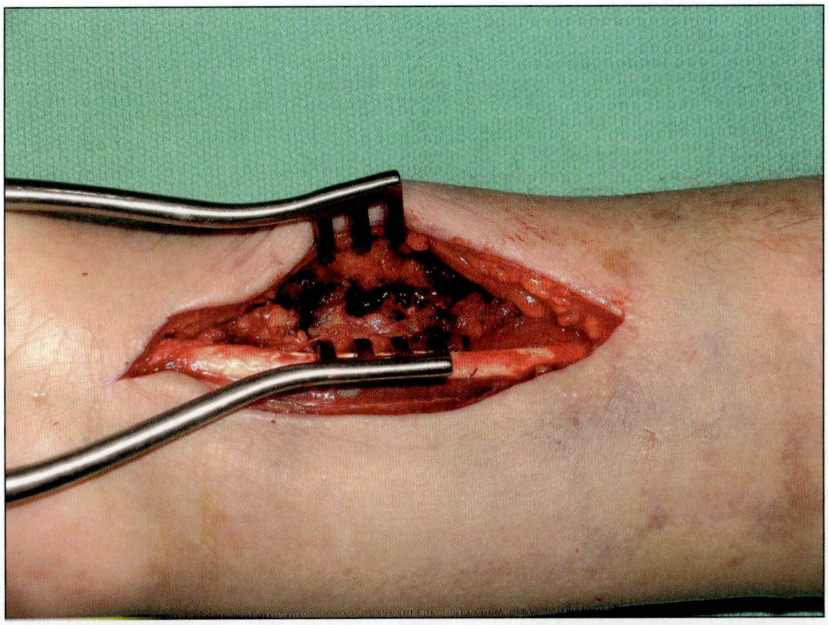

图13

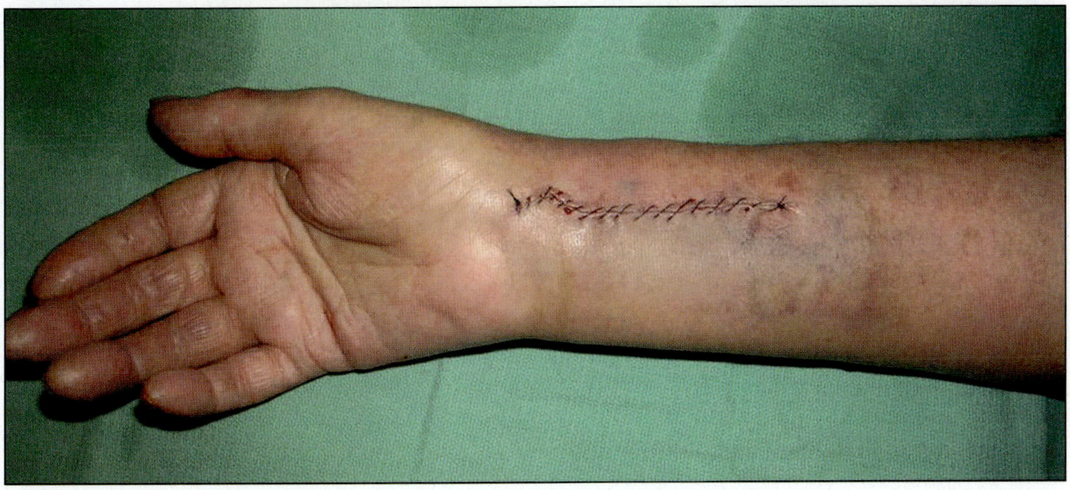

图14

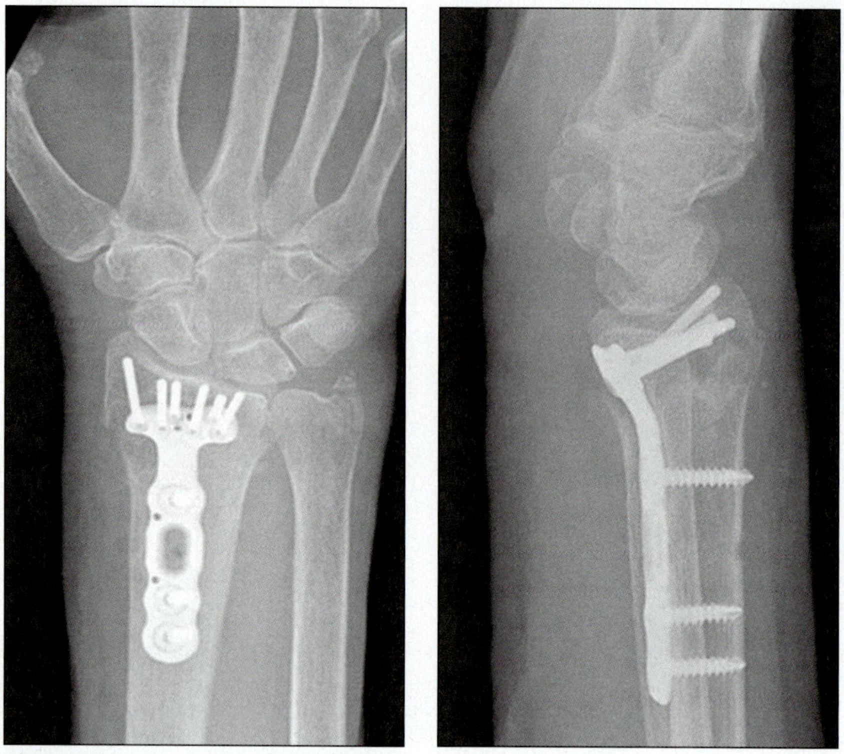

A B

图15

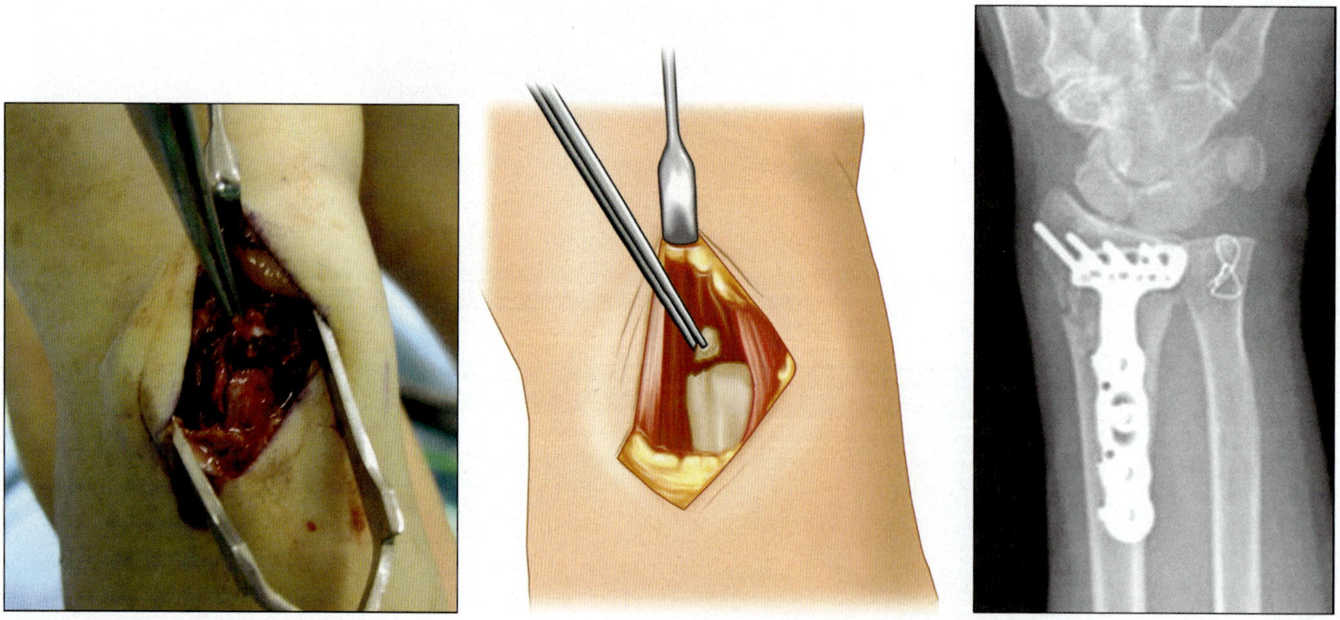

A B C

图16

术后护理及预期结果

- 患者腕部以夹板制动1周。
- 1周后，拆线，开始主动腕关节活动锻炼。
- 佩戴可拆卸的矫形塑料夹板6周。
- 对可自行完成康复治疗的患者可提供在家进行的康复训练计划。
- 老年患者可接受每周两次的指导下的手部康复治疗。6周后，接受增强力量的训练。

证据

Chung KC, Kotsis SV, Kim HM. Predictors of functional outcomes after surgical treatment of distal radius fractures. J Hand Surg [Am]. 2007;32:76-83.

过去并没有很好地阐明哪些因素影响桡骨远端骨折治疗后功能恢复的结果。本研究的目的是试图找出对于不稳定型桡骨远端骨折采用切开复位和掌侧接骨板内固定治疗，影响疗效的因素有哪些。数据显示对于相似年龄、骨折类型和收入的患者，关节面不平整程度和掌倾丢失的程度越大，术后3个月MHQ（Michigan Hand Outcomes Questionnaire）评分越低（手部功能越差）。但术后1年时的数据显示，相似骨折类型的患者，仅年龄和收入是重要的预后判断因子。（Ⅰ级证据）

Chung KC, Petruska EA. Treatment of unstable distal radial fractures with the volar locking plating system: a surgical technique. J Bone Joint Surg [Am]. （in press）.

文章详细描述了掌侧锁定接骨板的手术技术和步骤。

Chung KC, Watt AJ, Kotsis SV, Margaliot Z, Haase SC, Kim HM. Treatment of unstable distal radius fractures with the volar locking plating system. J Bone Joint Surg [Am]. 2006;88:2687-94.

这项前瞻性研究中，作者收集了采用掌侧锁定接骨板行切开复位内固定术治疗未完全闭合复位的桡骨远端骨折的相关数据。患者在术后3个月、6个月和12个月进行随访评估，评估内容包括X线检查结果、握力、侧捏力、Jebsen-Taylor试验、腕关节活动范围以及MHQ （Michigan Hand Outcomes Questionnaire）评分。术后6个月随访结果显示，主观和客观指标都恢复到正常水平，并且X线检查显示复位保持良好。（Ⅱ级证据）

Kotsis SV, Lau FH, Chung KC. Responsiveness of the Michigan Hand Outcomes Questionnaire and physical measurements in outcome studies of distal radius fracture treatment. J Hand Surg [Am]. 2007;32:84-90.

本研究的目的是评估MHQ（Michigan Hand Outcomes Questionnaire）评分和理学检查这两种疗效评判工具在进行桡骨远端骨折研究中的价值。在切开复位内固定治疗不稳定型桡骨远端骨折术后的3个月、6个月和12个月，对患者进行MHQ（Michigan Hand Outcomes Questionnaire）评分和理学检查。结果显示，MHQ评分和理学检查都能很好地反映桡骨远端骨折的疗效。因此，在桡骨远端骨折疗效的研究中都应该对MHQ评分和理学检查进行描述。（Ⅱ级证据）

11 经皮穿针固定治疗桡骨远端骨折

Kevin C. Chung

注意事项

- 严重背侧粉碎性骨折不适于经皮穿针固定，因为背侧皮质骨缺失会导致远端关节骨折块塌陷。
- 骨质疏松的患者不适于经皮穿针固定，因为骨质不佳会导致关节塌陷。
- 经皮穿针固定术难以固定移位的桡骨茎突骨折，因为骨折块受到肱桡肌较强的拉力，可导致克氏针弯曲，骨折移位。
- 关节内骨折难以进行经皮穿针固定，除非利用关节镜辅助复位。

争议

- 经皮穿针固定术，特别是骨块间（intrafocal）穿针技术，最适于没有严重的粉碎或骨质疏松的Colles骨折。

适应证

- 闭合复位不满意的不稳定型桡骨远端骨折
- 手术治疗的指征包括：
  - 掌侧成角大于10°
  - 尺偏角小于15°
  - 桡骨茎突高度小于10 mm

临床检查/影像学检查

- 通过桡骨远端三个体位X线平片确定骨折类型。
- 桡骨远端关节内骨折常合并腕骨间韧带撕裂，因此必须注意查看腕骨的力线。
- 桡骨茎突骨折若可延伸至舟骨月骨间隙，很可能合并舟月韧带撕裂。
- CT检查对于判定关节内骨折类型很有帮助。

外科解剖

- 尺偏角
  - 尺偏角是从桡骨茎突到乙状切迹远端的连线与桡骨长轴垂直线的夹角（图1A）。
  - 尺偏角正常值为22°～23°。
- 桡骨茎突高度
  - 桡骨茎突高度是桡骨茎突顶端与尺骨关节面最远端之间的距离（图 1B）。
  - 正常范围为11～12mm。
- 掌倾角
  - 掌倾角是腕关节侧位中桡骨远端关节背侧缘和掌侧缘最远端的连线与桡骨长轴垂直线的夹角（图1C）。
  - 正常值为11° ～12°。

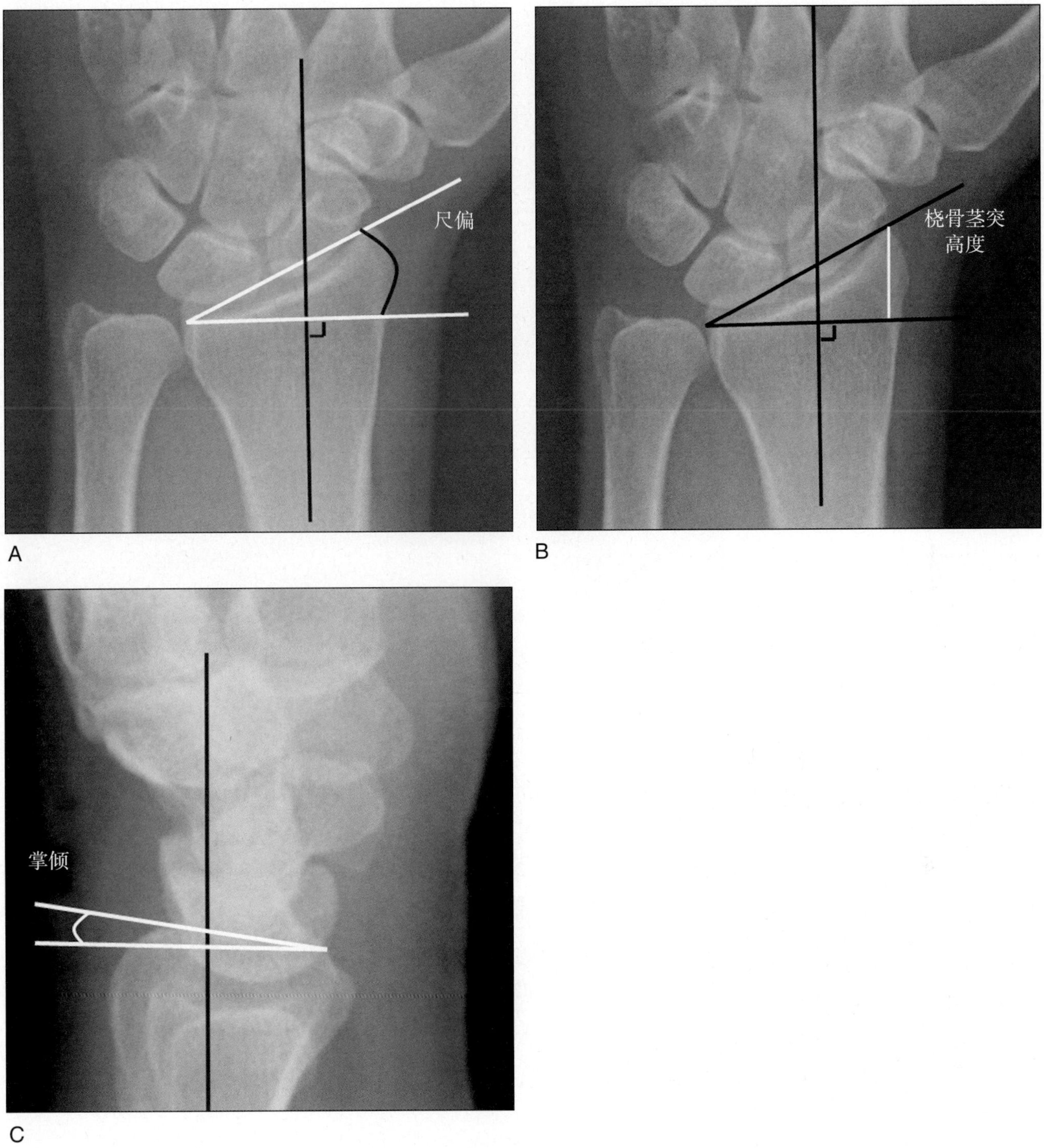

图1

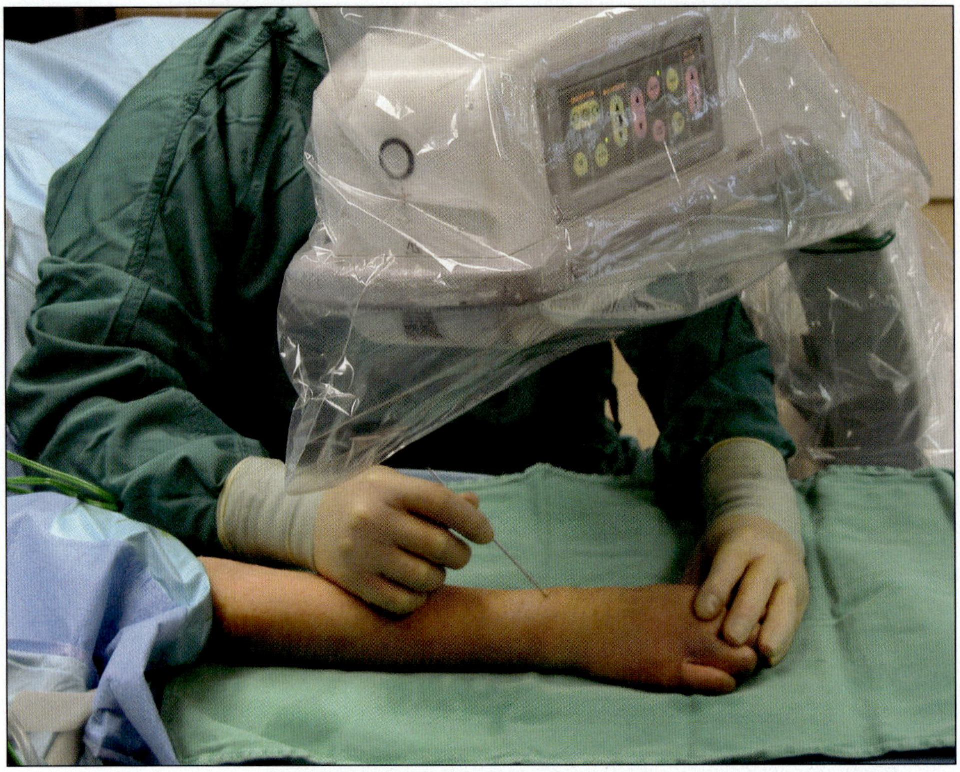

图2

其他治疗方法

- 切开复位掌侧钢板内固定的优点是患者可早期进行功能活动，并且没有针道感染的危险。其缺点是软组织损伤大。
- 外固定的方法因为外固定架累赘而不方便，且腕关节需要制动的时间较长，所以越来越少被采用。
- 在某些国家，不跨越腕关节的外固定架被广泛使用。克氏针固定于远端骨折块和近侧干骺端骨质，这样患者可以活动腕关节。

注意事项

- 如果远侧骨折块的背侧和掌侧皮质与近侧骨质没有接触，在克氏针取出后骨折可能会再次移位。

体位

- 患者仰卧位。
- 可使用止血带。
- 必须使用术中透视。

入路/显露

- 使用4枚克氏针复位骨折，并固定远侧骨折块。
- 在透视的指导下，经皮放置克氏针（图2）。

手术操作

步骤1

- 从背侧经过桡骨骨折线置入第一枚1.5mm克氏针。
- 透视下确定骨折线，约45°角经皮插入克氏针，撬拔复位骨折。
- 克氏针斜面应与肌腱平行，以免刺伤肌腱。经皮推进克氏针至桡骨远端背侧皮质。
- 克氏针沿着桡骨远端背侧皮质缓慢移动，直至陷入骨折线（图3A和3B）。
- 通过向远侧牵引手指同时轻柔撬拔克氏针的方法抬高远侧骨折块，慢慢将远侧骨折块复位（图4A，4B和4C）。
- 向远侧端牵引的重要作用是通过拉紧韧带间接抬高远侧骨折块，直至掌侧和背侧获得皮质接触。

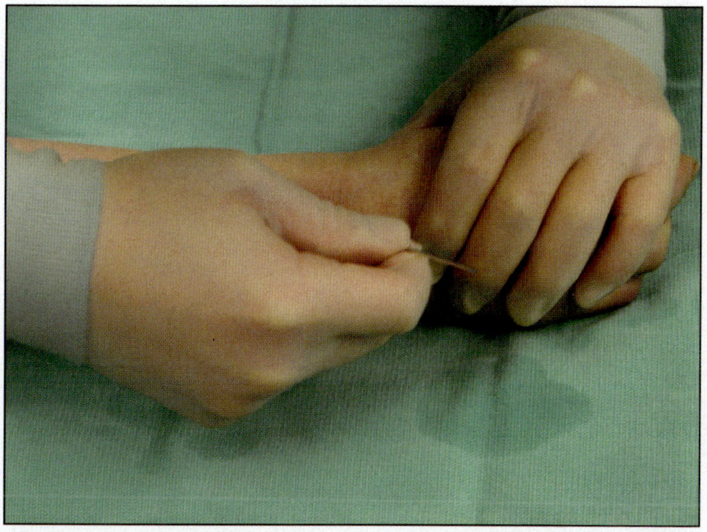

A

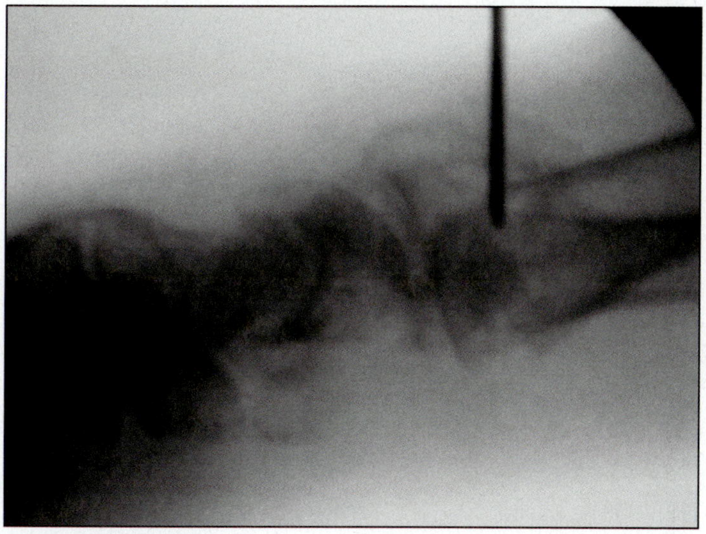

图3

B

■ 用电钻推进克氏针直至穿透掌侧皮质（图5）。

步骤2

■ 用同样的方式将第二枚克氏针置入在桡骨远端尺背侧，恢复掌倾角至少至0°（图 6）。

手术要点

- 在进针部位做小切口显露骨折线，可避免刺伤其他结构。作者发现平行于神经和肌腱走行方向进针可以避免损伤这些结构。

步骤3

■ 第3枚克氏针置于桡骨茎突，用于抬高远侧骨折块以恢复22°的尺偏角（图7A）。

■ 钢针经桡骨茎突沿骨折线推进，直至插入骨折块，撬拨并复位桡骨茎突（图7B、7C和7D）。

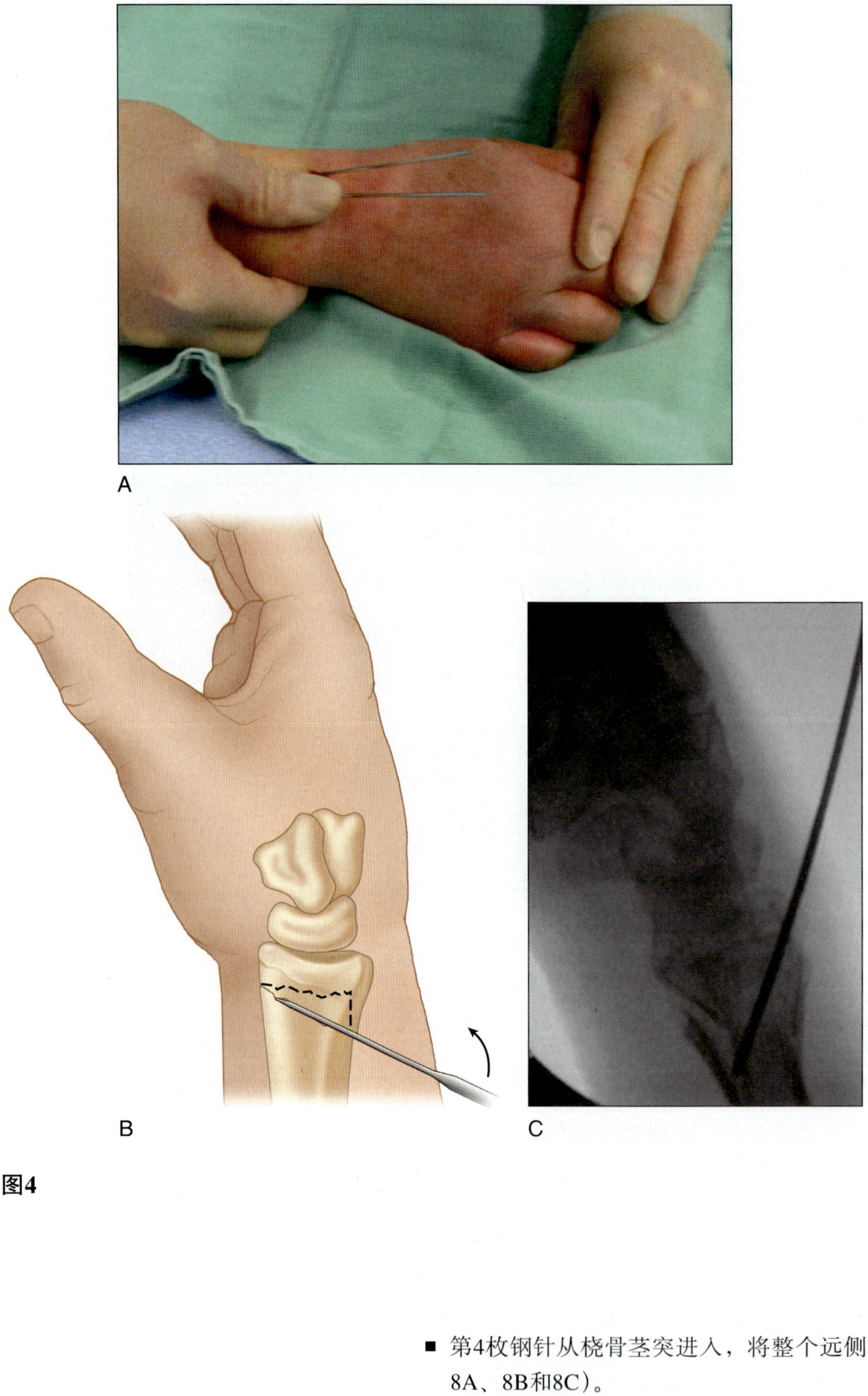

图4

- 第4枚钢针从桡骨茎突进入，将整个远侧骨折块固定于近侧（图8A、8B和8C）。
- 所有钢针置入后，要检查桡尺远侧关节的稳定性。如果患侧尺骨远端较健侧松弛，可能需要修复三角纤维软骨复合体或复位固定尺骨茎突骨折。

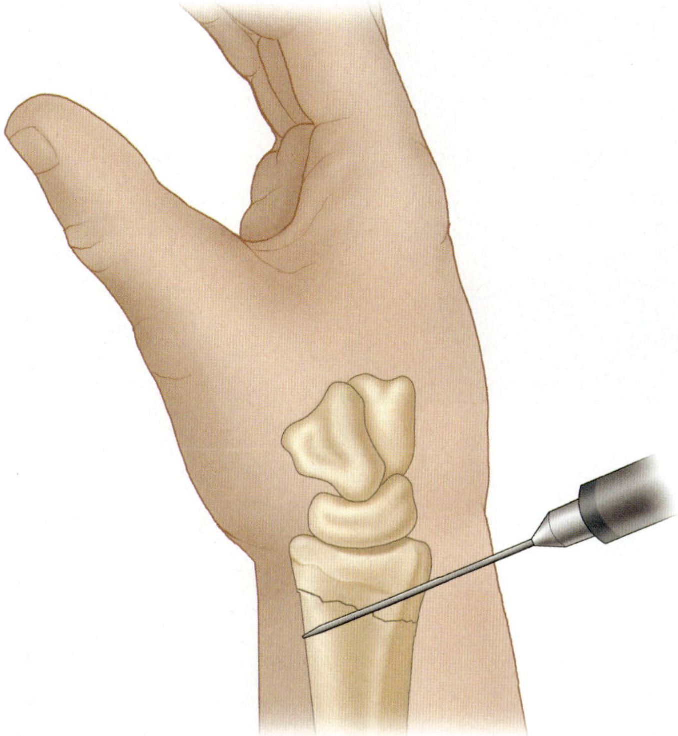

图5

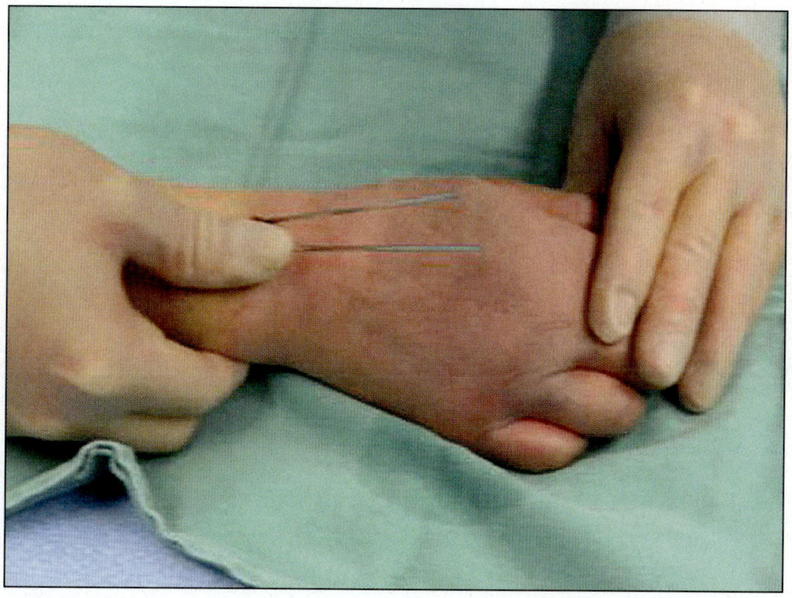

图6

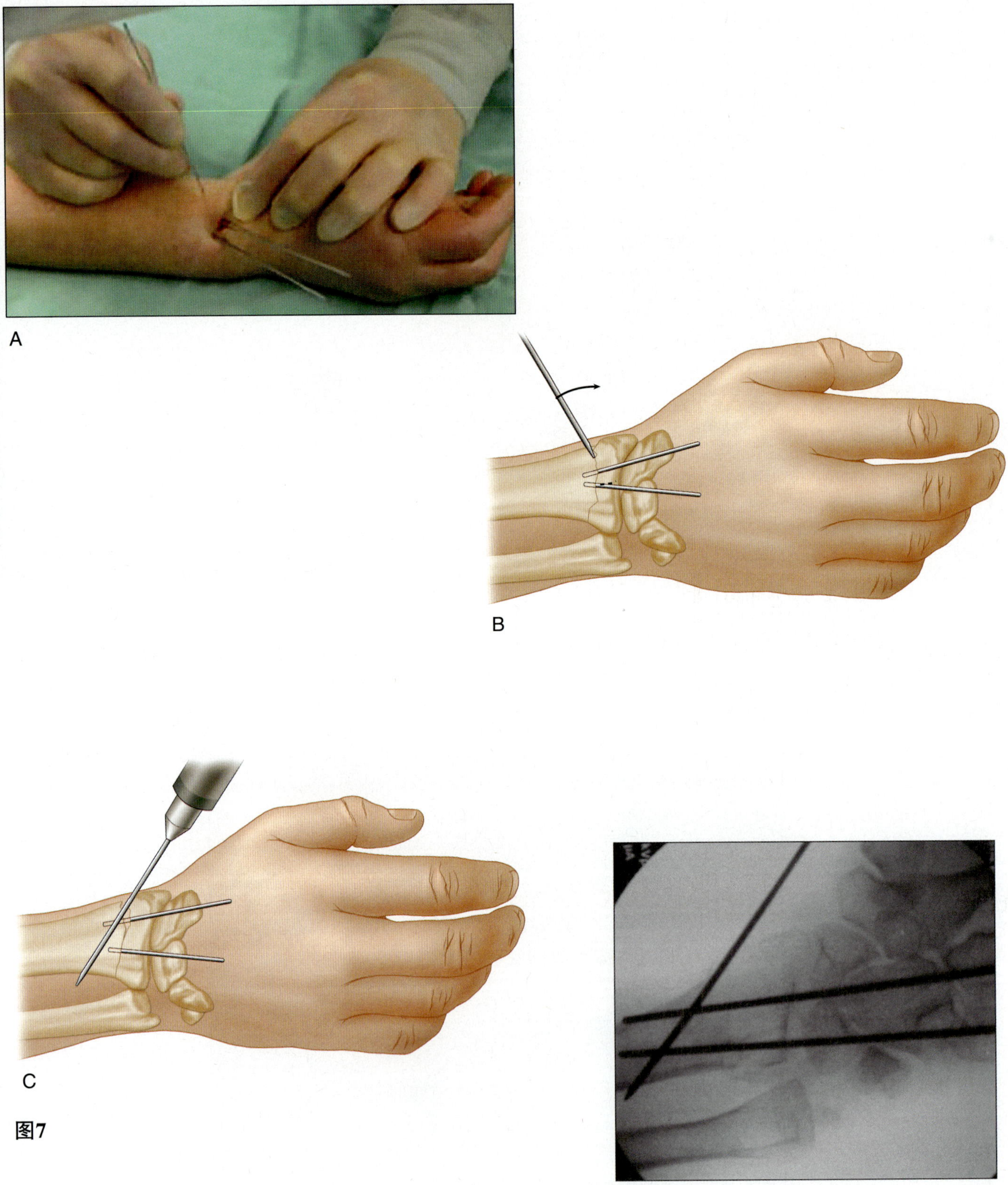

A

B

C

D

图7

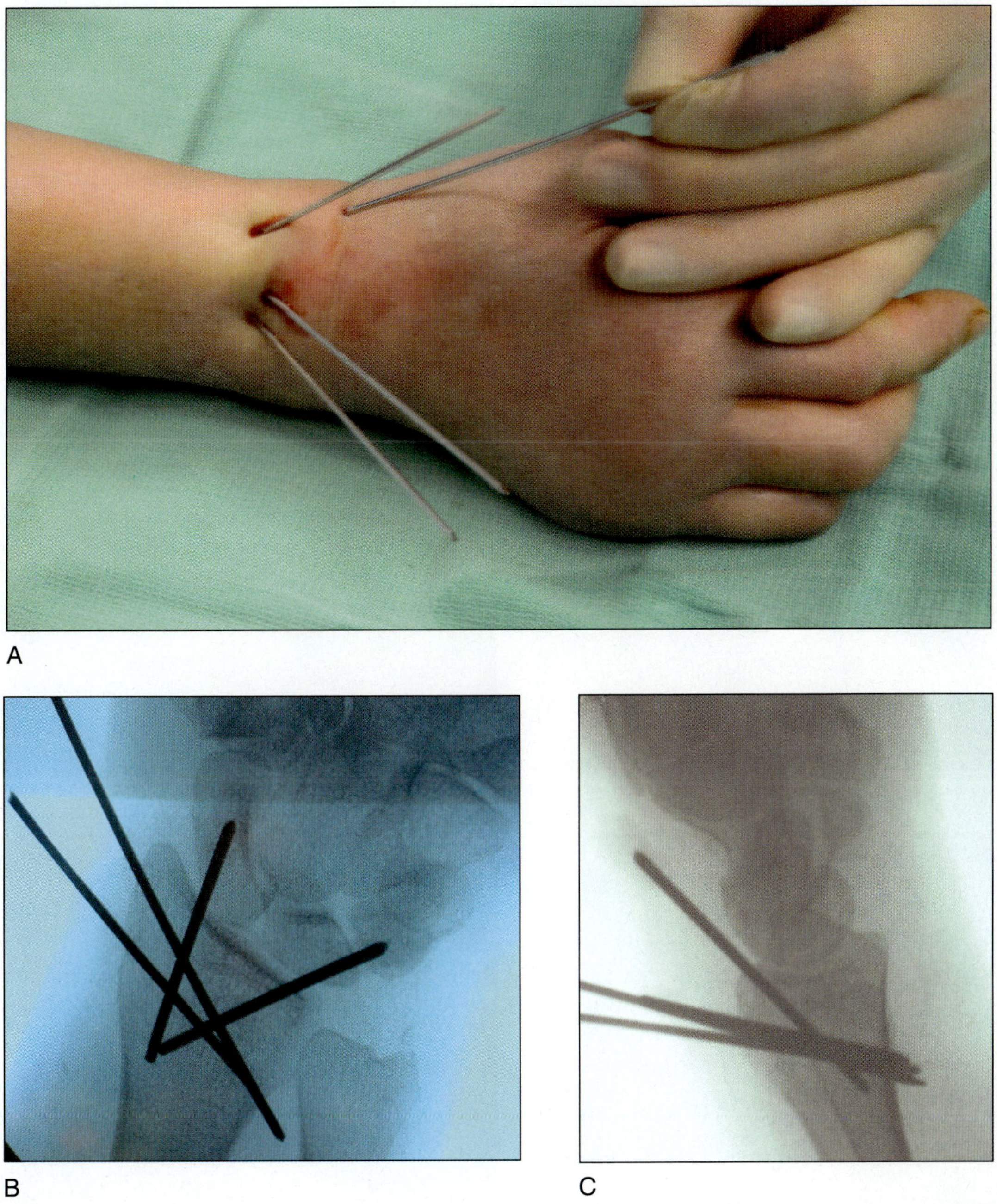

图8

术后护理及预期结果

- 佩戴掌侧腕夹板，术后3～4天患者应开始进行手指活动锻炼。
- 钢针将在6周后才拔除，需要仔细进行皮肤护理，防止针道感染。
- 所有钢针取出后再逐步开始腕关节活动，因为骨块间（intrafocal）穿针技术不能保证坚强固定，因此腕关节不能进行早期活动。

病例1：预期结果

- 一名20岁女性患者，Colles骨折，接受经皮穿针固定治疗。
- 术后当时（图 9A和9B）和6个月（图9C和9D）的影像学检查显示骨折复位良好，掌侧和背侧皮质对位良好。

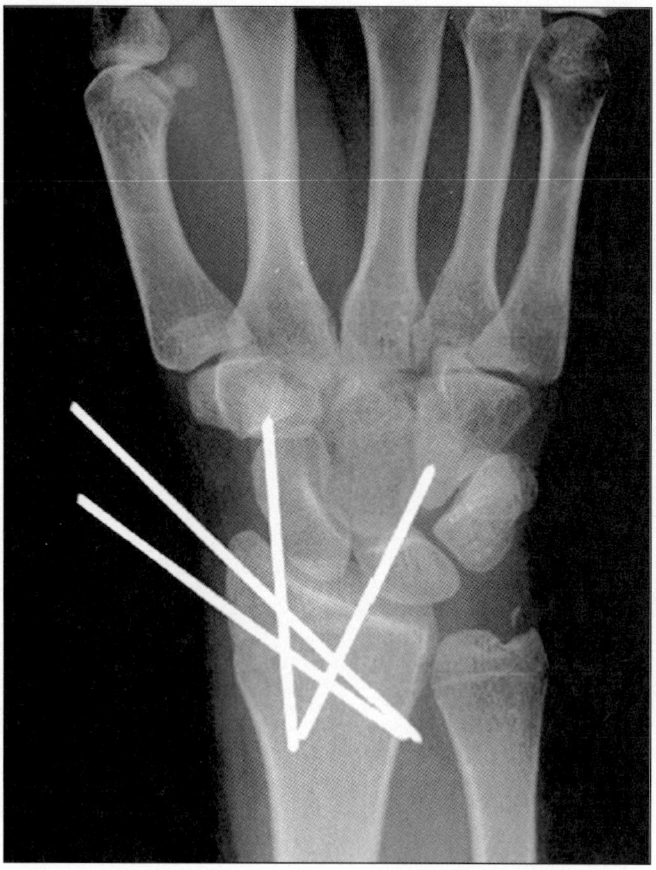
A

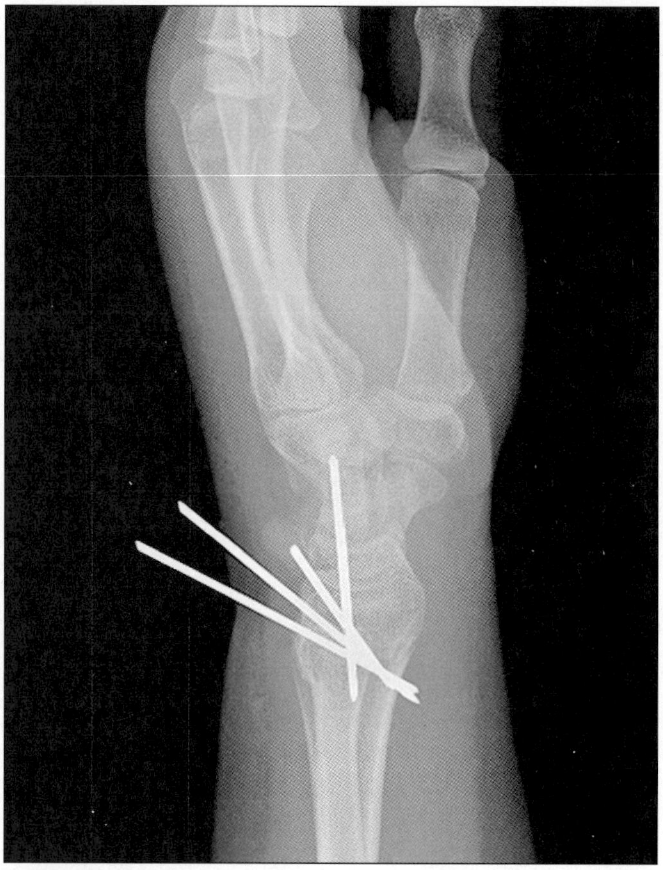
B

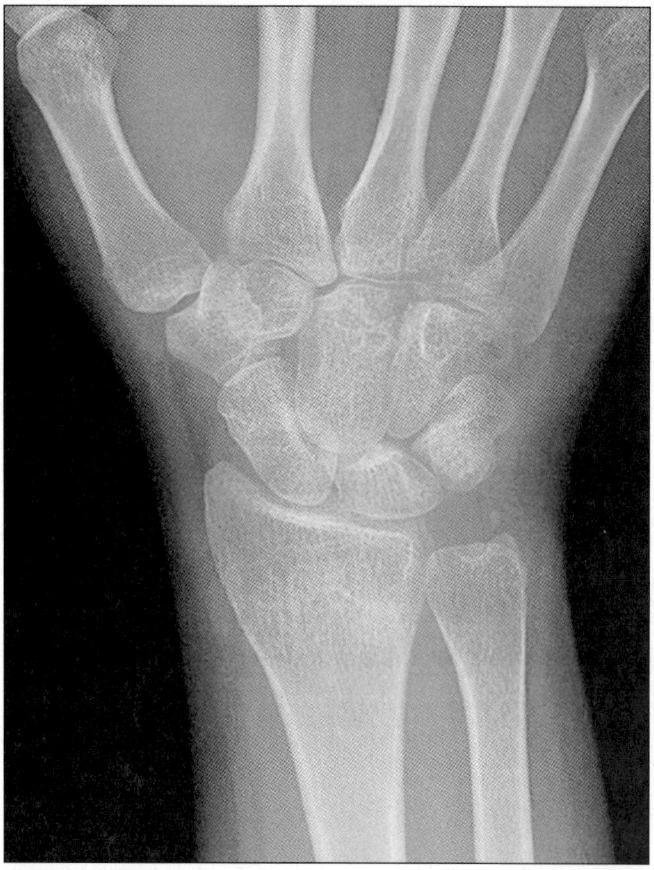
C

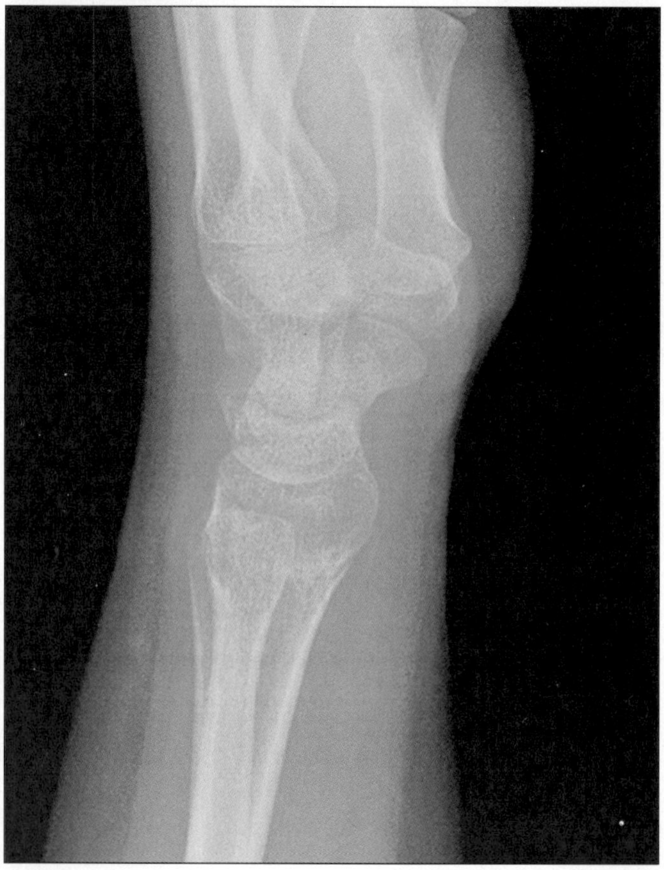
D

图9

病例2：并发症

- 一名35岁女性患者接受经皮穿针固定治疗。
- 术后当时影像学检查显示掌侧皮质复位不良（图 10A和10B）。
- 术后2个月，远端骨折块发生塌陷（图10C和10D）。

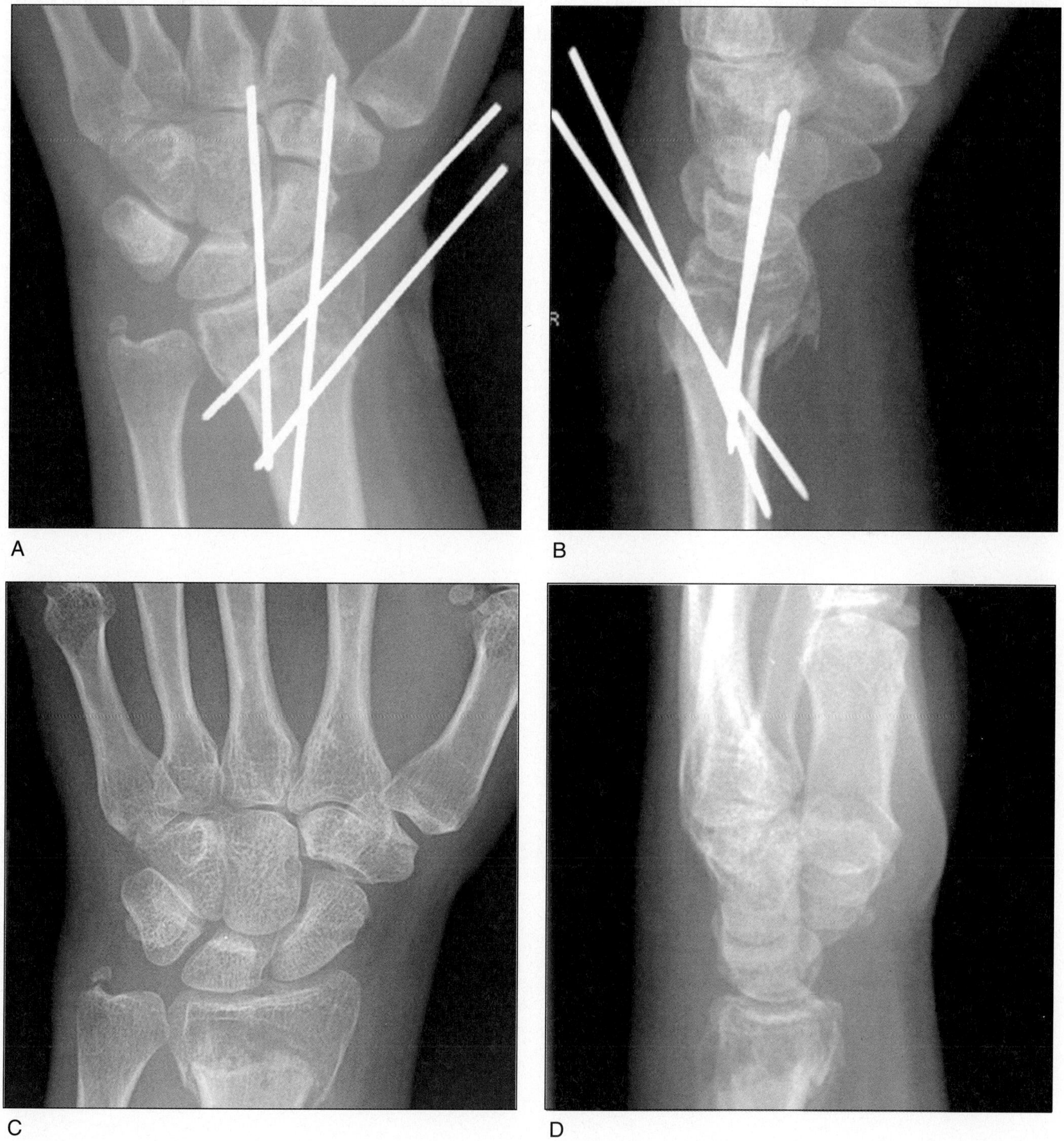

图10

证据

Rosenthal AH, Chung KC. Intrafocal pinning of distal radius fractures: a simplified approach. Ann Plast Surg. 2002;48:593-9.

这项评估骨块间穿针固定治疗18例关节外桡骨远端骨折的前瞻性研究显示，与闭合复位相比，骨块间穿针固定术获得了更好的解剖复位。文章展示了这种技术的操作方法以及采用4枚克氏针的改良的术式，也就是上文所描述的方法。（Ⅲ级证据）

Trumble TE, Wagner W, Hanel DP, Nicholas BV, Gilbert M. Intrafocal （Kapandji） pinning of distal radius fractures with and without external fixation. J Hand Surg [Am]. 1998;23:381-94.

该研究报道了73例关节外桡骨远端骨折的治疗结果。所有73名患者根据年龄、骨折粉碎程度和是否使用外固定架进行分组。对于只有一侧桡骨皮质粉碎的病例，外固定架结合骨块间穿针固定术在老年组别（≥55岁）显示了较好的治疗效果。在年轻组别（<55岁），对于只有一侧桡骨皮质粉碎的病例，单独使用骨块间穿针固定术也取得了较好的治疗效果。但是，如果掌背侧桡骨皮质都存在粉碎骨折，结合外固定架治疗的效果更好。（Ⅲ级证据）

12 桡骨远端骨折畸形愈合截骨矫形术

Kevin C. Chung

其他治疗方法

- 矫正桡骨远端骨折畸形愈合有许多其他治疗方法
  - 对于Smith骨折类型的背侧成角畸形愈合，最适于掌侧撑开楔形截骨、骨移植和掌侧钢板固定术。
  - 对于Colles骨折类型的掌侧成角畸形愈合，过去经常采用传统的背侧撑开楔形截骨进行治疗。但是，在桡骨背侧放置钢板常常会导致伸肌腱并发症，因此现在使用得越来越少。
  - 治疗Colles骨折畸形愈合更好的方法是经掌侧皮质进行撑开截骨，用掌侧锁定钢板进行固定。掌侧入路较少引起肌腱并发症，因为桡骨远端掌侧有更多的空间放置钢板。截骨后，使用掌侧解剖锁定钢板系统有助于骨折复位。
  - 对于桡骨远端严重畸形愈合和明显缩短畸形的情况，截骨后可能需要使用牵引装置对远侧骨块进行牵引。
- 在少数情况下，如果软组织严重挛缩影响桡骨茎突高度的矫正，应考虑缩短尺骨以恢复桡尺远侧关节的解剖关系。
- 如果畸形严重伴桡腕关节炎，腕关节融合术是一个合理的选择。

适应证

- 由于桡尺远侧关节的不匹配，桡骨远端骨折畸形愈合通常会导致腕部尺侧疼痛。
- 腕部畸形。
- 需要手术矫正畸形愈合的影像学标准
  - 10° 掌侧成角
  - 尺偏角＜10°
  - 桡骨茎突高度＜10 mm
  - 尺骨正向变异＞2+

临床检查/影像学检查

- 必须进行桡骨远端三个体位的X线检查。
- 健侧桡骨远端的X线检查很重要，这样可与患侧做比较，以确定每一位患者恢复正常力线所需要矫正的程度。
- 腕关节和桡尺远侧关节的CT检查有助于鉴别疼痛是否是因为关节磨损引起。截骨矫形术不能缓解关节磨损引起的疼痛。

外科解剖

- 桡骨远端骨折畸形愈合的手术目的是重建桡骨远端正常三维结构。健侧桡骨远端结构可作为重建标准。
- 重建后尺骨变异应为0mm（图1A），桡骨茎突高度10mm（图1B），尺偏角22°（图1C），掌倾角11°（图1D）。

体位

- 患者仰卧位。
- 术中利用透视确定截骨位置以及确认完全复位。

入路/显露

- 对于Colles骨折和Smith骨折畸形愈合，作者更愿意采用掌侧入路，在桡侧腕屈肌肌腱和桡动脉间做切口（图2A和2B）。
- 打开桡侧腕屈肌腱鞘，显露桡侧腕屈肌和桡动脉之间的前臂筋膜。
- 用示指将拇长屈肌腱分向尺侧，并部分游离在桡骨上的拇长屈肌肌腹（图3）。
- 在旋前方肌上行L型切口，显露桡骨（图4）。

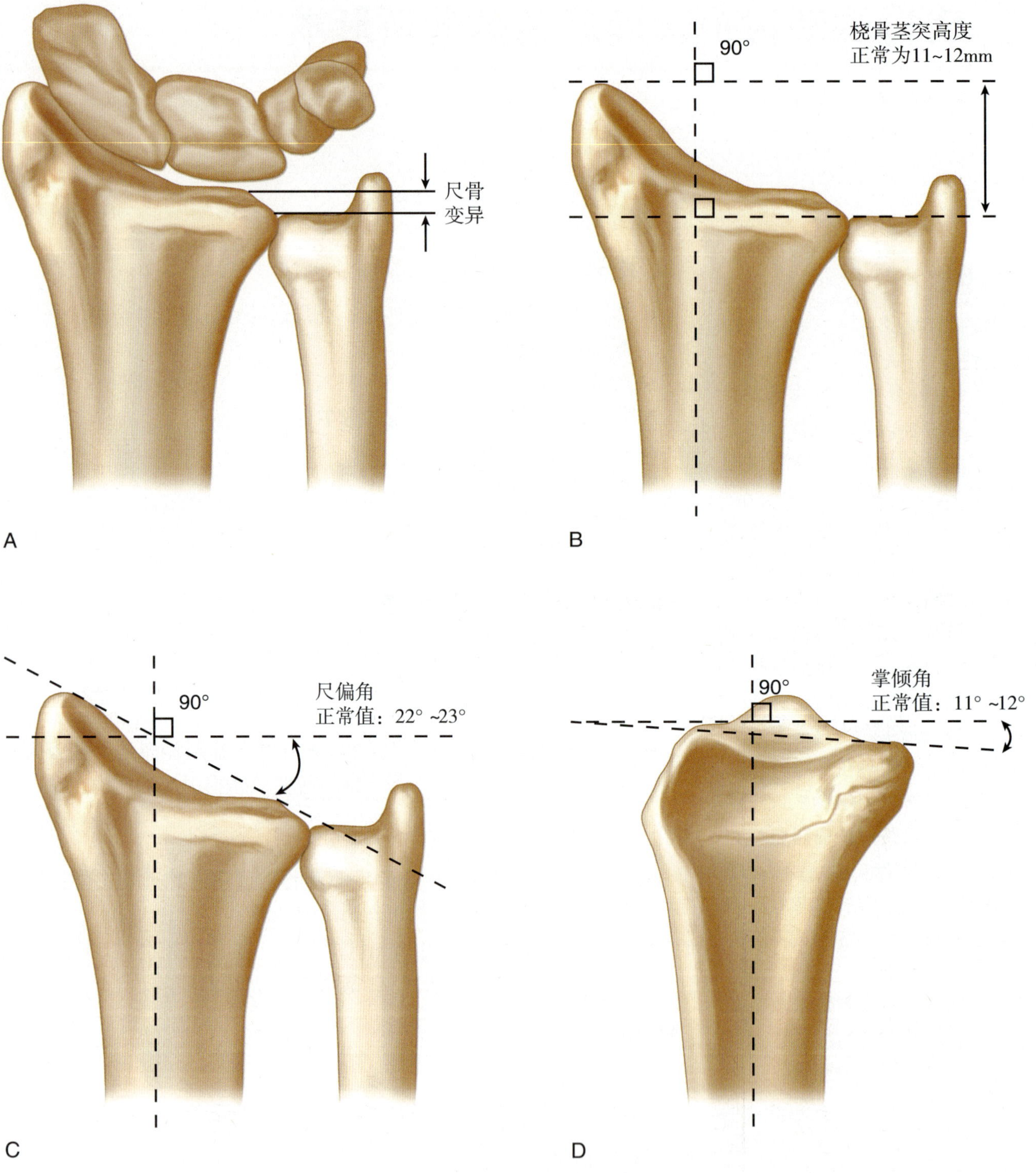

图1

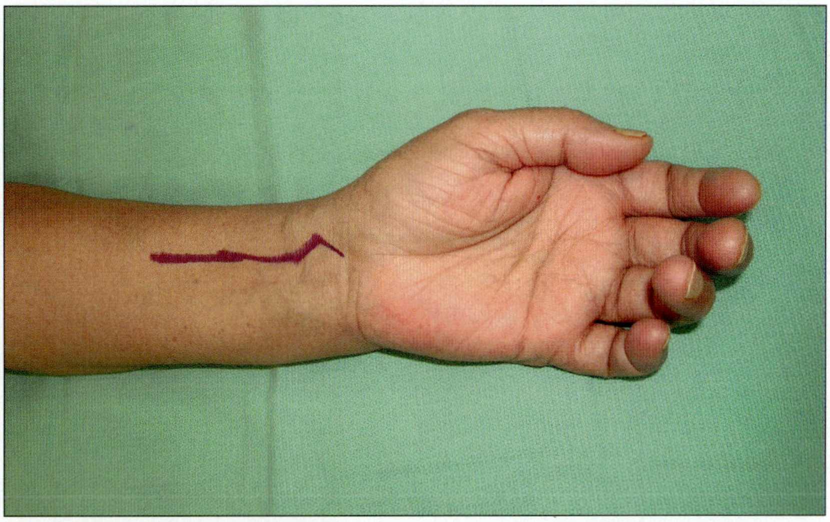

A

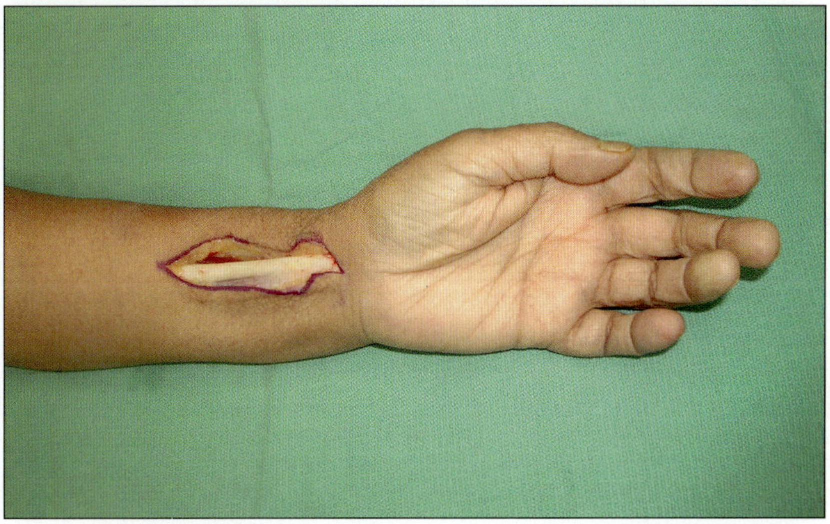

图2

B

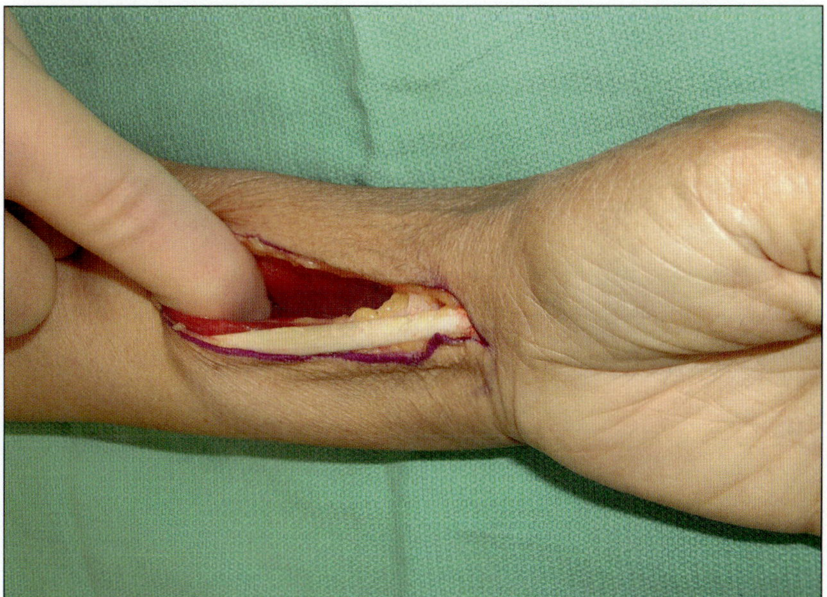

图3

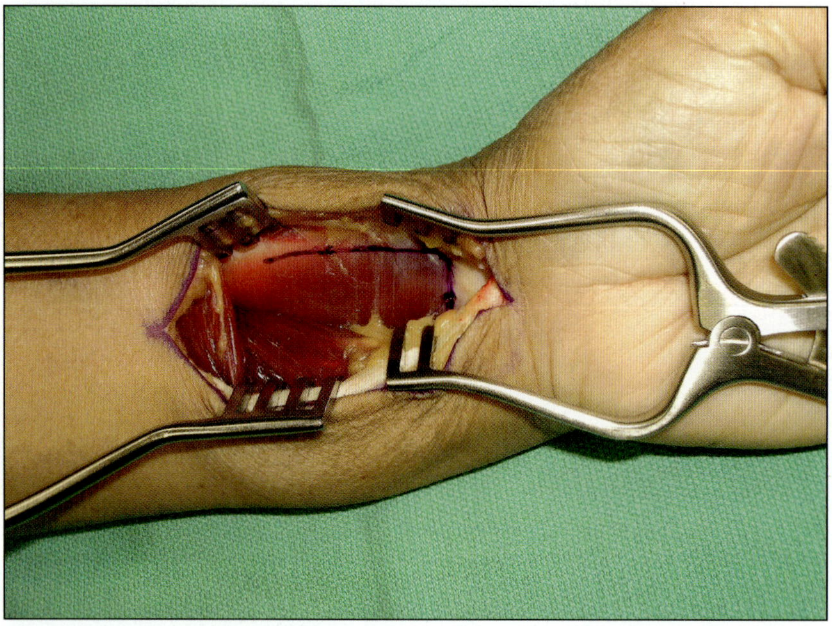

图4

手术操作

步骤1

- 在选定的截骨部位远侧平行置入两根0.8mm克氏针（图5A）。这两根克氏针在桡骨远端侧位片上要与掌倾角平行（图5B）。
- 在桡骨远端掌侧唇近侧约10cm处截骨。平行于克氏针方向，使用摆锯进行截骨。
- 在桡骨远端掌侧解剖型锁定钢板的远端将几个螺孔拧入锁定螺钉，以把持远侧骨块（图 6）。
- 使用片状撑开器抬高远侧骨块以重建桡骨茎突高度。

手术要点

- 作者更倾向于在远侧螺孔也使用带螺纹的锁定钉，这样能提供更好的把持力和稳定性。

步骤2

- 在钢板近侧椭圆形孔置入一颗螺钉，此时还可以对远侧骨块进行调整。
- 置入剩余的近侧螺钉，掌侧解剖型钢板应该可以将远端骨块复位至可接受的掌倾程度。以健侧桡骨远端结构为标准，重建患侧解剖结构，如图7A和7B所示。该患者的患侧较健侧有轻度的尺骨正向变异。

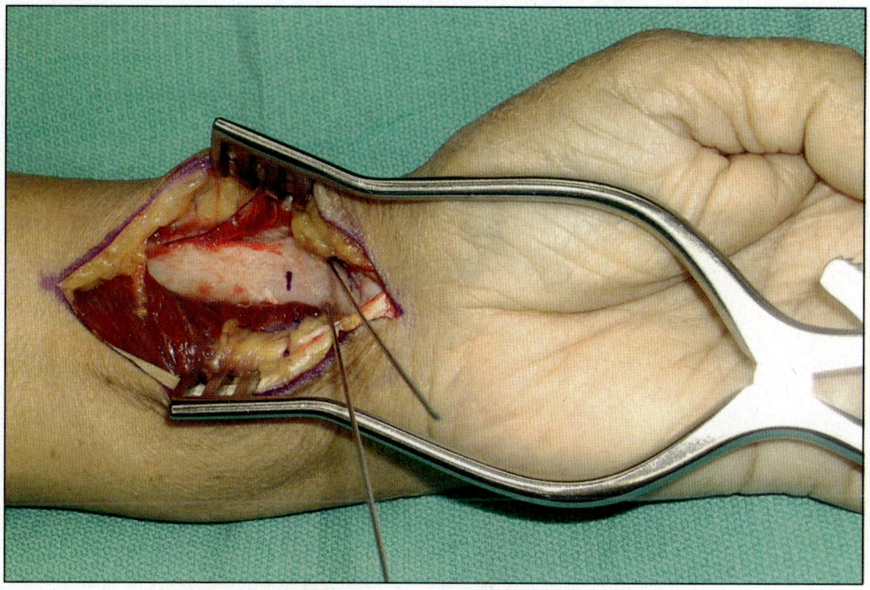

A

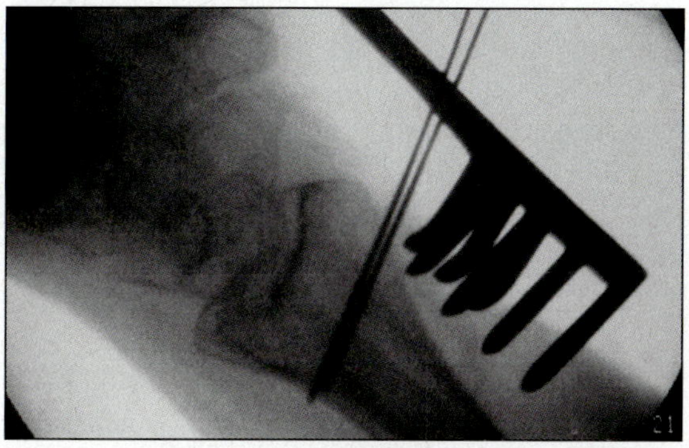

图5

B

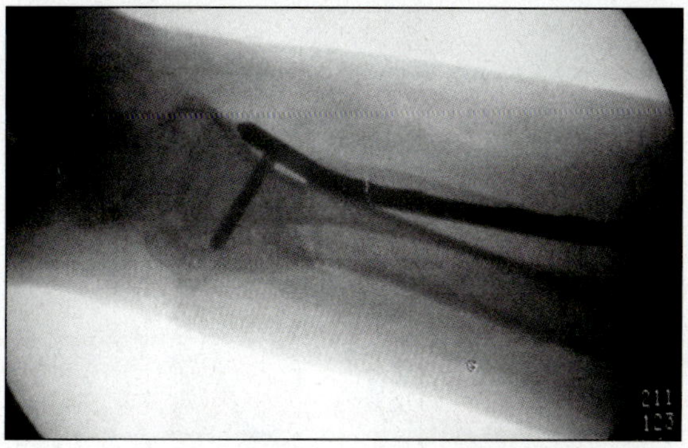

图6

步骤3

- 尽管桡骨远端畸形矫正后推荐采用自体髂骨移植，骨替代物的使用也越来越多。作者从桡骨远端桡侧植入异体骨碎骨块以充填骨缺损，这样不需要再行背侧切口（图8A、8B、8C和8D）。

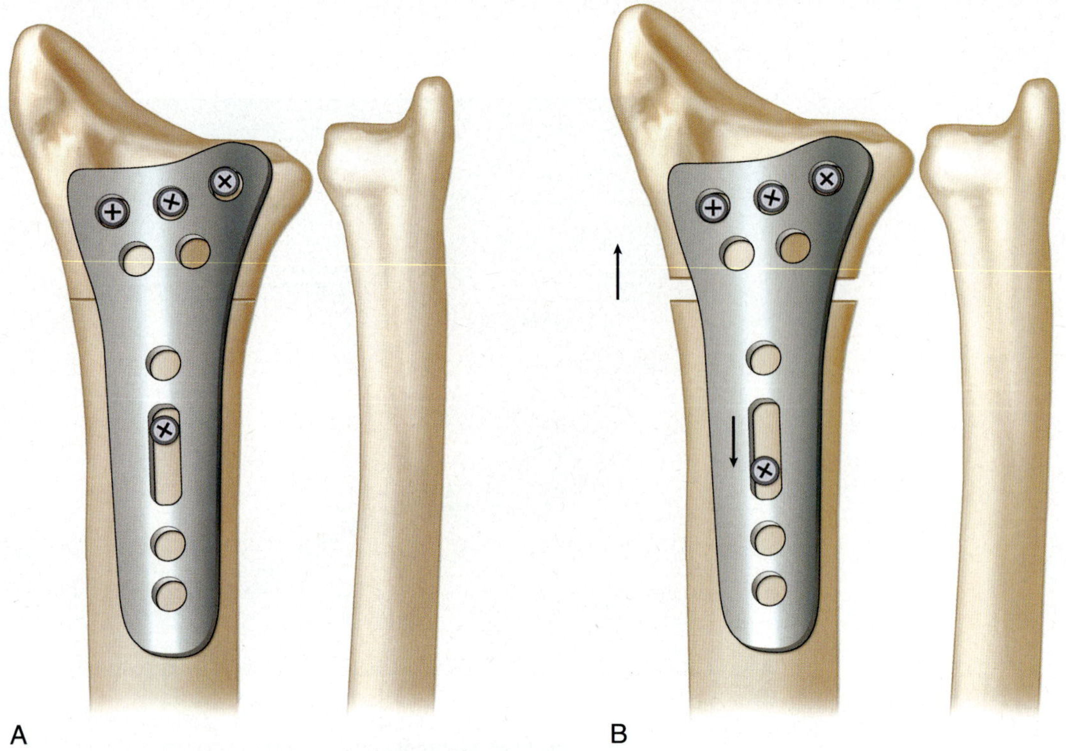

图7

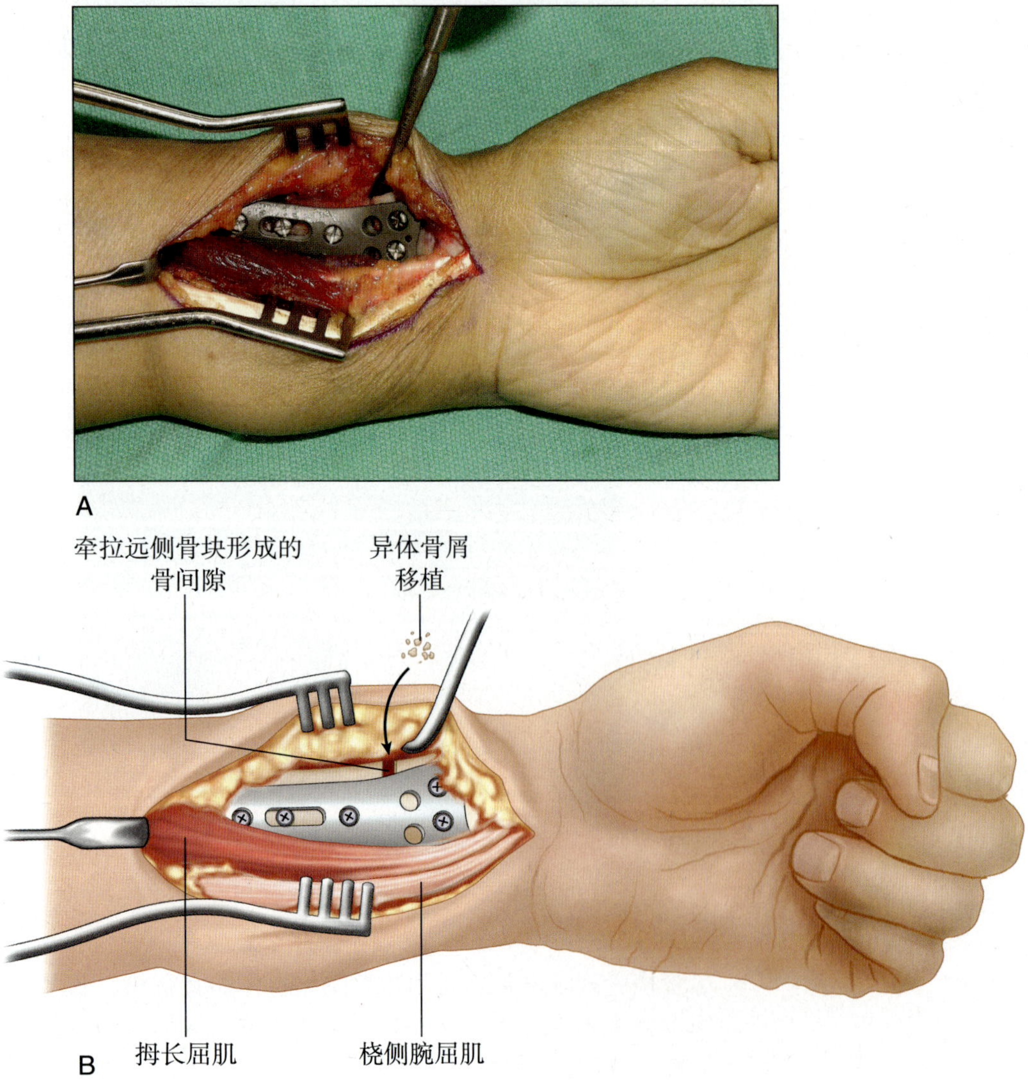

图8

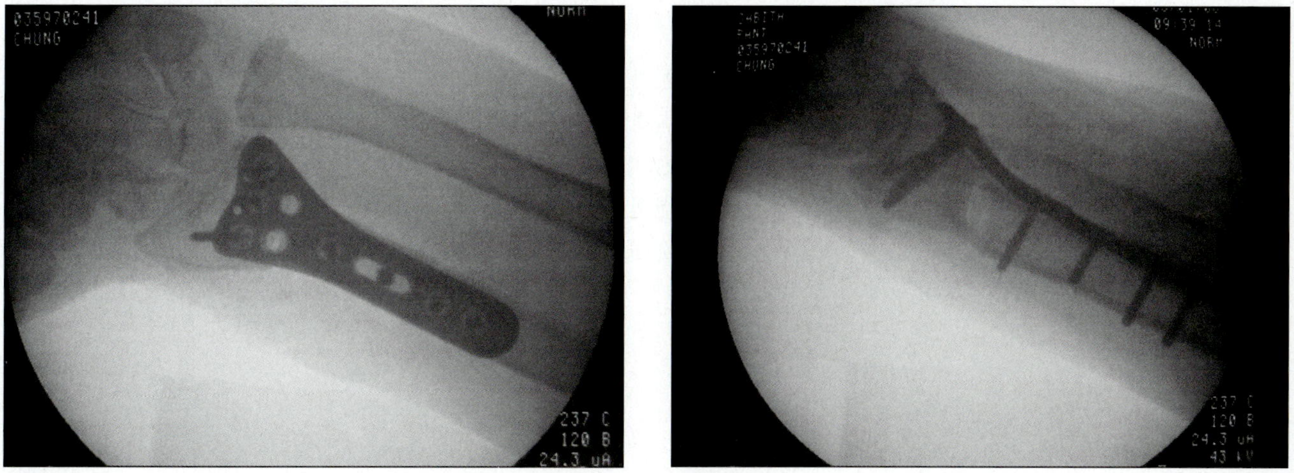

C　　D

图8续

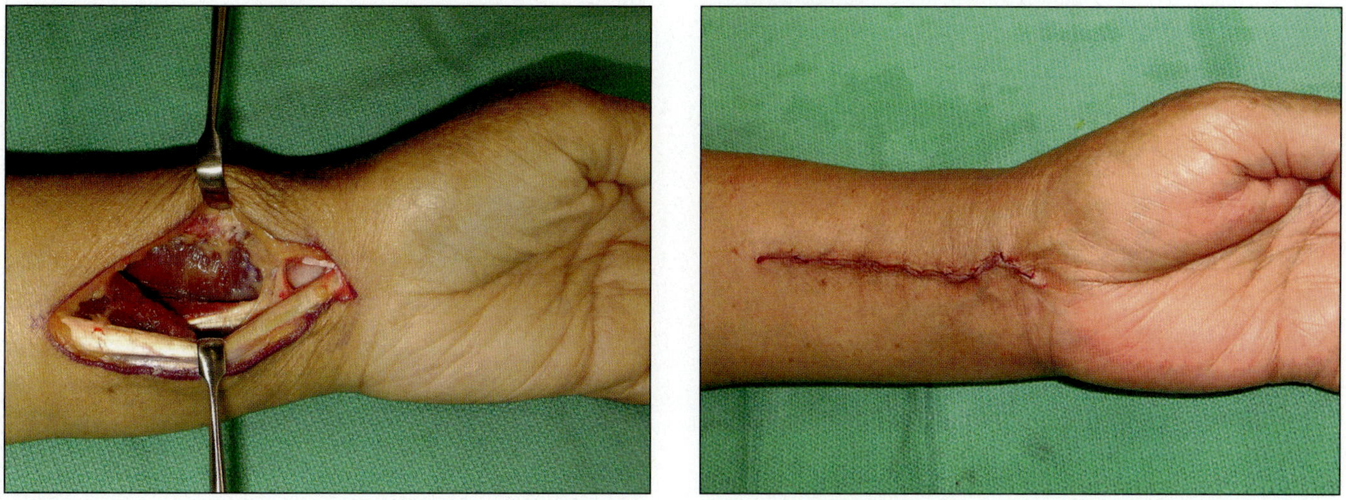

A　　B

图9

- 尽管移植骨整合较慢，掌侧钢板提供的稳定性允许患者在术后1周开始进行腕关节活动。异体骨移植物最终能够愈合并充填桡骨缺损。
- 缝合旋前方肌，关闭切口（图9A和9B）。

术后护理及预期结果

- 术后1周患者可以开始轻柔的关节活动度锻炼。
- 术后患者佩戴掌侧夹板8周，直到移植骨完全整合。
- 术后应立即开始手指活动度锻炼。

病例1：预期结果

- 35岁男性患者，桡骨远端严重畸形愈合（图10A）。
- 因为需要矫正多个平面的成角畸形和旋转畸形，使用内牵引装置（Rayhack畸形愈合矫正器）进行力线矫正（图10B和10C），恢复桡骨远端解剖参数至可接受范围（图 10D）。
- 皮质松质骨混合的骨移植桥接牵引后出现的1 cm骨缺损（图10E和10F）。

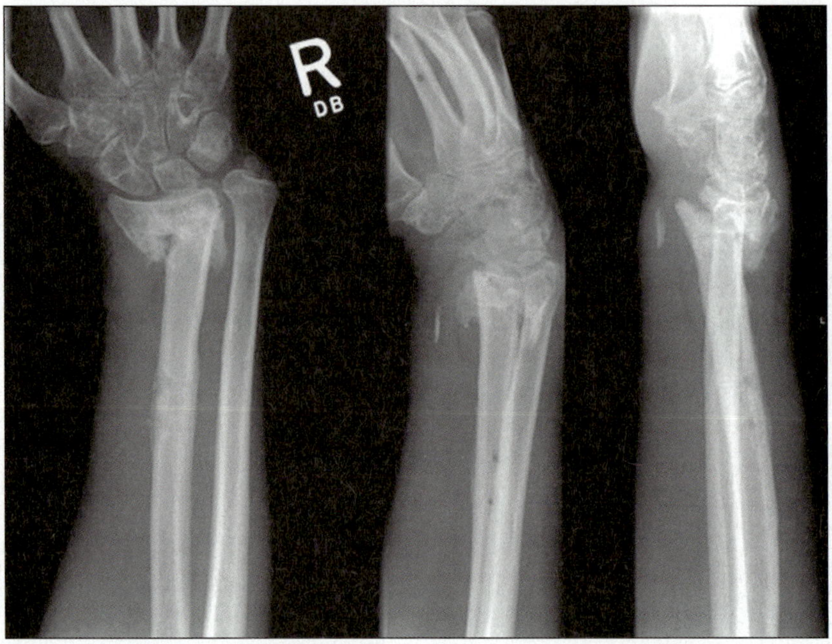

A

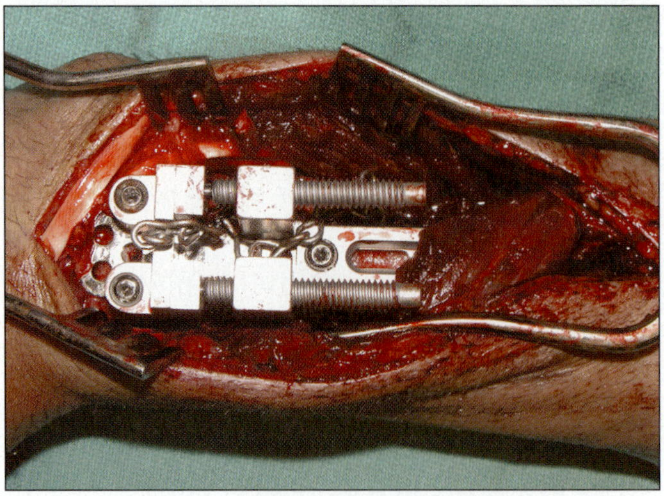

B

图10

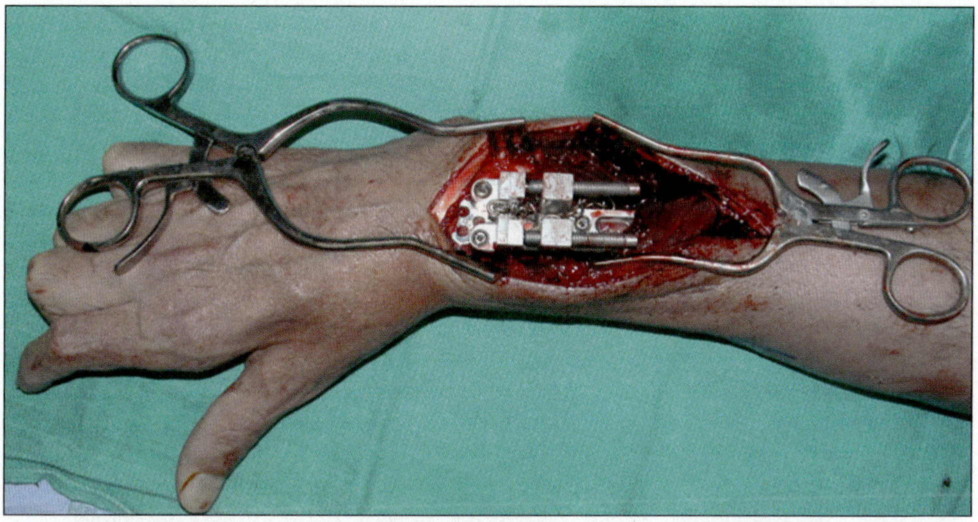

C

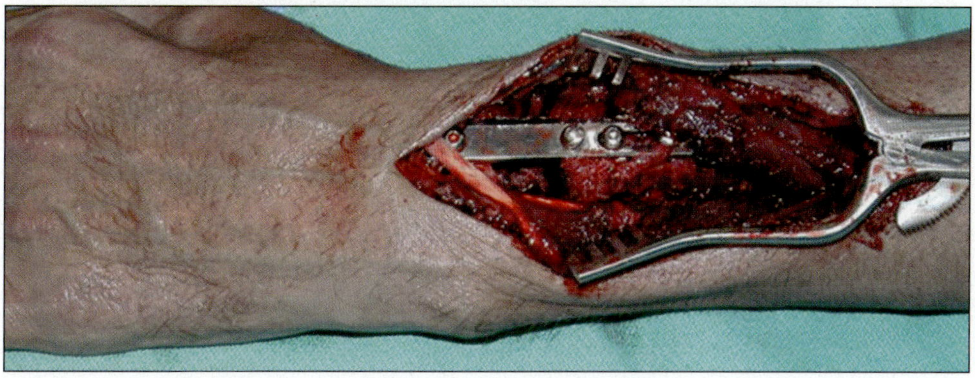

D

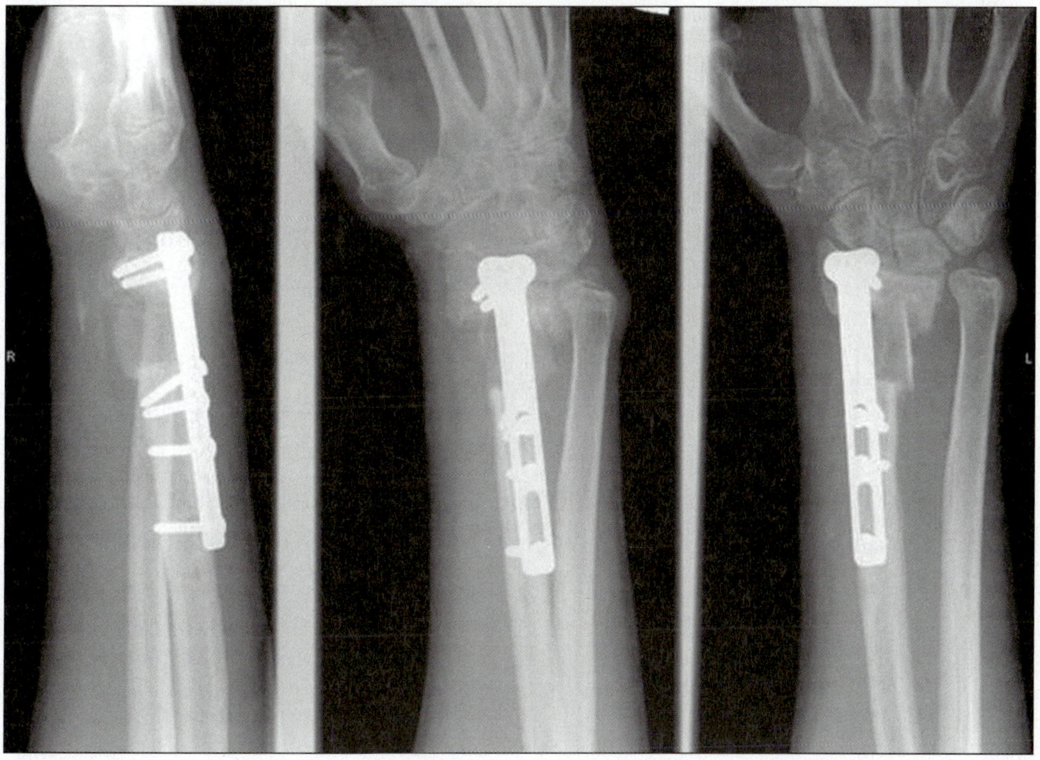

图10续　E

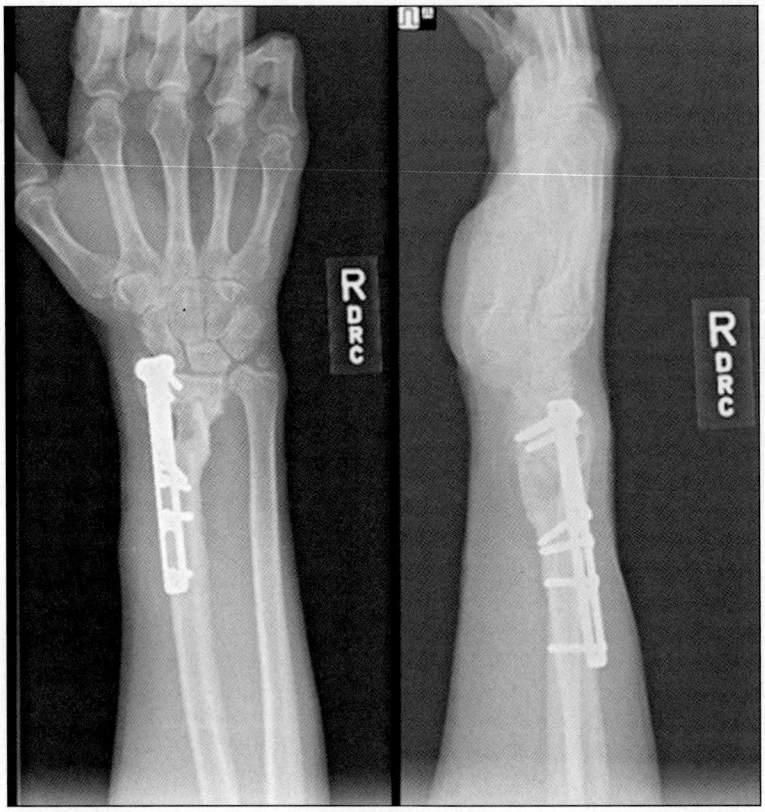

图10续

F

证据

Fernandez DL. Correction of post-traumatic wrist deformity in adults by osteotomy, bone-grafting, and internal fixation. J Bone Joint Surg [Am]. 1982;64:1164-78.

这是一篇描述截骨、髂骨移植和内固定技术的经典文章。今天使用的许多技术都是基于该篇文章中所提出的基本原理。（Ⅳ级证据）

Sammer DM, Kawamura K, Chung KC. Outcomes using an internal osteotomy and distraction device for corrective osteotomy of distal radius malunions requiring correction in multiple planes. J Hand Surg [Am]. 2006;31:1567-77.

这篇文章报道了5例严重关节外畸形愈合病例，需要使用内牵引装置（Rayhack畸形愈合矫正器）进行大于1cm 的牵引。所有病例影像学检查结果均可接受，但MHQ（Michigan Hand Outcomes）问卷随访的结果显示患者仍然存在一些功能障碍。该文全面综述了治疗桡骨远端骨折畸形愈合的各种方法。（Ⅳ级证据）

Wada T, Isogai S, Kanaya K, Tsukahara T, Yamashita T. Simultaneous radial closing wedge and ulnar shortening osteotomies for distal radius malunion. J Hand Surg [Am]. 2004;29:264-72.

该文作者主张对于老年患者采用同时截短桡骨和尺骨的方法，以防止疏松骨质导致不愈合。所有病例显示，该技术能够恢复桡尺骨远端关系，愈合良好。在这些病例中，同时缩短桡骨和尺骨并未引发明显的功能障碍。（Ⅳ级证据）

13 急性桡尺远侧关节损伤后的固定

Matthew D. Putnam and Kevin C. Chung

注意事项

- 桡尺远侧关节（DRUJ）复位不充分会导致不稳定
- 要注意选择适宜的夹板和康复治疗

争议

- 尺骨茎突基底骨折应该常规修复吗？
- 临床检查/影像学检查对于判断是否应该修复三角纤维软骨复合体（TFCC）或尺骨茎突骨折具有怎样的价值？
- 将尺骨穿针固定于桡骨对桡尺远侧关节不稳定作用如何？

其他治疗方法

- 如果尺骨骨折块足够大，可以固定骨折块以加强DRUJ稳定性。
- 如果仅有小块尺骨茎突撕脱，可以切除撕脱骨块，将TFCC缝合于尺骨头或尺骨头凹。

手术要点

- 尺骨茎突处的切口应足够长，以便于观察和保护尺神经背侧感觉支以及显露尺侧腕伸肌腱鞘。

适应证

- 桡骨骨折、尺骨骨折或桡尺骨联合骨折后桡尺远侧关节（DRUJ）不稳定。

临床检查/影像学检查

- 必需的影像学检查
  - 腕关节后前位、斜位和侧位影像学检查。
  - CT或MRI检查能更好地显示关节面和关节的匹配情况。

外科解剖

- 乙状切迹位置的变化会影响DRUJ的对合关系。导致DRUJ对合不佳的最常见原因是外伤导致桡骨相对尺骨的长度改变。尽管关节的形状和桡尺骨相对长度因人而异，但良好的关节对合是执行正常功能所必需的。X片通常能清楚显示关节对合情况的改变，但是CT和MRI检查能更好地显示骨和关节的形状，以及TFCC在尺骨头凹附着处的情况。
- 尺侧关节镜入路或尺侧切口有损伤尺神经背支的危险。沿尺骨头走行的尺侧腕伸肌腱鞘对关节有稳定作用。在关节镜下或切开修复TFCC时，必须打开该腱鞘并将尺侧腕伸肌腱牵开。

体位

- DRUJ损伤多是桡骨远端骨折造成的。DRUJ的显露应在止血带控制下进行。桡骨远端骨折复位后，可将肘关节屈曲90°以便检查尺骨茎突。

入路/显露

- 从尺侧腕屈肌止点稍背侧切开显露尺骨茎突。尺神经背侧感觉支从该切口穿过，注意找到并将其牵开（图1）。

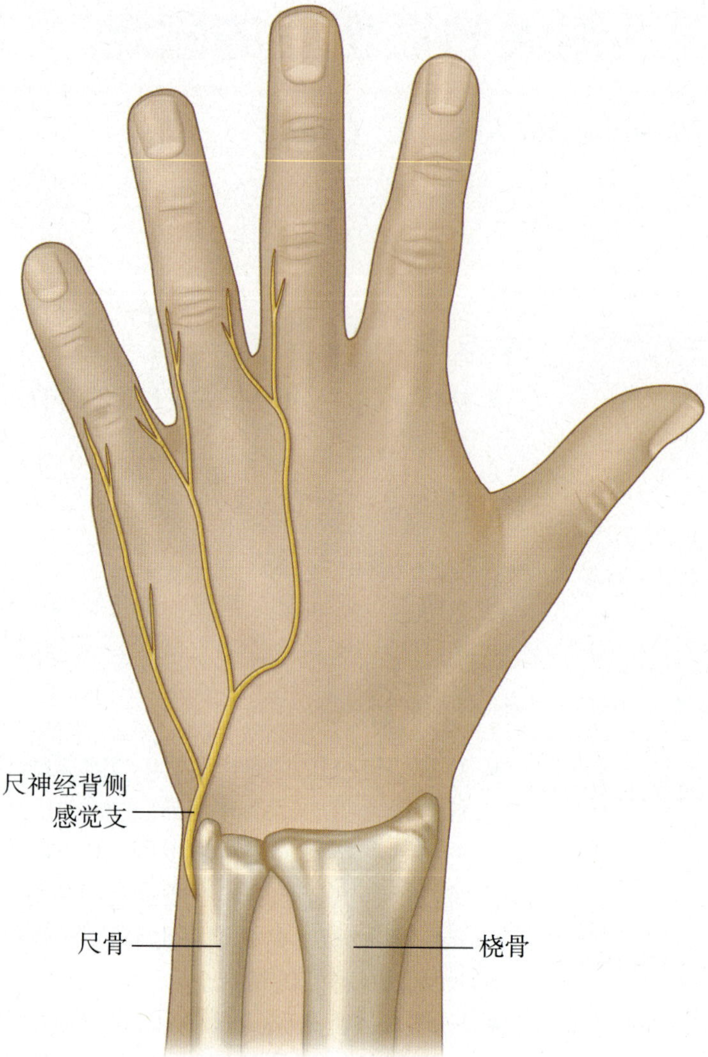

图1

> **手术要点**
>
> - 对于急性DRUJ不稳定合并尺骨茎突较大撕脱骨块，可在解剖复位后使用拉力螺钉固定尺骨茎突骨块。牢固固定允许进行早期主动活动。

手术操作：桡骨远端骨折伴尺骨茎突撕脱的修复

步骤1

- 对一位桡骨远端骨折伴尺骨茎突撕脱的患者（图2A和2B），行切开复位内固定治疗桡骨远端骨折，然后探查不稳定的DRUJ（图3）。

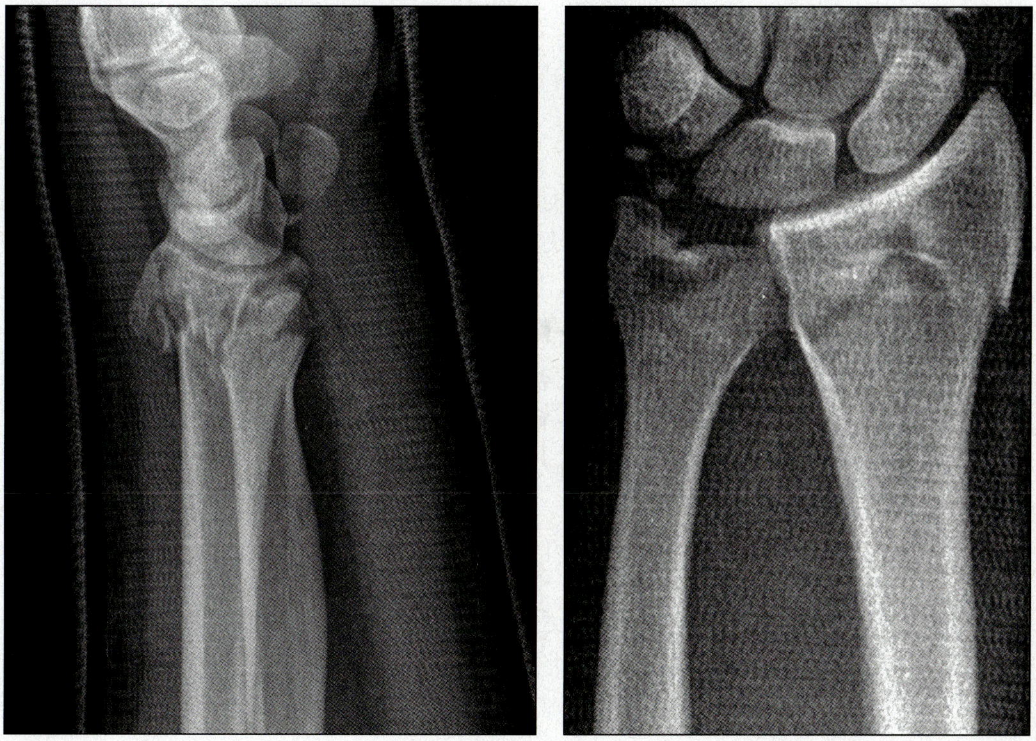

A B

图2

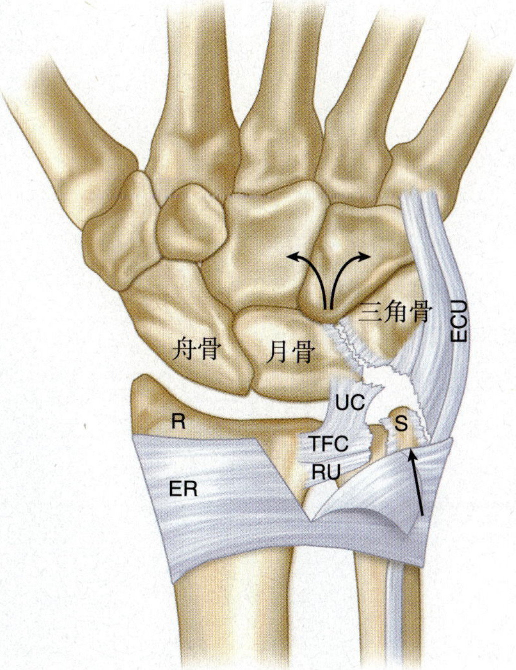

ER：伸肌支持带
RU：尺桡韧带
TFC：三角纤维软骨
R：桡骨
S：尺骨茎突
UC：尺腕韧带
ECU：尺侧腕伸肌腱

图3

手术要点

- 在桡骨远端固定后检查DRUJ的稳定性，作者推荐进行旋后、中立以及旋前位的应力试验，并与健侧进行比较。
- DRUJ骨擦音提示关节不稳定，需要治疗。不同的损伤类型需要不同的治疗方法。

手术要点

- 桡骨远端损伤导致的无尺骨茎突撕脱骨折的单纯TFCC撕裂不多见。TFCC可从尺骨头凹部位撕裂，也可从其桡骨侧的止点撕裂。如果不能确定撕裂位置，关节镜可准确探明损伤部位并指导治疗。一旦桡骨远端骨折复位，被撕脱的软组织有足够的愈合能力，这样可以避免进行急性重建。
- 也可以用不可吸收缝线将撕脱的TFCC缝合至尺侧腕伸肌腱鞘深层以稳定DRUJ。
- 如果乙状切迹未能完全复位，即使牢固修复TFCC也不能稳定DRUJ。乙状切迹良好复位后才能较好容纳尺骨头，以增加DRUJ的稳定性。复位良好的DRUJ可对撕裂的TFCC提供足够的支持，使得TFCC在只采用旋后位夹板制动的情况下也有可能愈合。

步骤2

- 于中立位做DRUJ应力试验，评估其松弛度。

步骤3

- 行尺侧切口，分离开嵌于移位的尺骨茎突和尺骨头凹陷之间的软组织，打开DRUJ。术中发现整个TFCC都从尺骨头凹止点处撕脱。一旦尺骨茎突用螺钉固定，DRUJ就获得足够的稳定性，允许术后早期进行康复治疗（图 4A和4B）。
- 修复尺骨茎突及TFCC后，患者佩戴夹板于腕关节中立位制动两周，然后开始进行帮助下的增加活动度的主动锻炼。

术后护理及预期结果

- 术后体位
  - 使用U形石膏将前臂固定于充分旋后位以稳定DRUJ。充分旋后位还能最大程度地拉伸旋前方肌，防止该肌肉挛缩导致旋前畸形。
  - 如果难以控制患者前臂于最大旋后位，中立位也是可以接受的制动位置。
- 早期康复锻炼和恢复受伤前功能
  - 如果条件允许，早期康复应包括每日进行多次前臂主动活动度的锻炼。同时也包括手指、腕关节、肘关节和肩关节的活动。

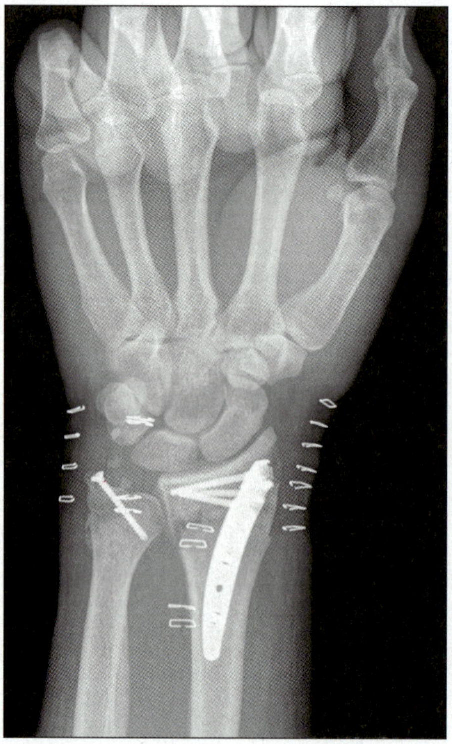

A

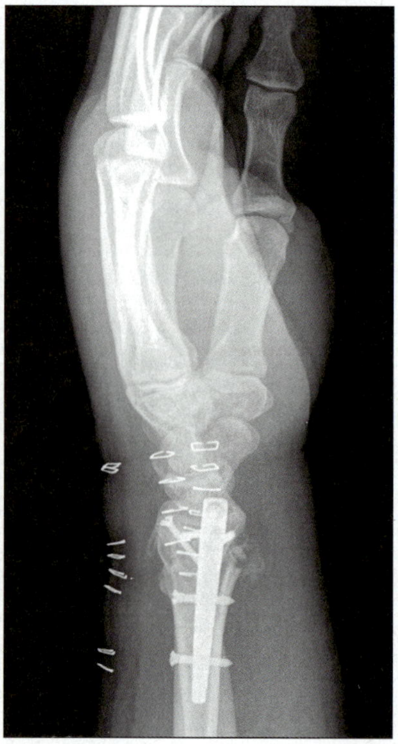

B

图4

- 能否恢复受伤前功能取决于组织愈合情况和患者功能需求。我们通常的经验是韧带损伤所需的愈合至少比良好固定的骨折多50%的时间。这意味着TFCC损伤可能需要12~16周的时间愈合。患者若要恢复高尔夫球、网球、棒球等会对腕关节和前臂产生较大应力的运动，在完全恢复前必须接受细致的指导。

争议

- TFCC的最佳治疗方法存在争议。部分医师推荐缝合TFCC至尺侧腕伸肌腱鞘下层，而另一部分医师则认为缝合TFCC至尺骨头凹的起点更好。治疗方法取决于术者的经验和修复组织的适宜程度。

预期结果

- 尽管DRUJ结构复杂，有时损伤难以及时诊断，但早期发现并修复韧带和骨的损伤，仍可获得功能完全恢复。尽早诊断和适宜治疗是关键。

证据

McAdams TR, Hentz VR. Injury to the dorsal sensory branch of the ulnar nerve in the arthroscopic repair of ulnar-sided triangular fibrocartilage tears using an inside-out technique: a cadaver study. J Hand Surg [Am]. 2002;27:840-4.

使用inside-out技术引入修复三角纤维软骨的缝线时，缝线离尺神经背侧支（感觉支）的距离虽有差异但总体来讲是比较近的。在一些病例中，缝线会从神经两侧通过，缝线打节后即导致神经被结扎。该文指出在缝线打结前应先看到这一重要神经。（Ⅳ级证据）

Nicolaidis SC, Hildreth DH, Lichtman DM. Acute injuries of the distal radioulnar joint. Hand Clin. 2000;16:449-59.

该文作者根据损伤结构和临床发现，将DRUJ/TFCC损伤分为稳定型、部分不稳定型（半脱位）和不稳定型（完全脱位）。通常临床体检和平片检查完全可以诊断这类损伤，但轴位CT扫描具有诊断特异性。诊断性关节镜检查是检查稳定型和部分非稳定型的另一个必要检查。在复杂损伤病例中，处理合并损伤后需对DRUJ进行探查，抽出嵌在其间的组织，修复软组织。如果存在移位的尺骨茎突骨折，进行切开复位内固定。尽早诊断和适当治疗急性DRUJ损伤对于避免进展至慢性DRUJ损伤很关键。（Ⅴ级证据）

14 Suave-Kapandji关节融合术治疗桡尺远侧关节炎

Matthew D. Putnam and Kevin C. Chung

注意事项

- 桡骨远端骨折畸形愈合会导致DRUJ关节面不匹配
- DRUJ未完全复位
- DRUJ不稳定

争议

DRUJ关节面尚完整时，可选择以下方法治疗：
- 修复三角纤维软骨复合体（TFCC）或韧带重建。
- 尺骨头切除。
- 假体重建（有争议）。

其他治疗方法

- 以下情况时，有可能保留DRUJ:
  - 尺骨头和乙状切迹都没有关节面形态的改变，和
  - 稳定结构（TFCC）可以直接修复或
  - 稳定结构（TFCC）完好，主要问题是由于关节外骨折畸形愈合导致的桡尺远侧关节失去正常解剖对合。
- 如果关节面完好，可以考虑重建TFCC。可通过在桡骨和尺骨远端缠绕自体或异体肌腱重建TFCC对桡尺远侧的稳定作用。

适应证

- 桡尺远侧关节（DRUJ）关节炎

临床检查/影像学检查

- 体检
  - 视诊可见DRUJ半脱位。
  - DRUJ受到应力时显著疼痛。
  - 由于DRUJ病变前臂旋转活动受限。
- 必需的影像学资料
  - 腕关节后前位、斜位和侧位平片。
- 其他有价值的影像：DRUJ的CT扫描或MRI能更好地显示DRUJ关节面和关节完整性。

外科解剖

- 乙状切迹的位置改变会影响DRUJ的正常对合关系。常见的导致DRUJ对合不佳的原因是外伤导致桡骨长度相对尺骨发生改变。尽管关节形态和桡尺骨的相对长度个体间有变异，但桡尺远侧关节形成较好的匹配关系才能获得正常的功能。显著的桡尺远侧关节不匹配平片即可显示，但CT或MRI能更好地显示骨与关节的形态，以及TFCC位于尺骨头凹的止点的情况。
- 进行腕尺侧切口显露或尺侧腕关节镜入路时可能会损伤尺神经背支。沿着尺骨头方向的尺侧腕伸肌腱腱鞘有稳定尺骨头的作用。在进行关节镜或切开手术修复TFCC损伤时需要打开该腱鞘并牵开尺侧腕伸肌腱。

体位

- 在上臂较高位置绑缚止血带或用手术台上无菌止血带。

手术操作：Suave-Kapandji手术

- 患者为50岁的学校教师，类风湿性关节炎导致左手中、环和小指伸肌腱断裂（图 1A 和 1B）。她主诉腕关节在旋前和旋后时疼痛。平片显示DRUJ关节炎症性改变，尺骨远端背侧半脱位（图2A, 2B和 2C）。受侵蚀的尺骨远端导致伸肌腱发生磨损断裂。

其他治疗方法—续

- 通过切除手术改善前臂旋转功能
  - Suave-Kapandji 关节融合术是作者推荐的对桡尺远侧不稳定合并关节炎改变时选择的手术。该术式的优点是在获得旋转时也保留了稳定性。该术式也可用于治疗某些DRUJ不稳定但不合并关节炎改变的患者，如DRUJ重建手术失败的病例，或因慢性不稳定而难以进行肌腱缠绕重建韧带手术的患者。
  - 切除尺骨头的Darrach手术。
  - 切除尺骨头后进行假体置换（即切除尺骨头或尺骨颈的人工关节置换）。

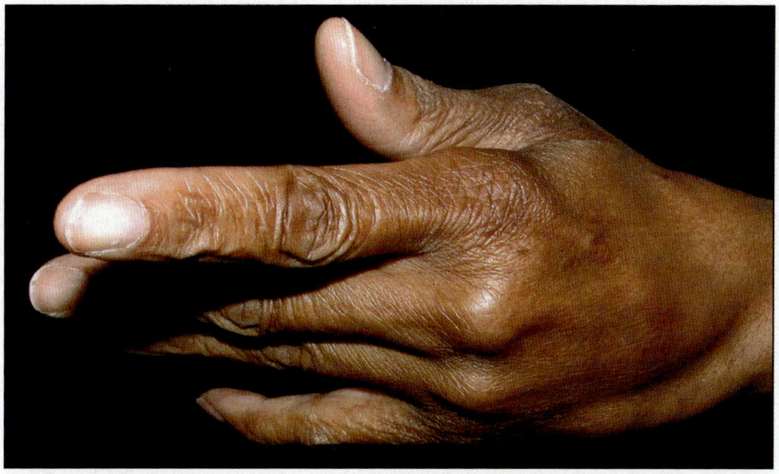

A

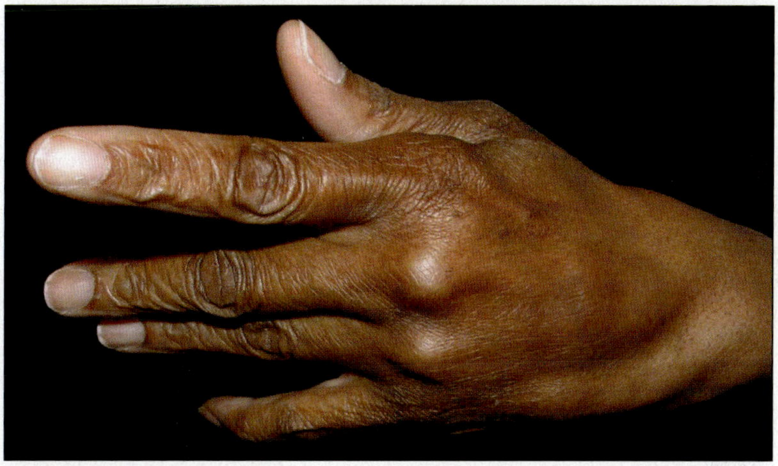

B

图1

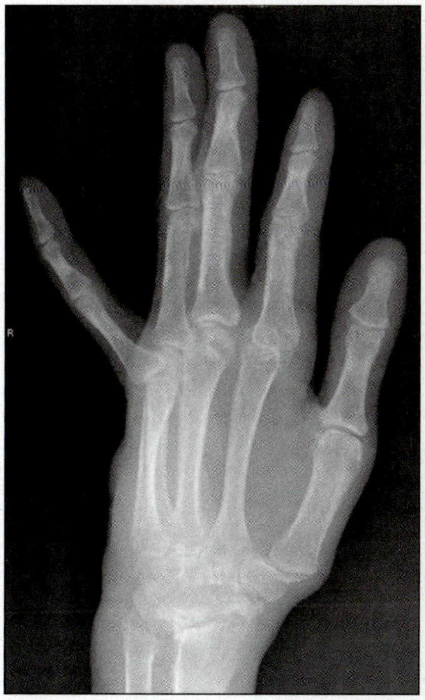

A

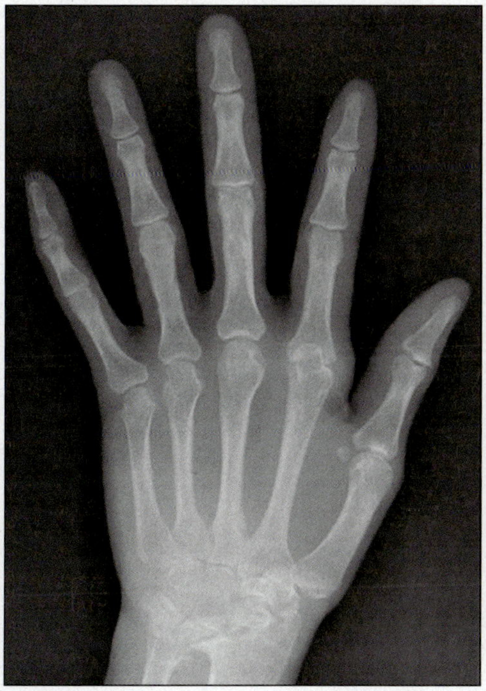

B

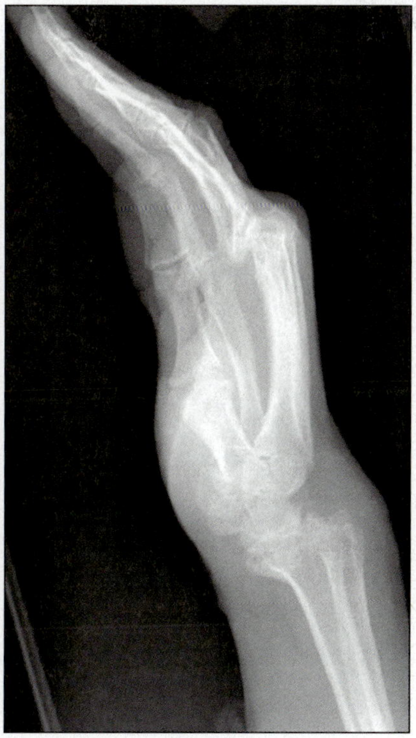

C

图2

手术要点

- 部分保留旋前方肌在尺骨近侧残端的附着有利于维持残端的稳定性。

注意事项

- 对于类风湿患者要慎重考虑选择Darrach手术。因为如果腕关节没有自发融合，会发生腕尺侧移位。对于骨性关节炎的患者则不用对此太多考虑，因为这类患者的腕关节韧带往往较强韧，足以保持腕关节位置而较少发生腕尺侧移位。

- 对该患者采用伸肌腱重建和Suave-Kapandji手术。由于腕关节松弛，Darrach手术可能会因为失去尺骨头的支持而导致腕尺侧移位。这是一个对于类风湿患者需要特别考虑的问题，因为该类患者往往存在关节韧带强度的减弱。
- Suave-Kapandji手术可选择在尺骨远端表面的弧形切口。必须找到并保护尺神经背支。对该例患者，选择腕背侧切口进行显露，以利于进行充分的背侧滑膜切除、肌腱移位以及Suave-Kapandji手术（图3）。术中在第四伸肌间室内见到较多增生肥厚的滑膜组织。
- 如图4所示，Freer 骨膜剥离器所指的是断裂的伸肌腱的远断端。示指固有伸肌腱移位修复环、小指伸肌腱；断裂的中指伸肌腱远端编织缝合于示指指总伸肌腱（图 5）。

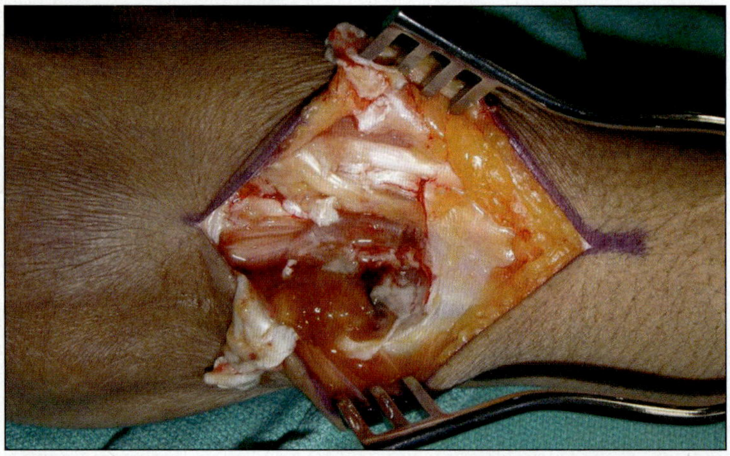

图3

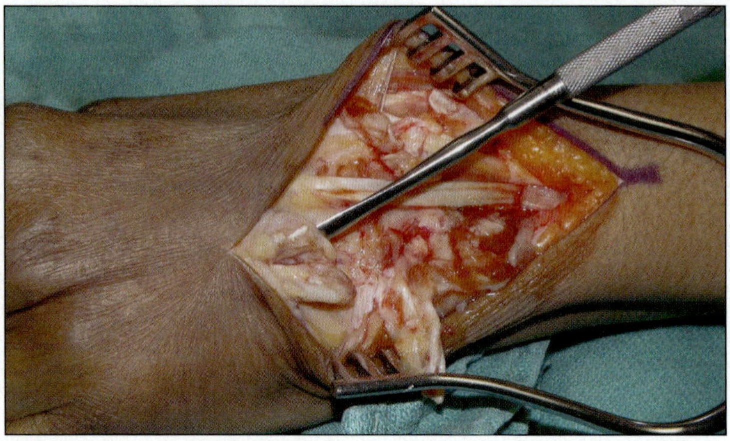

图4

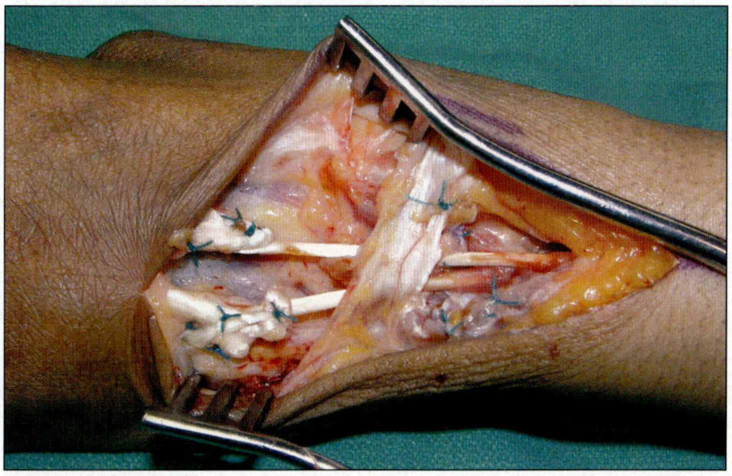

图5

手术要点

- 尽可能恢复DRUJ的最佳对合关系。
- 要确保在平片上尺骨远端骨块的轴线与桡骨的轴线平行。
- 要稳定尺骨的近侧残端。作者倾向于用尺侧腕伸肌一半腱束。

注意事项

- 桡尺骨远端关节面未达到处于同一水平的要求。

对DRUJ的处理

- 有些医生认为对类风湿患者没必要处理桡尺远侧关节，因为仅通过制动该关节就可能自发融合。但是为了保证获得融合，我们仍建议对所有患者都应看到关节面并对关节面进行处理。
  - 在乙状切迹以近从尺骨切除1cm长的圆片。清除DRUJ的软骨面，直到看到软骨下点状出血。用一根克氏针临时固定尺桡骨远端，在透视下检查尺桡骨力线和位置。
  - 加压固定DRUJ，切除的骨块制成小块作为骨移植物置于DRUJ周围。避免把移植骨块放到DRUJ关节内因其可阻挡复位或导致融合骨面间距离加大，延缓愈合过程。
- 用克氏针融合当然是可接受的，但我们更倾向于使用加压螺钉以提供更坚强的固定效果。可用3.5mm的螺钉或无螺帽螺钉进行内固定。必要时，可经皮再置入一枚克氏针短期临时固定以防止尺骨远端骨块发生旋转。术后3周时这枚克氏针可于门诊拔除。

器械/植入物

- 需要电钻打孔制备尺侧腕伸肌一半腱束穿过尺骨近侧残端远侧的通道。
- 用有螺帽或无螺帽的3.5mm螺钉把尺骨远端固定于桡骨远端。
- 需要有一台迷你C形臂透视机。
- 加压螺钉固定系统
- 防旋转的钢针

稳定尺骨近侧残端

- Suave-Kapandji关节融合术的目的是获得无痛、稳定的前臂旋转功能。术后在尺骨截骨部位形成的纤维性假关节可能并不稳定。在术中手术者要评估尺骨远、近残端在臂旋转时的稳定性。术中如果发现尺骨两残端很容易发生偏移，则需要用尺侧腕伸肌腱进行悬吊。该操作包括以下步骤：
  - 将尺骨头稳定固定于桡骨（通常是使用一颗无螺帽螺钉和一根克氏针）
  - 用尺侧腕伸肌腱的一半腱束悬吊尺骨近侧残端。从尺侧腕伸肌腱近端劈开，使其远端部分完整，穿过尺骨近侧残端编织缝合（图6）。

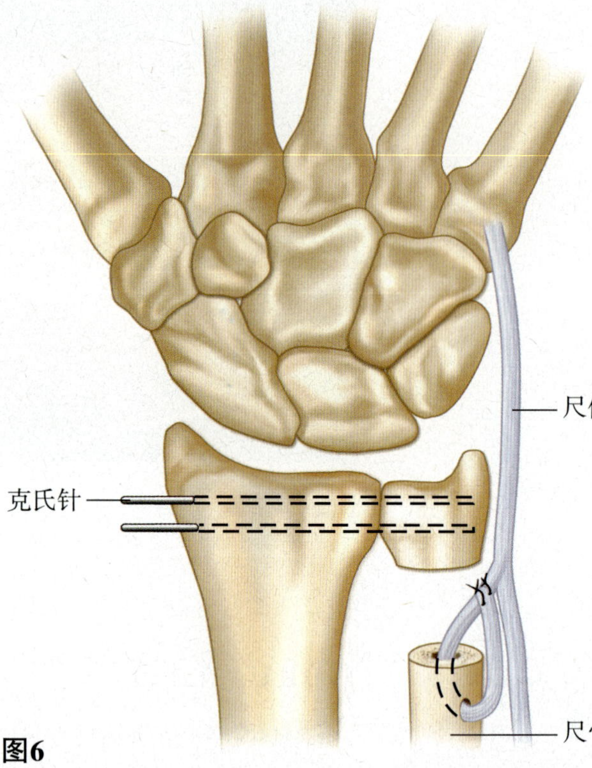

图6

手术要点

- 在尺骨近侧残端编织缝合尺侧腕伸肌腱是有技巧的。这一部位的骨质通常不佳，容易造成骨折劈裂肌腱脱出。采用不同大小的钻头，逐渐增加从近端到远端的角度，最终钻出孔道。我们倾向于将肌腱从尺骨近侧残端的远侧髓腔穿入，从背后侧皮质穿出；然后将肌腱与自身在远侧用不可吸收的缝线缝合（通常是在截骨部位缝合）。

手术操作：书架式关节成形术

- 我们一位作者（KC Chung）倾向于采用Masada提出的书架式关节成形术 （Fujita等，2006）。从尺骨远端以近30mm位置进行斜行截骨 （图 7）。 取出尺骨远端，旋转90度，使近侧面正对乙状切迹（图 8A和 8B）。
- 用磨钻在乙状切迹钻出一个适合尺骨远端骨块的孔道，把尺骨插入该孔道（图9A和 9B）。这种方法加大了骨接触面，从而能增加融合率，尤其适合那些尺骨远端骨质不佳的患者。这种方法能在腕尺侧形成一个书架样的结构，理论上能对腕尺侧提供更好的支撑。
- 无螺帽螺钉能提供坚强的固定。

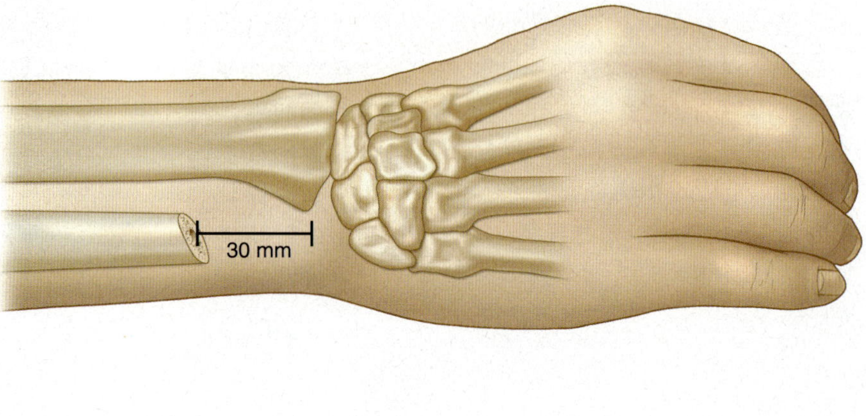

图7

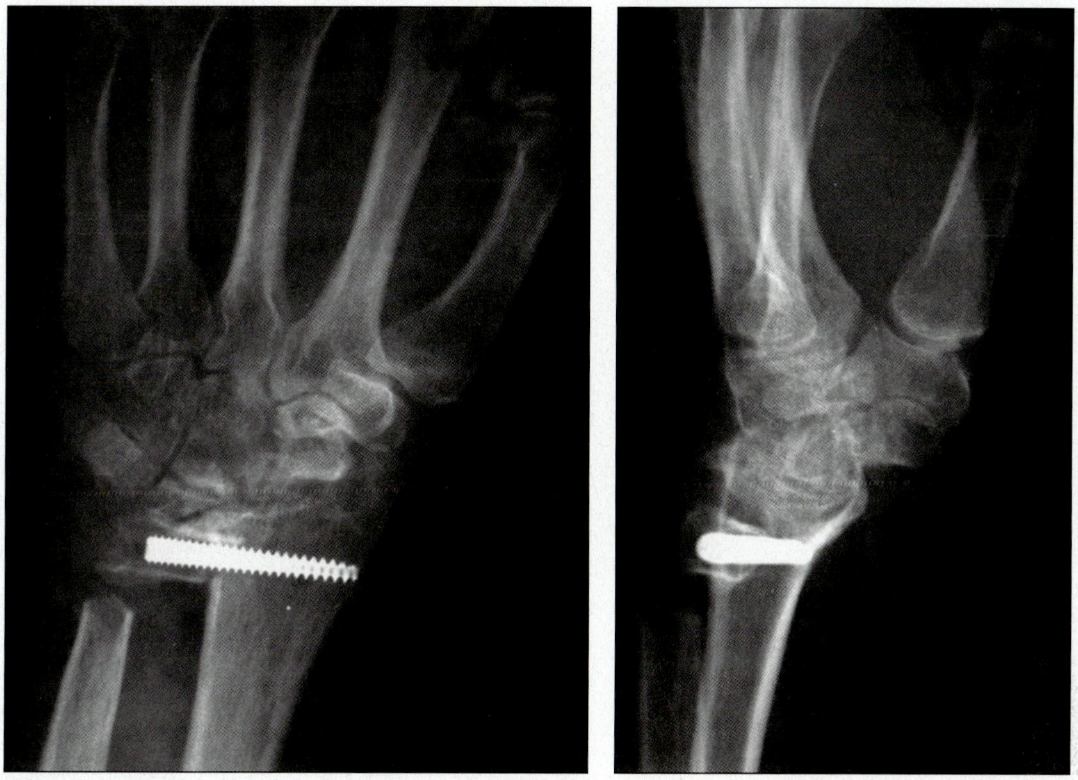
A B

图8

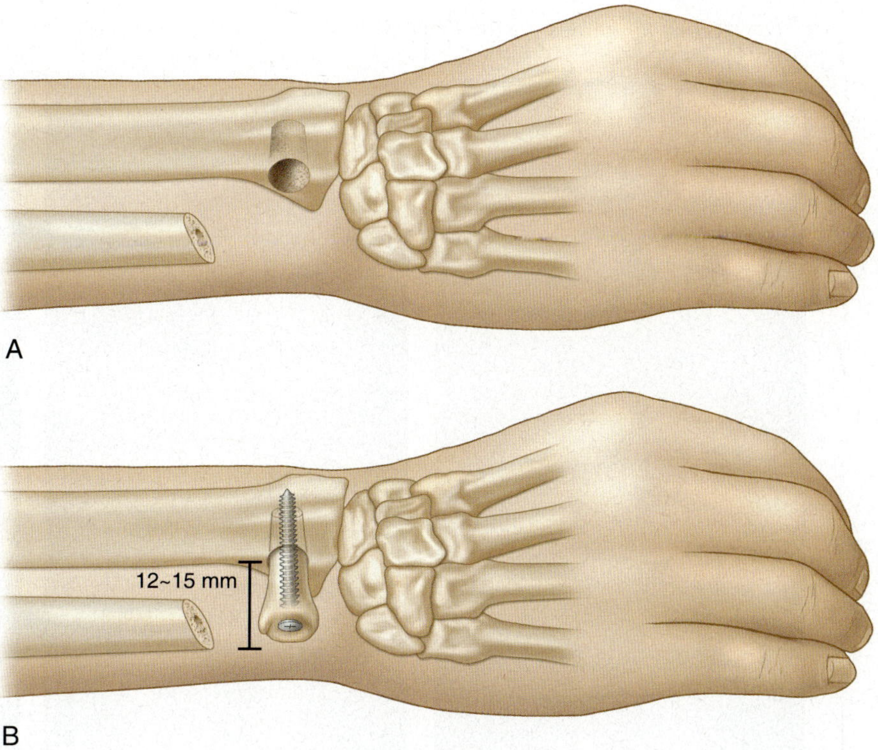

A B

图9

术后护理及预期结果

- 术后体位和早期锻炼
  - 术后我们将前臂置于旋转中立位，用过肘的夹板固定7～10天。这期间手指和肩关节可以活动。
  - 术后 7～10天时，依从性较好的患者可以佩戴一个可拆卸的夹板以利于患者沐浴，同时开始进行前臂主动和被动的旋转活动锻炼，一天四次。旋转锻炼可减少异位骨化形成从而导致旋转受限的几率。
- 中期锻炼（术后6～8周）
  - 当切口愈合、组织消肿后，患者可以开始进行握力锻炼。但术后12周之前不能进行抗阻力的旋转活动。
  - 握力锻炼常常在影像学还没有形成完全的骨性愈合时就可开始进行（图 10A、10B和 10C），但前提是术中能获得坚强的固定。
- 晚期锻炼
  - 在影像学出现明确的骨性愈合以及较好地恢复握力之后，可开始进行旋转力量的锻炼。

手术要点

- 根据患者的依从性决定是否适合该手术是很重要的。那些不能配合进行术后保护性功能锻炼的患者就不太适合进行该手术。

预期结果（图11A、11B、12A、12B和12C）

- 预期术后患者可达到：
  - 恢复50%的前臂旋转
  - 足够的从事体育活动的力量（包括高尔夫球、篮球等）
  - 疼痛轻微（很难达到无痛）
  - 疗效持久

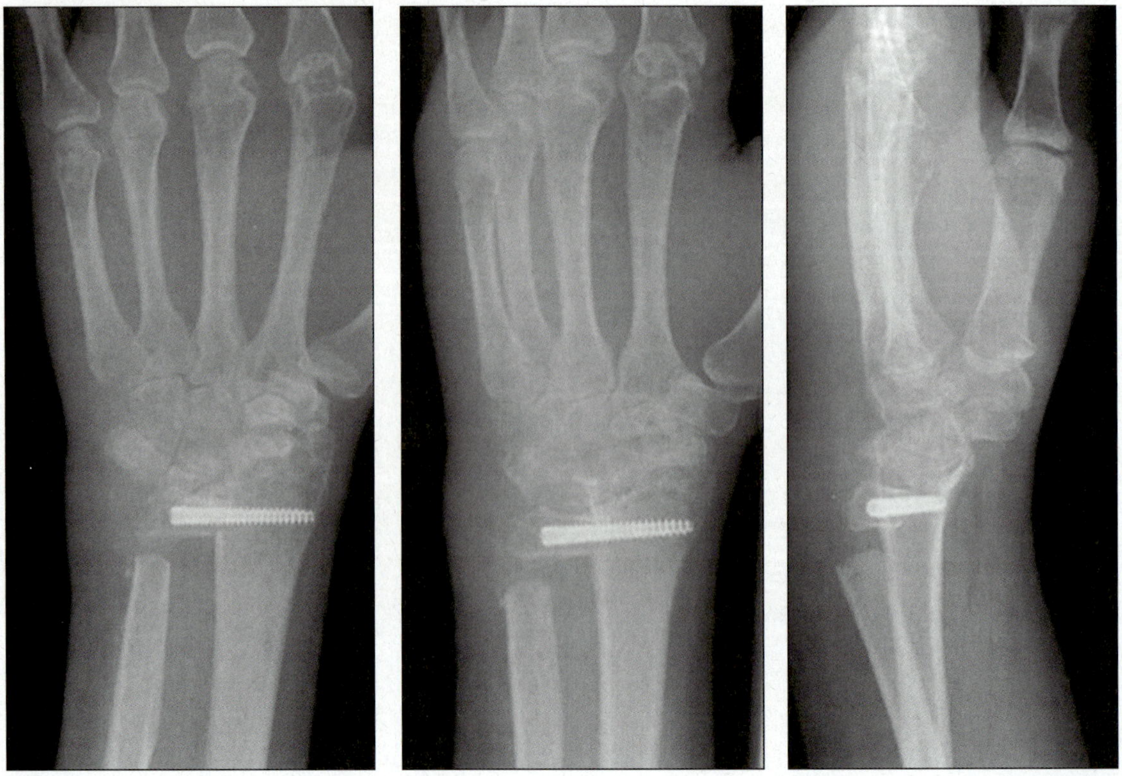

图10

A　B　C

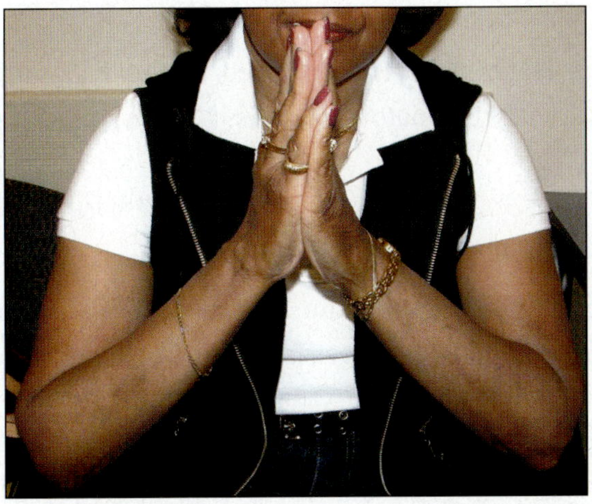
A

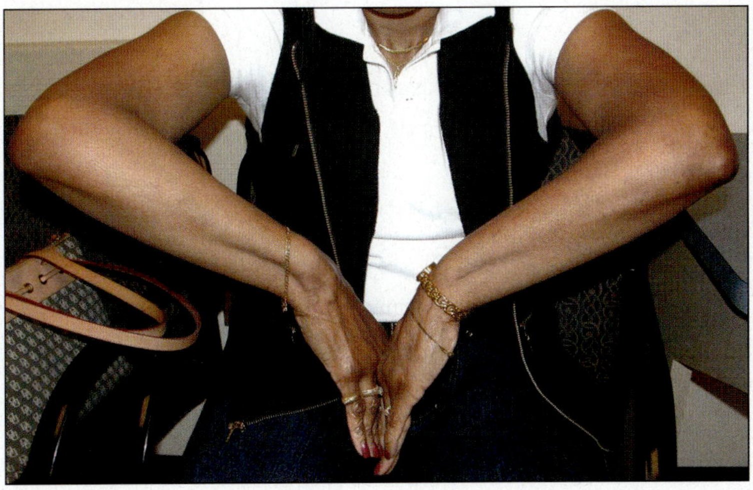
B

图11

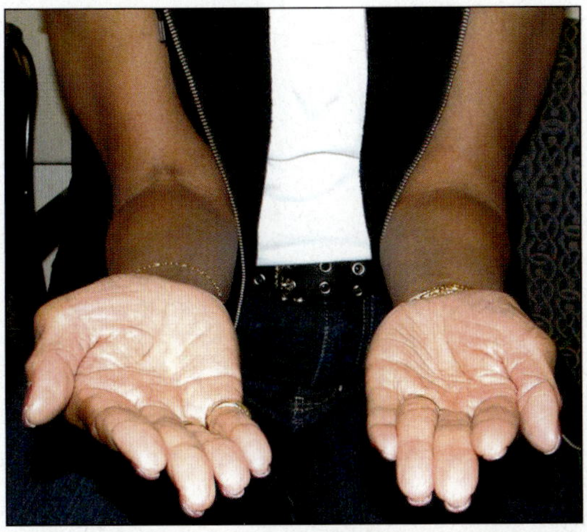
A

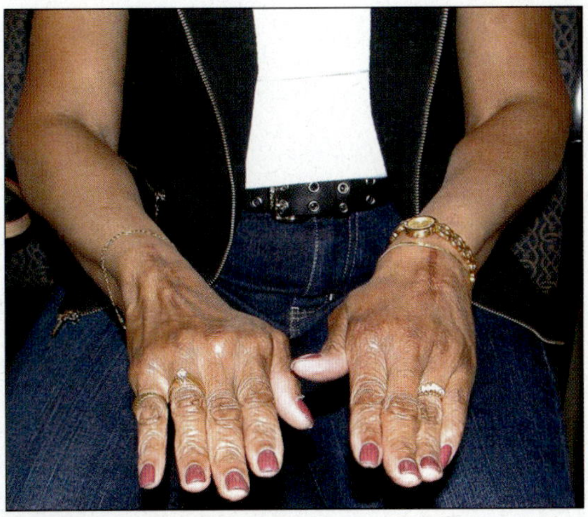
B

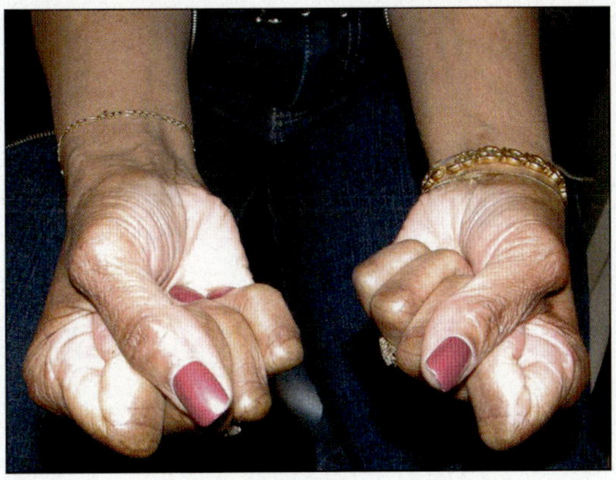
C

图12

证据

Fujita S, Masada K, Takeuchi E, Yasuda M, Komatsubara Y, Hashimoto H. Modified Sauvé-Kapandji procedure for disorders of the distal radioulnar joint in patients with rheumatoid arthritis. J Bone Joint Surg [Am]. 2006;88:24-8.

这篇文章描述了在本章节中提到的这种创新性的进行DRUJ融合的术式。将切下的尺骨远端插入桡骨远端的孔道内，形成书架式结构，大大增加了骨的接触面积，确保了融合的成功率。（Ⅳ级证据）

Kobayashi A, Futami T, Tadano I, Fujita M, Watanabe T, Moriguchi T. Radiographic comparative evaluation of the Sauve-Kapandji procedure and the Darrach procedure for rheumatoid wrist reconstruction. Mod Rheumatol. 2005;15:187-90.

这是一个回顾性的研究，对Suave-Kapandji 手术和 Darrach手术的影像学结果进行了比较。每组13例患者。两组间的平均腕骨高度的比较没有显著差异。文章作者得出结论，这两组间的影像学结果没有显著差异。（Ⅲ级证据）

15 急性舟月韧带损伤的重建

Thomas R. Hunt III

注意事项

- 要注意那些在慢性韧带薄弱的基础上发生的急性舟月韧带断裂患者，特别是痛风、假痛风以及类似疾病的患者。术前前后位X线平片显示（图1）一名假痛风患者的舟月韧带和三角纤维软骨钙化，舟月韧带撕裂属于在慢性疾患基础上的急性撕裂。该患者不适合接受舟月韧带修复或重建术。
- 要注意在慢性韧带薄弱基础上的舟月韧带急性撕裂。
- 要注意以下几类情况的亚急性舟月韧带撕裂：高龄、内科情况不佳、显著的中间体背伸不稳定（DISI）或残留韧带状况不佳。
- 要注意依从性很差的舟月韧带断裂患者。

争议

- 对于60岁以上患者，是否应该选择其他“补救”手术如近排腕骨切除术，而不是韧带修复或重建手术
- 是否需要用关节囊固定术或肌腱固定术，对修复的舟月韧带提供进一步的支持
- 对急性舟月韧带“部分”撕裂的治疗
- 对舟月韧带严重薄弱和功能不全，但大体上纤维仍然完整的病例的治疗

适应证

- 舟月韧带完全断裂<6周（急性）。
- 舟月韧带完全断裂>6周，但<12周（亚急性），手术时残留的韧带状况良好，患者健康和营养状况良好。这类亚急性断裂可以当作急性断裂进行治疗。

临床检查/影像学检查

- MRI的价值在于可发现可能影响手术效果的其他损伤和疾患。
  - 评估月三角韧带（LTL）和背侧桡腕韧带。如果这两个结构有损伤，舟月韧带重建术后，会出现中间体掌屈不稳定（VISI）。如图2A的MRI检查显示舟月韧带断裂伴月三角韧带部分损伤。在进行舟月韧带重建时，直视下观察及触诊检查月三角背侧韧带结构尚完整。手术矫正DISI畸形并重建舟月韧带，部分月三角韧带损伤未进行处理，术后7周侧位X线平片显示出现VISI畸形（图 2B）。
  - 评估舟月间隙的次要韧带支持结构。
  - 显示舟月韧带损伤的一些特征性表现，例如撕脱骨折导致的韧带失效，可以通过骨折复位的方法直接修复韧带。
  - 评估软骨面和关节周围结构，是否存在关节炎改变和游离体。
- 术前或术中透视是探查腕尺侧不稳定和评估舟月不稳定程度的有效方法，并有助于了解次要韧带支持结构的完整性。透视还有助于评估腕骨活动度以及纠正DISI畸形的可能性。
- 健侧腕关节的前后位、侧位和斜位X线平片可作为手术中恢复腕骨间角度的参考标准。

其他治疗方法

- 除了直接修复舟月韧带，也常采用其他一些操作以增加稳定性，如腕骨间韧带移位或拉近、关节囊固定术或肌腱固定术。

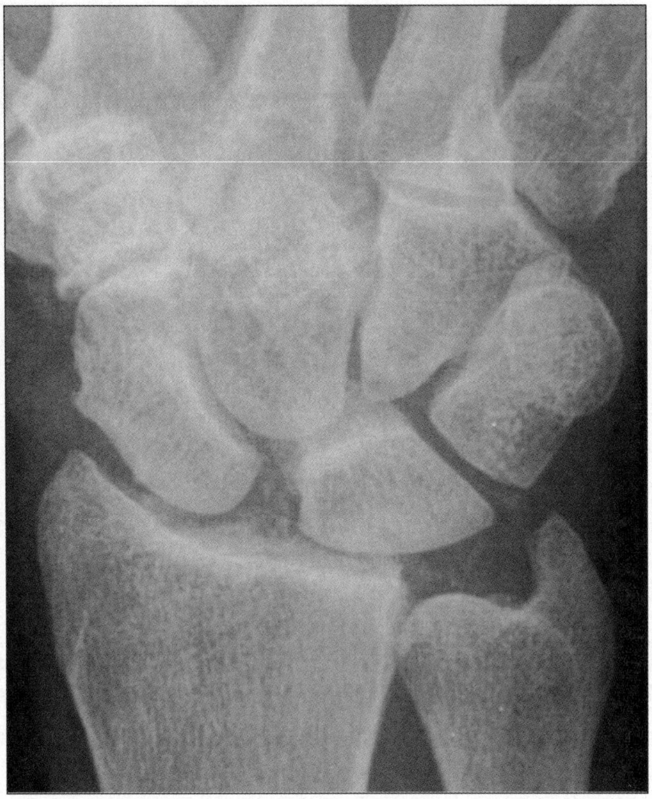

图1

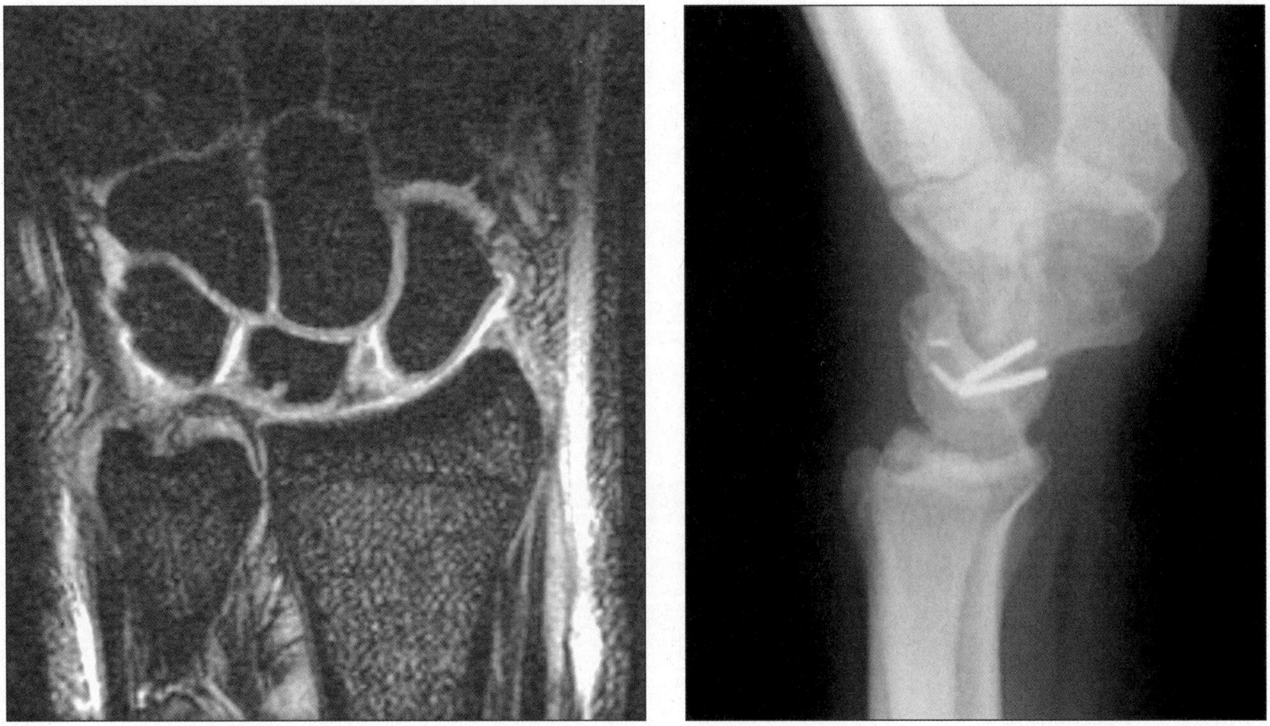

A

B

图2

外科解剖

- 伸肌支持带
- 拇长伸肌和指总伸肌
- 背侧腕关节囊
- 背侧桡腕韧带
- 背侧腕骨间韧带
- 月三角韧带
- 骨间后神经
- 舟骨、月骨和头状骨
- 桡侧腕长伸肌和桡侧腕短伸肌
- 桡侧腕屈肌
- 舟月韧带的掌侧、近侧和背侧部（图3）

体位

- 患者仰卧，上肢外展90°置于连接于手术台肩部的手术桌上。
- 手术灯置于腕部手术标准位置，即与上肢轴线平行，近端和远端各置一灯。
- 上肢近端使用止血带，并用防水的手术单于术区分隔开。
- 铺手术单使上肢处于无菌和可自由活动的状态。

入路/显露

- 腕背侧行纵向3 cm长切口，近端从Lister结节（图4中的空心圈）水平开始，切口向远侧延伸时经过位于第三和第四伸肌间室之间的关节镜3-4入口（图4实心圈）的部位。切口的近侧比较靠近拇长伸肌腱（图4中的曲线），必须注意予以保护。

手术要点

- 切开关节囊时，先使用齿镊提起关节囊使其与下方的腕骨分开。
- 从关节囊切口内伸入Freer小骨膜剥离器，以辅助进行解剖结构的辨认和进一步的显露。

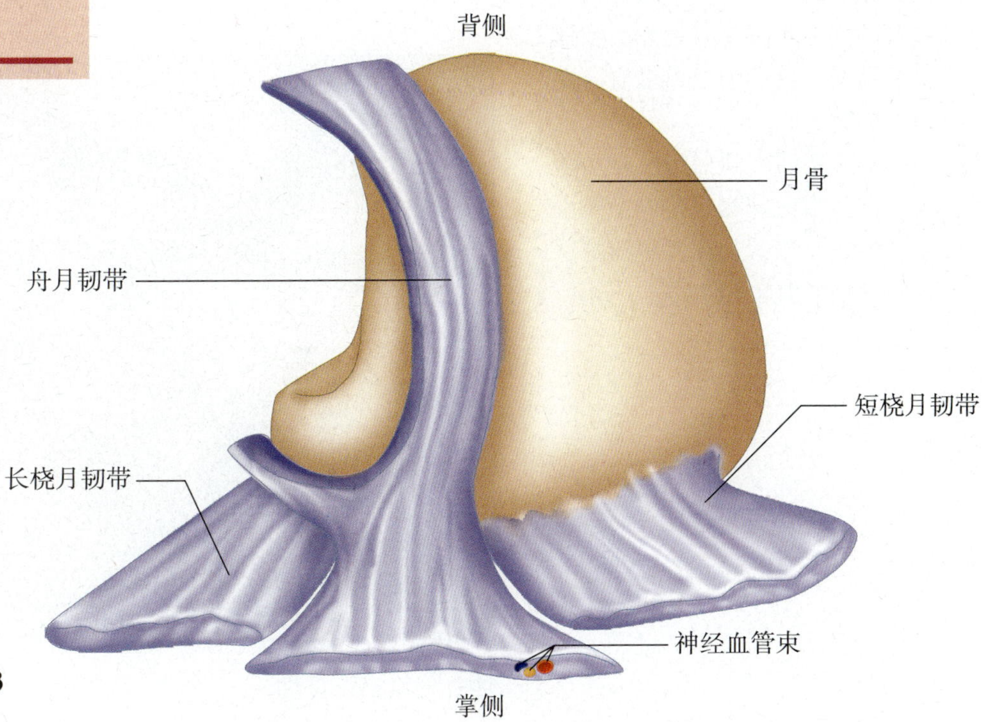

图3

注意事项

- 在切开关节囊时注意避免切到腕骨间背侧韧带。
- 在切开关节囊时注意避免完全切断桡腕背侧韧带。
- 在切开关节囊时注意保护下方的软骨面。
- 在拇长伸肌腱绕过Lister结节向桡侧走行的部分损伤的风险较大。
- 尽可能避免直接显露伸肌腱。
- 在显露舟骨时，注意避免损伤从背侧嵴进入的血管。
- 确定已完全清除关节内所有游离的骨块和组织。

争议

- 部分医师推荐采用以桡侧为蒂的所谓的“保存关节囊”切口，即打开关节囊的切口沿背侧桡腕韧带和腕骨间韧带的走行方向延伸。尽管这种切口有其优点，但如果稍后想利用腕关节囊或背侧腕骨间韧带作为舟月间隙的辅助稳定结构，这种切口可能有一定负面影响。
- 是否常规切除骨间后神经存在争议，但许多医师相信这样能减少腕部疼痛，尽管目前尚不清楚这样做是否会引起其他问题。

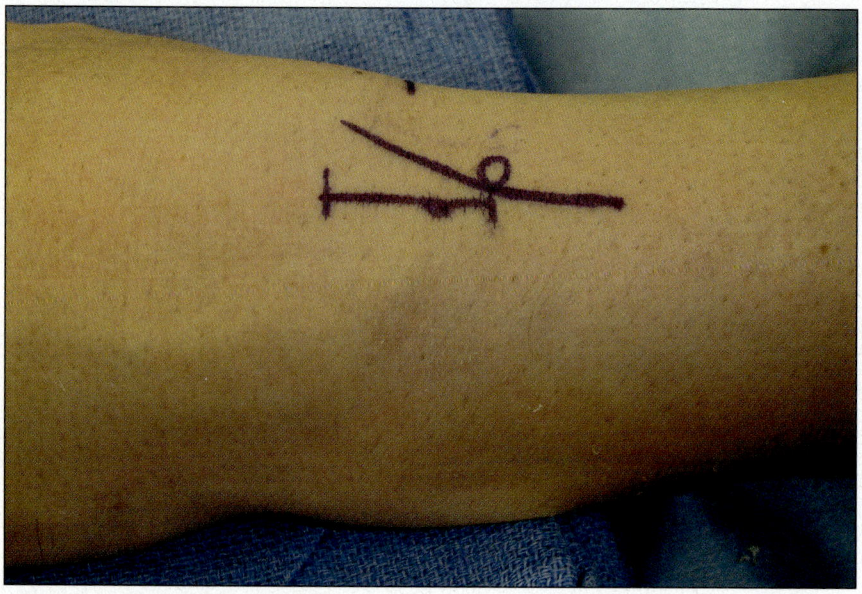

图4

- 沿至示指的指总伸肌腱桡侧缘切开伸肌支持带，用拉钩向尺侧牵开伸肌腱。
- 骨间后神经最远端的部分位于第四伸肌间室桡侧底面。烧灼其伴行的血管，切除一段神经。
- 在助手协助下，使用2个齿镊向上拉起关节囊，使其与下面的腕骨分开。于可看到的背侧腕骨间韧带近侧纵向切开关节囊（图5）。通常需要切开部分背侧桡腕韧带，但最后要将其修复。
- 从关节囊切口内伸入Freer小骨膜剥离器，以辅助进行解剖结构的定位。这样有助于安全地完成关节囊切开。

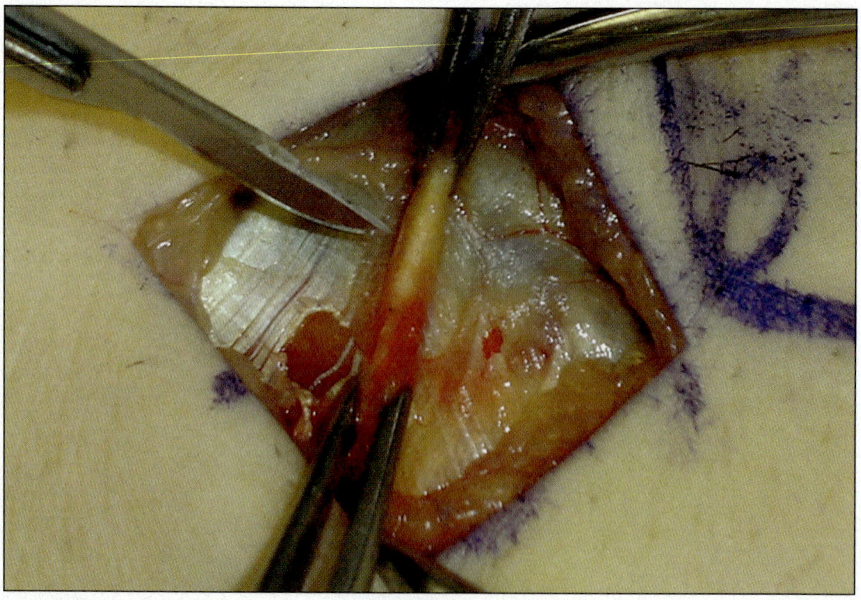

图5

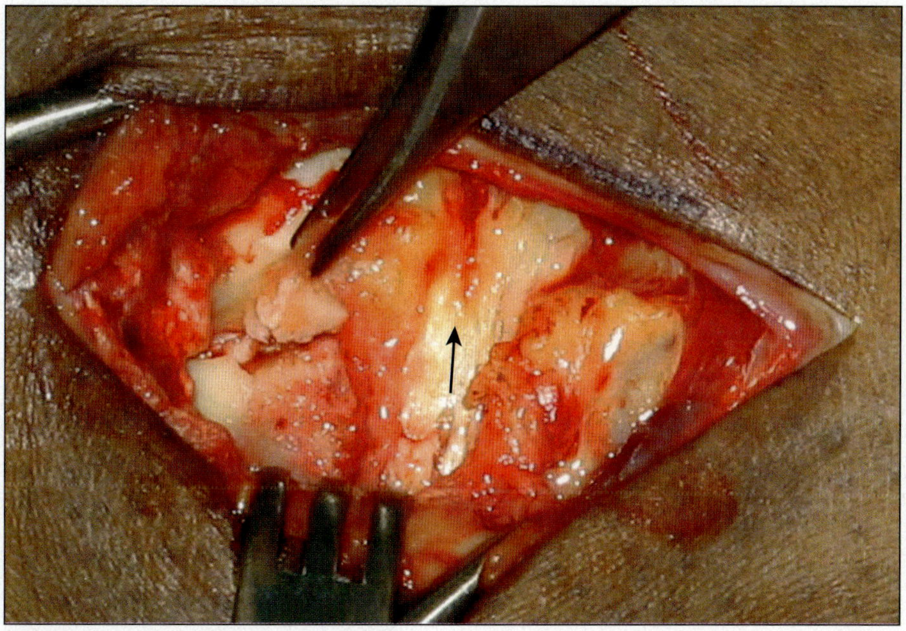

图6

■ 将背侧关节囊提起，与腕骨分开，探明和保护背侧腕骨间韧带的走行位置（图6箭头所示）和断裂的舟月骨韧带的位置。最常见舟月骨韧带撕裂情况是从舟骨止点处撕裂，韧带残端与月骨相连。图6所示的患者的舟月韧带（镊子提起的结构）是从月骨附着处撕脱的。
■ 用Freer小骨膜剥离器探明背侧月三角韧带的完整性。
■ 评估舟月韧带和周围软骨面的情况，用咬骨钳或手术刀去除松弛或失活的组织。

手术操作

步骤1

■ 用两枚1.1mm克氏针作为“游戏操纵杆”，分别从背侧在距舟月关节约3～5mm处置入舟骨和月骨，克氏针平行于舟月关节并位于关节中部水平。舟骨克氏针指向近侧，月骨克氏针指向远侧（图7）。
■ 操纵两根克氏针至与桡骨长轴垂直的位置时，就可将舟骨背伸、月骨掌屈，以纠正DISI畸形，复位舟月关节。术中可见舟骨和月骨对合良好。
■ 沿作为操纵杆的克氏针滑入牵引/加压装置以保持腕骨力线。

步骤2

■ 用牵开装置撑开舟月间隙。
■ 使用小刮匙或咬骨钳处理舟月韧带位于舟骨（或月骨，如本病例所示）的附丽，直至骨质渗血。
■ 定位舟月韧带残端最强韧部分所对应的对侧骨质，置入2～3个

手术要点

- 在置入操纵腕骨复位的克氏针时，置入角度要适合，以避免在将克氏针聚拢时力线矫正过度或不足。
- 确保克氏针平行于舟月关节，固定可靠。这样在稍后使用加压装置时能获得最大的压缩力。

器械/植入物

- 2根1.1mm的光滑克氏针
- 把持克氏针的电钻
- 牵引/加压装置（Stryker公司）

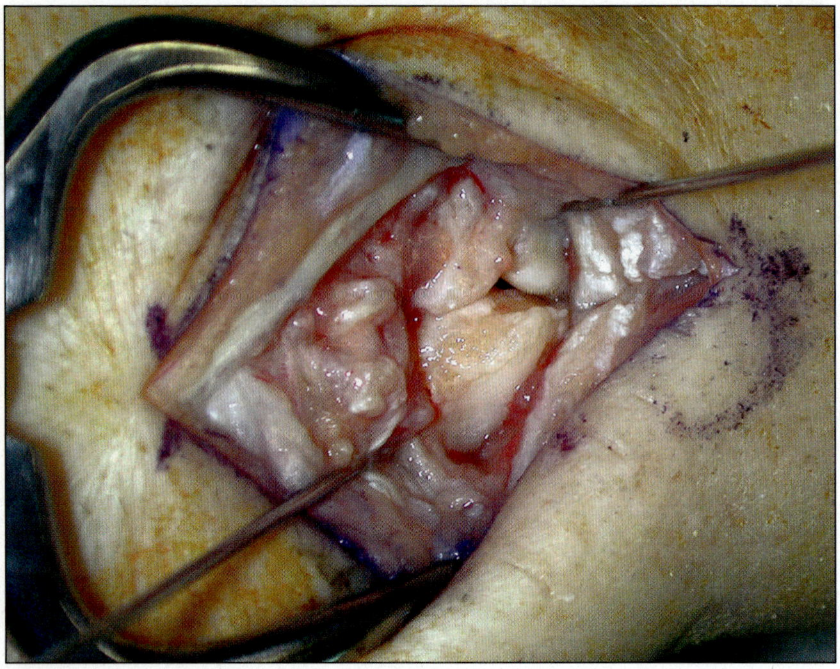

图7

2.0mm或更小的缝合锚。可在舟骨稍微再偏桡侧和背侧的部位置入一个缝合锚，用作背侧腕骨间韧带近侧移位或移植的固定点。

- 通过腕部桡侧的小切口，于舟骨水平进行分离显露，然后置入两根1.5mm克氏针至舟骨，准备稍后固定舟月间隙。如有需要，在舟骨稍远侧再置入一根指向头状骨的1.5mm克氏针。

手术要点

- 考虑将缝合锚自带的缝线更换为更粗或强度更大的缝合线，以免在打结时拉断缝线。
- 牵引/加压装置有助于保持对DISI畸形的矫正，并可同时撑开舟骨和月骨，利于对韧带附着部位进行清理，并且便于置入缝合锚。
- 可采用桡侧小切口置入舟月骨间和舟头骨间克氏针，并注意使用导向器以防止置入克氏针时损伤桡神经感觉支。
- 为了增强固定效果并避开缝合锚的位置，一根舟月骨间克氏针置于月骨掌侧1/3与中1/3交界处，另一根置于月骨中1/3与背侧1/3交界处。

注意事项

- 避免将缝合锚或其金属部分插入或过于邻近覆盖桡腕关节和腕中关节的软骨。
- 尽量避免使用可吸收材料的缝合锚，因为其降解产物可能对局部组织产生影响。
- 置入克氏针时尽量减少穿针次数。多次尝试会导致固定不佳，并会增加舟骨近极缺血坏死的风险。
- 经皮放置克氏针有损伤桡神经感觉支的危险。
- 舟骨与头状骨间的克氏针有发生位移的倾向，而且造成针道感染的几率最大。因此仅在有明显不稳定和术前显示明显DISI畸形的情况下使用。

器械/植入物

- 小刮匙和咬骨钳
- 2.0 FibreWire缝合线
- Mitek迷你型和微型缝合锚
- 1.5mm光滑克氏针
- 带有无菌包套的迷你C形臂透视机

争议

- 部分医师提倡用舟骨骨隧道代替缝合锚。从舟骨近极创建骨隧道，将从舟骨附着部位撕脱的舟月韧带重新插入骨质固定（图 8A和8B）。
- 克氏针可以逆行方式，即先从尺侧到桡侧的方向逆行置入，复位后再顺行推进穿过舟月关节。
- 有时推荐使用更细但更多的克氏针。
- 尽管通常需要置入舟骨与头状骨间的克氏针，但有时因为次要稳定结构完整因而DISI畸形轻微时，舟骨与头状骨之间也可以不穿针。

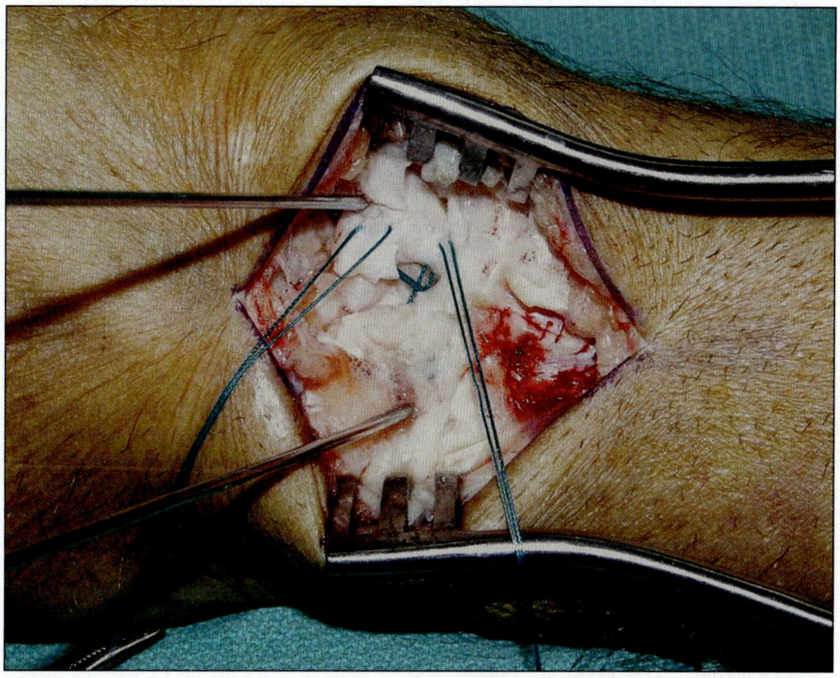

A

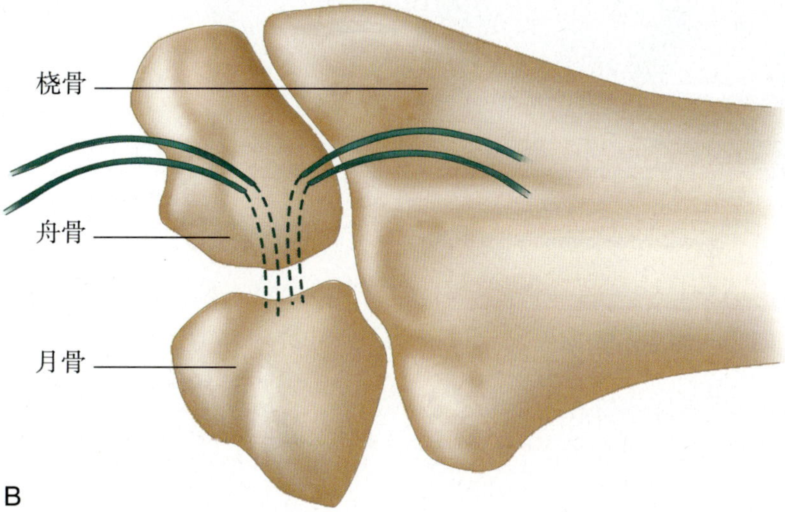

B

图8

> **手术要点**
>
> - 对舟月关节进行加压前，牵引/加压装置必须紧贴于舟骨和月骨背侧。
> - 尽可能使用周围可利用的组织保护修复部位，特别是术前腕部力线存在显著畸形时。

步骤3

- 使用牵引/加压装置复位和加压舟月间隙（图9）。
- 将预置于舟骨的克氏针推进至月骨。克氏针应达到对侧皮质及增强固定效果，但尽可能避免穿透皮质。如图10所示，侧位显示舟月、桡月和头月关系恢复正常，舟月克氏针位置满意。此病例使用缝合锚修复韧带。
- 取出牵引/加压装置和作为操纵杆的克氏针。
- 水平褥式缝合法将舟月韧带残端缝合至缝合锚所在的修复部位。

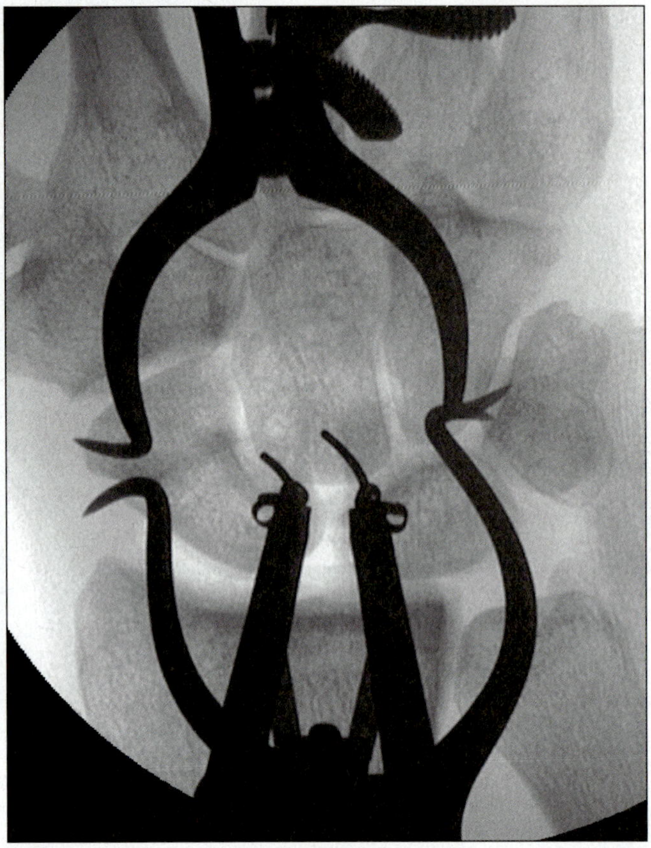

图9

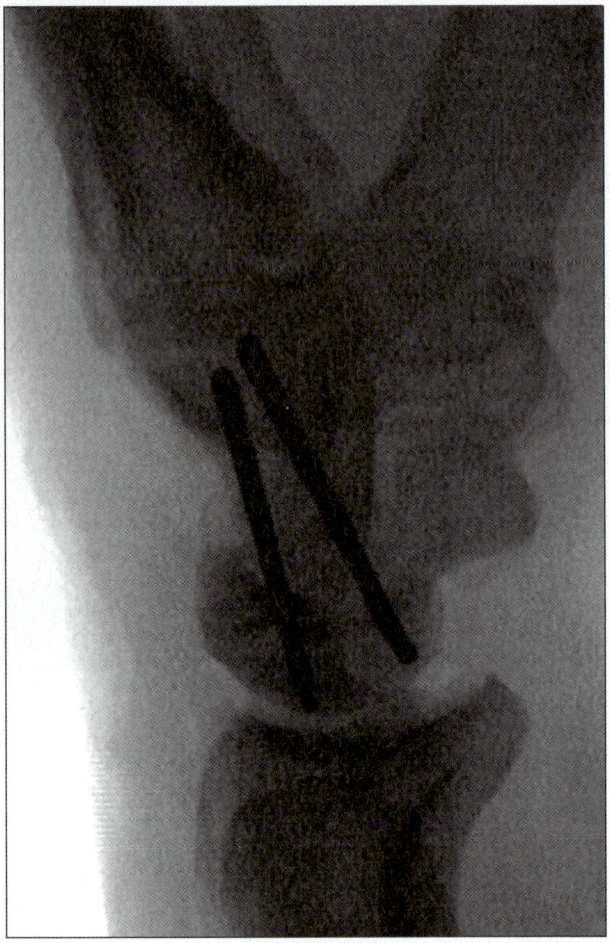

图10

注意事项

- 确保起稳定作用的克氏针不要进入腕中关节和桡腕关节。
- 使用牵引/加压装置时避免过度加压使克氏针折断。
- 取出作为操纵杆的克氏针时，用克氏针把持器抓紧克氏针，以降低克氏针折断的几率。

争议

- 部分医生也采用下一章介绍的手术操作（见第16章）作为辅助以保护急性舟月韧带损伤的修复或重建，或将其作为慢性舟月不稳定的治疗方法。

- 沿背侧腕骨间韧带远侧部与近侧部的交界处将该韧带切开，这样可使韧带近侧部向近侧移动（在不离断韧带的情况下），使其与修复舟月韧带成为一体以加强舟月韧带的修复。
- 如果背侧腕骨间韧带的移动度不够大，应切断近侧50%的韧带止点，保留其在三角骨的起点完整，然后将这部分切开的韧带瓣转移至舟月韧带修复部位。
- 使用在缝合锚上使用的相同缝线，将“近侧移位”或“转移”的背侧腕骨间韧带与修复的舟月韧带整合为一体（图11）。
- 用3-0 或 4-0不可吸收缝线修复先前显露时切开的背侧桡腕韧带。
- 用3-0 或 4-0 可吸收线修复关节囊和伸肌支持带近侧部。
- 剪断克氏针埋于皮下。
- 缝合皮肤切口，拇指人字形夹板制动。

争议一续

- 背侧关节囊固定术——从关节囊切开时所做的切口位置的桡侧切取一条纵行的背侧关节囊条带，对抗因舟骨掌屈使DISI畸形复发的趋势。该条带可从近侧切断，保留远侧附着（附着于舟骨远极背侧），然后将近侧游离端向近侧移位并固定到桡骨远端背侧（图12A和12B）。另一种方法是关节囊条带从远侧切断，将远侧游离端固定到舟骨远极背侧。两种方法都用缝合锚进行固定。
- 桡侧腕长伸肌腱固定术——从近侧切断部分桡侧腕长伸肌腱束，转移至舟骨远极背侧，限制舟骨掌屈。

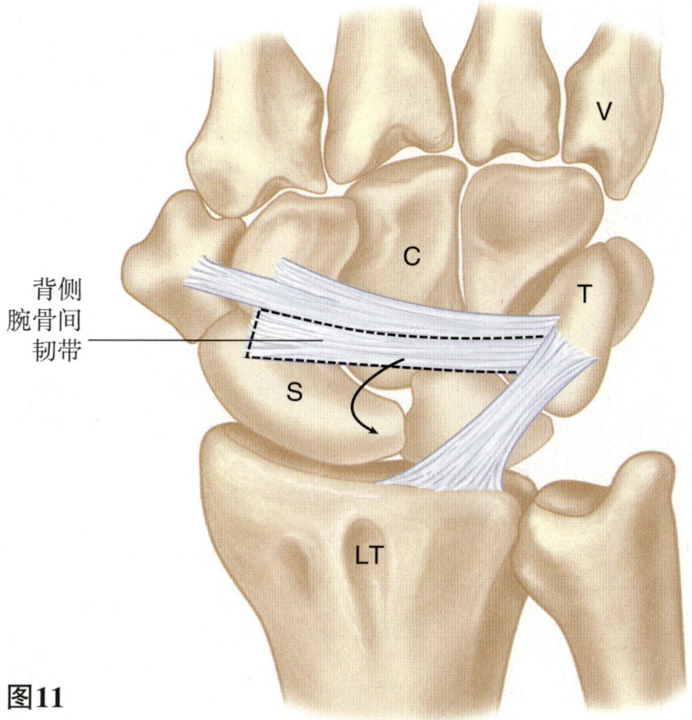

图11

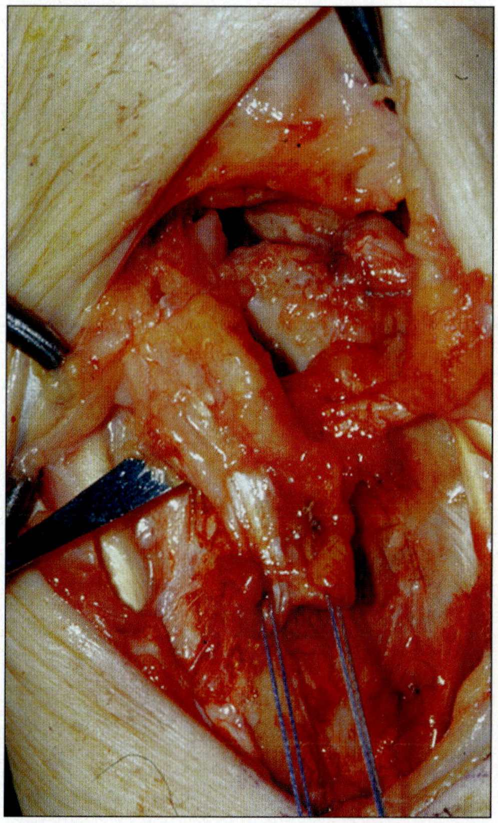

A

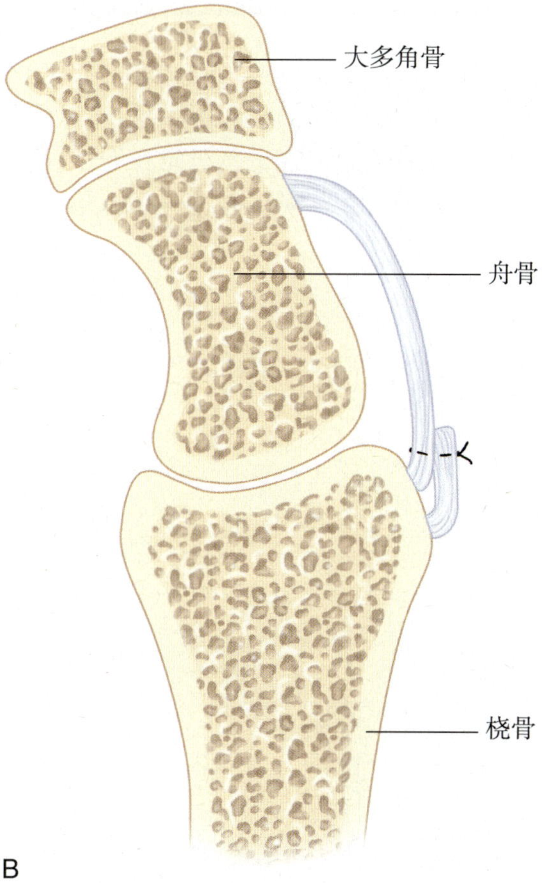

B

图12

术后治疗要点

- 克氏针取出前避免腕关节活动。
- 定期更换石膏以保证制动充分，特别是当置入了舟骨-头状骨克氏针时，因为该克氏针有位移倾向。
- 康复过程中，起初限制桡偏和尺偏活动，只重点进行投掷飞镖样的活动，可减轻作用于重建的舟月韧带的应力。
- 对于这类患者，接受经过训练的手部治疗师的指导对功能恢复非常重要。

注意事项

- 如果置入舟骨-头状骨间克氏针，克氏针的移动和皮肤的刺激可能会导致感染。应密切随访这些患者，并保持石膏合适。

争议

- 拔针和开始物理治疗的时间有争议，在6～12周不等。

术后护理及预期结果

- 术后先以拇指人字夹板制动，然后换成拇指人字形石膏，共制动8～10周，直至克氏针取出。拔针时间在8～10周不等，取决于韧带修复质量和重建的可靠程度。
- 然后开始保护性的活动锻炼，限制桡偏和尺偏活动至术后12周。在此期间，患者应接受定期、规范的手部康复治疗，治疗中着重进行“投掷飞镖”样的活动。
- 拆除夹板后，开始进行更多活动。术后4～6个月时可以进行大部分的活动。
- 韧带直接修复后，超过70%的患者疼痛缓解明显。相对于健侧，手术侧握力最终大约可恢复85%，腕部活动约能恢复75%。

证据

Bickert B, Sauerbier M, Germann G. Scapholunate ligament repair using the Mitek bone anchor. J Hand Surg [Br]. 2000;25:188-92.
治疗舟月韧带断裂，Mitek迷你型缝合锚比传统的骨道更易于操作，而功能恢复结果相同。（Ⅳ级证据）

Lavernia CJ, Cohen MS, Taleisnik J. Treatment of scapholunate dissociation by ligamentous repair and capsulodesis. J Hand Surg [Am]. 1992;17:354-9.
对接受韧带修复和关节囊固定手术的21例患者进行评估。尽管腕关节屈曲平均减少11.5°，但肌力、疼痛和影像学结果都有所改善。（Ⅳ级证据）

Szabo RM, Slater RR, Palumbo CF, Gerlach T. Dorsal intercarpal ligament capsulodesis for chronic, static scapholunate dissociation: clinical results. J Hand Surg [Am]. 2002;27:978-84.
这项前瞻性研究总结了22例慢性、可复性舟月不稳定的病例，采用背侧腕骨间韧带移位治疗。所有患者术后均随访1～4年，采用临床、影像学资料和问卷对结果进行评估。（Ⅳ级证据）

16 桡侧腕屈肌腱移植重建陈旧性舟月韧带断裂

Thomas R. Hunt III

注意事项

- 腕骨固定旋转畸形。
- 术前X线片或术中显示桡舟关节、舟头关节或头月关节存在关节炎改变。如图1所示，术前的握拳前后位X线平片显示舟月韧带断裂后4个月出现轻微关节炎改变。术中观察到明显的软骨退行性改变。对这类患者，如果采用改良的Brunelli肌腱固定术治疗，术后常常会出现持续的疼痛、关节僵硬和舟骨近极缺血性坏死。
- 要注意依从性很差的慢性不稳定的患者。

争议

- 对于60岁以上患者，是否应该选择其他“补救”手术如近排腕骨切除术，而不是韧带修复或重建手术？
- 对于无症状且腕关节活动良好的慢性舟月不稳定的患者如何进行治疗？
- 对于有症状的部分舟月韧带撕裂的患者如何进行治疗？

适应证

- 有症状的非急性舟月韧带完全断裂，不伴有中间体背伸不稳定（DISI）或明显的关节炎改变。

临床检查/影像学检查

- MRI的价值在于可发现可能影响手术效果的其他损伤和疾患。
- 术前或术中透视是探查腕尺侧不稳定和评估舟月不稳定程度的有效方法，并有助于了解次要韧带支持结构的完整性。透视还有助于评估腕骨活动度以及纠正DISI畸形的可能性。
- 健侧腕关节的前后位、侧位和斜位X线平片可作为手术中恢复腕骨间角度的参考标准。

外科解剖

- 伸肌支持带
- 拇长伸肌和指总伸肌
- 背侧腕关节囊
- 背侧桡腕韧带
- 背侧腕骨间韧带
- 月三角韧带
- 骨间后神经
- 舟骨、月骨和头状骨
- 桡侧腕长伸肌和桡侧腕短伸肌
- 桡侧腕屈肌
- 舟月韧带的掌侧、近侧和背侧部

体位

- 患者仰卧，上肢外展90°置于连接于手术台肩部的手术桌上。
- 手术灯置于腕部手术标准位置，即与上肢轴线平行，近端和远端各置一灯。
- 上肢近端使用止血带，并用防水的手术单于术区分隔开。
- 铺手术单使上肢处于无菌和可自由活动的状态。

其他治疗方法

- 其他肌腱固定术
- 部分腕关节融合
- 近排腕骨切除术
- 腕关节神经切断术
- RASL手术
- 骨-韧带-骨重建术
- 关节囊固定术（见第15章）

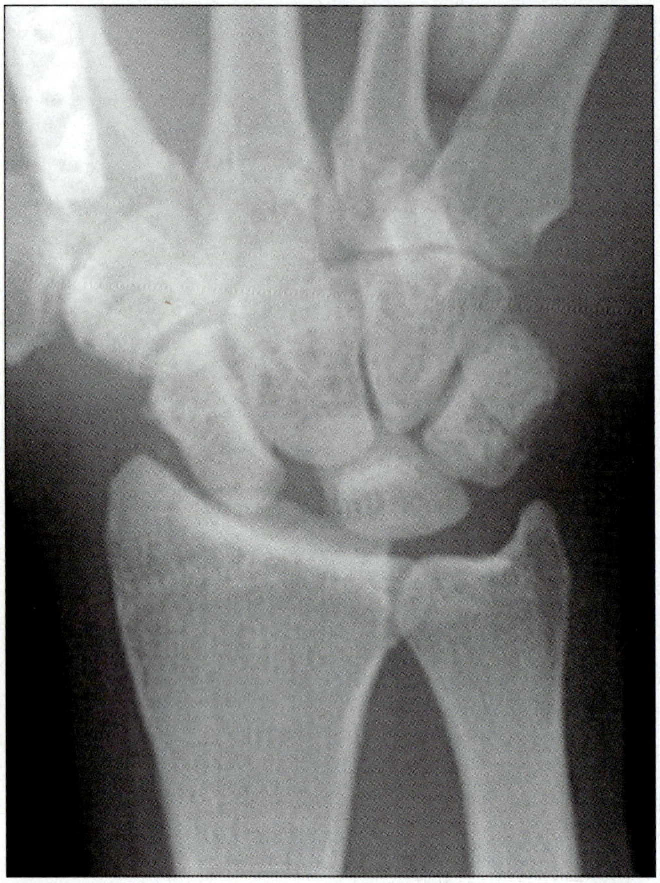

图 1

入路/显露

- 标准腕关节背侧入路，详见第15章。

手术操作

步骤1 （见第15章）

- 用两枚1.1mm的克氏针作为“游戏操纵杆”，分别从背侧在距舟月关节约3～5mm处置入舟骨和月骨，克氏针平行于舟月关节并位于关节中部水平。舟骨克氏针指向近侧，月骨克氏针指向远侧。
- 操纵两根克氏针至与桡骨长轴垂直的位置时，就可将舟骨背伸、月骨掌屈，以纠正DISI畸形，复位舟月关节。术中可见舟骨和月骨对合良好。

手术要点

- 在置入操纵腕骨复位的克氏针时，置入角度要适合，以避免在将克氏针聚拢时力线矫正过度或不足。
- 确保克氏针平行于舟月关节，固定可靠。这样在稍后使用加压装置时能获得最大的压缩力。

器械/植入物

- 2根1.1mm的克氏针
- 把持克氏针的电钻
- 牵引/加压装置（Stryker公司）

手术要点

- 考虑将缝合锚自带的缝线更换为更粗或强度更大的缝合线，以免在打结时拉断缝线。
- 牵引/加压装置有助于保持对DISI畸形的矫正，并可同时撑开舟骨和月骨，利于对韧带附着部位进行清理，并且便于置入缝合锚。
- 可采用桡侧小切口置入舟月骨间和舟头骨间克氏针，并注意使用导向器以防止置入克氏针时损伤桡神经感觉支。
- 为了增强固定效果并避开缝合锚的位置，一根舟月骨间克氏针置于月骨掌侧1/3与中1/3交界处，另一根置于月骨中1/3与背侧1/3交界处。

器械/植入物

- 小刮匙和咬骨钳
- 2.0 FibreWire缝合线
- Mitek迷你型和微型缝合锚
- 1.1mm光滑克氏针
- 带有无菌包套的迷你C形臂
- 钢丝
- 空心钻

步骤2

- 如果残留足够的韧带组织，处理要进行修复的部位，置入缝合锚。
- 用牵开装置撑开舟月间隙。
- 使用小刮匙或咬骨钳处理舟月韧带位于舟骨（或月骨，如本病例所示）的附丽，直至骨质渗血。
- 定位舟月韧带残端最强韧部分所对应的对侧骨质，置入2～3个2.0mm或更小的缝合锚。可在舟骨稍微再偏桡侧和背侧的部位置入一个缝合锚，用作背侧腕骨间韧带近侧移位或移植的固定点。
- 通过腕部桡侧的小切口，于舟骨水平进行分离显露，然后置入两枚1.1mm克氏针至舟骨，准备稍后固定舟月间隙。如有需要，在舟骨稍远侧再置入一枚指向头状骨的1.1mm克氏针。
- 为稍后进行的桡侧腕屈肌腱固定术做准备，在月骨背侧进行轻柔清理至骨质渗血，于月骨中心处放置一枚2.0 mm的缝合锚。图2所示前后位X线平片显示了以直接缝合韧带和改良Brunelli肌腱固定术治疗陈旧性舟月韧带撕裂的病例中缝合锚的典型放置位置。

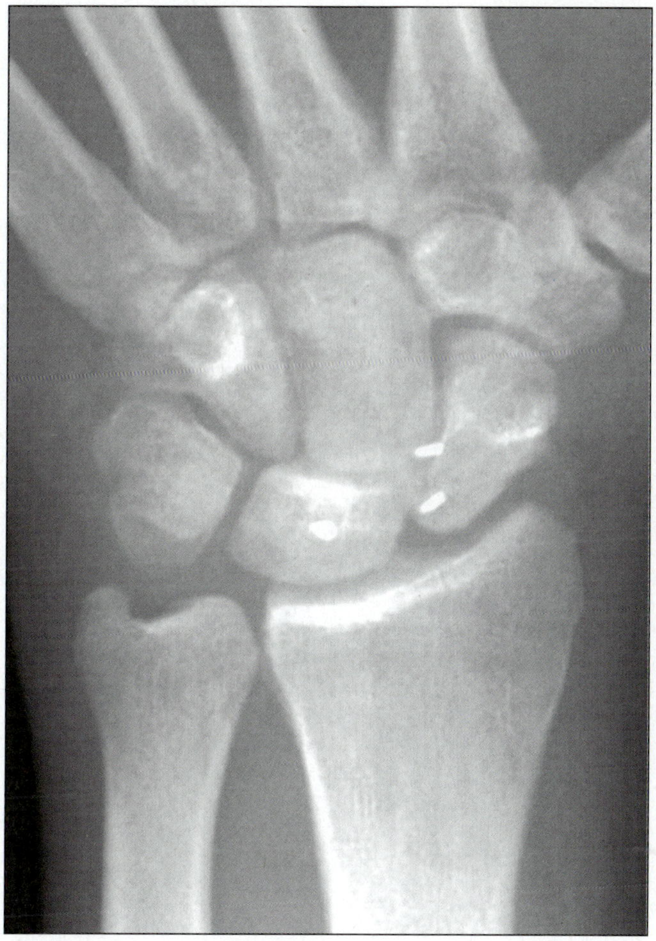

图2

注意事项（步骤2）

- 避免将缝合锚或其金属部分插入或过于邻近覆盖桡腕关节和腕中关节的软骨。
- 尽量避免使用可吸收材料的缝合锚，因为其降解产物可能对局部组织产生影响。
- 置入克氏针时尽量减少穿针次数。多次尝试会导致固定不佳，并会增加舟骨近极缺血坏死的风险。
- 经皮放置克氏针有损伤桡神经感觉支的危险。
- 舟骨与头状骨间的克氏针有发生位移的倾向，而且造成针道感染的几率最大。因此仅在有明显不稳定和术前显示明显DISI畸形的情况下使用。
- 从舟骨置入缝合锚时要为肌腱固定术所需的舟骨骨隧道预留位置。某些情况下在放置缝合锚之前先创建骨隧道可能更容易。

争议

- 克氏针可以逆行方式，即以从尺侧到桡侧的方向逆行置入，复位后再顺行推进穿过舟月关节。
- 有时推荐使用更细但更多的克氏针。
- 尽管通常需要置入舟骨与头状骨间的克氏针，但有时因为次要稳定结构完整，因而DISI畸形轻微，舟骨与头状骨之间也可以不穿针。

步骤3

- 使用空心钻系统，导针从舟骨背、近侧靠近舟月韧带断裂的位置进针，指向远侧、掌侧和桡侧，从舟骨远极掌侧穿出。用迷你C形臂确认导针位置。
- 以掌侧可触及的导针尖端为中心，行2cm长Z形切口。钝性分离显露舟骨远极和导针穿出部位。在舟骨远极的尺侧，显露桡侧腕屈肌腱。
- 使用2.0mm的空心钻，沿导针在舟骨内创建骨隧道，注意避开缝合锚。取出导针。
- 在透视监视下，用3.2mm的钻头扩大骨隧道。如图3的术中透视所示，侧位显示3.2mm钻头处于理想位置。
- 桡侧腕屈肌腱从腱腹交界部向远侧走行，经过舟骨近极掌侧，止于第二掌骨基底掌侧（图4）。沿桡侧腕屈肌腱走行做2～3个1cm长的横切口，切取桡侧50%肌腱束，直至其腱腹交界处。
  - 在腕横纹稍近侧行第一个切口。分离并用直角钳环绕肌腱。在肌腱中央部位做一小的纵切口。用蚊式钳穿过该切口，夹住一根对折的5号缝线，从劈开的肌腱裂口拉回。将缝线一分为二剪断，形成远近侧2根缝线，用血管钳分别夹住。
  - 在第一个切口近侧约5cm处行另一切口，显露肌腱。蚊式钳从该切口伸入，通过腱周组织深方与肌腱掌侧表面的间隙，将蚊式钳伸至远侧切口，夹紧近侧缝线回拉至近侧切口，从而将肌腱劈开。
  - 如有必要，行第三个切口以显露至腱腹交界水平。
- 相同的方法将刚才预制的远侧缝线从腱周组织深方牵拉至手掌Z形切口以劈开肌腱。从腱腹交界处切断肌腱桡侧半，通过远侧缝线将肌腱束牵拉至该Z型切口（图5），准备稍后穿过骨隧道。尽可能分离桡侧腕屈肌腱至最远端止于第二掌骨基底处。
- 在桡侧腕屈肌腱束的游离端用缝线缝合固定，然后将一钢丝袢从背侧穿入骨隧道，从掌侧穿出（图6）。通过钢丝袢将肌腱束从舟骨掌侧经骨隧道拉出至舟骨背侧，注意骨隧道背侧孔的位置就在舟月韧带背侧部止点的位置（图7）。
- 分离背侧桡腕韧带（及腕背尺侧关节囊），将移植腱束从掌侧至背侧绕过该韧带的远端附着部位，移植腱束将正好从先前经过清理并置入缝合锚的月骨中央部上方经过。
- 如第15章中详细描述的，通过操纵克氏针复位舟月关节，用牵引/加压装置加压，用克氏针固定关节。常使用舟骨至头状骨的克氏针防止舟骨掌屈曲。
- 如第15章中详细描述的，如果韧带残端足够，采用水平褥式缝合法将舟月韧带残端缝合至关节对侧缝合锚所在的部位。

手术要点

- 在置入创建骨隧道所用的导针时，导针要保持位于舟骨中心部位（从前后位透视监视），以避免在使用电钻创建骨隧道时钻破舟骨桡侧或尺侧皮质。
- 在获取肌腱移植物时，如果5号缝线没有从桡侧腕屈肌腱的腱周组织深方穿过，就很难劈开肌腱至腱腹交界处。
- 必须清除舟骨远极骨隧道周围的软组织，才能将移植肌腱束拉入并穿过骨隧道。
- 在背侧桡腕韧带旁切开关节囊以穿过移植腱束并缠绕背侧桡腕韧带时，切口要足够靠尺侧，这样在拉紧移植腱束时才不至于将关节囊拉豁。
- 对舟月关节进行加压前，牵引/加压装置必须紧贴于舟骨和月骨背侧。
- 尽可能使用周围可利用的组织保护修复部位，特别是术前腕部力线存在显著畸形时。

注意事项

- 桡侧腕屈肌腱束绕过背侧桡腕韧带后，避免过度拉紧肌腱束，特别是当骨隧道的出口太靠舟骨近侧时，因为这样可能会导致舟骨近极的血运障碍。

器械/植入物

- 带有无菌包套的迷你C形臂
- Synthes公司3.0 mm空心螺钉器械用于创建舟骨骨隧道

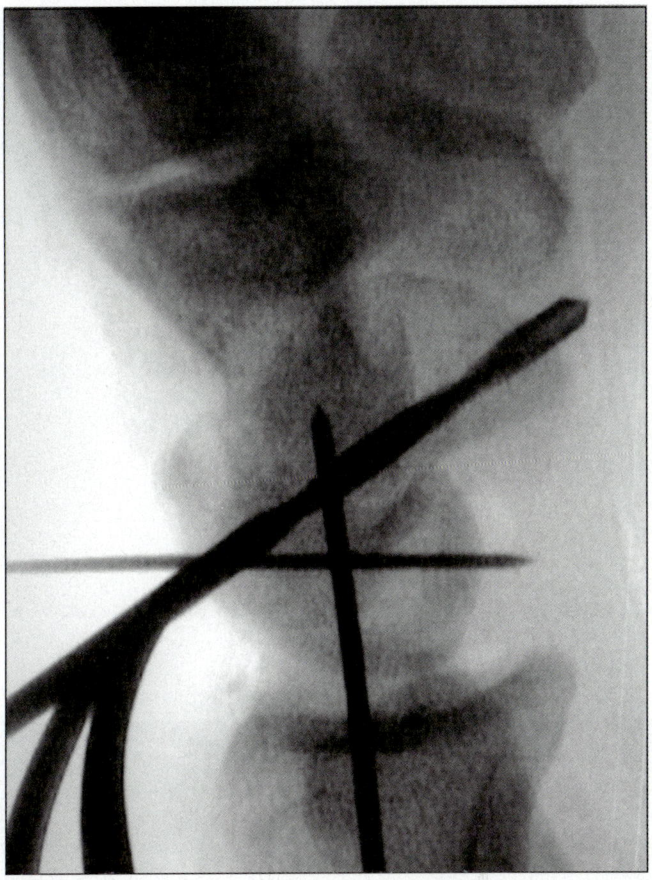

图3

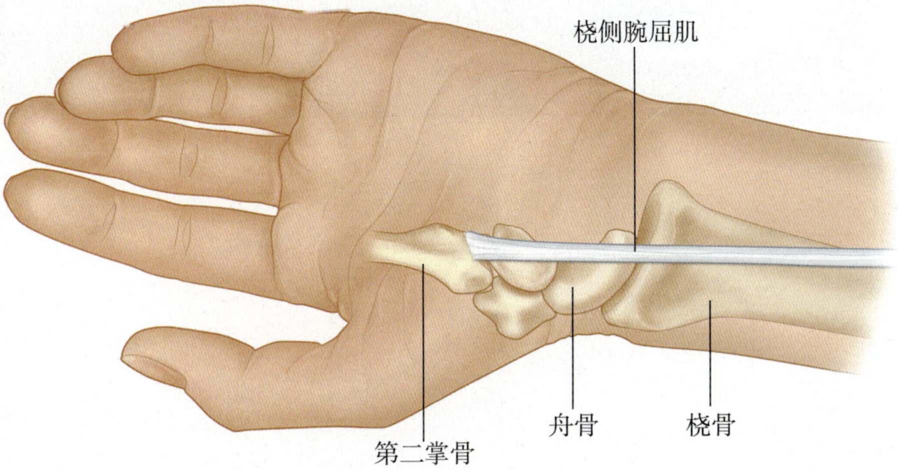

图4

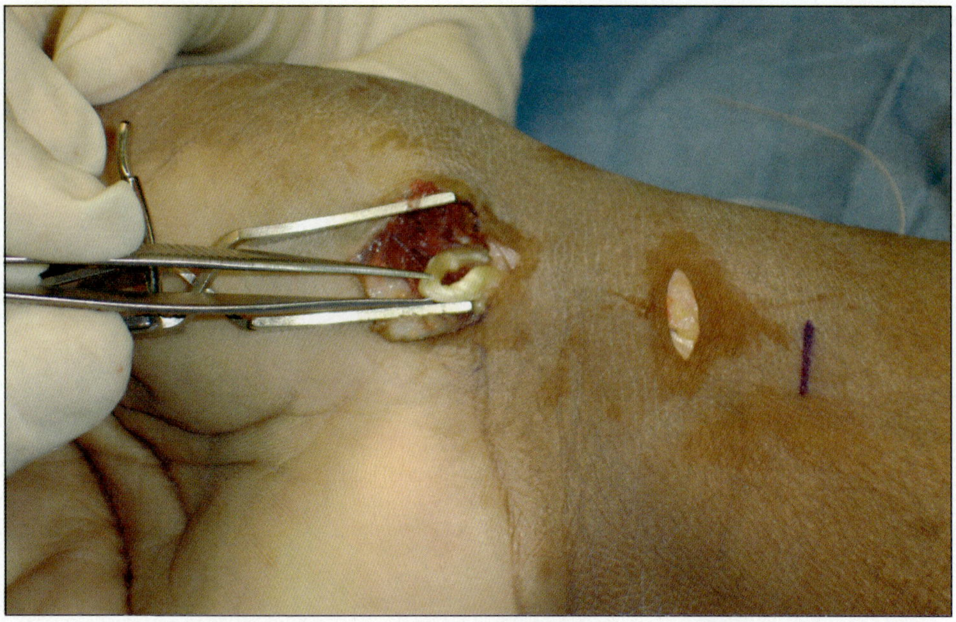

图5

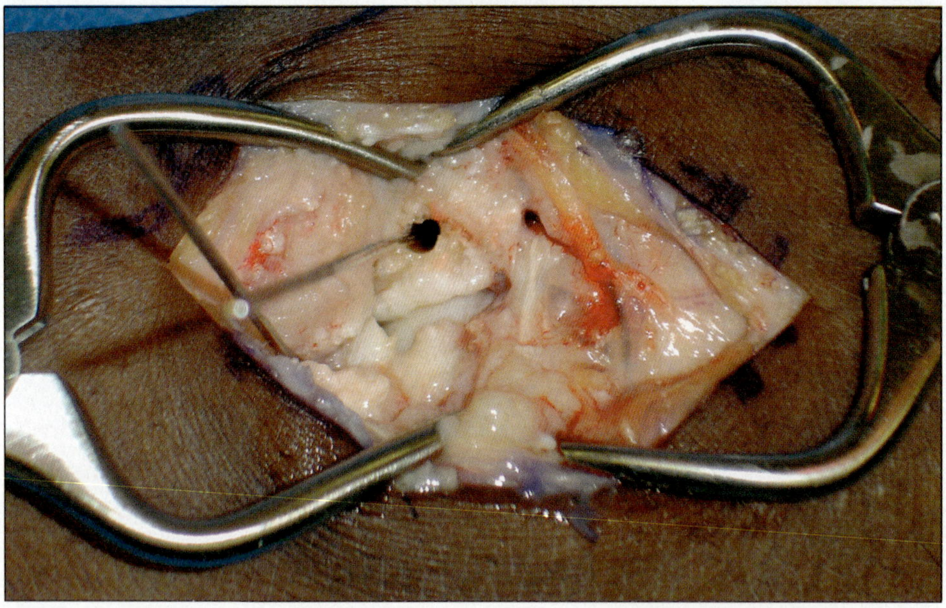

图6

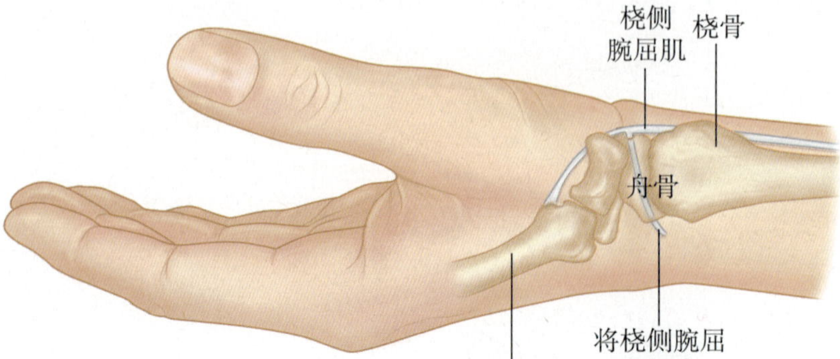

图7

争议

- 部分医生采用以下操作作为辅助以保护急性舟月韧带损伤的修复或重建（见第15章），或将其作为慢性舟月不稳定的治疗方法。
  - 背侧腕骨间韧带移位——在背侧腕骨间韧带的舟骨止点部位将其切断一部分，并劈开至其位于三角骨的起点部位。按照第15章所描述的方法，将该韧带束远侧游离端转移至舟月韧带修复部位，拉紧并与修复的舟月韧带缝为一体。
  - 背侧关节囊固定术——从关节囊切开时所做切口位置的桡侧切取一条纵行的背侧关节囊条带，对抗因舟骨掌屈使DISI畸形复发的趋势。该条带可从近侧切断，保留远侧附着（附着于舟骨远极背侧），然后将近侧游离端向近侧移位并固定到桡骨远端背侧。另一种方法是将关节囊条带从远侧切断，将远侧游离端固定到舟骨远极背侧。两种方法都用缝合锚进行固定。
  - 桡侧腕长伸肌腱固定术——从近侧切断部分桡侧腕长伸肌腱束，转移至舟骨远极背侧，限制舟骨掌屈。

- 以背侧桡腕韧带为滑车，将移植腱束反折，以从尺侧向桡侧方向拉紧移植腱束，从而进一步将月骨压向舟骨，并限制舟骨掌屈（图8）。通过月骨背侧的缝合锚，用水平褥式缝合法贯穿缝合移植腱束位于桡腕韧带深方的部分、桡腕韧带以及移植腱束反折向桡侧后位于桡腕韧带浅面的部分。如图9所示，舟月间隙已经复位并用克氏针固定。拉紧桡侧腕屈肌腱束并通过先前置入的缝合锚将该腱束固定于月骨。利用修复舟月韧带的缝合锚上的缝线以及先前在舟骨稍远侧置入的缝合锚（如有置入）上的缝线，缝合

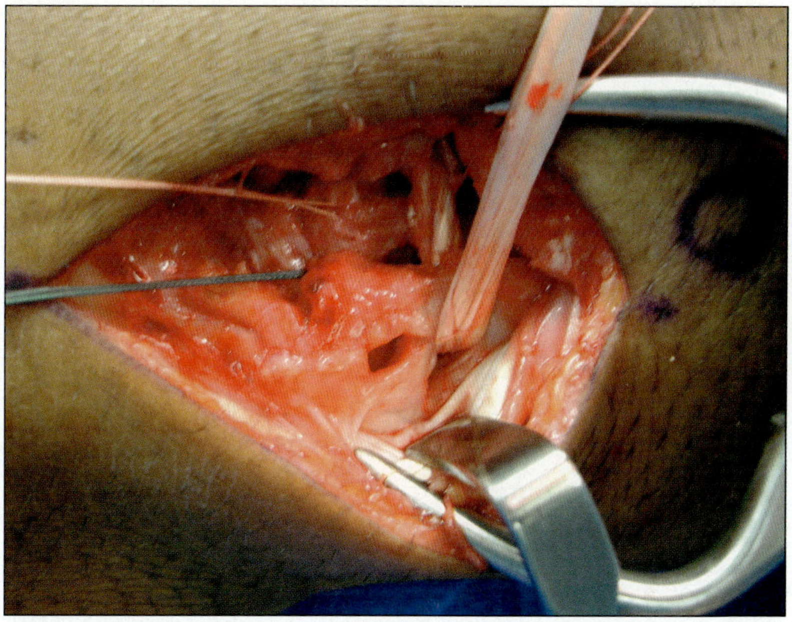

图8

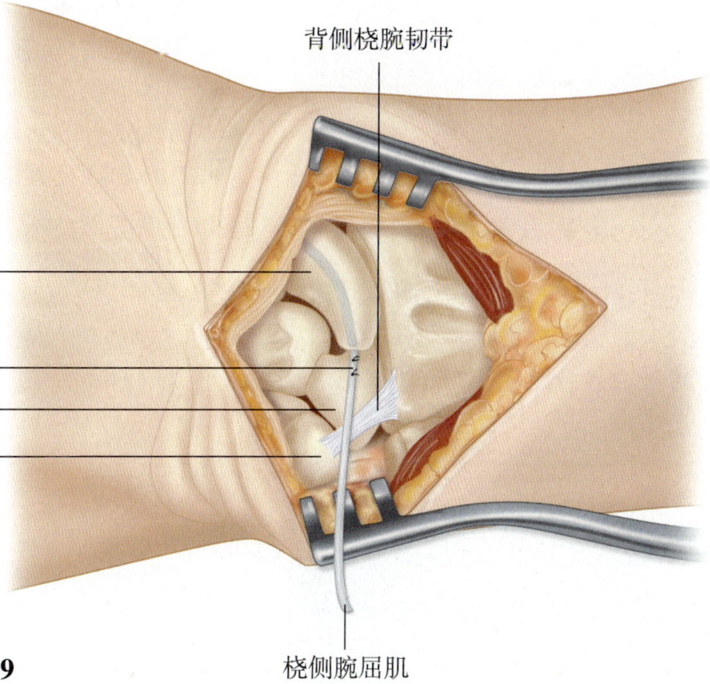

图9

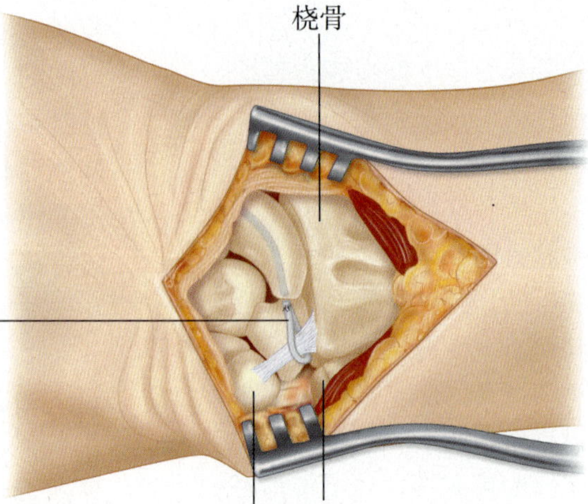

图10

固定反折回舟骨的移植腱束，以增加舟月韧带修复部位的软组织强度（图10）。

- 如第15章所描述的，修复之前显露切开的背侧桡腕韧带，然后修复关节囊、伸肌支持带和皮肤。

术后护理及预期结果

- 术后先以拇指人字形夹板制动，然后换成拇指人字形石膏管型，共制动8～10周，直至克氏针取出。拔针时间在8～10周不等，取决于修复韧带的质量和重建的可靠程度。
- 然后开始保护性的活动锻炼，限制桡偏和尺偏活动至术后12周。在此期间，患者应接受定期、规范的手部康复治疗，治疗中着重进行“投掷飞镖”样的活动。
- 训练升级，去除夹板，开始增力训练。术后4～6个月时可以进行大部分的活动。
- Talwalka及其同事对术后患者平均随访了4年。60%患者只有轻微的疼痛，80%患者对手术效果表示满意。与健侧相比，腕关节屈曲减少30%，背伸减少20%，握力减少20%。

术后治疗要点

- 克氏针取出前避免腕关节活动。
- 定期更换石膏以保证制动充分，特别是当置入了舟骨-头状骨克氏针时，因为该克氏针有位移倾向。
- 康复过程中，起初限制桡偏和尺偏活动，只重点进行投掷飞镖样的活动，可减轻作用于重建的舟月韧带的应力。
- 对于这类患者，接受经过训练的手部治疗师的指导对功能恢复非常重要。

术后注意事项

- 如果置入舟骨-头状骨间克氏针，克氏针的移动和皮肤的刺激可能会导致感染。应密切随访这些患者，并保持石膏合适。

争议

- 拔针和开始物理治疗的时间有争议，在6～12周不等。

证据

Darlis NA, Kaufmann RA, Giannoulis F, Sotereanos DG. Arthroscopic debridement and closed pinning for chronic, dynamic scapholunate instability. J Hand Surg [Am]. 2006;31:418-24.
对11名慢性动态不稳定的患者进行“激进的”治疗，术后随访12～76个月。回顾性评估显示结果“不是很满意”，舟月骨间的分离间隙持续存在。（Ⅳ级证据）

Moran SL, Cooney WP, Berger RA, Strickland J. Capsulodesis for the treatment of chronic scapholunate ligament instability. J Hand Surg [Am]. 2005;30:16-23.
对13例接受关节囊固定术的慢性静态舟月不稳定患者的疗效进行回顾性研究。随访时间最短2年。总体结果显示疼痛减轻，但腕关节力线未能保持。（Ⅳ级证据）

Talwalka SC, Edwards AT, Hayton MJ, Stilwell JH, Trail IA, Stanley JK. Results of tri-ligament tenodesis: a modified Brunelli procedure in the management of scapholunate instability. J Hand Surg [Br]. 2006;31:110-7.
对接受改良Brunelli 肌腱固定术的45例静态舟月不稳定的患者进行随访，平均随访4年。评估结果显示其疗效似乎比其他重建术方式更理想。（Ⅳ级证据）

17 尺侧腕伸肌腱移位重建月三角韧带

Kevin C. Chung

其他治疗方法

- 如果选择融合月三角关节，因为月骨和三角骨间的接触面积很小，不愈合并不少见。
- 韧带重建可以保留月骨和三角骨之间的活动，但该操作有一定难度。
- 如果月三角韧带损伤是由于尺骨撞击导致，必须同时进行尺骨短缩的操作。

适应证

- 有疼痛症状的月三角分离。

临床检查/影像学检查

- 平片可显示中间体掌屈不稳定（VISI）畸形，月骨掌侧倾斜。
- 平片未显示异常时，腕关节镜是一个有用的诊断手段。

外科解剖

- 月三角韧带包括拉紧的背侧和掌侧韧带及一个纤维软骨膜。尺腕韧带和腕中韧带（三角骨钩骨韧带和三角骨头状骨韧带）起到辅助稳定作用。
- 月三角韧带的二级稳定结构包括舟骨三角骨韧带（背侧腕骨间韧带）和桡骨三角骨韧带。这些背侧韧带通过腕骨间和桡腕关节对三角骨的位置有着重要影响（图 1A 和 1B）。腕尺偏时，舟骨三角骨韧带拉紧，将三角骨向腕中关节方向牵拉，并使三角骨背伸。腕桡偏时，背侧桡骨三角骨韧带拉紧，加大三角骨和月骨之间的压力。失去这些二级稳定结构会使得头状骨和月骨的背侧支持力减少从而导致VISI畸形。

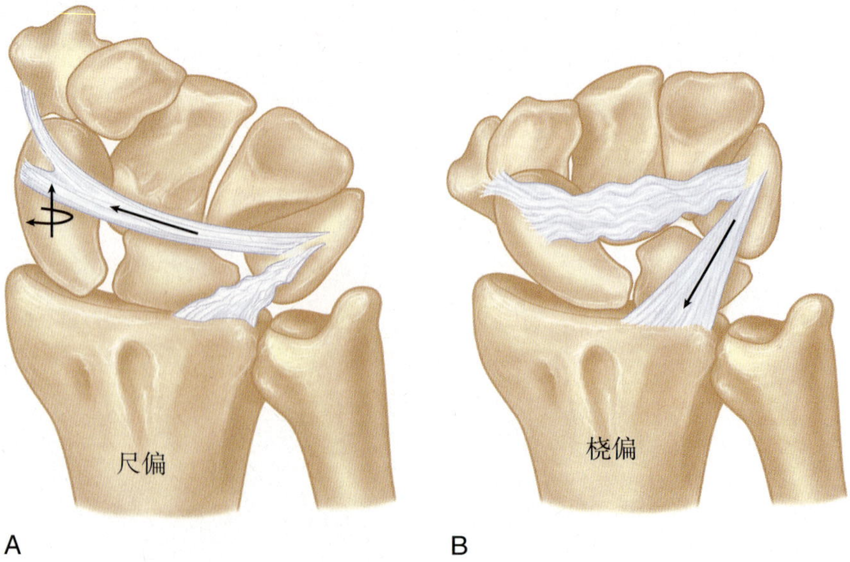

图1

体位

- 患者仰卧位，在止血带控制下进行手术操作。

入路/显露

- 通过背侧第四和第五伸肌间室间的切口显露月三角间隙。

手术操作

步骤1

- 患者是一位29岁男性，6个月前在工作中受伤后出现慢性腕尺侧疼痛。腕关节镜检查显示月三角韧带撕裂伴月骨三角骨间不稳定（图2）。由于月骨和三角骨间还没有出现关节炎改变，适于用尺侧腕伸肌腱的一束进行月三角韧带重建。
- 于腕尺侧第四和第五伸肌间室间做8cm的切口（图3）。

手术要点

- 用相对细的肌腱束更易于通过在月骨和三角骨上钻出的骨隧道。

注意事项

- 做背侧切口时要小心，不要损伤尺神经的背侧感觉支。

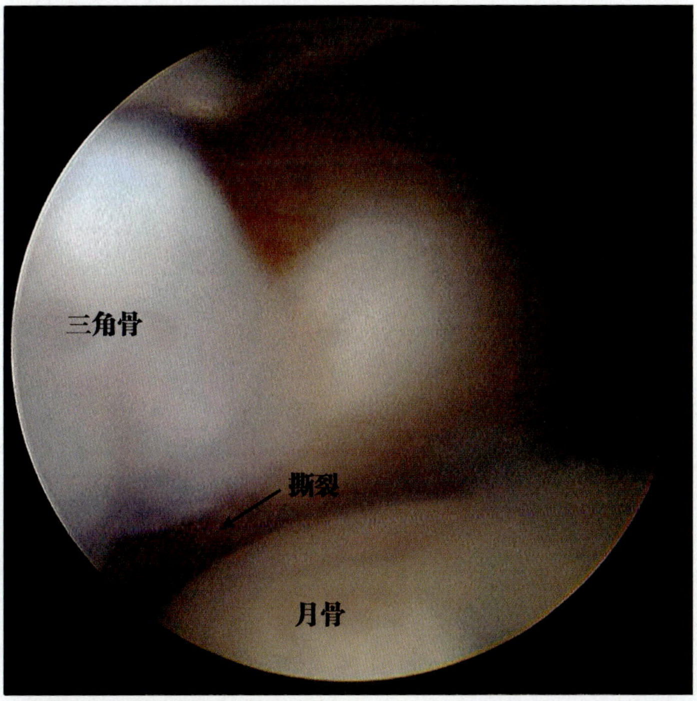

图2

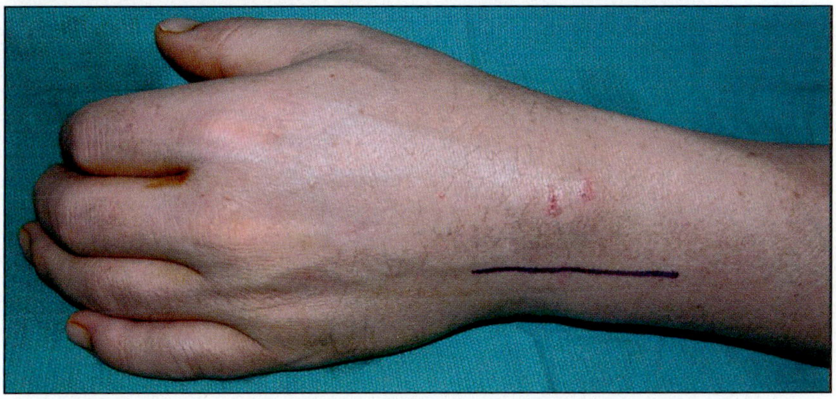
图3

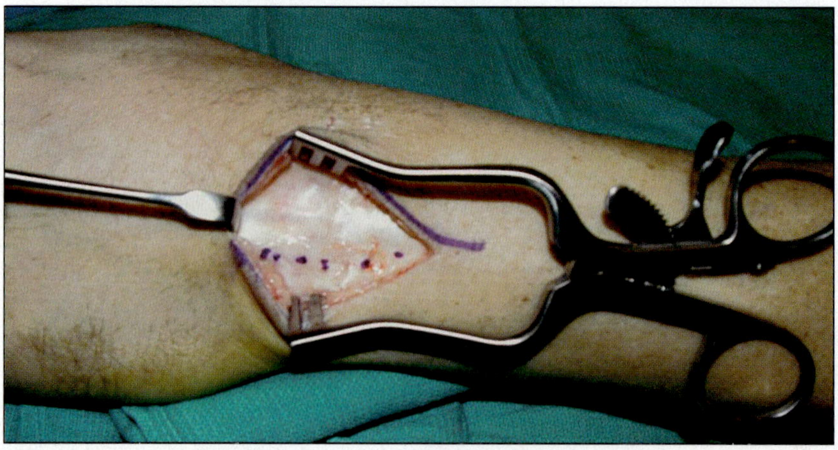

图4

- 打开第四和第五伸肌间室间的伸肌支持带，分离第四和第五伸肌间室，显露下方的腕关节囊。
- 腕关节囊采用纵行切口或横行切口打开。桡腕关节水平的横切口对月三角间隙的显露更好。但是，纵切口有利于稍后将尺侧腕关节囊重叠覆盖于月三角韧带修复部位的上方（图4）。
- Freer小骨膜剥离器可伸入月三角间隙，如图5箭头所示，显示月三角韧带完全断裂。将尺侧腕伸肌腱桡侧三分之一腱束分离出备用 （图6，箭头）。
- 尺侧腕伸肌腱一直分离到其在第五掌骨基底的止点处。

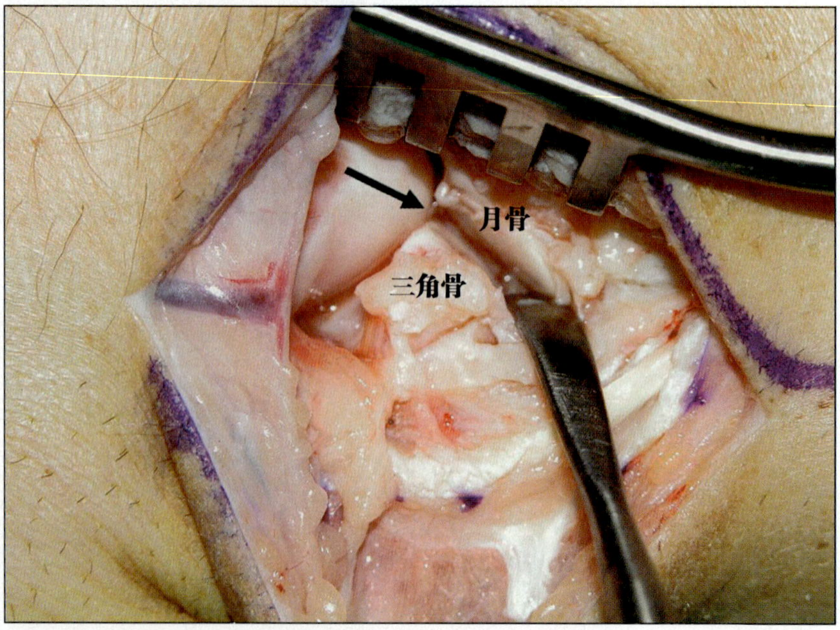

图5

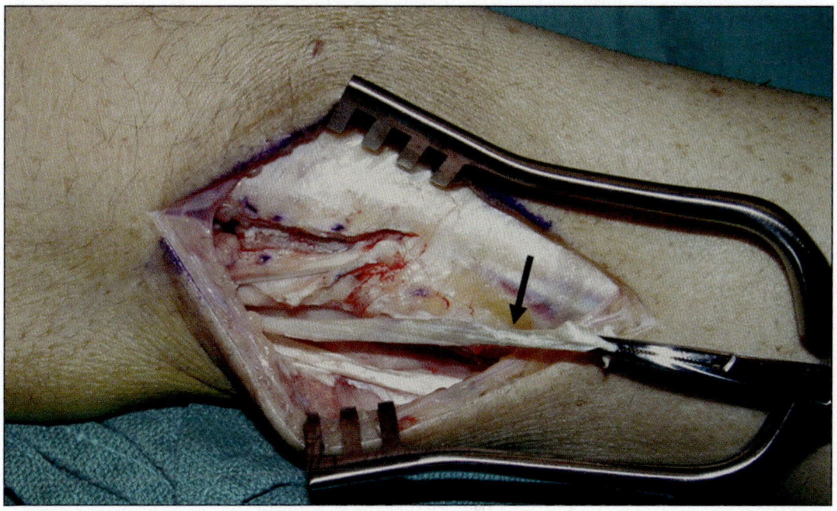

图6

步骤2

- 将2枚1.1mm的克氏针置入月骨和三角骨作为操纵杆以便将腕骨复位（图 7A）。
- 月三角韧带撕裂后，月骨将处于掌倾位置（VISI）。因此，月骨的克氏针应该从远侧置入，然后向近侧推作为操纵杆的克氏针，就可复位向掌侧半脱位的月骨。三角骨的操纵杆应该从近侧置入，向远侧推，以复位三角骨。
- 将一根克氏针从三角骨尺侧置入直至月三角间隙。证实该克氏针的位置满意后，用一2.5mm的空心钻沿该克氏针在三角骨钻出一个骨隧道（图 7B）。
- 采用类似的方法从月骨的桡背侧角到月三角间隙钻出骨隧道。用小刮匙清除残留在钻孔出口处的软骨。

步骤3

- 牵拉缝到肌腱束上的缝线将肌腱穿过骨隧道（图 9）。肌腱穿过的顺序是经骨隧道从三角骨背侧到月三角间隙，然后再到月骨背侧 。
- 在此病例中，用一枚Mitek微型骨锚置入月骨背侧，将肌腱锚定至月骨（见图 9，小箭头），以增加稳定性。因为所取的肌腱束太大，不能通过骨隧道，所以将所取肌腱束劈为两半，废弃其中的一半肌腱束（见图 9，大箭头）。
- 移植肌腱束的近侧游离部分用不可吸收的3-0缝线与肌腱自身和三角骨背侧的月三角韧带残端缝合（图 10A 和10B）。缝线打紧线结之前，先用1.5mm的克氏针固定月三角间隙，保持腕骨的正常力线。保持月骨中立位力线是十分重要的。用另一根1.5mm的克氏针固定三角骨和头状骨（图 11A 和 11B）。

手术要点

- 手术最困难的部分是在创建骨隧道的时候避免造成腕骨骨折。另一种方法是用带弧度的尖锥创建骨隧道（图 8，箭头）。这种方法比钻孔的创伤小，也是作者更愿意选择的方法。

注意事项

- 这个手术的一个难点是在月骨和三角骨内创建适合尺侧腕伸肌腱束的骨隧道。
- 必须十分注意保留足够的背侧皮质，以避免在移植的肌腱通过骨隧道进行牵拉时发生背侧皮质骨折。

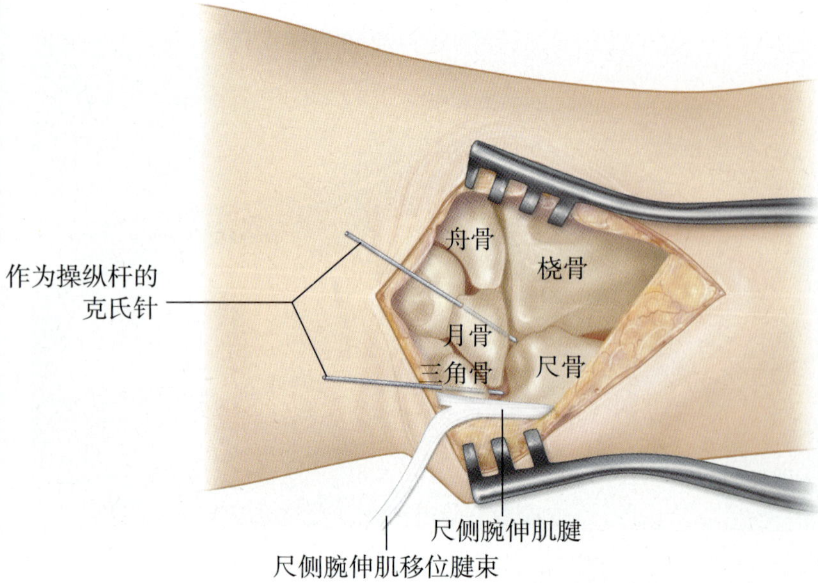

A

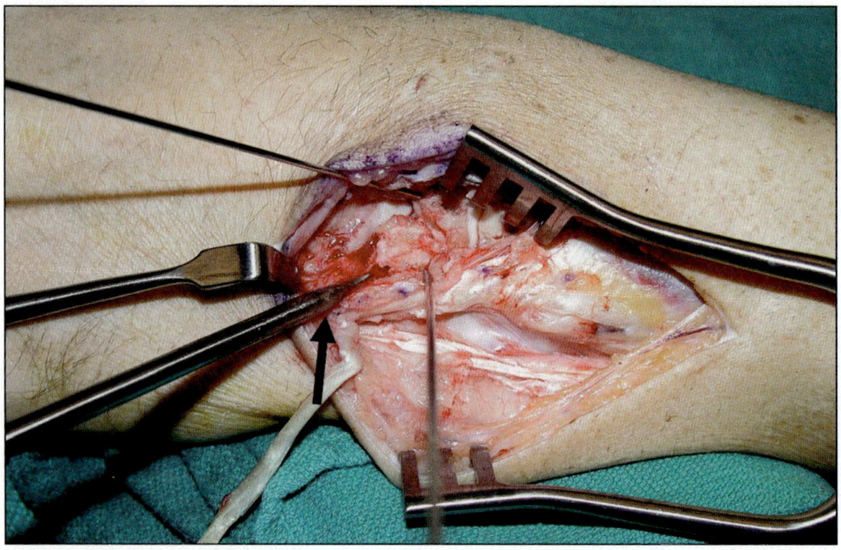

图7

B

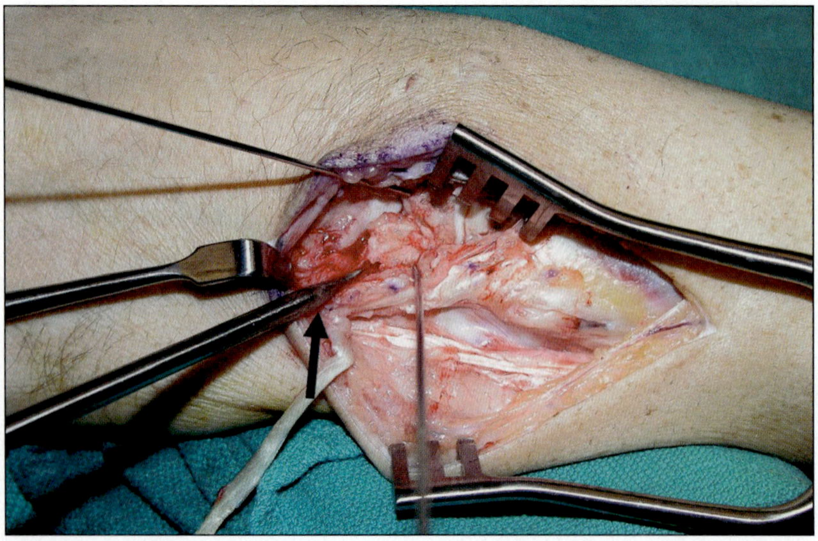

图8

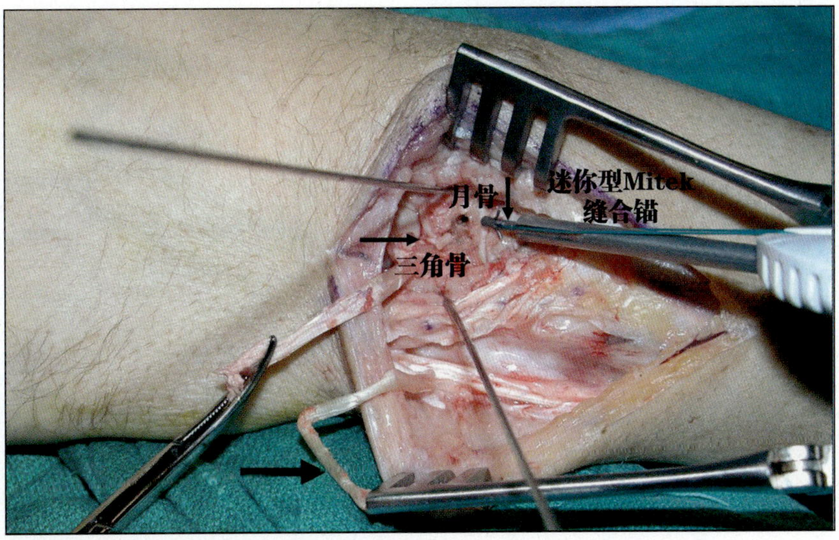

图9

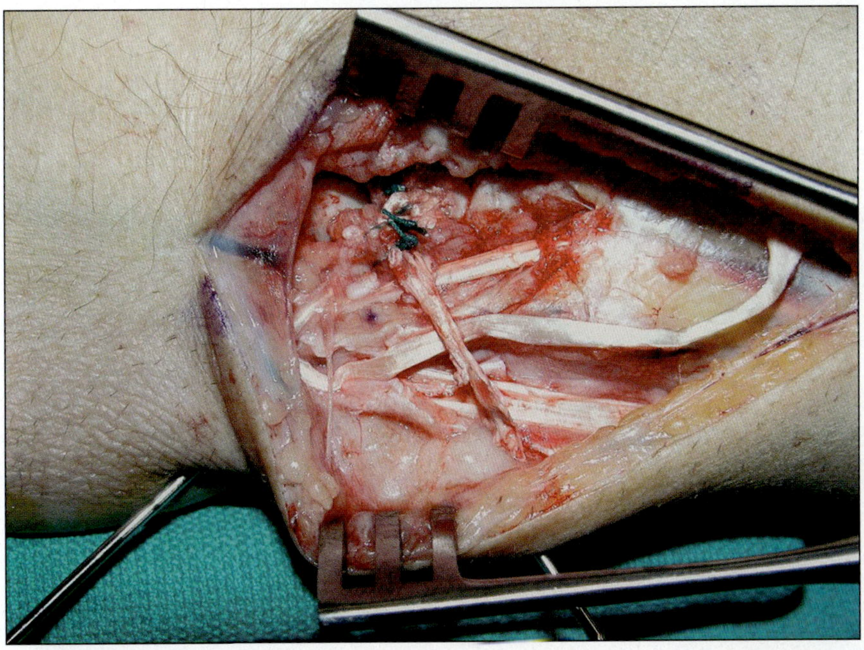

A

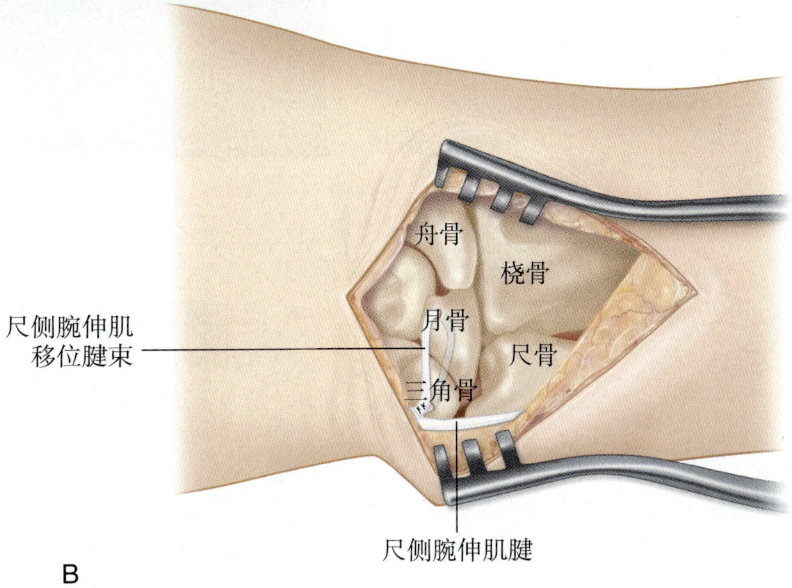

图10 B

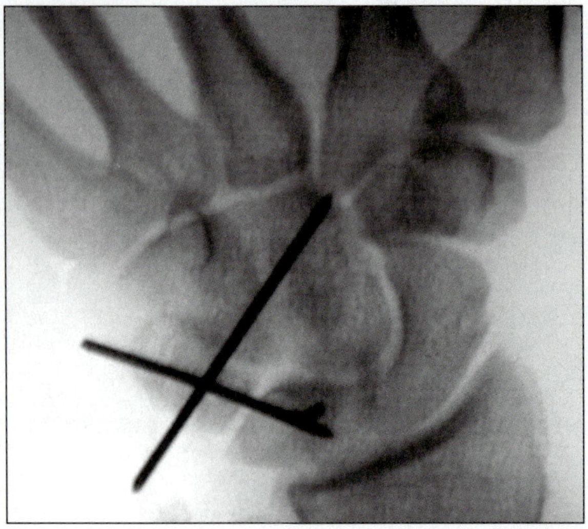
A
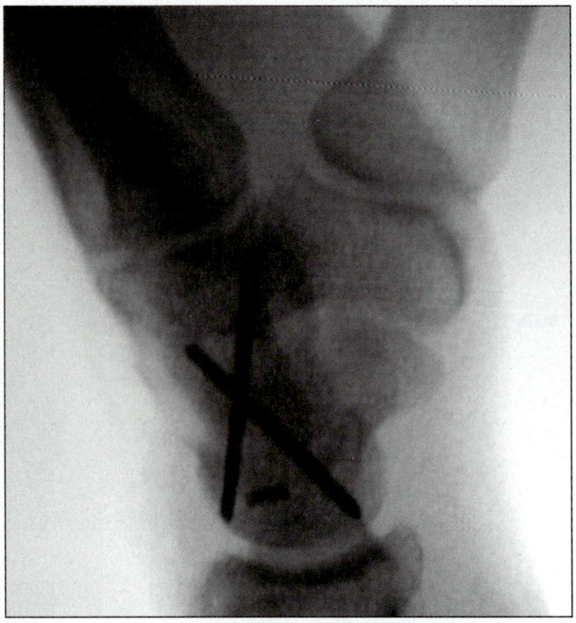
B

图11

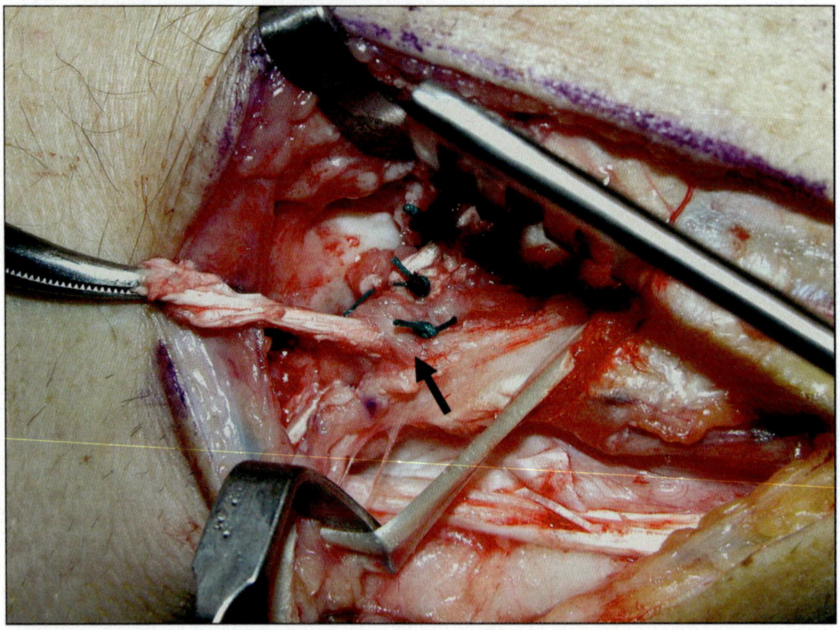
图12

- 稳定腕骨以后，打紧线结，将移植肌腱的近侧游离部分缠绕桡三角韧带（图 12，箭头）后与自身缝合（图 13）。这样可以勒紧月三角间隙。

步骤4

- 用不可吸收缝线关闭第四和第五伸肌间室背侧的伸肌支持带（图 14）。

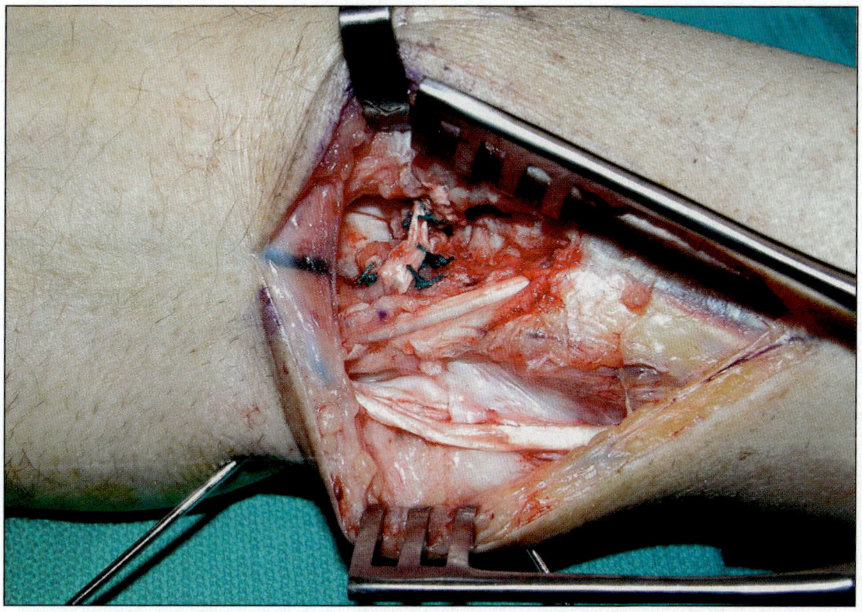

图13

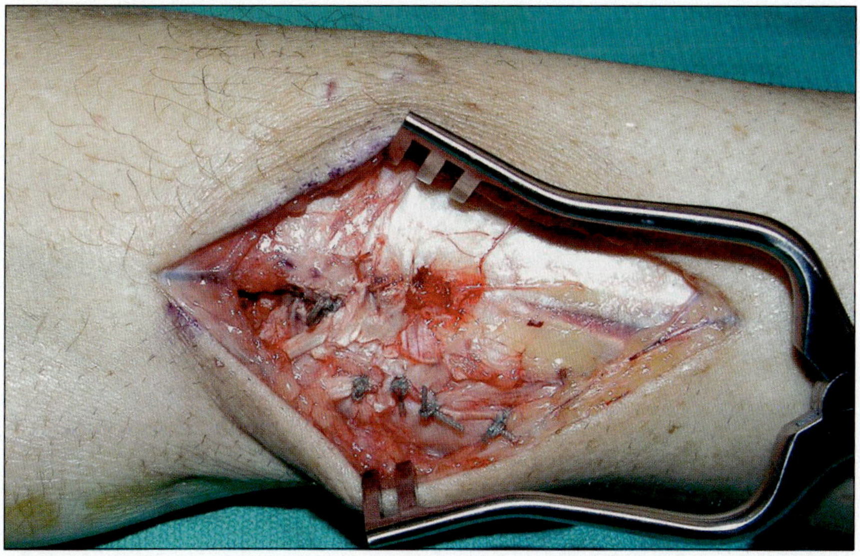

图14

- 将克氏针断端埋于皮下，于8周后取出。
- 紧密缝合腕关节囊。松止血带，仔细止血。拇指人字形夹板固定。

术后护理及预期效果

- 患者以拇指人字形夹板制动8周。
- 8周后取出克氏针，开始轻柔的增加活动度的锻炼。

证据

Ambrose L, Posner MA. Lunate-triquetral and midcarpal joint instability. Hand Clin. 1992;8:653-68.

这篇文章对月三角间隙的疾患进行了系统综述。并提供了不同类型疾患的诊断方法和其他治疗方法。（V级证据）

Guidera PM. Lunotriquetral arthrodesis using cancellous bone graft. J Hand Surg. 2001;26:422-7.

这篇文章总结了26例月二角关节融合的结果。两块腕骨之间的间隙用松质骨移植填充，以克氏针固定。作者指出所有的患者都得到成功融合，平均融合时间为50天。患者对治疗结果表示满意。月三角融合对治疗月三角关节不稳定和关节炎疾患是一个结果可靠和合理的治疗手段。（Ⅴ级证据）

Shin AY. Treatment of isolated injuries of the lunotriquetral ligament in comparison of arthrodesis, ligament reconstruction, and ligament repair. J Bone Joint Surg [Br]. 2002;84:1086.

这是一个对57例月三角韧带损伤治疗进行的回顾性总结。治疗方法包括关节融合、直接修复或用尺侧腕伸肌腱束进行韧带重建。8例患者采用尺侧腕伸肌腱束进行韧带重建，27例直接修复月三角韧带，22例采用月三角关节融合。41%的关节融合患者最终不愈合。三组间的DASH评分没有差异。作者的结论是月三角韧带修复或重建能更好地缓解疼痛，并发症也更少。（Ⅲ级证据）

18 腕关节神经切断术

Carlos Heras-Palou and Thomas R. Hunt III

注意事项

- 腕关节不稳定伴弹响
- 活动性炎性关节病
- 显著的腕关节僵硬，丧失有效的活动
- 营养不良性腕关节疼痛

争议

- 患者的选择方面存在争议。通过评估局部麻醉阻滞后疼痛缓解和功能改善的情况，有利于明确哪些患者将受益于这种手术。

其他治疗方法

- 不同类型的神经切断术：
  - 部分神经切断 （骨间后神经和/或骨间前神经切断）
  - 全部神经切断
  - 神经切断（骨间后神经）同时进行其他手术操作
- 神经切断术之外的其他治疗方法：
  - 关节镜下或切开进行腕关节清创
  - 桡骨茎突切除
  - 部分腕骨间融合
  - 近排腕骨切除
  - 全腕关节融合

适应证

- 腕关节关节炎伴疼痛，功能活动尚可。常见病因包括舟骨骨折不愈合腕关节进展性塌陷（SNAC），舟月进展性塌陷，继发于晶体沉积关节病、炎症性关节病以及腕骨或桡骨远端创伤的退行性关节病。
- 图1显示一例因持久的舟骨骨折不愈合腕关节进展性塌陷导致腕关节关节炎和疼痛的患者。该患者不愿意接受较大的腕关节补救性手术，这是腕关节神经切断术的典型指征。

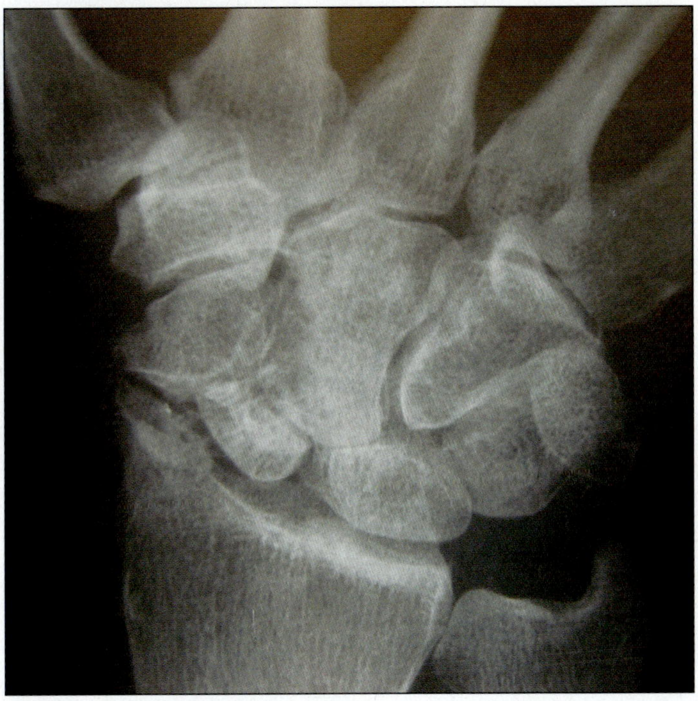

图1

临床检查/影像学检查

- 于Lister结节尺侧1cm及近侧3cm处注射1ml 0.5%丁哌卡因已证实能可靠地将麻醉药传递到骨间后神经和骨间前神经（图 2A）。针头扎入后，当感觉到骨间膜的阻力后，稍微回撤后推药以浸润骨间后神经。然后将针头前推穿过骨间膜，再次推药以浸润骨间前神经。

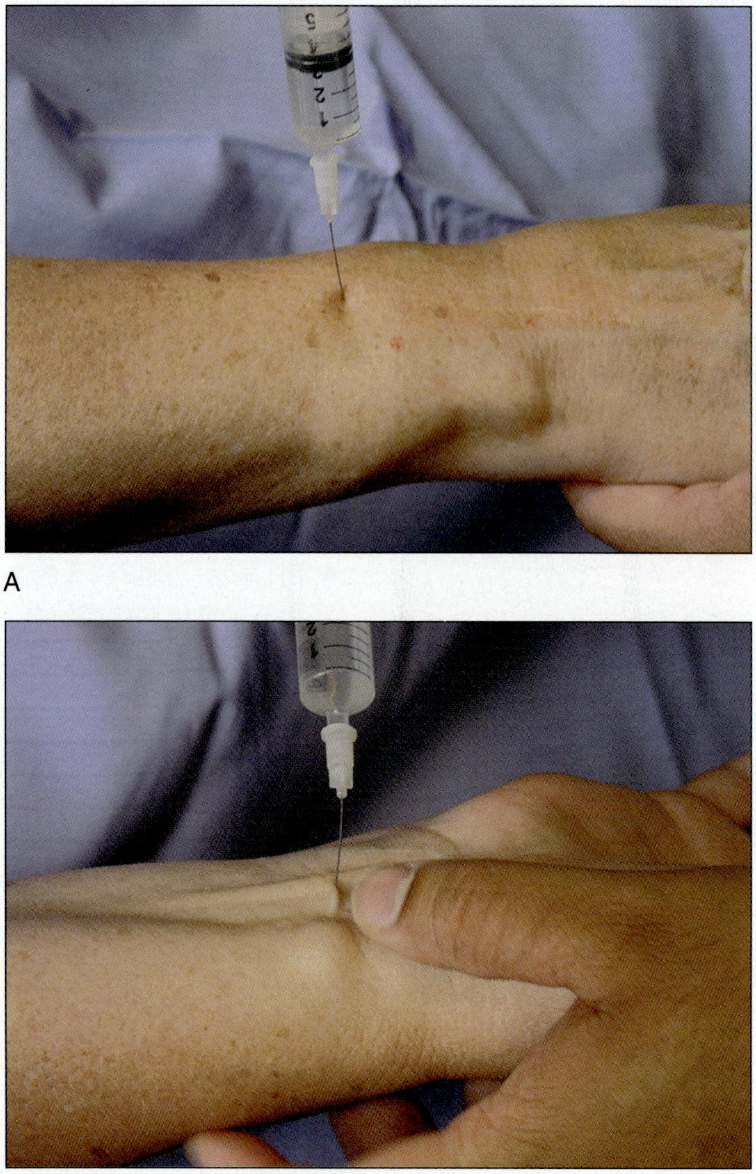

A

B

图2

■ 于剩下的神经周围各注射0.5%丁哌卡因1ml，这些神经包括：正中神经掌侧皮支（图2B）、桡神经分支（图 2C）、尺神经背侧皮支（图 2D）以及掌骨间返支。

■ 注射后，预期疼痛将至少减少90%，工作输出量至少增加一倍。

■ 巴尔的摩工作模拟仪（图3）用于评估丁哌卡因注射治疗前后的工作功能状况。功能评估能最准确地预测腕关节神经切断术是否成功，也能让患者较好地体会术后能获得怎样的功能。

外科解剖

■ 腕关节神经支配很丰富。主要支配的神经为骨间后神经。桡神经、尺神经和正中神经的分支也参与支配。

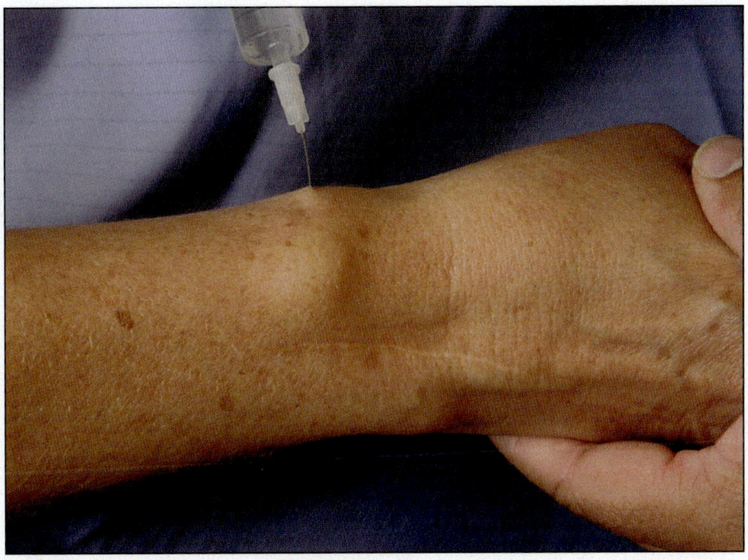

C

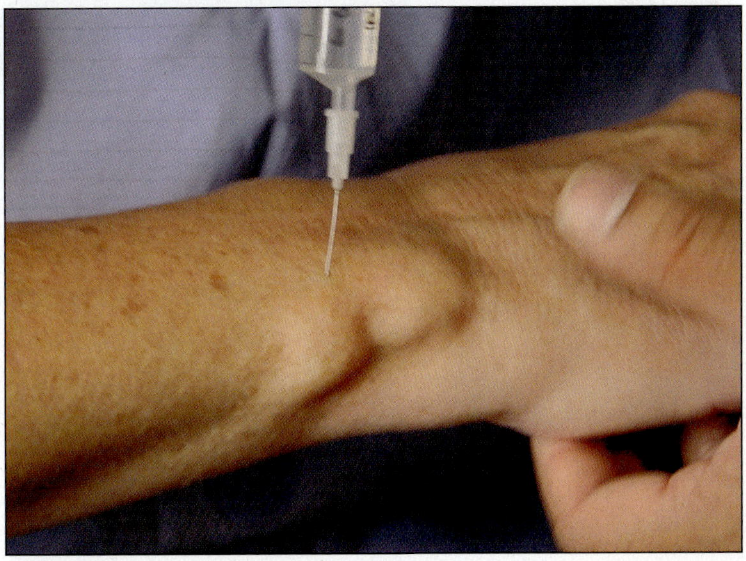

D

图2续

争议

- 许多术者采用2～3cm 的背侧纵切口切除骨间后神经和骨间前神经。虽然美观性稍差，但纵切口有利于将来可能要进行的腕关节重建手术的显露。
- 当只切除骨间后神经和骨间前神经时，许多术者采用背侧和掌侧联合切口。采用单独的掌侧切口显露骨间前神经能更好地保护旋前方肌肌支。
- 对于进行全部神经切断还是部分神经切断也存在争议。文献的证据和我们的经验显示部分神经切断术后12个月左右症状会重新加重，而全部神经切断似乎远期效果更好。

体位

- 患者仰卧，手术侧手臂置于手术桌上。

入路/显露

- 部分神经切断术，采用背侧切口切除骨间后神经和/或骨间前神经。
- 全部神经切断术，我们采用四个切口。
  - 切口1：于腕关节近侧3～5cm 的前臂背侧横切口（图 4）。如果切口再靠远侧一些，就不能完全切断从骨间后神经发出的关节支。切开第四伸肌间室，指伸肌腱向尺侧牵开，可看到骨间后神经位于第四伸肌间室底面桡侧，予以分离。切开骨间膜，

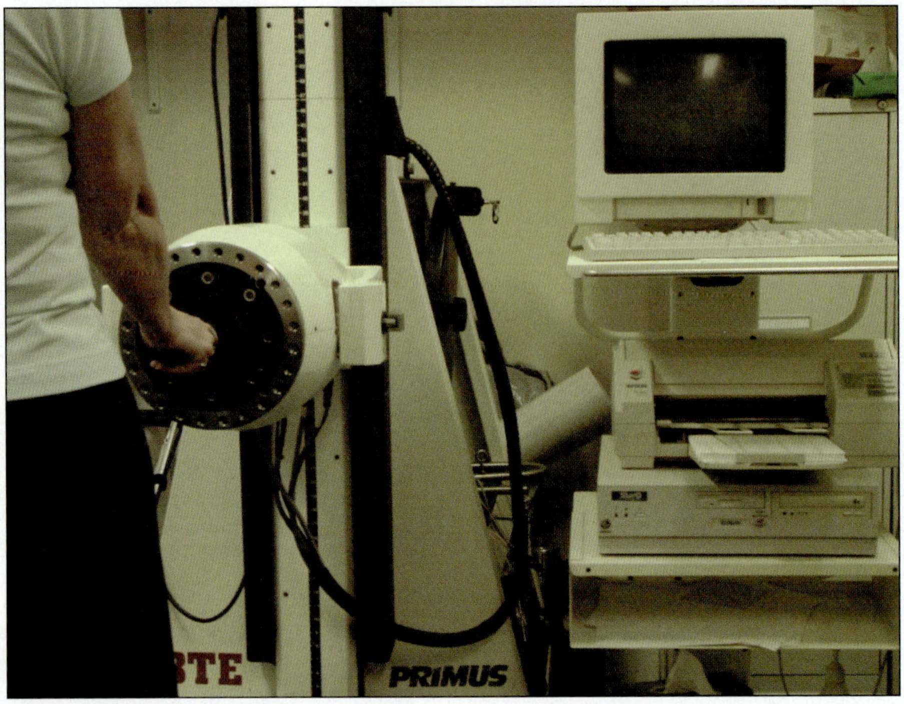

图3

可看到骨间前神经分支。

- 切口2：于腕背尺骨头水平做尺背侧切口（图 4），向下分离到伸肌支持带。在皮瓣内分离尺神经背侧支。
- 切口3：以桡动脉为中心做掌桡侧切口，从腕关节水平到前臂远端，分离桡动静脉、正中神经掌侧皮支和桡神经（图 5）。

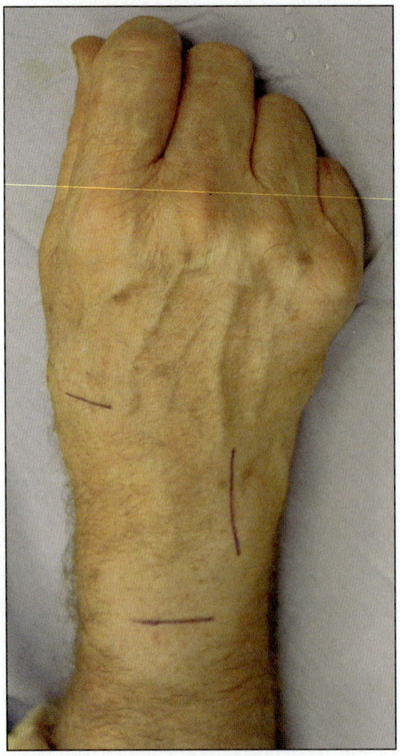

图4

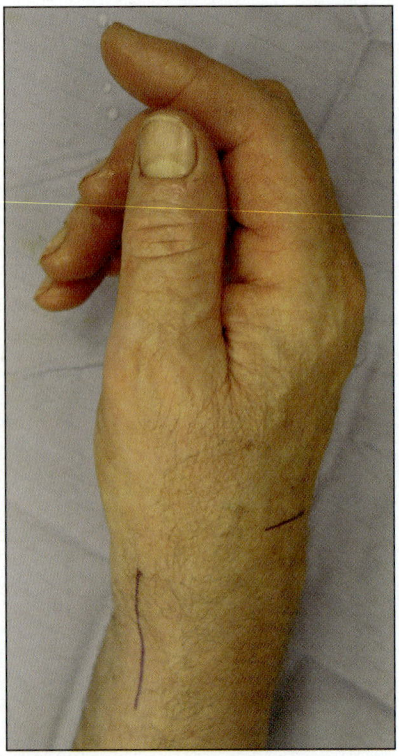

图5

- 切口4：于掌骨基底背侧做横行切口，分离筋膜以显示掌骨间返支（见图 4 和 5）。

注意事项

- 如果切断骨间前神经的部位太靠近端，可能使旋前方肌完全失去神经支配。

手术操作

步骤1：切口1

- 尺侧牵开指伸肌腱后，可在间室底面桡侧看到骨间后神经及其血管。纵向分离以游离骨间后神经，烧灼骨间后神经及其伴行血管，并切除一段2cm 长的神经（图 6）。
- 显露骨间膜深方的骨间前神经后，尽可能靠远侧切除一段神经（图 7）。

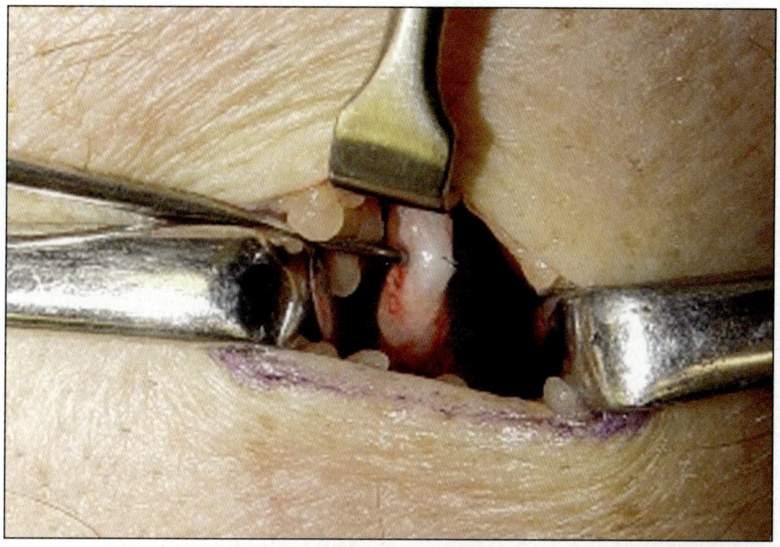

图6

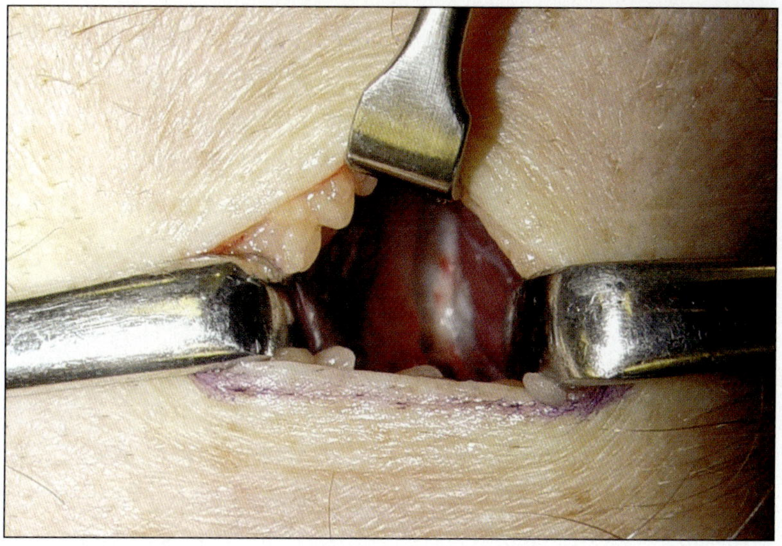

图7

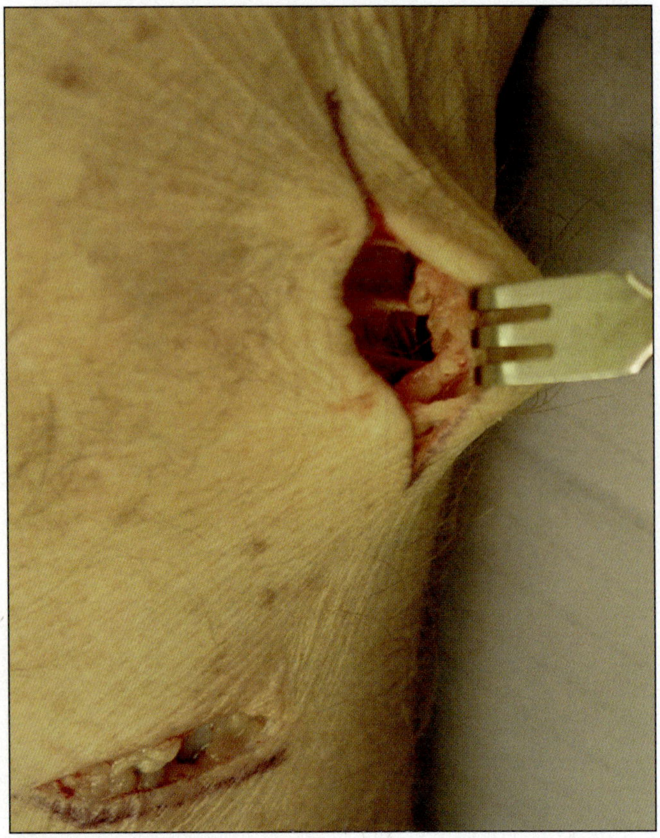

图8

步骤2：切口2

- 于伸肌支持带和皮下脂肪之间解剖、游离、烧灼并切除尺神经背侧感觉支发出的关节穿支（图 8）。
- 切除这些关节穿支常常是在解剖尺神经感觉支和筋膜层之间的平面时完成的。可用示指作为一个钝性分离器，人为造成腕关节尺背侧和尺骨头基底表面皮肤“有限的套状撕脱”。

步骤3：切口3

- 桡动脉携带有交感神经的疼痛纤维至腕关节（图 9）。分离桡动脉和静脉深方的平面，切除一段动脉血管周围组织，从而切断沿桡动脉至腕关节的交感分支。
- 分离正中神经掌侧皮支和桡神经感觉支深方的平面，该平面将与在切口2所分离的平面汇合（图 10）。同样用示指分离这些平面。

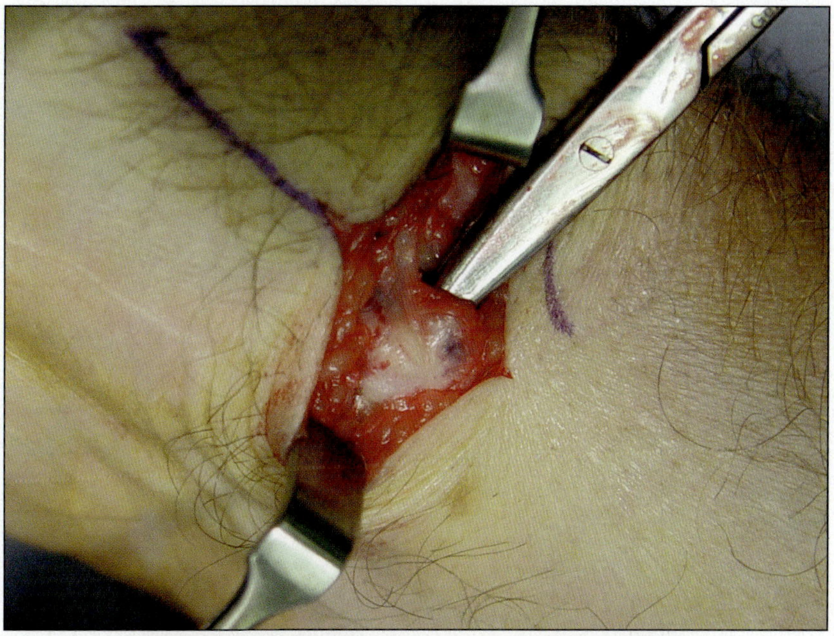

图9

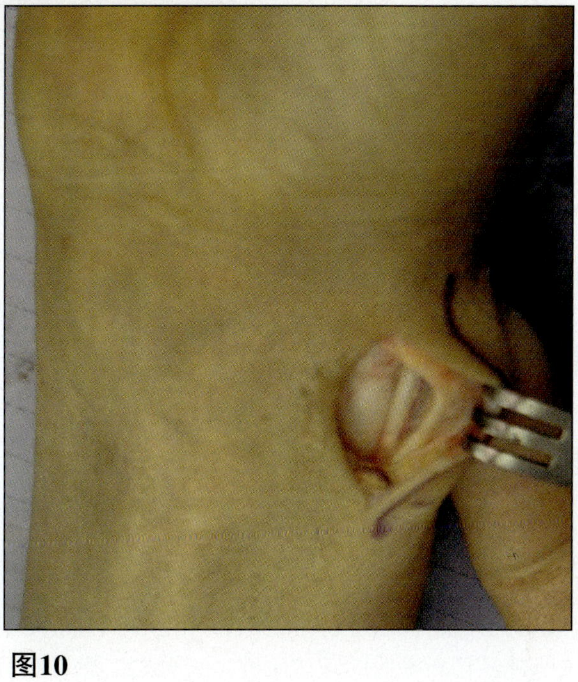

图10

步骤4：切口4

- 经过位于掌骨基底的横切口和其下的筋膜层，将伸肌腱牵开。
- 在掌骨基底水平可看到关节返支的神经纤维（图 11），游离并烧灼这些纤维。

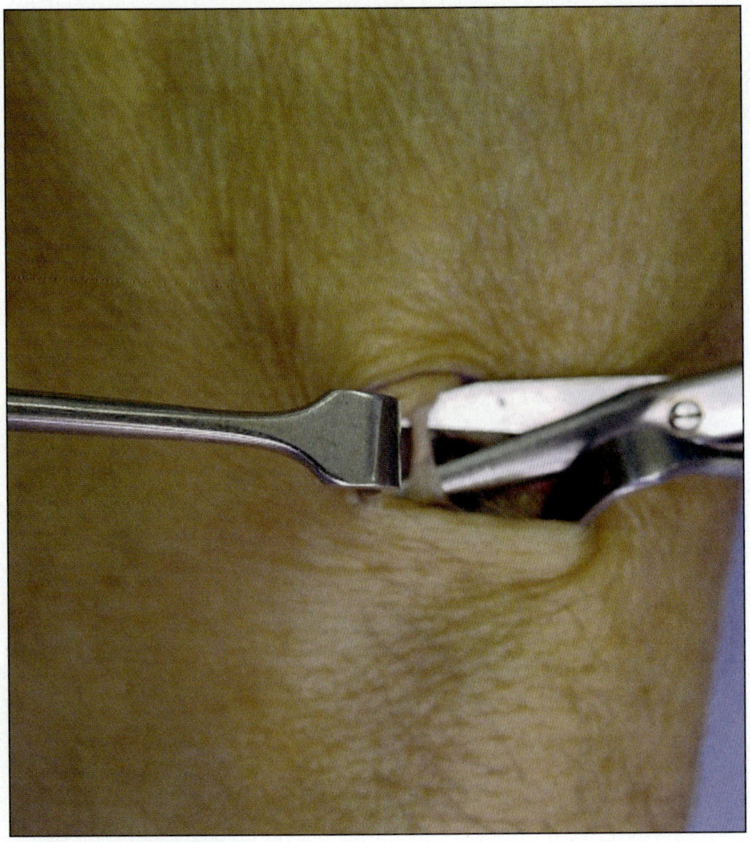

图11

术后护理及预期结果

- 用松软的绷带包扎10天。
- 佩戴可拆卸式夹板以使手术部位更舒适，允许关节自由活动。
- 患者通常于术后2～4周恢复工作。

证据

Buck-Gramcko D. Denervation of the wrist joint. J Hand Surg [Am]. 1977;2:54-61.
195例腕关节神经切断术后的随访研究。三分之二患者获得较好结果。平均随访时间4年。（Ⅳ级证据）

Ferreres A, Suso S, Foucher G. Wrist denervation: surgical considerations. J Hand Surg [Br]. 1995;20:769-72.
部分神经切断术的结果较全部神经切断术的结果差。（Ⅳ级证据）

Weinstein LP, Berger RA. Analgesic benefit, functional outcome, and patient satisfaction after partial wrist denervation. J Hand Surg [Am]. 2002;27:833-9.
对于慢性腕关节疼痛，当重建手术不可行或患者不愿意接受时，部分腕关节神经切断术是一个有用的姑息性手术。（Ⅳ级证据）

19 舟骨骨折切开复位Herbert空心螺钉内固定

Hiroshi Yajima

注意事项

- 对于稳定骨折而言，可考虑微创方法固定。

争议

- 一些运动医学领域的手外科医生可能会建议，如果患者是优秀的运动员，即使是急性稳定型舟骨骨折，也应及早进行内固定手术，以便他们可以很快回复训练（Rettig and Kollias, 1996）。

其他治疗方法

- 保守治疗适用于单发、急性、无移位的舟骨腰部骨折和远极骨折。
- 石膏固定的时间取决于骨折部位。
- 内固定方法很多，包括克氏针、门形钉和加压螺钉等。推荐使用无头空心加压螺钉。

适应证

- 伴有移位或成角的急性舟骨骨折。舟骨近1/3骨折是相对适应证。
- 对于稳定骨折，如果患者希望尽早参加工作和体育活动，也可考虑手术治疗。

临床检查/影像学检查

- 舟骨骨折的诊断要参考损伤机制、患者年龄和症状等因素。解剖鼻咽窝处压痛提示骨折（图1）。确诊则需要放射学检查。
- 放射学检查包括后前位（PA）、侧位、斜位和舟骨位，有时还包括握拳位。
- 文献报道初始X线诊断舟骨骨折的假阴性（漏诊）率介于2%和25%之间（图2）。对于可疑患者，建议短臂拇人字石膏固定两周。之后，再次进行临床和放射学检查。
- 核磁共振早期诊断舟骨骨折的价值已为多篇文章所证实。MRI（图3A和3B）不仅可以诊断常规X线检查不能发现的骨折（图2），还可以诊断舟骨近极缺血和软组织损伤（Hunter et al., 1997）。

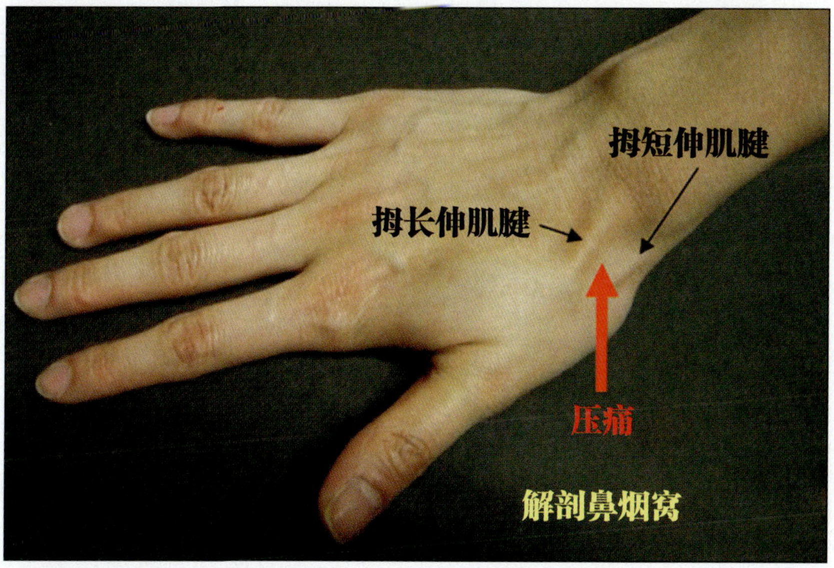

图1

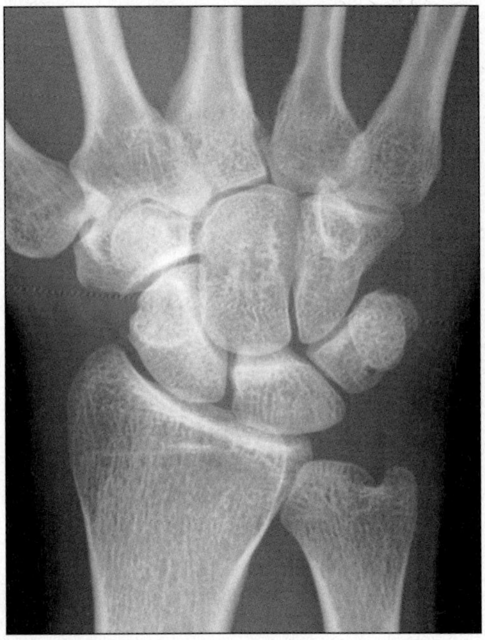

图2

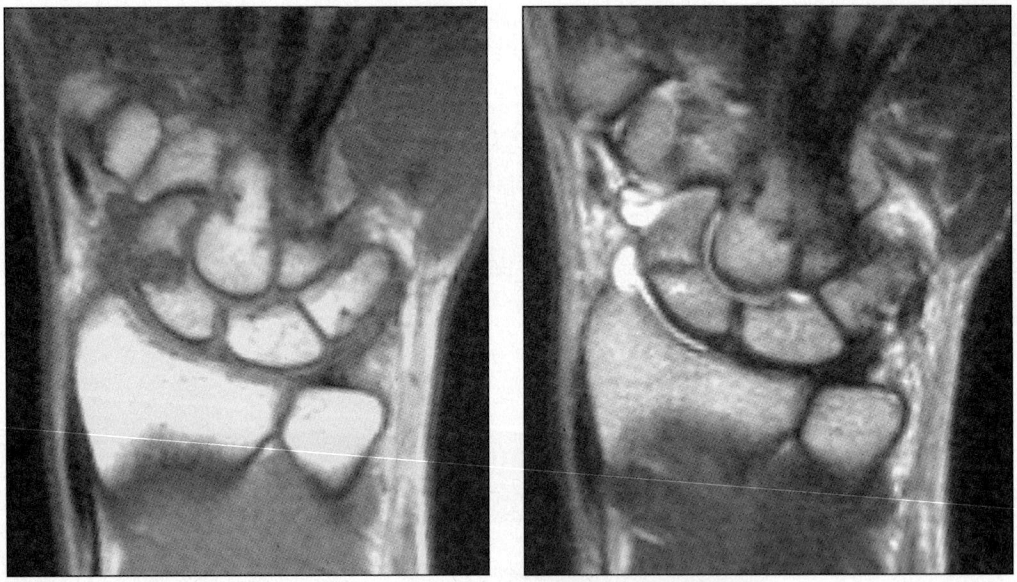

A B

图3

■ CT检查有助于更准确地显示舟骨骨折线（图4）。据此，可以选择恰当的手术入路（掌侧或背侧）（Trumble et al., 2003）。

外科解剖

■ 舟骨表面几乎全为软骨覆盖，分为五个关节面（桡骨、月骨、头骨、大多角骨和小多角骨）。

■ 有多条韧带附着于舟骨；其中桡舟头韧带最重要，因为它的作用是维持舟骨的位置（图5），但显露舟骨时有时可能会切断这条韧带。

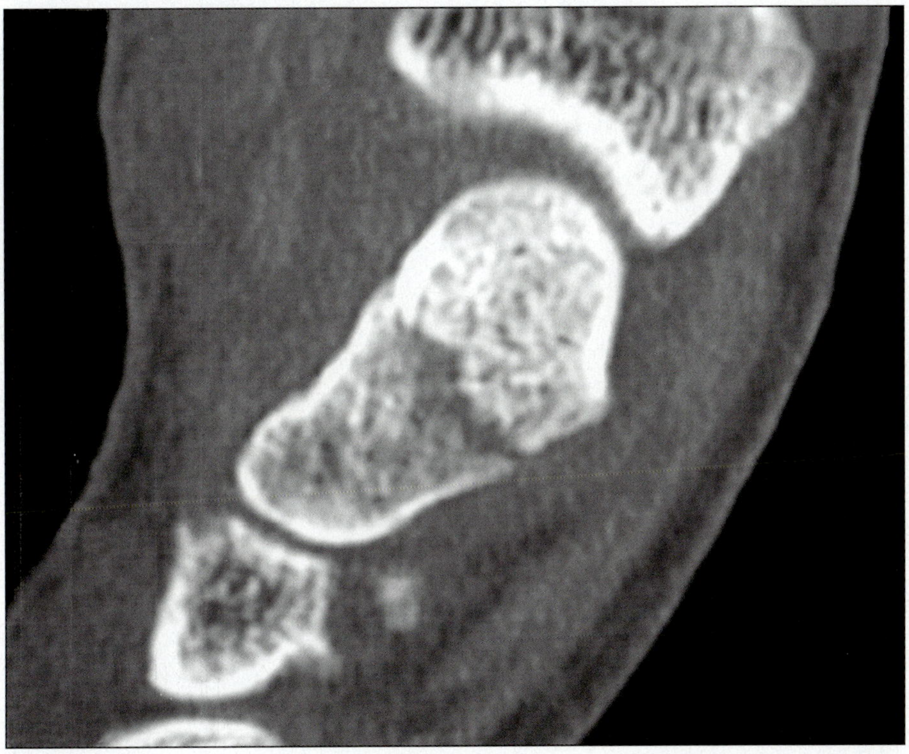

图4

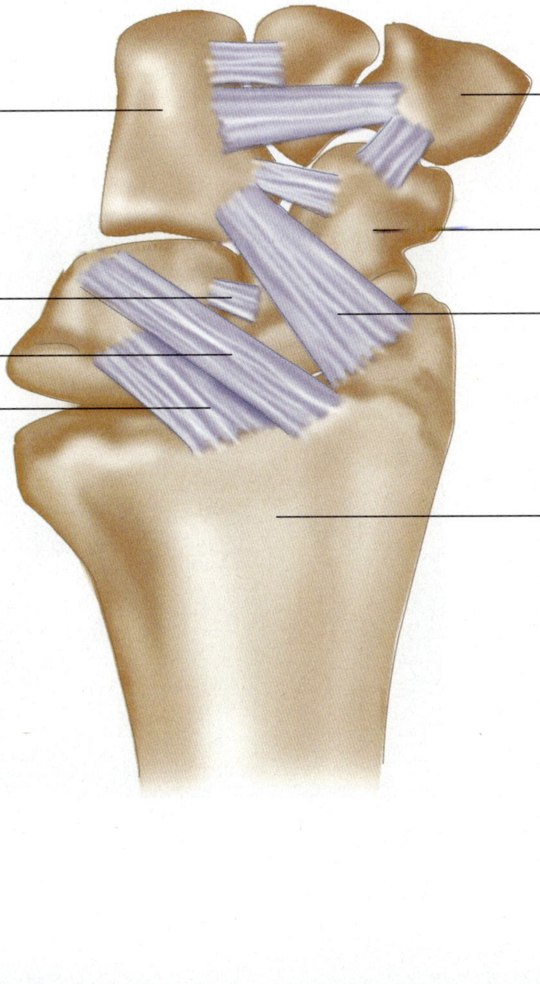

图5

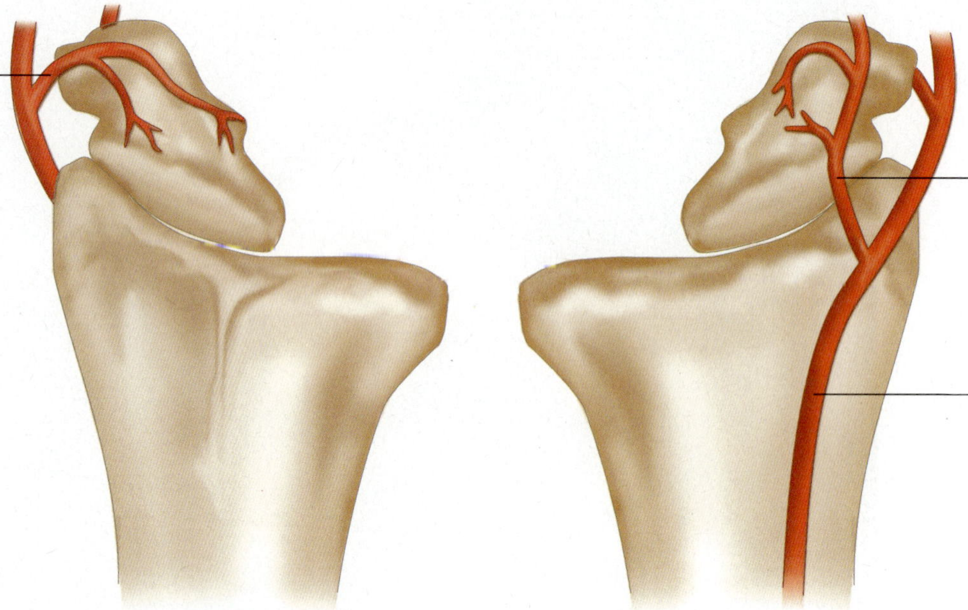

图6

■ 第一条滋养动脉由背侧进入舟骨。第二条滋养动脉由掌侧进入，但仅限于舟骨结节处（Gelberman和Manon, 1980）（图6）。近极没有滋养血管，因此，近极骨折容易发生缺血坏死。

手术要点

- 如果是右侧骨折，医生（如果是右利手）应坐在手术桌的头侧。助手坐在术者对面，C型臂放在术者右侧（图7）。
- 如果是左侧骨折，位置相反。
- 对于右侧骨折，如果选择背侧入路，医生应坐在手术桌足侧。肘关节伸直，前臂旋前腕关节屈曲位进行操作。

器械

- 当选择掌侧入路时，将治疗巾卷垫在腕关节下方，使其保持背伸位以利于手术操作（图8）。

体位

■ 全麻或臂丛麻醉，患者仰卧位。
■ 使用可透过X线的手术桌。

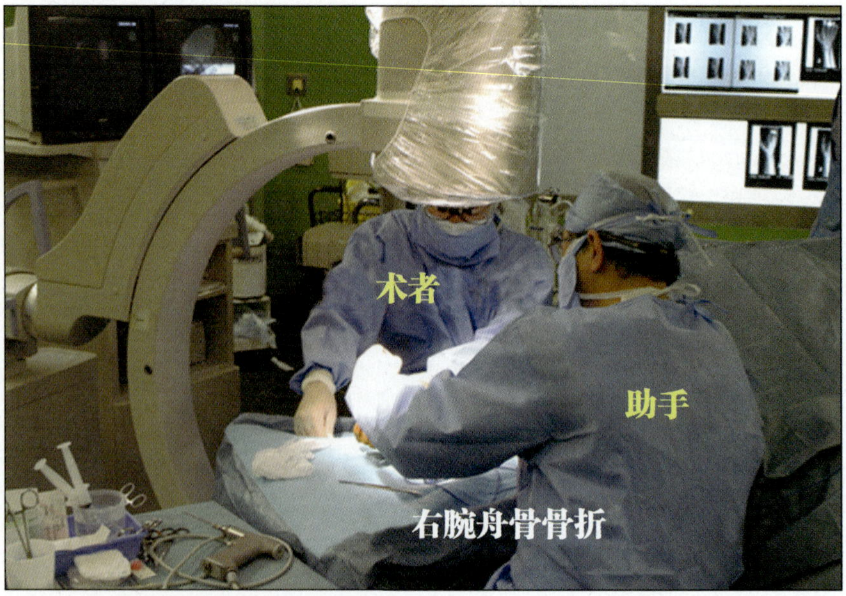

图7

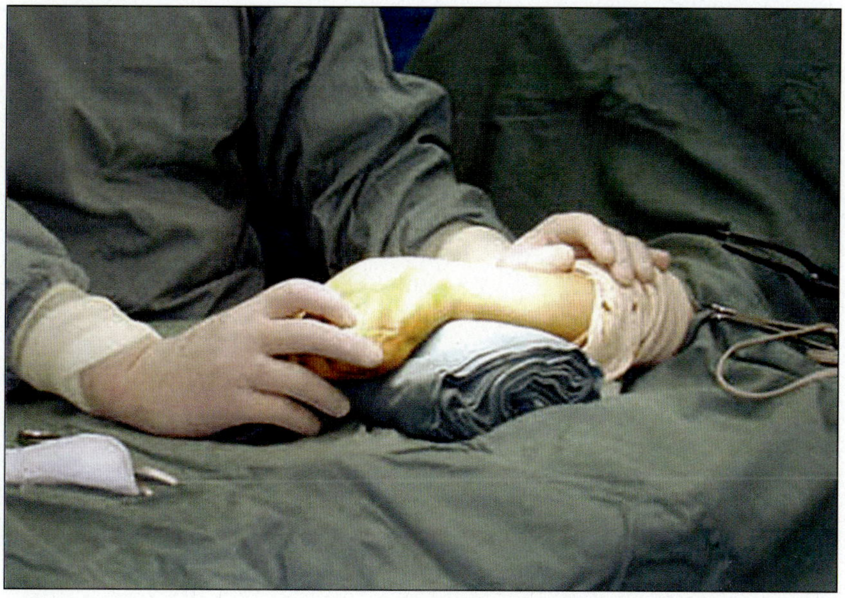

图8

入路/显露

- 掌侧入路，切口呈V形或锯齿形（图9）。
- 切开桡侧腕屈肌腱鞘管，将肌腱牵向尺侧（图10），切断结扎桡动脉掌支。
- 横形切开舟大多角骨关节囊。
- 显露舟骨结节和大多角骨关节面。
- 对于Herbert A2型无移位骨折，在舟大多角骨关节处做一5mm横切口即可。

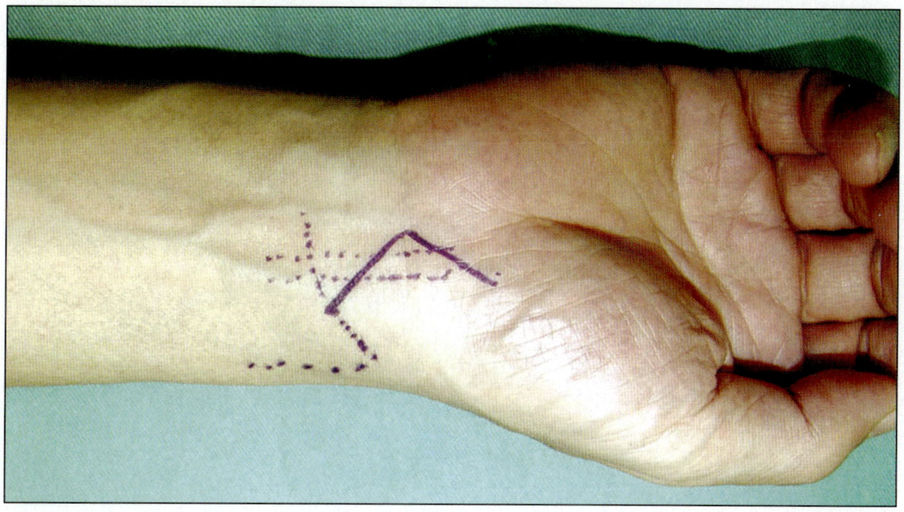

图9

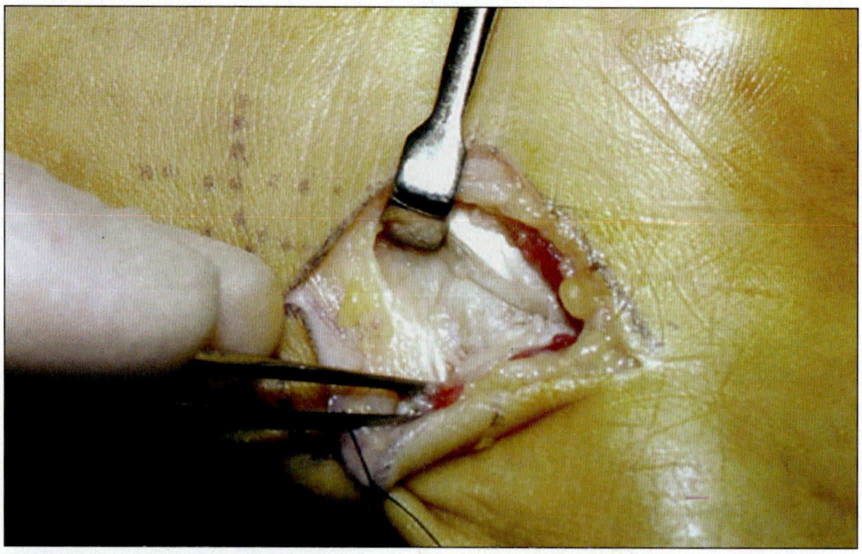

图10

手术要点

- 如果需要复位，通常需切开桡舟头韧带，拧入螺钉后，要求修复韧带。

注意事项

- 需要使用C型臂确定舟大多角骨关节位置（图11A 和 11B）。

其他方法

- 背侧入路用于固定近极骨折和腰部水平斜形骨折。
- 选择背侧入路时，要在Lister结节以远1cm处做一小的横切口。

手术操作

步骤1

- 通过背伸腕关节尽量充分显露舟大多角关节。
- 使用 1mm 导针穿入舟骨远极关节面（图12）。
- 入针方向指向舟骨近极（约朝向背侧45°和尺侧45°）（Moser et al., 2003）。
- C型臂监视下针尖要穿入近极尖端软骨下处（图13）。
- 如果第一根钢针位置欠佳，可以以其为参照再变换方向打入另一枚导针。第一根钢针做防止旋转之用。

其他入路

- 如果选择背侧入路，导针自舟月韧带起点打入，腕关节充分掌屈，沿舟骨中轴线指向拇指进针（Chung et al., 2002）。

步骤2

- 确定导针位置准确以后，用测深尺测量长度（图14）。
- 随后，继续钻入导针，以免在钻孔后导针随着钻头拔出。
- C型臂下徒手慢慢钻入空心钻 （图15）。
- 然后，用丝攻徒手攻丝，长度包括全部钻孔深度。

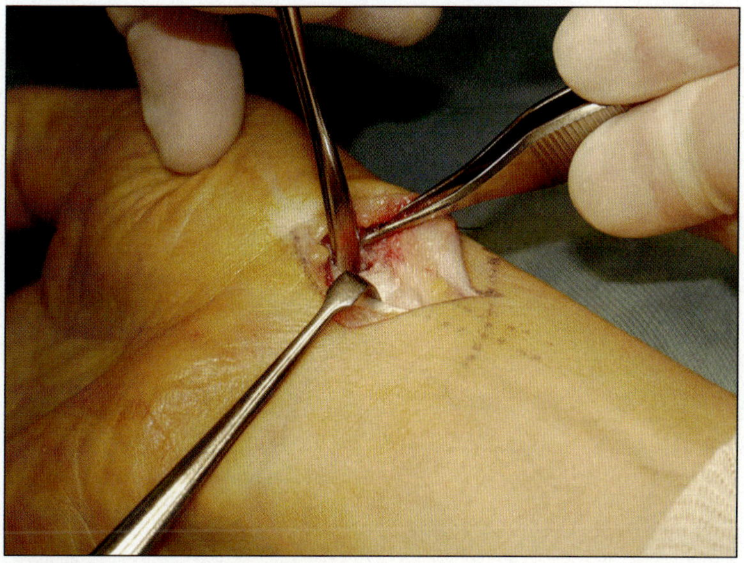

A

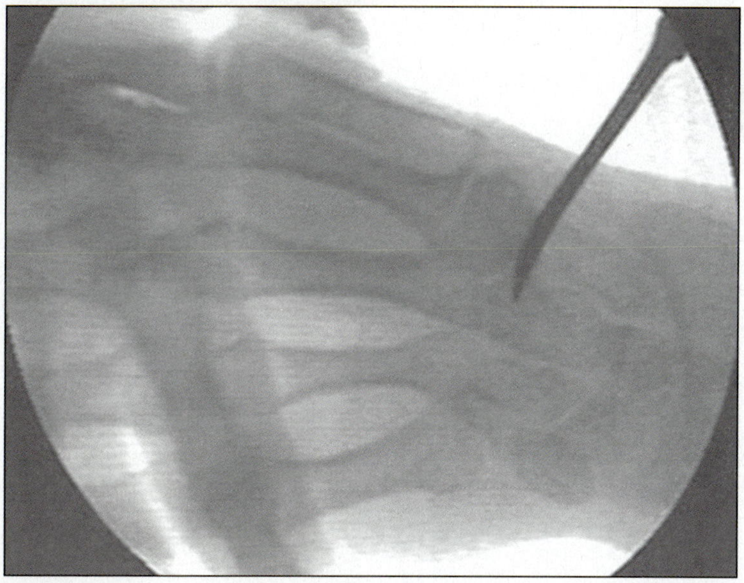

B

图11

手术要点

- 用一枚小的骨膜起子插入舟大多角骨关节内撬开舟骨关节面，以利于钢针打入。
- 要在C型臂下确定正确地入针点（Moser et al., 2003）。
- 如果是不稳定骨折，可打入两根克氏针，一根做导针，一根抗旋转。

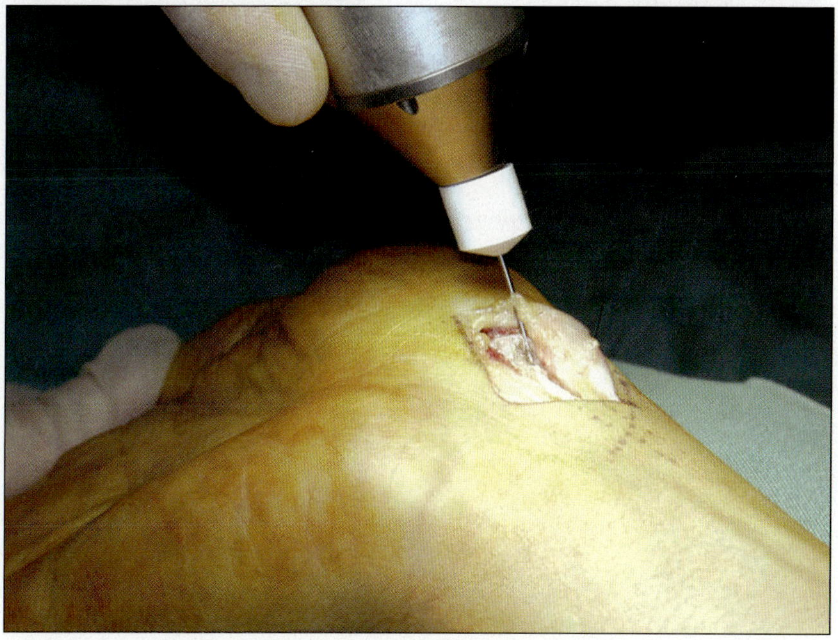

图12

注意事项

- 舟骨形态存在个体差异。
- 如果侧位X线片显示腰部狭窄，进针点应尽量深一些。
- 微创手术的进针点位于舟骨结节，因此，进针方向应该更朝向背侧和尺侧一些。

器械/植入物

- 针导可帮助打入直径小于1mm的导针。

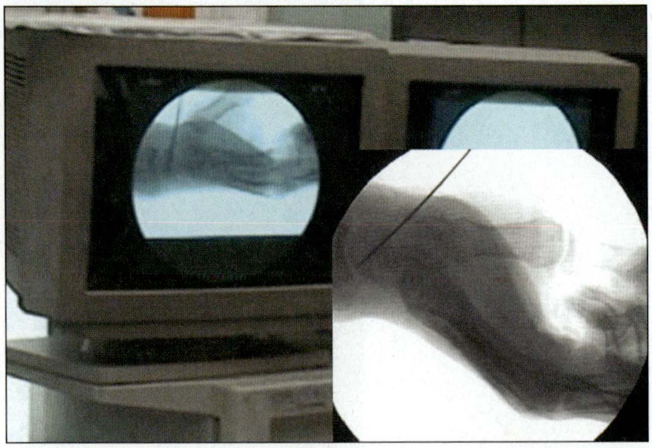

图13

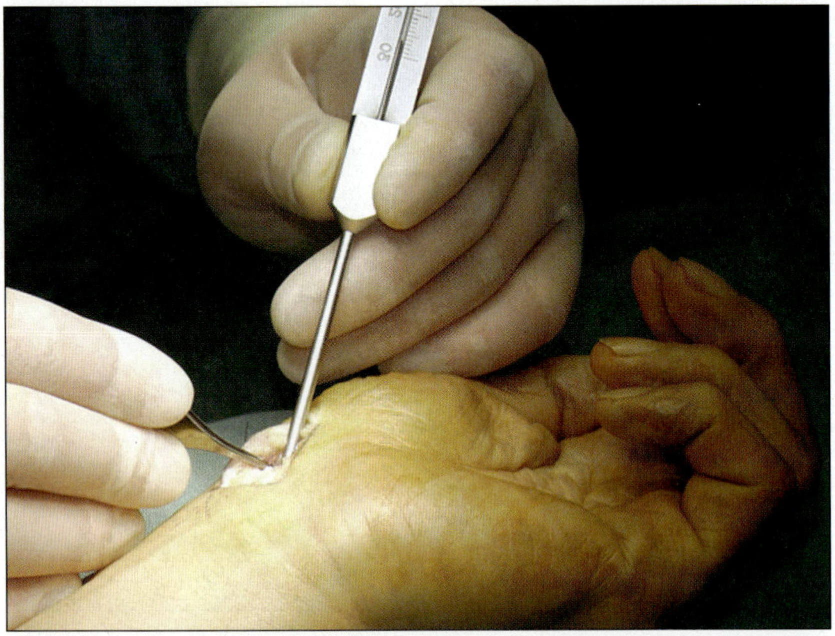

图14

注意事项

- 螺钉长度应比测量舟骨长度短3～5mm，过长的螺钉可能会穿入关节，撞击关节面。

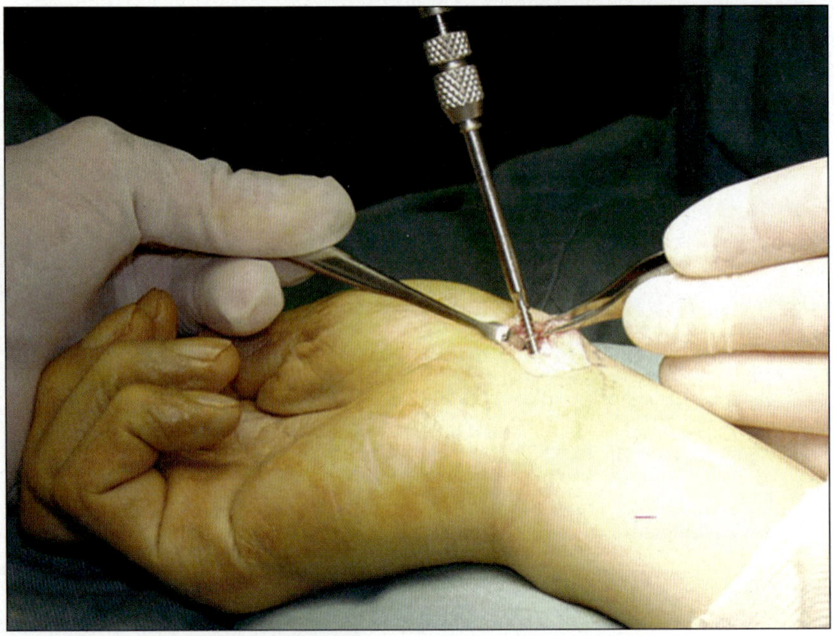

图15

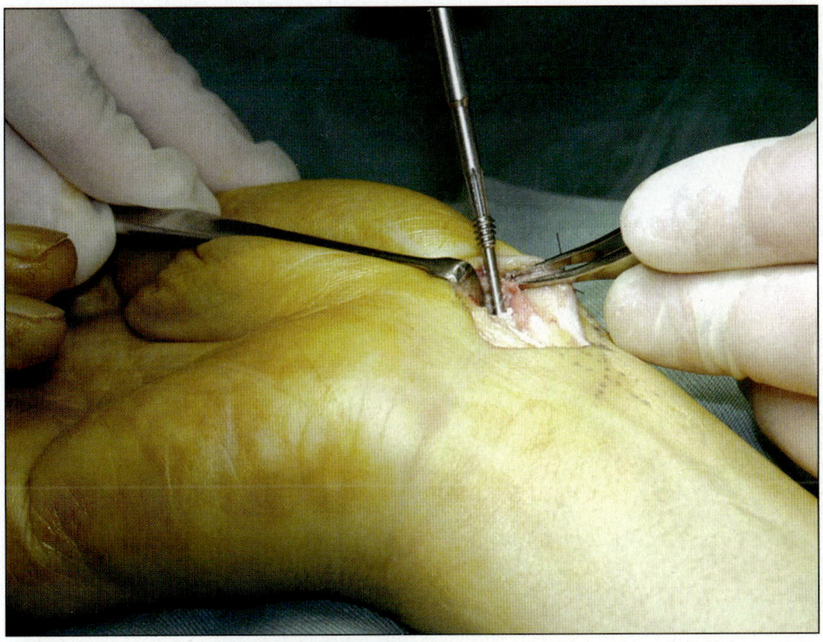

图16

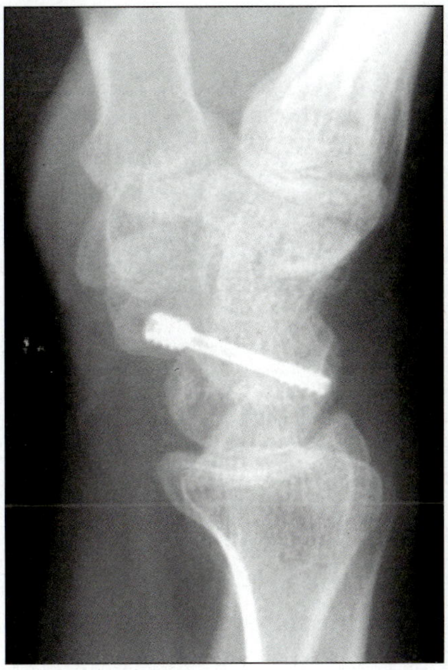

图17

步骤3

- 使用测深尺或一根等长的钢针测量所需螺钉长度。
- 挑选螺钉长度要比测量长度短3～5mm，以免螺钉穿入关节腔。
- 沿着导针把螺钉拧入舟骨内，取出导针（图16）。
- 完全拧紧螺钉，钉尾要埋在关节面下方。
- C型臂判断固定情况，最后要拍四个位置X线片以最终确定螺钉位置和固定情况（图17）。
- 被切断的桡舟头韧带需要修复。

术后护理及预期结果

- 术后，多块纱布松软包扎一周 （图18）。
- 对于固定牢固的无移位骨折，拆线后（术后1周）即可开始功能练习。
- 对于不稳定骨折而言，如果因复位而切断了桡舟头韧带，术后需要佩戴拇人字石膏制动1个月。
- 即使是固定牢固的稳定骨折，至少在6周以内也要避免重体力劳动和体育活动。

手术要点

- 近极骨折螺钉固定后，要辅以拇人字形石膏固定一个月以上。
- 医生应当明示患者骨折需要至少两个月才能愈合，期间应保护腕关节。
- 去掉石膏以后，建议继续使用可简易佩戴/拆除的手夹板。

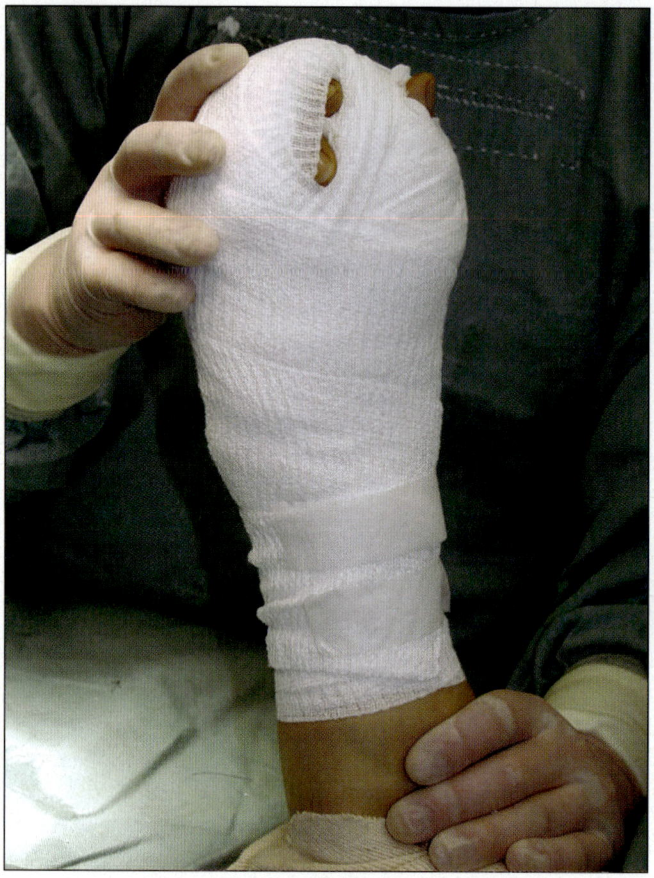

图18

证据

Chung KC: A simplified approach to unstable scaphoid fracture fixation using the Acutrak screw. Plast Reconstr Surg. 2002;110:1697-703.

本文描述了舟骨骨折背侧入路、无头加压螺钉固定技术，其中包括准确打入导针的一些关键点。是一种把螺钉置于舟骨中轴线的简单技术，螺钉位于中央可产生最大程度加压，对骨折愈合至关重要。（Ⅳ级证据）

Gelberman RH, Menon J. The vascularity of the scaphoid bone. J Hand Surg [Am]. 1980;5:508-13.

本文通过灌注和漂洗技术研究了15个新鲜尸体标本的舟骨的骨外和骨内血运情况。舟骨主要血供源于桡动脉。近极血供的70%～80%源自桡动脉穿入背侧脊的分支，剩余20%～30%血供源自穿入舟骨结节的桡动脉掌侧支。

Hunter JC, Escobedo EM, Wilson AJ, Hanel DP, Zink-Brody GC, Mann FA. MR imaging of clinically suspected scaphoid fractures. AJR Am J Roentgenol. 1997;168:1287-93.

此项研究的目的在于评估临床怀疑急性舟骨骨折但X线阴性时MRI的价值。作者的结论是MRI 可以发现那些X线发现不了的骨折 。（Ⅳ级证据）

Moser VL, Krimmer H, Herbert TJ. Minimal invasive treatment for scaphoid fractures using the cannulated Herbert screw system. Tech Hand Upper Extrem Surg. 2003;7:141-6.

本文详细描述了作者微创固定急性舟骨骨折的技术和结果。（Ⅳ级证据）

Rettig AC, Kollias SC. Internal fixation of acute stable scaphoid fractures in the athlete. Am J Sports Med. 1996;24:182-6.

此项研究调查了手术治疗运动员舟骨骨折的结果以及恢复运动的时间。 应用Herbert螺钉固定治疗12例急性舟骨中1/3骨折的运动员。所有患者均为赛季中运动员，不宜使用石膏制动。平均恢复运动的时间为5.8 周。 作者的结论是，对于赛季中的运动员，不能接受石膏制动而又可以接受手术风险者，内固定治疗可以使他们早期、安全地回到运动场。（Ⅳ级证据）

Trumble TE, Salas P, Barthel T, Robert KQ 3rd. Management of scaphoid nonunions. J Am Acad Orthop Surg. 2003;1:380-91.

本文描述了舟骨骨折不愈合的解剖、病因、评估和治疗。作者强调应避免畸形愈合，以减少关节炎的发生。（Ⅳ级证据）

20 带血管桡骨远端骨瓣移植治疗舟骨骨折不愈合

Hiroshi Yajima and Kevin C. Chung

注意事项

- 是否使用这种术式治疗急性近极骨折目前意见尚不统一。
- X线片上近骨折块密度增高和特异性MRI表现（T_1加权像低信号；T_2加权像低信号）均强烈提示舟骨近极缺血坏死（Trumble, 1990）。
- 如果近极骨折块太小，手术很困难。

争议

- 一些医生认为切除桡骨茎突是治疗不愈合的重要组成部分。
- 近排腕骨切除术或局限性腕关节融合术适用于桡舟关节骨性关节炎等情况（Krakauer et al., 1994）。

其他治疗方法

- 如果骨缺损范围不大，也没有骨坏死表现，可从桡骨远端取松质骨填充，并用无头加压螺钉固定。
- 近极骨折不愈合伴缺血的情况下，采用取髂骨植骨和Herbert螺钉固定，仅1/3患者愈合（Filan and Herbert, 1996）。

适应证

- 不愈合伴近极缺血
- 传统植骨术后失败者

临床检查/影像学检查

- 平片可以诊断不愈合。根据图1的X线片表现，我们怀疑近极缺血坏死，但近极密度增高不明显，因而确诊需要MRI检查。
- 特殊的MRI表现可强烈提示存在缺血坏死（T_1加权像低信号；T_2加权像低信号），但并不能确定诊断（图2）。注意近极降低的信号提示极血供减少。
- 对比剂增强显影的MRI对近极血供的判断更准确（Cerezal et al., 2000）。
- CT检查有助于诊断合并畸形的舟骨不愈合（Trumble, 1990）。根据CT片上不愈合的部位和是否合并驼背畸形等情况，决定手术入路的选择（掌侧或背侧）。
- 判断缺血坏死最准确的方法是针刺骨折面，直接观察出血的情况（Green, 1985）。

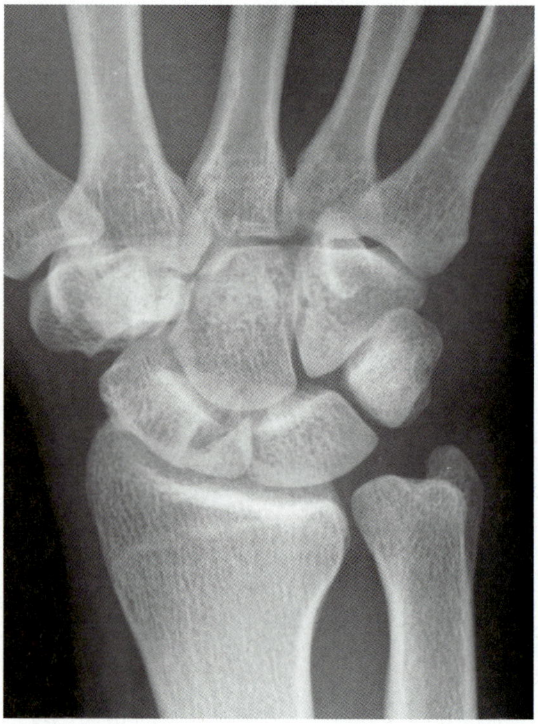

图1

其他治疗方法—续

- 伴驼背畸形的不愈合，治疗方法是髂骨取骨，楔形植骨术（Cooney et al., 1988）。
- 如果已经出现骨性关节炎，可选择舟骨切除部分腕关节融合或近排腕骨切除术（Krakauer et al., 1994）。

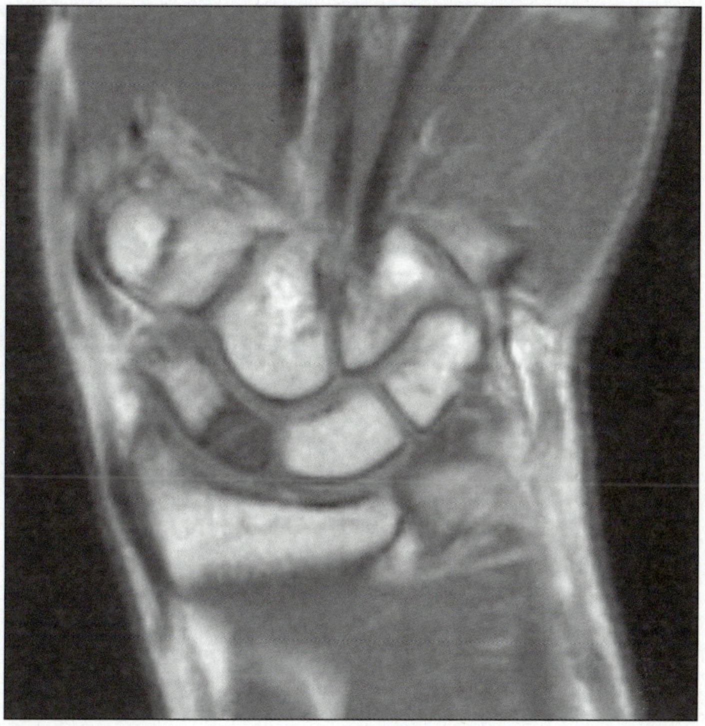

图2

外科解剖

- 桡骨远端桡背侧区域血供源于桡动脉返支。
- Zaidemberg等（1991）将这一返支称为桡动脉灌流支（“irrigating branch of the radial artery”），Sheetz等（1995）又将其称为1、2伸肌鞘管间支持带浅层动脉（“1,2-intercompartmental supraretinacular artery”，1,2-ICSRA）（图3）。
- 在桡骨茎突水平，1,2-ICSRA 位于桡骨远端背桡侧（图4）。

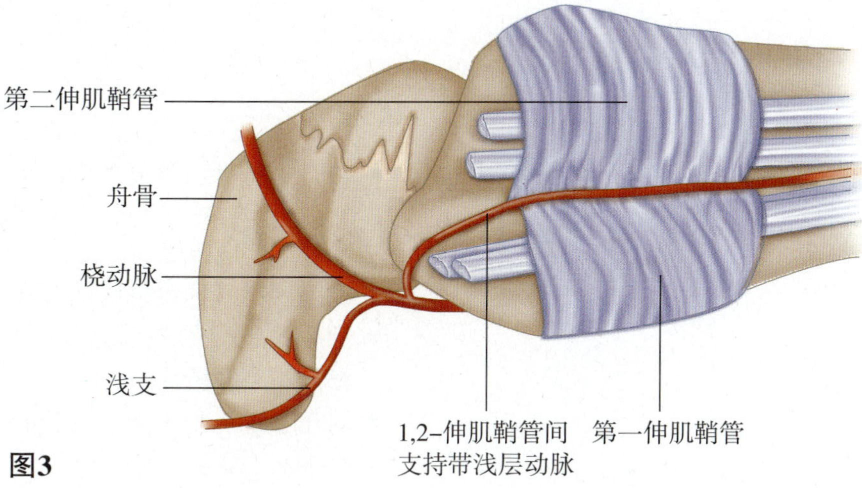

图3

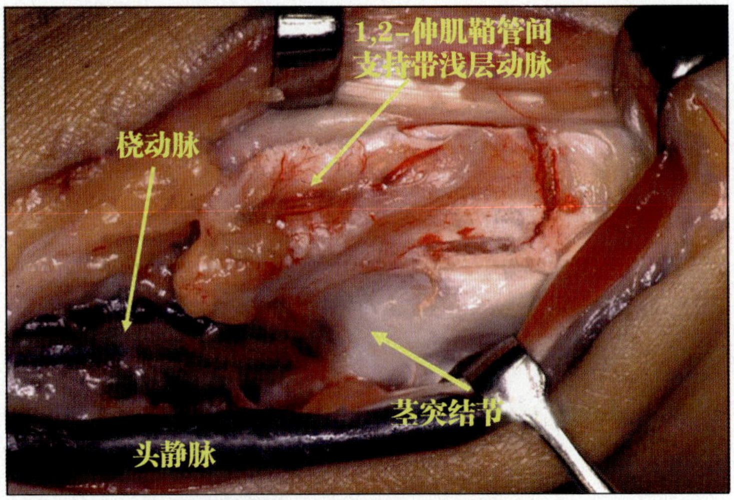

图4

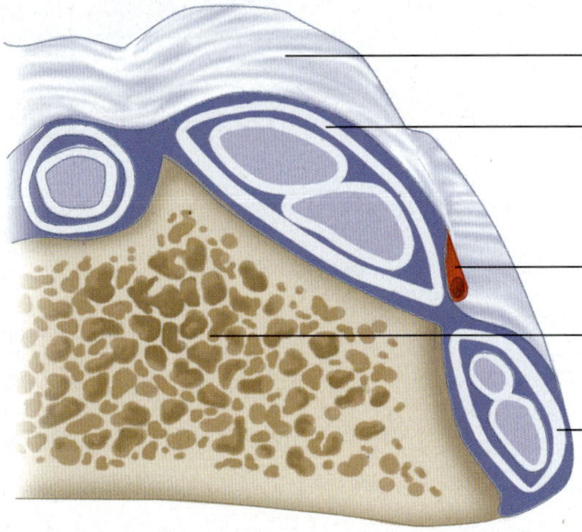

图5

- 1,2-ICSRA 位于伸肌支持带的上面，第1、2伸肌间隔之间的骨结节上（图5）。
- 1,2-ICSRA 骨滋养动脉穿入点，伸肌支持带与骨紧密贴合在一起（Sheetz et al., 1995）。

体位

- 与舟骨骨折切开复位内固定体位相同（参见第19章）。

入路/显露

- 刮除硬化骨和纤维组织，显露不愈合部位。
- 如果是近极骨折不愈合，要在Lsiter结节以远1cm水平做一小的横切口（图6A）。
- 对于腰部骨折不愈合，选择掌侧经舟骨V形切口 （Yajima et al., 1998）（图6B）。

手术要点

- 植骨的方式（带血管或不带血管骨移植）要依据不愈合处处理后局部的情况而定。如果近骨折块硬化或没有出血，则选择带血管骨移位。

注意事项

- 因血管很细，如果使用驱血带，有时候不易显露，因此抬高患肢再上止血带即可。

争议

- 一些医生使用背桡侧小弧形切口显露舟骨和植骨部位（Steinmann et al., 2002）。

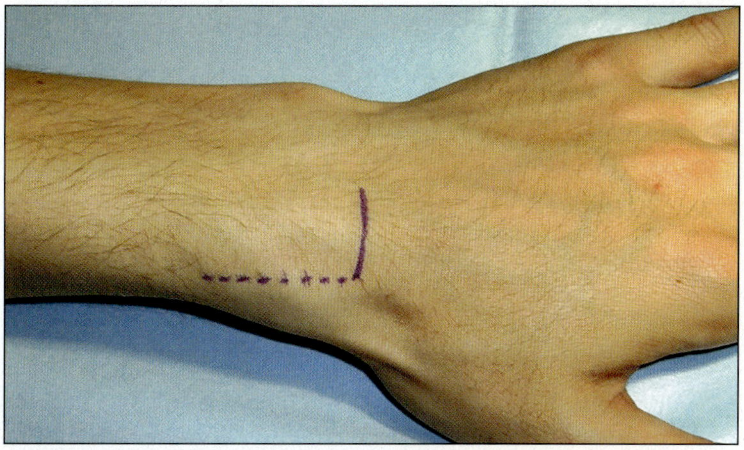

A

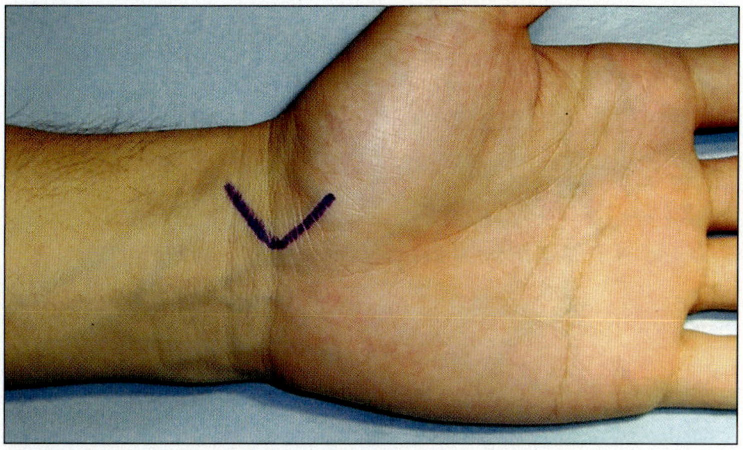

B

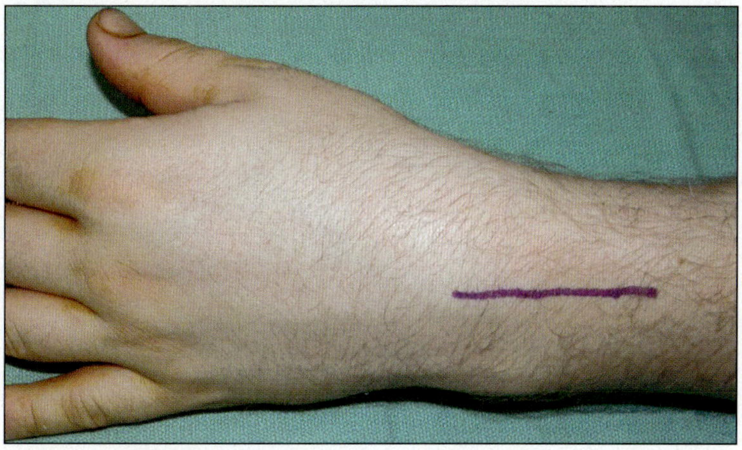

C

图6

- 经此切口刮除不愈合处硬化骨面和囊性变部分，然后再于横切口的桡侧缘做一纵形切口（在拇长展肌腱和桡侧腕伸肌肌腱之间）。
- 图6C 显示的是位于背侧的另一种入路。这种位于第三掌骨轴线上的切口是一种很实用的切口。

手术要点

- 原则上讲，在掀起骨瓣之前要处理不愈合。不过，最好先显露血管蒂，以免在处理不愈合部位时伤及骨瓣营养血管（Steinmann et al., 2002）。
- 保护好血管蒂，处理不愈合处以后，即可掀起骨瓣。

器械/植入物

- 应在手术放大镜（放大2.5～3.5倍）下切取骨瓣，一般不需要台式显微镜。
- 使用显微外科器械（剪刀和镊子）和刀片有利于分离、显露血管蒂。

手术操作

步骤1

- 自伸肌支持带浅层掀起皮肤皮下组织，注意保护桡神经浅支和头静脉。
- 掀起皮下组织后，在第一和第二伸肌鞘管间即可看到1,2-ICSRA和伴行静脉（图7，箭头）。
- 1,2-ICSRA和伴行静脉位于伸肌支持带表面。
- 图 8显示用骨膜起子撬开不愈合处 。
- 确定取骨部位后，于其周围切开第一、第二伸肌鞘管。在骨瓣近端，要保留好一个包含1,2-ICSRA 支持带袖（Yajima et al., 1998）。
- 将拇长展肌和拇短伸肌肌腱牵向掌侧，桡侧腕伸肌腱牵向尺侧。

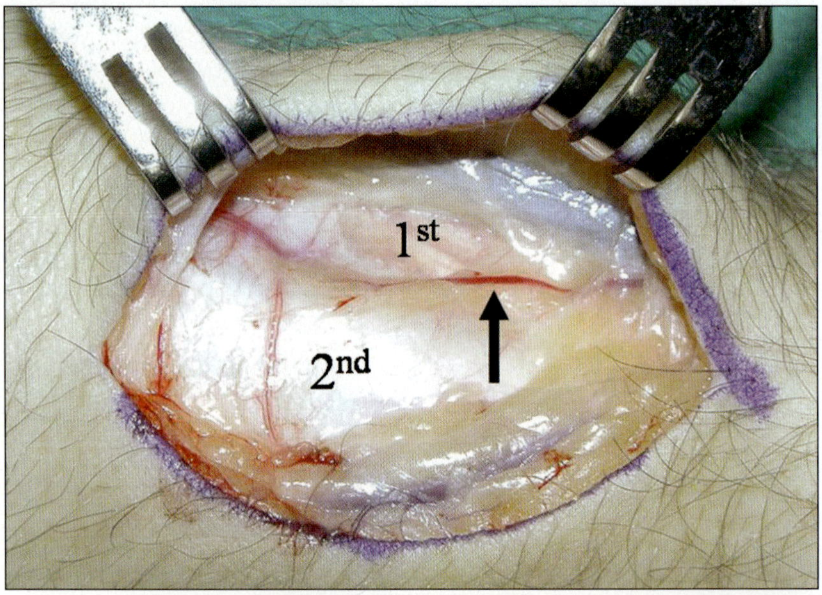

图7

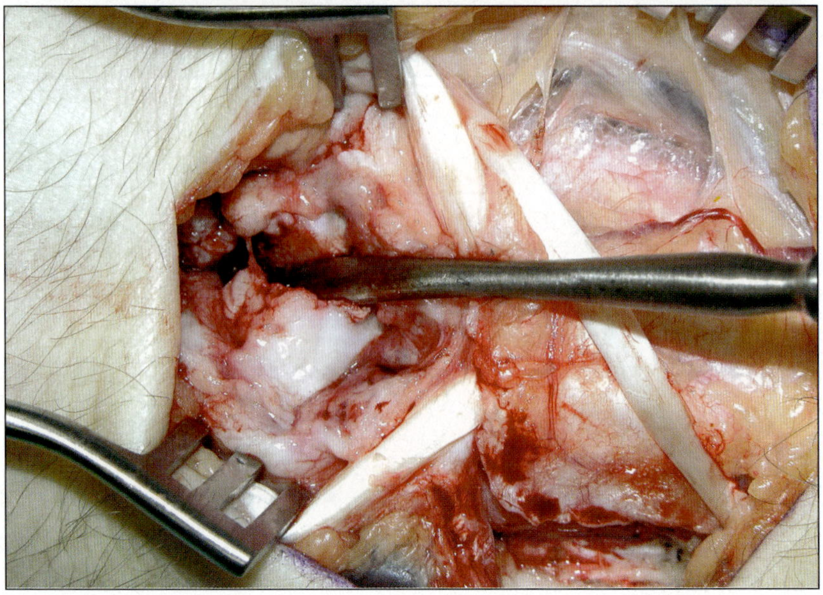
图8

步骤2

- 以骨膜穿支血管（大约位于桡骨茎突近端1.5cm）为中心设计带血管骨瓣（图9，箭头）。
- 用一把小巧锐利的骨刀凿取骨瓣。
- 游离血管蒂时要保留其周围一些软组织 （Steinmann et al., 2002; Zaidemberg et al., 1991）（图10）。根据骨缺损的外形，修整植骨块。

手术要点

- 对于腰部骨折不愈合，为了使骨块可以转移到掌侧，需要游离血管带至其桡动脉起点处 （Yajima et al., 1998）。

注意事项

- 为了保证骨瓣完整，在凿取骨瓣之前，要使用1.2mm 克氏针沿着骨瓣描记范围钻孔（Yajima et al., 1998）。
- 在用骨刀凿取和撬起骨瓣时，很重要的一点是要保持骨膜、皮质骨和松质骨的一体性，勿使其分离。
- 用手术刀可以容易地切取分离（3～4mm）宽筋膜和骨膜的血管带。

争议

- 研究发现，6%的患者1,2-ICSRA 缺如（Sheetz et al., 1995）。对于这些患者，可以改为第二掌骨背动脉营养的第二掌骨基底骨瓣移植的方法（Sawaizumi et al., 2003）。

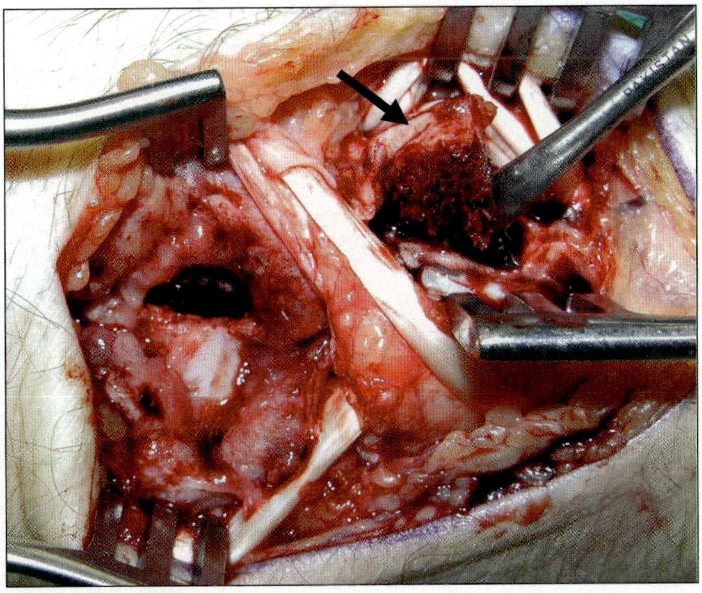

图9

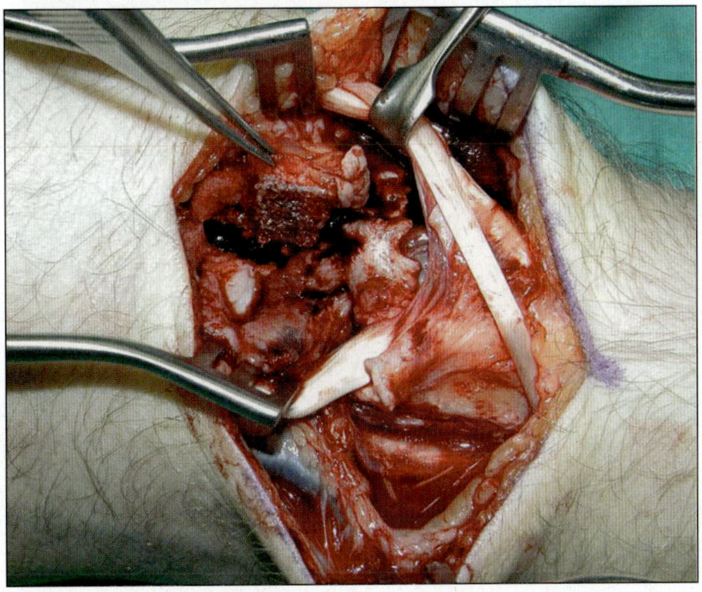

图10

步骤3

- 在掀起骨瓣之前，要处理好受区。
- 要刮除不愈合处所有的硬化骨和纤维组织。
- 如果是近极骨折不愈合，骨瓣可以直接插入不愈合处的骨槽中（图11）。注意图11中骨膜起子指示的是嵌入骨槽中的骨瓣，而箭头示意的是骨瓣的血管蒂。
- 如果是腰部骨折不愈合，要将骨瓣经拇长展肌和拇短伸肌肌腱下方的皮下隧道引导至掌侧，以便骨瓣可以嵌入位于掌侧的不愈合处的骨槽内（Yajima et al., 1998）。
- 尽管有些情况下只能用克氏针固定，但条件允许时，还是使用无头加压螺钉更好一些。

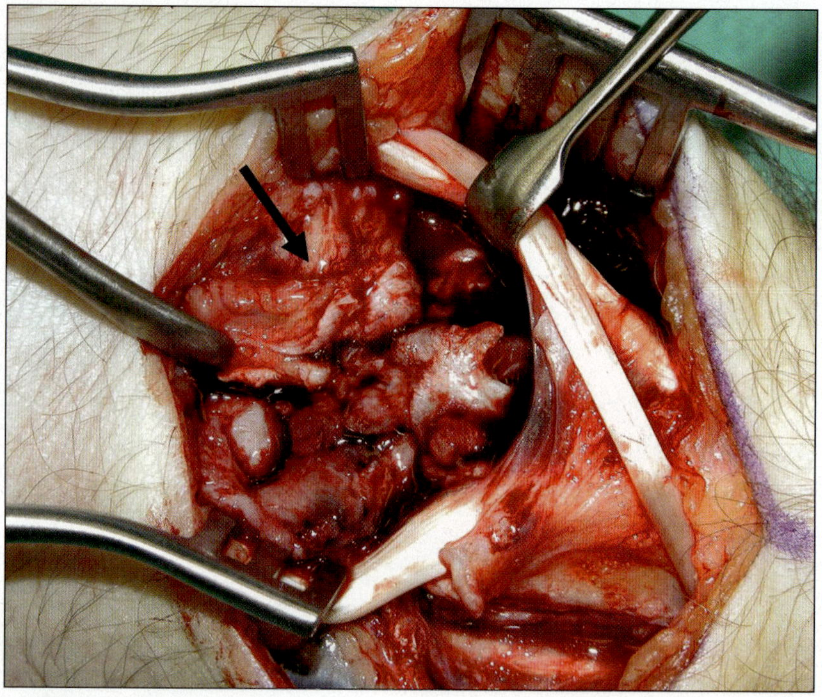

图11

术后护理及预期结果

- 术后，多块纱布松软包扎一周
- 拆线以后（术后一周），短臂拇人字石膏固定3～5周。
- 去掉石膏后，拍片判断骨愈合情况。
- 去掉石膏以后开始腕关节功能练习。
- 在没有牢固愈合之前，要避免重体力劳动，也不要进行体育活动。

手术要点

- 打入固定钢针以后，多数情况下，可以沿固定针拧入一枚空心螺钉。
- 有些情况下骨瓣很薄，需要用一根很细的克氏针固定骨瓣。图12A显示经皮钢针固定带血管蒂骨瓣。术中X线片显示钢针固定住了嵌入舟骨内的骨瓣（图12B）。

注意事项

- 用一把小的咬骨钳修整骨瓣，主要不要使骨膜和骨分离。
- 在嵌入骨瓣之前，要先填入一些松质骨。
- 如果使用空心钉固定，要先打入两根克氏针。

器械/植入物

- 使用 2mm 球形锉或小骨刀在不愈合处做一骨槽。

手术要点

- 只要不能确定骨折愈合与否，即需拍摄体层摄影照片。
- 去掉石膏以后，如果不能确定骨折愈合，需要佩戴可拆卸的夹板继续制动。

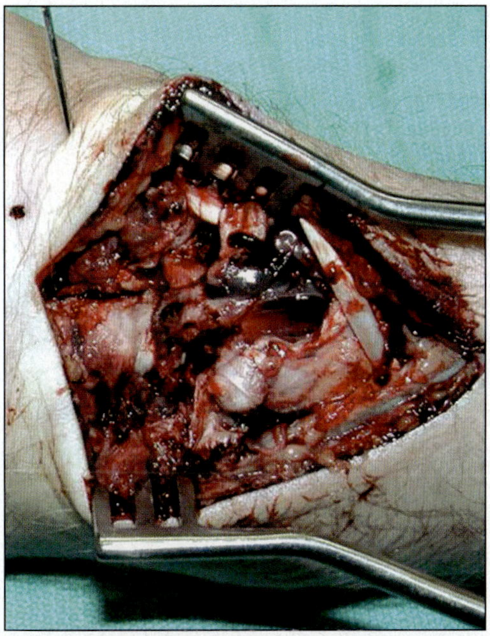

A

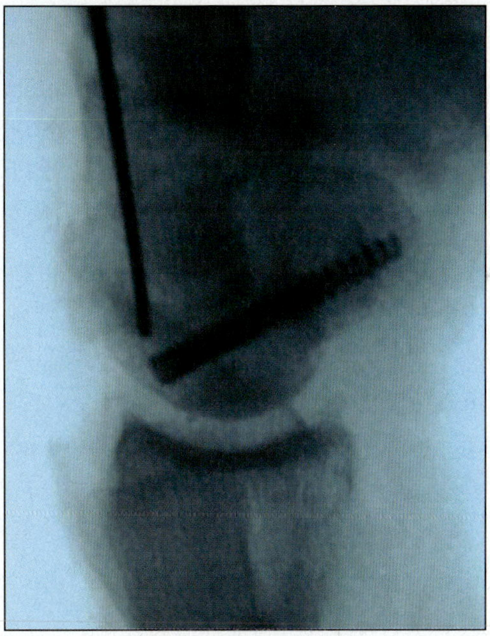

B

图12

证据

Cerezel L, Abascal F, Garcia-Valtuille R, Bustamante M, del Pinal F. Usefulness of gadolinium-enhanced MR imaging in the evaluation of the vascularity of scaphoid nonunions. AJR Am J Roentgenol. 2000;174:141-9.

此研究说明造影MRI是判断舟骨不愈合后近极血供的最可靠的影像学方法。（Ⅳ级证据）

Cooney WP, Linscheid RL, Dobyns JH, Wood MB. Scaphoid nonunion: role of anterior interpositional bone grafts. J Hand Surg [Am]. 1988;13:635-50.
本文报道了21例采用掌侧入路楔形植骨Herbert螺钉固定治疗舟骨骨折不愈合伴驼背畸形的手术结果。其中15例一期愈合。双平面的体层摄影片测量结果显示，舟骨畸形得以改善。（Ⅳ级证据）

Filan SL, Herbert TJ. Herbert screw fixation of scaphoid fractures. J Bone Joint Surg [Br]. 1996;78:519-29.
本文回顾调查了13年里采用切开复位内固定方法治疗的431例舟骨骨折的结果。作者报道对于伴有缺血坏死的近极骨折不愈合而言，采用髂骨植骨、Herbert螺钉固定之后，仅有1/3获得愈合。（Ⅳ级证据）

Green DP. The effect of avascular necrosis on Russe bone grafting for scaphoid nonunion. J Hand Surg [Am]. 1985;10:597-605.
作者对45例采用Russe植骨治疗的舟骨骨折不愈合进行了前瞻性研究。其中五例近极缺血坏死的患者，无一例愈合。作者指出判断是否缺血坏死的最佳方法是术中针刺清理硬化骨面后的近极松质骨，观察出血情况。（Ⅲ级证据）

Krakauer JD, Bishop AT, Cooney WP. Surgical treatment of scapholunate advanced collapse. J Hand Surg [Am]. 1994;19:751-9.
本研究报道了使用6种不同方法治疗55例II期和III期SLAC腕的治疗结果，平均随访50个月。舟骨切除、四角融合术可以有效地缓解III 期SLAC腕的疼痛，但屈伸活动度也减少。为了保留腕关节活动度，对于II 期SLAC腕，作者推荐采用近排腕骨切除术。（Ⅲ级证据）

Sawaizumi T, Nanno M, Ito H. Vascularized second metacarpal-base bone graft in scaphoid non-union by the palmar approach. J Reconstr Microsurg. 2003;19:99-106.
本文报道了一种治疗舟骨骨折不愈合的新的带血管骨瓣植骨技术。骨瓣取自第二掌骨基底，植入舟骨不愈合处的掌侧。7例患者术后全部愈合。其中6例术前的中间体背伸不稳定均得以矫正。（Ⅳ级证据）

Sheetz KK, Bishop A, Berger RA. The arterial blood supply of the distal radius and ulna and its potential use in vascularized pedicled bone grafts. J Hand Surg [Am]. 1995;20:902-14.
作者对桡骨、尺骨远端的骨外、骨内血供进行了研究，为带血管骨瓣移植治疗腕关节疾患提供了解剖基础。

Steinmann SP, Bishop AT, Berger RA. Use of the 1,2-intercompartmental supraretinacular artery as a vascularized pedicle bone graft for difficult scaphoid nonunion. J Hand Surg [Am]. 2002;27:391-401.
本文描述了使用1,2-ICSRA方法治疗舟骨骨折不愈合的手术技术和14例患者的治疗结果。作者的结论是带血管蒂骨瓣移植适用于近极骨折不愈合、存在缺血坏死以及曾经行传统植骨术后失败的患者。（Ⅳ级证据）

Trumble TE. Avascular necrosis after scaphoid fracture: a correlation of magnetic resonance imaging and histology. J Hand Surg [Am]. 1990;15:57-64.
本研究证实MRI检查结果和活检结果存在相关性。6例患者舟骨近极活检结果为缺血坏死，MRI表现均为近极低信号。（Ⅳ级证据）

Yajima H, Ono H, Kizaki K, Yamauchi T, Tamai S. Vascularized bone graft for scaphoid necrosis and nonunion. J Jpn Soc Surg Hand. 1998;15:56-61.
本文介绍了我们采用桡骨远端带血管蒂骨瓣移植治疗舟骨骨折不愈合和坏死的方法。骨瓣切取技术与Zaidemberg等介绍的方法相同（1991），不过，我们采用的是掌侧入路，且应用于四例患者上。（Ⅳ级证据）

Zaidemberg C, Siebert JW, Angrigiani C. A new vascularized bone graft for scaphoid nonunion. J Hand Surg [Am]. 1991;16:474-8.
本文第一次报道了采用 1,2-ICSRA为血管蒂的桡骨远端骨瓣移植技术。并通过标准的乳胶灌注技术对10例新鲜标本进行了解剖研究。作者把这一新技术应用于11例久治不愈的舟骨骨折。与传统植骨方法比较，愈合率高，愈合时间短。（Ⅳ级证据）

21 带血管桡骨远端骨瓣移植治疗月骨缺血坏死

Wendy L. Parker and Alexander Y. Shin

注意事项

- 技术要求高。
- 如果月骨的软骨壳已破坏或不完整，则不宜应用。
- 不适用于 Lichtman Ⅳ期月骨缺血坏死，因为已出现严重的腕骨塌陷和关节炎。

争议

- 相对禁忌证
  - 月骨冠状面移位骨折，使用这种方法不能获得可靠愈合。
  - 既往曾行桡骨远端处手术者，包括关节镜手术。因为手术可能需显露或伤及伸肌支持带，从而破坏了血管蒂。
  - 月骨固定的旋转半脱位或 Lichtman $Ⅲ_B$ 期月骨缺血坏死，虽然软骨壳完整，但已经罹患关节炎。
- 高危人群
  - 吸烟者
  - 周围血管病患者

适应证

- Lichtman Ⅱ ~ $Ⅲ_B$期月骨缺血坏死，软骨壳完整者
- 尺骨中性变异者
- 与关节平衡手术（joint-leveling procedures）同期进行
- 为月骨提供了新的血供
- 可以使塌陷的月骨（$Ⅲ_A$或$Ⅲ_B$期）外形部分恢复（Mazur et al., 1996）
- 改善月骨指数，腕高比
- 增加腕骨稳定性

临床检查/影像学检查

肢体检查

- 既往腕部手术可能会破坏桡骨远端背侧血供，特别是切口位于第四伸肌支持带附近时。
- 如果影像学表现为广泛性关节炎，也不适合做这种保留月骨的手术。

X线片

- 尺骨变异：尺骨负向变异会增加月骨负荷。
- 分期： Lichtman 对 Stahl 分期进行了改良
  - 0期：X线正常表现， 但MRI检查可能显示月骨密度改变，水肿或骨折（Amadio基于MRI表现对Lichtman 分期进行了改良；Amadio et al., 1987）。
  - I期：普通X线片正常表现，但骨扫描和体层摄影照片可以看到代表月骨骨折的硬化线。偶尔从平片上也能看到一条模糊的线（图 1A）。
  - Ⅱ期：月骨密度明显改变，但腕骨对线正常，月骨形态完整（图1B）。
  - ⅢA期：平片显示月骨塌陷、碎裂和移位；前后位和侧位X线片月骨变长，但没有静态腕骨塌陷 （图1C）。
  - ⅢB期：月骨塌陷，伴舟骨固定的掌屈畸形 （图1D）。
  - Ⅳ期：三期表现，伴广泛关节炎 （图1E）。

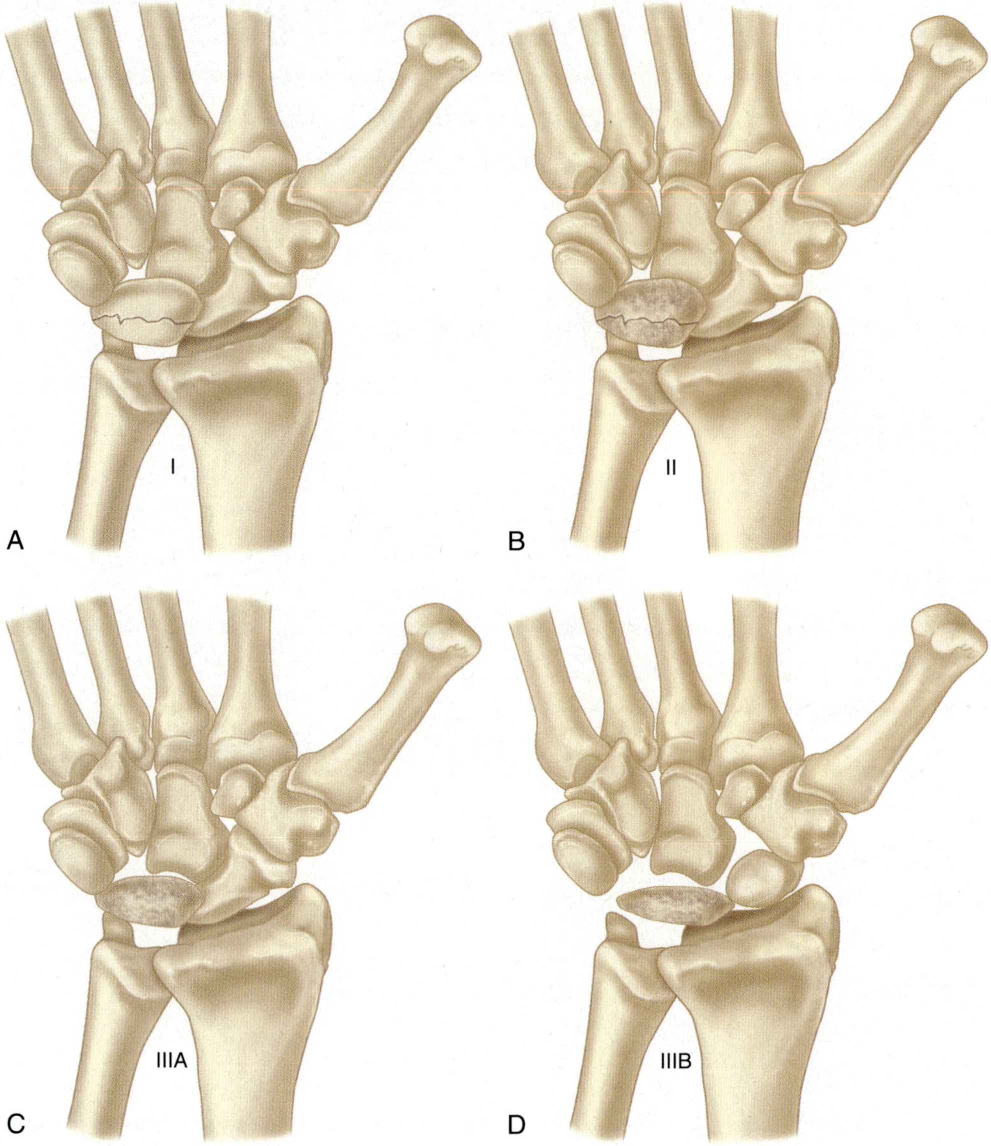

图1

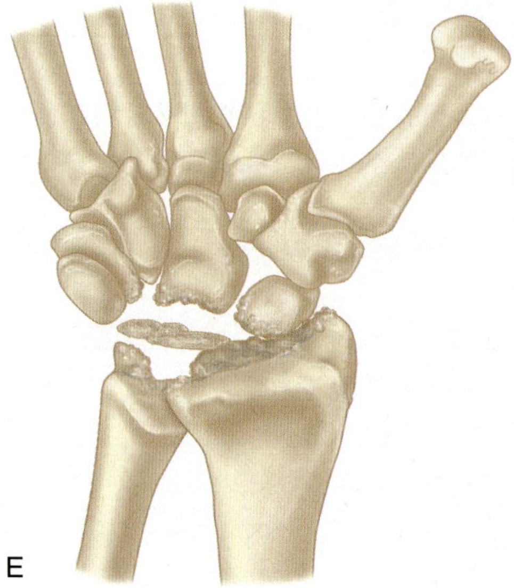

CT

- 需行CT检查以评估月骨和其他腕骨骨结构，从而判断带血管蒂骨瓣移植手术是否可行。
  - 腕中、桡腕关节是否存在关节炎改变？
  - 月骨是否已经碎裂？
- 即使平片（图2D）提示月骨软骨壳完整，也需要行轴位（图2A）、冠状位（图2B）和矢状位（图2C）CT检查以进一步判断软骨壳是否已被破坏。

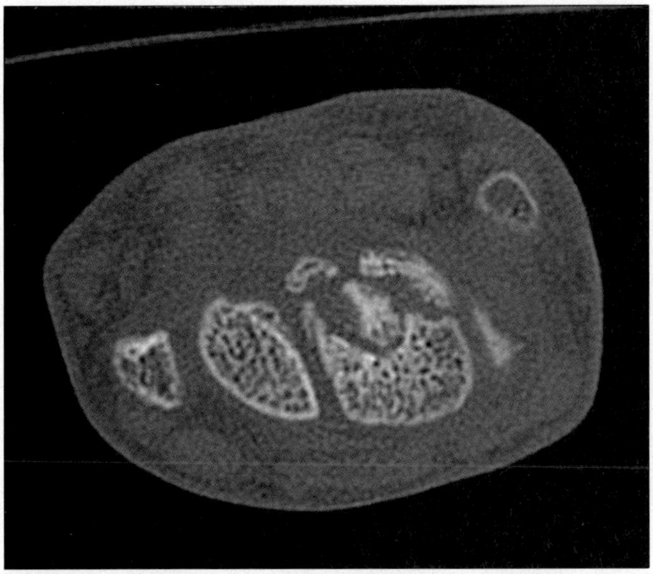

A

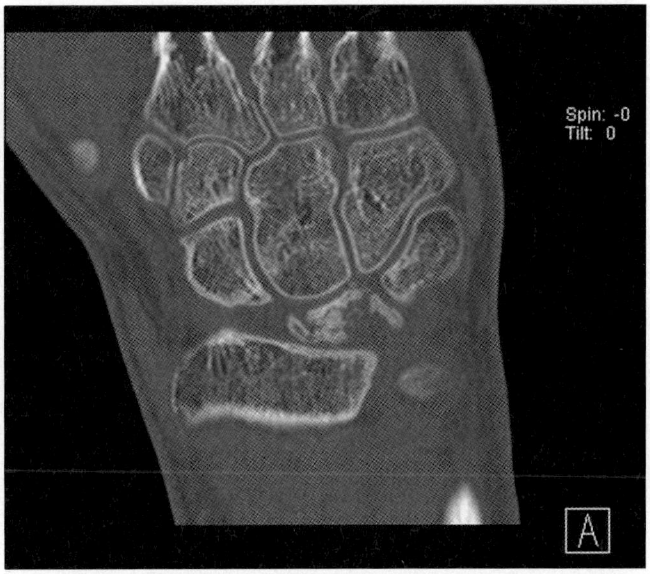

B

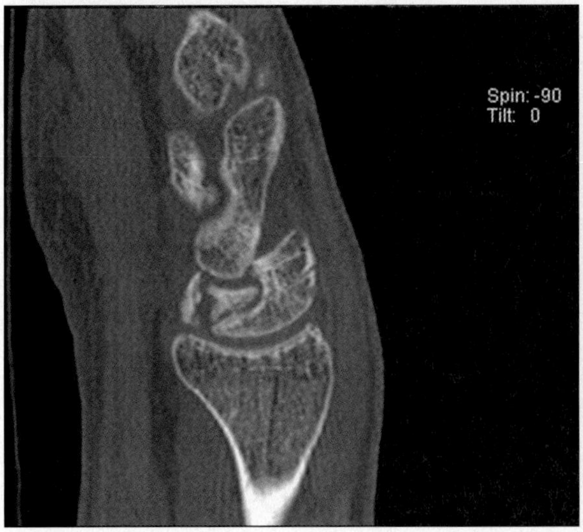

C

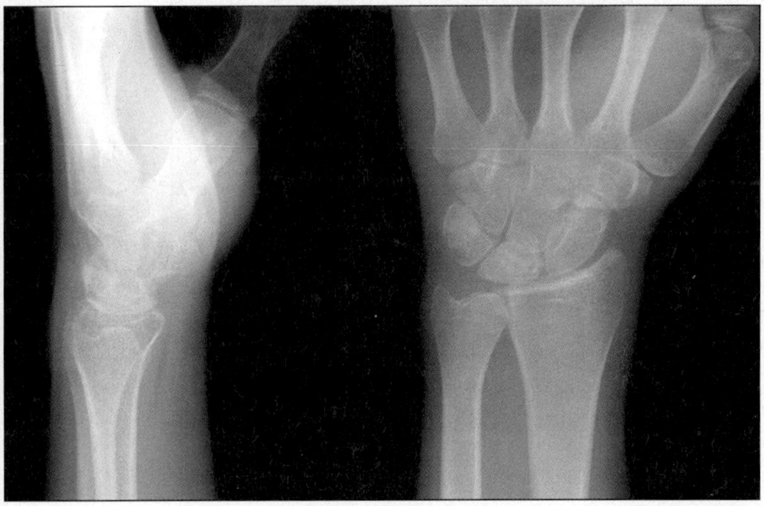

D

图2

MRI

- 区别腕尺侧撞击综合征和月骨缺血坏死很重要。
- 0期缺血坏死仅有的影像学证据是MRI显示月骨水肿。
- MRI可以显示缺血情况和血运重建的程度。
- 轴位T_2-加权像（图3A）、冠状位（图3B）和矢状位（图3C）T_1-加权像MRI检查可以显示月骨周围软骨早期改变及关节炎表现。
  - 图3B 显示在和头骨相邻处的月骨部分水肿和皮质不规则改变。
  - 图3C显示月骨背侧半脱位并向掌侧倾斜以及头骨向近端掌侧半脱位的情况。

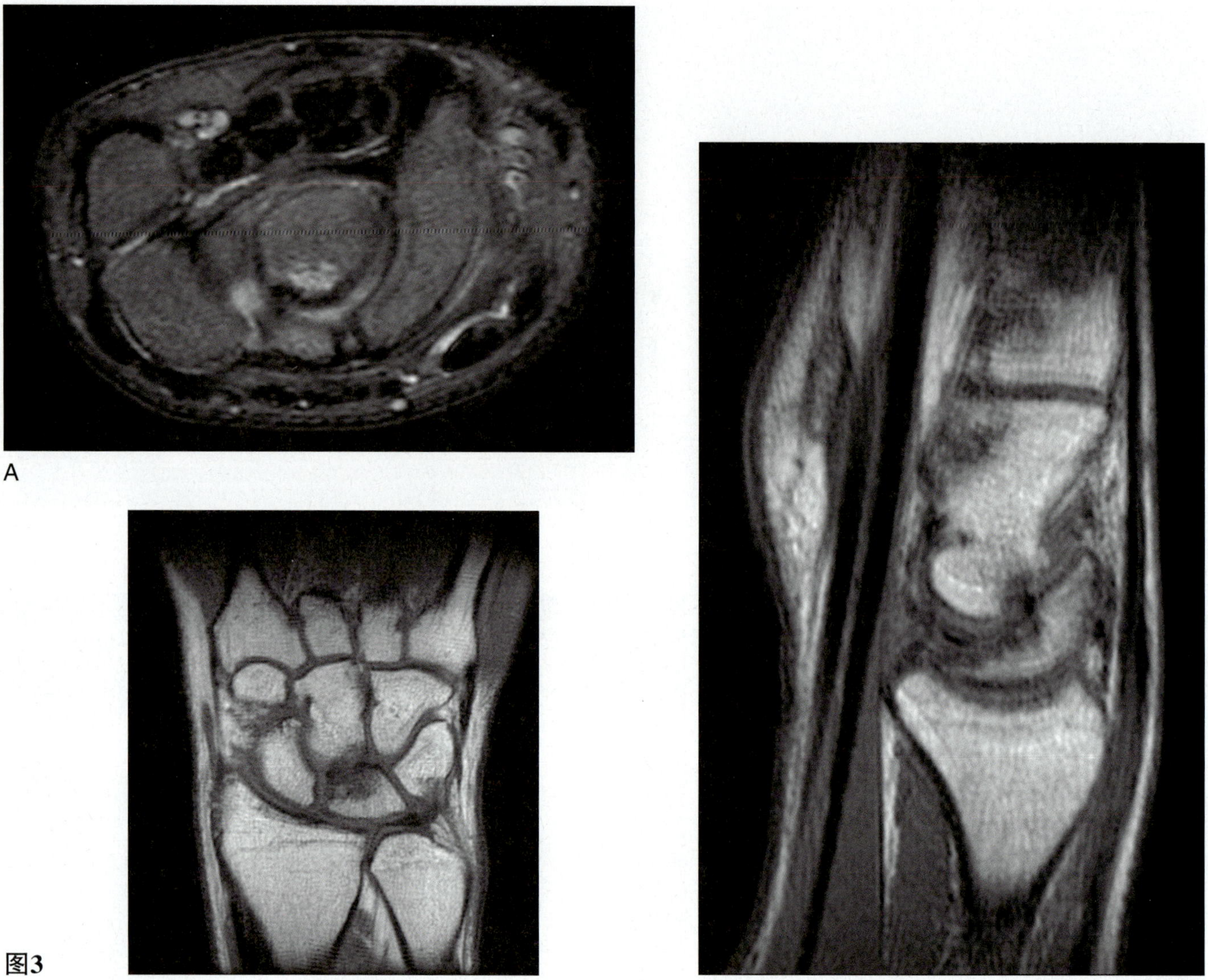

A B C

图3

其他治疗方法

- 有多种治疗方法（Horii et al., 1990）
  - 月骨减压
    关节平衡术（Palmer et al., 1984; Werner and Palmer, 1989）：尺骨延长，桡骨短缩
    头骨缩短术
    腕中关节融合术（Oishi 等，2002）：舟大小多角骨（STT），舟头关节融合
  - 血运重建术
  - 减压术
  - 补救手术

外科解剖

- Sheetz（1995）等通过详细解剖研究发现，桡骨远端背侧有恒定的血管系统，与周围解剖标志的空间关系也基本一致（图4）。
- 桡尺骨远端血供源于桡动脉（RA）、尺动脉（UA）、骨间掌侧动脉（AIA）及其前后分支和骨间背侧动脉（PIA）（图4）。其中源自骨间掌侧动脉的背侧分支和源自桡动脉的分支是供应桡骨远端背侧的主要血供来源。
- 有四条动脉分支对设计骨瓣移植非常重要。
  - 其中两条位于伸肌支持带浅层， 营养伸肌鞘管之间的骨质，分别称为1,2-ICSRA和2,3-ICSRA。
  - 另外两条是深层血管，位于第4、5伸肌鞘管基底。分别称为第4、5伸肌鞘管动脉（ECA）（参阅图4）。

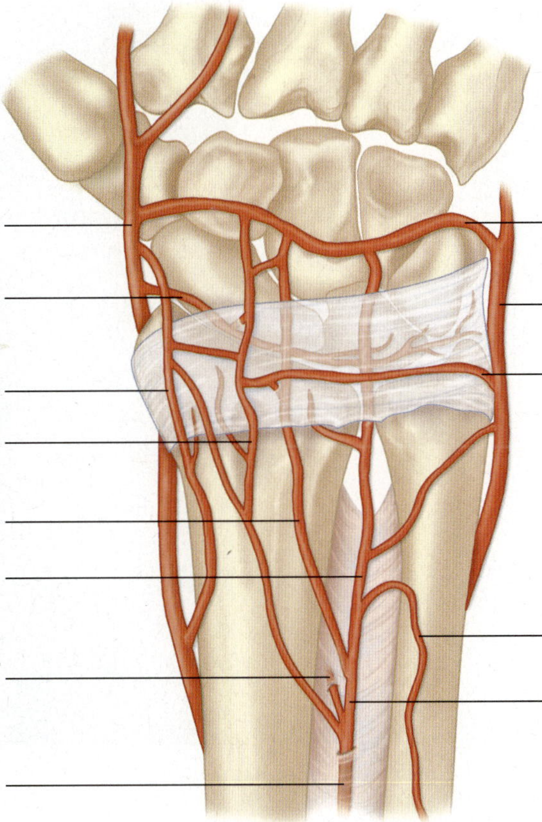

图4

其他治疗方法一续

- 根据病变分期和尺骨变异选择治疗方案
  - 血运重建适应证：
    尺骨中性变异，Ⅱ～ⅢB期，软骨壳完整
    尺骨负变异，Ⅱ～ⅢB期，软骨壳完整，同期行关节平衡术
- 其他带血管骨瓣移植方法
  - 游离
    带旋髂深动脉的髂骨翼移植
    带膝上内动脉的股骨内上髁骨瓣移植
  - 带蒂
    带尺动脉分支营养豌豆骨移植
    第一掌骨背动脉营养第二掌骨移植
    带旋前方肌或掌侧桡腕弓的桡骨远端掌侧骨瓣移植
    血管束植入束（Hori et al., 1979; Yajima and Tamai, 1992）

- 4和5鞘管动脉（ECA）带血管蒂骨瓣移植血管蒂长，游离后可到达所有腕骨。特别适合月骨再血管化手术。
- 第4鞘管动脉（ECA）位于第4神奇鞘管桡侧，紧邻骨间背侧动脉。
  - 第4鞘管动脉（ECA）起自骨间掌侧动脉背侧分支或其第5伸肌鞘管支，与背侧腕骨弓（dICa）、背侧支持带浅层弓（dSRa）和背侧桡腕弓（dRCa）相连（参阅图4）。
  - 第4鞘管动脉（ECA）是桡骨背侧许多营养动脉的来源，这些营养动脉穿入松质骨深层。
- 第5鞘管动脉（ECA）是四条背侧血管中管径最大的血管。位于第5伸肌鞘管桡侧基底有时会穿过第4、5伸肌鞘管间隔（4～5间隔）（图5）。
  - 血管源自骨间掌侧动脉背侧支，远端与背侧腕骨弓（dICa）相通。有时还与第4鞘管动脉（ECA）、背侧桡腕弓（dRCa）、2,3-ICSRA和/或尺骨远端背斜动脉相连。
  - 因管径较粗且有多个交通支，因此是逆行血管蒂的理想源动脉。但与其他三条背侧动脉不同的是，没有直接营养支供应桡骨远端背侧血供。所以，常常用作与第4鞘管动脉ECA相通的管道，以延长血管蒂长度。

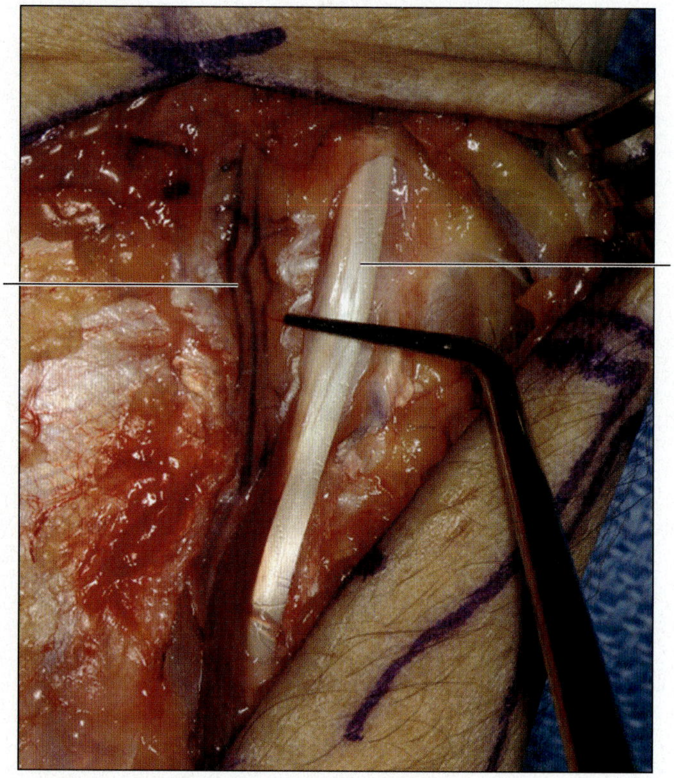

图5

■ 根据桡骨远端背侧的骨外营养动脉，可以设计多种带血管蒂骨瓣移植手术。

体 位

■ 患者仰卧位，上肢外展后放在手术桌上
■ 上臂止血带
■ 调整手术桌方向以便术中透视

入路/显露

显露取骨处

■ 于指总伸肌腱和小指固有伸肌腱之间切开皮肤，打开伸肌鞘管，切取第4加第5 ECA （4 + 5 ECA）骨瓣 （图6A）。
■ 辨认第5 ECA之后，切开4～5伸肌间隔，形成以桡侧为基底的支持带瓣（图6B）。

手术要点

- 不用驱血，上肢抬高即可，以便清晰地显露血管蒂和小的血管分支。

注意事项

- 第4、5 ECAs存在解剖变异
- 第4、5 ECAs损伤（曾经手术或这次术中损伤）

器械

- 高速3.2mm 球形钻
- 小而薄的刮匙
- 锐利、薄的骨刀
- 透视机
- 直径1.5mm的克氏针

争议

- 目前为止，还没有针对不同分期的月骨缺血坏死的不同治疗方案的前瞻性研究。几乎所有研究都是针对某一种治疗方法的回顾性调查。

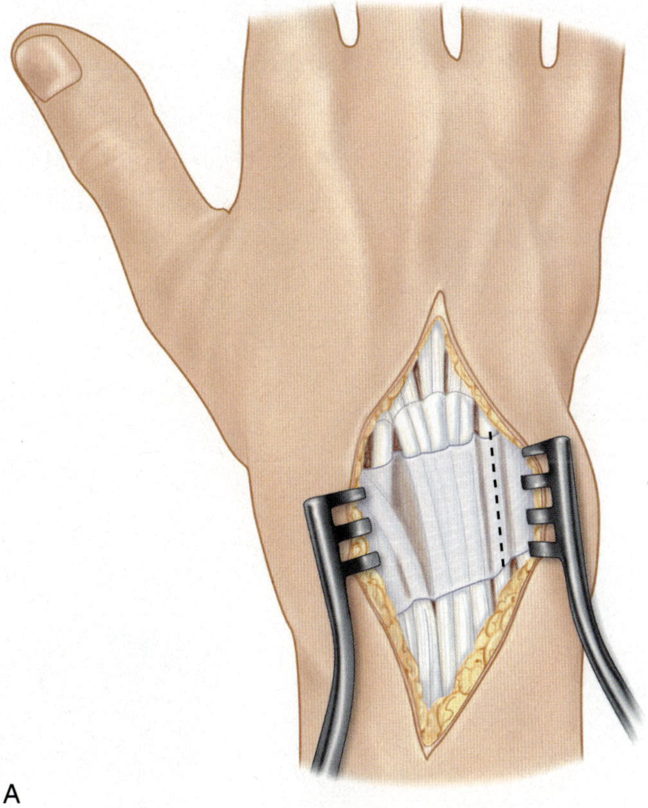

A

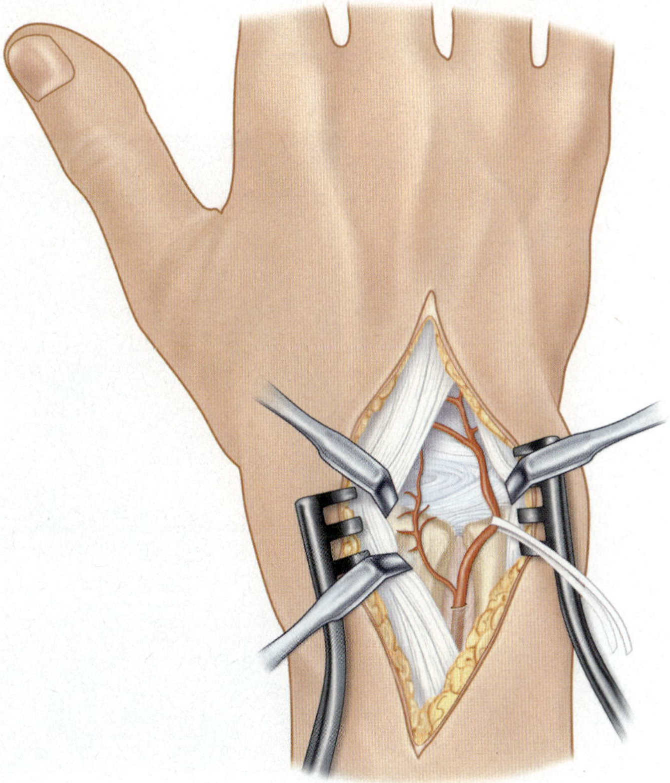

B

图6

手术要点

- 也可以通过关节镜手术探查桡腕关节和腕中关节。但一定注意不要损伤第4、5 ECA，因此应避开尺侧入路，而选择3～4桡腕入路。

注意事项

- 医源性血管蒂损伤的可能性。

器械/植入物

- 参阅体位部分

探查月骨

- 分离保护第5 ECA之后，沿桡三角韧带和桡舟关节囊切开显露腕关节，探查月骨和桡月关节情况（图7A、图7B）。
- 劈开腕骨间韧带，检查腕中关节。如果月骨没有碎裂或软骨壳没有破坏，可以继续进行带血管蒂骨移植手术。反之，则要选择其他手术方式，典型方法有腕骨间融合或其他补救手术。

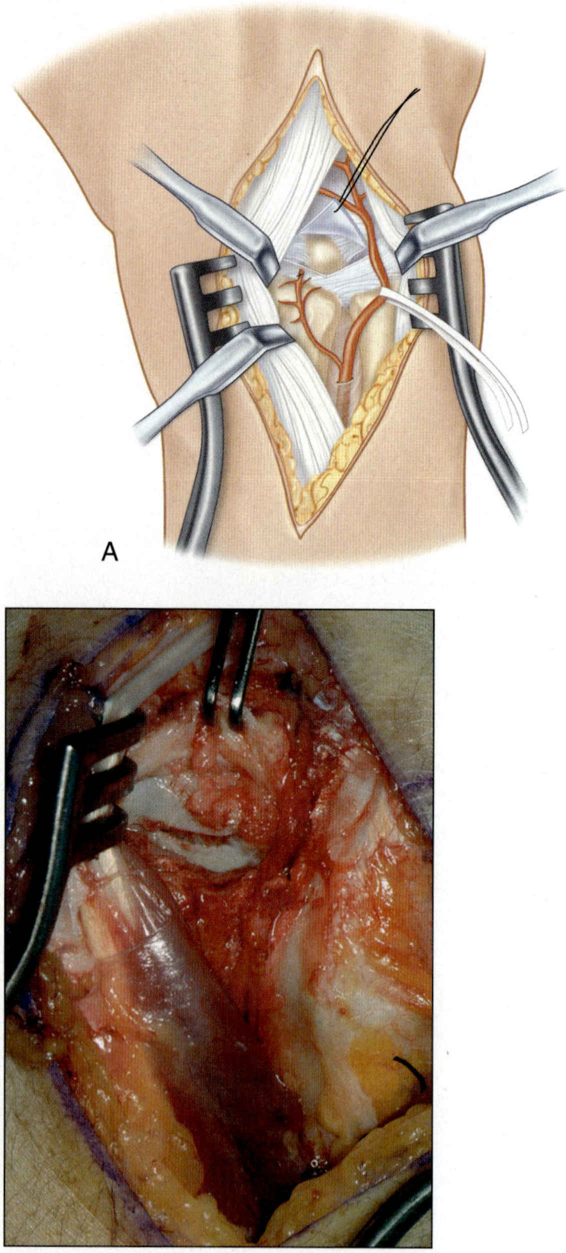

图7

手术要点

- 第4 ECA和伴行静脉紧邻骨间后神经（PIN）。
- 多数情况下，第5 ECA全长均位于第4神经鞘管间隔内。
- 可以切除3mm支配背侧关节囊的骨间后神经，以减轻术后疼痛。

器械

- 头戴式显微镜 （常用3.5倍放大率）
- 精致、无创的软组织设备：显微分离剪刀和Jeweller镊子
- 双极电凝

争议

- 尽管也可以选择第4 ECA远端为血管蒂，但旋转范围有限，因此，通常选择与第4 ECA相同起点且相连的第5 ECA作为植骨块的血管蒂，一方面因为第5 ECA管径粗大，另外也大大增加了旋转范围。

手术要点

- 为了判断刮骨范围是否足够，可以向空腔内填入不透过X线的物质，然后在C型臂下观察刮骨范围即可。

注意事项

- 在使用高速钻过程中，一定要保护好血管束！
- 游离保护第5 ECA之后，掀起骨瓣之前，一定要先打开关节囊，探查月骨。如果发现已不适合采用带血管移植方法，则不要掀起骨瓣。

手术操作

步骤1：显露和分离4+5 ECA

- 于Lister结节稍桡侧做背侧纵形切口（图8A）。
- 第5 ECA 和伴行静脉位于第5伸肌鞘管桡侧，紧贴分隔第 4、5伸肌鞘管的间隔表面，部分或全部血管均走行于间隔之中。
- 向近端游离第5 ECA至其骨间掌侧动脉起点处。同样，显露第 4 ECA，并向远端游离（图8B）。
- 按设计标记取骨部位。植骨块中心位于桡腕关节近端11mm处，第4 ECA 是植骨块的营养动脉，应走行在骨块背侧中央（图7A）。标记植骨块范围以后，切开关节囊，显露腕关节（图8C）。

图8

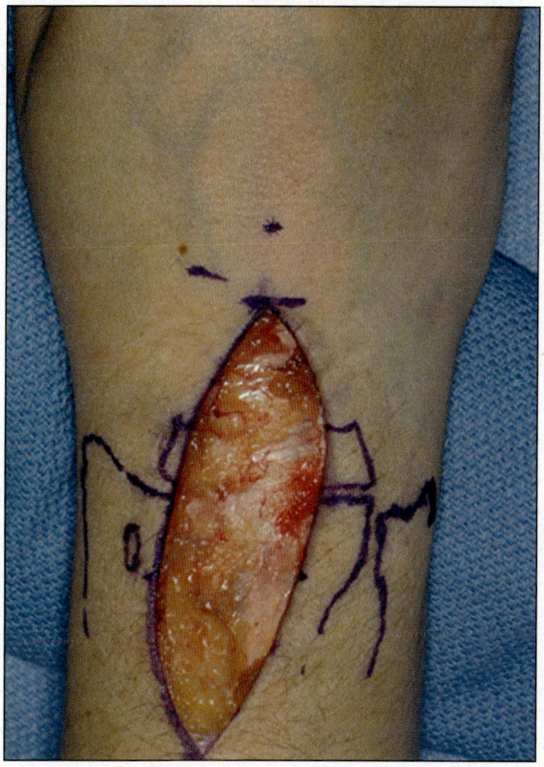

A

步骤2：月骨探查和准备

- 探查月骨。
- 月骨背侧开窗，在直视结合C型臂指导下用球形锉或刮匙去除坏死骨，保留完整的软骨壳和软骨下骨。
- 如果月骨已经塌陷，可以用钝头撑开器轻轻撑开月骨，使其恢复接近正常形态 （图9A）。
- 如果存在冠状面骨折，在刮除坏死骨之前，可以用一枚小的无头加压螺钉固定骨折 （图9B和 9C）。

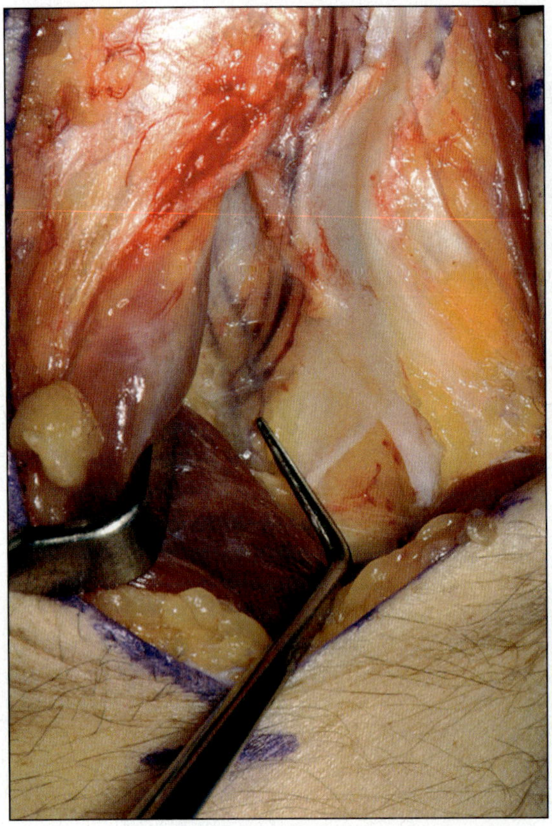

B

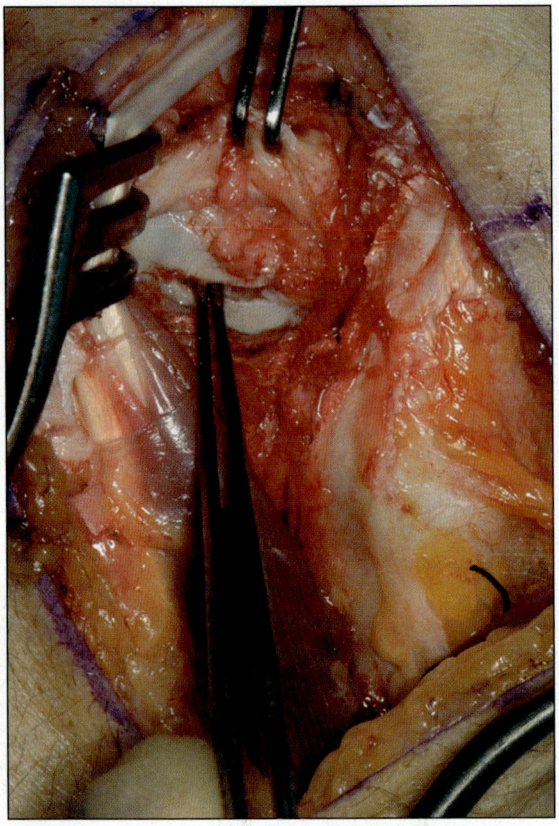

C

图8

手术要点（步骤3）

- 因为解剖恒定、供血充足，我们现在已经不用松开止血带验证供血情况了，而是直接嵌入植骨块。

手术要点（步骤4）

- 有时植骨块不能很好地填入月骨内，可以将其小心捣实，然后用一把小的撑开器撑开关节囊，并牵引腕关节，把植骨块填入；也可进一步修剪植骨块，但为了避免伤及血管束和造成骨膜与植骨块分离，建议使用咬骨剪，而不是球形锉。

步骤3：掀起骨瓣

- 标记植骨块范围以后，在第四、五ECA发出点以近结扎切断骨间掌侧动脉（图10A 和 10B）。
- 用一把锐利的小骨刀凿取植骨块，充分游离蒂部以便获得充分的移动范围（图10C）。然后松开止血带，验证骨瓣的血供情况。

步骤4：插入骨瓣

- 于桡骨远端取松质骨填塞入月骨内，然后嵌入带血管蒂骨瓣（图11A）。
- 血管蒂与骨块表面垂直，使皮质骨部分近-远端方向嵌入月骨内，这样在血运重建过程中，皮质骨作为支柱支撑维持月骨的高度（图11B）。
- 如果月骨没有骨折，则不需要内固定，但要仔细修剪植骨块，使其可以很合适地嵌入月骨内。

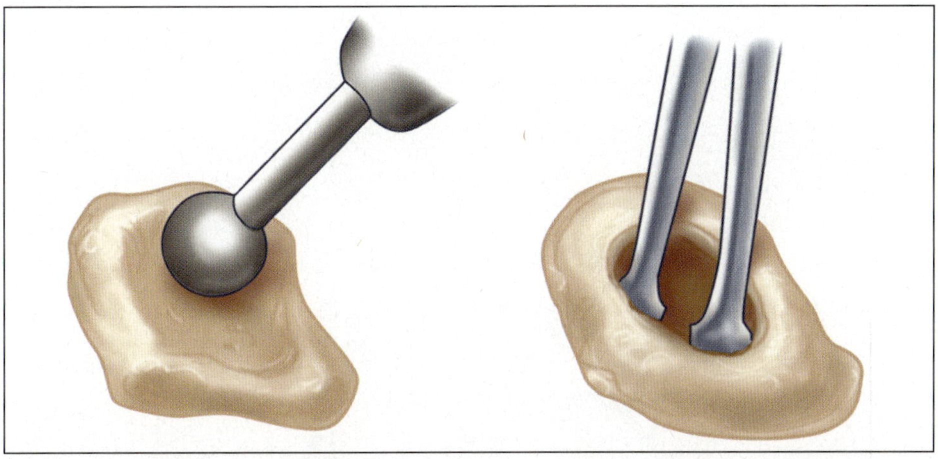

A

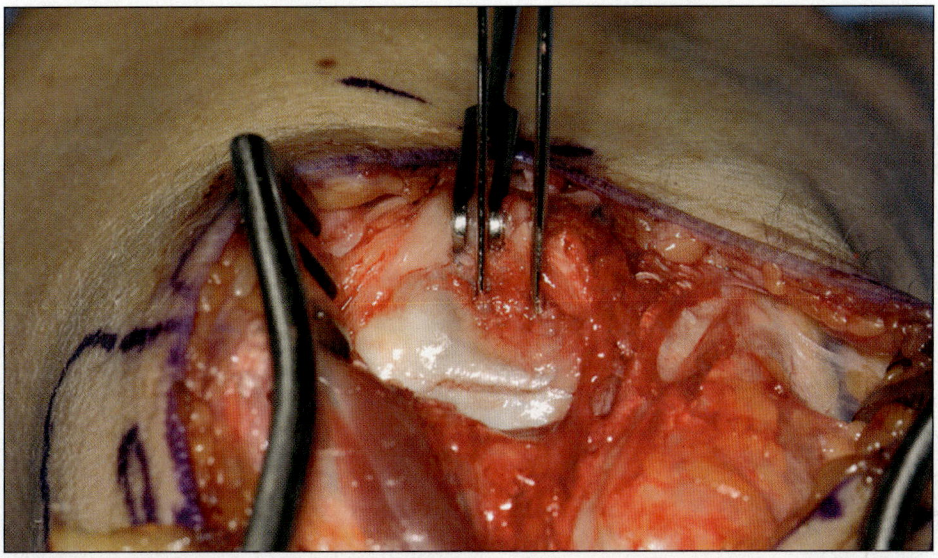

B

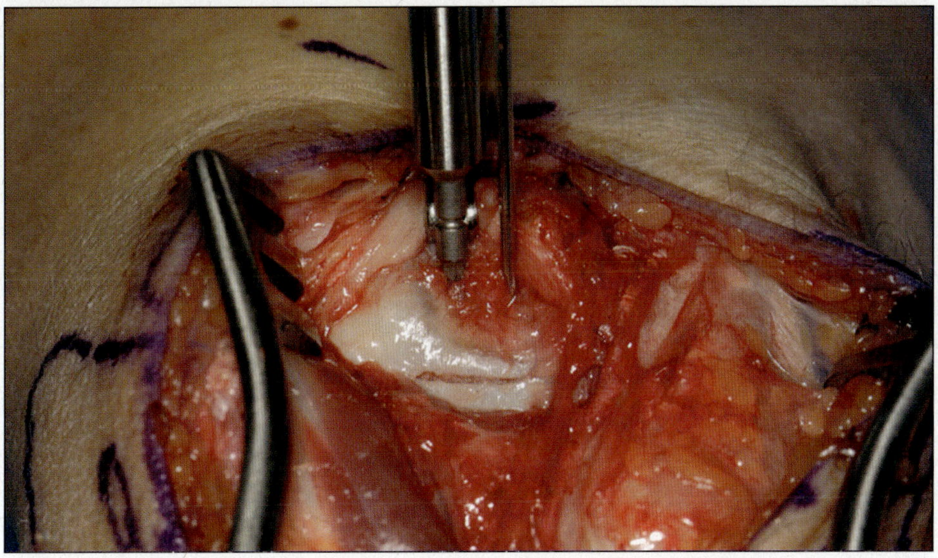

C

图9

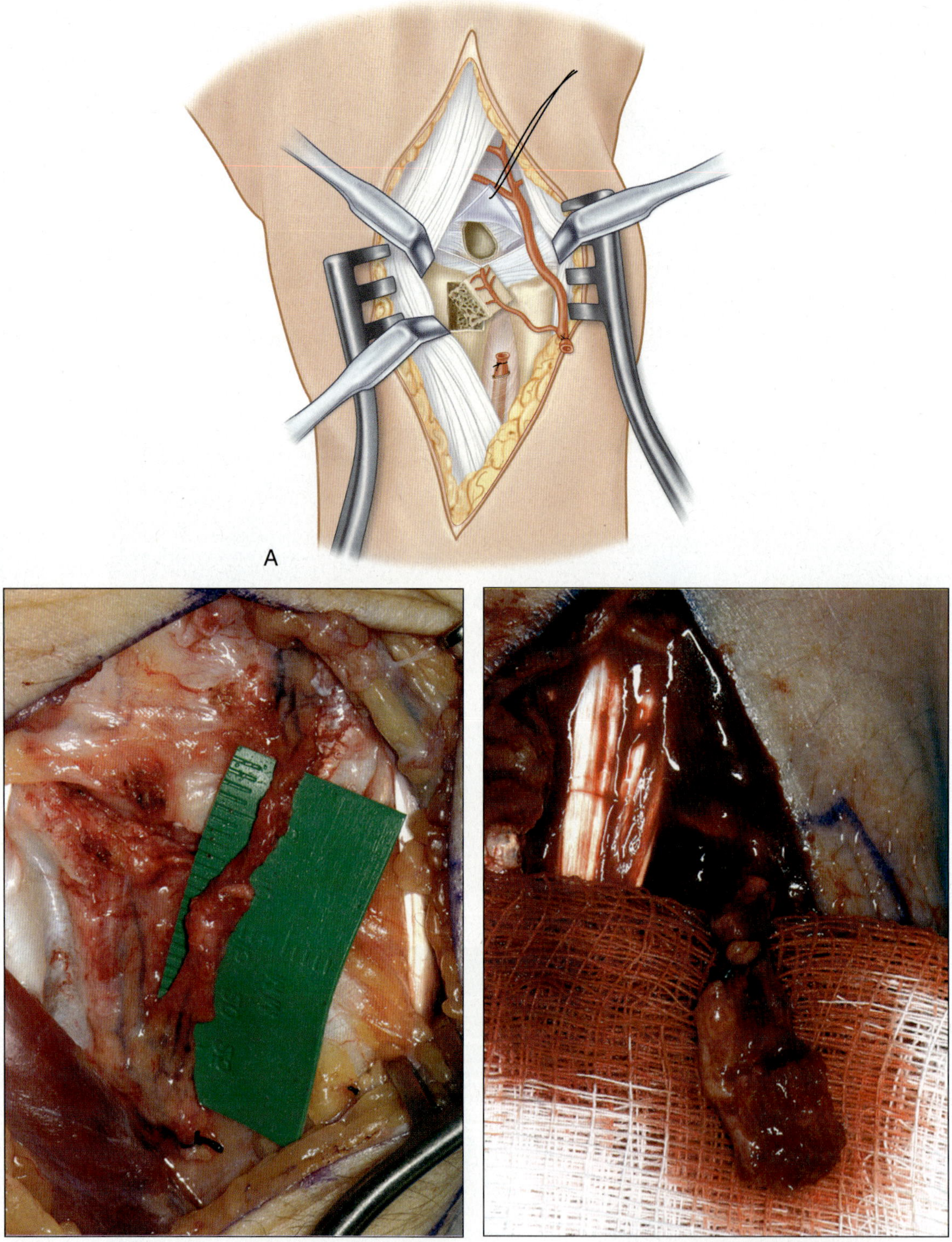

A B C

图10

手术要点

- 月骨减压在血运重建过程中非常重要，方法有外固定、头骨短缩、腕骨间融合或腕骨间暂时性固定。
- 使用腕关节镜牵引塔可牵引拉长腕关节。

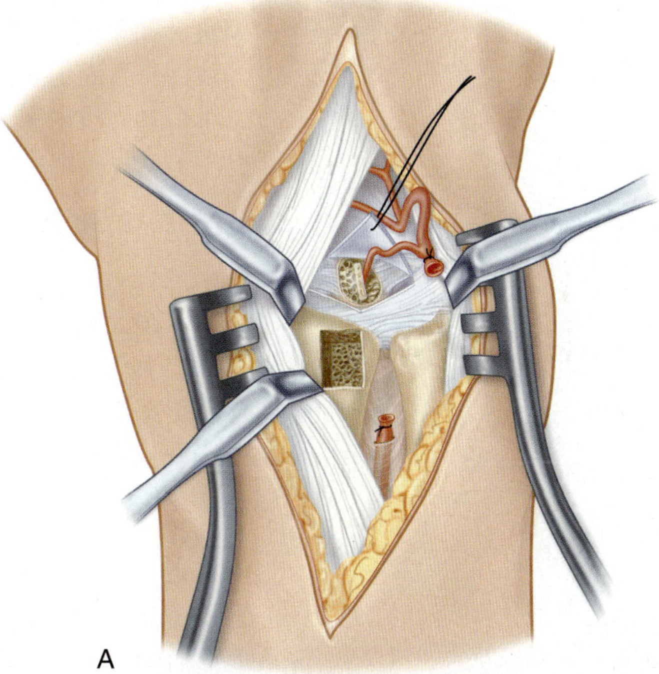

A

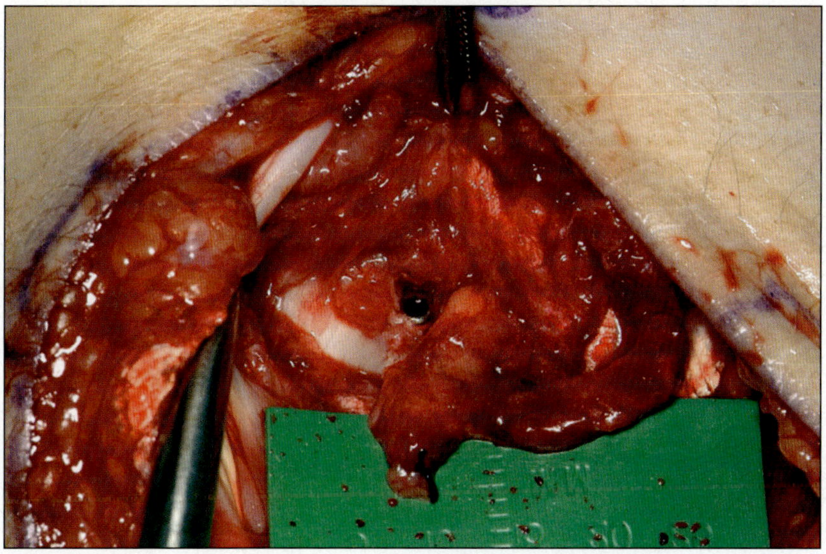

B

图11

步骤5：月骨减压和术后包扎

- 用2-0不吸收线修复背侧腕骨间韧带，不用修复桡腕关节囊。因为没有切断桡腕韧带，因此，桡腕关节结构的完整性不会受到大的影响。如果修复关节囊，反而会压迫血管带，影响骨瓣的供血。用2-0不吸收线修复伸肌支持带。
- 月骨减压方法有几种，包括外固定、舟头或舟大小多角骨固定等。在施行减压固定术的过程中，可使用牵引塔纵向牵引腕关节，通过施以10～15磅的牵引力，达到暂时减压的作用。

■ 我们已经放弃了外固定减压的方法，常用的是舟头固定减压法。如果使用外固定减压，术后10～12周要拆掉固定架。如果使用舟头固定术，需用两根1.5mm克氏针固定，针尾埋于皮下，术后10周拔出克氏针。
■ 术后固定范围要包括肘关节，以防止前臂旋转。

手术要点

- 充分的旋转弧，转移后血管蒂无张力是手术成功的前提。
- 骨瓣需要带有足够的血供，以便转移后为骨愈合提供足够的血运保证。
- 带血管蒂骨瓣移植的优点：
  - 仅需一个背侧切口。
  - 仅需切开背侧关节囊即可显露关节，不需切断桡腕韧带。
  - 血管蒂更加恒定，有足够的管径和长度。
  - 因为第4和第5ECA均位于尺侧，在切开关节囊探查月骨的过程中，不会伤及血管蒂。
  - 此种术式的主要优点是可以成功重建月骨血运，增加体积，增加其他腕骨稳定性。

争议

- 长期随访结果提示，单独减压手术不能完全恢复月骨形态，也不能证实单独减压术是否可以自发重建月骨血运。

术后护理及预期结果

■ 术后10～14天拆线，开始手指功能练习。长臂管型石膏固定前臂、腕关节于中立位6周。然后去掉石膏，开始轻度的、在医师监督下的、有控制的腕关节屈伸练习。继续使用定制的热塑形夹板固定腕关节8～9周。
■ 术后12周去掉埋于皮下的克氏针。

结果

■ 最近，我们回顾性调查了采用第4 + 5 ECA 骨瓣移植治疗的 26 例患者的治疗结果，平均随访31个月（Moran et al., 2005）。Lichtman Ⅱ期12例，ⅢA 期10 例，ⅢB 期 4 例 （Lichtman 和 Degnan, 1993）。
- 92%患者术后疼痛得以改善。腕关节屈伸活动弧术前68%（与正常活动弧比值），术后71%。
- 腕关节桡尺偏：术前66%；术后 77%。
- 术后握力改善明显，术前仅为正常握力的50%，术后改善为89%（$P<0.001$）。
- 20例患者术后X线检查显示病情没有进展或塌陷等情况。

■ 17例患者术后平均20个月时行MRI检查；71%患者有T2/或T1信号改善和正常骨髓信号，证实血运成功重建。
■ 两例患者出现针道感染。两例患者（8%）重建术失败，因持续疼痛后行融合手术。
■ 采用Lichtman分级系统，22例（85%）结果满意。4例不满意，2例因为疼痛，1例因为丢失10度活动度，另一例则因为握力小于正常60%。
■ 以 Mayo 腕关节评分评估，结果6例优, 6例良，9例一般，3例差。与疼痛水平和功能状态相比，对分级影响更大的因素是活动度和握力。

证据

Amadio PC, Hanssen AD, Berquist TH. The genesis of Kienböck's disease: evaluation of a case by magnetic resonance imaging. J Hand Surg [Am]. 1987;12:1044-9.
本文报道一例逐渐发病的14岁月骨缺血坏死患者。回顾调查发现早期MRI显示月骨信号强度降低。作者提出了“0期”概念，用于其他影像学检查正常、但MRI有轻度信号改变的患者 。（Ⅳ级证据）

Hori Y, Tamai S, Okuda H, Sakamoto H, Takita T, Masuhara K.

Blood vessel transplantation to bone. J Hand Surg. 1979;4:23-33.
通过犬活体实验发现，将动静脉束植入完整骨、独立骨块、坏死骨和自体移植骨块内之后，均有新骨形成。临床治疗九例月骨缺血坏死患者，8例取得满意的临床和影像学结果。

HorⅡ E, Garcia-Elias M, An KN, Bishop AT, Cooney WP, Linscheid RL, Chao EYS. Effect of force transmission across the carpus in procedures used to treat Kienböck's disease. J Hand Surg[Am]. 1990;15:393-400.
通过两维腕骨模型生物力学研究，作者计算出不同方法治疗月骨缺血坏死造成的腕骨移位和关节负荷变化情况。尺骨延长4mm后可减少桡月关节处45%的负荷，而对腕中和桡舟关节负荷影响不大。局限性腕关节融合术后桡月关节处降低负荷 不超过15%。尽管降低了桡月关节承受的负荷，但头骨短缩术明显增加了相邻的舟-小多角骨和三角-钩骨关节所承受的应力。

Lichtman DM, Degnan GG. Staging and its use in the determination of treatment modalities for Kienbock's disease. Hand Clin. 1993;9:409-16.
作者们认为没有一种灵丹妙法可以包治所有月骨缺血坏死。选择治疗方法时要依据医生的经验、患者的期望值和主动性、尺骨解剖变异情况和分期等情况而定。本文建议如下：

- Ⅰ期缺血坏死和尺骨负向变异：制动，可以结合关节平衡手术
- Ⅰ期缺血坏死和尺骨正向变异：制动，可以考虑血运重建术
- Ⅱ or ⅢA期缺血坏死和尺骨负向变异：关节平衡手术；如果是尺骨正向变异，选择血运重建术
- ⅢB 期：STT融合，恢复腕骨稳定性，防止进一步退变
- Ⅳ 期：近排腕骨切除术或腕关节融合术（Ⅳ级证据）

Mazur KU, Bishop AT, Berger RA. Vascularized bone grafting for Kienböck's disease: method and results of retrograde-flow metaphyseal grafts. Paper presented at the 51st annual meeting of the American Society for Surgery of the Hand, Nashville, TN, 1996.
对于Ⅲ 期月骨外形变扁的缺血坏死患者，带血管骨瓣移植方法可以撑大月骨，改善腕高比。（Ⅳ级证据）

Moran SL, Cooney WP, Berger RA, Bishop AT, Shin AY. The use of the 4 + 5 extensor compartmental vascularized bone graft for the treatment of Kienböck's disease. J Hand Surg [Am]. 2005;30:50-8.
回顾性调查了26例带4 + 5 ECA血管蒂骨瓣移植治疗月骨缺血患者，平均随访31个月，患者的握力、活动度和疼痛均有所改善。Ⅱ期12例，ⅢA期 10例ⅢB期4例，活动度由68%改善至71%，握力自50%进步为89%，92%患者疼痛明显减轻。术后20个月的MRI显示，77%患者没有进一步塌陷，71%患者有血运重建表现。（Ⅳ级证据）

Oishi SN, Muzaffar AR, Carter PR. Treatment of Kienbock's disease with capitohamate arthrodesis: pain relief with minimal morbidity. Plast Reconstr Surg. 2002;109:1293-300.
头钩融合术可以保留关节活动度和握力，可有效缓解疼痛。作者采用头钩融合术治疗45例I 期至Ⅲ期月骨缺血坏死的患者，术后平均随访32个月。所有患者融合处均顺利愈合，时间平均1.9个月，93%患者无痛或疼痛减轻。所有患者腕关节活动度得以保留，与对侧相比，握力自52%改善至72%。（Ⅳ级证据）

Palmer AK, Glisson RR, Werner FW. Relationship between ulnar variance and triangular fibrocartilage complex thickness. J Hand Surg [Am]. 1984;9:681-3.
作者测量了9例新鲜标本、13例普通防腐标本的三角纤维软骨厚度和尺骨变异比值。计算出相关系数为 (r) -.534，因此得出结论，尺骨正变异越多，三角软骨盘越薄。（Ⅳ级证据）

Sheetz KK, Bishop AT, Berger RA. The arterial blood supply of the distal radius and ulna and its potential use in vascularized pedicled bone grafts. J Hand Surg [Am]. 1995;20:902-14.
作者通过血管造影、巴特森复合物技术、乳胶注射方法以及Spaltehotz技术，对35例新鲜肢体的桡骨、尺骨远端的骨外、内血供进行了解剖研究，证实了临床应用带血管骨瓣移植重建腕骨血运的可行性。

22 近排腕骨切除术

Jennifer Moriatis Wolf and Alexander Y. Shin

注意事项

- 下述情况可能不适合近排腕骨切除术（PRC）：
  - 头骨关节炎：严重SLAC患者，头骨关节面磨损，切除近排腕骨后不能形成新的带有健康软骨面的关节，也因此不能减轻疼痛。
  - 桡骨远端关节软骨退变。
  - 类风湿或其他炎症性关节炎，软骨变薄或破损者。
  - 桡舟头韧带损伤或松弛，PRC后可能会出现腕关节不稳。

争议

- 急性腕关节创伤，包括多发严重腕骨骨折、不能重建者；或严重月骨周围骨折-脱位患者，可以一期选择PRC。

其他治疗方法

- 四角融合术或头-三角-钩骨融合术
- 腕关节去神经化手术
- 其他腕骨间融合术
- 全腕关节融合术
- 参阅第21章介绍的其他手术方法

适应证

- Ⅱ期舟月进行性塌陷（SLAC）或舟骨骨折不愈合进行性塌陷，头骨软骨面完整者
- Ⅲ期月骨缺血坏死
- 月骨周围陈旧脱位

临床检查/影像学检查

物理检查

- 手腕触诊时常有桡舟和/或腕中关节压痛。
- 外伤改变导致腕关节活动受限。

影像

- 平片检查用于评估桡舟关节炎的程度，了解头月关节软骨间隙是否变窄。
- 如果头月间隙变窄，或头骨近极关节缘下囊性变，说明头骨软骨面磨损（图1A 和1B）。
- 如果平片不能确定头骨软骨情况，可行CT检查进一步评估腕中关节。如果月骨塌陷或碎裂，不适宜选择其他方法（图1C）。

外科解剖

- 一定要保护好起自桡骨茎突的桡舟头韧带（RSC）（图2）。
- 背侧桡腕韧带（DRC）和背侧腕骨间韧带分别起自桡骨和舟骨远端，止于三角骨（图3）。
- 近排腕骨由舟骨、月骨和三角骨组成。

体位

- 患者仰卧位，前臂旋前置于手术台上。
- 止血带置于上臂或前臂近端（如果采用前臂Bier 阻滞）。

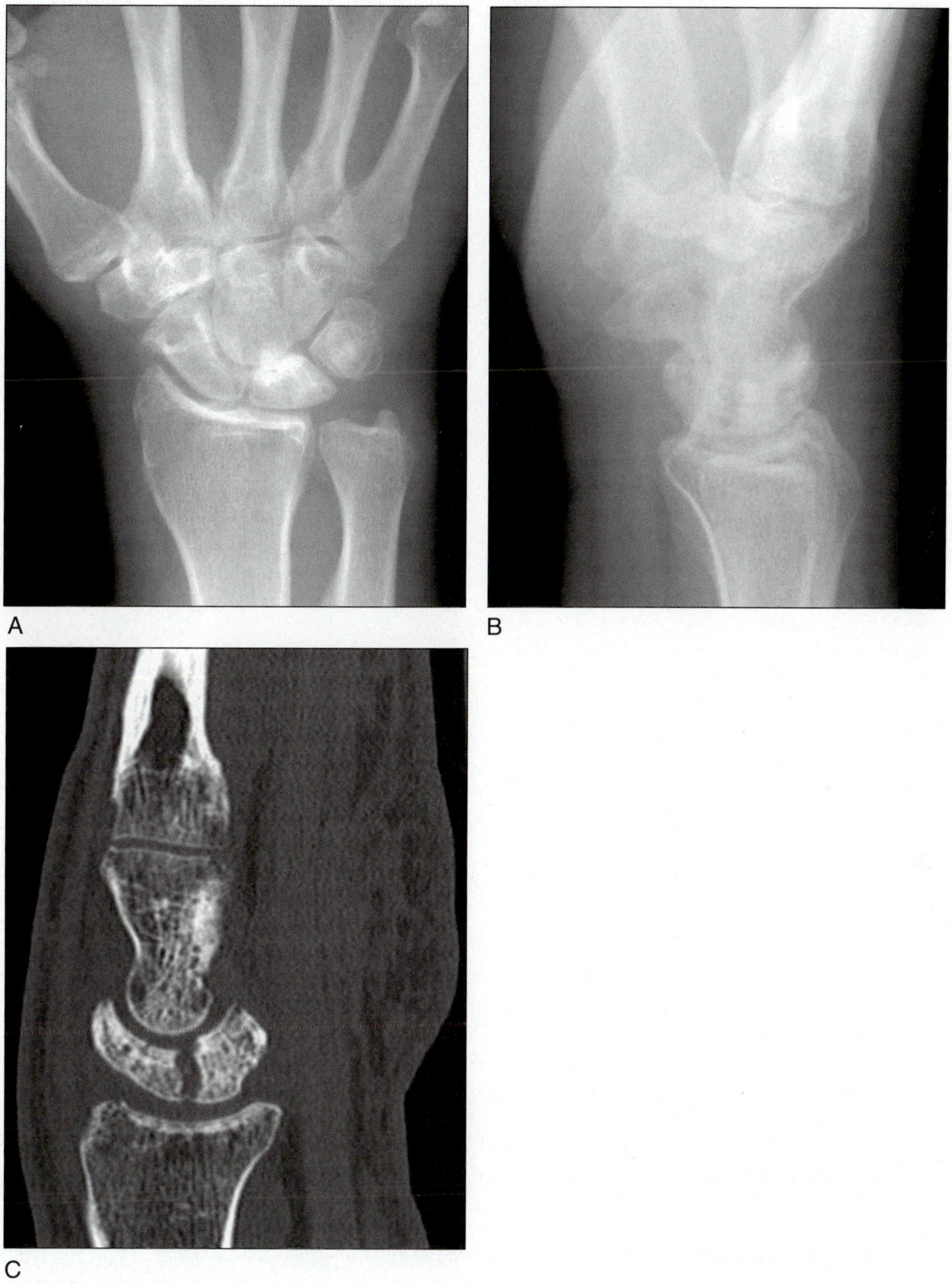

图1

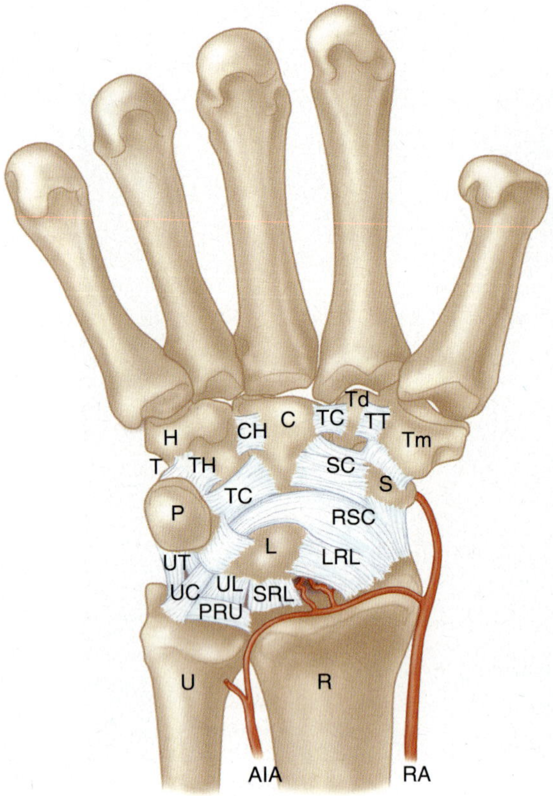

图2

T：三角骨；H：钩骨；C：头骨；Td：小多角骨；Tm：大多角骨；S：舟骨；L:月骨；P：豆骨；TT：大小多角骨间韧带；TH：三角钩韧带；CH：头钩韧带；TC：三角头韧带；SC：舟头韧带；RSC：桡舟头韧带；LRL：长桡月韧带；SRL：短桡月韧带；PRU：掌侧尺桡韧带；UL：尺月韧带；UC：尺头韧带；UT：尺三角韧带；U：尺骨；R：桡骨；AIA：骨间前动脉；RA：桡动脉

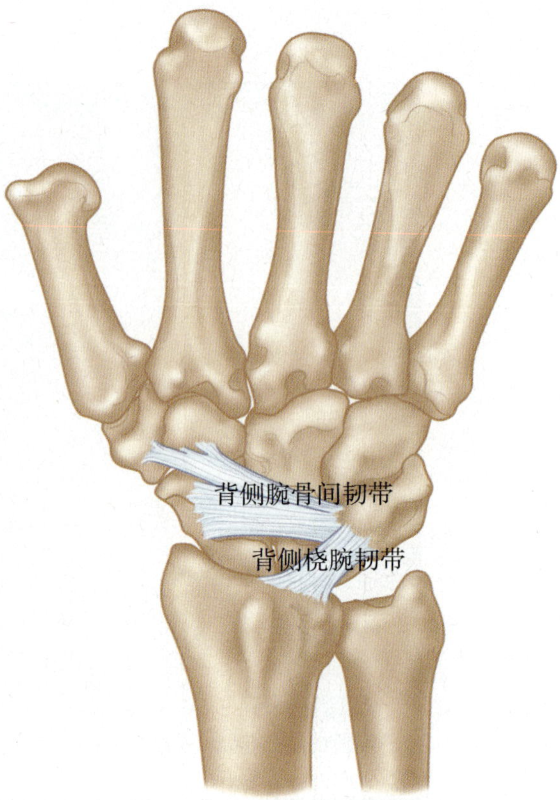

图3

手术要点

- 牵拉并掌屈腕关节以便充分显露腕骨。

争议

- 也可应用横行皮肤切口。

入路/显露

- 选择在Lister结节稍尺侧背侧做纵行切口（图4）。
- 在第3、4伸肌鞘管间切开伸肌支持带。将拇长伸肌腱牵向桡侧，指总伸肌腱牵向尺侧，显露腕背关节囊。
- 在第4伸肌鞘管基底游离骨间后神经（图5），切除1cm。
- 沿DRC和DIC走行切开关节囊，显露近排腕骨、头骨和桡骨（图6A 和 6B）。与传统的背侧纵向切开关节囊相比，这种切开方式可以保留韧带的完整性，且不伤及韧带附着点，理论上讲可以更好地保留腕关节的稳定性。

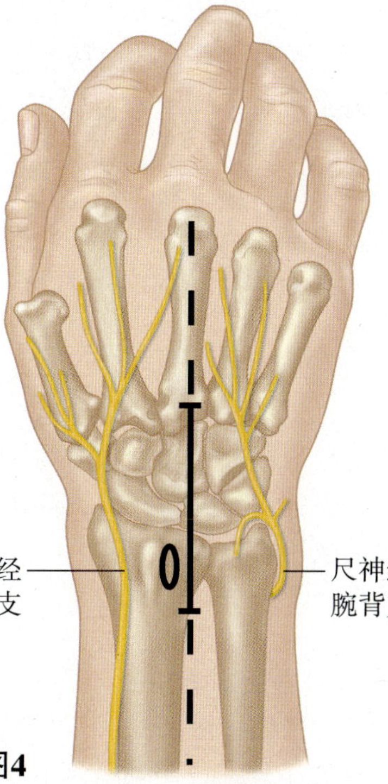

图4

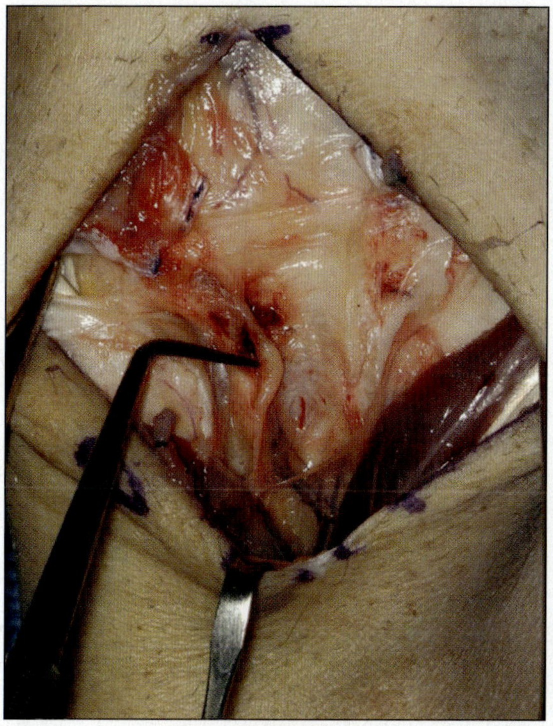

图5

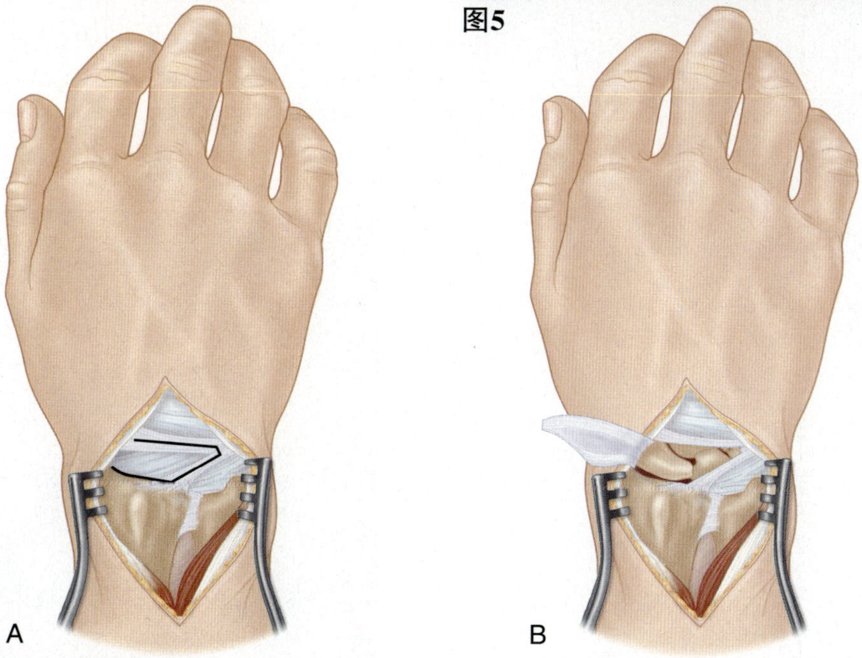

图6

> **手术要点**
>
> - 为了保护头骨关节面，在切除近排腕骨过程中，应在头月间隙内放入一块湿纱布或海绵。

手术操作

步骤1

- 探查头骨远端关节面，如果软骨有磨损或损坏，则选用其他术式。
- 然后在月骨、三角骨和舟骨内插入一枚Steinmann 针做撬棒。用手术刀和骨膜起子切开关节囊韧带附着点，去除近排腕骨。通常先去除月骨。如果是月骨缺血坏死患者，月骨常常已经碎裂，可以很简单摘除。

步骤2

- 然后切除舟骨和三角骨，可以完整切除，也可凿碎后用咬骨钳将其清除。注意保护头骨关节面和掌侧桡腕韧带，特别是桡舟头韧带。

步骤3

- 将头骨"坐在"桡骨远端月骨窝内（图7）。
- 探查桡骨茎突，切除大的骨赘。为了避免伤及掌侧桡腕韧带，我们不推荐常规切除桡骨茎突。

步骤4

- 2-0不吸收线缝合关节囊。
- 松开止血带，仔细止血。
- 拇长伸肌腱置于伸肌支持带浅层，2-0不可吸收线间断缝合伸肌支持带。拇长伸肌腱在Lister结节周围很容易磨断，移位后可避免这一问题。
- 间断缝合皮下组织和皮肤。掌侧短臂石膏制动。

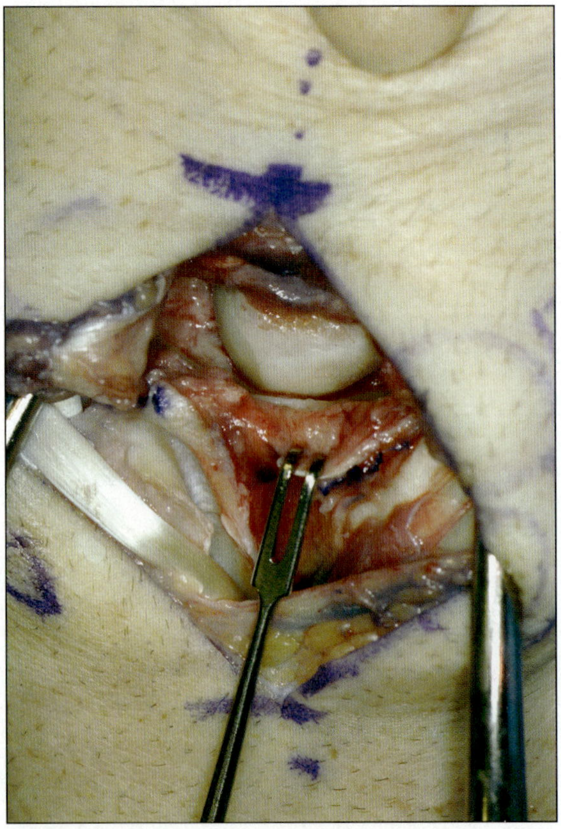

图7

注意事项

- 小心切除桡骨茎突骨赘，锐性分离软组织附着点。钝性分离可能会损伤桡腕韧带，应尽量避免。

争议

- 为了保证稳定性，有些医生愿意用一根克氏针暂时性固定桡骨远端和头骨。3～4周后拔出克氏针。但我们发现大多数情况下不需固定。

注意事项

- 术前要告知患者术后活动度是正常的50%左右。一些患者活动范围更大一些。

术后护理及预期结果

- 术后短臂夹板或石膏固定4周。
- 然后改为可拆卸的掌侧夹板固定，并开始轻度主动关节活动度练习。拍X线片以评估头骨在月骨窝内的稳定性（图8A 和8B）。
- 开始物理康复治疗，以逐渐增加活动度，减轻肿胀，恢复功能。
- 8～12周时可以进行力量练习。

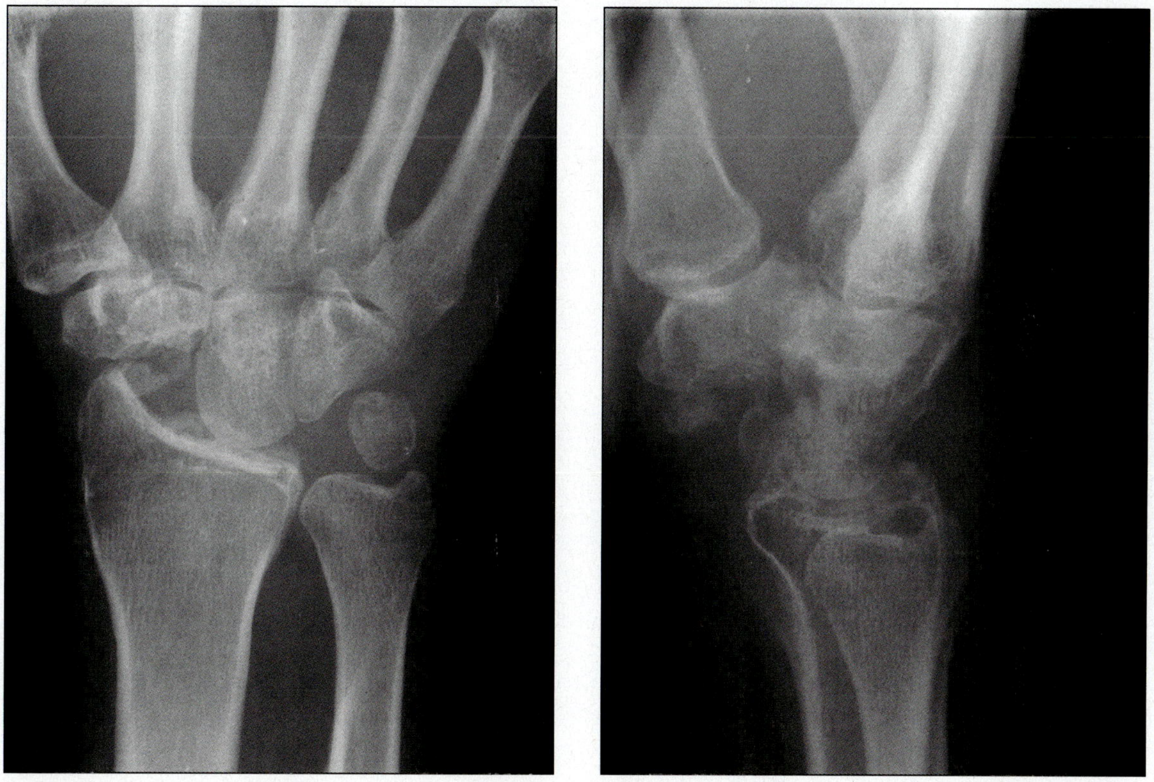

A　　B

图8

证据

Berger RA, Bishop AT, Bettinger PC. New dorsal capsulotomy for the surgical exposure of the wrist. Ann Plast Surg. 1995;35:54-9.
这是一篇探讨保护背侧腕骨间和背侧桡腕韧带的关节囊切开术的综述性文章。（Ⅴ级证据）

Cohen MS, Kozin SH. Degenerative arthritis of the wrist: proximal row carpectomy versus scaphoid excision and four-corner arthrodesis. J Hand Surg [Am]. 2001;26:94-104.
本文比较了近排腕骨切除术和四角融合术治疗腕关节炎的疗效。每组19例患者，结果显示在活动度、握力和功能方面没有显著性差异。（Ⅲ级证据）

DiDonna ML, Kiefhaber TR, Stern PJ. Proximal row carpectomy: study with a minimum of ten years of follow-up. J Bone Joint Surg [Am]. 2004;86:2359-65.
本文回顾性调查了21例患者、22例PRC的远期结果，平均随访14年。4例失败，因疼痛严重行腕关节融合术；

所有4例在做PRC手术时都不到35岁。其余患者结果满意，尽管多数患者X线检查都有桡-头关节退行性改变，但握力和活动度均恢复至功能范围。（Ⅳ级证据）

Imbriglia JE, Broudy AS, Hagberg WC, et al. Proximal row carpectomy: clinical evaluation. J Hand Surg [Am]. 1990;15:426-30.

本文报道了27例PRC患者的治疗结果。平均随访4年，26例疼痛减轻，24例在术后4个月恢复工作，3例再次手术（2例切除桡骨茎突，1例改为全腕关节融合术）。（Ⅳ级证据）

23 桡骨短缩截骨术治疗月骨缺血坏死

Charles F. Kallina and Alexander Y. Shin

注意事项

- 因为可能继发尺骨撞击症，因此不适用于尺骨中性或正向变异者。

争议

- 虽然是缓解疼痛的可靠方法，但有时疼痛不能完全缓解。
- 与血运重建术联用有效性如何，目前尚缺乏相关报道。如果将来准备行血运重建术，为避免伤及鞘管间支持带浅层血管弓，建议选择掌侧入路。

其他治疗方法

- 局限性腕关节融合或头骨短缩术可能也可减压月骨。
- 对于早期患者，有人建议行带血管骨瓣移植重建血运，即使是晚期患者也有成功的报道。
- 也可考虑通过延长尺骨来平衡关节，但由于要嵌入植骨块因而愈合更难是一个问题。
- 也有月骨核心减压术的报道。
- 前述方法不能有效缓解疼痛者，补救手术包括全腕关节融合术、部分或全腕关节置换术或近排腕骨切除术。

适应证

- 伴有腕骨塌陷和尺骨负变异的进行性月骨缺血坏死，疼痛与尺骨负变异相关，通过减少月骨承受的压力，症状可能减轻。
- 在月骨血运重建手术时同期行桡骨短缩术，可以减压月骨，更利于血运重建。

临床检查/影像学检查

临床检查

- 全面检查双侧肢体，特别是有自身免疫病史和感染史者。
- 记录捏力和握力，作为对比基础。
- 如腕关节肿胀，患者一定并发了关节囊炎症、增厚和滑膜炎。
- 各个方向活动都能诱发疼痛，活动弧明显减少（特别是背伸）。

平片

- 中立位后前和侧位X线片（图 1）。
- 完全旋前和完全旋后尺骨变异体位X 线片。
- 可能会有月骨坏死、碎裂和腕骨不稳定等表现。
- 平片所示范围一定要足够，以决定短缩长度。
- 术前判定截骨部位和截骨量。

其他影像检查

- 磁共振检查显示T_1和T_2加权像信号均降低。造影后可以更好地评估月骨血供情况
- 也可使用三期骨扫描来判断月骨的血流。骨扫描敏感度高，但特异度低。
- CT检查用来判断骨折和碎裂情况以及腕骨塌陷的情况（图2A和2B）。

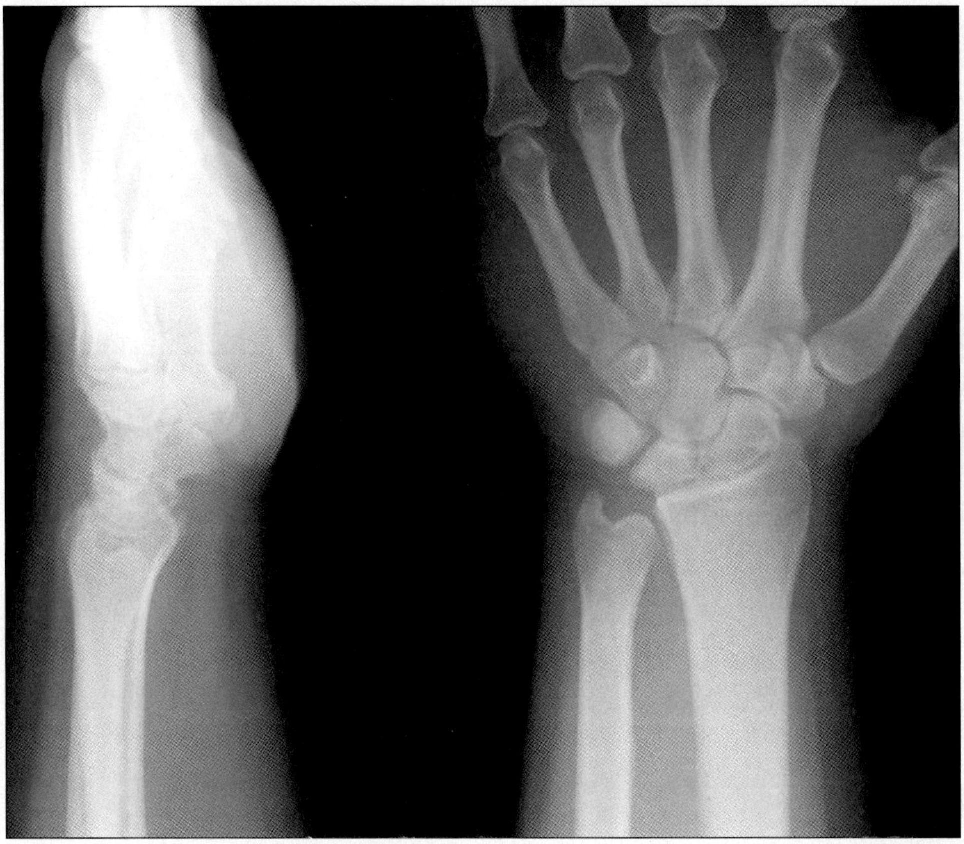

图1

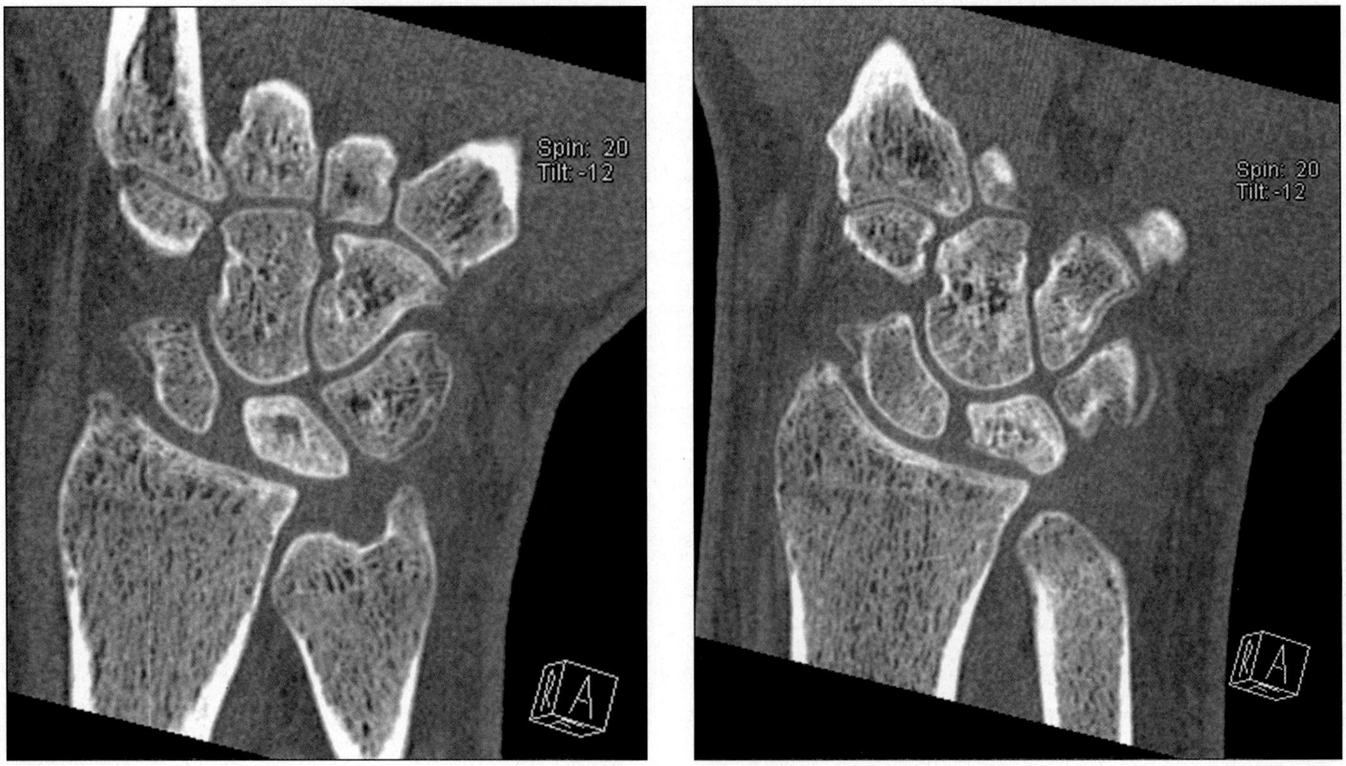

A B

图2

注意事项

- 手术桌要能透X线，以便术中透视了解截骨、对线和植入物等情况。当然，并非必需的条件。
- 如果同时行腕骨间融合术，要做好取髂骨植骨准备。

器械

- 能透过X线的手术桌
- 充气止血带
- 术中透视设备

手术要点

- 正中神经掌皮支走行在桡侧腕屈肌和掌长肌之间。不需显露，但一定要保护好。

注意事项

- 桡动脉位于桡侧腕屈肌深方，桡侧腕屈肌和肱桡肌之间，紧邻桡侧腕屈肌（FCR）桡侧走行。在放置拉钩等过程中，一定要注意不要损伤。

手术要点

- 桡动脉位于桡侧腕屈肌深方，紧邻FCR桡侧走行。牵拉软组织时一定要仔细保护。

体位

- 患者仰卧位，上肢放在能透过放射线的手术桌上。
- 上臂气囊止血带控制下操作。

入路/显露

- 于桡侧腕屈肌掌侧、腕横纹近端做 10cm 长纵行切口（图3）。
- 经FCR入路代替传统的Henry入路（FCR和肱桡肌之间入路）。

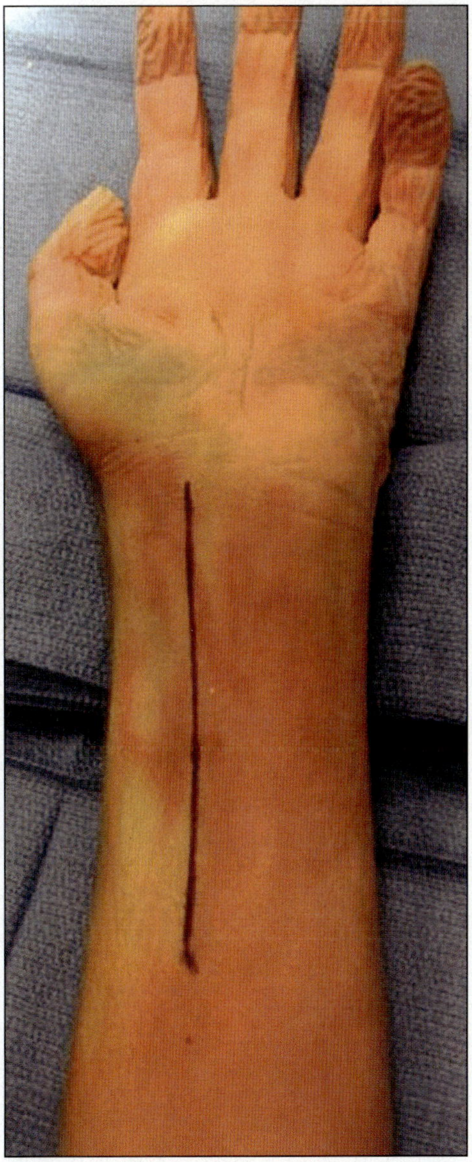

图3

器械/植入物

- 在FCR深层仔细安放一把钝头、自限撑开器，把FCR和桡动脉牵开手术区。

手术要点

- 术前根据X线表现仔细设计手术方案。根据尺骨负变异情况决定截骨范围。一般情况下，截骨宽度至少2mm，但不要超过尺骨变异数值。
- 我们推荐截骨处远端要固定3颗螺钉，因此设计截骨时一定要预留足够的远端空间。

注意事项

- 大多数固定加压板都有暂时性固定孔。我们推荐使用这种钢板，因为远端预钻时钢板位置不会移动。
- 截骨部位太靠近远端会妨碍固定，但太靠近近端理论上又会增加不愈合的可能性。
- 钻过背侧皮质时可能会伤及背侧结构。如果拟行带血管骨移植手术，一定不要伤及背侧关节缘以近3～4cm骨皮质。

争议

- 也有医生仅通过短缩截骨和闭合楔形截骨一种术式减压月骨。

手术操作

步骤1

- 止血带控制下操作。
- 自腕横纹开始，沿FCR向近端做10cm 纵切口。
- 打开FCR鞘管浅层，牵开肌腱。
- 切开FCR鞘管深层。
- 然后再次牵开FCR，用手指钝性分离Parona间隙。将屈肌腱和正中神经牵向尺侧。
- 显露旋前方肌和近端的屈拇长肌 （FPL)。
- 骨膜下剥离，自桡侧向尺侧掀起旋前方肌和屈拇长肌，充分显露桡骨干骺端和骨干。

步骤2

- 安放一块加压钢板作为试模，远端钻孔（至少3个孔）。
- 按照预先设计的截骨范围，在干骺端–骨干区域截骨（图4）。
- 使用加压钢板固定技术，牢固固定（图5）。
- 垂直前臂方向拍片，确定短缩截骨情况（图6A 和6B）。 应拍旋转中立前后位X线片（要求肩关节外展、内旋90°，肘关节屈曲90°）。

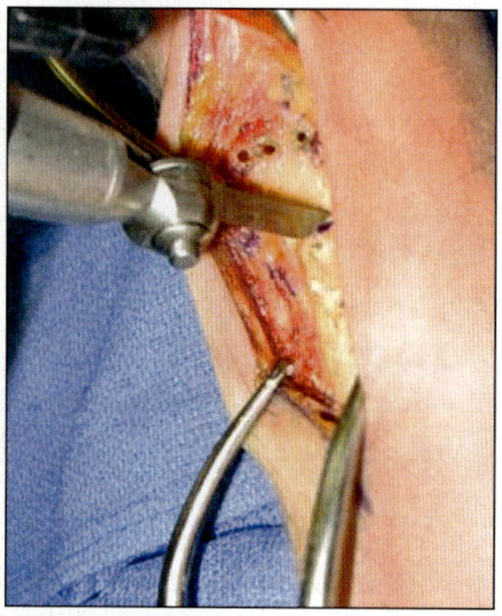

图4

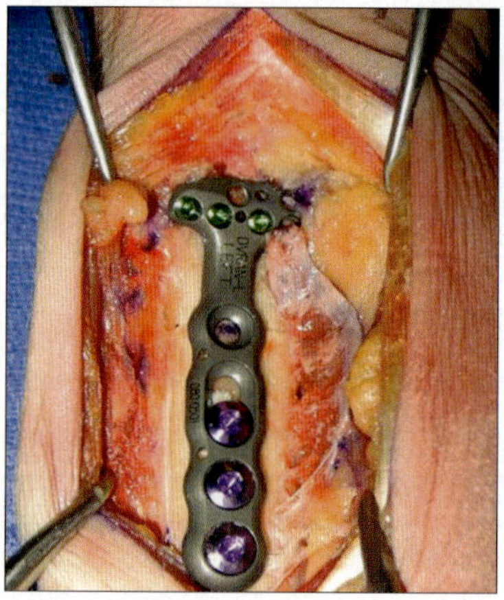

图5

步骤3

- 修复旋前方肌，隔开屈肌腱和钢板。
- 松开止血带，止血。
- 冲洗伤口，逐层关闭切口。
- 石膏固定前臂和腕关节于中立位。
- 将常规石膏护理常识告知患者，嘱其上肢不要承重，鼓励手指轻度活动。

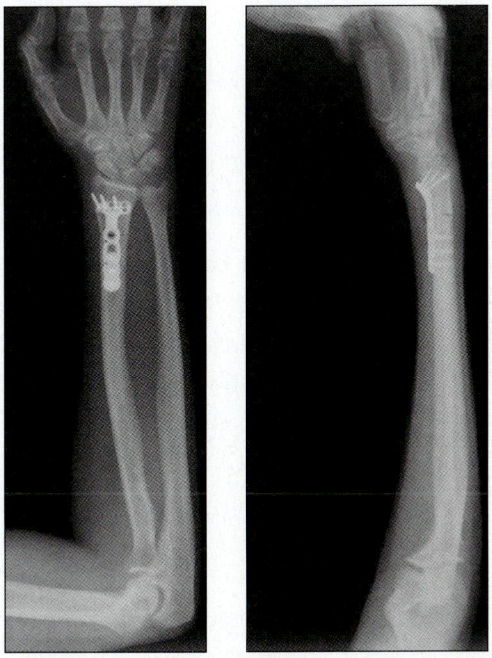
图6
A B

器械/植入物

- 有多种预塑形的桡骨远端接骨板可供选择（图7A 和7B）。
- 另外，如果需要，也可购买截骨-加压钢板系统（如Rayhack, Stanley）。

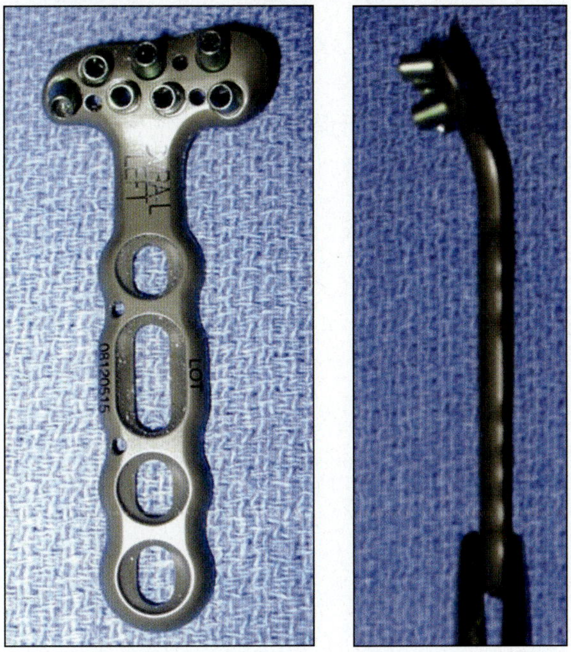
图7
A B

术后护理及预期结果

- 术后两周去除夹板。检查伤口，拆线。改为短臂管型石膏固定。评估手指的活动度，如果指间关节和掌指关节僵硬，开始督促加大活动度。
- 术后2周，去除石膏，拍片评估固定及愈合情况。改为短臂管型石膏固定。评估手指活动度，可以允许患者提轻于5磅的重物。
- 根据医生选择，管型固定时间控制在2～6周。
- 术后12周复查。截骨处应已愈合；如果愈合，可不再继续管型石膏固定，但建议佩戴可拆卸的夹板以保护手术处。强调腕关节的活动。

证据

Iwasaki N, Minami A, Oizumi N, Suenaga N, Kato H, Minami M. Radial osteotomy for late-stage Kienböck's disease. J Bone Joint Surg [Br]. 2002;84:673-7.

比较桡骨短缩截骨和外侧闭合楔形截骨治疗月骨缺血坏死的疗效。尽管后者有两例术后出现退行性改变加重，但都取得了可以接受的结果。（Ⅲ级证据）

Koh S, Nakamura R, Horii E, Nakao E, Inagaki H, Yajima H. Surgical outcome of radial osteotomy for Kicnböck's discasc. J Hand Surg [Am]. 2003;28:910-6.

这是一篇关于桡骨截骨术治疗25例月骨缺血坏死的回顾性研究，最少随访10年。尽管影像学改善不大，但临床检查显示结果满意。作者推荐使用桡骨远端截骨术治疗月骨缺血坏死。（Ⅳ级证据）

Quenzer DE, Dobyns JH, Linscheid RL, Trail IA, Vidal MA. Radial recession osteotomy for Kienböck's disease. J Hand Surg.1997;22:386-95.

本文报道了桡骨短缩截骨术治疗52例患者的结果，平均随访52个月。93%患者疼痛改善。75%患者从事原来工作。（Ⅳ级证据）

Rock MG, Roth JH, Martin L. Radial shortening osteotomy for treatment of Kienböck's disease. J Hand Surg [Am]. 1991;16:454-60.

16例患者中，13例症状完全缓解，其余3例仅轻度疼痛，平均随访4.5年，仅1例患者病变加重 。（Ⅳ级证据）

Salmon J, Stanley JK, Trail IA. Kienböck's disease: conservative management versus radial shortening. J Bone Joint Surg [Br]. 2000;82:820-3.

II 和 III期月骨缺血坏死患者中，18例行保守治疗，15例行桡骨短缩术，平均随访3.6年。桡骨短缩术可更有效地缓解疼痛并改善握力。对于III期患者，桡骨短缩术虽然不能防止腕骨塌陷，但减慢了病变的进程。（Ⅲ级证据）

24 腕关节镜

Kevin C. Chung

适应证

- 明确是否存在腕关节韧带损伤
- 明确腕关节韧带损伤的程度
- 评估关节软骨的情况
- 帮助制定慢性腕部疼痛的治疗策略

临床检查/影像学检查

- 三种投射角度的腕关节平片评估腕关节力线。
- 握拳位平片有助于诊断动态腕关节不稳定，例如舟月韧带撕裂的患者握拳位能显示舟月间隙变大。

其他治疗方法

- 对可疑腕韧带损伤，可以选择腕关节造影这种创伤更小的方法。但是腕关节造影不能确定韧带损伤的程度和部位。
- 当诊断不明确时，骨扫描对确定炎症反应的部位有一定帮助。
- 近年来，腕关节MRI作为一项筛查工具被越来越多地应用于腕关节慢性疼痛的诊断。
  - 腕关节MRI假阳性率较高，可能会导致错误的发现。
  - 为了合理利用腕关节MRI，首先应该进行全面的病史询问和体格检查，并由此初步诊断某一特定损伤，之后再考虑申请这一花费较高的检查。

外科解剖

- 进行腕关节镜操作有三个入路：分别是桡腕、腕中和桡尺远侧关节。
- 舟月和月三角韧带在腕中关节显示最好，因为桡腕关节的滑膜炎可能会影响视野。
- 三角纤维软骨复合体（TFCC）损伤在桡腕关节入路显示较好，而桡尺远侧关节面损伤在远尺桡入路显示最好。
- 桡尺远侧关节较难进入，除非怀疑在这个位置有损伤，通常不采用该入路。
- 关节镜置入时有损伤桡神经感觉支和尺神经背支的风险（图1）。尽管如此，这些神经通常距离关节镜入点尚有一定距离，损伤并不常见。

体位

- 关节镜系统包括摄像机、光源、刨削器、显示器和打印机（图2）。
- 术者坐在面对显示器的位置，助手坐在术者对面，背对麻醉师。
- 上臂安放止血带，用臂卷和条带将上臂固定至底板。
- 用碘浸泡过的绷带缠绕指套，无菌单覆盖牵引塔和绳索（图2）。
- 进行关节镜操作之前，必须准备好以下装备：
  - 压力控制的静脉输液袋作为进水系统
  - 光源
  - 连接吸引器的刨削器

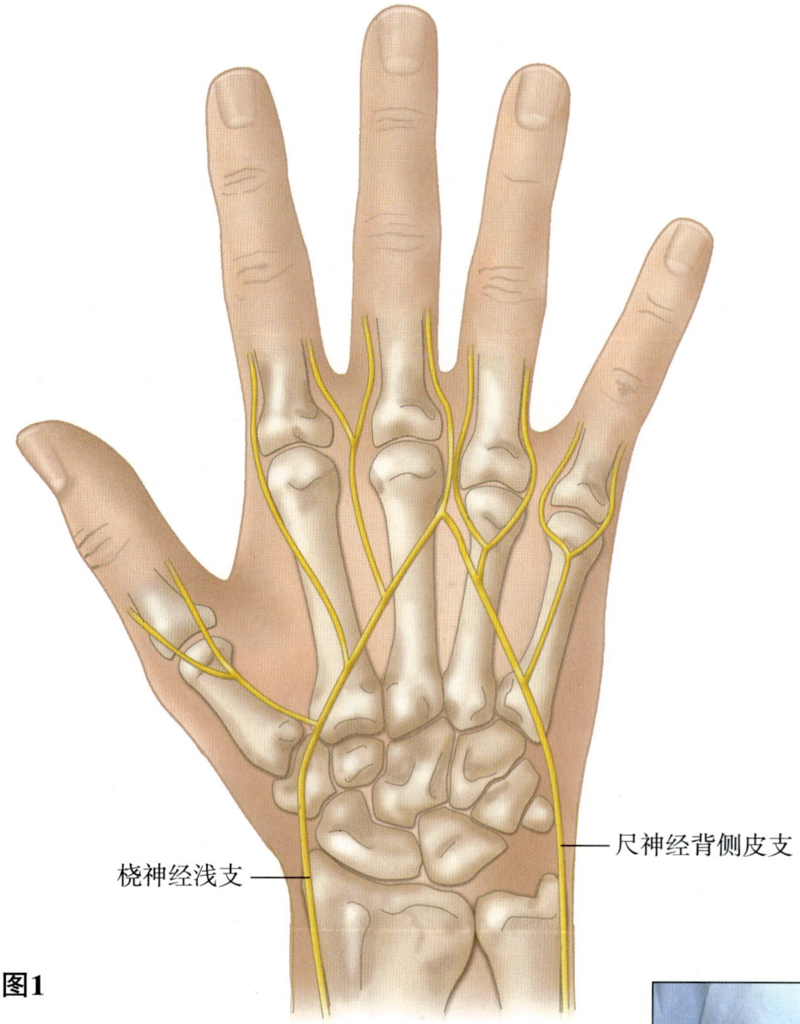

图1

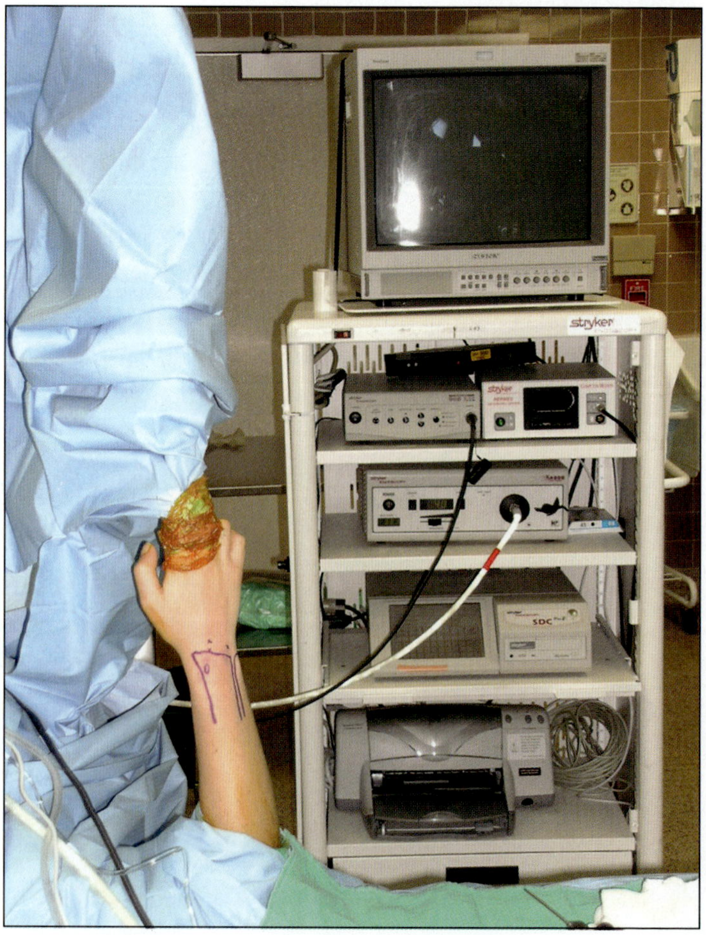

图2

- 视频显示器

■ 至少15磅的牵引力牵引手腕。需要时可加大牵引力。

入路/显露

■ 定位并标记Lister结节。

■ 标记桡骨和尺骨茎突及桡骨和尺骨远端的轮廓（图 3）。

■ 在Lister结节远侧约1cm处的软组织凹陷部位是3～4入路的进入点，该点位于第3、4伸肌腱间室之间（图 4）。在尺桡骨之间标记4～5入路的进入点（图4）。6U入路位于尺侧腕伸肌腱的尺侧，通过该入路置入一个18G 的针头作为出水口（图4）。

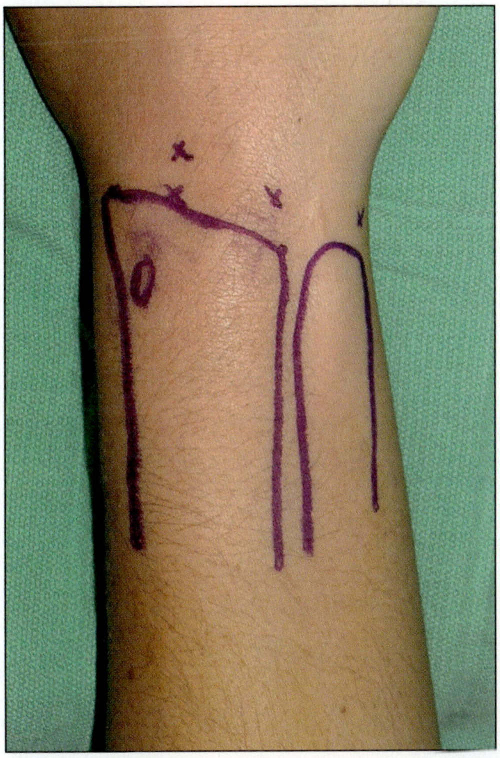

图3

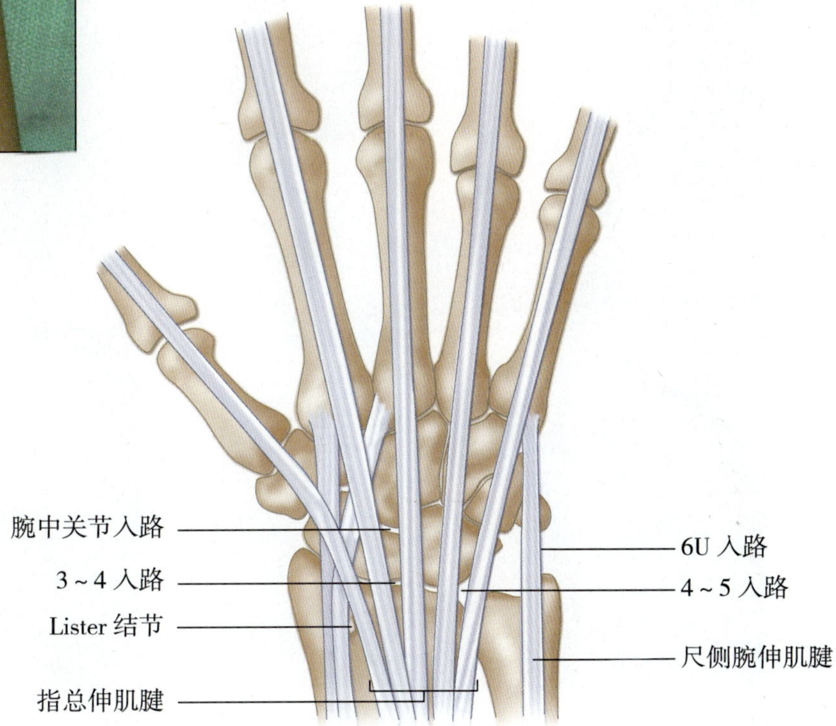

图4

手术操作

步骤1：建立入路

- 用20G的针头从3～4入路插入关节，针头斜面要平行于伸肌腱（图 5）。
- 从这个针头向桡腕关节注入3～4ml生理盐水以使关节扩张。
- 用11号刀片做一小的皮肤切口。用细蚊氏钳撑开软组织，以向掌侧倾斜11°的方向穿透关节囊（桡骨远端关节面有11°的掌倾）。一旦进入关节，可看到液体从扩张的桡腕关节流出。选用带钝头的套管插进关节以避免损伤关节软骨（图 6）。
- 取出钝头套芯，从关节镜导管置入关节镜（图 7）。
- 在关节镜的监视下，以同样的方法建立4～5入路。当探查腕关节尺侧部分时，4～5入路用于置入探钩或刨削器。当探查关节桡侧部分时，可于4～5入路置入关节镜，于3～4入路置入探钩。
- 用18G针头从尺侧腕伸肌尺侧的6U入路进入关节（图 8）。从关节镜可看到针头进入，一旦针头进入关节囊，可以看到液体从关节内流出。
- 进水系统的液体从关节镜的侧口进入关节，有利于清晰地显示关节内结构。

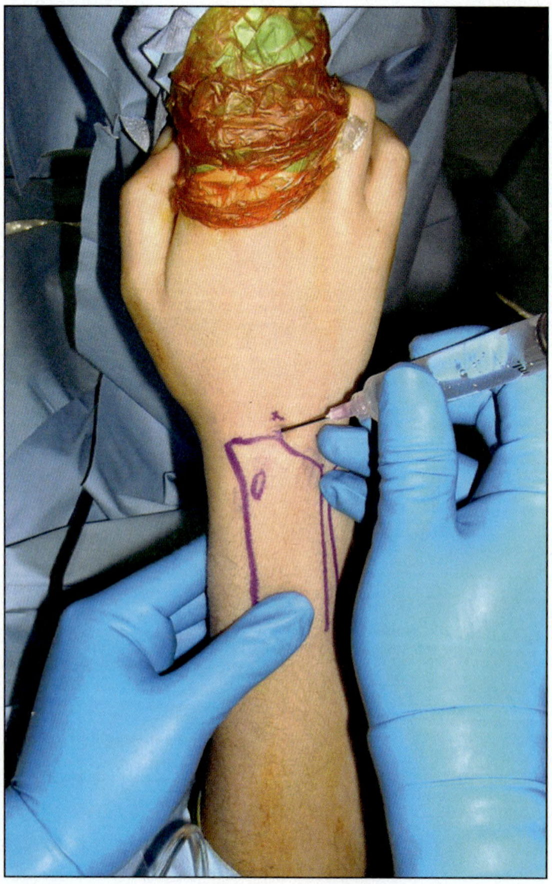
图5

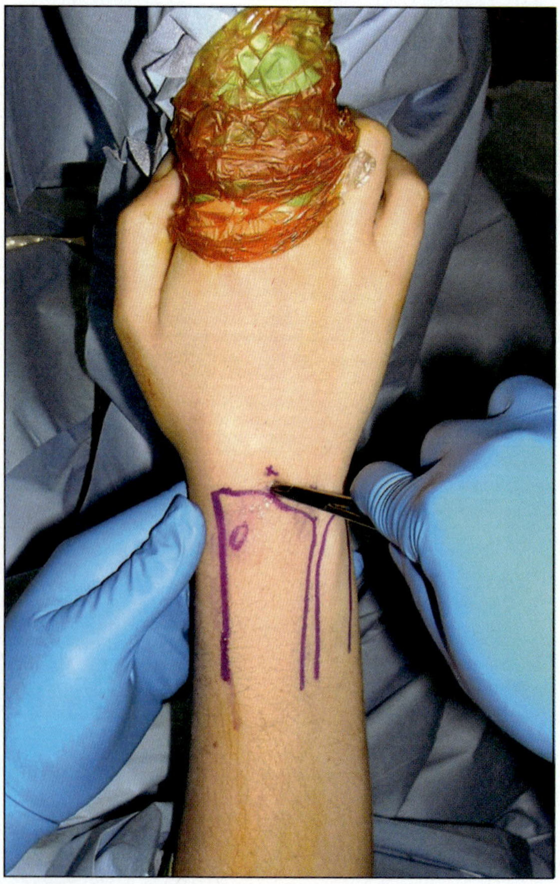
图6

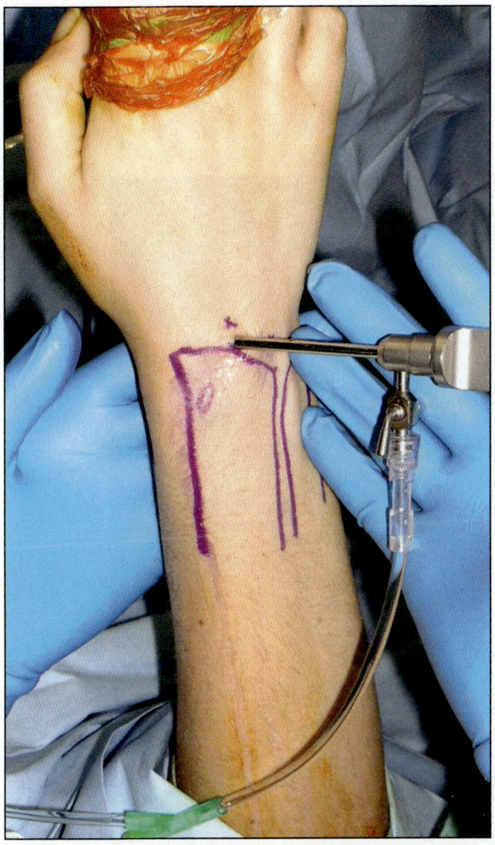

图7

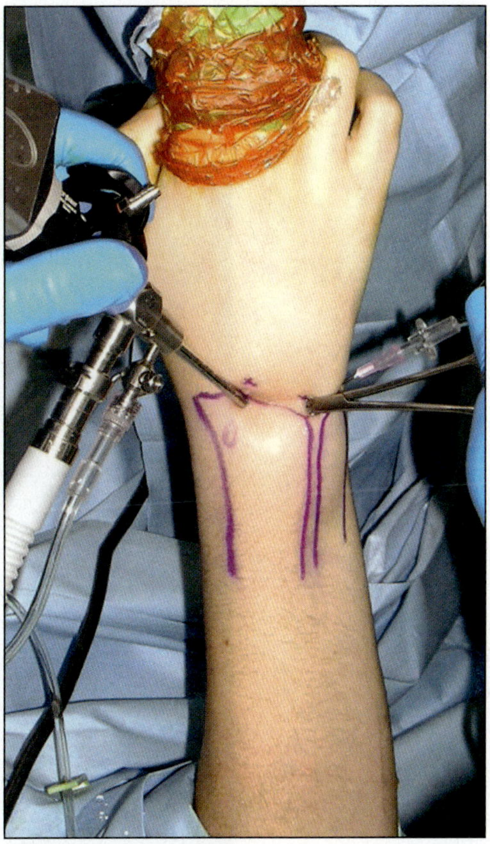

图8

步骤2：通过桡腕关节进行检查

- 从桡腕入路检查，手术者必须以从桡侧到尺侧的方向移动关节镜，以确定关节内解剖结构。看到的第一个掌侧韧带是桡舟头韧带（图 9，箭头）。
- 看到的第二个韧带结构是长桡月韧带（图 10，箭头）。第三个韧带结构是桡舟月韧带 （Testut韧带），这条韧带被认为是一个血管条带（图 11，箭头）。
- 连接尺骨和三角骨的韧带是尺腕韧带（图 12，小箭头）。不要把豌豆骨隐窝 （见图 12，大箭头） 误认为是三角纤维软骨复合体外周撕裂。
- 图13显示了出水针头，箭头指向完好的三角纤维软骨复合体。
- 从4～5入路置入探钩检查三角纤维复合体的完整性。
- 如果三角纤维软骨复合体完好，则能提供足够的张力以形成弹性效应，“吊床征”阳性（图 14）。如果三角纤维软骨复合体撕裂，则张力减少，失去吊床效应。

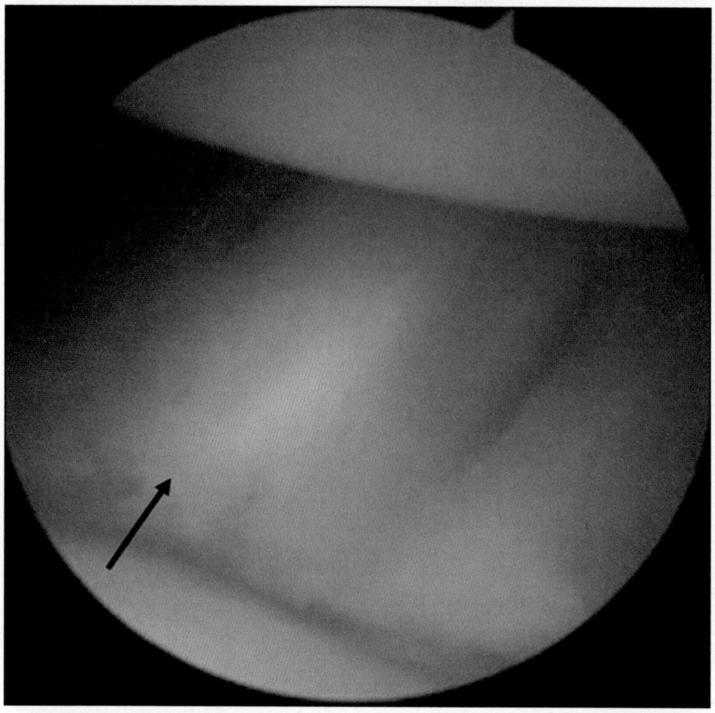

图9

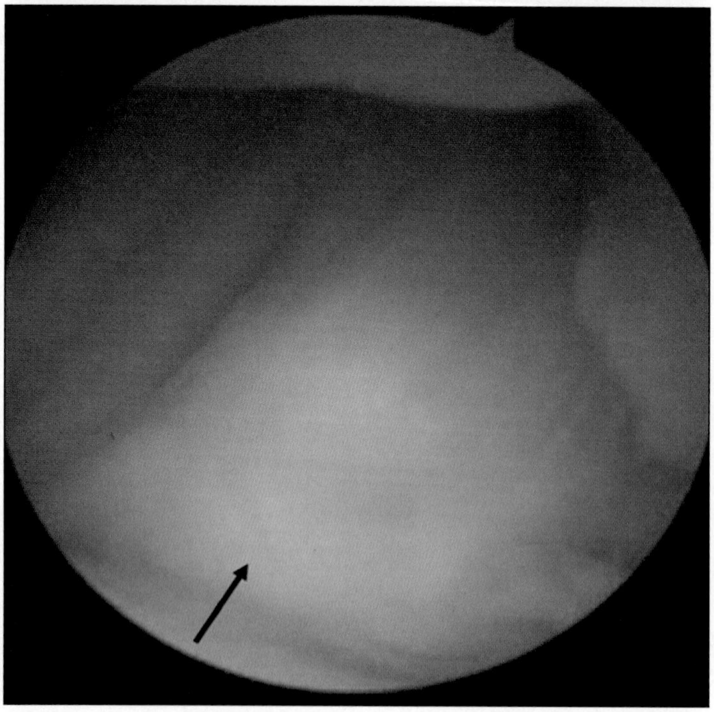

图10

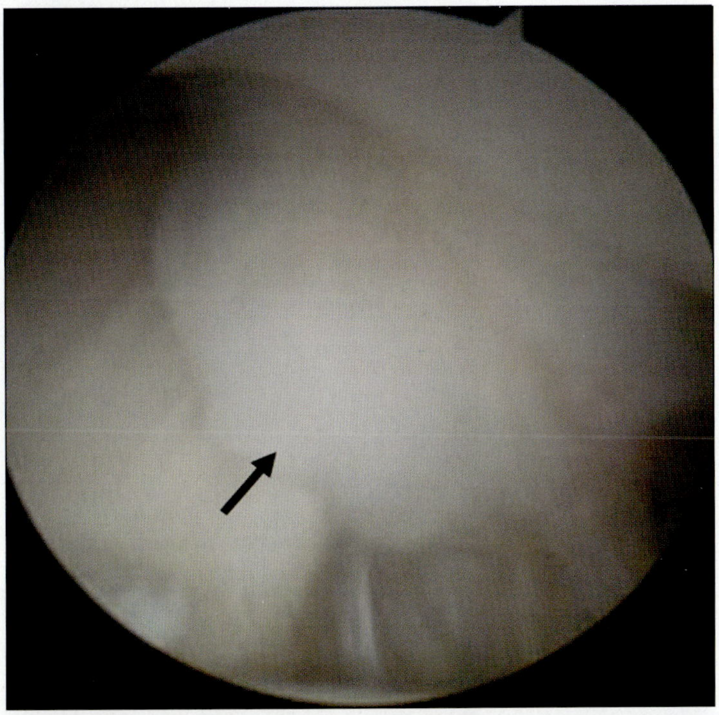

图11

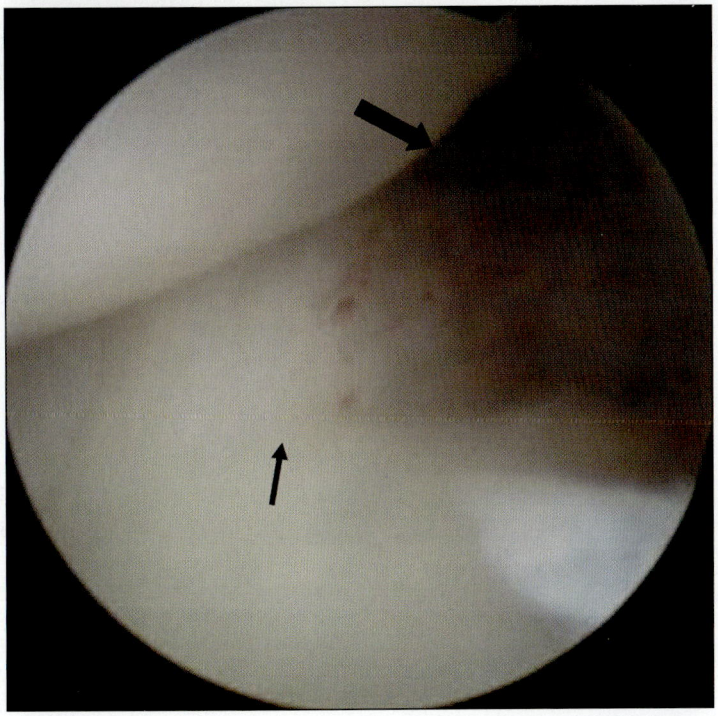

图12

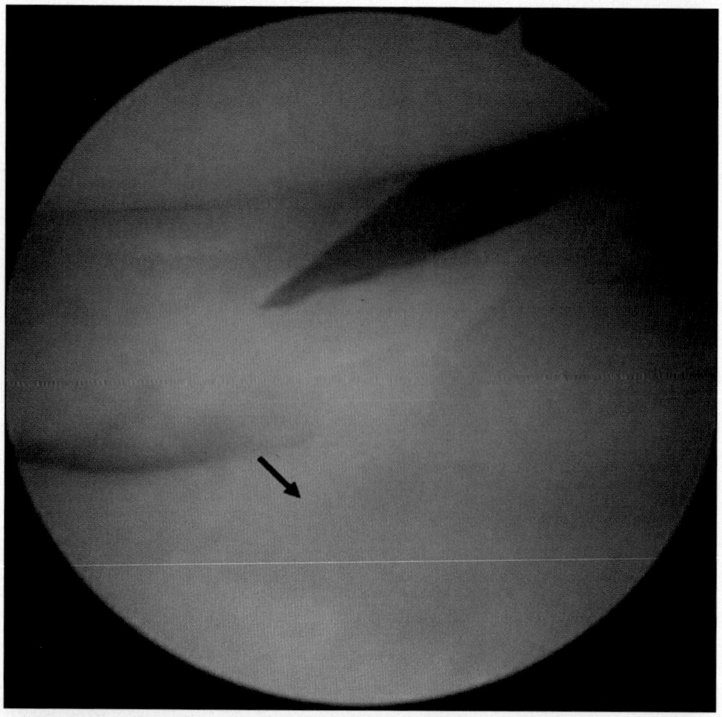

图13

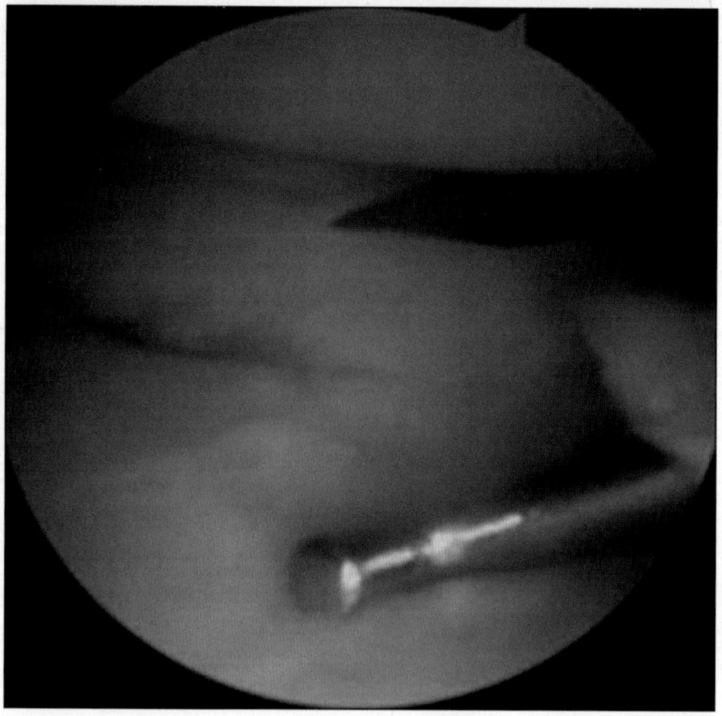

图14

步骤3：通过腕中关节检查

- 腕中关节检查能最好地显示舟月和月三角韧带的完整性。不能仅通过桡腕关节检查臆断腕骨间韧带的完整性。
- 图15 显示了从腕中关节入路见到的正常舟月韧带。上方可见头状骨，左侧为舟骨，右侧为月骨；箭头所指示的是舟月关节。舟骨和月骨间有一定的活动度，但这个间隙正常情况下不能容纳进1mm宽的探钩。
- 图16 显示的是正常的月骨和箭头所指示的月三角间隙。月三角韧带可用相同的方法检查，同样是月骨和三角骨间可有一定活动，但正常不应该能容纳下探钩。
- 将关节镜进入腕中关节最桡远部，可显示舟骨、大、小多角骨关节。图17显示了头状骨、舟骨和舟骨、大多角骨、小多角骨关节的位置（箭头所示）。

步骤4：修复

- 图18 显示了舟月韧带撕裂的情况，箭头指示舟骨和月骨间有明显的分离。探钩可以很容易地进入舟月间隙。如果分离足够大，关节镜本身也可以穿过舟月间隙进入桡腕关节。
- 在三角纤维软骨复合体中央部撕裂中（图19A和19B，箭头），吊床效应消失，探钩可穿过撕裂部位碰到下方的尺骨头（图 20）。
  - 将刨削器从4～5入路进入关节对三角纤维软骨复合体的边缘进行清创。通过这种方法可以去除炎性组织，减轻术后不适（图 21A 和 21B）。

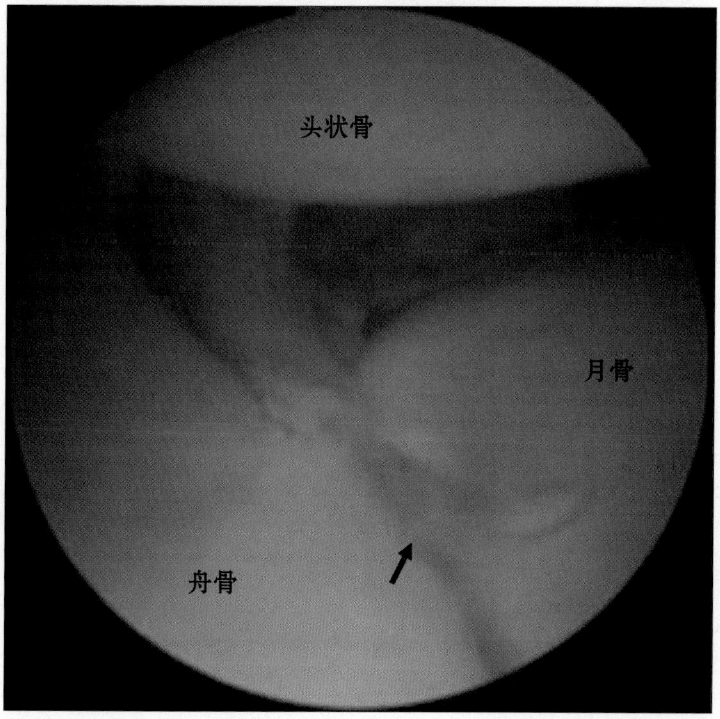

图15

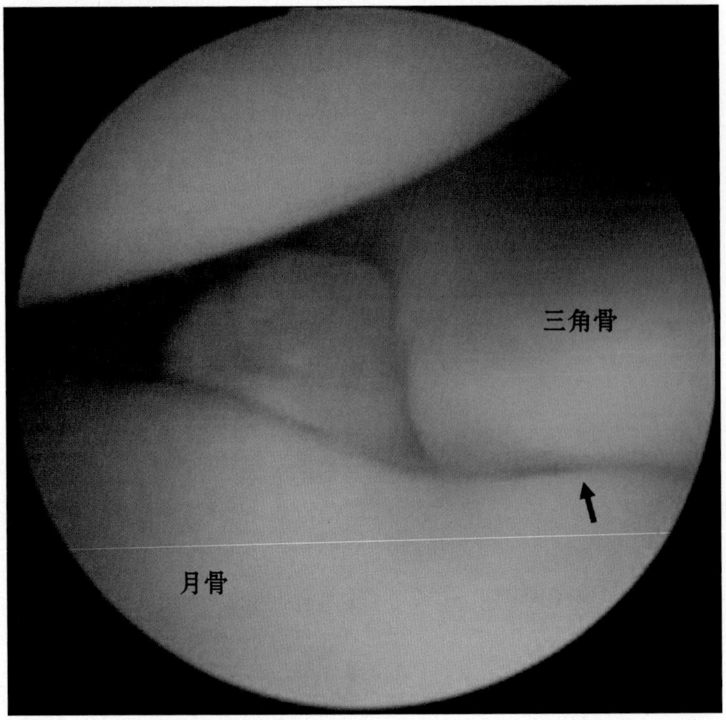

图16

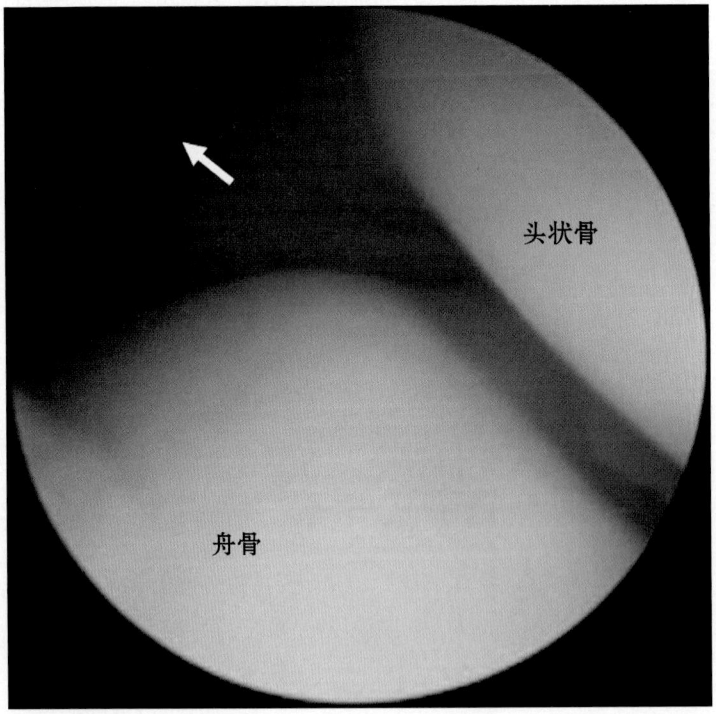

图17

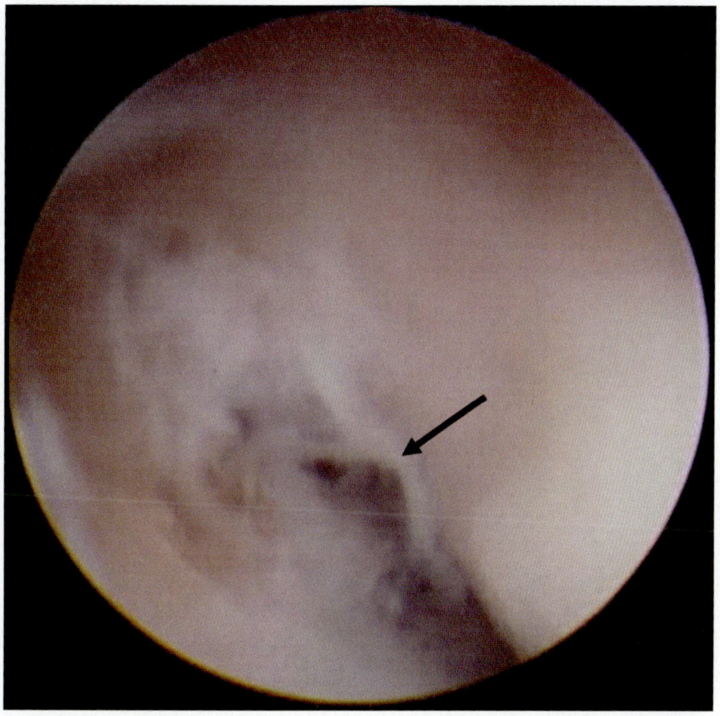

图18

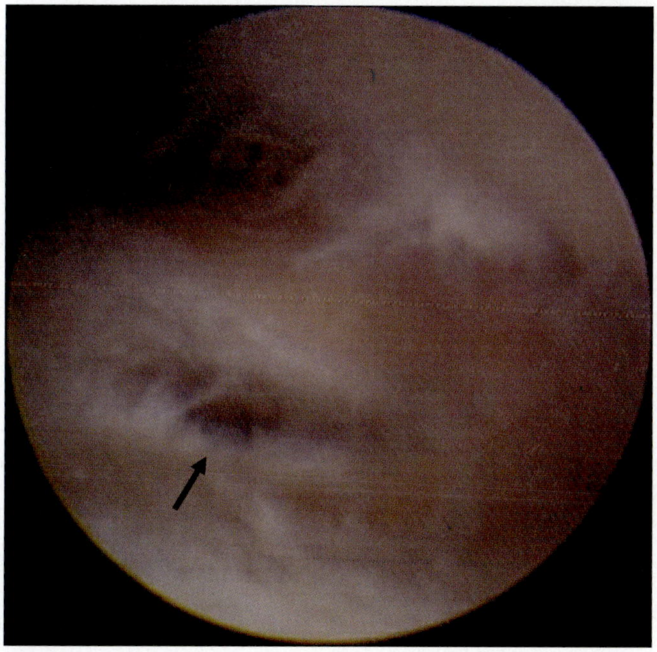

A

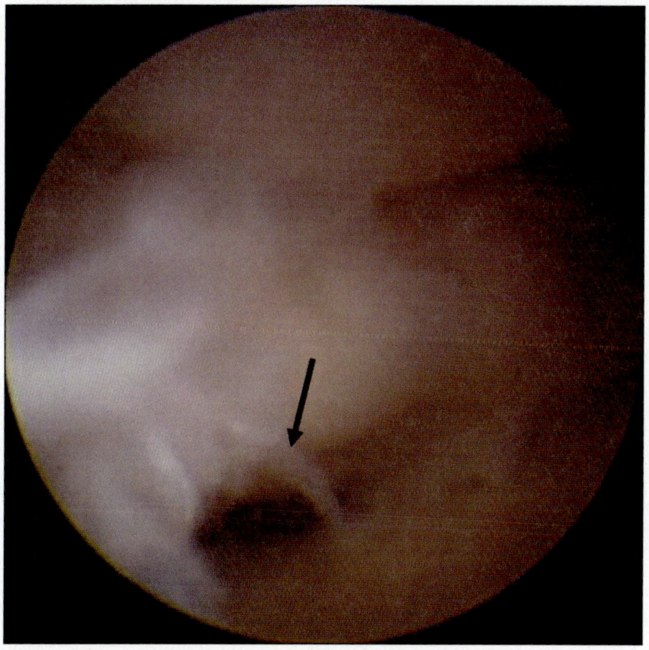

B

图19

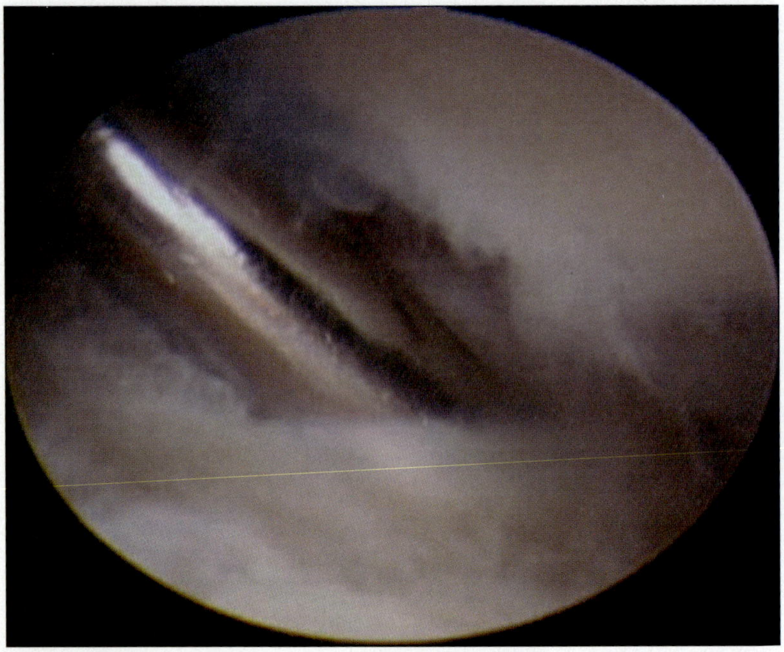

图20

- 三角纤维软骨复合体的中央部是无血运区，不可能进行缝合修复。进行清创时必须注意不要过度清创而使裂口变得过大。注意在清创后可以对三角纤维软骨复合体的撕裂范围（图21C，箭头）进行更好的评估。

■ 对于三角纤维软骨复合体外周撕裂，有两种修复的方法。
- 一种选择是切开修复，在尺骨茎突部位切开3cm的切口，通过在尺骨茎突上的钻孔，将三角纤维软骨复合体直接缝合到尺骨茎突，或者缝合到尺骨茎突部位的韧带。
- 另一种选择是在关节镜下修复。目前有许多经皮从内到外的方法来引导缝线。

术后护理及预期结果

■ 关闭切口之前，通过关节镜向关节内打入麻醉止痛药剂，利于术后早期止痛。

■ 关闭切口，佩戴掌侧腕夹板1周。

■ 如果进行了三角纤维软骨复合体的修复，佩戴U形夹板4周，前臂处于旋转中立位。

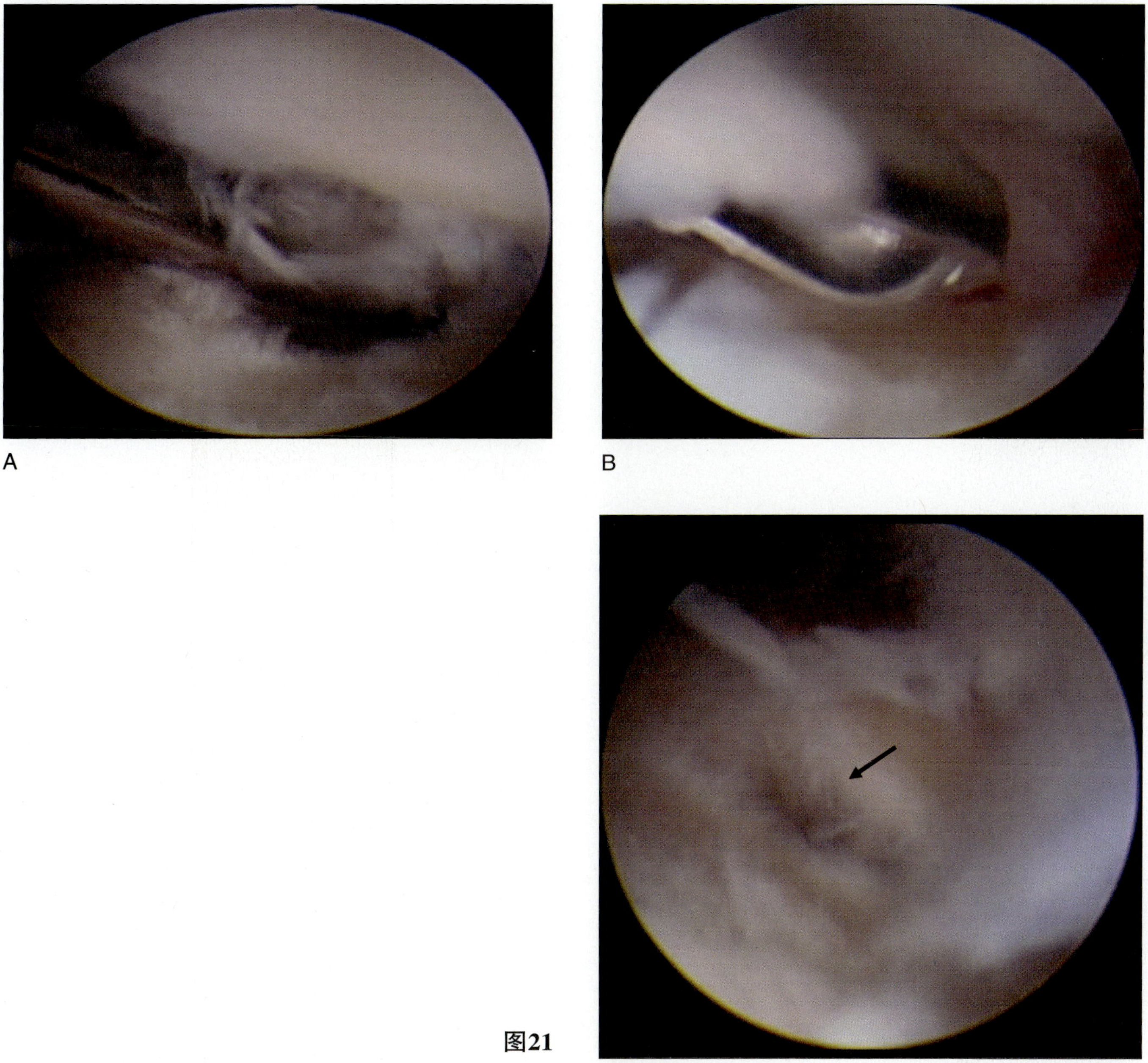

A B C

图21

证据

Chung KC, Zimmerman ND, Travis MT. Wrist arthrography versus arthroscopy: a comparative study of 150 cases. J Hand Surg. 1999;21:591-4.

这篇文章对三间室腕关节造影所见和腕关节镜所见进行了比较。作者发现与腕关节镜相比，关节造影具有较高的假阳性率。关节镜的优点是能够显示损伤的部位和程度，指导手术治疗。（Ⅲ级证据）

第四部分

神经和肌腱移位

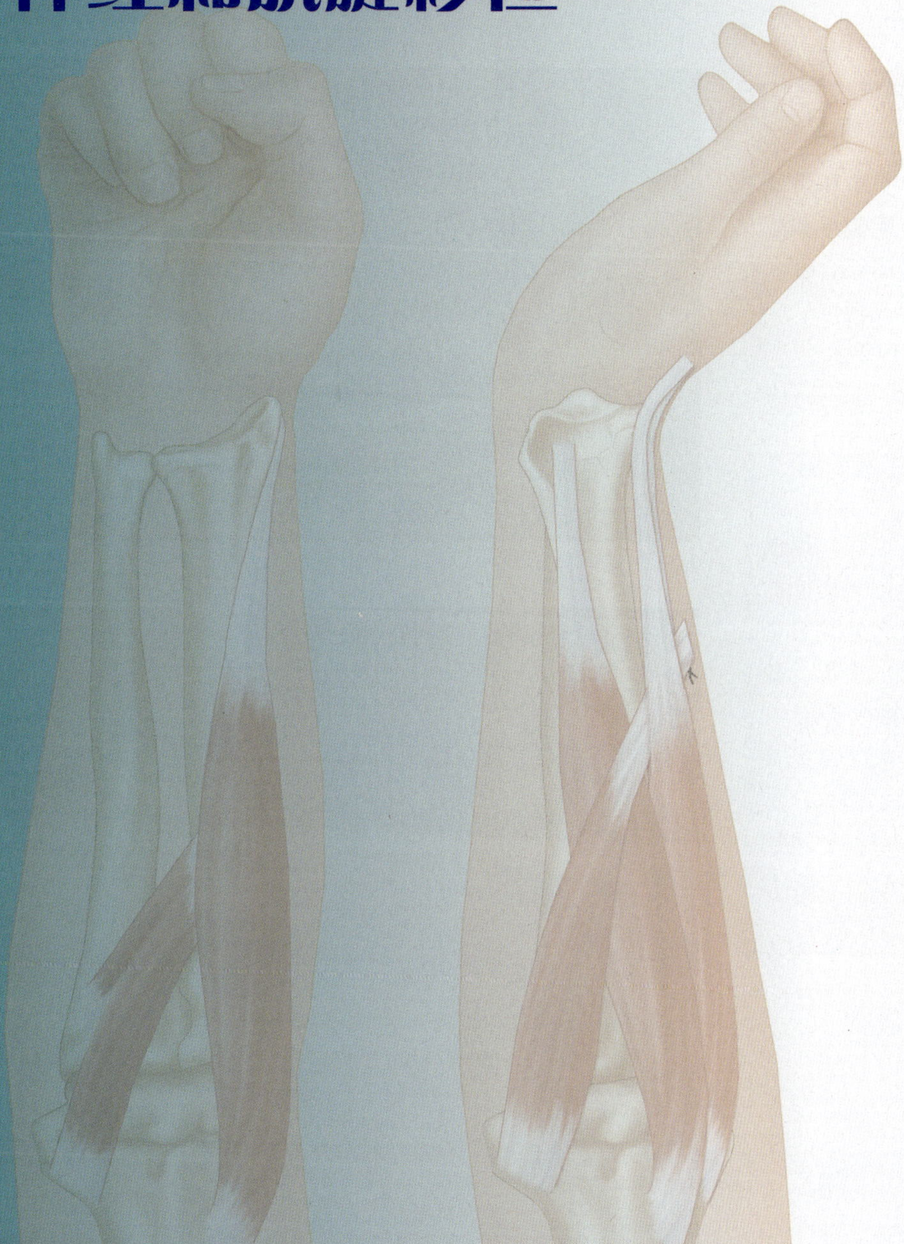

25 腕管松解术

Ghazi M. Rayan

注意事项

- 同时进行腕管综合征手术和严重的掌腱膜挛缩手术可能会导致术后潮红反应或局部疼痛综合征。但一些作者并不同意该观点，仍然坚持同时进行这两种手术。

争议

- 除非伴有明显的尺神经症状以及尺神经功能缺陷，否则无需同时松解腕尺管。大多数腕管综合征伴有轻度腕尺管症状的患者，仅行腕管松解术即可得到改善。
- 当存在增生性肌腱或滑膜炎症时，应行腱鞘松解术。例如，慢性感染（图1A 和 1B）、类风湿关节炎（图2）以及痛风（图3）（Janssen 和 Rayan, 1987）。

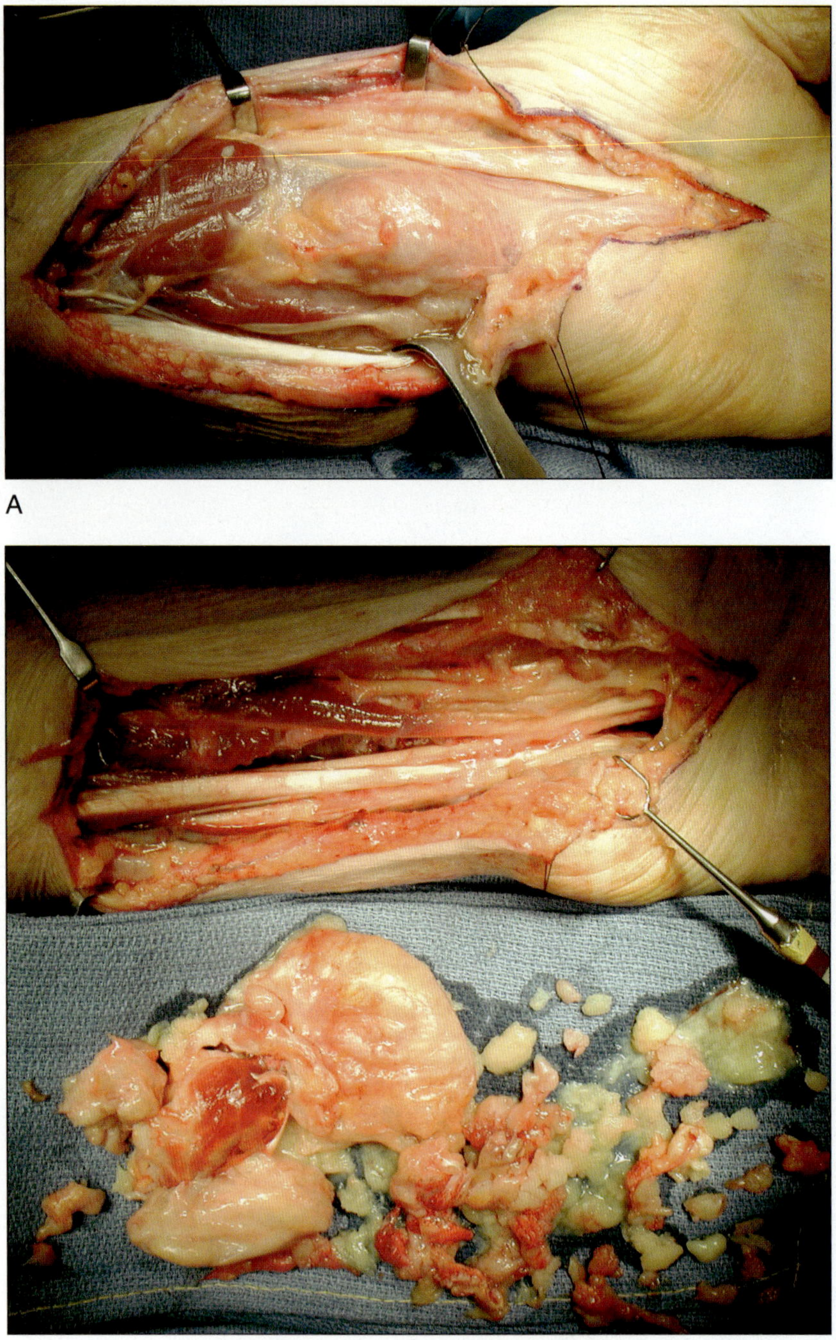

A

B

图1

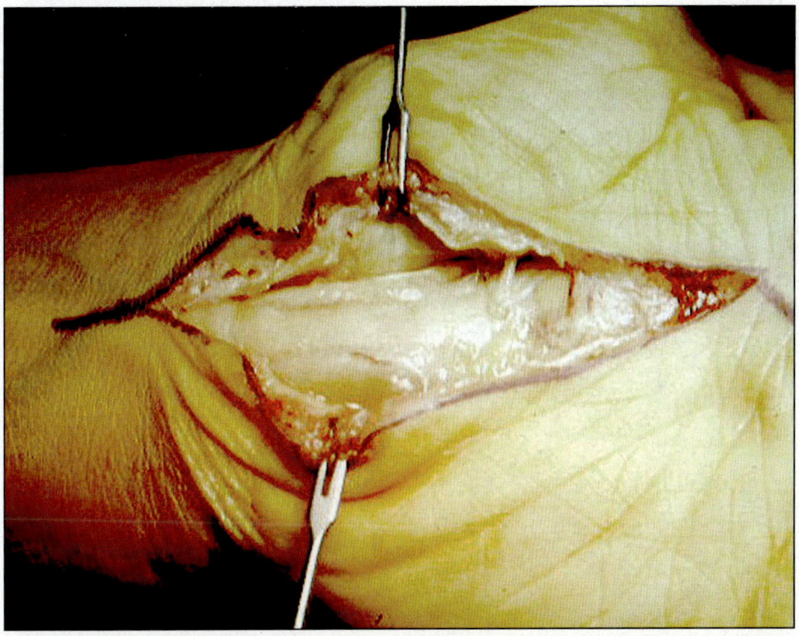
图2

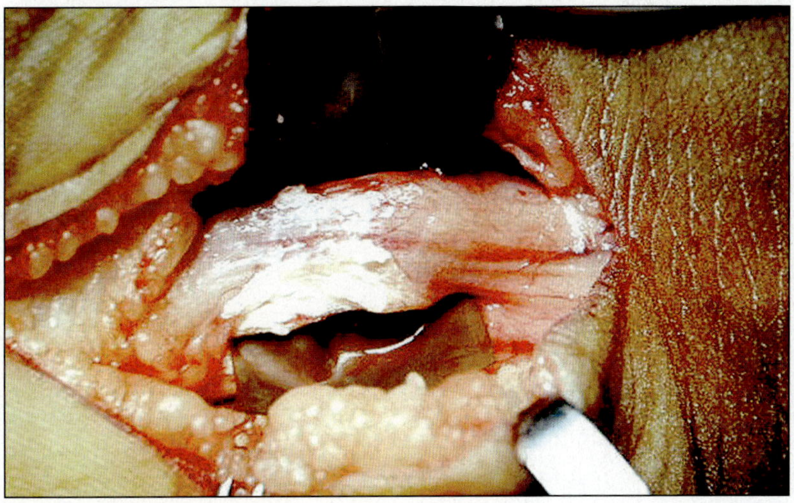
图3

适应证

- 正中神经支配区内因活动诱发疼痛或出现夜间痛以及感觉异常。
- 正中神经支配区内轻触觉减退或消失，两点辨别觉异常。
- 经过夹板制动、非甾体类抗炎药物以及局部封闭等保守治疗无效。
- 明确的腕管综合征诱发试验阳性
  - 研究证实，腕管综合征患者腕管内增高的压力可在腕管松解术后降低（Gelberman 等，1981）。
  - 一项对249例腕管综合征患者进行的前瞻性研究（Katz 等，1998）表明，手术治疗组患者术后症状明显减轻，功能改善。而保守治疗组症状无显著改善。

其他治疗方法

- 内窥镜腕管松解术于20世纪90年代早期开始应用于临床。由于该术式术后患者康复快、早期恢复日常活动以及局部疼痛轻，因此得到广泛的应用。但内窥镜腕管松解术需要一段时间的学习过程，潜在一些术中并发症，并且治疗费用高昂，因而打消了一部分医生应用这种术式的积极性。尽管该术式的技术要求很高，但对于有经验的医生来说，内窥镜腕管松解术是一种安全有效的治疗方法。
- 腕管切开松解术仍是治疗腕管综合征的标准术式，并且其应用较内窥镜腕管松解术更为广泛。它能够充分减压正中神经，并且提供清晰的解剖结构视野，同时能够发现病理表现及结构异常。
- 近些年，手外科文献中出现许多新名词，包括小切口、小盲切口、有限切口和微创腕管松解术。这些方法应用小切口来降低柱区疼痛的几率。支持者认为，小切口腕管松解术同时具备了内窥镜腕管松解术和腕管切开松解术的优点。有经验的外科医生通过这些手术方式可以取得满意的疗效（Klein 等，2003）。其缺点在于无法显露解剖结构异常，需要借助辅助工具以及可能出现的潜在并发症。

临床检查/影像学检查

- 手外科医生对于将电生理检查作为腕管综合征诊断的必要和常规方法仍存在争议。当临床症状不典型时，电生理检查将有助于诊断。电生理检查能够显示病变的严重程度和进程，同时能够明确是否存在相关的神经系统异常。然而腕管综合征的诊断仍需依靠临床表现来确诊。
- 影像学不应作为诊断腕管综合征的常规检查。
- 对于腕关节掌侧肿胀以及儿童腕管综合征患者，为了排除腕管肿物或者瘤样病变以及正中神经神经脂肪纤维瘤样病变，应当及时进行核磁共振等影像学检查。

外科解剖

- 在腕横纹处，正中神经位于中指延长线。在腕管横断面上，正中神经通常位于前侧及桡侧，但有时也位于正中线。在腕管中，神经位于指屈肌腱和腕横韧带之间的平面（Rayan, 1999）（图 4）。
- 正中神经掌皮支位于鱼际纹桡侧2mm处或鱼际间凹陷桡侧5mm处（图5A）。正中神经掌皮支自腕横纹近端8cm处发出，紧邻桡侧腕屈肌腱尺侧走行，止于腕横纹远端4.5cm处（图 5B和5C）。

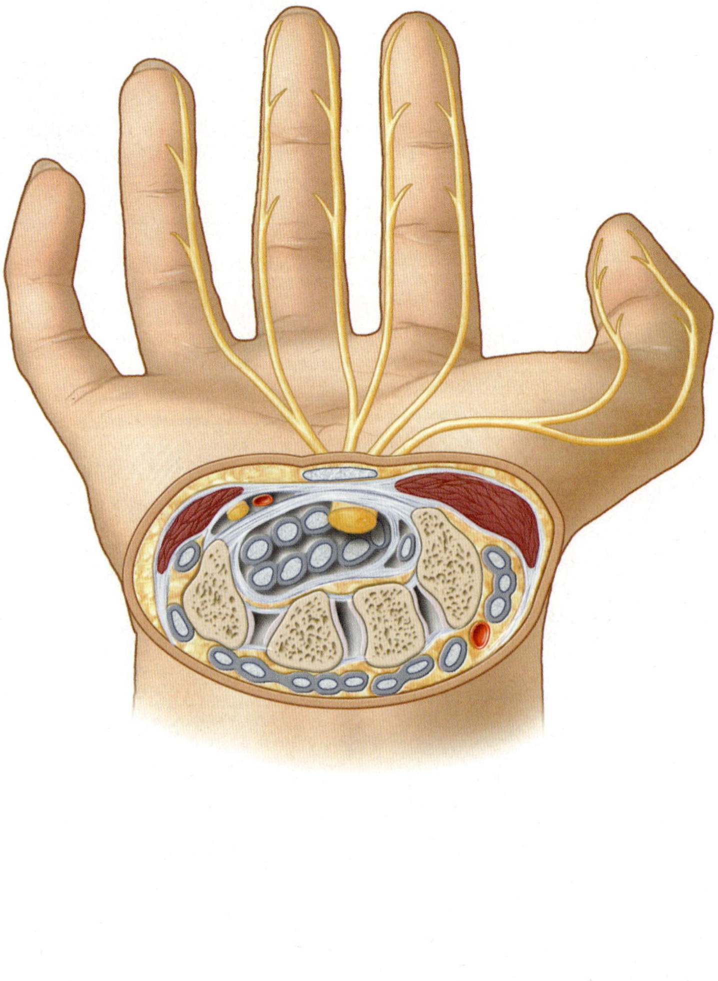

图4

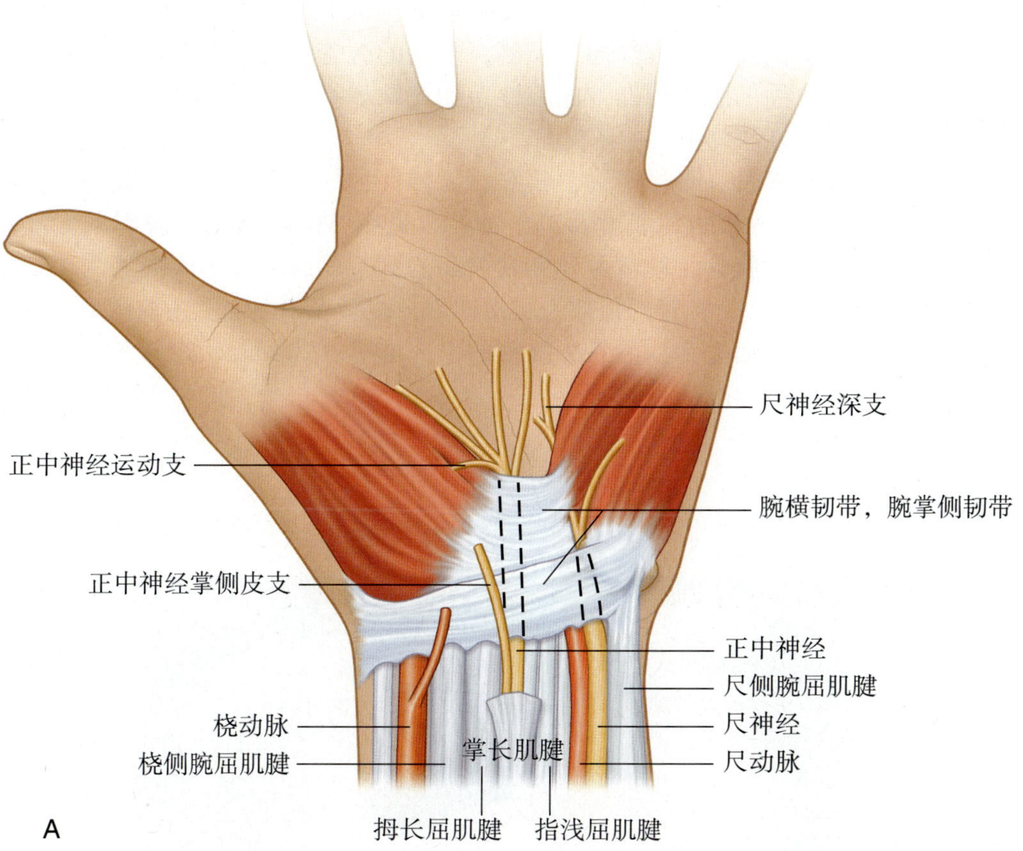
尺神经深支
正中神经运动支
腕横韧带，腕掌侧韧带
正中神经掌侧皮支
正中神经
尺侧腕屈肌腱
桡动脉
尺神经
桡侧腕屈肌腱
掌长肌腱
尺动脉
拇长屈肌腱
指浅屈肌腱

A

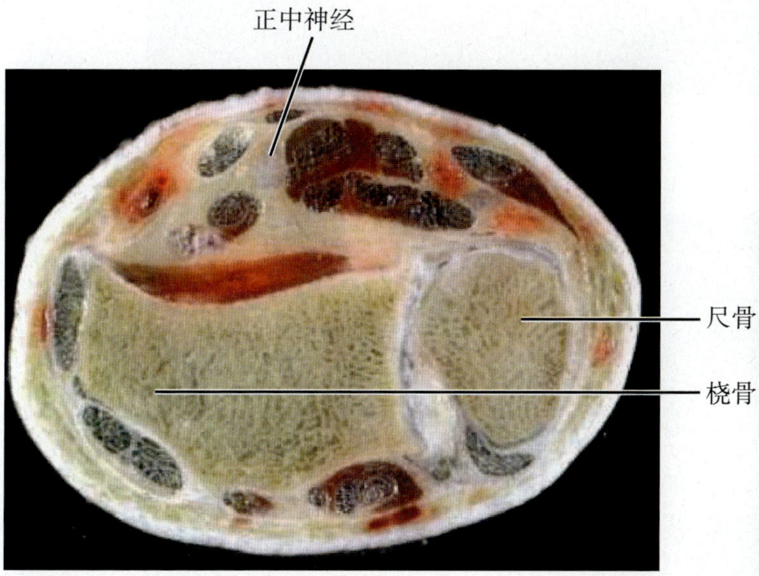
正中神经
尺骨
桡骨

B

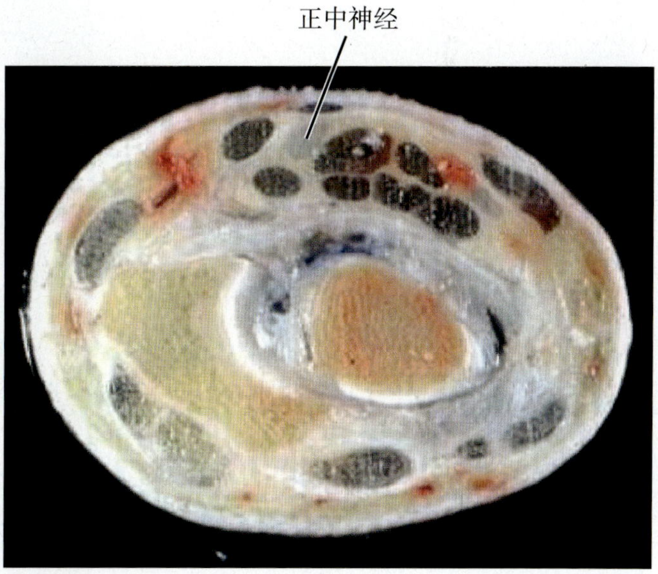
正中神经

C

图5

- 正中神经返支（鱼际支）通常在正中神经桡侧发出，偶尔自前侧发出，极少起于尺侧。严重的腕管综合征但不伴有大鱼际萎缩的患者可能与先天性鱼际支缺如有关，这类患者所有的手内在肌均由尺神经支配。
- 腕管是一个坚韧、狭窄、无弹性的纤维骨性空间，其内容物包括9根指屈肌腱及正中神经（见图 5B 和 5C）。腕管的底部是由腕骨、腕掌关节和其表面的韧带构成的凹形底面（图 6A 和 6B）。腕管的顶部为腕横韧带。腕管在横断面上为椭圆形，在冠状面上为沙漏状。腕管的中部最窄（20mm），近端和远端最宽（24mm）。

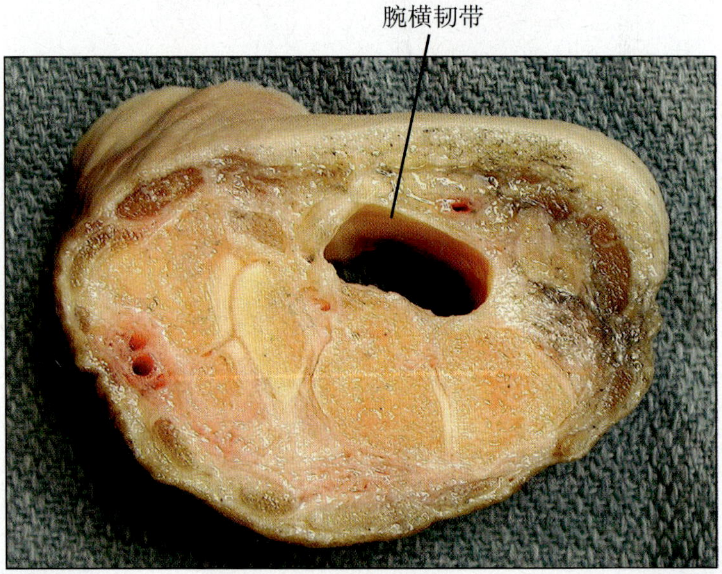

A

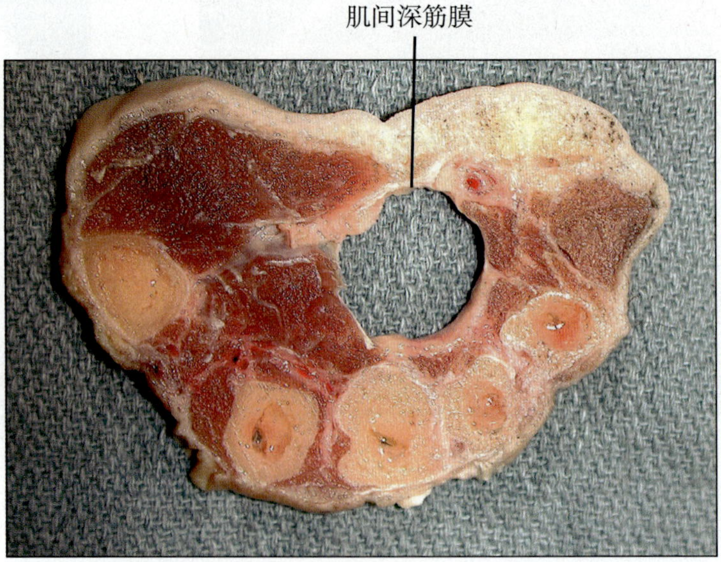

B

图6

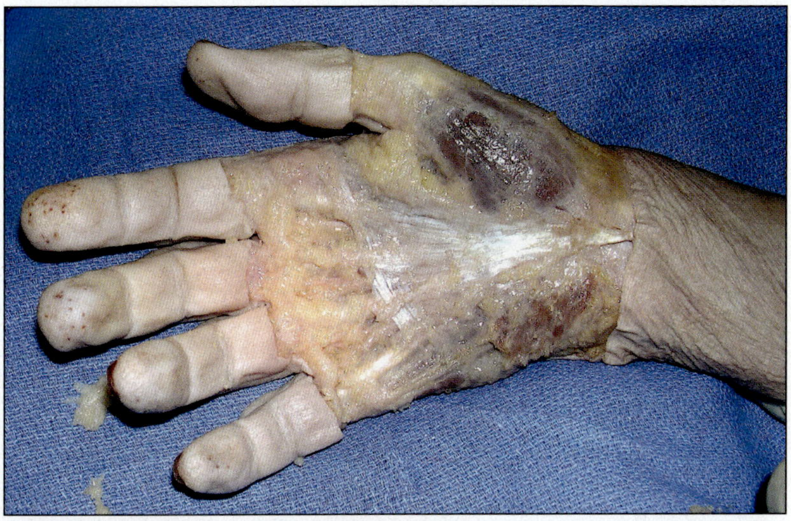

A

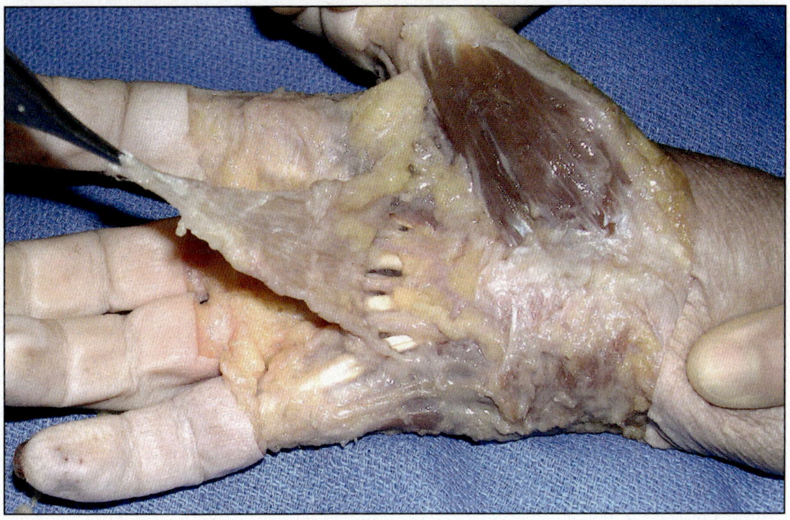

图7

B

- 屈肌支持带位于掌腱膜深层（图 7A和 7B），其范围自桡骨远端（腕横纹近端）至掌骨干，由3部分连续结构构成。①近端薄层筋膜及前臂深筋膜远端部分，②包括腕横韧带在内的较厚的中间部分，③薄的远端部分，跨越大小鱼际肌（图 8）。矢状面上，屈肌支持带似纺锤形，中间厚（3mm），远、近端薄（1mm）（图9A 和 9B）。
- 腕横韧带桡侧连接舟骨和大多角骨，尺侧连接钩骨钩和豌豆骨。腕横韧带近侧缘位于豌豆骨的远极水平。腕横韧带远侧缘位于钩骨远端掌骨干和基底交界处。
- 腕横韧带厚3mm，平均宽20mm。其强韧的纤维横向走行，在内窥镜下清晰可见。

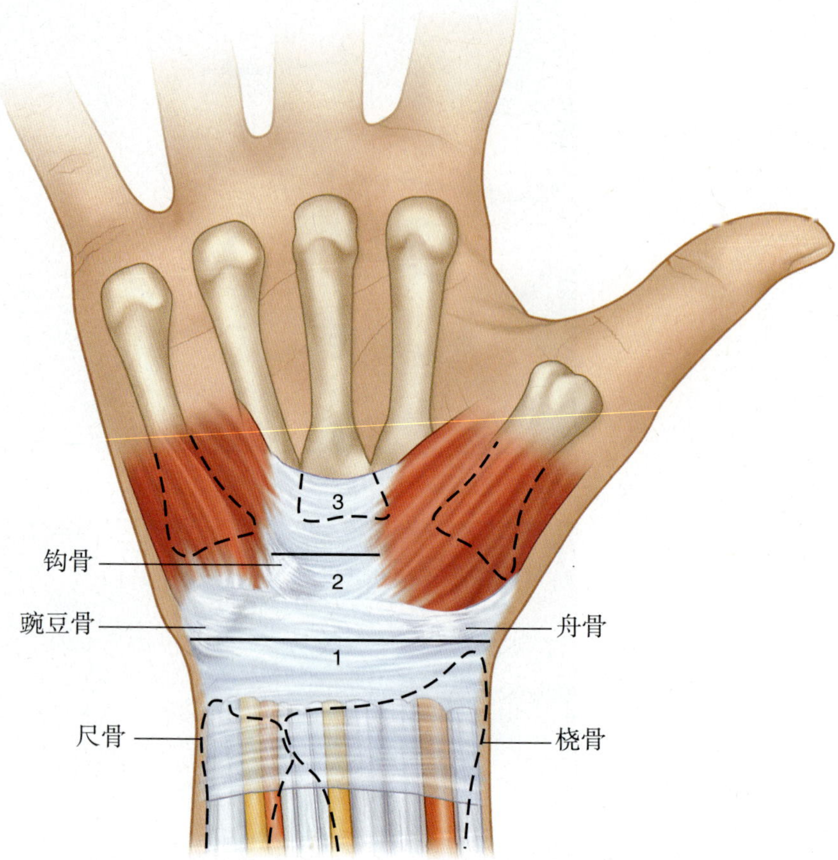

图8

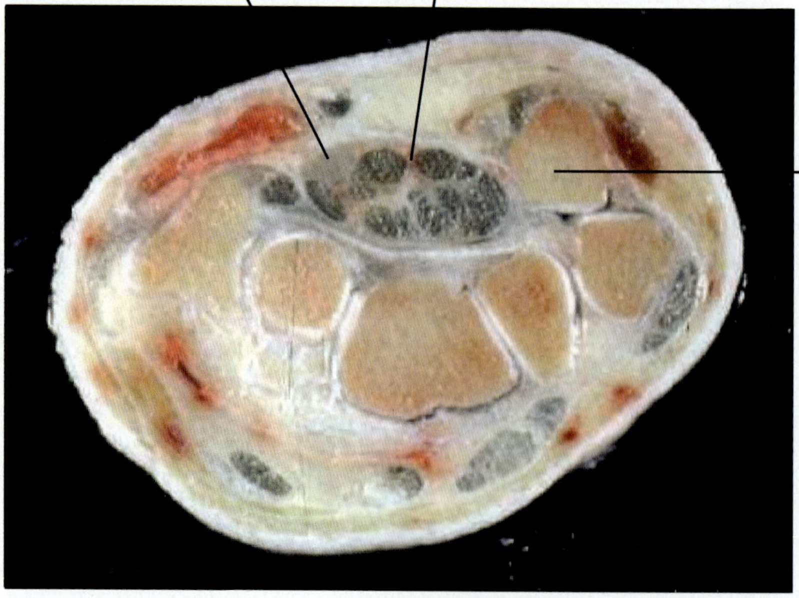

图9

A

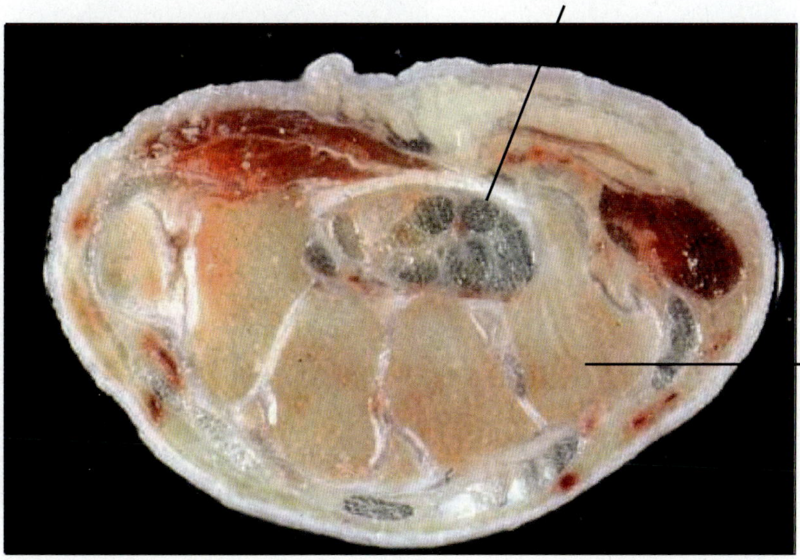

图9续
B

体位

- 患者仰卧位，上肢外展于侧方手术台上。
- 将充气止血带置于上肢近端的衬垫上，驱血后止血带压力为225mmHg。
- 目镜是必备的。无创操作，尤其对于正中神经是至关重要的。

手术要点

- 正中神经掌皮支是在腕管手术中最常受损伤的结构。然而，术中更应当防止正中神经返支、尺神经血管束及掌浅动脉弓的损伤。

注意事项

- 常规的神经松解术不适用于早期的腕管综合征。

争议

- 横行切口、位于桡侧腕屈肌腱和掌长肌腱之间的切口以及越过舟骨结节的切口会导致正中神经掌皮支神经瘤（图11）。

入路/显露

- 将1%利多卡因的局部麻醉和静脉镇静药物联合应用。全身麻醉仅在患者要求时使用。
- 本节所述为腕管切开松解术。取平行于鱼际纹的纵弧形切口，至腕横纹近端时改为Z形切口。
- 切口位于距鱼际间凹陷尺侧5mm的安全区，即第三指蹼线上（图10A, A 线和B线）。该切口损伤桡侧腕屈肌腱尺侧的正中神经掌皮支的几率较低（Watchmaker等，1996），同时该切口损伤钩骨桡侧的尺神经血管束的几率也较低（图10B）。
- 作者认为切口近端部分采取Z形设计会获得理想的切口瘢痕。
- 若需要如神经松解（例如桡骨远端骨折）等进一步手术以及再次手术则需要更广泛的暴露。切口应当向远端延伸，同时向近端延伸越过腕横纹至桡骨远端。

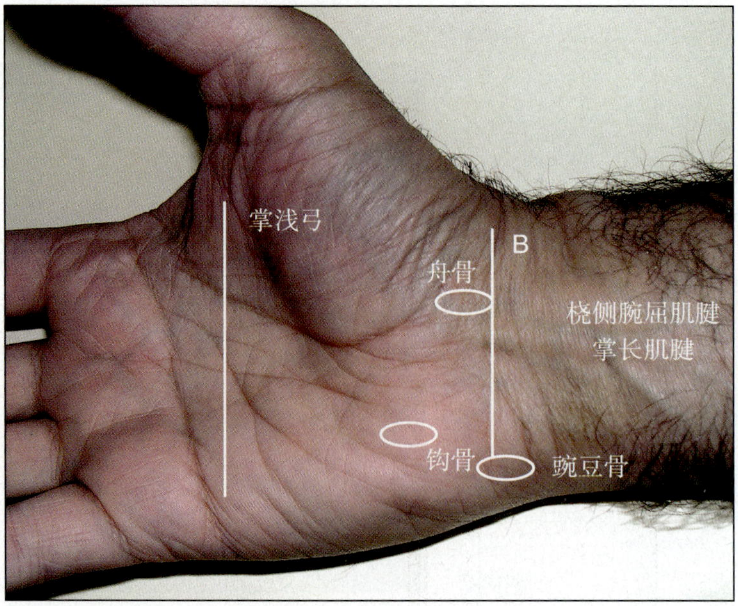

A

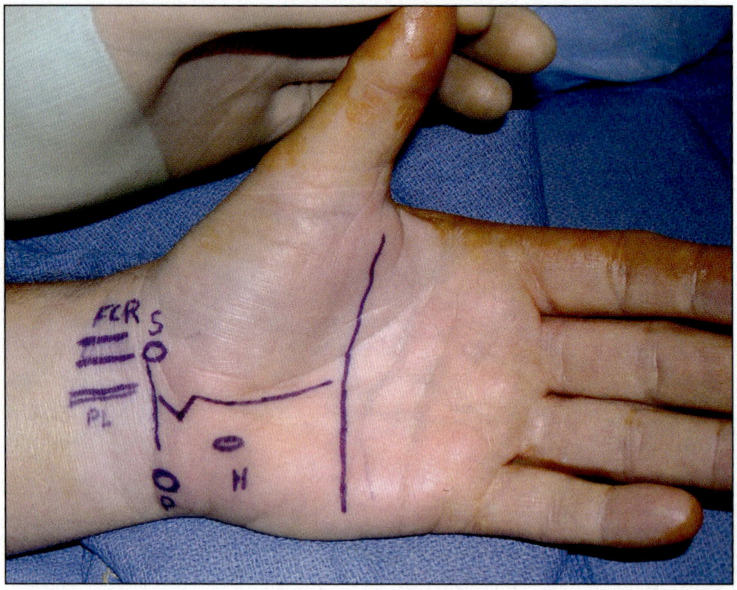

图10

B

手术操作

步骤1

- 25号针头麻醉。
- 患肢驱血，上充气止血带。
- 逐层切开皮肤、皮下组织，显露掌腱膜纵行纤维束（图12）。
- 皮肤拉钩拉开皮瓣。
- 电凝出血点，充分止血。
- 显露掌腱膜，从掌长肌腱尺侧纵行劈开，暴露深层的腕横韧带（图13）。掌腱膜近端与掌长肌腱相延续。

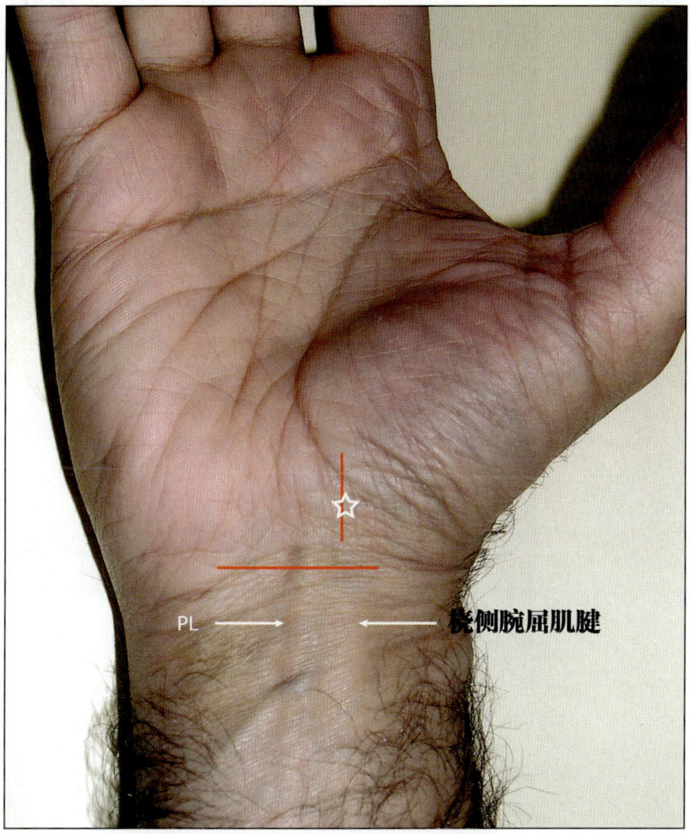

图 11

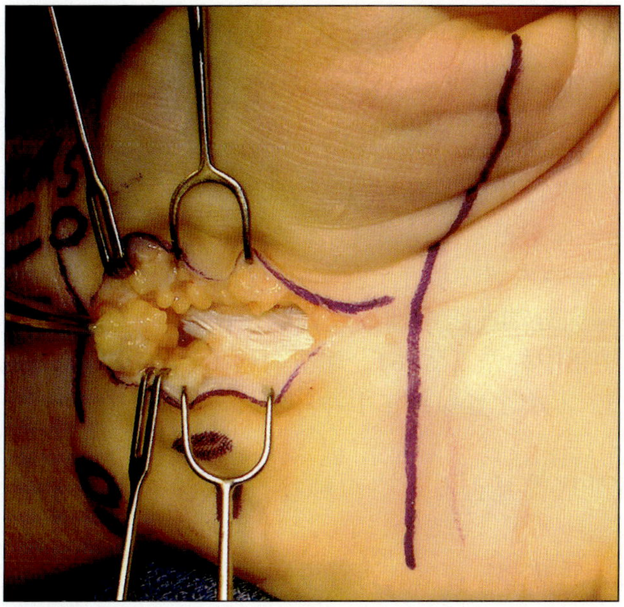

图12

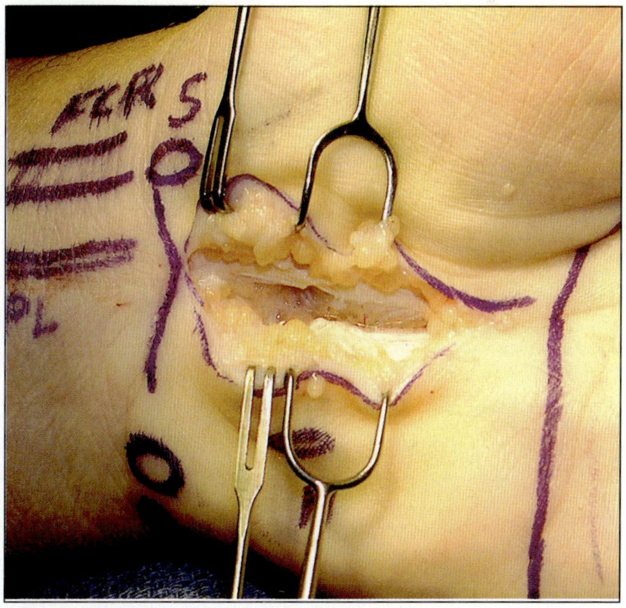

图13

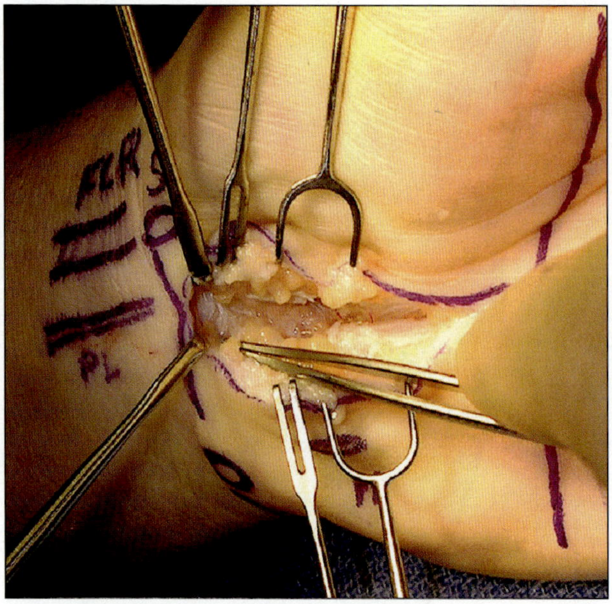

图14

- 皮肤拉钩置于深部以牵开深部的筋膜组织。
- 若掌长肌腱存在，用两个Ragnell牵开器牵开。牵开器置于切口近端，并直接朝向前臂方向。
- 屈肌支持带近端部分显露至腕横纹近端2cm的前臂处，其横向纤维束清晰可见（图14）。
- 腕横韧带的边缘为大、小鱼际肌纤维，并且应显露其远、近端。

步骤2

- 屈肌支持带近端纵行切开，注意保护紧邻其深面的正中神经（图15）。直视下保护正中神经，使用虹膜剪刀尽量向近端松解屈肌支持带。向远端松解韧带直至腕褶痕。
- 腕横韧带自近端向远端在正中神经尺侧纵行锐性切开，术中应始终显露并保护正中神经（图16）。切口向远端延伸，直至掌浅弓水平（图17）。术中注意保护正中神经及其运动返支以及掌浅弓（图18）。
- 术中应检查腕管底部是否有软组织肿物占位。若存在，将其切除。
- 探查正中神经运动返支并观察其走行中是否有横行或其他韧带卡压。

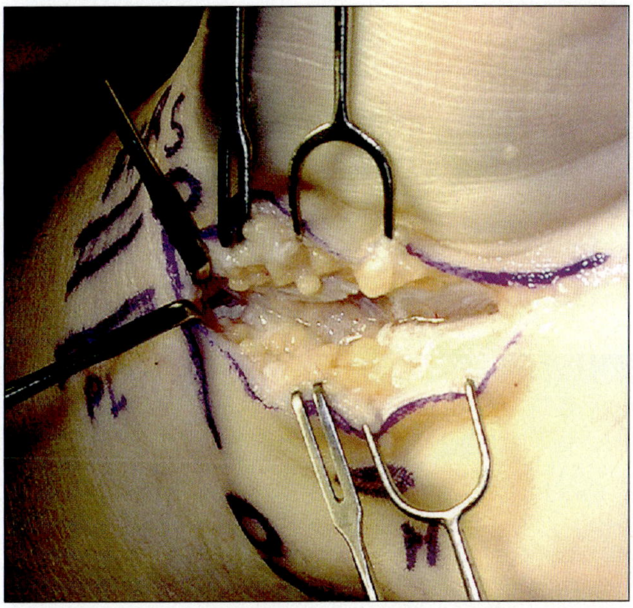

图15

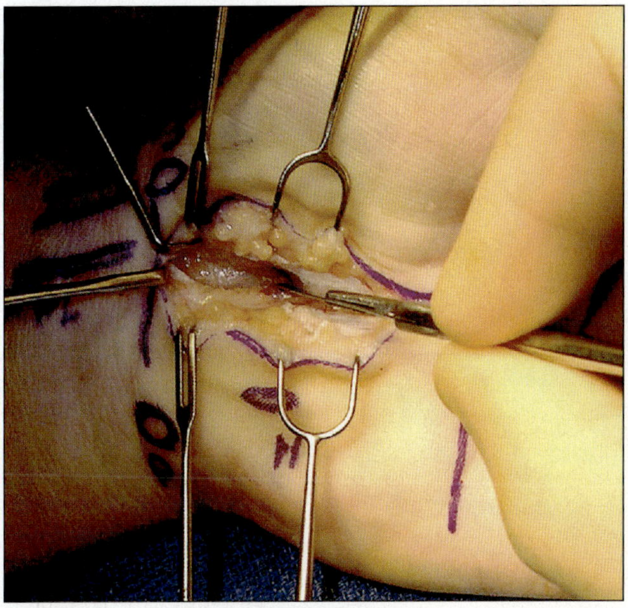

图16

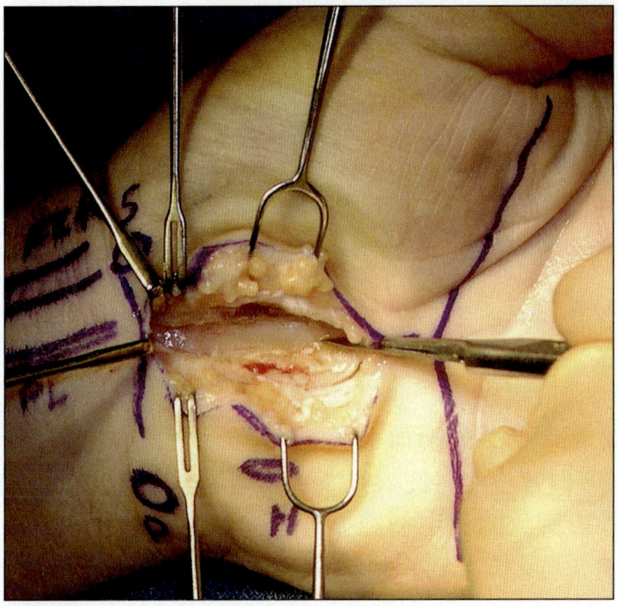

图17

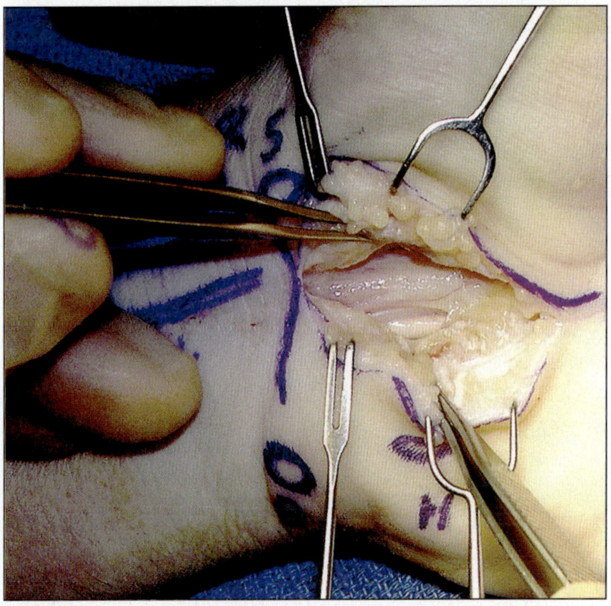

图18

步骤3

- 若有其他附加手术可在此时进行。
- 放松气囊止血带，充分止血，冲洗伤口。
- 不必修复腕横韧带，用4-0薇乔缝线修复掌腱膜（图19），从而隔开正中神经和皮肤。
- 5-0尼龙缝线水平或垂直褥式缝合皮肤，关闭切口（图20）。
- 油纱和无菌敷料包扎伤口，夹板固定。

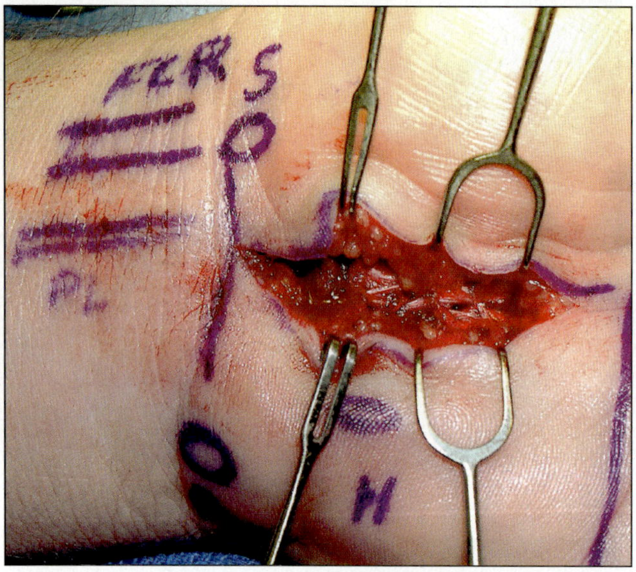

图19

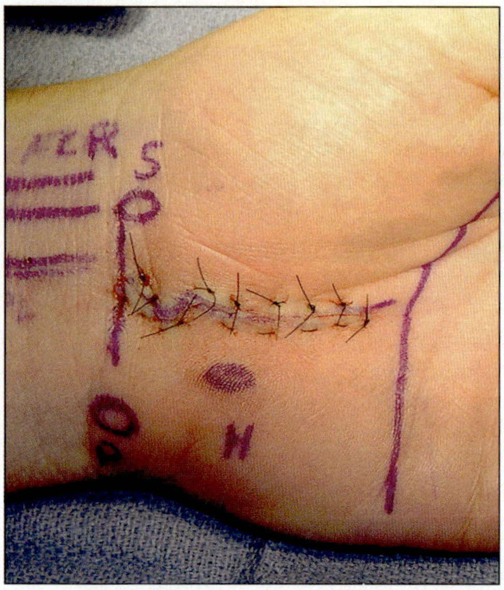

图20

手术要点

- 必须探查腕管底部是否有占位病变，若有则切除。常见的占位包括：血管畸形（图21A）、脂肪瘤（图21B）、腕关节骨性关节炎所致骨赘（图21C）以及正中动脉形成的血栓（图21D）。

附加操作

- 若需要附加手术，如翻修手术，应当延长切口。
- 神经外膜切除是非常少见的附加手术。只有当腕管松解后发现正中神经严重狭窄时才应用（图22）。
- 清除桡骨远端骨折所致的正中神经血肿是偶尔进行的附加手术（图23A 和23B）。灵长类和大鼠实验表明，神经血肿是有害的。早期清除血肿可以降低远期神经纤维损伤（图24A、24B、25A 和25B）。
- 在翻修手术中，最常应用的手术包括：腱鞘切除、软组织肿物切除、神经外膜松解、神经束间松解和软组织间隔术。
- 脂肪和肌瓣是最常用的软组织间隔物。

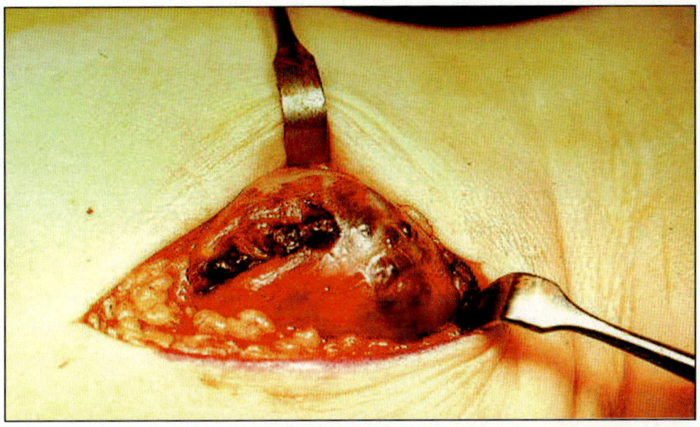

A

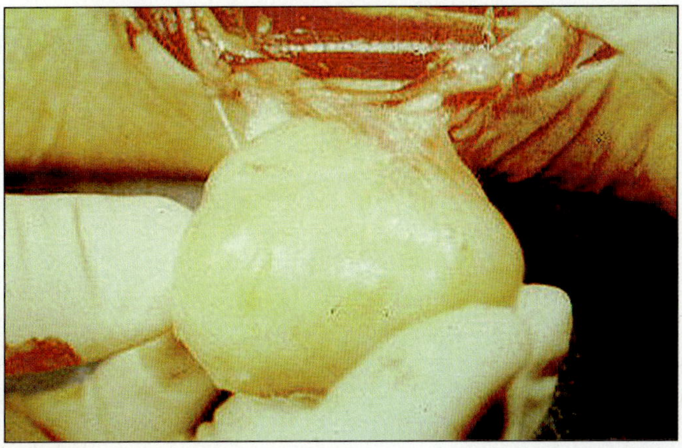

B

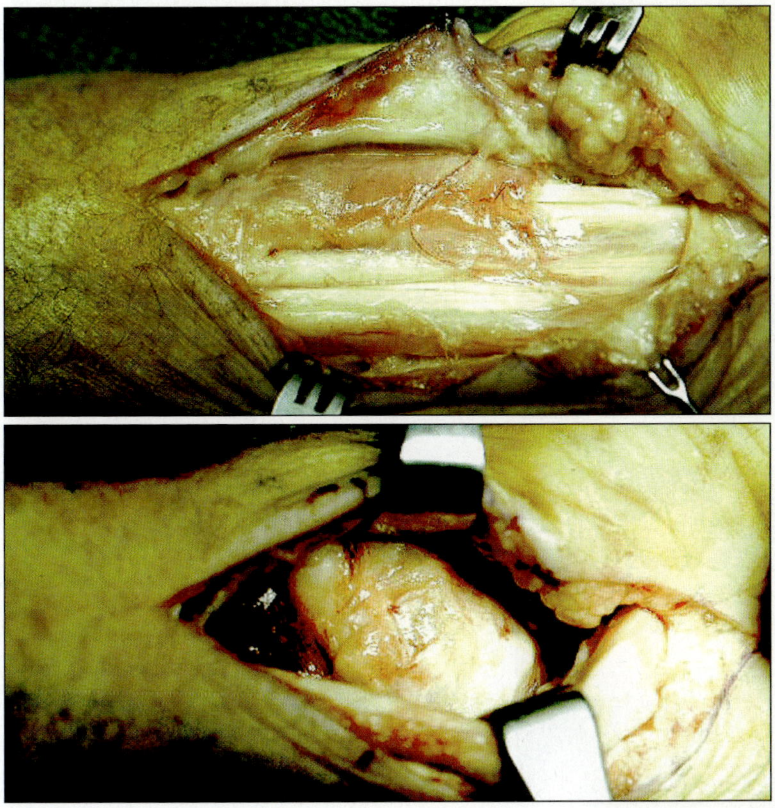

C

图21

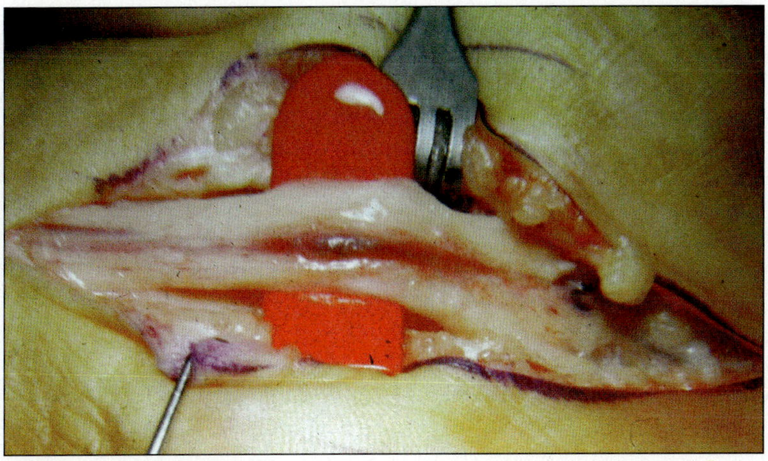

D

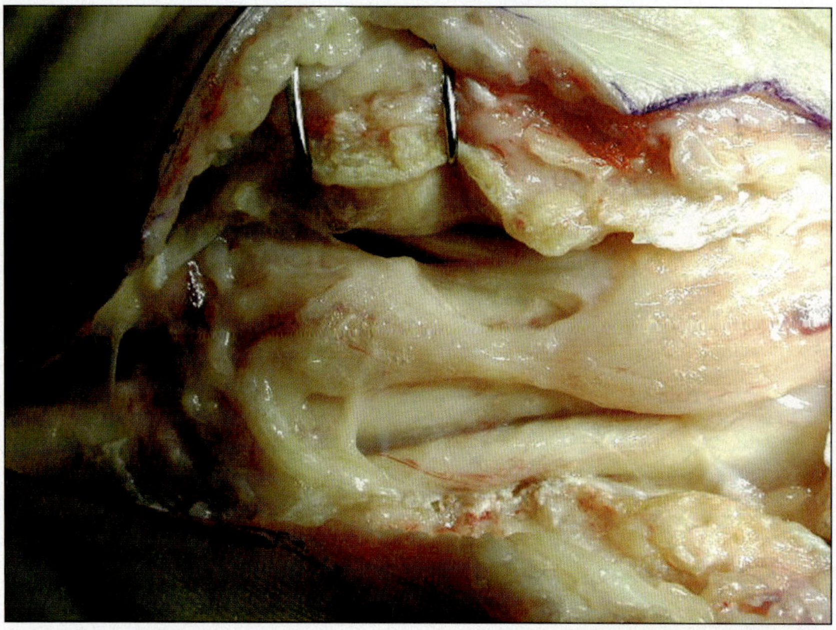

图22

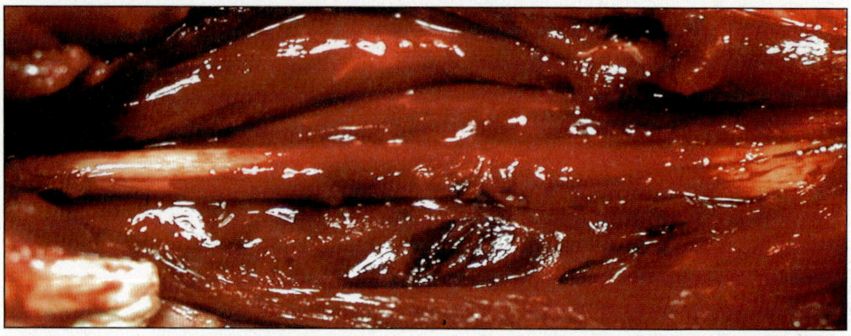

A

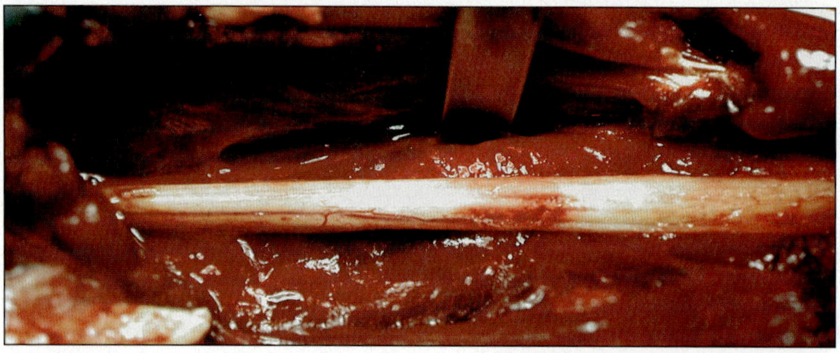

B

图23

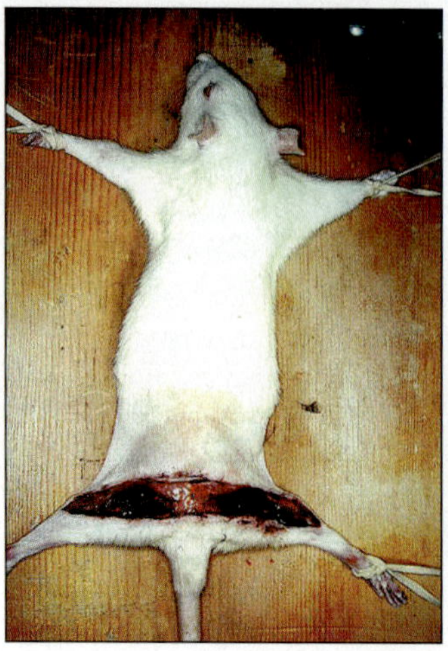

A

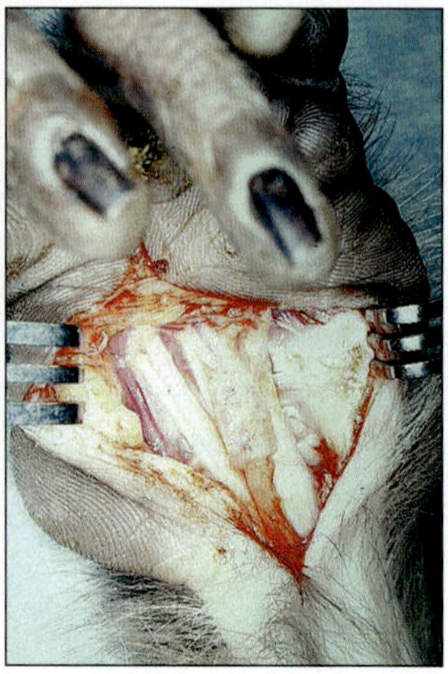

B

图24

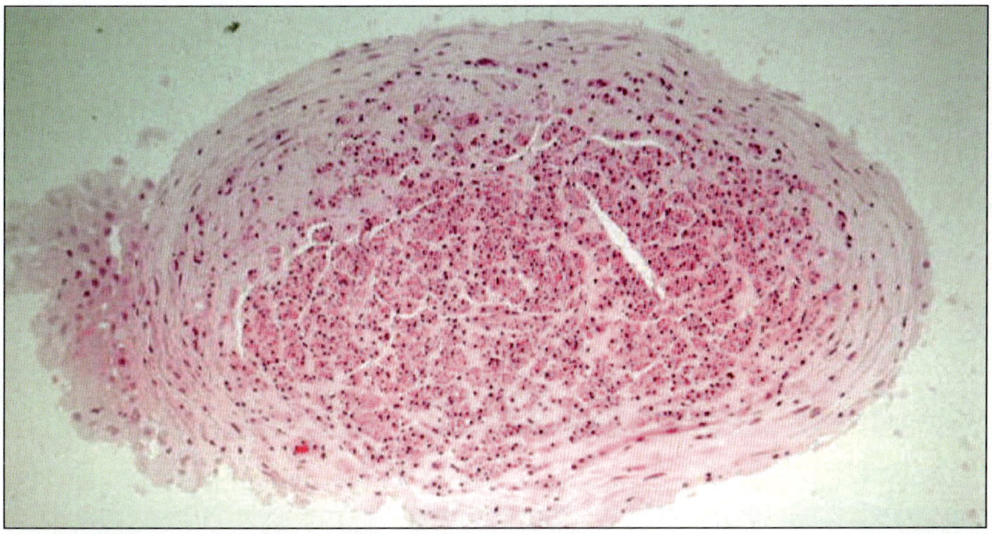

A

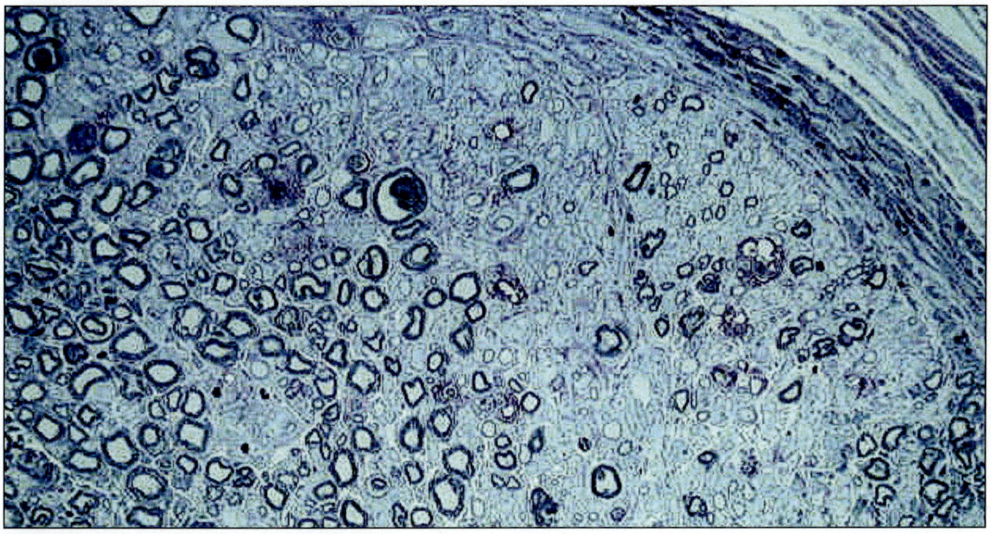

图25

B

手术要点

- 前瞻性随机研究（Cook 等, 1995）发现，术后应用夹板并不能防止肌腱弓弦畸形及伤口问题。作者建议，夹板应用时间不超过一周，并且避免同时屈曲手指和腕关节。

术后护理及预期结果

- 短臂夹板制动腕关节于舒适的中立位，从而减少屈肌腱弓弦畸形。鼓励患者主动屈曲、主动活动手指，以防止指间关节僵硬及肌腱粘连，尤其对于同时行腱鞘切除的患者。
- 术后1周观察切口，允许患者每日进行三次适度的无夹板腕关节活动，但避免手部活动。术后2周拆线，拆除夹板，允许患者进行日常手部活动，但避免用力。术后3周开始进行适度的抗阻力训练，但应告知患者，握力的完全恢复可能需要数月的时间。
- 术后1个月，可进行正常的手部活动，但应告知患者避免在手部瘢痕部位施以重压，如俯卧撑等。这些动作会在术后2个月内造成手部不适。举重运动员的填充手套可以减轻手部重体力运动时的不适症状。

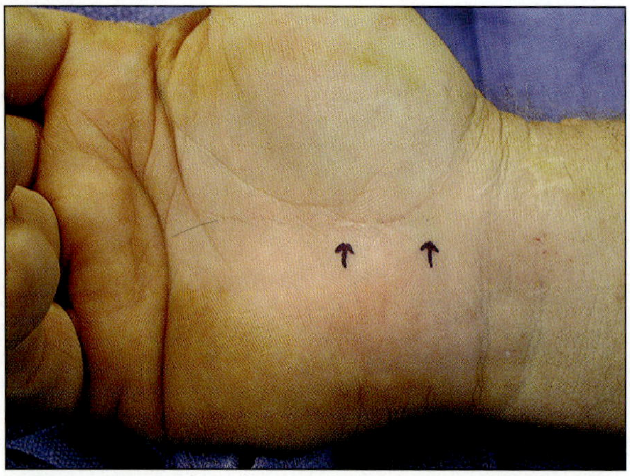

A

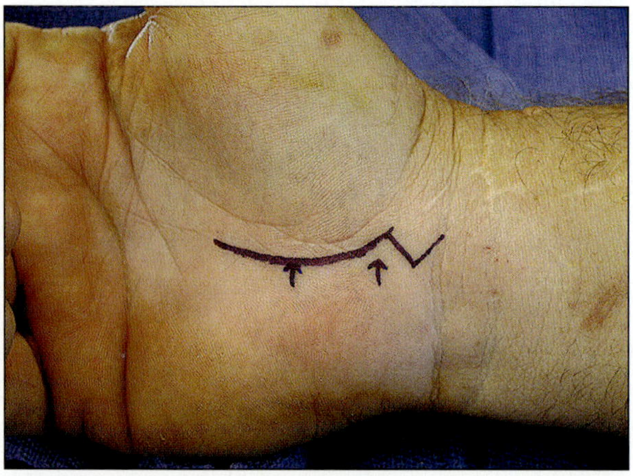

B

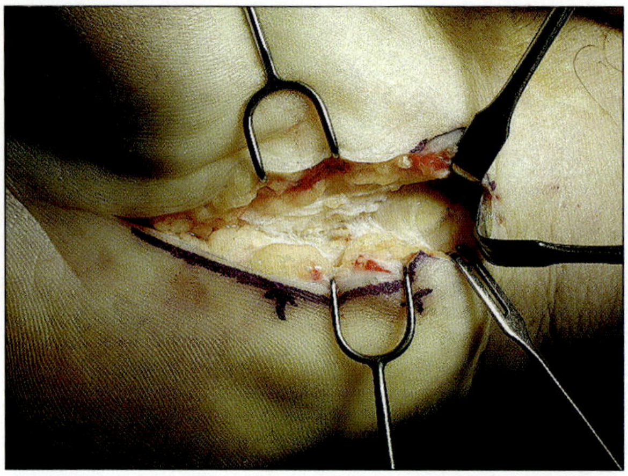

C

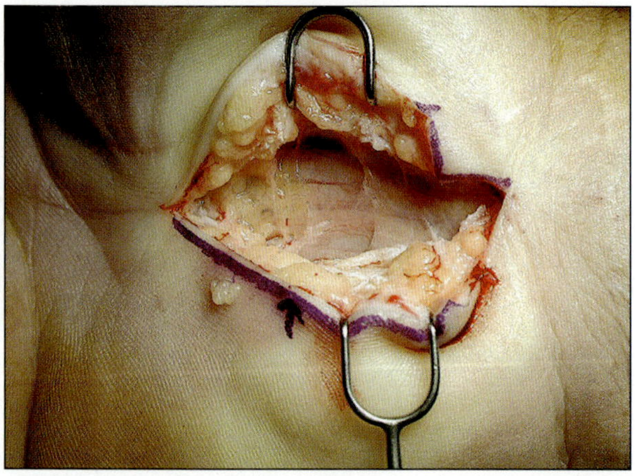

D

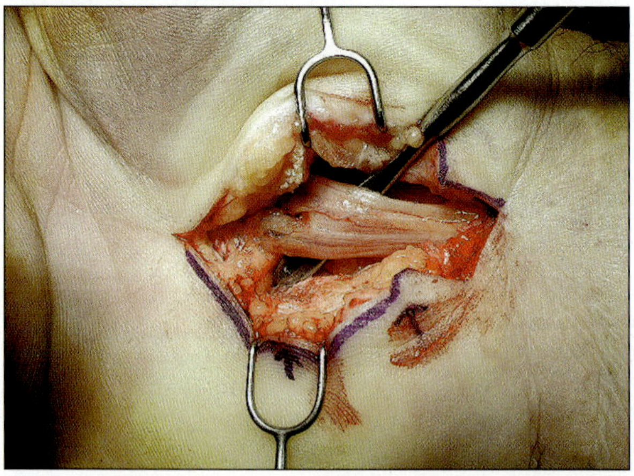

E

图26

并发症

- 腕管的翻修手术应行腕管切开松解术，并且应将原手术切口向远、近端延伸（图26A、26B 和图 27A）。
- 持续的腕管综合征症状表明腕横韧带松解不彻底（图26C、图27A和图28A）。在腕横韧带二次松解术时应行神经外膜切除术（图28B）。
- 当彻底松解腕横韧带后，可发现神经内外的粘连及瘢痕（图26D、图 27A和图28B）。

并发症一续

- 神经外瘢痕应行神经外膜松解术。外在粘连将导致神经移位，松解外在粘连可起到神经减压的作用（图26E、27B、28C和28D）。在显微镜下对神经内瘢痕进行松解（见图28A 和28C）。
- 二期腕管手术可应用小鱼际脂肪瓣或掌短肌行软组织植入术（见图27B和28C）。

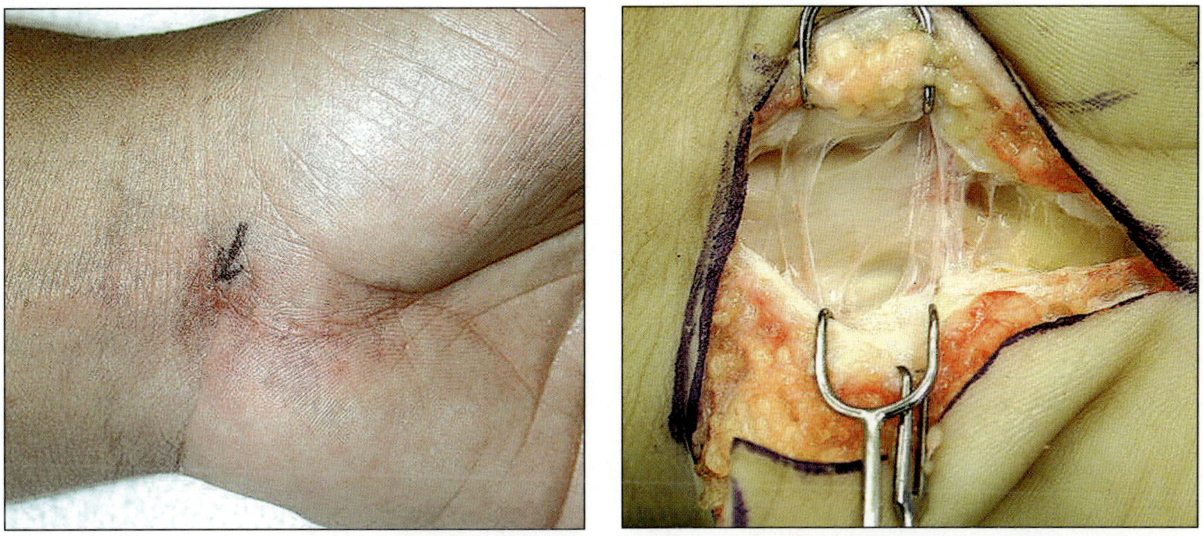

A

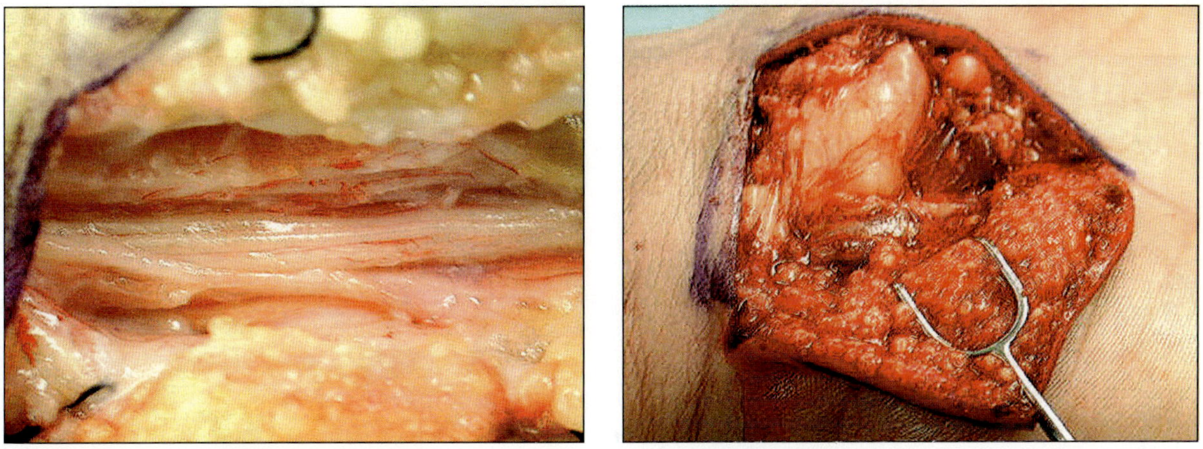

图27

B

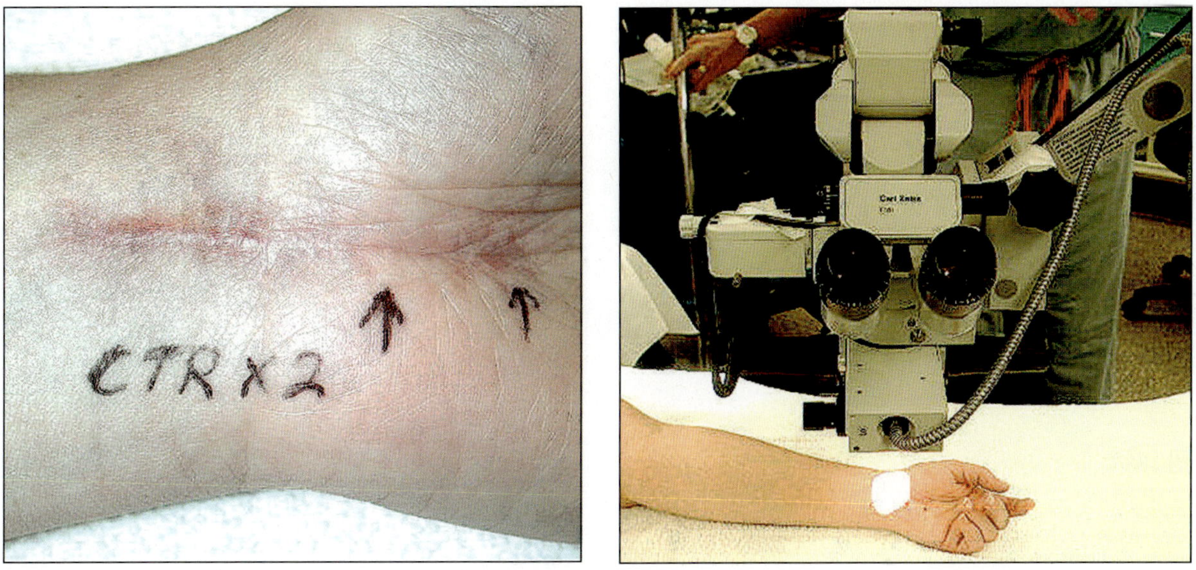

图28

A

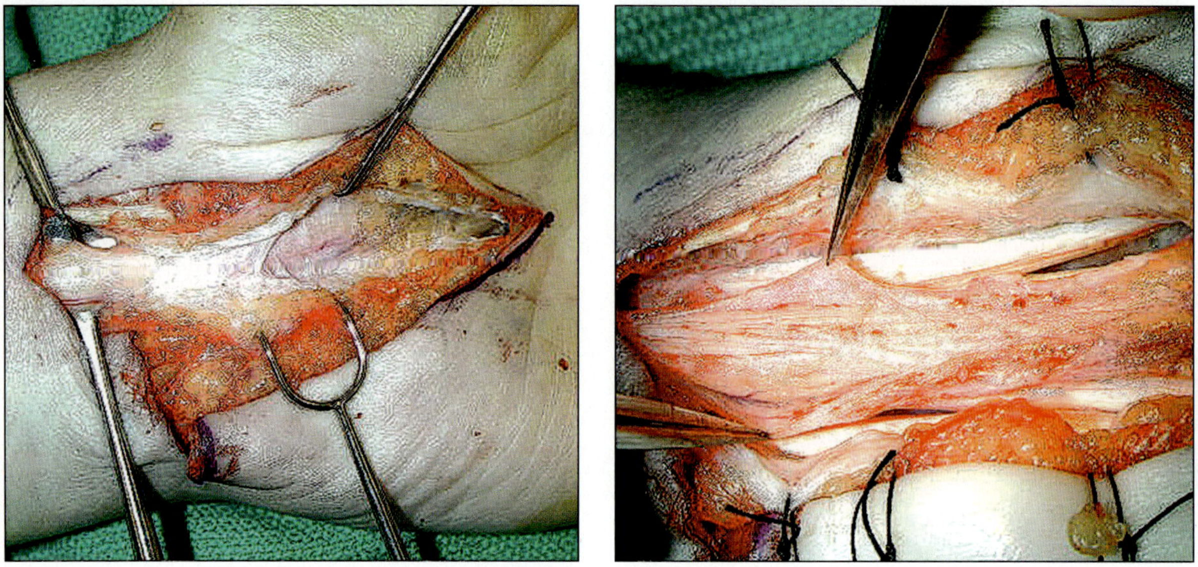

B

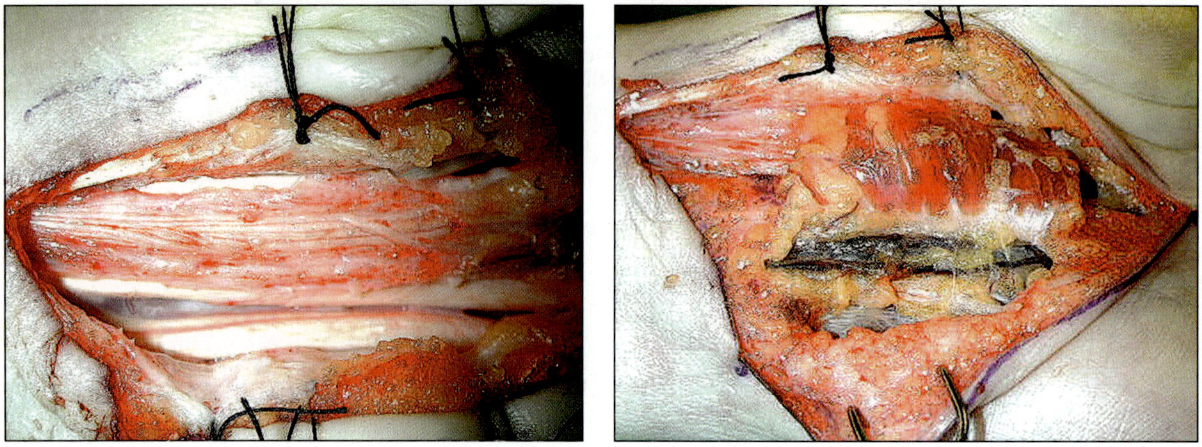

C

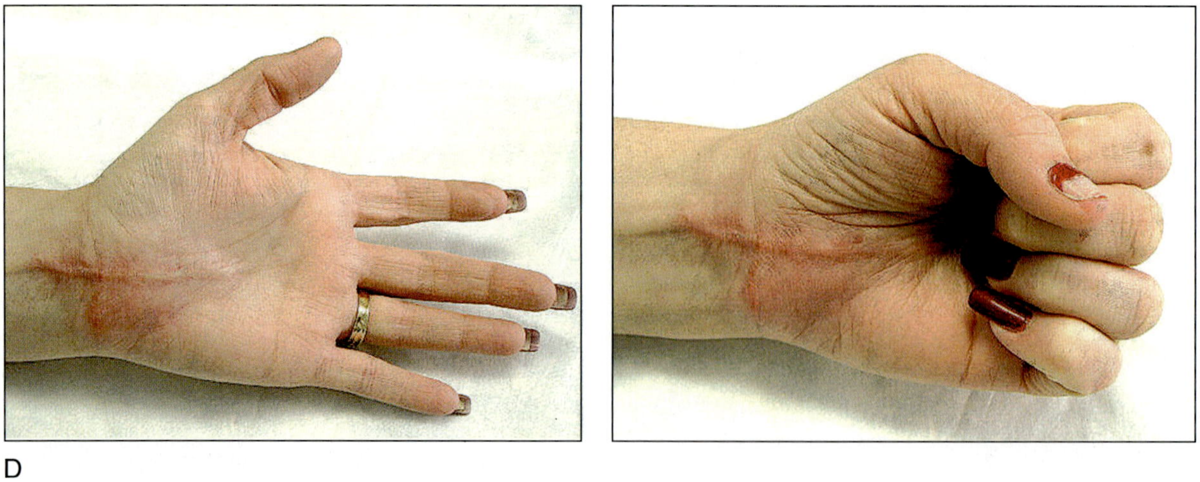

D

图28续

证据

Cook AC, Szabo RM, Birkholz SW, King EF. Early mobilization following carpal tunnel release: a prospective randomised study. J Hand Surg [Br]. 1995;20:228-30.

本文作者将腕管松解术后患者随机分为夹板制动2周组和术后第一日开始功能锻炼组。腕关节制动组患者在术后一个月内表现疼痛加重和瘢痕压痛；然而两组在术后并发症的发生率方面无明显差异。他们认为腕管切开松解、屈肌腱鞘切除术后夹板制动腕关节是不利的，尽管其可能会预防少见但严重的肌腱弓弦畸形并发症。

Gelberman RH, Hergenroeder PT, Hargens AR, Lundborg GN, Akeson WH. The carpal tunnel syndrome: a study of carpal canal pressures. J Bone Joint Surg [Am]. 1981;63:380-3.

作者应用带芯导管测量腕管综合征患者的腕管压力，发现其腕管内压力明显增高。腕关节中立位时，腕管内平均压力为32mmHg，屈曲90°时压力增至94mmHg，背伸90°时压力升至110mmHg。对照组中立位时，腕管内平均压力为2.5mmHg，屈曲90°时压力增至31mmHg，背伸90°时压力升至30mmHg。腕管松解术后，腕管内压力迅速下降并维持在较低水平。

Janssen T, Rayan GM. Gouty tenosynovitis and compression neuropathy of the median nerve. Clin Orthop Relat Res. 1987;(216):203-6.

作者报道了2例痛风性腱鞘炎合并腕管综合征的病例。患者均行腕管松解术，术后症状明显减轻。其中一例患者术前未考虑到痛风，导致术后伤口开裂，尿痛风石结晶引流，最终治愈。术前行适当的抗痛风治疗可能有助于预防该并发症。腕管综合征合并痛风较少见。腕管综合征患者术前应询问是否有痛风病史。

Katz JN, Keller RB, Simmons BP, Rogers WD, Bessette L, Fossel AH, Mooney NA. Maine Carpal Tunnel Study: outcomes of operative and nonoperative therapy for carpal tunnel syndrome in a community-based cohort. J Hand Surg [Am]. 1998;23:697-710.

这是一项前瞻性的，以社区为本位，涉及整个缅因州的有关是否进行手术或保守治疗结果的观察研究。患者通过测量症状的严重程度、功能和满意度的调查表来进行评估。手术组在5分制症状严重度和功能调查表中分数提高1.2～1.6（分数提高23%～45%），这种提高至少维持30个月。非手术组在6、18和30个月时症状无明显改善。领取补偿金的工人其疗效较未领取者差。68名领取补偿金的工人中有36人（53%）在术后30个月时对疗效完全或非常满意。内窥镜腕管减压效果与切开腕管减压效果无明显差异。68名领取补偿金的工人中的12位（18%）以及32位行保守治疗中的4位（13%）在30个月后仍未回到工作岗位。因此，腕管手术无论采取何种方式都会明显地减轻症状、改善功能，即使对于领取补偿金的工人。

Klein RD, Kotsis SV, Chung KC. Open carpal tunnel release using a 1-centimeter incision: technique and outcomes for 104 patients. Plast Reconstr Surg. 2003;111:1616-22.

作者评估了小切口腕管松解术的安全性和功能疗效。这项前瞻性研究历时2年，共有104位患者（149手）实施了切口为1cm的腕管切开松解术。记录了104位患者的并发症。20名患者的功能结果应用Michigan Hand Outcomes Questionnaire以及the Jebsen-Taylor Hand Function Test并进行捏力及握力的测定。并发症包括：3例伤口感染，1例腕管综合征在术后18个月症状复发。Michigan Hand Outcomes Questionnaire评分术后较术前显著增加。但Jebsen-Taylor Hand Function Test结果及捏、握力无明显改变。小切口腕管松解术是一种安全的术式，并且术后可获得良好的疗效。

Watchmaker GP, Weber D, Mackinnon SE. Avoidance of transection of the palmar cutaneous branch of the median nerve in carpal tunnel release. J Hand Surg [Am]. 1996;21:644-50.

这是一项对尸体标本和志愿者进行的有关正中神经掌皮支的研究，其目的是明确正中神经掌皮支和周围结构的关系以及常用腕管松解术切口之间的关系。正中神经掌皮支紧邻鱼际纹（桡侧平均0～2mm），位于鱼际纹尺侧、桡侧各6mm范围内，提示鱼际纹切口易导致正中神经掌皮支损伤。经过对100名志愿者手部的分析表明，大小鱼际间位于手掌的最低点（鱼际间凹陷）是一个恒定的体表标志。正中神经掌皮支走行于鱼际间凹陷桡侧5mm处（范围为桡侧0～12mm）。鱼际纹的解剖标志和环指的投影在定位和构型上具有高度的变异性，无法精准定位切口。切口位于鱼际间凹陷尺侧5mm，并向第三指蹼延伸将会降低正中神经掌皮支的损伤几率。

26 肘管松解术

Ghazi M. Rayan

鉴别诊断

- 尺管综合征
- 胸廓出口综合征
- 神经根卡压（C8 神经根病变）
- Pancoast 肿瘤

其他治疗方法

- 预防性的方法包括在感觉麻木时应用护肘，保持肘关节位于伸直旋后位
- 肘关节固定于屈曲45°位
- 非甾体类抗炎药物的使用

适应证

- 尺神经支配区活动诱发的疼痛和感觉异常，偶有夜间麻痛史。
- 尺神经支配区轻触觉减退或缺失，尺神经支配区2PD（两点辨别觉）增加。
- 尺神经支配的手内在肌萎缩或肌无力。
- 明确的肘管综合征激发试验阳性。
- 保守治疗失败，这些保守治疗方法包括护肘、长臂夹板以及非甾体类药物疗法。

临床检查/影像学检查

- 尺神经支配区的感觉异常和感觉减退（小指和环指的尺侧半）。
- 症状严重的患者，有些手指（2PD消失）和手的尺背侧感觉缺失。
- 晚期的患者，出现尺神经支配的手内在肌的无力或萎缩。
- 激发试验包括肘管部位tinel征阳性和肘关节屈曲试验阳性（Rayan 等，1992）。
- 放射学检查：（肘管位）肘关节骨关节炎改变。

外科解剖

- 尺神经于臂丛神经内侧束发出。
- 尺神经发出后向后走行，伴随尺侧上副动脉，通过内侧肌间隔。
- 尺神经在内上髁上方8cm处穿出Struthers 弓形结构，该弓形结构由肱三头肌内侧头延伸至内侧肌间隔的筋膜形成（图1）。
- 根据我们的解剖研究，以肱骨内上髁为参照，肘管由近端、中间和远端三个部分组成：
    - 内侧肌间隔（箭头所示）构成了肘管近端前缘，在这个部位尺神经位于肌间隔的后方（图2）。
    - 纤维骨通道的构成：其前缘为内上髁，外侧缘为肱尺韧带，后内侧缘由Osborne筋膜及尺侧腕屈肌两头的拱形纤维构成。
    - 从尺骨鹰嘴延伸到内上髁（Osborne 筋膜）的纤维束带构成了肘管中间部分的顶（图3）。Osborne 筋膜与尺侧腕屈肌腱膜，相互独立并位于其近端。
    - 由尺侧腕屈肌（FCU）两头形成的拱形纤维或腱膜，位于弓形Osborne十字韧带远端。这部分纤维腱膜构成了远端肘管的顶。尺神经走形于FCU肱骨头和尺骨头之间的骨纤维通道中（图4）。

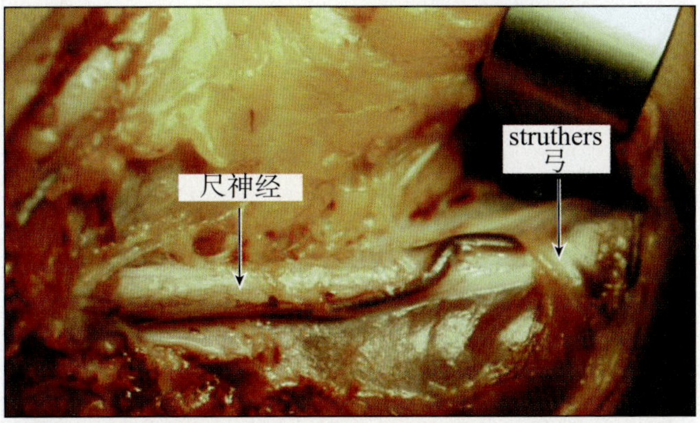

图1

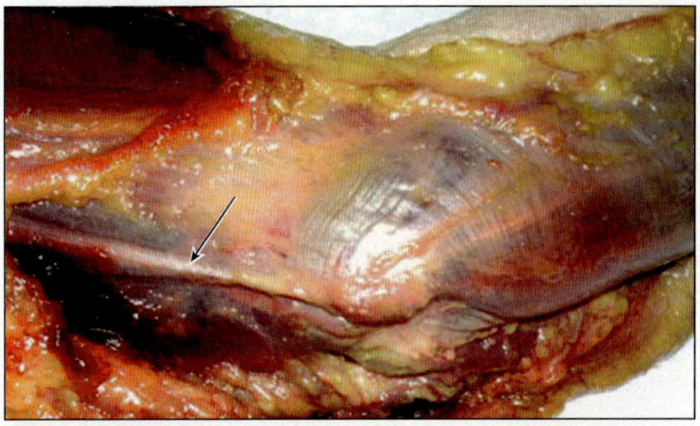

图2

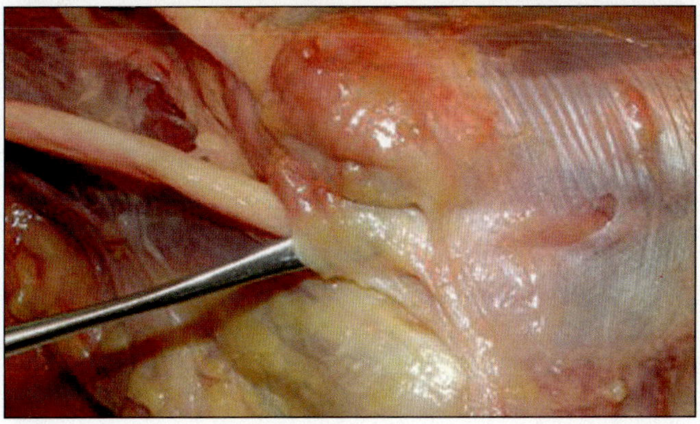

图3

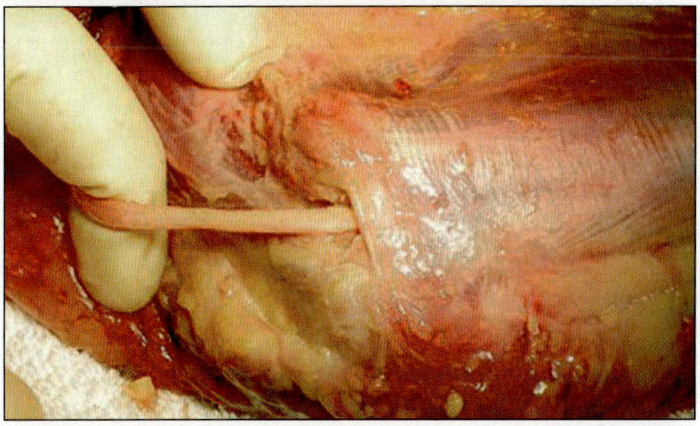

图4

- 肘关节伸直时，尺神经是松弛状（图5A）。肘关节屈曲时，尺神经被牵长并向前滑移。从肘关节屈曲45°时，尺神经开始被牵长（图5B），至肘关节完全屈曲时，尺神经极度牵长，更加向前滑移（图5C）。同时由于腱膜被拉长，使得肘管容积缩小，髁后尺神经沟的形状也由圆形变为扁平状。
- 屈肌总腱腱膜（CFA）恒定地存在于肘管远端部分，牵开屈肌旋前圆肌起点可以很清楚地看到该腱膜。屈肌总腱膜（CFA）与尺神经的解剖关系见图6A和6B。
- 肘关节内侧韧带复合体构成了肘管远端部分的底。尺神经与肘关节和内侧韧带复合体相毗邻（图7）。

■ 我们的生物力学研究表明，在肘关节屈曲时肘管各个组成部分内的压力是增加的。单独松解弓形十字韧带可以降低骨纤维通道的压力，但并不能使尺神经位于屈肌总腱膜远端水平的压力下降。

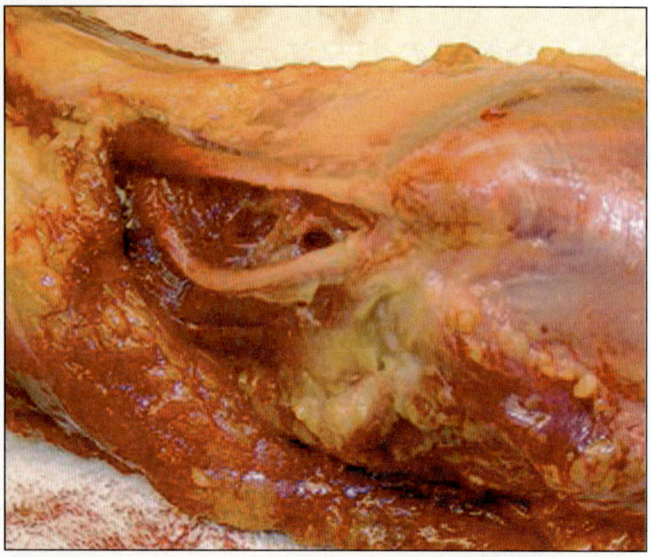

A

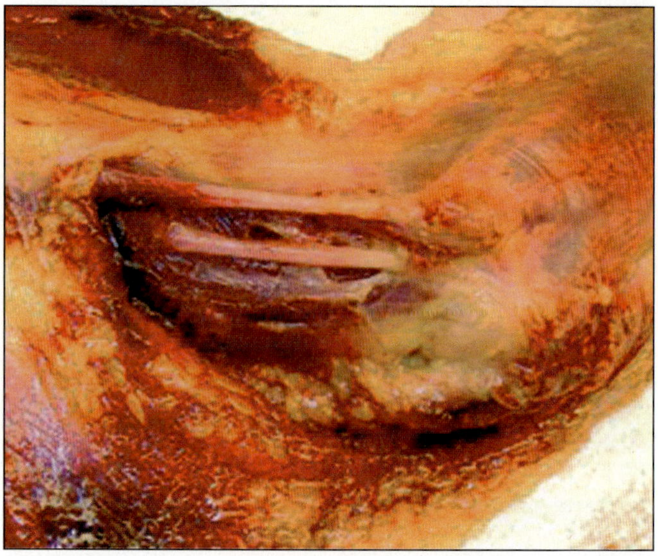

B

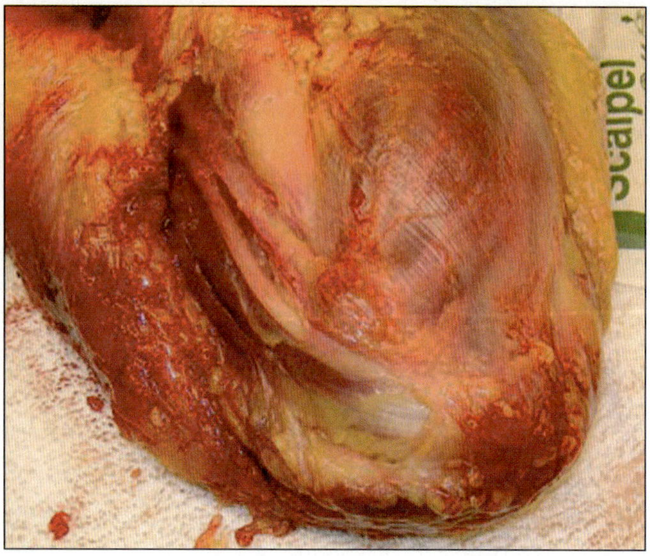

C

图5

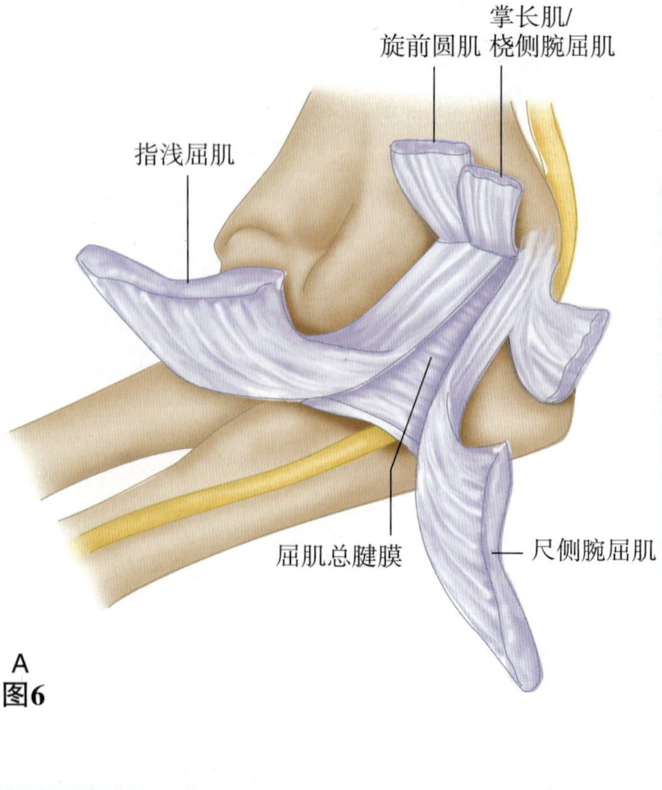

A

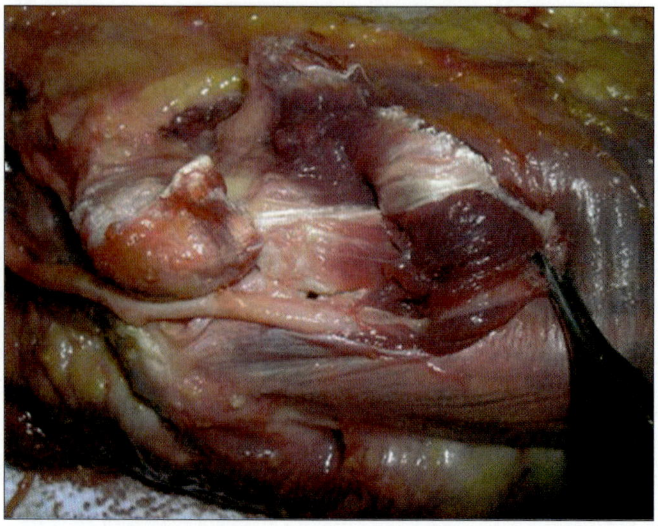

B

图6

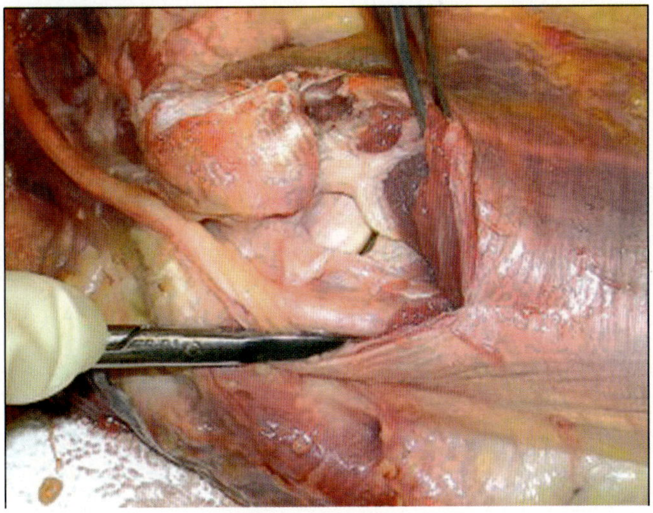

图7

体位

- 仰卧位。
- 上肢置于手术台上，肘关节伸直，肩关节外展、外旋位。

入路/显露

- 采用屈肌旋前圆肌起点Z字延长、肌下移位技术（Rayan，1992）（图8A、8B和8C）。这种手术方式为移位的尺神经构造了一个宽松的通道。这一点，用 Learmoth 手术技术是达不到的。
- 8cm 长的 C 形皮肤切口，位于肘关节前内侧内上髁的前方。

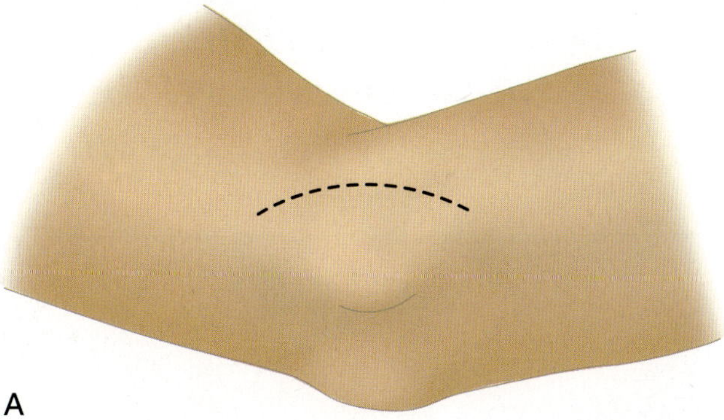

A

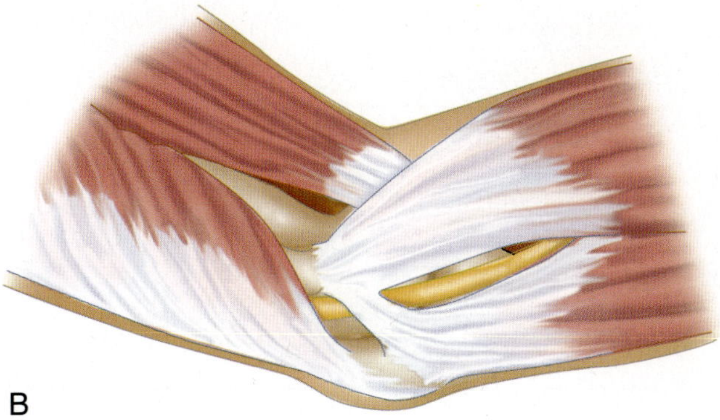

B

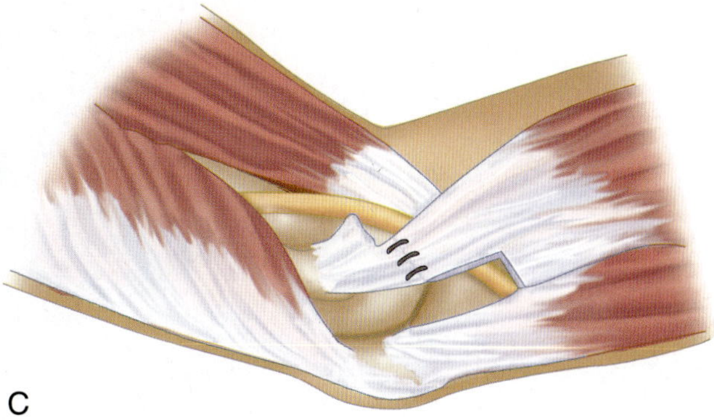

C

图8

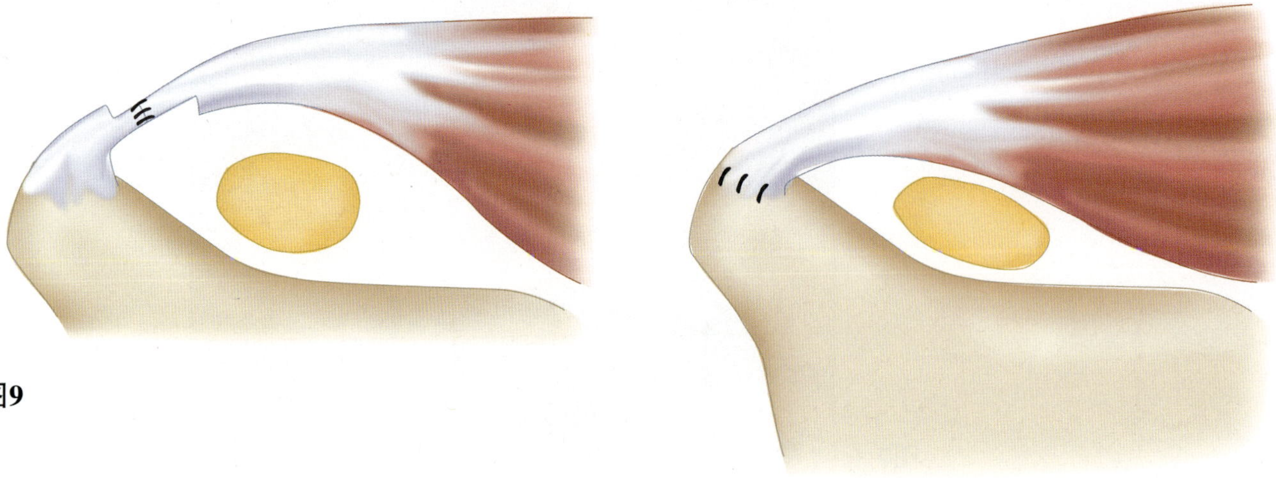

图9

手术操作：肌下移位、Z字成形术

步骤1：显露神经

- 切开皮肤至皮下组织。
- 牵开皮肤及皮下组织，显露前臂内侧皮神经，并将其牵开加以保护。
- 找到屈肌旋前圆肌起点，从前臂近端到内侧肌间隔的后方解剖尺神经，如下解剖图示（图10）。
- 尺神经从内上髁后方解剖。
- 尺神经松解至少要达到内上髁近端8cm。

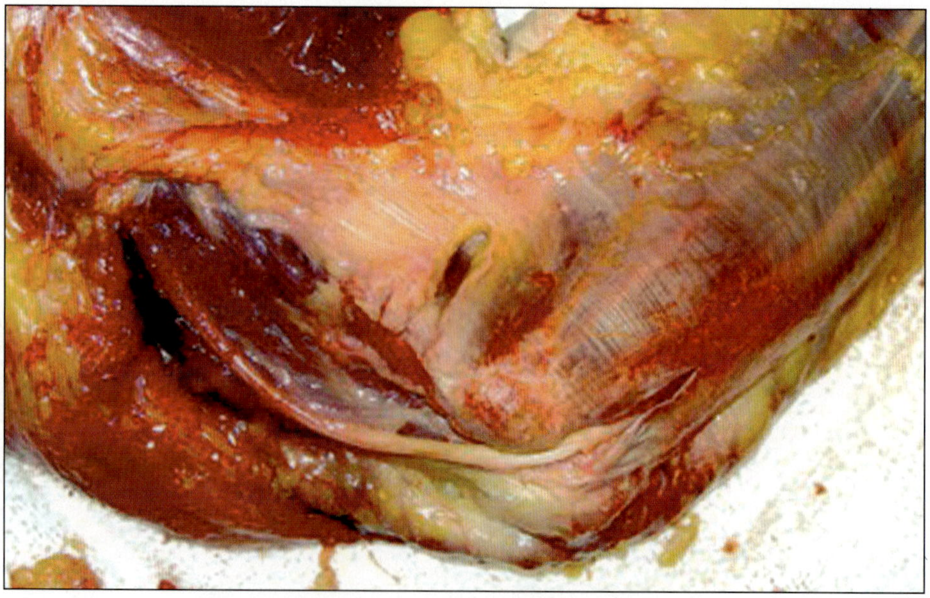

图10

步骤2：神经减压和移位

- 如果有Struthers 弓结构，要切开。
- 切除内侧肌间隔。
- Osborne筋膜和FCU两头之间的腱膜要切开，并松解神经至FCU两头的远端。
- 神经松解至内上髁远端5cm（图11）。
- 有时有肘管内节段性神经瘤的存在。
- 尽量保护尺神经FCU运动支（图12）。
- 切断尺神经肘关节支，将尺神经及其伴行的血管一起游离。
- 一个大的止血钳从屈肌旋前圆肌起点下方穿过。
- 我们改良了Learmonth方法，通过臂长2cm的90° Z字切口，从内上髁切断肌肉（图13）。

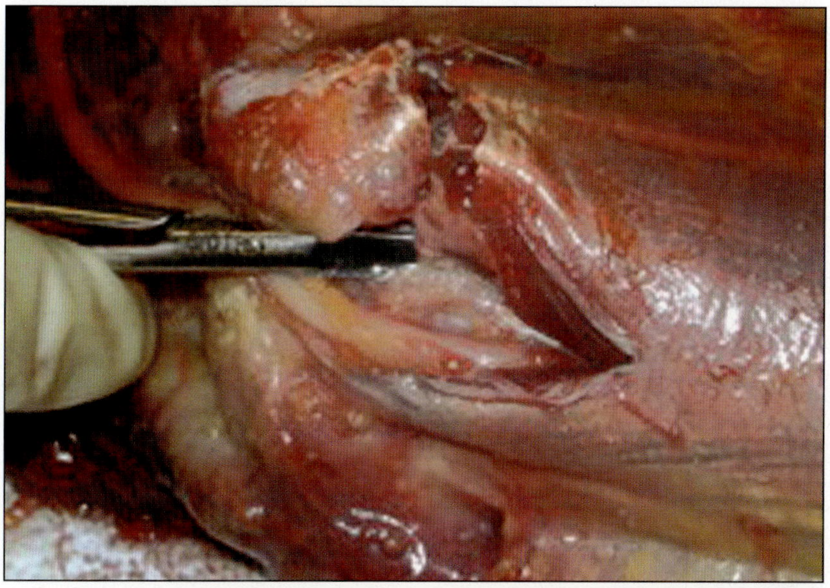

图11

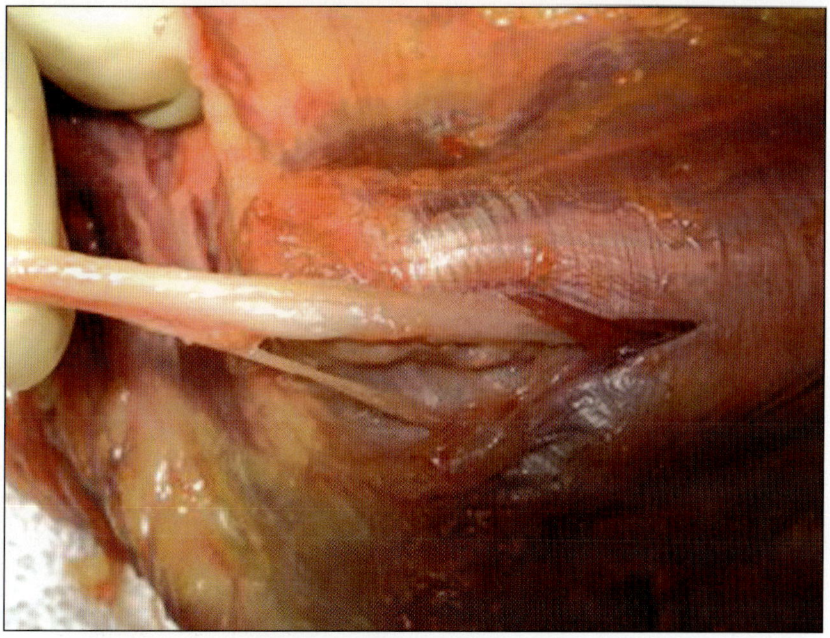

图12

注意事项

- 从技术角度讲，如果术中没有切除可能导致卡压的五个基本因素[Struthers弓形结构（图1）、内侧肌间隔、Osborne韧带、FCU腱膜、指总屈肌腱膜］或者术中造成新的尺神经卡压，这都预示手术后症状会持续或复发。
- 新卡压的形成是由于神经牵拉后造成的神经周围瘢痕（图18）以及为固定前移神经所用的皮下组织瓣（图19）的卡压引起的。

- 这时会很明显地看到屈肌旋前圆肌腱膜，为了防止神经移位后形成再次卡压，要将此腱膜切开（图14）。
- 移位的神经呈直线走行，避免任何扭曲（图15）。
- 通过交换Z字瓣，延长屈肌旋前圆肌起点（图16）。
- 肌腱用不可吸收线缝合（图17）。这一步的关键在于缝合完后，神经能确保在宽敞的隧道中自由活动，不会有新的卡压形成。
- 缝合皮下组织和皮肤。

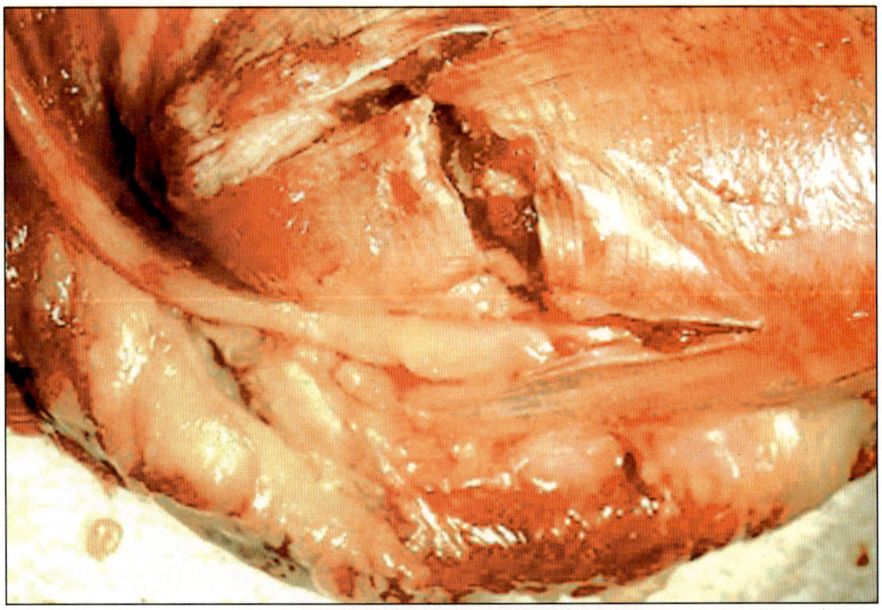

图13

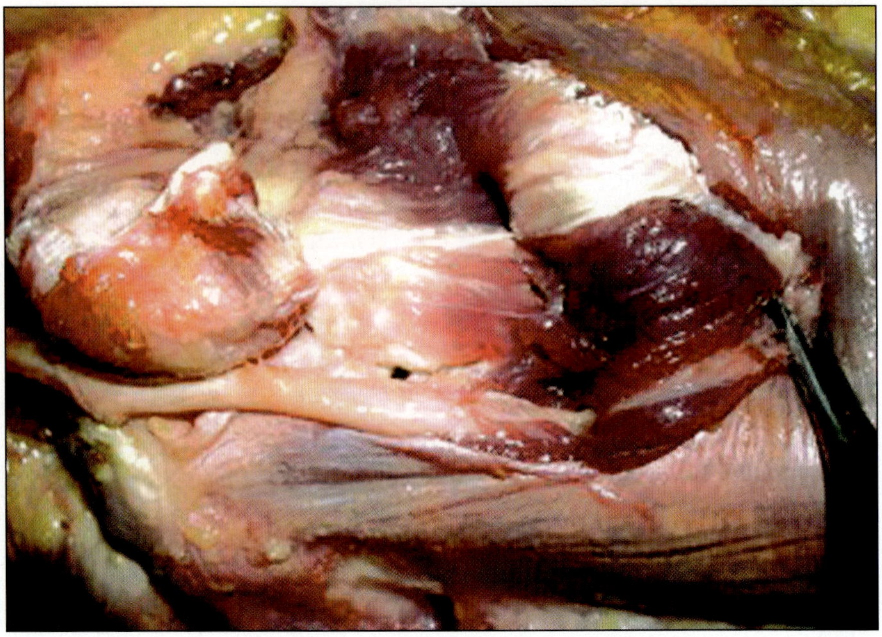

图14

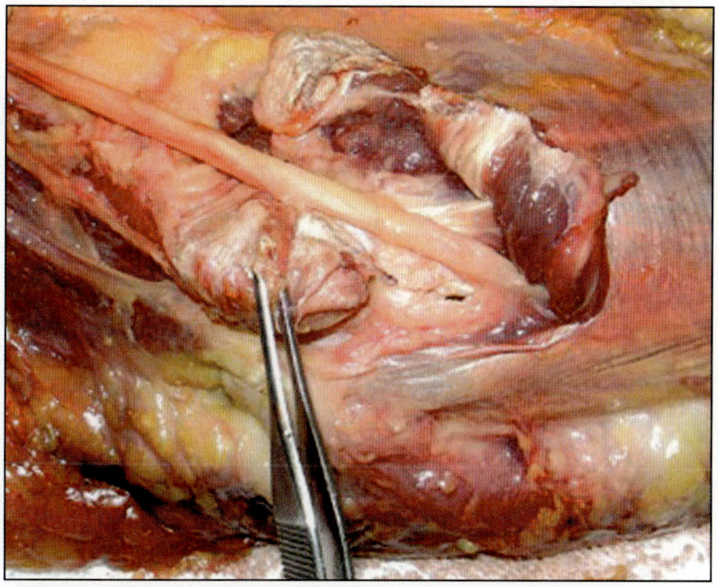

图15

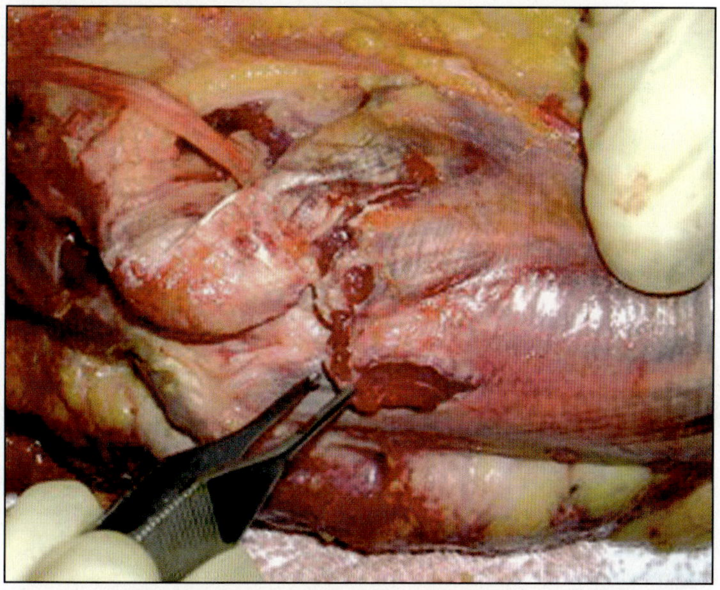

图16

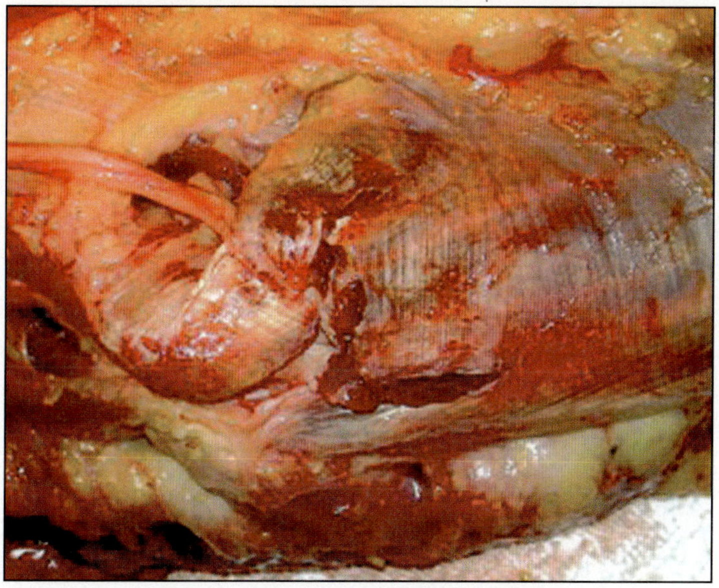

图17

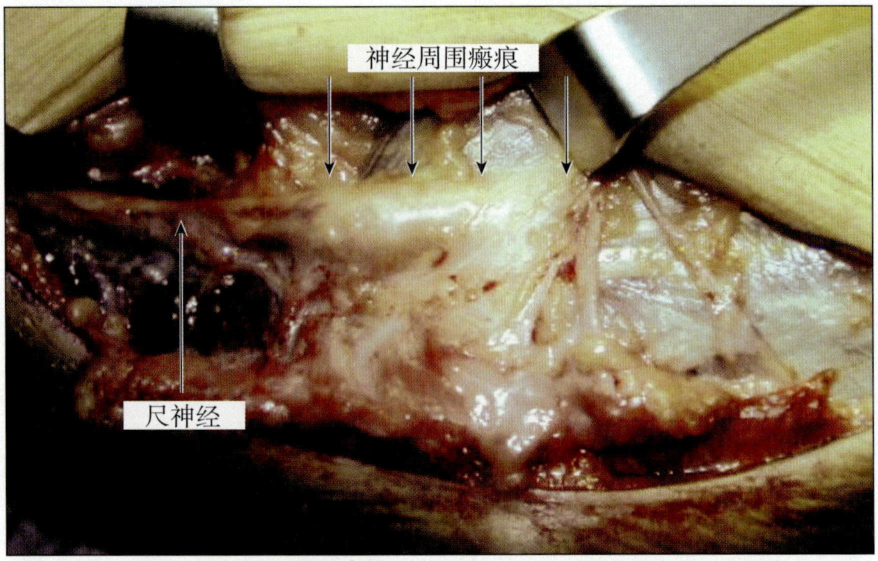

图18

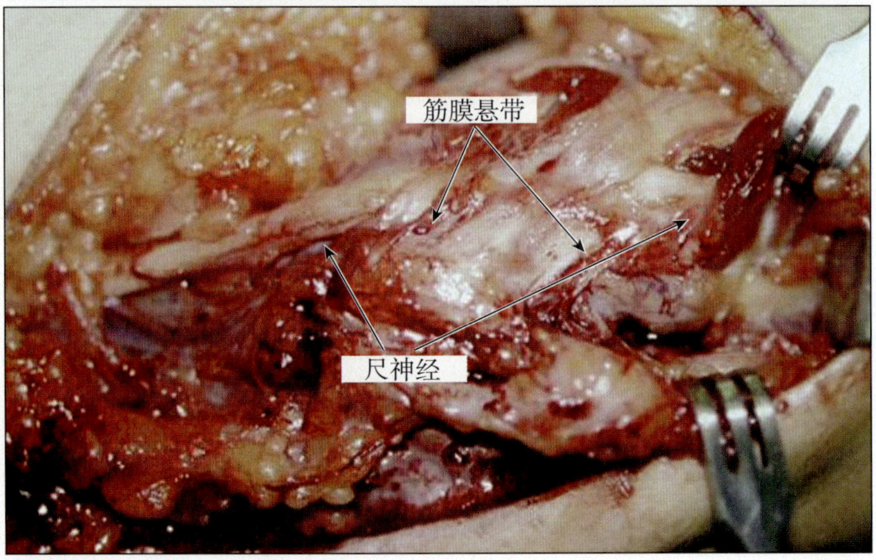

图19

手术操作：复发性肘管综合征的手术技术

- 各种手术技术联合应用以提高肘管综合征再次手术的疗效。
  - 神经外膜松解（图20A）、屈肌旋前圆肌起点Z字延长、三头肌肌瓣（图20B）三种手术方式联合应用。患者64岁，麻醉医生，尺神经前移后神经周围瘢痕卡压（图20C，中间箭头）致手术失败。该患者主诉超过1年半的进行性的左手无力。
  - 另外1例尺神经皮下前移患者由于骨赘刺激（箭头所示）和缝线卡压导致手术失败，采用屈肌旋前圆肌起点Z字延长和带蒂脂肪皮瓣技术治疗。术中发现一个前臂内侧皮神经神经瘤（图21A～G)。
- 如果可能的话使用原切口，但要向其近端和远端延长。
- 再次手术最大的风险是从瘢痕中分离神经（图21A），这些患者在手术中要用神经刺激仪，尤其是那些多次手术的患者。

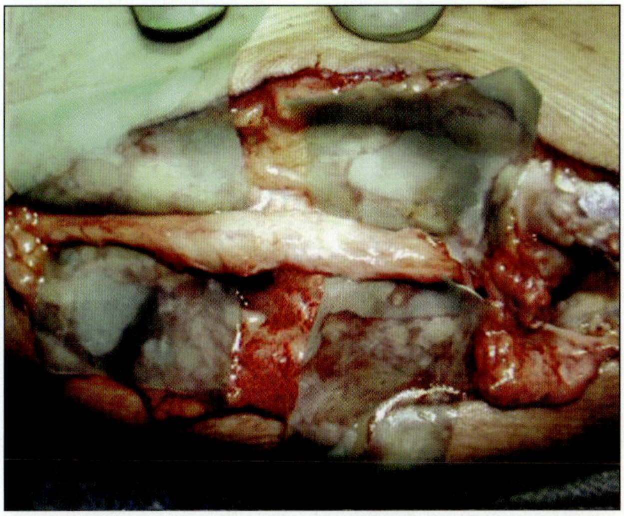
A

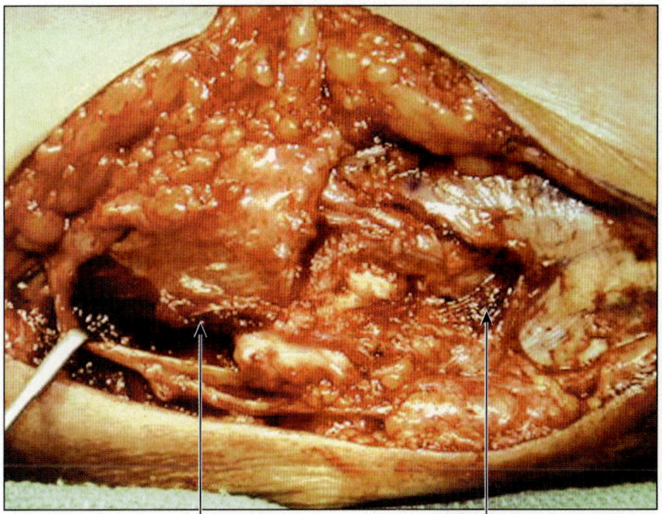

B

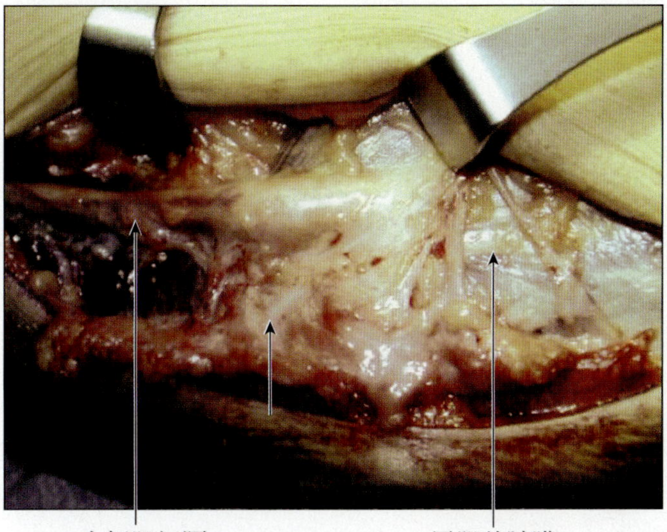

图20 C

- 术中外膜松解虽然很常用（见图20B），但神经内松解却很少用到。
- 前臂内侧皮神经神经瘤要切除（图21B），神经从软组织中分离出来并远离切口瘢痕。
- 术中应找到尺神经病理改变部位，对潜在的卡压部位进行松解（图21B、C）。
- 尺神经前移（图21D），Z字瓣换位延长肌腱，如前所述的那样给尺神经建造一个宽松的空间（图21E，左）。
- 如果尺神经仍位于表浅的位置，其近端或远端没有很好的软组织覆盖，要考虑在皮下和神经之间用软组织间隔，以防止将来出现真皮下瘢痕的卡压。
- 在屈肌旋前圆肌起点做Z字延长切口（图21E，右）。

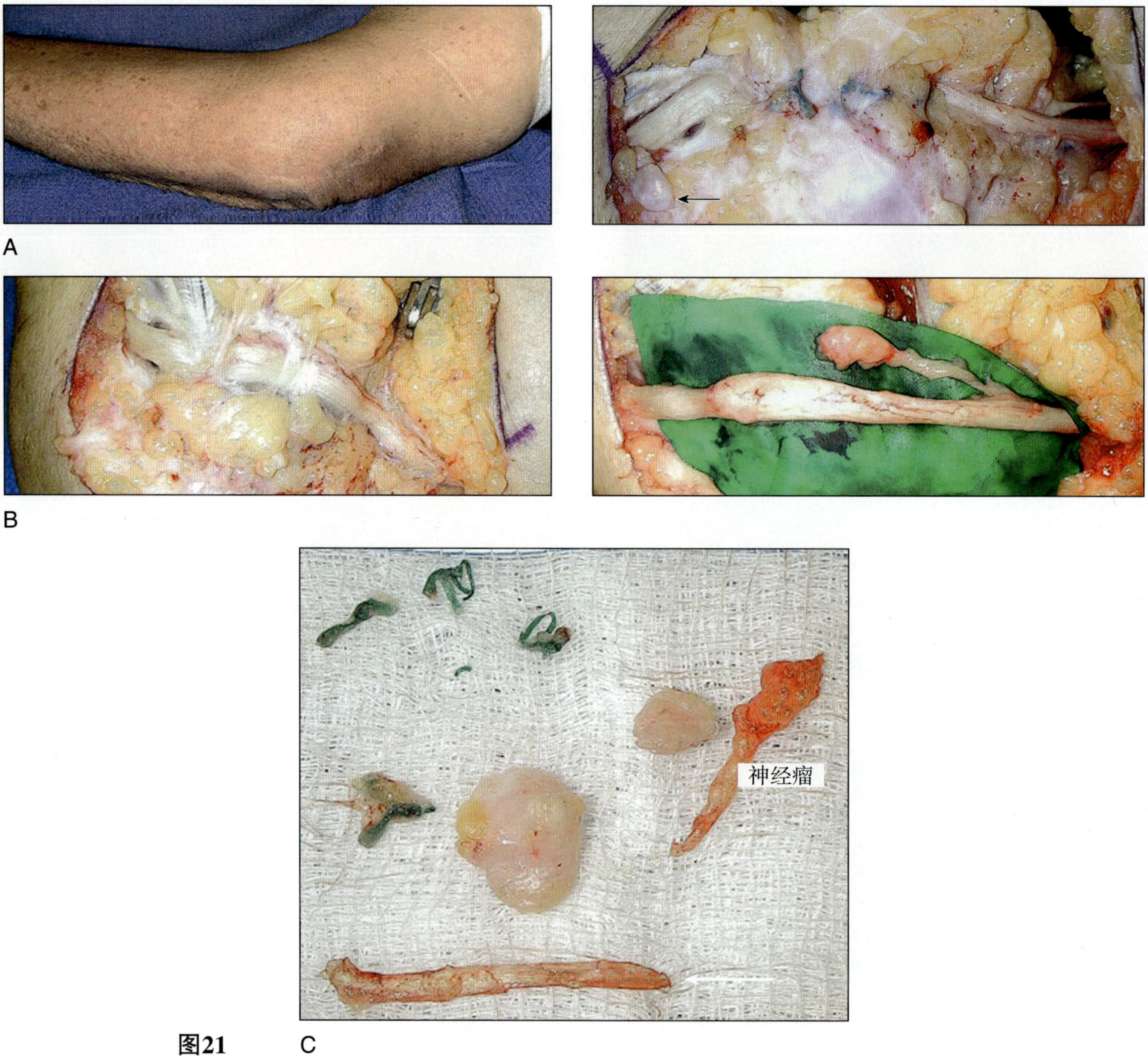

图21

■ 神经与皮肤之间的间隔组织可以用三头肌肌瓣（图20C）和带蒂脂肪瓣（图21F），有时可以联合使用这些方法，以覆盖长段裸露移位的尺神经、屈肌旋前圆肌的近端（三头肌）和远端（脂肪）。

术后护理及预期结果

■ 术后应用长臂夹板，保持肘关节屈曲60°位2周，2周后拆线，并开始肘关节功能训练。
■ 术后3～4周，停止使用夹板，患者可以有限度地使用上肢，术后六周开始患者允许进行力所能及的活动。
■ 据我们的经验初次手术失败最常见的原因是神经周围的纤维

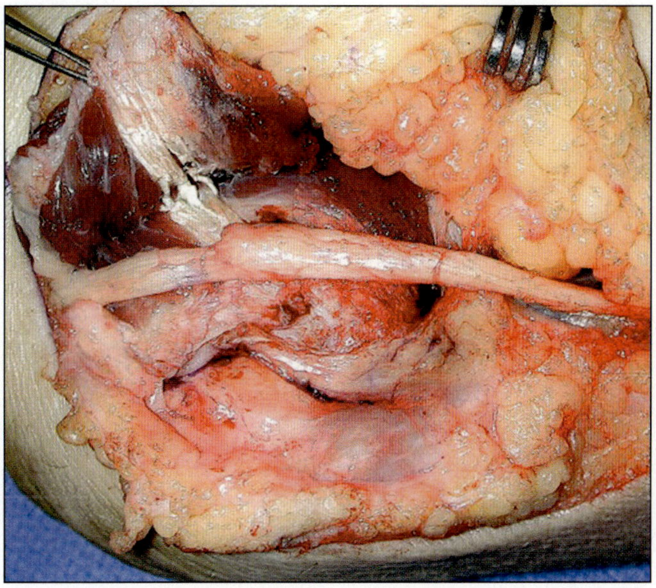

D

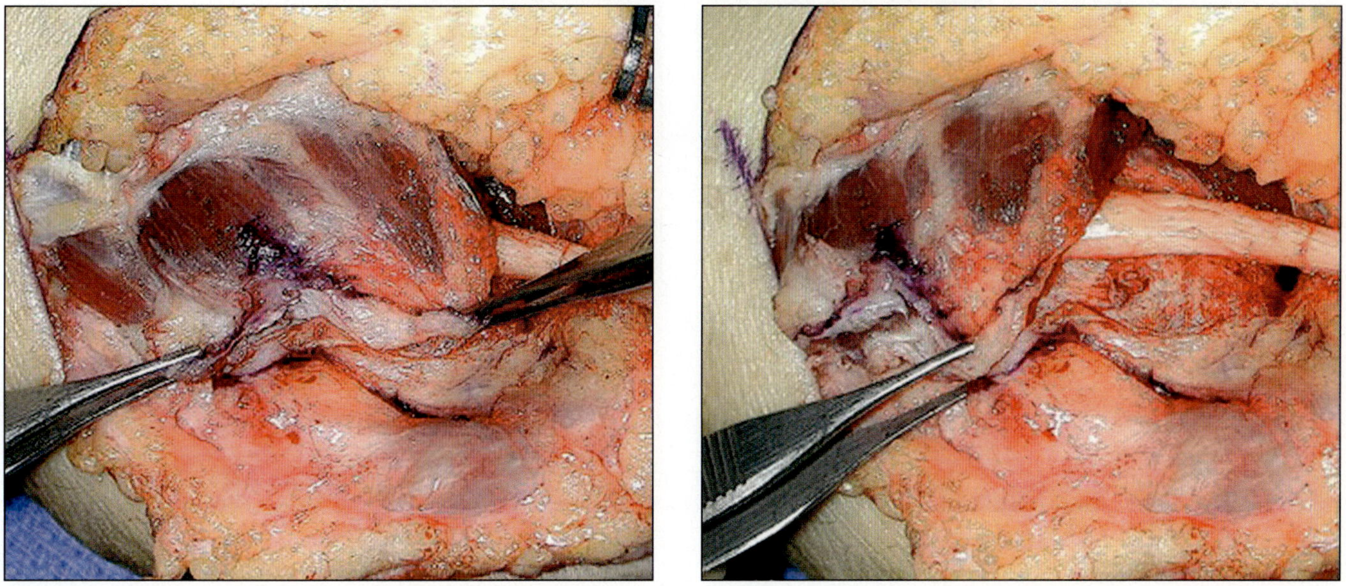

E

图21续

化、术中保留了内侧肌间隔、屈肌总腱膜以及神经不稳定。

复发性肘管综合征的二次手术

- 与初次手术相比，二次手术的效果很难预测。
- 这是我们通过对比研究初次手术（Pasque和Rayan，1995）和屈肌旋前圆肌起点延长、尺神经肌下前置的再次手术（Vogel等，2004）的疗效得出的结论。初次手术组满意率达92%，优良率达84%，但二次手术组的满意率仅78%，优良率是56%。尽管对于二次手术而言这是中等程度的改善，但89%的患者认为手术达到

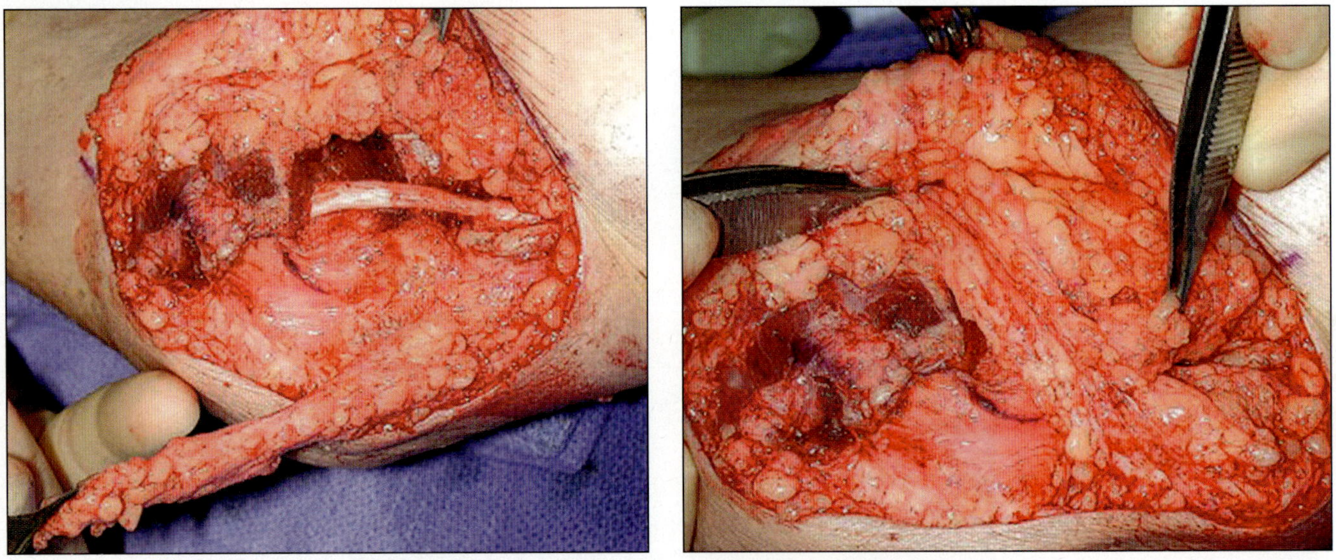

F

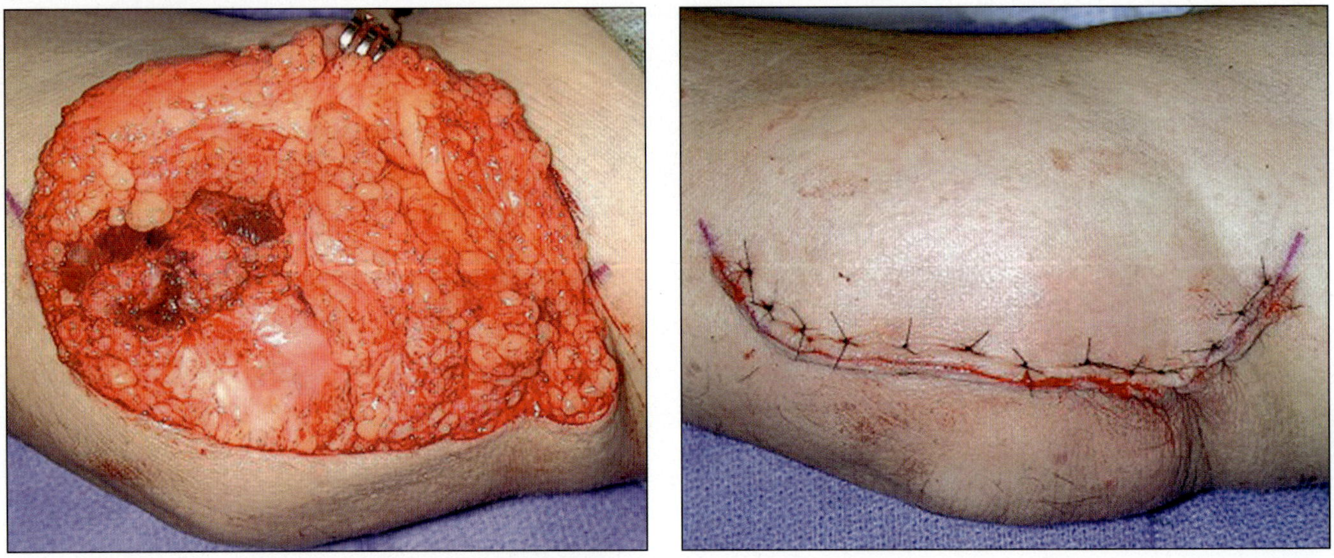

G

图21续

了他们大部分或全部的期望值，93%的患者认为再次手术提高了术后评级。

- 尽管手术的结果很难预料，但二次手术对于复发性肘管综合征来讲是有价值的。患者要抱有切合实际的期望值，因为二次手术的疗效是有限的。

证据

Rayan GM. Proximal ulnar nerve compression: Cubital tunnel syndrome. Hand Clin. 1992;8:325-36.

本文作者认为，肘管综合征可以通过详细的体检、病史询问、肘管解剖结构的了解和肌电图检查做出准确的诊断。其要与胸廓出口综合征、尺管综合征相鉴别。同时要排除双卡压综合征的存在。先要进行保守治疗，对于慢性和严重的患者采取手术治疗。作者应用屈肌旋前圆肌肌腱Z字延长、尺神经肌下前置术，取得了很好的疗效。

Rayan GM, Jensen C, Duke J. Elbow flexion test in the normal population. J Hand Surg [Am]. 1992;17:86-9.
作者研究了102位正常志愿者、204例肘关节屈曲试验。对腕关节和肩关节不同的位置对尺神经的影响也相应地做了研究。15个正常人的20例肘关节（占10%）中，在腕关节和肩关节中立位时，屈曲试验阳性。20个正常人的27例肘关节（占13%），在肩关节外展和腕关节背伸时，屈曲试验阳性。

Pasque CB, Rayan GM. Anterior submuscular transposition of the ulnar nerve for cubital tunnel syndrome. J Hand Surg [Br]. 1995;20:447-53.
作者回顾性地分析了48例患者、50例肢体肘管综合征的手术疗效，对不同的影响因素做了研究。所有的患者都施行了尺神经肌下前置、屈肌旋前圆肌起点Z形延长术。通过术前和术后客观检查和主观症状的严重程度作为手术疗效的评价标准。92%的患者认为手术效果是满意或比较满意，仅8%的患者认为疗效不满意。所有患者术前的评价是中等或差。术后优良的患者达84%，中等的患者占16%。本组患者中没有复发和疗效评价差的患者。患者的工伤补偿情况对于其术前术后的满意度和症状分级没有统计学意义。通过尺神经肌下前置，本组病例获得了主观满意的效果，症状得以缓解，同时肘部尺神经的卡压部位也得到彻底松解。

Vogel RB, Nossaman BC, Rayan GM. Revision anterior submuscular transposition of the ulnar nerve for failed subcutaneous transposition. Br J Plast Surg. 2004; 57:311-6.
作者分析了18例肘管综合征初次手术失败后，二次手术的疗效。本组15例患者初次手术施行了尺神经皮下前移术。所有的患者均施行了尺神经肌下前置、屈肌旋前圆肌起点Z形延长术。术中最常见的病理改变是神经周围瘢痕粘连（16例），初次手术保留了内侧肌间隔（10例）、屈肌总腱膜卡压（9例）。术前与术后的对比结果表明，术后大部分患者改善了其症状，并提高了日常活动和工作能力，手术达到或部分达到他们的预期值。大部分患者缓解了疼痛，满意度达78%。研究结果表明，尽管再次手术的疗效比初次手术差，但肌下前置对于初次手术失败后的肘管综合征患者仍然很有价值。

27 桡管松解术

Kevin C. Chung

注意事项

- 桡管综合征诊断困难。由于没有试验帮助进行该病的诊断，所以主要依赖于医生的经验。
- 一些医生具有较多的桡管松解经验，但许多经验丰富的外科医生仅进行过少量的该类手术。
- 电生理检查对该病的诊断并无帮助。桡管综合征需要与肱骨外上髁炎进行鉴别，肱骨外上髁炎主要的压痛位于肱骨外上髁处。

争议

- 当疑似桡管综合征的患者保守治疗失败后，应进行手术治疗。然而，应告知患者该手术预期效果不确切，并且术后持续不适很常见。

其他治疗方法

- 由于局部封闭桡管常常无效，因此不建议进行。该病常由Frohse弓压迫骨间背神经引起，Frohse弓是位于旋后肌近侧缘的纤维束带，因此通过局部封闭来减轻炎症反应是无效的。

适应证

- 桡管处深部疼痛，典型症状部位在肱骨外上髁以远5cm处，肱桡肌后方。
- 通过休息、减少活动、夹板制动等治疗无法缓解的持续疼痛。

临床检查/影像学检查

- 桡神经综合征通常不伴有明显肌力减弱。桡管综合征引起疼痛，但通常不会导致持续的肌肉改变。诊断主要依靠病史和查体表现。
- 肱桡肌和桡侧腕长伸肌之间存在一沟槽，当患者前臂处于中立位、肱桡肌紧张时尤其明显。该沟槽位于肱桡肌后方，与对侧比较，在肱骨外上髁以远5cm处有触痛。
- 对抗中指伸直时，诱发前臂近端疼痛。
- 由于旋后肌近侧缘可以卡压骨间背神经，对抗前臂旋后会导致该肌紧张，增加其对骨间背神经的压迫，从而诱发相似的疼痛症状。
- 局部麻醉可用于诊断。成功阻滞桡神经后，导致桡神经支配的肌肉麻痹以及疼痛减轻可诊断为桡管综合征。

外科解剖

- 桡神经起自臂丛神经后束，自肱骨外上髁前方进入前臂（图1）。
- 桡神经随后分为浅支（感觉支）和深支（运动支）。桡神经浅支走行于肱桡肌深面，自肱桡肌和桡侧腕长伸肌腱之间、于腕关节近端7cm处浅出至皮下。桡神经深支的第一肌支支配桡侧腕短伸肌，通常该肌支来自桡神经深支，但也可起自桡神经主干或偶尔起自桡神经浅支。
- 最常见的压迫部位位于旋后肌浅层近侧缘。旋后肌入口处形成的纤维弓称为Frohse弓。
- Frohse弓近端的横行血管称为Henry索，可造成桡神经卡压。这些血管束通常在桡神经松解时被切断。
- 桡神经管长5cm。其内侧缘为肱二头肌腱，底面为桡骨小头关节囊，桡侧腕长伸肌、桡侧腕短伸肌及肱桡肌为其外侧缘。并且自外侧走向前方的肱桡肌构成部分桡管顶部。桡管起自肱桡关节，止于Frohse弓远端。

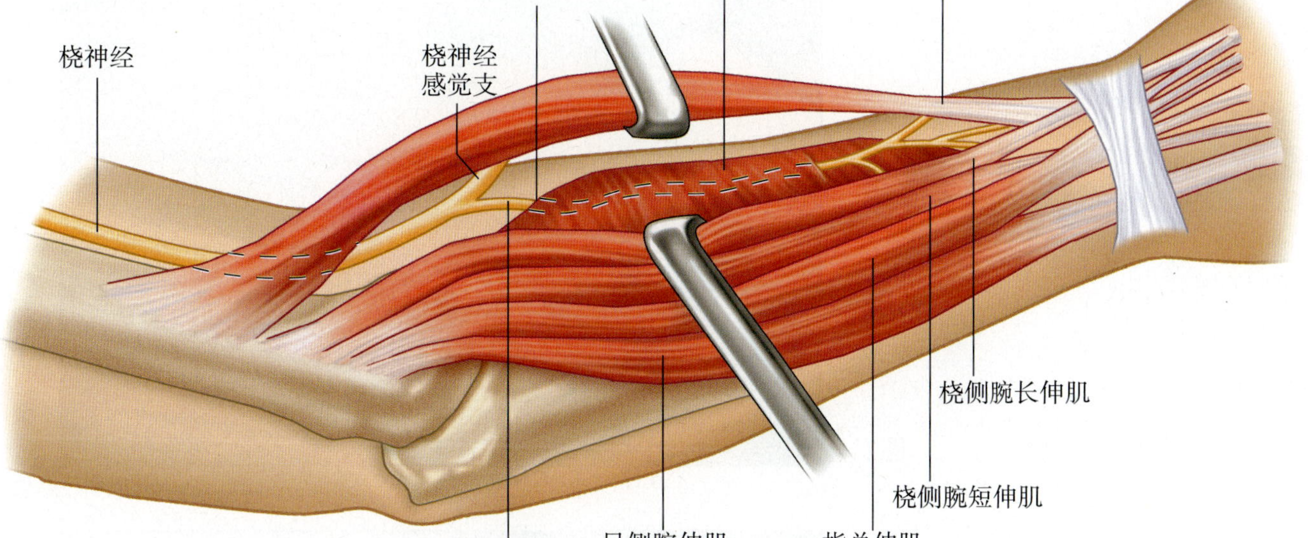

图1

- 有作者认为，旋后肌全长的腱性部分会卡压骨间背神经，因此建议松解全部旋后肌浅层以彻底减压骨间背神经。
- 骨间背神经损伤可导致该神经麻痹，引起其靶肌肉瘫痪。

体位

- 患者仰卧位，气囊止血带控制下手术。

入路/显露

- 通常有2种入路显露桡神经：背侧肌肉分离入路和前外侧入路。
  - **背侧肌肉分离入路**：该入路显露骨间背神经和Henry索。分离伸肌群间隙，暴露旋后肌，例如，指总伸肌和桡侧腕短伸肌间隙。作者推荐的入路为肱桡肌和桡侧腕长伸肌间隙。利用该入路，可以将肌肉向更近端分离，从而对桡侧腕短伸肌进行减压，达到治疗肱骨外上髁炎的目的。
  - **前外侧入路**：切口位于肱桡肌前方，Z形向近端延伸，通过肘横纹。该切口将暴露4个桡管综合征潜在的卡压点：①位于桡骨小头前方的纤维束带；②扇形血管索，其向桡侧返折形成Henry索；③桡侧腕短伸肌的腱性边缘；④Frohse弓。
- Frohse弓以外的卡压部位较少见。背侧肌肉分离入路更容易显露Frohse弓处的骨间背神经。

手术操作

步骤1

- 患者，男性，45岁，肱骨外上髁处及桡管处疼痛。尽管进行了肱骨外上髁处封闭以及理疗等保守治疗，他仍主诉上述部位持续疼

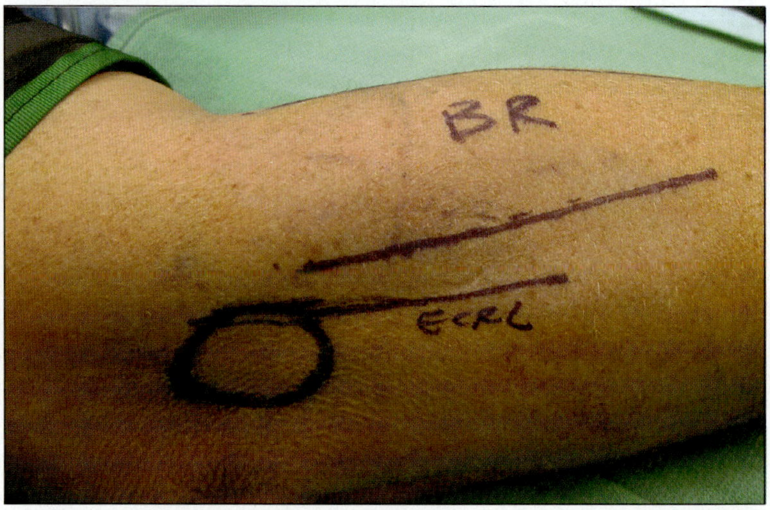

图2

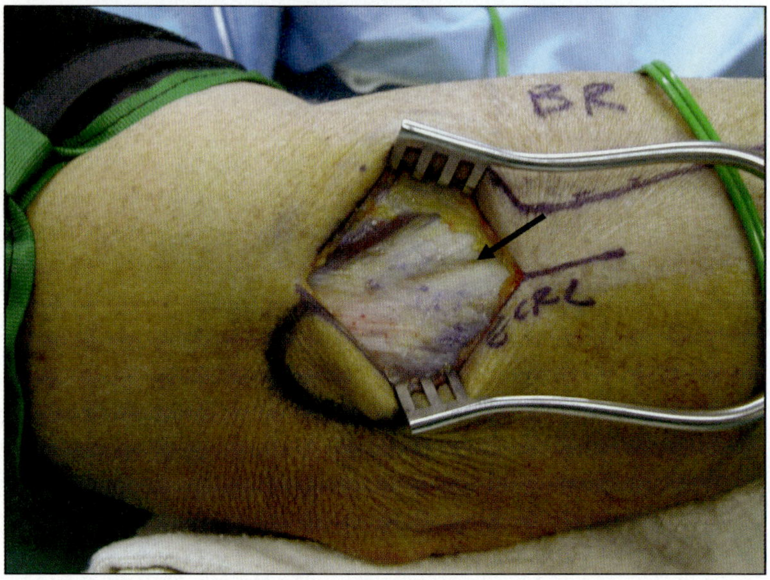

图3

痛。计划同时进行肱骨外上髁清创治疗网球肘以及桡管松解术。

- 圆圈标注为肱骨外上髁处最显著压痛点（图2）。术前于屈肘前臂中立位时辨明肱桡肌和桡侧腕长伸肌以明确肱桡肌。于两肌肉的间隙标出8cm切口（见图2）。
- 肱桡肌与桡侧腕长伸肌间的无血管平面用于显露桡管和肱骨外上髁（图3）。注意两肌肉之间的间隙（图3，箭头所示）。

步骤2

- 在治疗网球肘时，桡侧腕长伸肌被牵向外侧，可见位于其下方的附着于肱骨外上髁的桡侧腕短伸肌。
- 彻底清除肱骨外上髁处桡侧腕短伸肌起点处黏稠、胶冻样的肌腱萎缩物质。

- 于肱骨外上髁处钻孔，诱发出血，以提高该部位的治疗效果。
- 传统网球肘治疗手术中，将桡侧腕长伸肌叠瓦状切开，覆盖裸露的肱骨外上髁。

步骤3

- 分离并牵开肱桡肌和桡侧腕长伸肌，显露下方的旋后肌。图4中镊子所指为旋后肌浅层头部。
- 图5中镊子所指为旋后肌近侧缘纤维束。切断Frohse弓，暴露骨间背神经（图6）。有作者认为旋后肌浅层全程为腱性延续，松解整个旋后肌浅层以充分减压骨间背神经（见图1）。

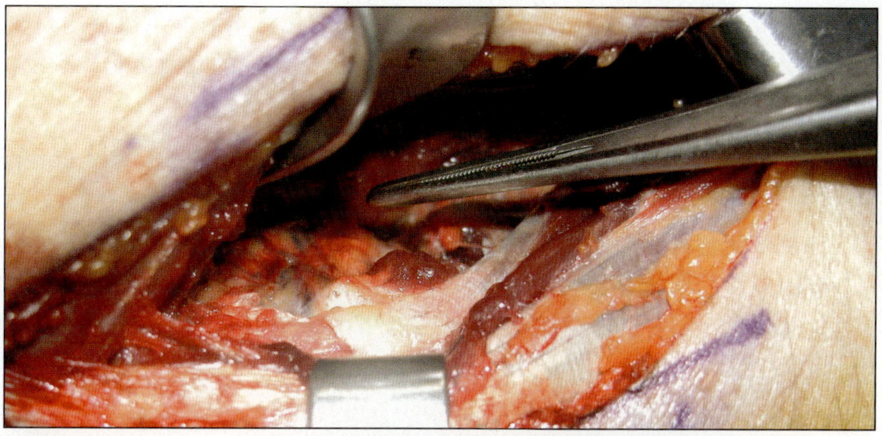

图4

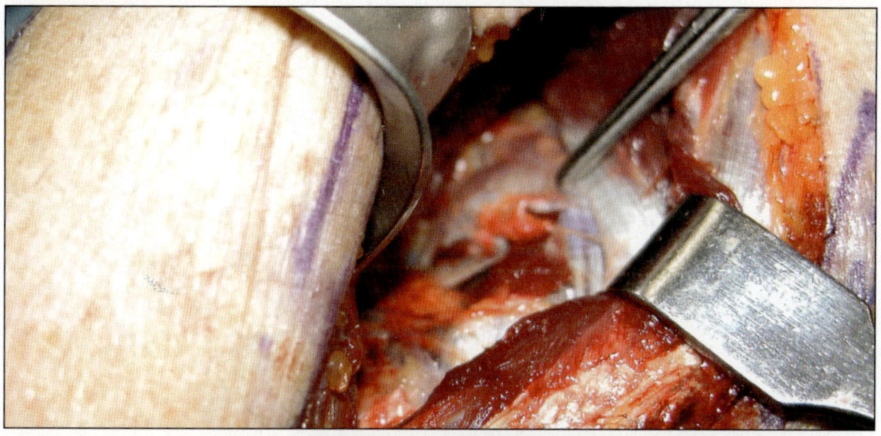

图5

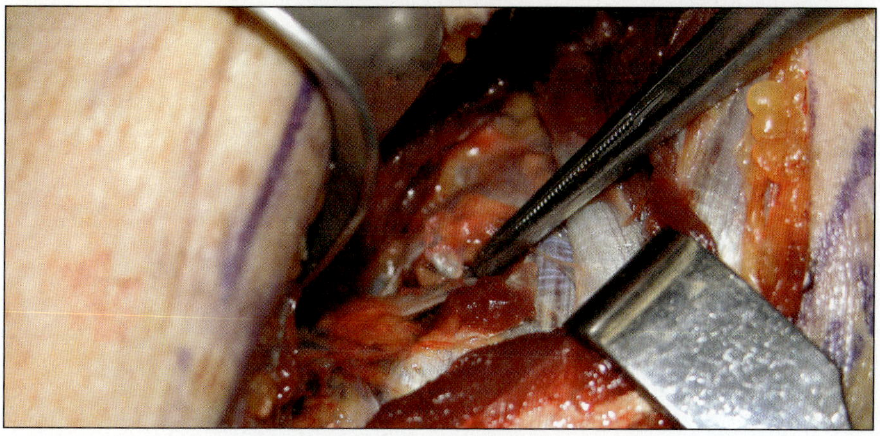

图6

- 由于可能存在横行血管束（Henry索），结扎该血管束可以预防对桡神经潜在的压迫。
- 松止血带，充分止血。用可吸收线缝合肱桡肌和桡侧腕长伸肌。不必放置引流。柔软敷料包扎。

术后护理及预期结果

- 无需特殊处置。鼓励患者在术后2周内开始进行日常活动。2周后，患者可以开始负重锻炼。
- 肱骨外上髁炎和桡管综合征术后疗效难以预测。术前必须告知患者，手术并不一定能够缓解症状。
- 熟悉手术入路以及桡神经解剖结构对于避免术后并发症非常关键。充分显露桡神经及其深、浅分支对于辨别桡神经深支以及正确的肌肉分离至关重要。

证据

Ritts GD, Wood MB, Linscheid RL. Radial tunnel syndrome: a ten-year surgical experience. Clin Orthop. 1987;219:201-5.

作者报道了34例治疗桡管综合征的经验。2/3患者术后症状改善，另有1/3患者疼痛症状仍持续。文章强调该病诊治困难。手术治疗桡管综合征较其他神经卡压症的疗效更难以预期。由于治疗桡管综合征缺乏较好的研究，因此在手外科领域该病的治疗仍存在争议。（Ⅳ级证据）

Verhaar J, Spaans F. Radial tunnel syndrome: an investigation of compression neuropathy as a possible cause. J Bone Joint Surg [Am]. 1991;73:539-44.

16例临床诊断为桡管综合征的患者行电生理检查。所有患者在进行桡神经试验时均被要求前臂用力旋后。作者假设旋后肌收缩会增加骨间背神经的压力，继而导致该神经传导速度减慢。而作者发现16例患者中仅1例潜伏期延长。因此，研究证实桡管综合征的症状和体征并不是由骨间背神经卡压引起。（Ⅳ级证据）

28 肌腱移位治疗低位和高位正中神经损伤

Raymond Tse and Vincent R. Hentz

注意事项

- 以下为不利于肌腱移位的因素：
  - 关节僵硬或挛缩
  - 肌腱移位的通路瘢痕不成熟或软组织条件差
  - 感觉缺失
  - 患者依从性差
  - 患者对于术后的康复训练和功能练习准备不充分
  - 神经疾病持续恶化

争议

- 对于运动功能没有希望恢复的患者，传统上采用肌腱移位的方法进行修复。对于高位神经麻痹患者，神经功能可能无法恢复或恢复时间较长，可进行肌腱移位。通过肌腱移位，能够较早恢复功能，这对于保护关节的活动度也有一定的作用。
- 很多文献报道对于高位神经损伤的患者应用神经移位的方法，其运动功能能得到较好的恢复。

适应证

- 神经修复或重建失败
- 神经功能无法恢复
  - 高位损伤
  - 广泛损伤
  - 治疗不及时
  - 年长患者（神经生长或恢复缓慢）
- 鱼际萎缩或对掌力弱，预计功能不可能恢复
  - 先天缺陷
  - 神经长期受压（被漏诊的腕管综合征）
  - 神经疾病（夏-马-图三氏病，脊髓空洞症）
  - 传染病（麻风病、脊髓灰质炎）

临床检查/影像学检查

- 明确动力的缺失
- 选定合适的移位肌
- 检查移位肌肉的运动神经功能
- 检查手的感觉功能
- 测量关节的被动活动范围

外科解剖

- 低位正中神经麻痹中受累的肌肉
  - 拇短展肌
  - 拇对掌肌
  - 拇短屈肌浅（桡侧）头
  - 桡侧两个蚓状肌
- 高位正中神经麻痹中受累的肌肉：包括上述的所有肌肉，还包括
  - 拇长屈肌
  - 指深屈肌：示指和中指
  - 指浅屈肌
  - 旋前屈曲肌组（旋前圆肌、桡侧腕屈肌）
  - 掌长肌
  - 旋前方肌

体位

- 患者仰卧，患肢置于手术桌上。
- 止血带放置的位置尽可能高，以便更好地显露肘关节上方的上臂部分。

修复顺序

- 本章所讨论的应用肌腱移位治疗正中神经麻痹仅为个人观点。在实际临床实践中，同时要进行很多操作步骤。概括而言，每种肌腱移位手术包括以下三个步骤：①动力肌的切取，②通道的建立，③张力的调整。
  - 通常，在肌腱移位时，先要进行动力肌的切取和通道的建立，然后进行肌腱张力的调整。
  - 肌腱移位时，前两个步骤的顺序不是一成不变的。
  - 在张力调整步骤中，首先进行移位肌精细移位，然后把移位肌牢固缝合、固定。

低位正中神经麻痹

- 应用肌腱转移治疗低位正中神经麻痹，主要是恢复拇指的掌侧外展功能， 其次是恢复拇指的对掌功能。
- 由于鱼际肌可以接受来自尺神经的支配，因此并不是所有低位正中神经麻痹的患者，都要通过肌腱移位来恢复拇指的对掌功能。
- 由于指浅屈肌肌力好，有独立肌腹，剥离相对容易，笔者推荐使用指浅屈肌移位。对于不同的患者。可以根据患者具体情况，相应地调整滑车和移位肌止点的位置。

入路/显露

- 在环指掌指关节屈侧皱褶处做横切口，能够很好地显露指浅屈肌腱，且切口瘢痕相对隐蔽（图1、图 2A 和2B）。
- 在前臂尺侧腕横纹近端做L形切口或人字切口，可以很好地显露尺侧腕屈肌腱和指浅屈肌的腱腹移行部（图1 和图2）。
- 沿拇指掌指关节桡侧缘做纵向切口，可以显露拇短展肌和其他可能的肌腱移位止点部位（图1 和图2）。

其他治疗方法

低位正中神经麻痹：

- 对掌功能重建：
  - 指浅屈肌（Bunnell）
  - 小指展肌（Huber）
  - 示指固有伸肌（Burkhalter）
  - 掌长肌（Camitz）

高位正中神经麻痹：

- 对掌功能重建：除了指浅屈肌和掌长肌，其余同低位正中神经麻痹的治疗，因为这两块肌肉已经失去神经支配。
- 拇长屈肌损伤
  - 肱桡肌移位
- 指深屈肌损伤：示指和中指
  - 指深屈肌移位：环指和小指
  - 桡侧腕长伸肌移位

手术要点

- 在腕部，环指的指浅屈肌位于其余指的指浅屈肌的尺侧和浅层。

注意事项

- 在手指根部分离指浅屈肌肌腱时，应注意保护手指的神经血管束。
- 分离尺侧腕屈肌时，应避免损伤尺神经和尺动脉。
- 注意保护拇指掌指关节桡侧缘皮下组织内的桡神经背侧感觉支的细小分支。

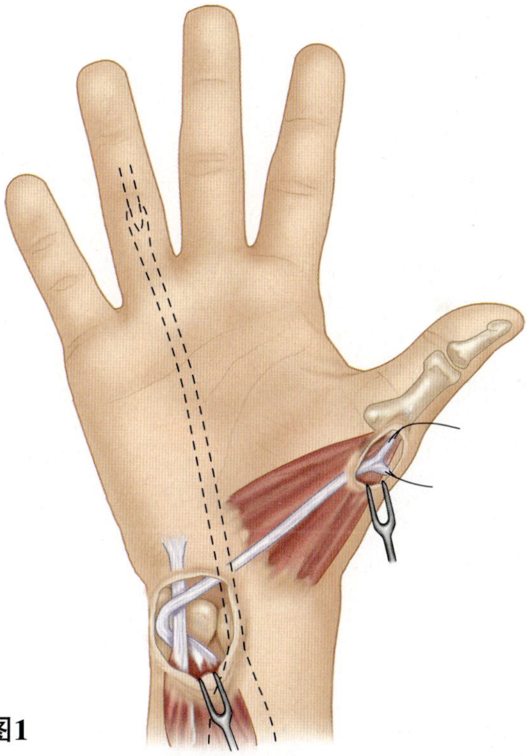

图1

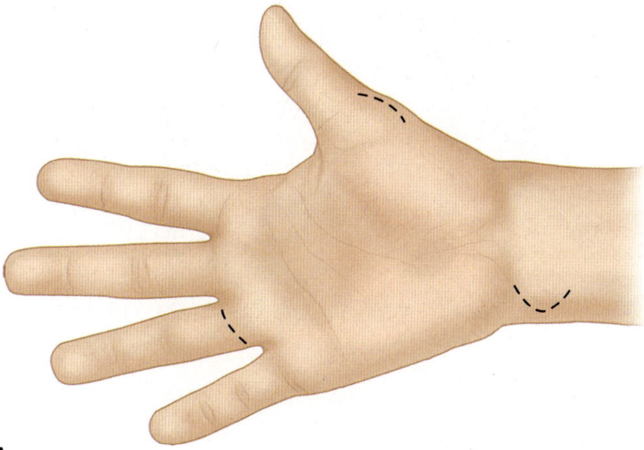

A

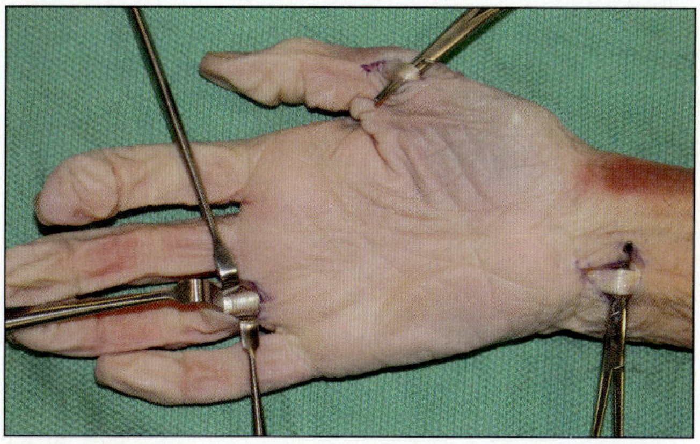

B

图2

> **手术要点**
>
> - 指浅屈肌和指深屈肌肌腱之间的结合部位的剥离比较容易。屈腕时用血管钳牵拉指浅屈肌腱远端，即可显露其与指深屈肌的结合部位（图4C）。

手术操作1：指浅屈肌移位重建拇对掌功能

步骤1：指浅屈肌腱的切取

- 通过A1与A2滑车之间的切口显露指浅屈肌腱。手指伸直位时，指浅屈肌腱分为两束，通常位于指深屈肌腱的浅面（图3A～3E）。
- 用牵引器牵拉指浅屈肌腱，尽可能地显露肌腱远端（图4A）。
- 在腕部尺侧做一小切口，显露尺侧腕屈肌腱和环指的指浅屈肌腱（图4B）。

注意事项

- 术前评价患者指深屈肌的功能，这是因为如果患者指深屈肌没有功能，指浅屈肌的移位会让患者的指间关节的屈曲功能丧失。
- 在切断指浅屈肌之前，通过牵拉肌腱确定每一根肌腱。指深屈肌肌腱可使远端指间关节屈曲，而指浅屈肌则不会（图4A）。
- 检查近节指间关节掌板的完整性。切取指浅屈肌时，应保留其远端足够的长度，以避免近侧指间关节过伸。

争议

- 指浅屈肌切取后可引起供区手指近指间关节屈曲挛缩或过伸畸形。将肌腱自止点部位切取可以避免残留的肌腱与屈肌腱鞘的粘连。相反，保留1cm的肌腱残端可以避免过伸畸形。解剖学研究显示，在A1与A2滑车之间切取肌腱，可以保留足够的肌腱长度避免过伸畸形（North 和 Littler, 1980）。

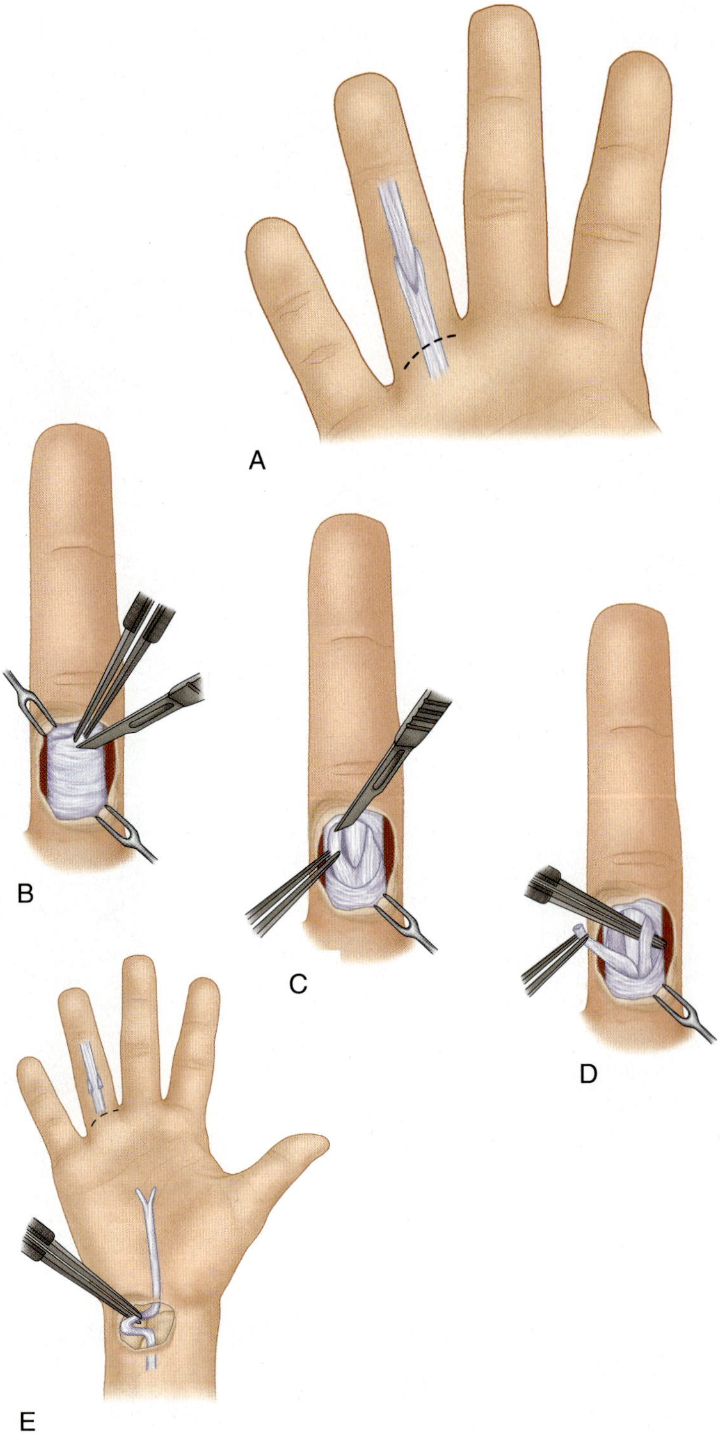

图3

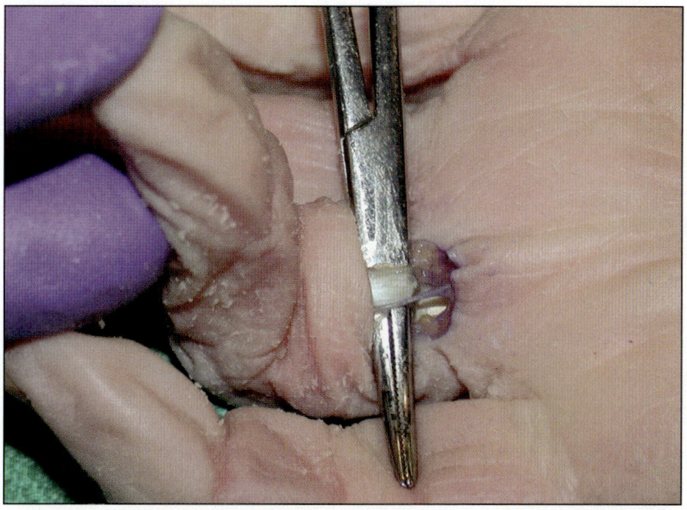

A

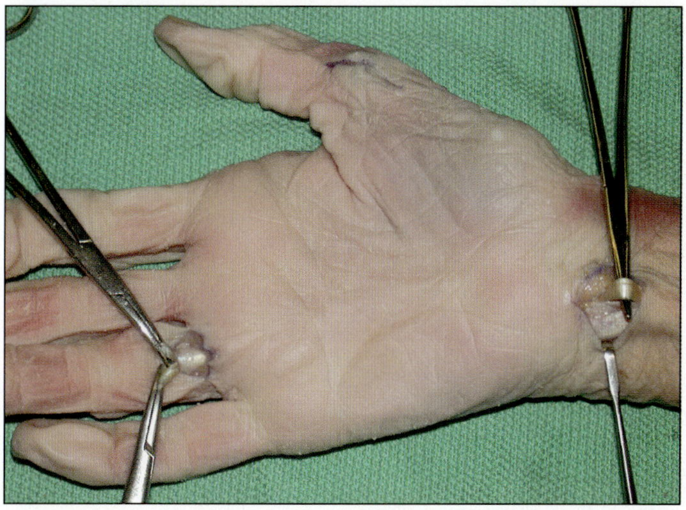

B

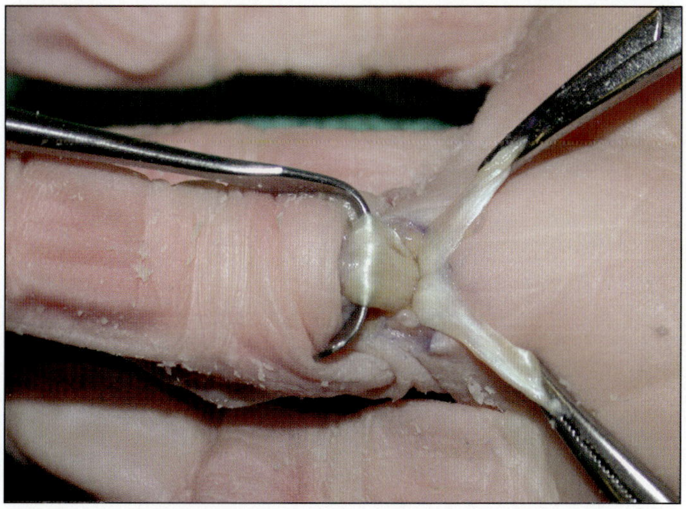

C

图4

手术要点

- 屈腕以获得更长的肌腱长度，把指浅屈肌腱移位至拇短展肌。

注意事项

- 环指与小指的指浅屈肌腱常存在腱间联合，这将妨碍把环指的指浅屈肌腱抽出至腕部切口。

器械/植入物

- 腱穿引钳

争议

- 指浅屈肌需要借助滑车改变其力的方向，从而使拇指外展、旋前、屈曲。滑车如果设计在手部远端，则屈曲的力矩大、力量强；若在腕部越近端则伸展和旋前的力量越大（Cooney等，1984）。尺侧腕屈肌腱、掌腱膜和腕横韧带常被用作滑车。作者认为伸展和旋转的功能比捏握功能更重要，因此推荐使用尺侧腕屈肌腱作为滑车。
- 将指浅屈肌腱环绕尺侧腕屈肌腱之后一段时间会出现滑车逐渐向近端移位，从而使牵引的力线变长。从作者以往的经验来看，这种移位不会引起明显的肌腱力量的减弱。可以应用尺侧腕屈肌腱远端的一部分制成一环形滑车以避免这种移位的发生。

步骤2：指浅屈肌腱通道的建立和改道

- 将指浅屈肌腱抽出至腕尺侧切口，环绕尺侧腕屈肌腱之后，应用肌腱牵引器使该肌腱直线穿过手掌的皮下直达拇指的掌指关节桡侧（图5和图6A～6C）。

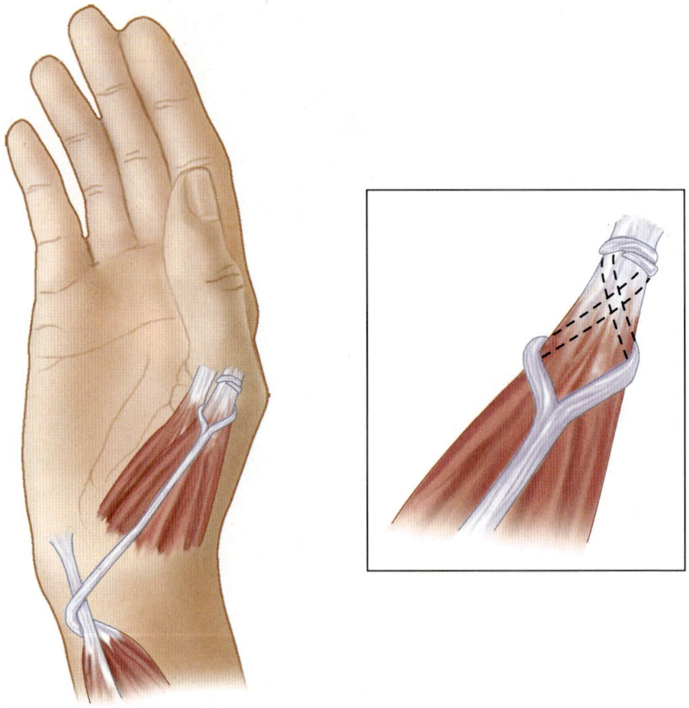

图5

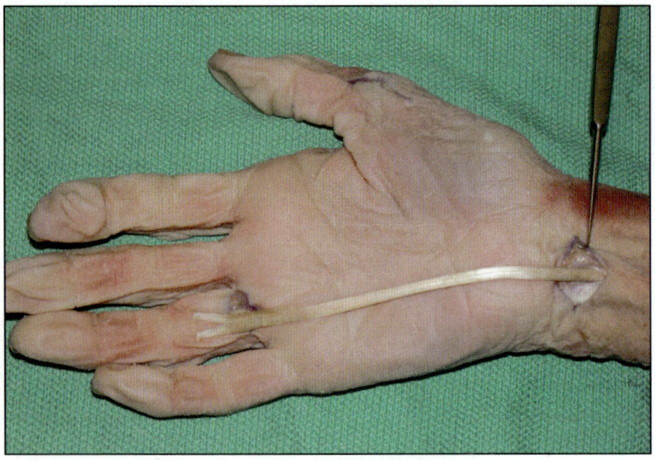

A

图6

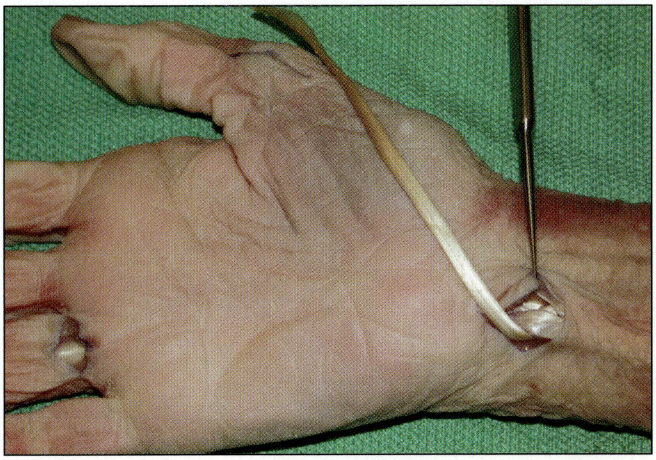
B

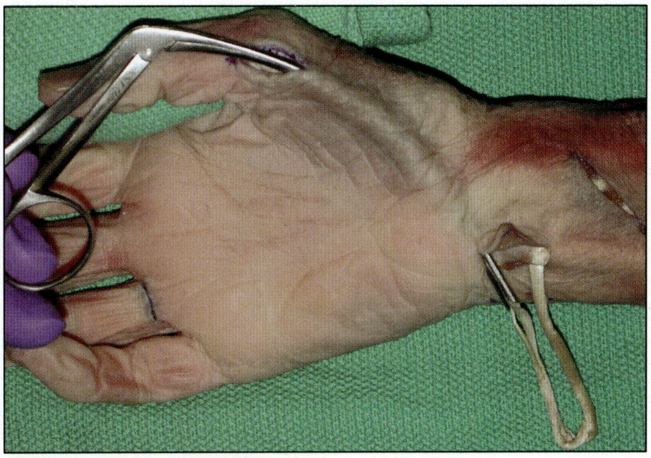
C

图6续

手术要点

- 进行肌腱缝合时，助手应将腕部固定于适当位置，使肌腱保持一定的张力。
- 应用止血钳，分别夹起各肌腱的断端，使其保持适当的张力。
- 应用最小张力和最大张力对肌腱进行牵拉，笔者认为，适宜的张力约为最大张力的一半。

器械/植入物

- 肌腱编织钳

步骤3：指浅屈肌移位的张力调节和肌腱缝合

- 通过掌指关节桡侧正中切口，显露拇短展肌止点。
- 使肌腱穿过皮下隧道至拇指掌指关节桡侧切口，在缝合移位腱止点前，关闭其他所有切口。
- 劈开指浅屈肌肌腱（图7），使之环绕拇短展肌（图8A和8B）。
- 腕部微屈（20°）拇指外展位，使肌腱保持适当的张力，缝合肌腱（图9）。如果张力合适，当腕关节处于中立位时，拇指外展的角度最大。

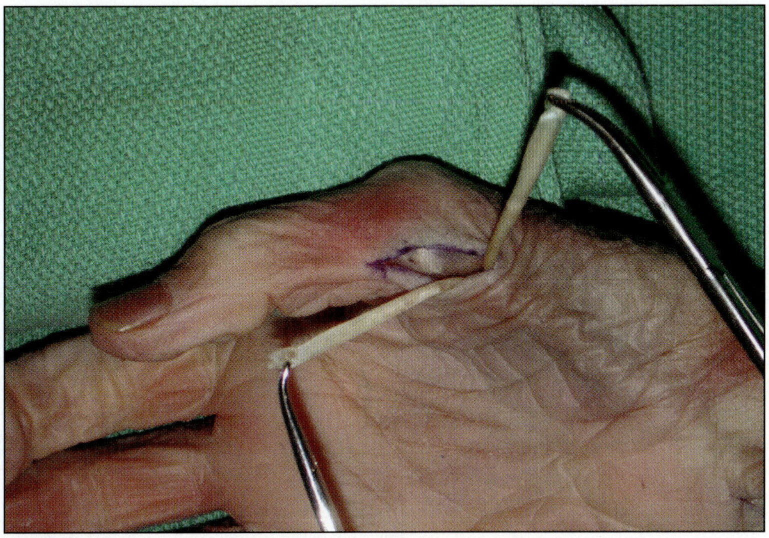

图7

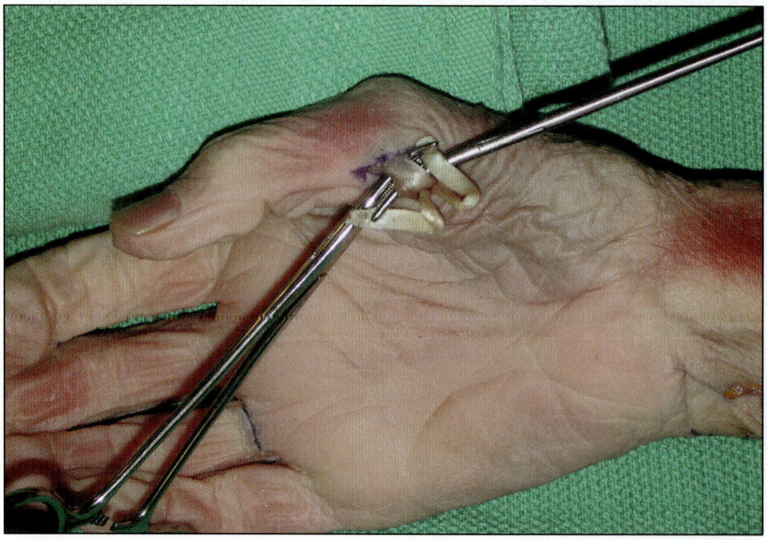

A

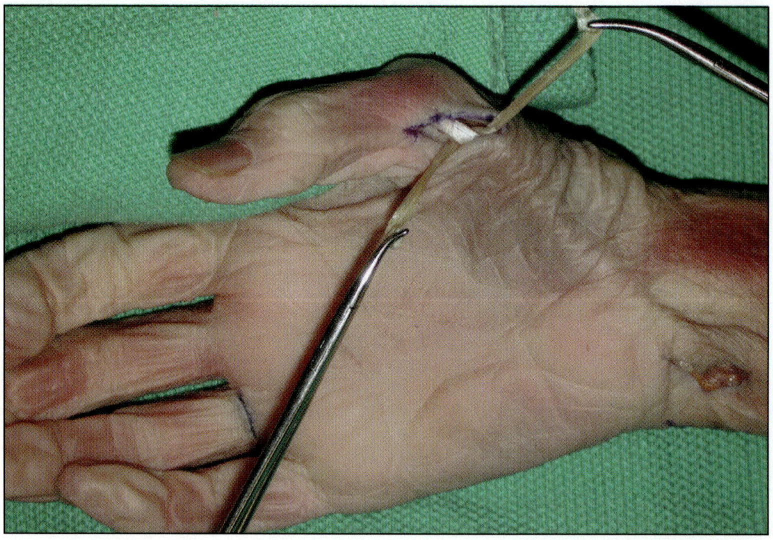

图8

B

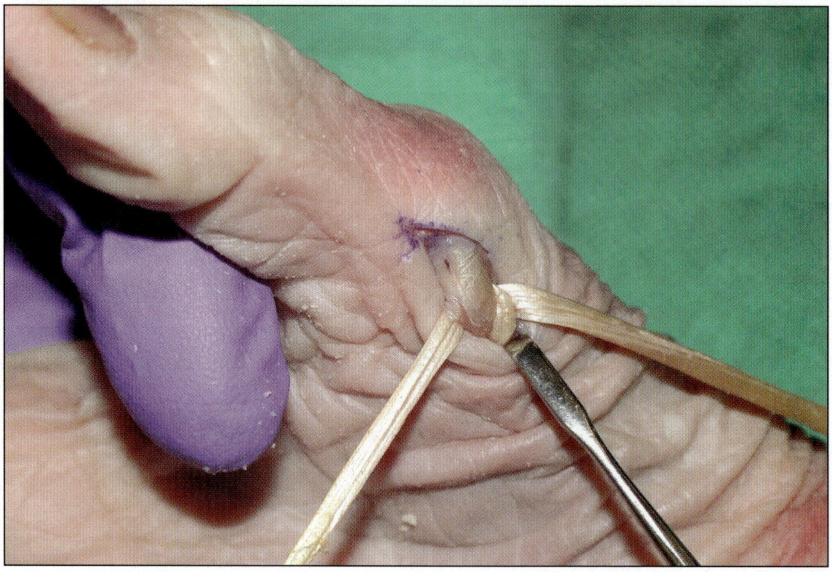

图9

手术要点

- 指浅屈肌腱粘连可造成环指近指间关节屈曲挛缩，可嘱患者在术后每天充分伸展环指数次以避免这种情况发生。

注意事项

- 术后8周避免抗阻力运动。

术后护理及预期结果：手术操作1

- 腕屈曲20°，拇指最大外展位，石膏固定3～4周。然后开始轻微的活动。

高位正中神经麻痹

- 应用肌腱移位治疗高位正中神经麻痹涉及三种肌腱移位：恢复拇指对掌功能（示指固有伸肌腱移位），恢复手指屈曲功能（环、小指指深屈肌腱和示、中指指深屈肌腱缝合），恢复拇指屈曲功能（肱桡肌移位至拇长屈肌）。

手术操作2：示指固有伸肌腱移位拇对掌功能重建

- 通过示指掌指关节背侧切口，显露示指固有伸肌腱在伸肌腱器的止点（图10A），示指固有伸肌腱位于指总伸肌腱的尺侧（图11）。
- 于伸肌支持带近端做切口，切取示指固有伸肌腱（图10A）。
- 于腕尺侧做切口，移位腱绕过该切口向拇指桡侧做肌腱的通道（图10B），将肌腱通过手掌到达拇指，腕关节就起到了滑车的作用。

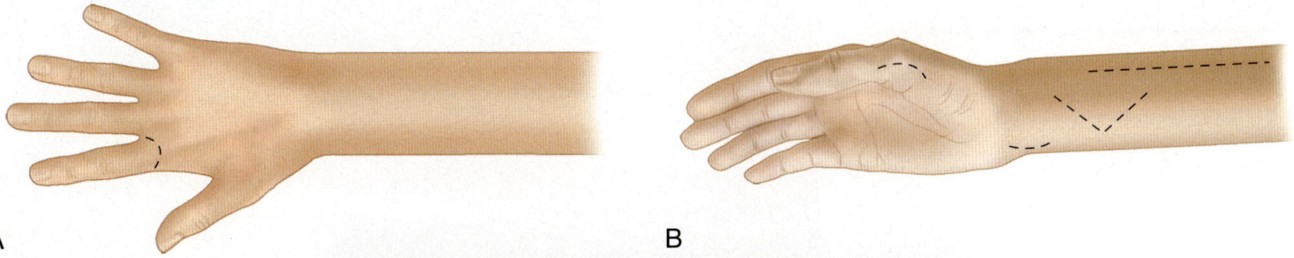

图10

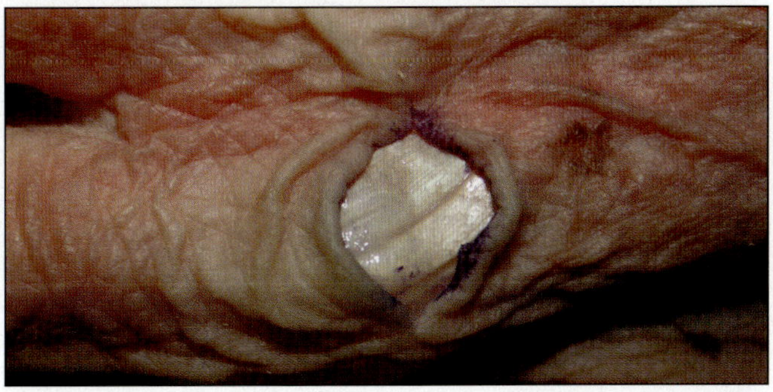

图11

手术要点

- 示指固有伸肌腱用于拇外展功能重建时，为获得足够的肌腱长度，可以将示指固有伸肌腱剥离至矢状束水平，沿伸肌腱器内的裂隙，将示指固有伸肌腱与指总伸肌腱分离。自示指固有伸肌腱的尺侧分离出尺侧矢状束，沿尺侧矢状束切取数厘米。切取示指固有伸肌腱后，修补尺侧矢状束和指总伸肌腱。

注意事项

- 在伸肌支持带近端，示指固有伸肌腱与指总伸肌腱之间有小的腱间联合，较难识别。可以向近端和远端分离这些腱联合，再通过向前后牵拉使之滑动来进一步确认示指固有伸肌腱，这样就很容易把示指固有伸肌腱从近端切口抽出。

步骤1：游离指深屈肌

- 于手指背侧暴露示指固有伸肌腱，该肌腱位于指总伸肌的尺侧，切断该肌腱（图12）。
- 于伸肌支持带近端暴露示指固有伸肌腱，将肌腱自近端切口抽出（图13）。

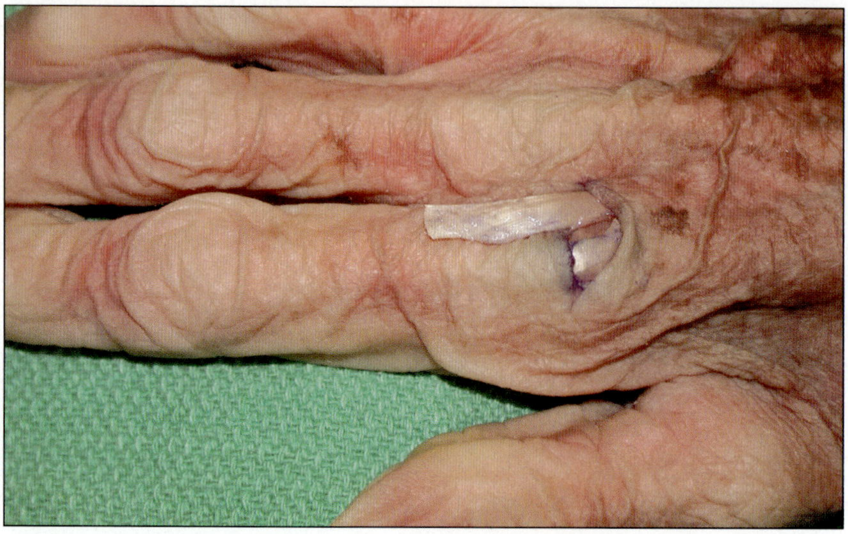

图12

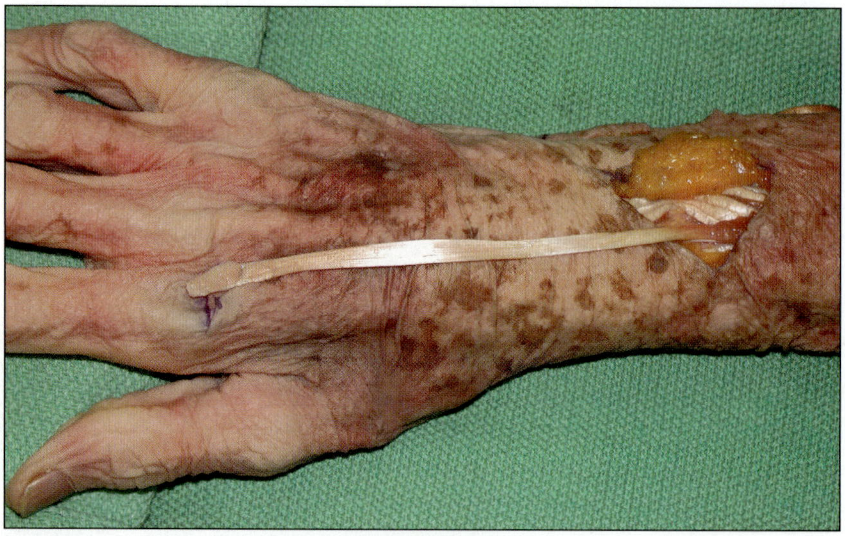

图13

步骤2：建立示指固有伸肌腱皮下隧道

- 于腕部做尺侧切口。
- 自示指固有伸肌腱近端切口绕腕尺侧至尺侧切口建立皮下隧道，该隧道可通过手掌到达拇短展肌止点（图14）。
- 使肌腱穿过皮下隧道，穿过手掌到达拇短展肌（图15）。
- 劈开示指固有伸肌腱，以备插入至拇短展肌肌腱（图15）。

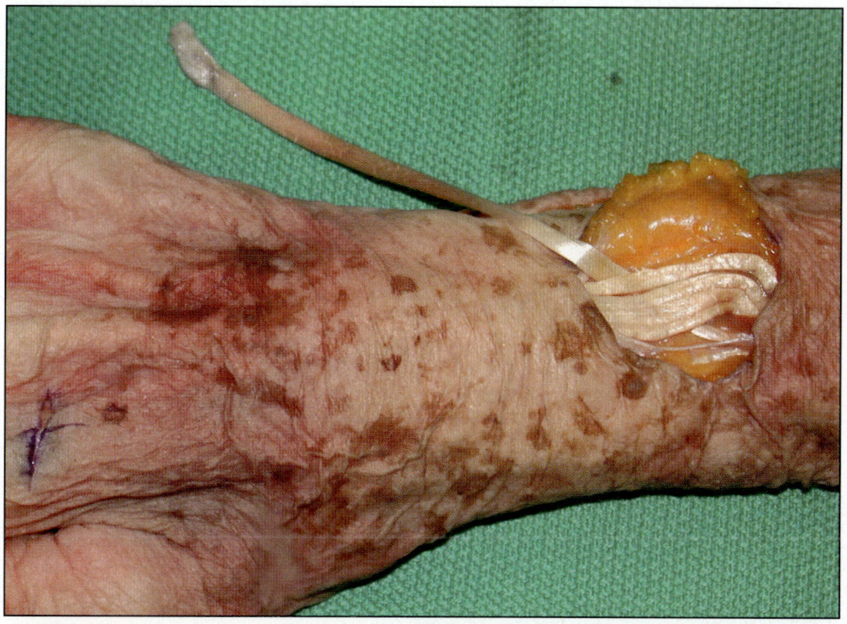

图14

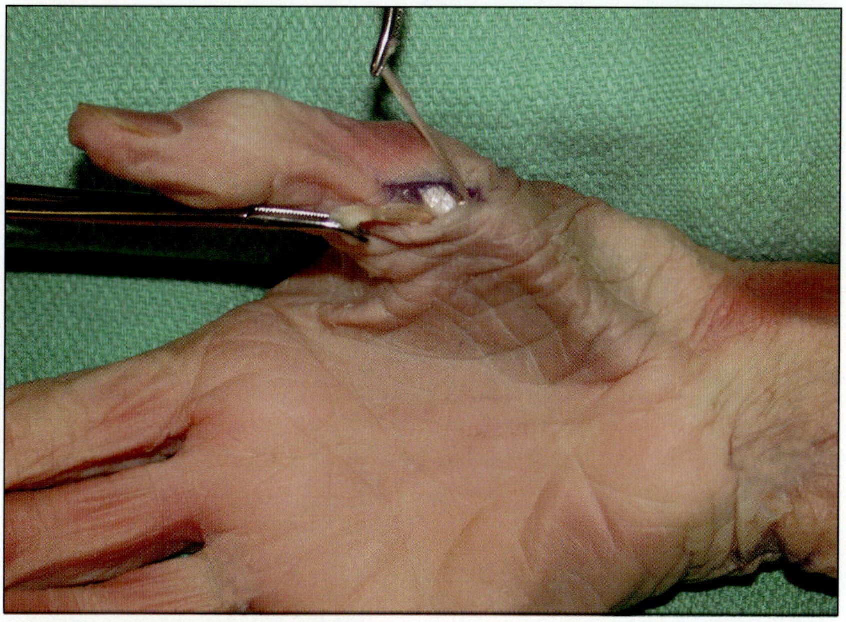

图15

步骤3：示指固有伸肌腱的张力调节和缝合

- 将劈开的示指固有伸肌腱两束缠绕拇短展肌腱。
- 在腕部轻度屈曲（20°）、拇指处于外展位的情况下，保持适当的张力缝合肌腱（图9）。

手术操作3：指深屈肌侧–侧移位

- 通过前臂桡侧的平缓的S形切口，能够充分显露指深屈肌腱和肱桡肌。将切口适当延长，使肱桡肌从桡骨上彻底分离（图10B）。或者采取另一种方法，即通过位于拇长屈肌中部的人字形切口，可以直接显露指浅屈肌腱和指深屈肌腱。

手术要点

- 通过牵拉每个手指的肌腱，仔细确认指深屈肌腱。牵拉指深屈肌腱后，手指的远指间关节屈曲。
- 指深屈肌侧-侧移位后，手指屈曲，自桡侧至尺侧手指屈曲程度逐渐增加。

争议

- 与指深屈肌侧-侧移位相比，应用桡侧腕长伸肌移位术后的力量恢复更好。除非环、小指的指深屈肌力量较弱，笔者则更喜欢使用指深屈肌侧-侧移位的方法。

步骤1：指深屈肌腱的切取

- 切开前臂筋膜，向尺侧牵开指浅屈肌和正中神经以显露指深屈肌腱（图16）。

步骤2：指深屈肌腱通道的建立

- 指深屈肌不需建立通道，它们就留在原位。

步骤3：指深屈肌腱的张力调整和缝合

- 使手掌向上，掌指关节和手指屈曲，通过助手的帮助或在手指下方放置毛巾以保持这个姿势。通过烟卷式引流保持需要的肌腱张力（图17）。
- 应用不可吸收线进行水平褥式缝合（图18，19）。

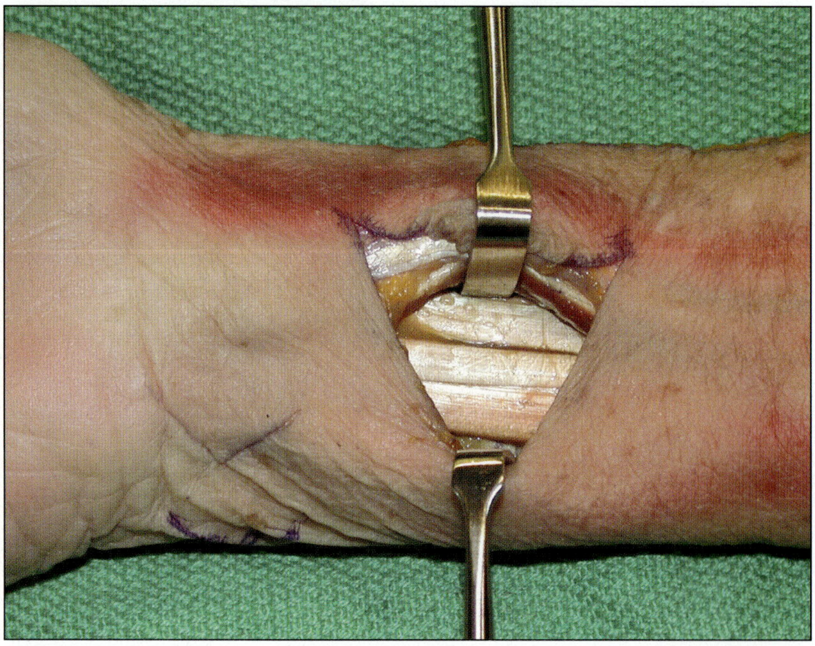

图16

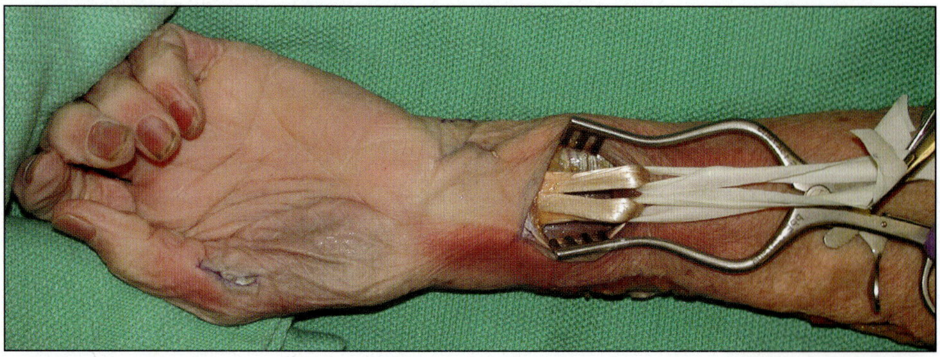

图17

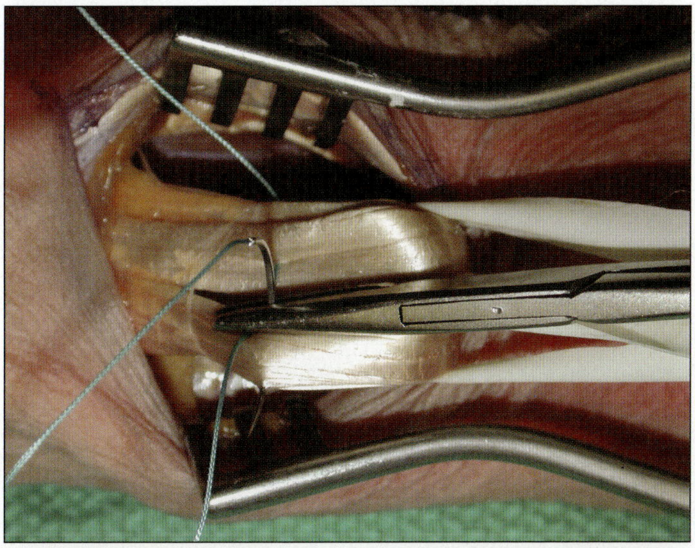

图18

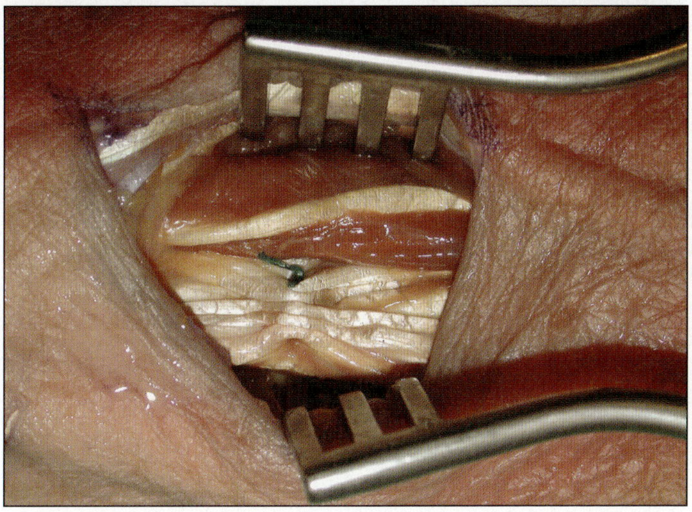

图19

手术要点

- 偶见拇长屈肌腱非常短，对此类病例，需要切取肱桡肌肌腱的全长。

注意事项

- 桡神经位于肱桡肌的背侧和深部，桡动脉位于肱桡肌的掌侧和深部，辨认并保护该动脉和神经。

操作4：肱桡肌-拇长屈肌移位

- 通过桡掌侧切口（与侧-侧指深屈肌移位的切口相同）显露肱桡肌和拇长屈肌（图21A，21B和21C）。为了更好地游离肱桡肌，切口须向近端延伸。

步骤1：肱桡肌肌腱的切取

- 显露肱桡肌肌腱，沿前臂远端将其与筋膜分离，并同时分离其位于桡骨茎突处的止点（图23）。
- 向近端游离肌肉。

手术要点

- 使手指的屈曲程度较正常减小，在此姿势下进行肌腱移位。笔者发现，当移位肌腱在手指正常屈曲情况下缝合时，在有效力量作用于桡侧手指前，尺侧手指就有接触到手掌的倾向，这会引起握拳困难（图20A，20B）。
- 缝合后，屈伸腕关节以便确定肌腱的张力是否合适。如果屈伸腕关节时手指的屈曲程度和正常时一样，则说明肌腱的张力合适。

注意事项

- 缝合时要确保肌腱缝线穿过每根肌腱。如果看不清楚，可能会漏缝一根肌腱。

器械/植入物

- 应用烟卷式引流调整肌腱张力。

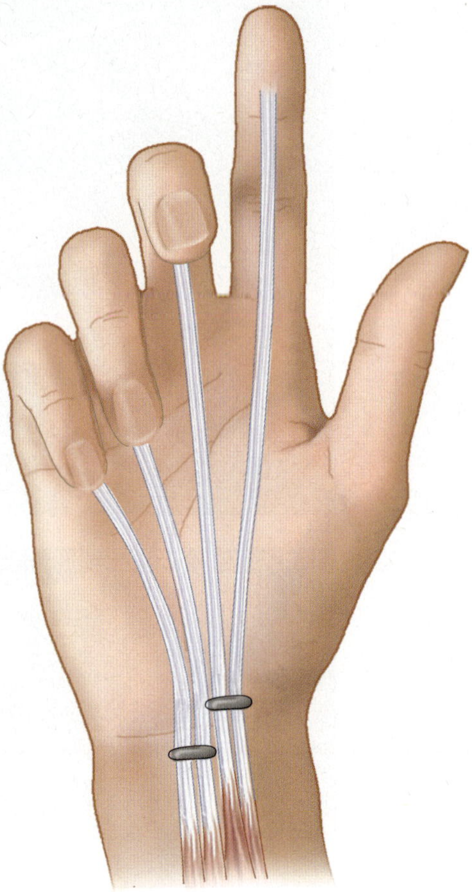
A

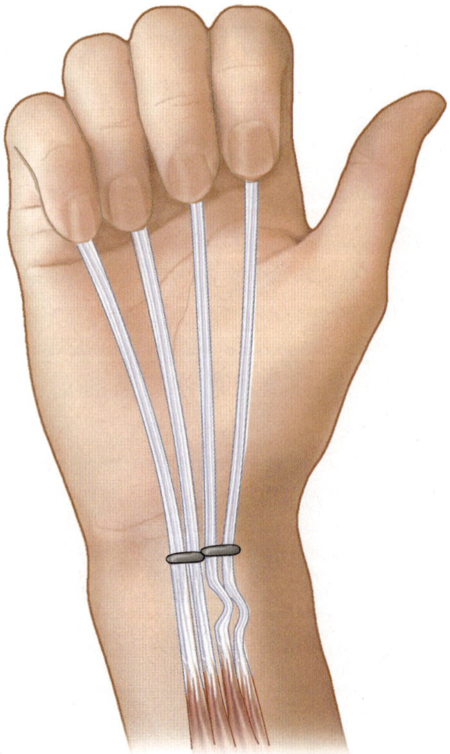
B

图20

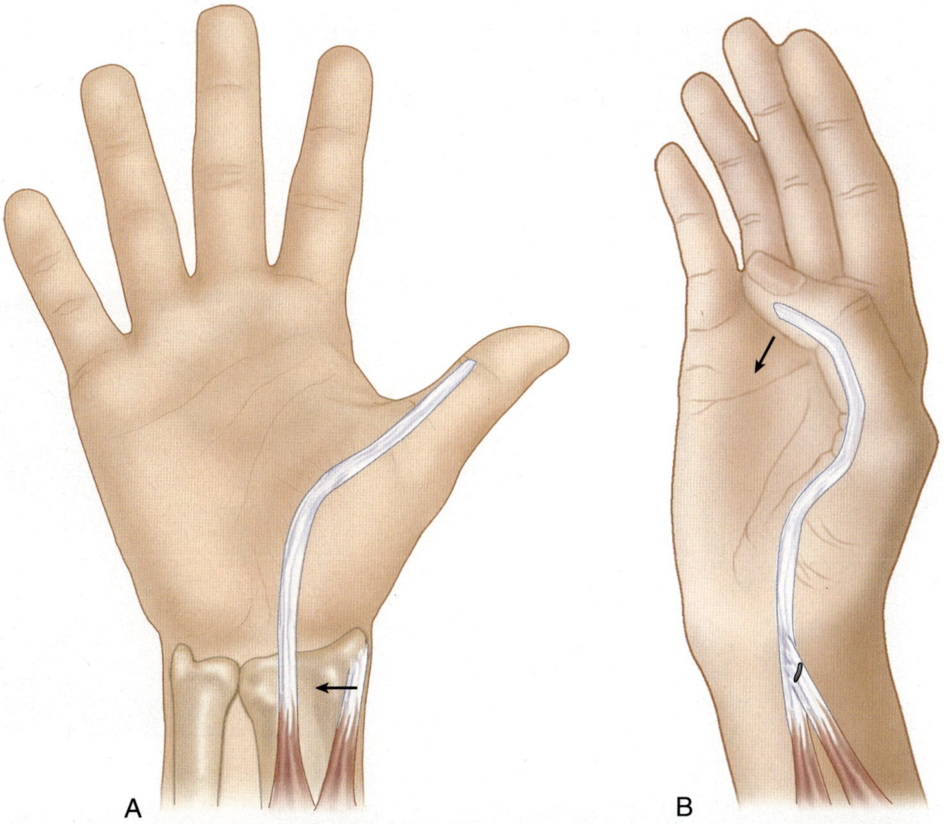

图21

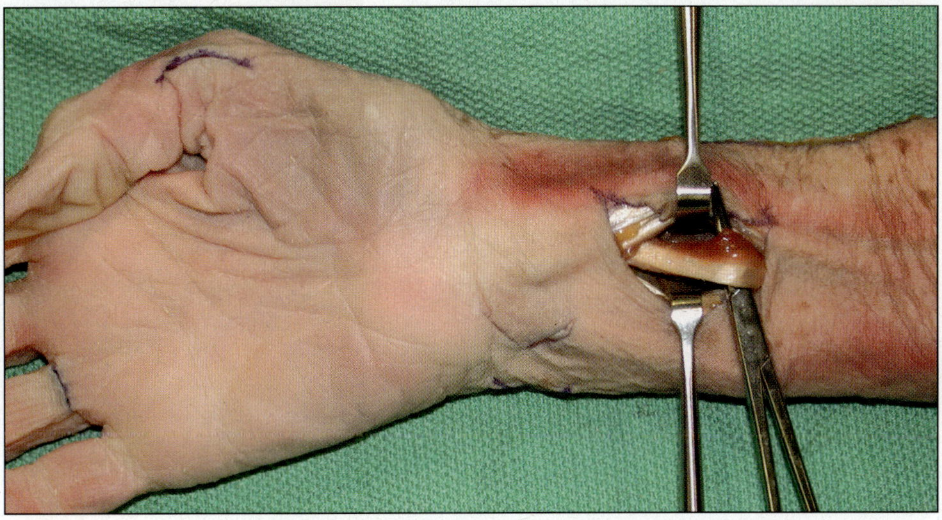

图22

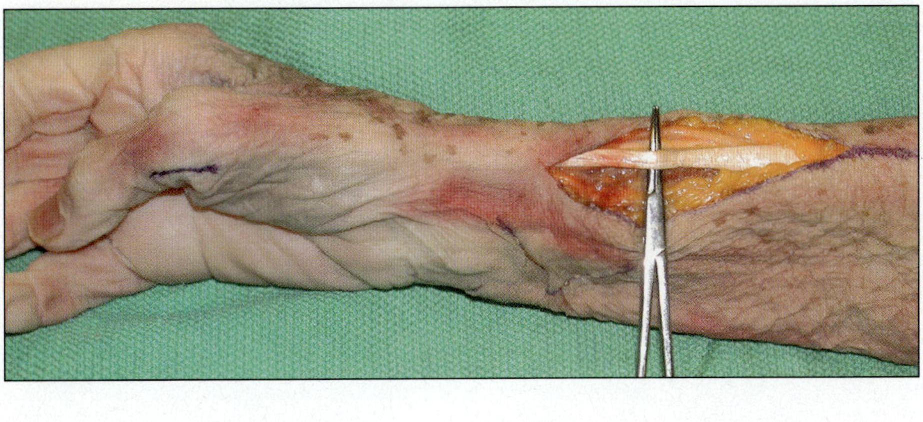

图23

手术要点

- 拇长屈肌腱的缝合部位要位于腕管的近端。

步骤2：拇长屈肌腱的制备以及肱桡肌通道的建立

- 在腕管近端，沿前臂的桡侧显露拇长屈肌腱。
- 游离肌腱至腱腹连接处，将肌肉从肌腱上去除（图24）。
- 通过隧道将肱桡肌腱移至掌侧切口备用。
- 将肱桡肌腱与拇长屈肌腱编织缝合（图25A和25B）。

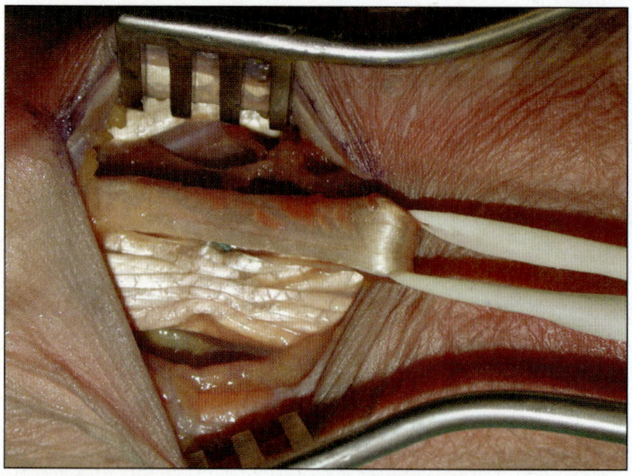

图24

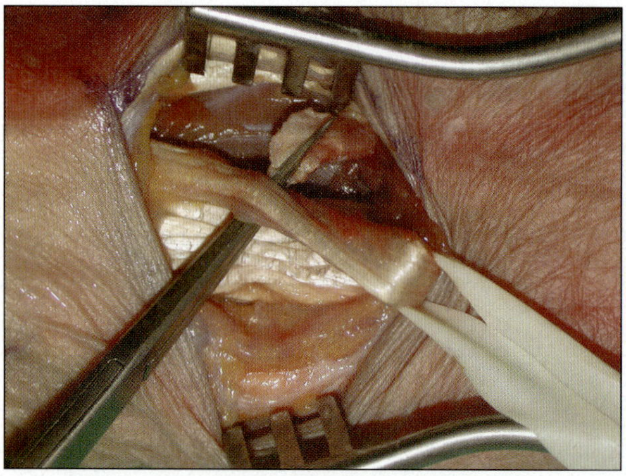

A

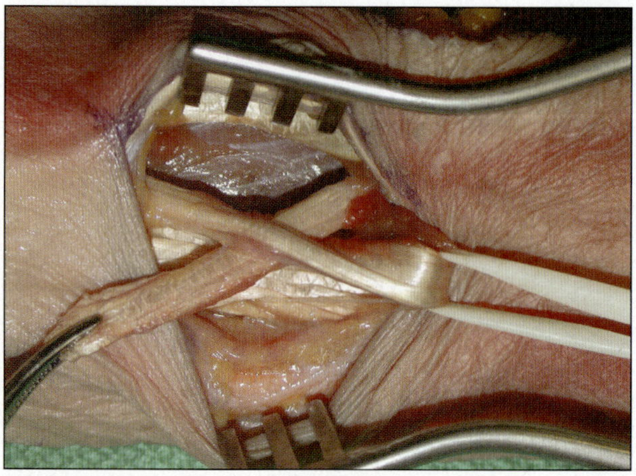

B

图25

手术要点

- 给予拇指适当的张力，使之比正常屈曲程度大。

器械/植入物

- 用肌腱编织钳行编织缝合。

步骤3：肱桡肌与拇长屈肌张力的调节和缝合

- 使用编织缝合，将拇长屈肌腱多次穿过肱桡肌肌腱。
- 轻度屈肘，保持腕关节处于中立位，使肱桡肌的张力保持在其最大张力的50%（图26）。
- 水平褥式缝合。

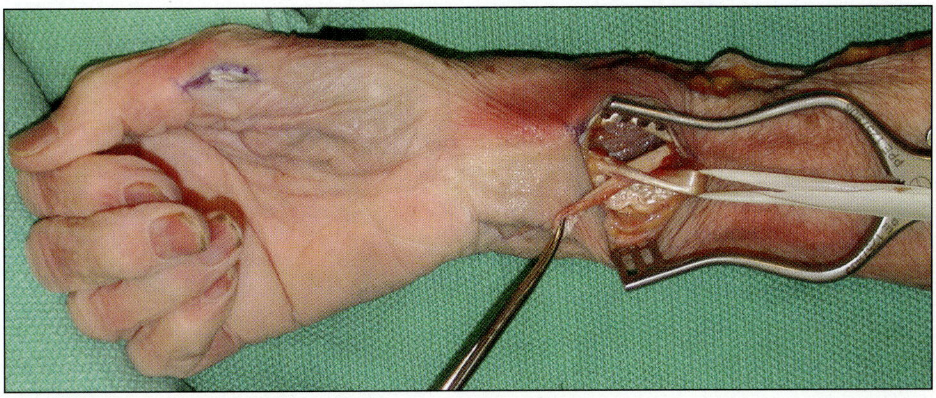

图26

术后护理及预期结果：操作2～4

- 腕部轻度屈曲，拇指尽量外展，拇指及其余四指掌指关节屈曲，制动四周。
- 4周后开始轻微活动。
- 术后8周开始力量训练。

证据

Anderson GA, Lee V, Sundararaj GD. Opponensplasty by extensor indicis and flexor digitorum superficialis tendon transfer. J Hand Surg [Br]. 1992;17:611-4.

该临床研究指出应用示指固有伸肌腱和指浅屈肌进行拇对掌功能重建其术后疗效差异不大。作者认为应用指浅屈肌重建拇对掌功能在手的柔韧性差时更好。（Ⅳ级证据）

Cooney WP, Linscheid RL, An KN. Opposition of the thumb: an anatomic and biomechanical study of tendon transfers. J Hand Surg [Am]. 1984;9:777-86.

这是一个经典的解剖学研究，它是关于肌肉的动力、滑车、肌腱止点以及这些因素对于拇指活动影响的研究。所有的移位肌均能提供足够的对掌运动，但对于复合麻痹的患者，指浅屈肌和伸腕肌能提供更强大的力量。研究显示：滑车距离豌豆骨越近，拇指的外展功能越强；距离豌豆骨越远，拇指的掌屈功能越强。拇短展肌的止点提供充分的对掌。在拇长伸或拇短伸肌腱上的额外止点会引起掌指关节的伸直。

Lee DH, Oakes JE, Ferlic RJ. Tendon transfers for thumb opposition: a biomechanical study of pulley location and two insertion sites. J Hand Surg [Am]. 2003;28:1002-8.

临床随访研究发现，应用指浅屈肌与示指固有伸肌腱行拇对掌功能重建，其临床疗效无差异，对于术前手的顺应性差的患者，作者建议使用指浅屈肌。

North ER, Littler JW. Transferring the flexor superficialis tendon: technical considerations in the prevention of proximal interphalangeal joint disability. J Hand Surg [Am]. 1980;5:498-501.

该尸体解剖学研究显示以尺侧腕屈肌腱作为滑车，可获得最强的外展功能，而以Guyon管和Royle-Thompson腕横韧带为滑车移位肌动力的传导最有效。（Ⅳ级证据）

Richer RJ, Peimer CA. Flexor superficialis abductor transfer with carpal tunnel release for thenar palsy. J Hand Surg [Am]. 2005;30:506-12.

该研究是临床系列的研究，证明了神经松解和肌腱移位术后患者的捏力和拇指活动度得到了改善。（Ⅳ级证据）

Roach SS, Short WH, Werner FW, Fortino MD. Biomechanical evaluation of thumb opposition transfer insertion sites. J Hand Surg [Am]. 2001;26:354-61.

该解剖学研究通过电磁感应器进行检测，定量分析拇指对掌运动，指出拇短展肌、拇短屈肌以及以拇指桡背侧伸肌腱帽作为止点可以获得最好的拇指对掌运动。

29 肌腱移位治疗低位和高位尺神经损伤

Raymond Tse and Vincent R. Hentz

注意事项

- 参见第28章的注意事项。

争议

- 考虑到尺神经损伤后的功能障碍以及可能出现的远期畸形，有报道在尺神经损伤后同时进行尺神经修复和肌腱移位（De Abreu, 1989）。这种早期的肌腱移位可能对体力工作者更有利，而脑力工作者通常无需进行肌腱移位便可得到较好的效果（Trevett 等, 1995）。类似的手术也可用于治疗慢性尺神经卡压导致的第一背侧骨间肌萎缩（Hirayama 等, 1986）。
- 将骨间前神经移位至尺神经已经在一些高位神经损伤患者中取得良好的效果。该术式可能避免远期行肌腱移位术。但目前尚无长期、大宗的病例报道。

其他治疗方法

- 星号标志（*）为作者推荐术式

低位尺神经麻痹

爪形手畸形

- 静态型重建
  - 皮肤固定术
  - 静态性腱固定术
  - 关节囊固定术（Zancolli）
  - 骨性阻挡

适应证

- 明确的功能障碍
  - 爪形手畸形伴掌指关节屈曲不能以及远侧指间关节屈曲畸形
  - 拇示指捏力减弱
  - 掌弓扁平
  - 小指外展畸形

临床检查/影像学检查

- 明确运动缺失
- 明确可选择的且合适的动力
- 明确特定的运动畸形
  - 爪形手
  - 拇示指捏指征
  - 掌弓消失
  - Wartenberg征（失神经支配的第三掌侧骨间肌以及无对抗的指伸肌腱导致的小指过度外展）
  - Froment征（第一背侧骨间肌麻痹导致的拇示指对捏时拇指指间关节过度屈曲）
- 感觉功能检查
- 活动范围
  - 爪形手畸形被动矫正
  - 拇指及手指活动
  - 掌指关节屈曲时指间关节伸直

外科解剖

- 低位尺神经麻痹中受累的肌肉
  - 小鱼际肌（小指外展肌、小指对掌肌、小指短屈肌）
  - 尺侧两个蚓状肌（环指和小指）
  - 掌侧骨间肌和背侧骨间肌
  - 拇收肌
  - 拇短屈肌深头（尺侧头）
- 高位尺神经麻痹中受累的肌肉：除了上述所有肌肉还包括
  - 环、小指指深屈肌
  - 尺侧腕屈肌

其他治疗方法—续

- 动力型重建
  - 动力型腱固定术（Fowler）
  - 指浅屈肌腱（FDS）：手内在肌移位（Stiles-Bunnell）*或套索术（Zancolli）
  - 桡侧腕长伸肌腱四腱束移位

捏力重建

- 拇指内收
  - 桡侧腕短伸肌腱经第三掌骨间隙移位伴肌腱移植
  - 环指或中指指浅屈肌腱移位*
  - 示指固有伸肌腱移位（EIP）至拇收肌
  - 小指伸肌腱移位至拇收肌
- 拇指指间关节稳定性重建
  - 部分拇长屈肌腱移位至拇长伸肌腱*
  - 指间关节融合
- 示指外展
  - 副拇长展肌腱移位至第一背侧骨间肌
  - 示指固有伸肌腱移位至第一背侧骨间肌
  - 桡侧腕长伸肌腱通过示指伸肌腱移位至第一背侧骨间肌*

掌弓重建

- T形肌腱手术（Bunnell）
- 指浅屈肌腱移位（Littler）

小指外展功能重建

- 小指伸肌腱移位至桡侧伸肌腱帽
- 部分环指伸肌腱移位至桡侧伸肌腱帽

高位尺神经麻痹

- 同上述低位尺神经麻痹手术，还包括
- 环指和小指的指深屈肌腱重建（FDP）
  - 将示指、中指指深屈肌腱移位至环指、小指指深屈肌腱*

体位

- 患者仰卧位，患肢置于手术台上。
- 将气囊止血带置于尽可能靠近近端的位置以显露肘上肢体，这样便于在肌腱切取及穿过皮下隧道时前臂进行旋前和旋后。

手术顺序

- 作者倾向于以下手术顺序治疗低位尺神经麻痹：首先，用钢针固定指间关节以便将部分拇长屈肌腱移位至拇长伸肌腱。其次，指浅屈肌腱移位至拇收肌。再次，桡侧腕长伸肌腱移位至第一背侧骨间肌伴肌腱移植。最后，指浅屈肌腱移位至侧腱束，因为该步骤最精细，对体位及肌腱张力要求最高。
- 高位尺神经麻痹中，首先取掌侧切口行指深屈肌腱并列缝合。其他手术步骤需通过背侧入路。

低位尺神经麻痹

- 许多肌腱移位术式可用于修复低位尺神经麻痹后的功能障碍和畸形。以下是作者推荐的术式。所有或部分术式的采用应当依据患者特定的功能障碍及其需求而定。
- 图1A 和 1B所示为低位尺神经麻痹后行肌腱移位术的全部切口。

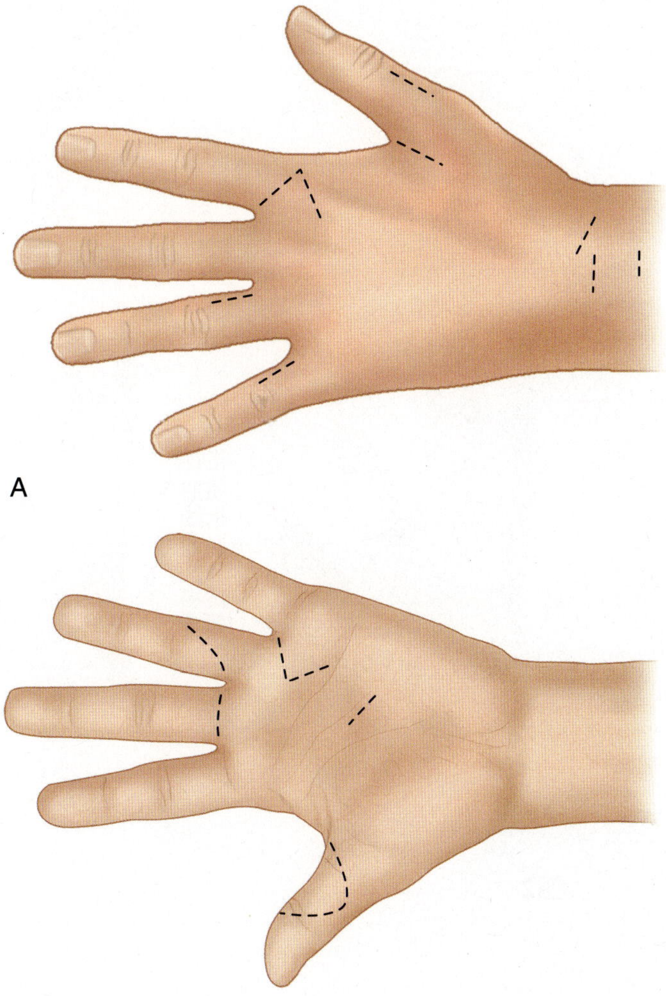

A

图1　B

手术要点

- 在掌指关节和指间关节桡侧侧中线做切口，保护血管神经束于掌侧，显露背侧伸肌腱装置。

注意事项

- 显露指浅屈肌腱时应当使用牵开器，保护血管神经束。
- 处理侧腱束时应精细操作；否则，瘢痕所致的粘连会限制伸肌腱装置的滑动。

手术操作1：爪形手畸形——环指指浅屈肌腱移位至手内肌（Stiles-Bunnell）

- 环指近节做斜行切口，显露A2和 A3 间的指浅屈肌腱（图2A 和 2B）。
- 在A1滑车水平做V形切口，便于抽出指浅屈肌腱（图 2C）。
- 受累手指侧方做桡侧侧正中切口，显露掌骨间横韧带以远、蚓状肌加入伸肌腱装置的部分（图 2D）。

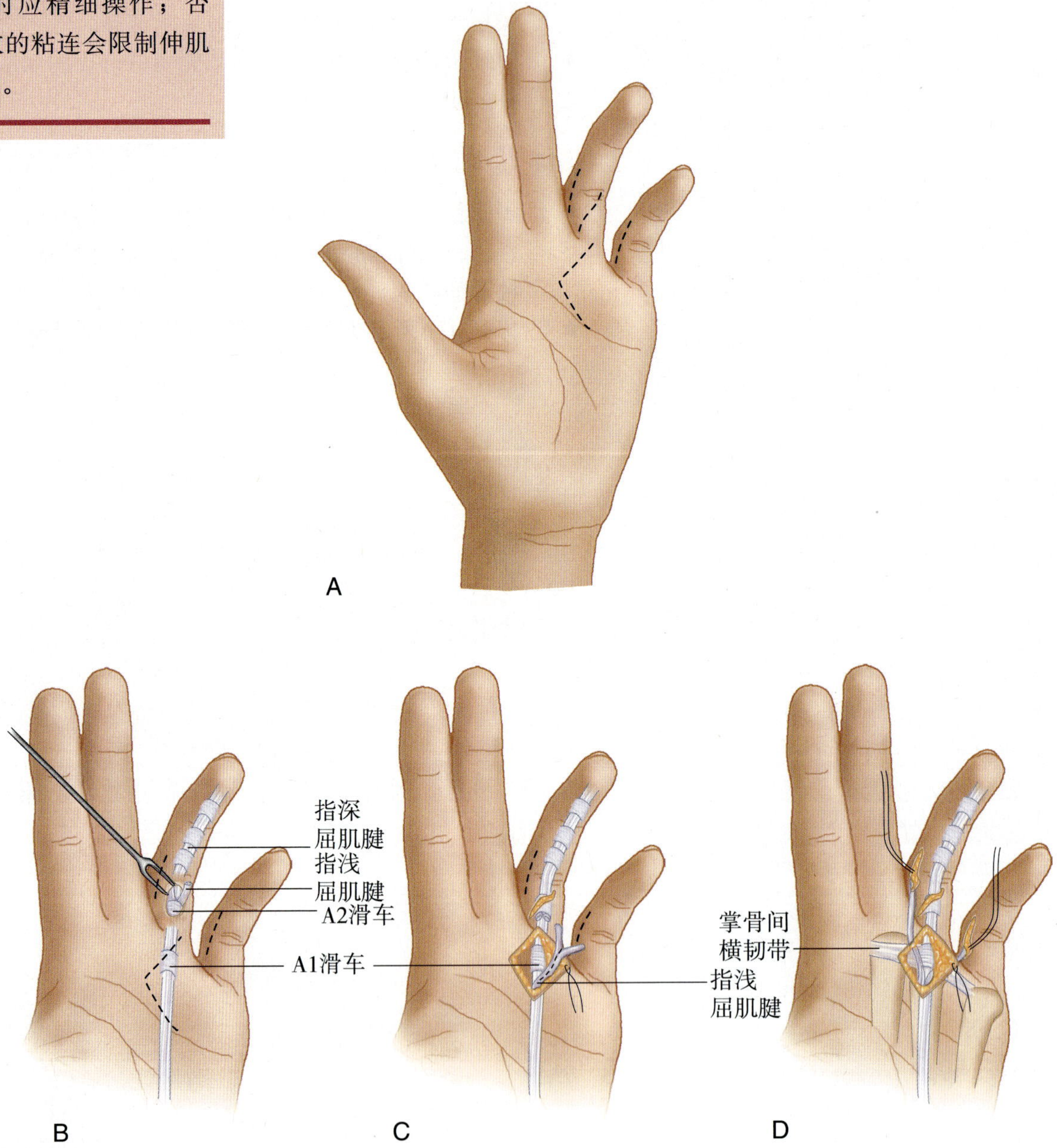

图2

手术要点

- 通过屈腕以及向远端钳夹指浅屈肌腱，松解指浅屈肌腱和指深屈肌腱间的联系（图5）。

步骤1：切取环指指浅屈肌腱

- 在A2滑车以远显露环指指浅屈肌腱（图3）。使用牵开器，尽量显露肌腱远端以便于切取。
- 将指浅屈肌腱于分叉处劈开（图4）。

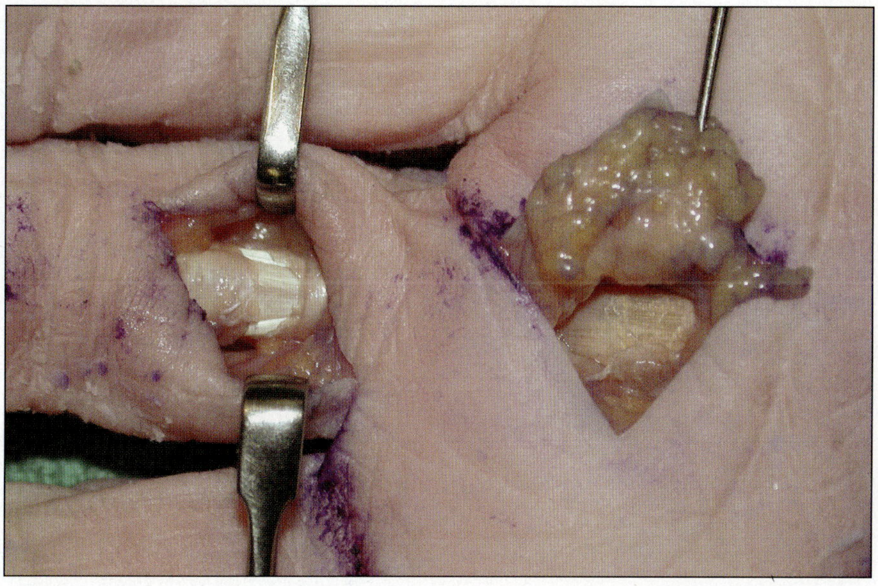

图3

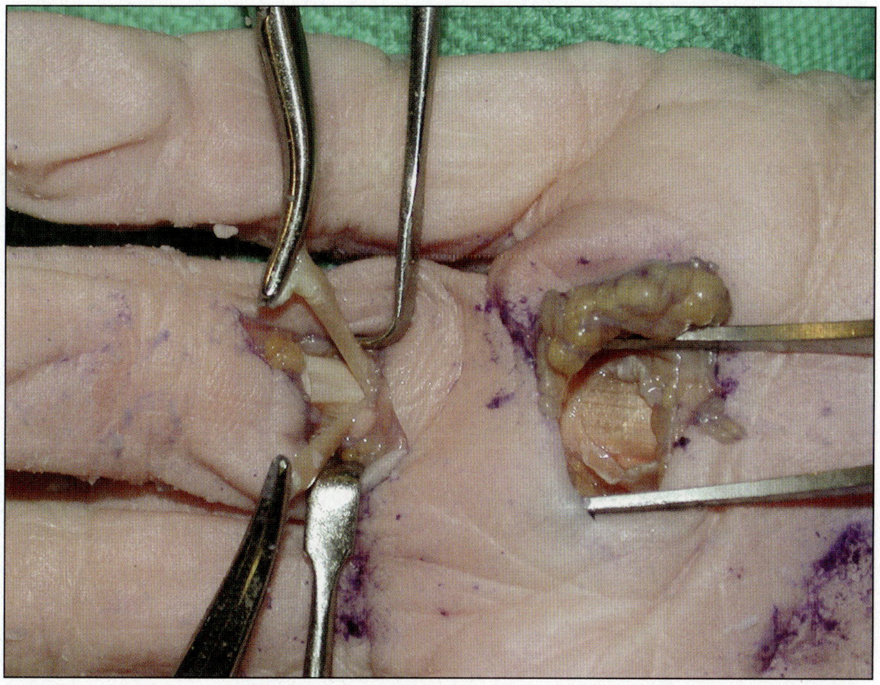

图4

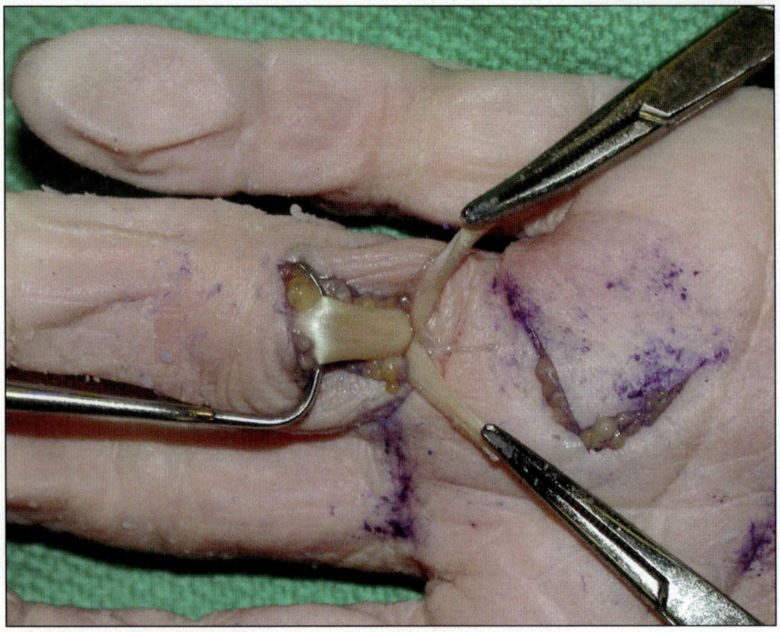

图5

手术要点

- 在吻合肌腱前关闭手指掌侧及手掌切口。

注意事项

- 若指浅屈肌腱的腱束未通过掌骨间横韧带掌侧，将导致重建手术失败。

器械/植入物

- 用钝头肌腱导向器打通隧道，并将肌腱移位至各个切口。

步骤2：环指指浅屈肌腱通道

- 通过手掌部切口将指浅屈肌腱自A1滑车近端抽出（图6）。
- 将指浅屈肌腱按其自然分束，分为两条腱束（图7）。
- 通过桡侧侧中线切口，显露环、小指侧腱束（图8）。
- 将指浅屈肌腱腱束通过蚓状肌管、掌骨间横韧带掌侧引至环、小指侧正中切口（图9）。
- 指浅屈肌腱腱束缠绕侧腱束数圈。
- 止血钳夹住指浅屈肌腱腱束末端，防止肌腱回缩入切口（图10）。

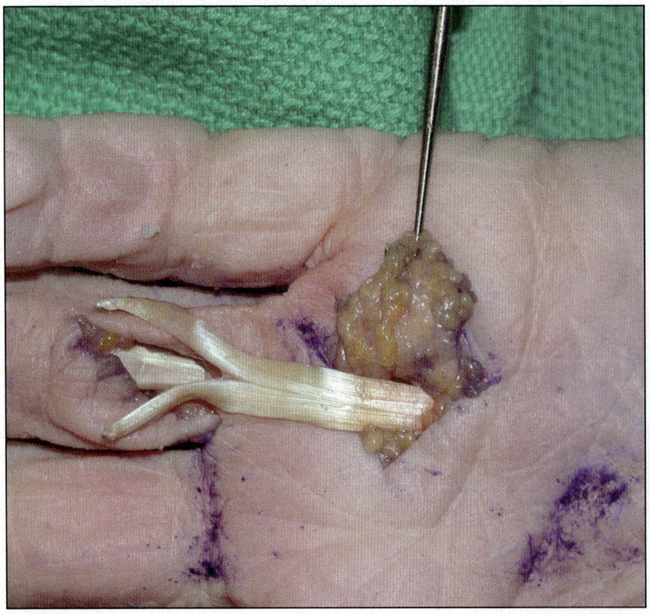

图6

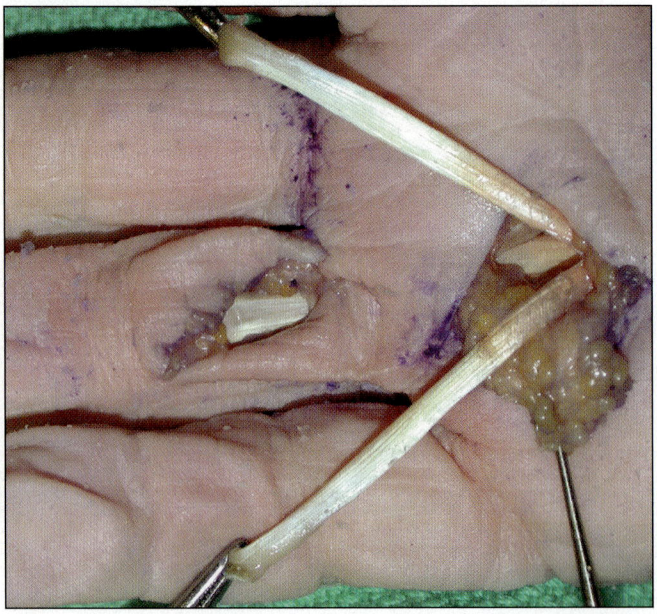

图7

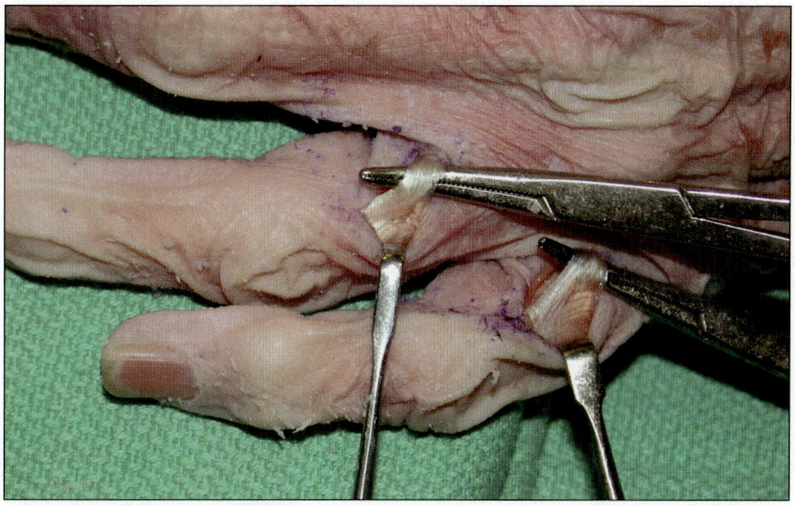

图8

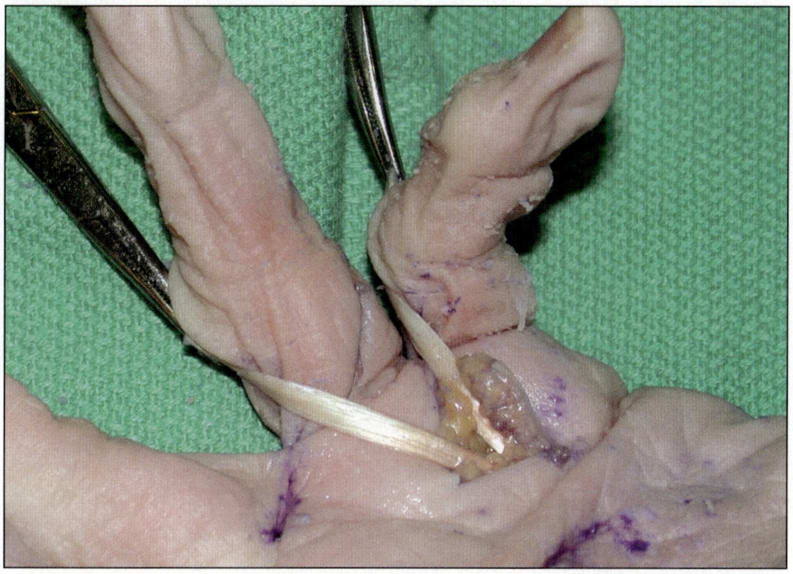

图9

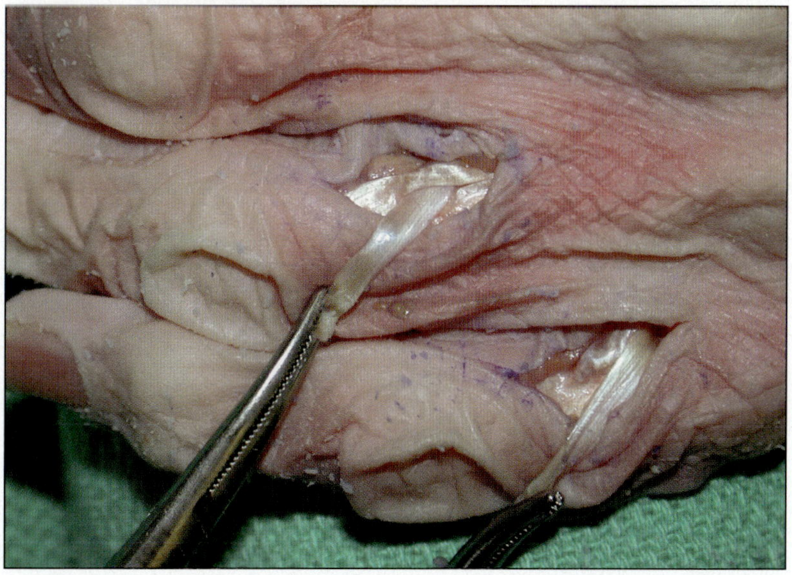

图10

器械/植入物

- 4-0不可吸收缝线固定移位肌腱。

争议

- 尽管该术式可防止掌指关节过伸和爪形手畸形，但其通常不能使近侧指间关节伸直，这类患者的中央腱束作用很可能已经被减弱。应在术前确定该情况，因为患者术后即使在掌指关节屈曲的情况下，仍不能充分伸直近侧指间关节。

手术要点

- 应用治疗巾保持手指及腕关节在术中的适当位置，防止意外牵拉。
- 通过腕关节适度的活动，确定适当的张力和手指的联动。
- 腕关节屈曲时，检查并确认手指能否伸直。若不能，则应重新调整张力。

注意事项

- 近侧指间关节 (PIP) 松弛的患者，当其主要的指屈肌腱——指浅屈肌腱被切除，并移位成为近侧指间关节伸肌腱时，可能导致指间关节反屈曲畸形或手内在肌“阳性”。术后可能出现棘手的近侧指间关节过伸或鹅颈畸形。因此，对于近侧指间关节 (PIP) 松弛的患者将肌腱植入近节指骨或Zancolli套索术更为适合。

步骤3：环指指浅屈肌腱移位至桡侧侧腱束的张力调整以及缝合

- 由于小指在正常序列中处于最弯曲的位置，因此首先从小指开始调整张力。向桡侧依次进行。
- 腕关节保持中立位，掌指关节屈曲60°。
- 通过调试指浅屈肌腱的最大及最小张力，找到中间张力（图11）。
- 水平褥式缝合指浅屈肌腱腱束与桡侧侧腱束。

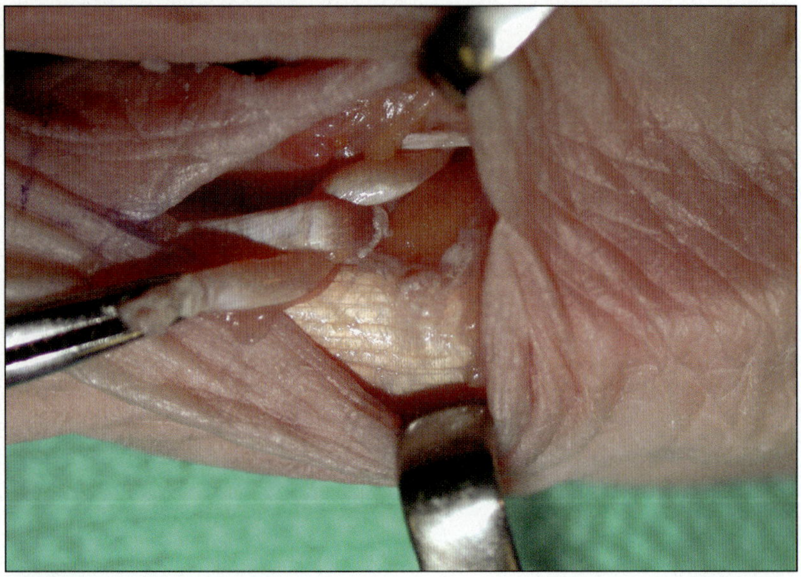

图11

手术操作2：拇指内收——中指指浅屈肌腱移位至拇收肌

- 显露和切取中指指浅屈肌腱的操作类似于上述Stiles-Bunnell手术操作（图 12A）。
- 需额外增加的切口位于掌中及拇指掌指关节尺侧（图 12B 和 12C）。

步骤1：切取中指指浅屈肌腱

- 除无需劈开肌腱外，切取中指指浅屈肌腱的步骤与Stiles-Bunnell手术操作类似（见手术操作 1，步骤1）（图 13）。

步骤2：中指指浅屈肌腱通道

- 显露并自手掌中部切口将指浅屈肌腱抽出（图14）。
- 显露位于拇指掌指关节尺侧的拇收肌肌腱止点（拇收肌腱膜）（图15）。

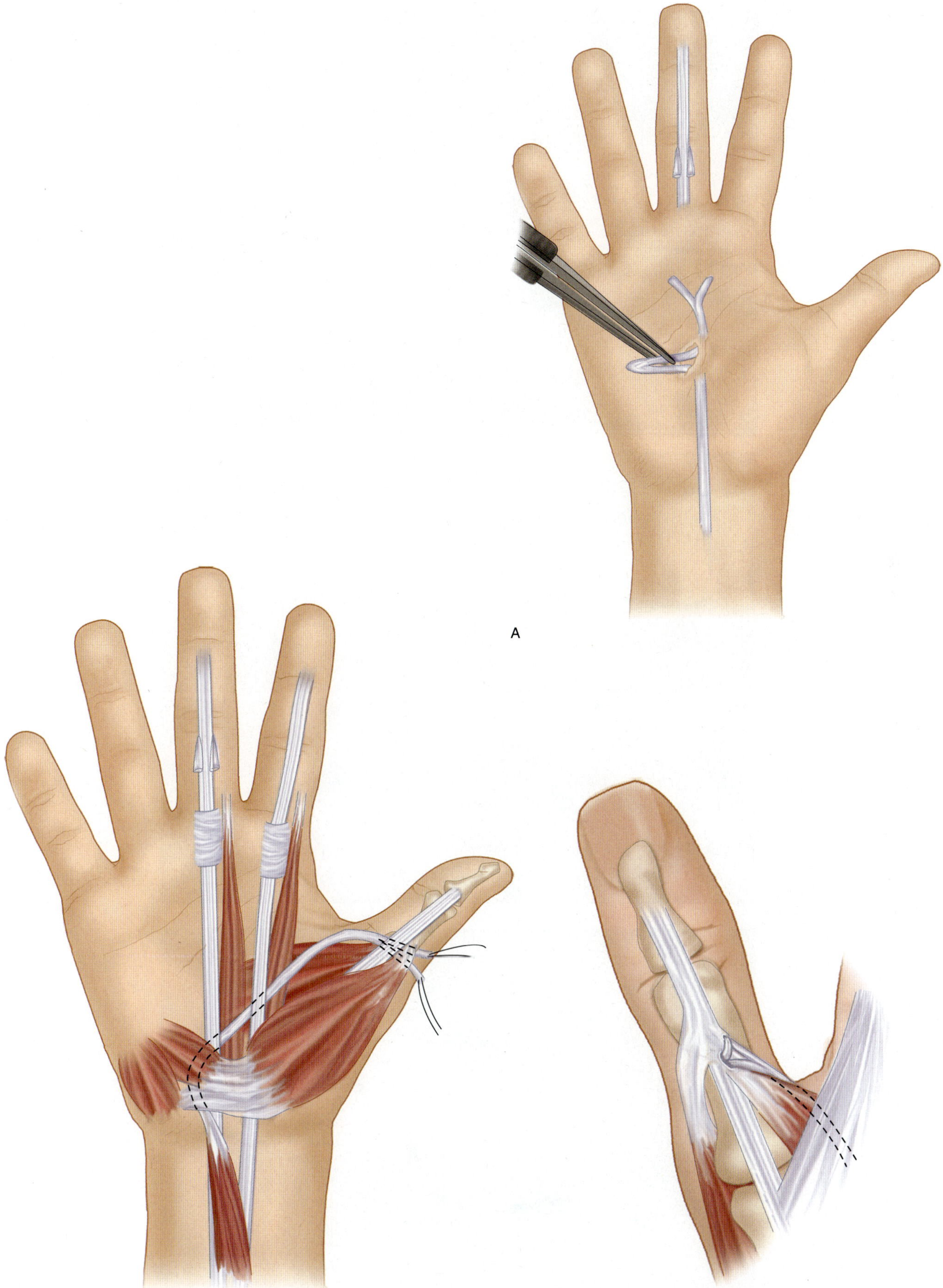

A

B

C

图12

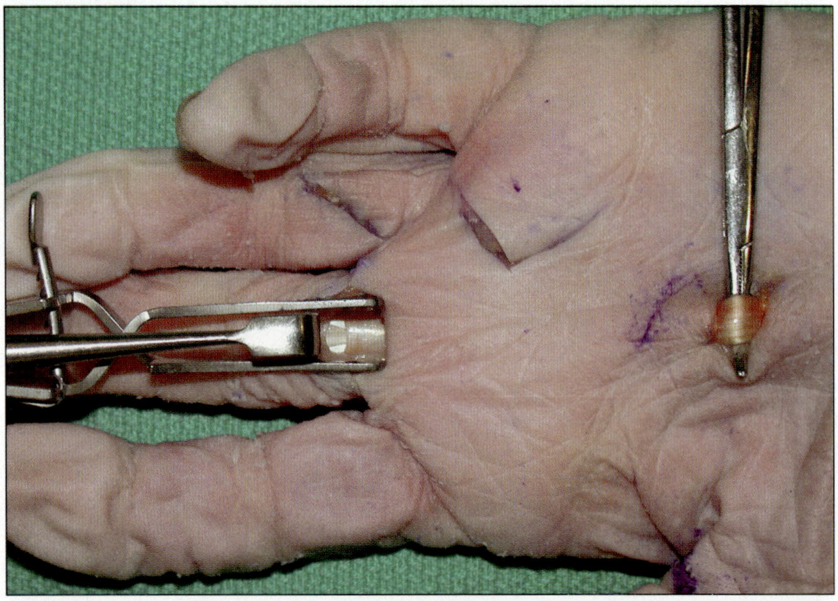
图13

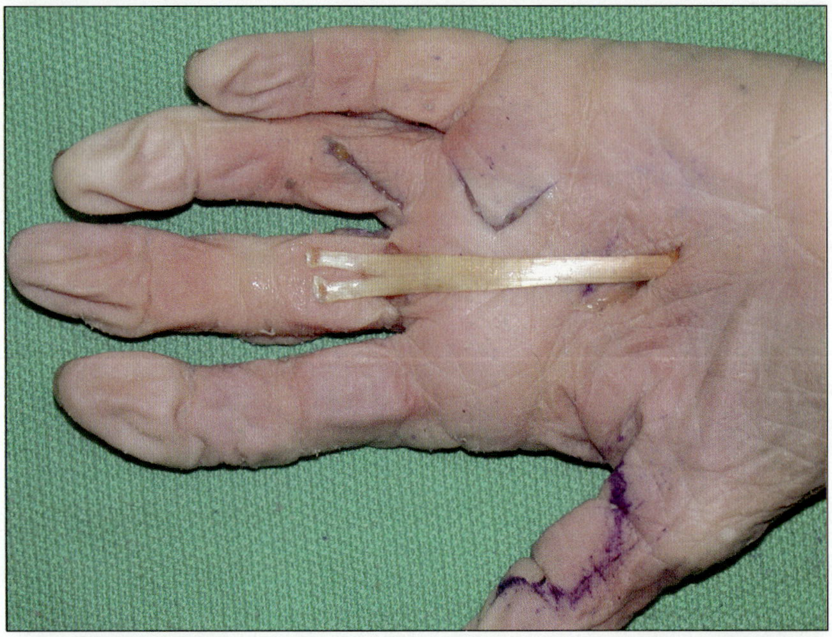
图14

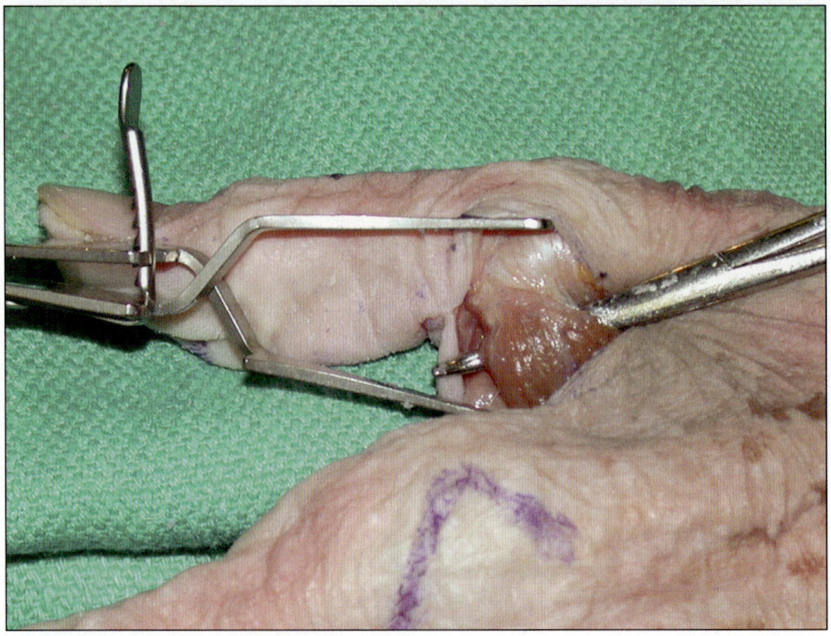
图15

- 在拇收肌腱浅层及示指指屈肌腱深层建立通道以便将肌腱移位至拇指尺侧（图16）。
- 用钝头肌腱导向器将指浅屈肌腱自指屈肌腱及血管神经束深层通过。
- 指浅屈肌腱腱束缠绕于拇收肌止点，并用血管钳临时固定（图17）。

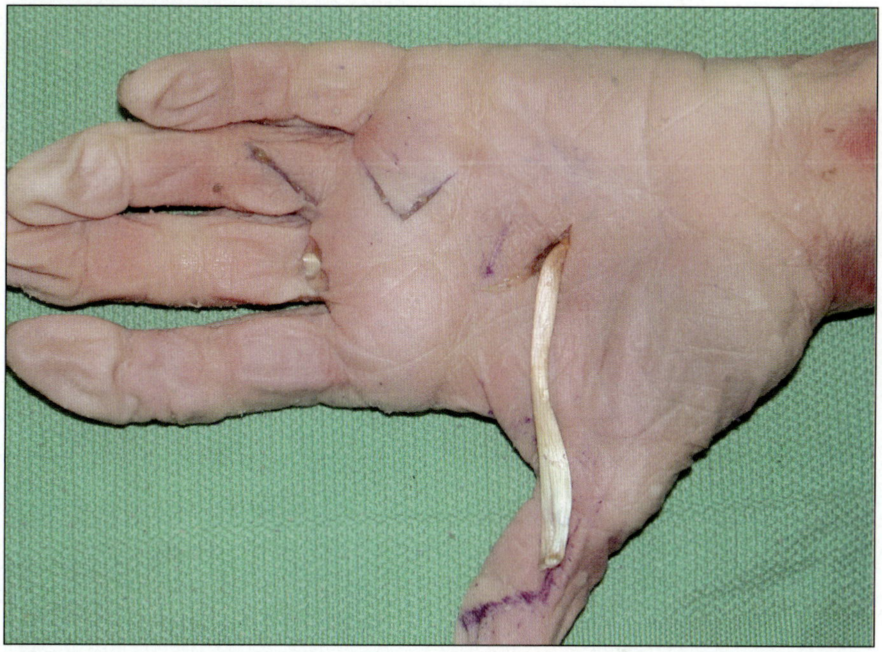

图16

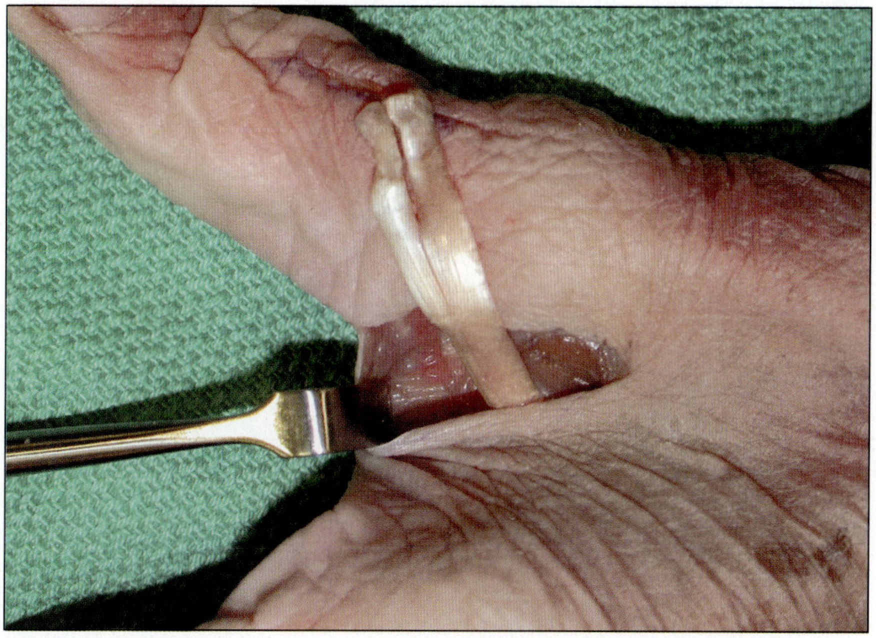

图17

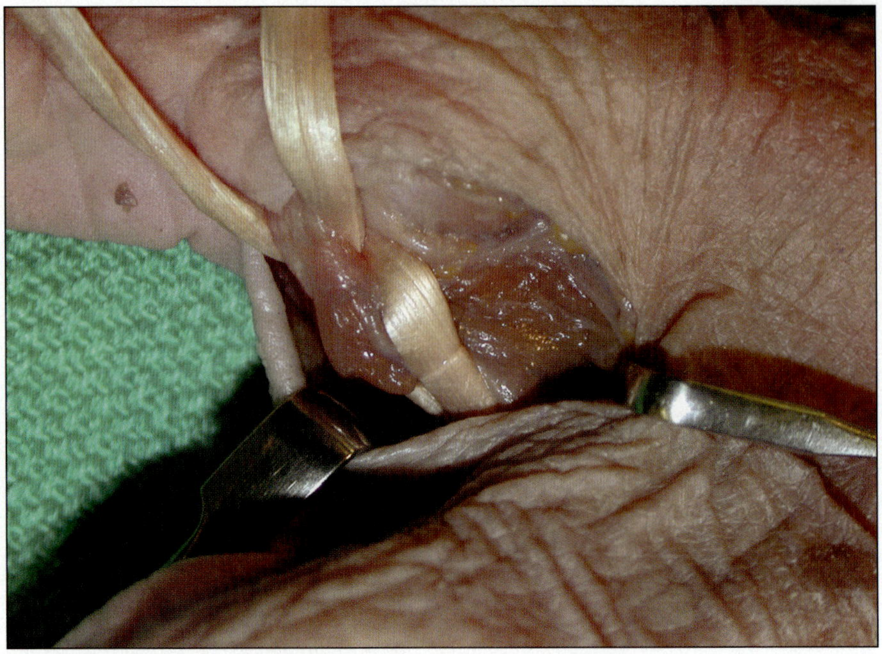
图18

器械/植入物

- 4-0不可吸收缝线固定移位肌腱。

手术要点

- 拇指桡侧侧中线长切口充分显露并保护所有拇指滑车系统。

注意事项

- 确认并保护拇指桡侧血管神经束。

步骤3：中指指浅屈肌腱移位至拇收肌张力调整以及缝合

- 保持中指指浅屈肌腱处于中等张力，水平褥式缝合固定于拇收肌腱止点（图18）。
- 检查并确认腕关节屈曲时拇指外展，腕关节背伸时拇指充分内收，处于示指对面的位置。

手术操作3：Froment征——部分拇长屈肌腱移位至拇长伸肌腱重建指间关节稳定

- 取拇指桡侧侧正中切口，以显露拇长屈肌腱和拇长伸肌腱（图19A～19C）。
- 指间关节背侧切口便于将拇长屈肌腱移位至拇长伸肌腱（图19B～19F）。

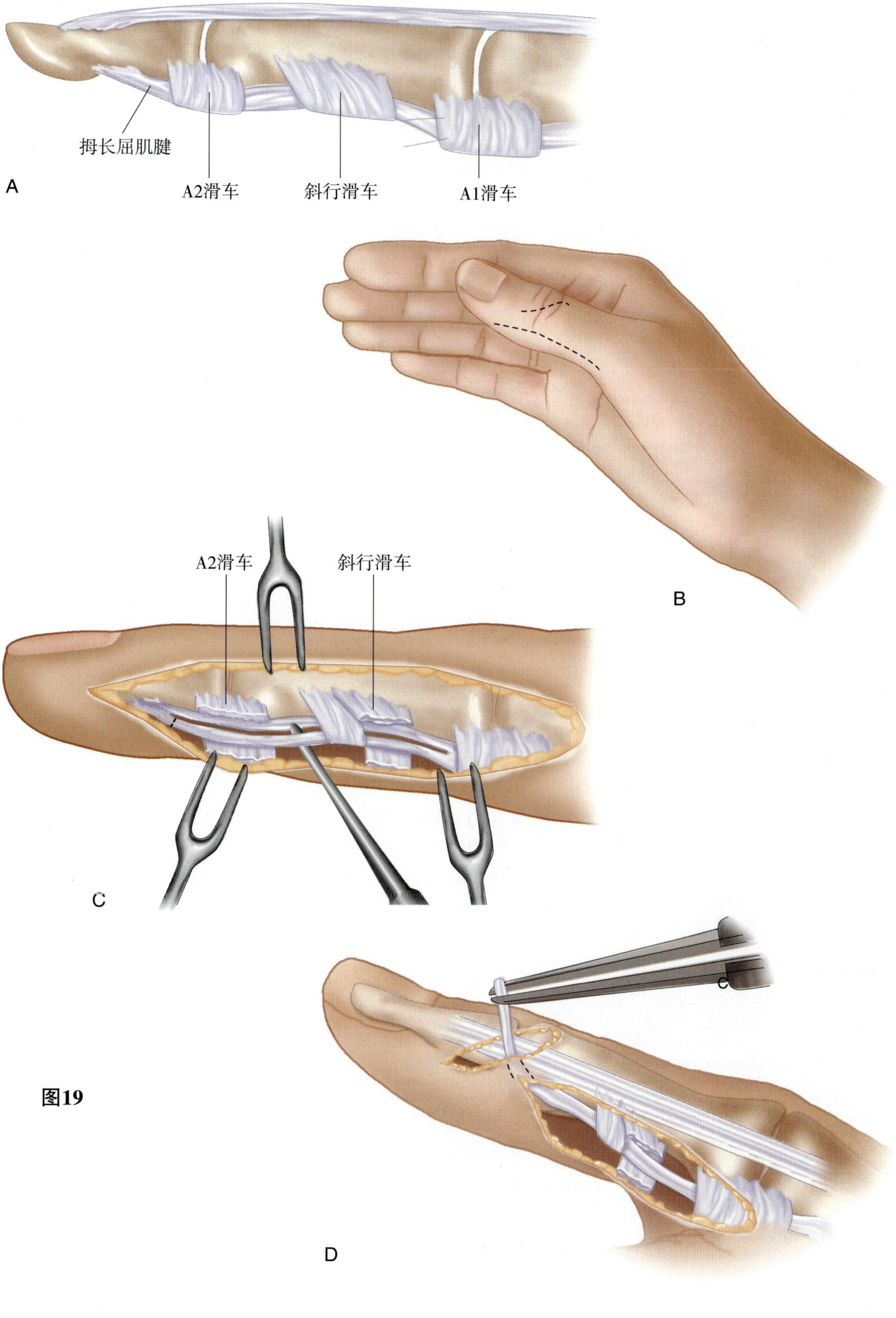

图19

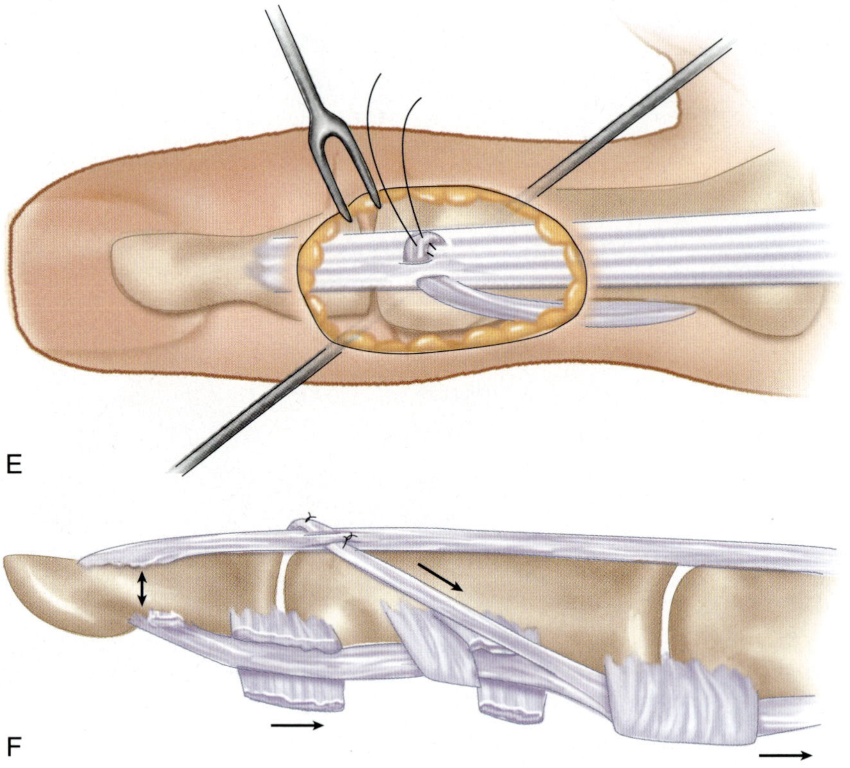

图19续

手术要点

- 肌腱滑车开窗可以充分显露并保护滑车功能。

注意事项

- 斜行滑车切开后将导致拇长屈肌腱弓弦畸形，因此术中必须予以保护。

步骤1：部分拇长屈肌腱切取

- 显露拇长屈肌腱后，利用钝头探针找到肌腱中间的自然分束，并将肌腱自中间劈开（图20）。
- 向远端劈开肌腱至止点处，并尽可能地向近端分离。
- 在止点切断拇长屈肌腱桡侧部分，并自斜行滑车近端将腱束抽出（图21）。

步骤2：部分拇长屈肌腱通道

- 通过背侧中间切口显露并确定拇长伸肌腱。
- 将拇长屈肌腱桡侧腱束于A1滑车和斜行滑车之间，通过拇指桡侧移位至背侧切口（图 22A 和 22B）。
- 将拇长屈肌腱腱束自拇长伸肌腱下方穿过，以便该腱束从拇长伸肌腱尺侧穿出。
- 血管钳临时固定拇长屈肌腱腱束远端。
- 1.1mm克氏针固定指间关节于轻度屈曲位，为最终肌腱移位做准备。

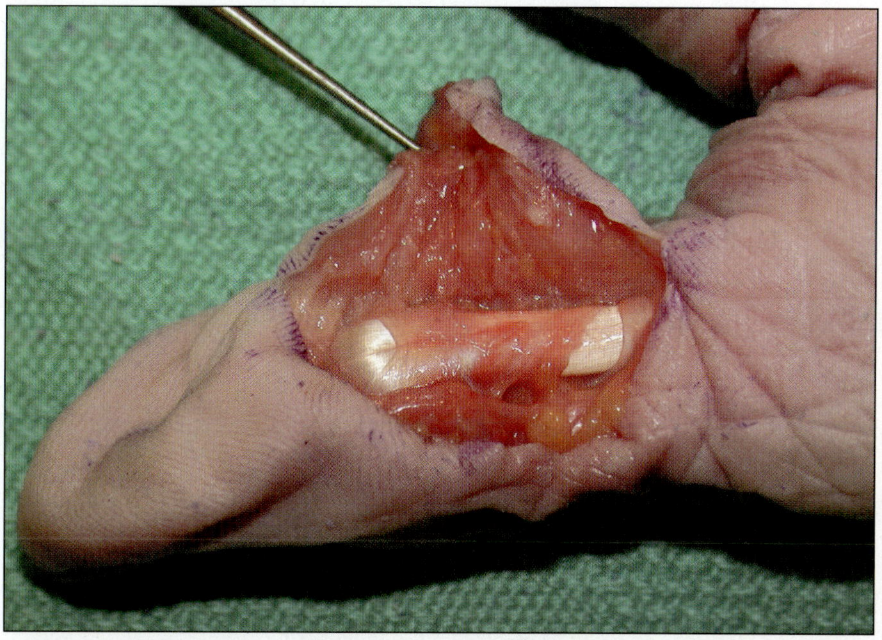

图20

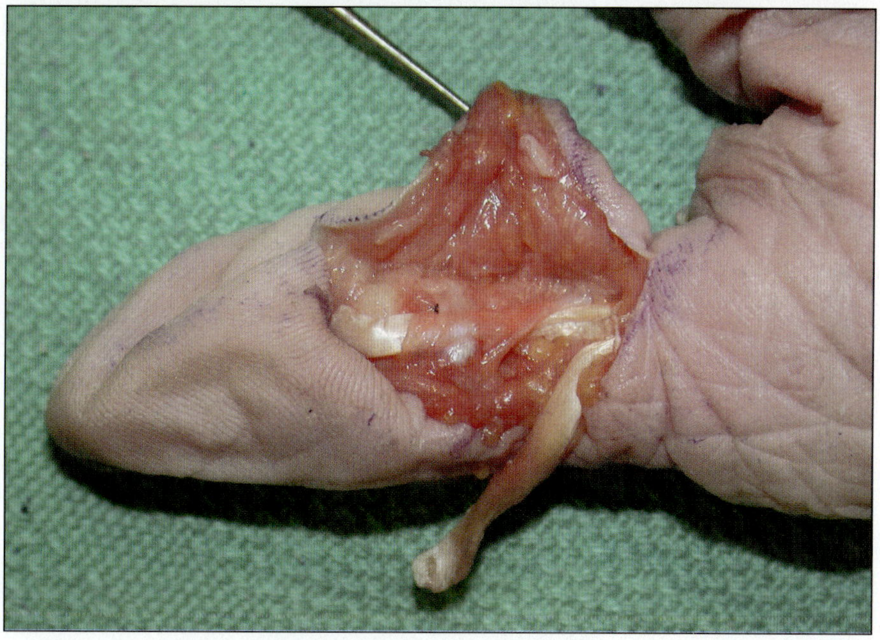

图21

手术要点

- 4-0可吸收缝线缝合移位肌腱。由于指背皮肤较薄，会显露有色的、不可吸收的缝线。

步骤3：部分拇长屈肌腱移位至拇长伸肌腱，张力的调整以及缝合

- 确定肌腱移位张力。向远端牵拉桡侧拇长屈肌腱腱束直至尺侧腱束松弛。然后，放松张力直至移位的桡侧腱束与完整的尺侧腱束获得相同张力。
- 缝合移位肌腱。拇长屈肌腱腱束自拇长伸肌腱下方穿过并返折。或者，拇长屈肌腱腱束通过劈开的拇长伸肌腱穿过（图23）。

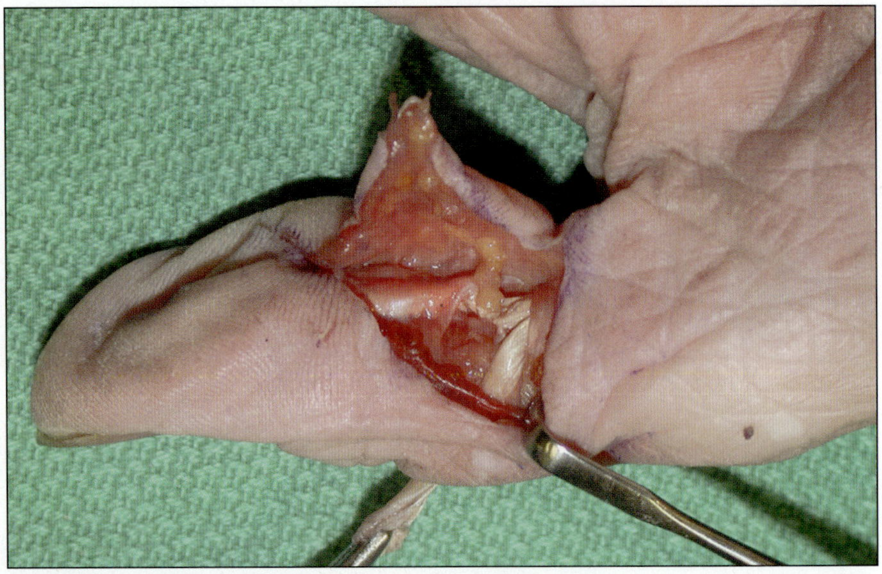

A

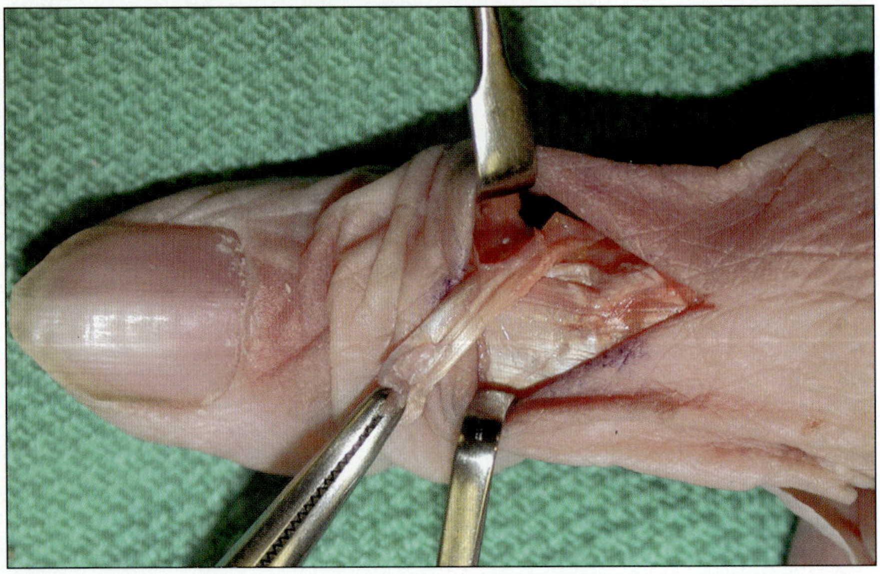

图22

B

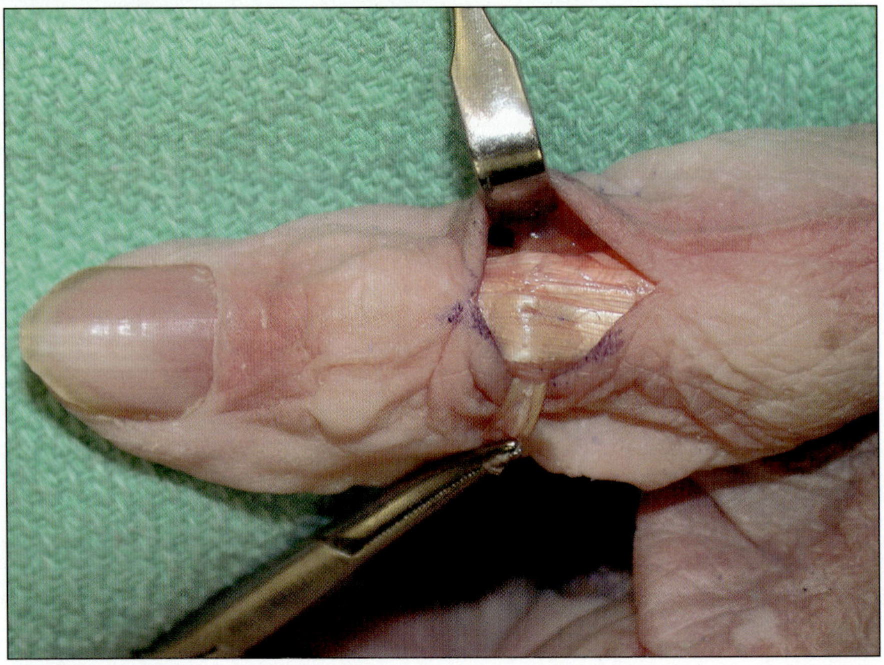

图23

手术要点

- 在掌指关节水平，示指伸肌腱位于示指固有伸肌腱桡侧。
- 桡侧腕长伸肌腱位于桡侧腕短伸肌腱桡侧。

注意事项

- 注意保护位于浅筋膜层的桡神经感觉支。
- 注意保护位于深层、走行于解剖鼻烟窝的桡动脉背侧支。

注意事项

- 由于示指伸肌腱作为移位肌腱不会影响示指独立伸直，因此较示指固有伸肌腱而言，该肌腱更适合作为移位肌腱。示指固有伸肌腱止点位于示指伸肌腱尺侧。

手术操作4：示指外展——桡侧腕长伸肌腱经示指伸肌腱移位至第一背侧骨间肌

- 通过第二掌骨基底的短、横切口，显露桡侧腕长伸肌腱止点（图24）。
- 通过第二掌骨头背侧V形切口以及伸肌支持带远、近端横行切口显露示指伸肌腱（见图24）。
- 通过第二掌骨头背侧V形切口显露第一背侧骨间肌（见图24）。

步骤1：切取桡侧腕长伸肌腱

- 于第二背侧间室远端确认桡侧腕长伸肌腱。

步骤2：示指伸肌腱移位至第一背侧骨间肌以及肌腱通道

- 于掌指关节水平显露示指伸肌腱止于伸肌腱装置处。保留肌腱止点。
- 于近端阶梯状切口确认示指伸肌腱。牵拉肌腱并向近端分离，从伸肌支持带近端分离至腱腹交界部（图25）。
- 将示指伸肌腱自掌骨处切口抽出（图 26）。
- 同一切口显露第一背侧骨间肌止点（图27）。
- 将切取的示指伸肌腱缠绕第一背侧骨间肌肌腱（图28A），自身打结，从而有效地将示指伸肌腱锁定于第一背侧骨间肌（图28B）。
- 钝头肌腱导向器通过皮下隧道将示指伸肌腱移位至桡侧腕长伸肌腱止点处（图 29）。

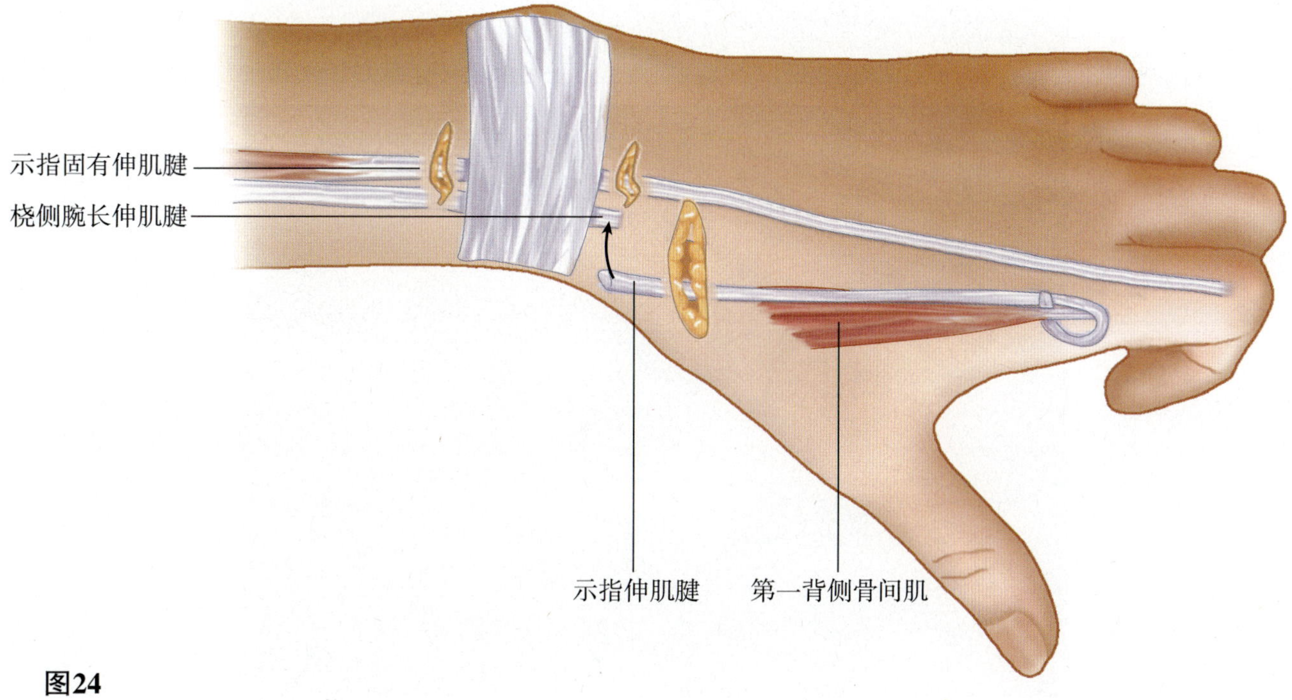

图24

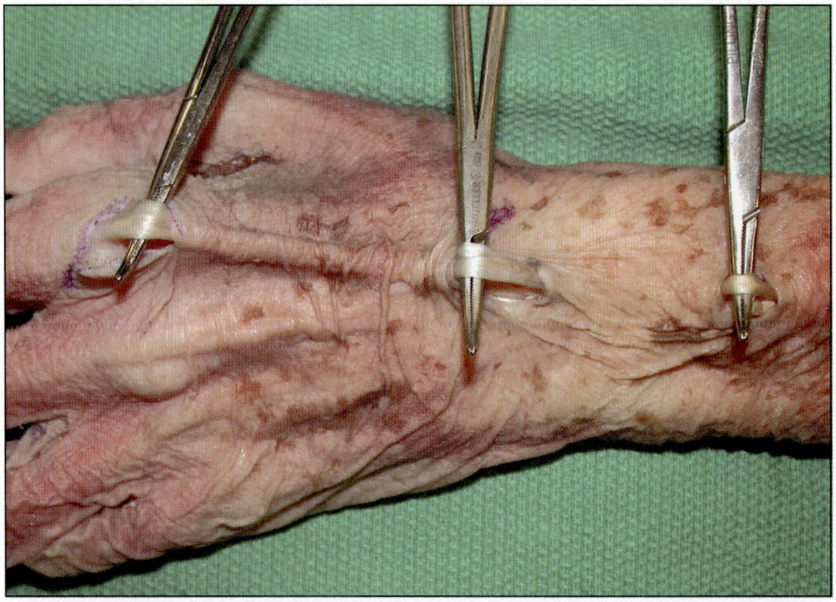

图25

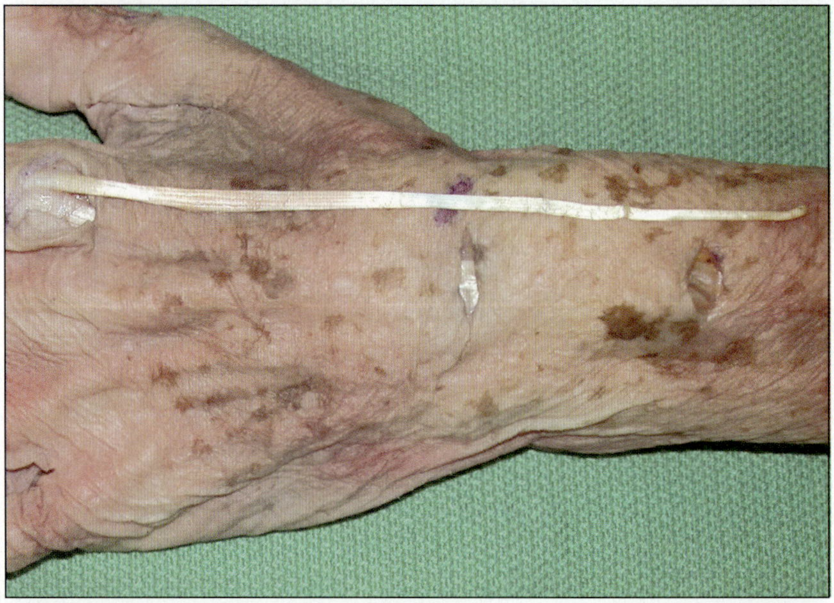

图26

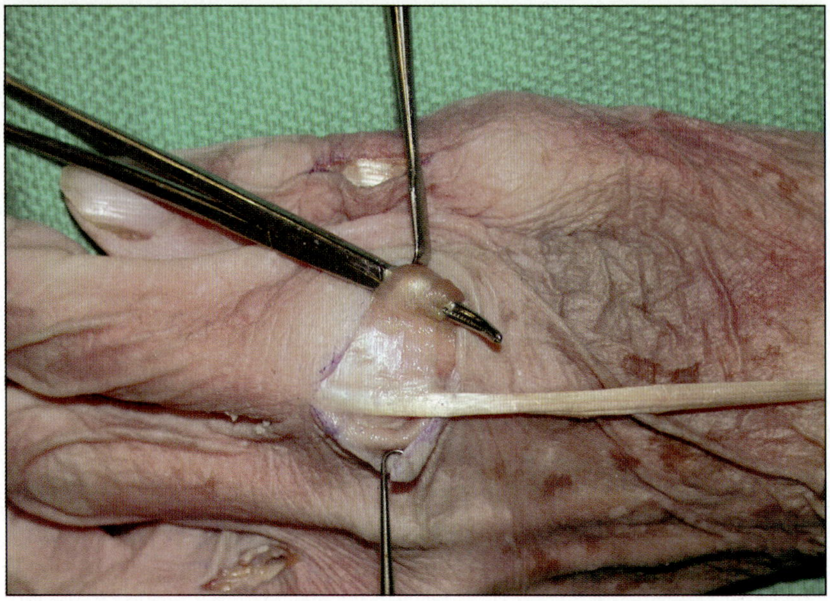

图27

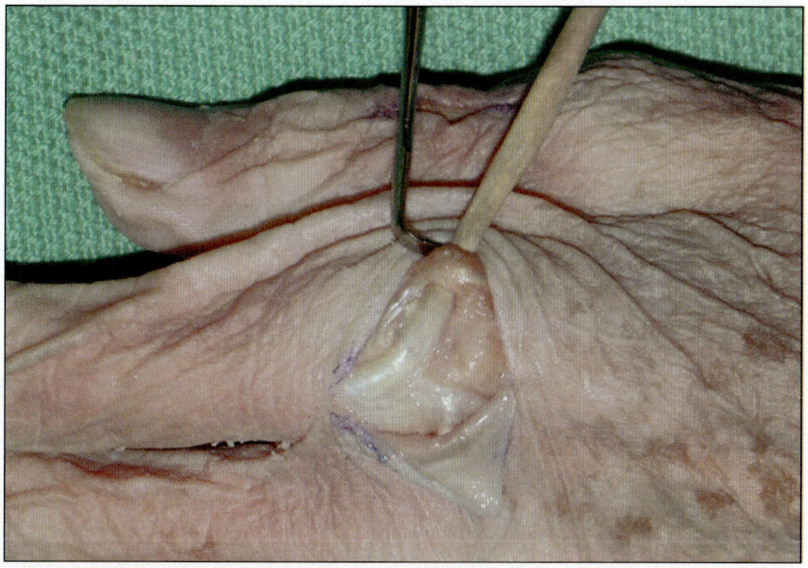

A

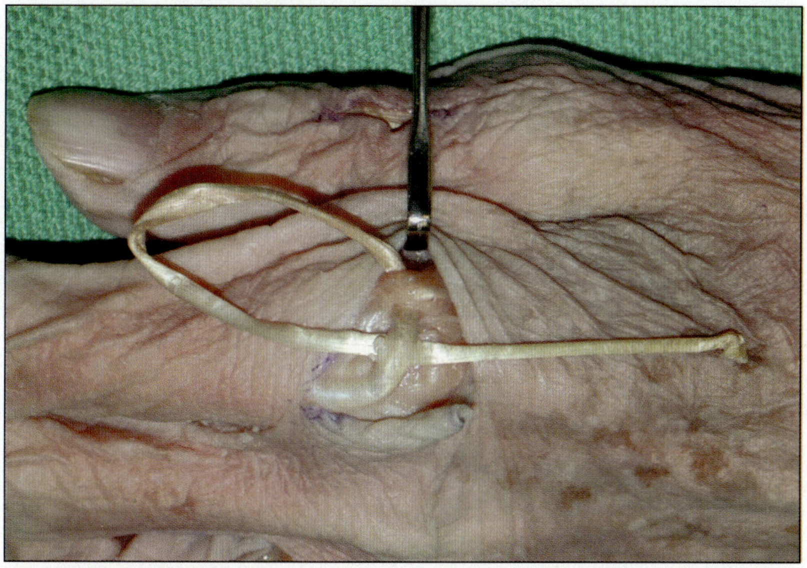

图28

B

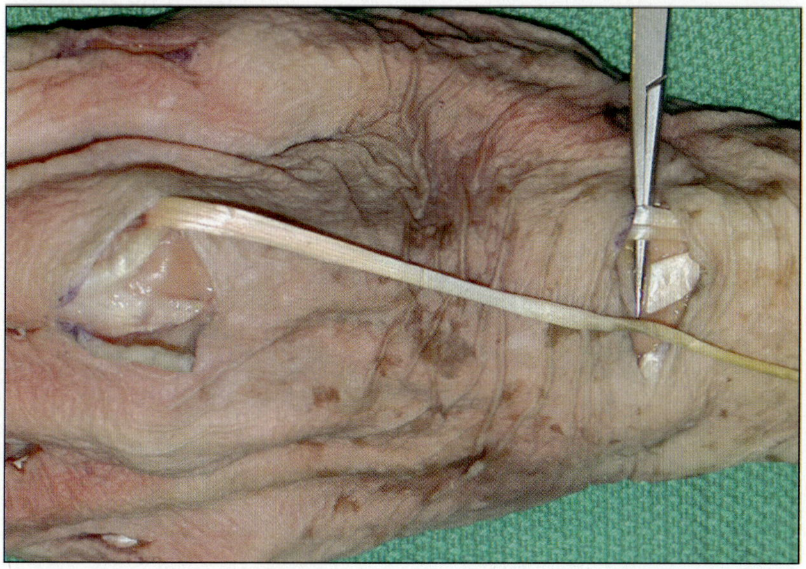

图29

器械/植入物

- 肌腱编织钳（用于Pulvertaft肌腱编织缝合）。

步骤3：桡侧腕长伸肌腱经示指伸肌腱移位至第一背侧骨间肌的张力调整以及缝合

- 腕关节屈伸中立位，示指于掌指关节轻度屈曲外展位。
- 将示指伸肌腱用Pulvertaft 编织缝合法固定于桡侧腕长伸肌腱止点处。该方法相当于动力型腱固定术。当患者拇、示指对捏时，桡侧腕长伸肌腱紧张，稳定腕关节，并给示指施加外展应力，帮助其对抗拇指对捏的力量（图30）。

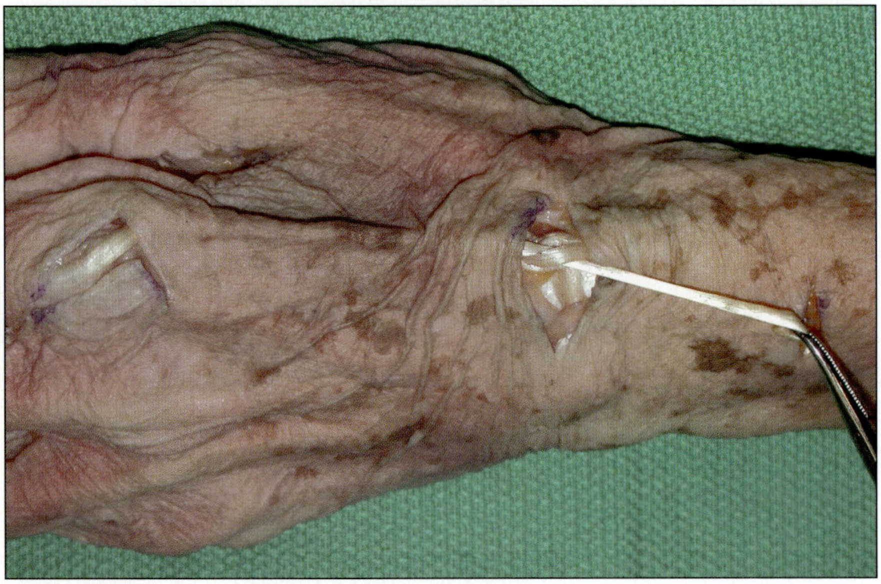

图30

高位尺神经麻痹

- 高位尺神经麻痹肌腱移位术同上述低位尺神经麻痹术式。
- 丧失的环、小指指深屈肌腱功能通过与示、中指指深屈肌腱并列缝合得到加强（详见第28章）。

手术要点

- 通过牵拉肌腱引起相应远侧指间关节屈曲以确认每根指深屈肌腱。

手术操作5：外在指屈肌腱——指深屈肌腱并列移位

- 通过V形切口显露前臂掌侧远端（图31）。

步骤1：指深屈肌腱显露/切取

- 指浅屈肌腱和正中神经牵向桡侧以显露四根指深屈肌腱。

步骤2：指深屈肌腱通道

- 指深屈肌腱无需任何通道。置其于原位。

步骤3：指深屈肌腱张力调整以及缝合

- 手掌面向上，掌指关节屈曲，置各指于正常序列。助手协助或将块状治疗巾置于手指后方以保持手指所需位置（图32）。
- 并列移位，水平褥式缝合。

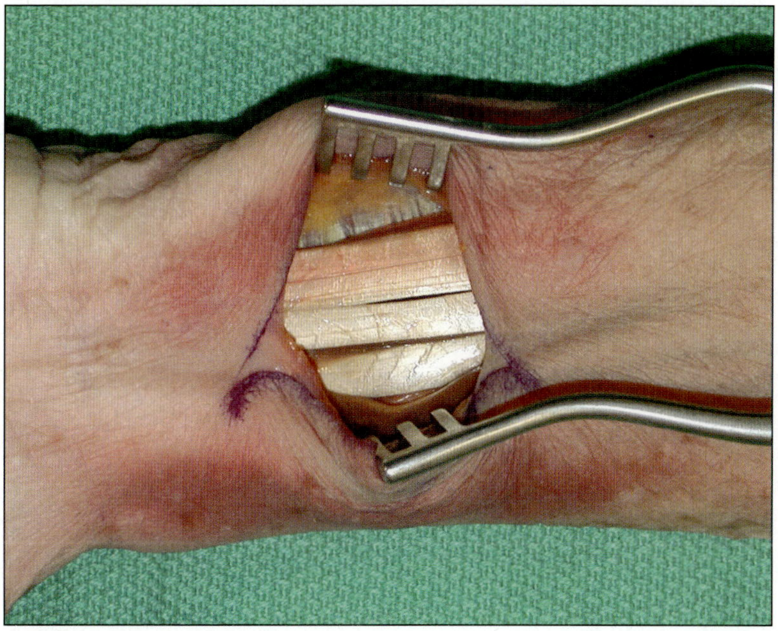

图31

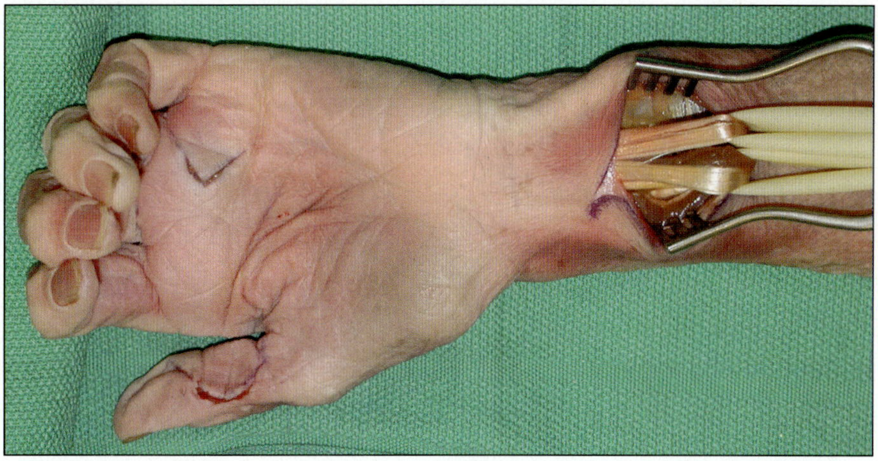

图32

注意事项

- 术后8周避免任何对抗性功能锻炼以防止肌腱移位处断裂。

术后护理及预期结果：所有手术操作

- 拇指人字形掌侧夹板制动手部4周：
  - 腕关节轻度屈曲位
  - 掌指关节充分屈曲，指间关节充分伸直
  - 拇指轻度屈曲外展
- 4周后，在背侧夹板保护下，保持掌指关节屈曲，允许指间关节屈伸活动。保留拇指克氏针，拇指继续制动。
- 6周后，拔除拇指克氏针，并继续用夹板保护拇指。
- 8周后，拇指开始运动，手指掌指关节允许伸直。

证据

肌腱移植适应证

De Abreu LB. Early restoration of pinch grip after ulnar nerve repair and tendon transfer. J Hand Surg [Br]. 1989;14:309-14.

该系列研究报道了在神经修复的同时行示指固有伸肌腱移位至拇收肌，拇短伸肌腱移位至第一背侧骨间肌取得满意疗效。（Ⅳ级证据）

Hirayama T, Atsuta Y, Takemitsu Y. Palmaris longus transfer for replacement of the first dorsal interosseous. J Hand Surg [Br]. 1986;11:84-6.

该系列病例报道应用掌长肌腱移位至第一背侧骨间肌治疗长期神经卡压。（Ⅳ级证据）

Trevett MC, Tuson C, de Jager LT, Juon JM. The functional results of ulnar nerve repair: defining the indications for tendon transfer. J Hand Surg [Br]. 1995;20:444-6.

该系列临床报道随访尺神经麻痹患者并评价其功能缺损的结果。尺神经麻痹的体力工作者难以应对日常工作，而脑力工作者常常能够胜任。作者建议体力工作者早期行肌腱移位术以避免不必要的长期等待。（Ⅳ级证据）

爪形手畸形的手术操作

Hastings H, McCollam SM. Flexor digitorum superficialis lasso tendon transfer in isolated ulnar nerve palsy: a functional evaluation. J Hand Surg [Am]. 1994;19:275-80.

该前瞻性研究对行Zancolli 指浅屈肌腱套索术患者进行40个月的随访。结果显示术后患者握力并无显著增加。（Ⅱ级证据）

Mohammed KD, Rothwell AG, Sinclair SW, Willems SM, Bean AR. Upper-limb surgery for tetraplegia. J Bone Joint Surg [Br]. 1992;74:873-9.

该文章描述劈开拇长屈肌腱移位至拇长伸肌腱以稳定拇指指间关节，并介绍该术式应用于四肢瘫患者进行手部治疗。证实对于尺神经麻痹患者该术式能够有效预防Froment拇、示指对捏畸形。（Ⅳ级证据）

Ozkan T, Ozer K, Gulgonen A. Three tendon transfer methods in reconstruction of ulnar nerve palsy. J Hand Surg [Am]. 2003;28:35-43.

该前瞻性临床研究比较了指浅屈肌腱四腱束移位术，桡侧腕长伸肌腱四腱束移位术以及Zancolli套索术。桡侧腕长伸肌腱四腱束移位术和Zancolli套索术能够获得更大的握力。而对于爪形手畸形患者指浅屈肌腱四腱束移位术可获得更明显改善。（Ⅱ级证据）

Taylor NL, Raj D, Dick HM, Solomon S. The correction of ulnar claw fingers: a follow-up study comparing the extensor-to-flexor with the palmaris longus 4-tailed tendon transfer in patients with leprosy. J Hand Surg [Am]. 2004;29:595-604.

该回顾性研究对行桡侧腕长伸肌腱或掌长肌腱移位治疗爪形手畸形的患者进行随访。两种肌腱移位均走行于掌侧，并以四束阔筋膜移植作为延伸固定于手指侧腱束。掌长肌腱移位应用于手部活动较多或频繁活动的患者。两组的回顾性结果相似。（Ⅲ级证据）

Valero-Cuevas F, Hentz VR. Releasing the A3 pulley and leaving flexor superficialis intact increases pinch force following the Zancolli lasso procedures to prevent claw deformity in the intrinsic palsied finger. J Orthop Res. 2002;20:902-9.

尸体标本研究发现，切开A3滑车行Zancolli套索术增加了指深屈肌腱的运动，提高了掌侧力量。

30 肌腱移位治疗低位和高位桡神经损伤

Raymond Tse and Vincent R. Hentz

注意事项

- 注意事项参见第28章。

争议

- 手部及腕部未经治疗的关节将导致屈曲挛缩。早期重建可以预防关节畸形。外用夹板可将腕关节固定于过伸位、手指掌指关节伸直位及拇指桡侧外展伸直位。也可行旋前圆肌移位至桡侧腕短伸肌作为体内夹板。
- 有报道认为，神经移位手术治疗高位桡神经损伤可使麻痹肌肉重新获得高位支配以避免行肌腱移位术。

其他治疗方法

- 星号标志（*）为作者推荐术式

低位桡神经麻痹

- 治疗骨间背神经麻痹，参见高位桡神经麻痹肌腱移位术。

高位桡神经麻痹

- 尺侧腕屈肌腱移位*
  - 旋前圆肌移位至桡侧腕短伸肌
  - 尺侧腕屈肌移位至指总伸肌
  - 掌长肌移位至拇长伸肌
- 桡侧腕屈肌移位
  - 旋前圆肌移位至桡侧腕短伸肌
  - 桡侧腕屈肌移位至指总伸肌
  - 掌长肌移位至拇长伸肌

适应证

- 神经修复或功能重建失败
- 预期神经功能无法恢复
  - 高位损伤
  - 广泛损伤
  - 延迟就诊
  - 高龄患者（神经生长慢、恢复慢）
  - 先天缺陷
  - 长期神经卡压

临床检查/影像学检查

- 明确运动缺失
- 明确可选用且适当的动力
- 感觉功能检查
- 明确特定的运动畸形
  - 伸腕关节
  - 伸指
  - 伸拇指

外科解剖

- 低位桡神经麻痹中受累的肌肉
  - 拇指和手指伸肌（拇长伸肌、拇短伸肌、拇长展肌、示指固有伸肌、指总伸肌和小指固有伸肌）
  - 腕伸肌（桡侧腕短伸肌和尺侧腕伸肌）
  - 桡侧腕长伸肌通常不累及，其肌支已在桡神经分为骨间背神经和桡神经感觉支的分叉处近端发出。
- 高位桡神经麻痹中受累的肌肉
  - 拇指和手指伸肌（拇长伸肌、拇短伸肌、拇长展肌、示指固有伸肌、指总伸肌和小指固有伸肌）
  - 腕伸肌（桡侧腕长伸肌、桡侧腕短伸肌和尺侧腕伸肌）
  - 前臂屈肌（肱桡肌）
- 供体功能解剖
  - 旋前圆肌起于肘部肱骨内上髁，走行于肱桡肌、桡侧腕长伸肌和桡侧腕短伸肌深面，止于尺骨中段。
  - 尺侧腕屈肌自肘部肱骨内上髁发出，止于豌豆骨。

其他治疗方法—续

- 指浅屈肌移位
  - 旋前圆肌移位至桡侧腕长伸肌及桡侧腕短伸肌
  - 中指指浅屈肌移位至指总伸肌
  - 环指指浅屈肌移位至示指固有伸肌及拇长伸肌
  - 桡侧腕屈肌移位至拇长展肌和拇短伸肌

注意事项

- 低位桡神经麻痹应当注意走行于肱桡肌和桡侧腕长伸肌间的桡神经背侧感觉支。该支走行于肌肉深面，并于腕关节近端10cm处自上述两肌间浅出。
- 必须保护走行于尺侧腕屈肌深面的尺神经和尺动脉。
- 由于20%人群缺乏掌长肌腱，因此术前应明确该肌腱是否存在。正中神经走行于掌长肌深面。正中神经掌皮支于腕管近端8cm处自正中神经发出，走行于掌长肌桡侧。

  - 掌长肌起自肱骨内上髁，止于手部掌腱膜。
- 受体功能解剖
  - 桡侧腕短伸肌起于肱骨外上髁，止于第三掌骨基底。
  - 指总伸肌起于肘部肱骨外上髁，通过第四背侧间室，止于示指到小指的伸肌腱装置。
  - 拇长伸肌起于尺骨中段，通过伸肌支持带，绕过Lister结节，止于拇指伸肌腱装置。

入路/显露

- 做五至六个小切口以显露并移位肌腱。不采取少而大的切口，以避免瘢痕形成，肌腱粘连。
  - 前臂中段桡侧行一近平缓的S形切口，牵开肱桡肌，显露旋前圆肌止点。桡侧腕短伸肌腱腹交界部也同时显露（图1A、1B和图 2A、2B）。
  - 前臂远端尺侧取Z形切口，显露尺侧腕屈肌止点及豌豆骨的近端部分（见 图1A、图 3A 和3B）。

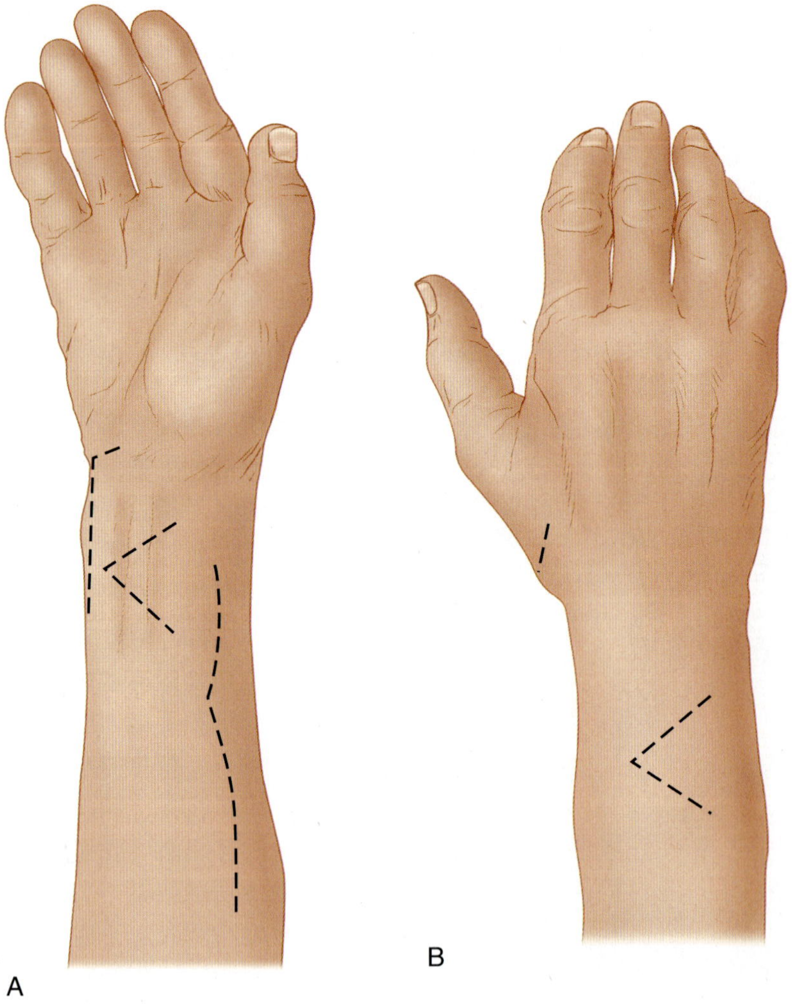

图1

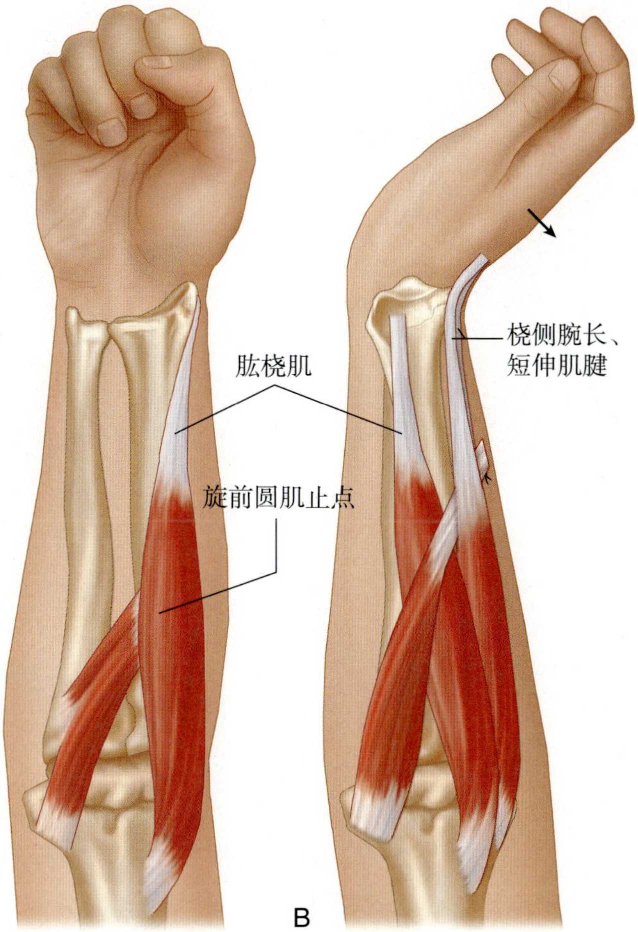

图2　A　B

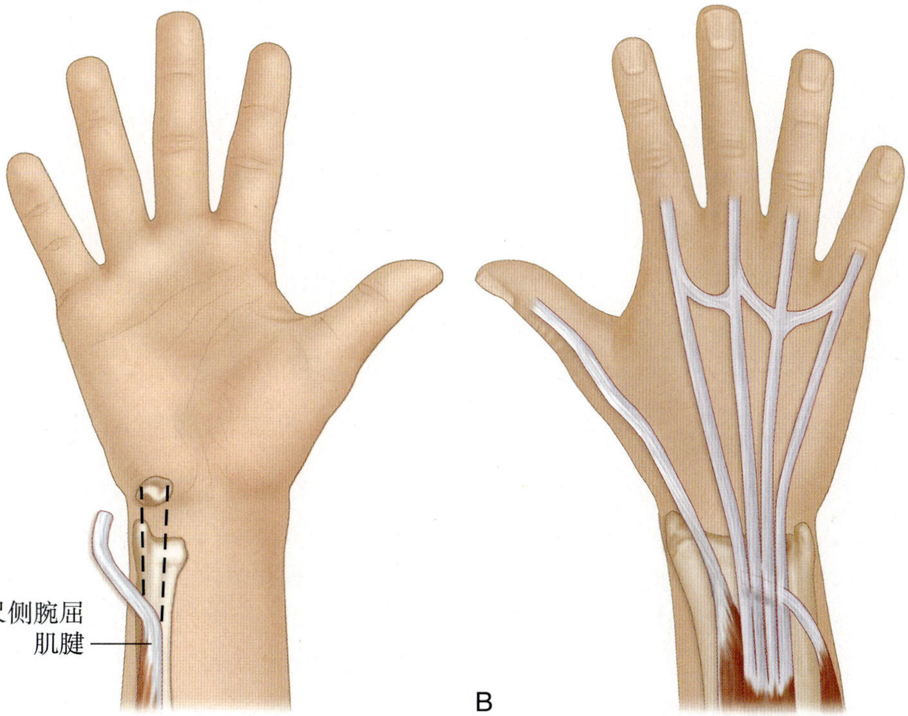

图3　A　B

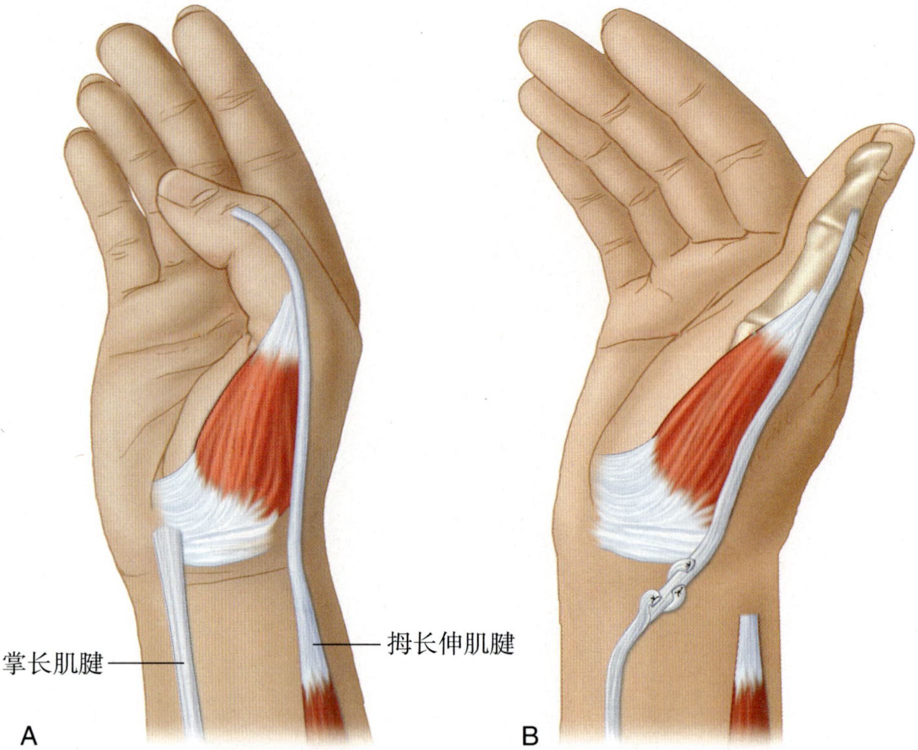

图4

- 中、远端腕横纹中点取短横行切口，显露掌长肌腱止点（见图1A）。
- 前臂背侧远端行V形切口，暴露第四背侧间室伸肌支持带近侧缘，以显露指总伸肌腱（见图 1B、图4A 和 4B）。
- 第五处切口位于前臂远端用于行掌长肌移位至拇长伸肌腱。该切口位置必须在拇长伸肌腱切取、移位后确定。
- 拇指掌指关节以近背侧小切口用来抽出拇长伸肌腱。将拇长伸肌腱的走行改至掌侧。这样通过单一肌腱移位即掌长肌腱移位至拇长伸肌腱，能够重建拇指伸直及桡侧外展功能。

手术要点

- 每根肌腱切断后，肌肉必须向近端游离与周围组织彻底松解，以建立一个新的滑动途径。
- 血管钳夹住切取后的肌腱腱端以防止其回缩。肌腱的长度足够长，通常可以满足将毁损的腱端切除。

注意事项

- 切取掌长肌腱前，注意确定并保护正中神经及其掌皮支。掌长肌缺如的患者，正中神经位于掌长肌腱的位置。

手术操作：高位桡神经麻痹

- 作者推荐行尺侧腕屈肌移位至指总伸肌，旋前圆肌移位至桡侧腕短伸肌，掌长肌移位至拇长伸肌。这些肌腱移位术在以下三个步骤中同时进行，而非分别进行。这三个步骤为：①肌腱切取；②建立通道；③调整张力和缝合。

步骤1：旋前圆肌、尺侧腕屈肌和掌长肌腱的显露和切取

- 前文所述的手术入路即可显露每根肌腱。
- 显露肱桡肌下方的旋前圆肌，自桡骨将其止点及其骨膜袖状剥离，以提供足够的肌腱移位长度（图5）。
- 显露尺侧腕屈肌腱，于豌豆骨近端切断。松解肌肉周围筋膜组织。将肌肉向近端掀起，至少达前臂中段以便于肌腱移位（图 6）。

争议

- 有多种其他肌腱移位方法治疗桡神经麻痹。Brand、Starr和Tsuge建议将桡侧腕屈肌移位至指总伸肌而非尺侧腕屈肌。尺侧腕屈肌是腕关节屈曲及尺偏最重要的肌肉。桡侧腕屈肌同样有较长的腱性部分以便于肌腱编织缝合。以往的作者认为，牺牲尺侧腕屈肌在大多数患者中并不会导致明显的功能障碍。Raskin和Wilgis（1995）以及Dunnet等（1995）的报道均支持该观点。体力劳动者因需要进行捶打等体力劳动，或者单纯骨间背神经麻痹患者需尺侧腕屈肌来平衡未受累的桡侧腕屈肌产生的桡侧牵拉作用，对于这些患者作者会采用桡侧腕屈肌移位术。
- Boyes建议中、环指指浅屈肌腱移位重建伸指、伸拇功能。指浅屈肌腱的滑程（约70mm）与指伸、拇伸肌腱的滑程（约50mm）接近。同时该移位提供了直线拉力，从而避免牺牲腕关节运动。然而指浅屈肌腱移位在技术上难度较大，由于通过骨间通道，因此神经卡压以及血管损伤风险较大。此外该术式还可导致握力下降。同时，由于指浅屈肌腱与指伸肌腱无协同作用，因此该肌腱移位术需要更多的认知和再教育。当掌长肌腱缺如时，作者采用环指指浅屈肌腱移位重建拇指伸直、外展功能。
- 有作者建议行拇长展肌移位术重建拇指桡侧外展。

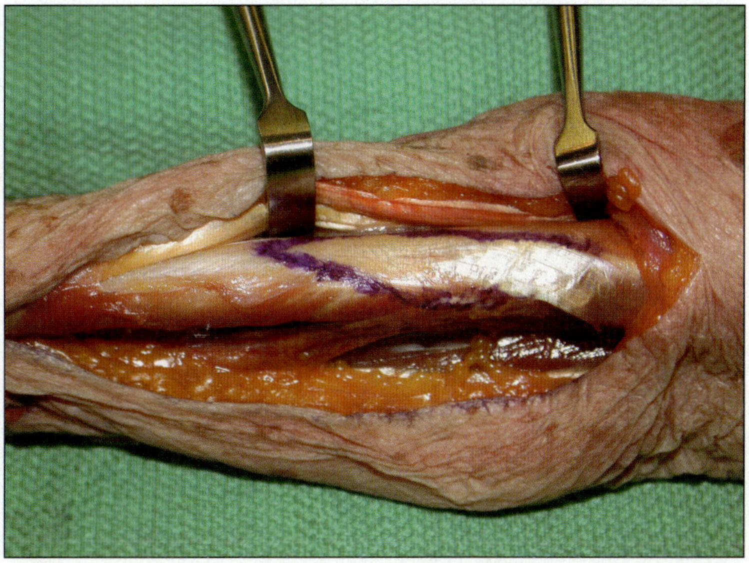

图5

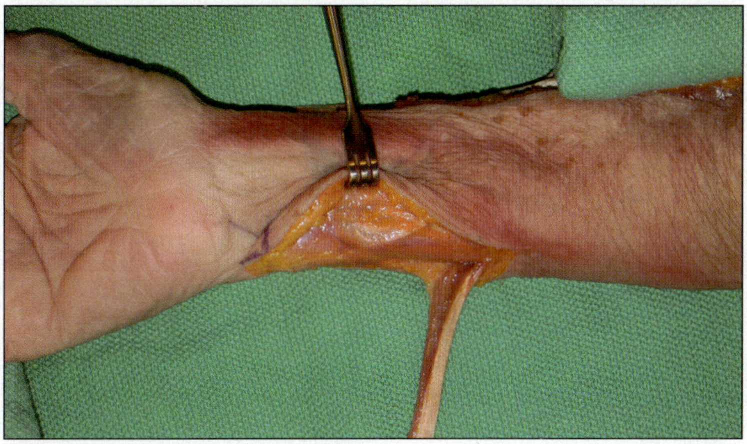

图6

- 显露并切断掌长肌腱于前臂远端的止点。向近端掀起并游离肌腱，同时注意保护正中神经及其分支。

步骤2：受体肌腱的准备和通道建立

- 牵开肱桡肌和桡侧腕长伸肌以显露桡侧腕短伸肌腱腹结合部。将旋前圆肌从肱桡肌浅面、桡侧腕长伸肌深方通过放置于桡侧腕短伸肌的止点部位（图7A 和 7B）。
- 在第四背侧间室上方显露伸肌支持带（图8）。手指置于正常序列位，将指总伸肌腱并列缝合（图9）。充分松解内侧肌间隔，经前臂尺侧皮下隧道将尺侧腕屈肌移位至背侧切口（图10A和10B）。

手术要点

- 切开内侧肌间隔形成较大窗口，以便于尺侧腕屈肌腱自掌侧向背侧移位。
- 肌腱移位至新位置后，用血管钳夹住腱端以确保适当的位置，防止在对其他肌腱操作时该肌腱滑脱。
- 肌腱缝合和编织缝合后，为了防止瘢痕粘连影响肌腱最大滑动需切除部分伸肌支持带。
- 肌腱移位前，首先应将指伸肌腱并列缝合，桡侧腕屈肌腱不必穿过每一个指伸肌腱。该步骤便于调整肌腱张力于手指预期的序列位置。

器械/植入物

- 肌腱导向器便于将拇长伸肌腱移位至前臂掌侧，尺侧腕屈肌绕过前臂尺侧。

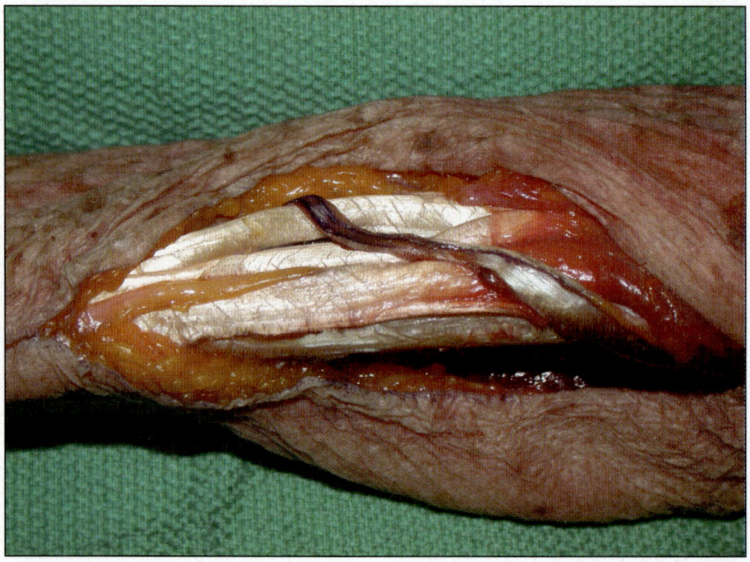

A

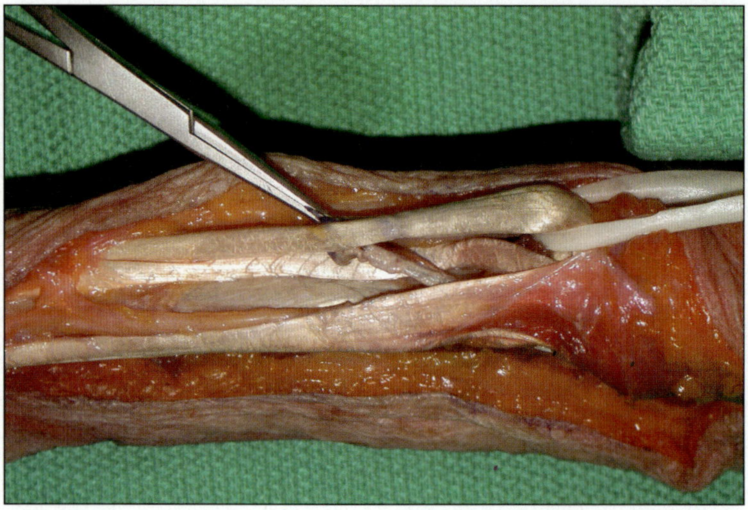

B

图7

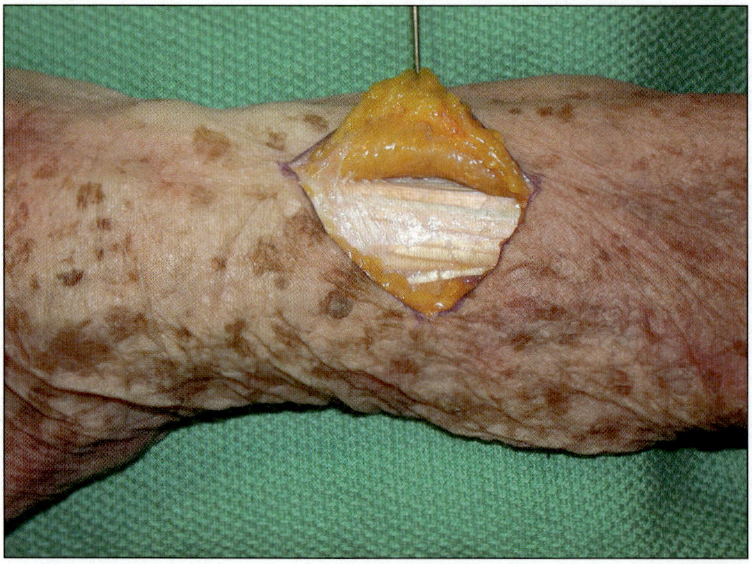

图8

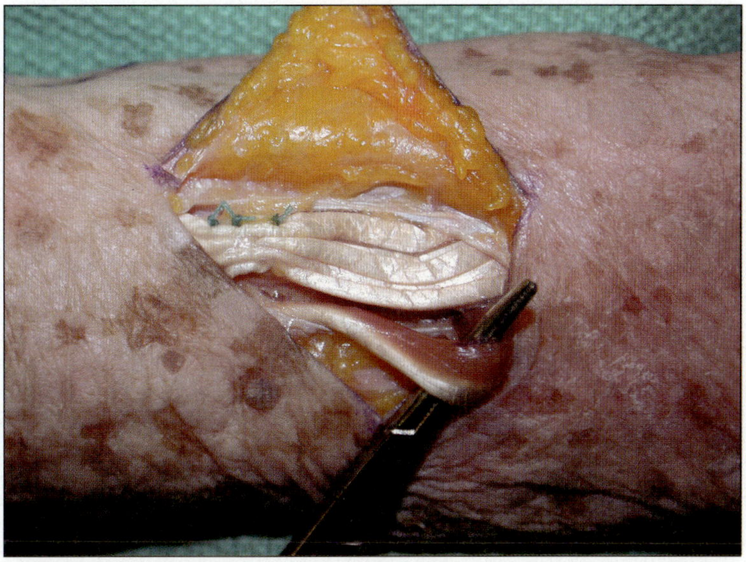

图9

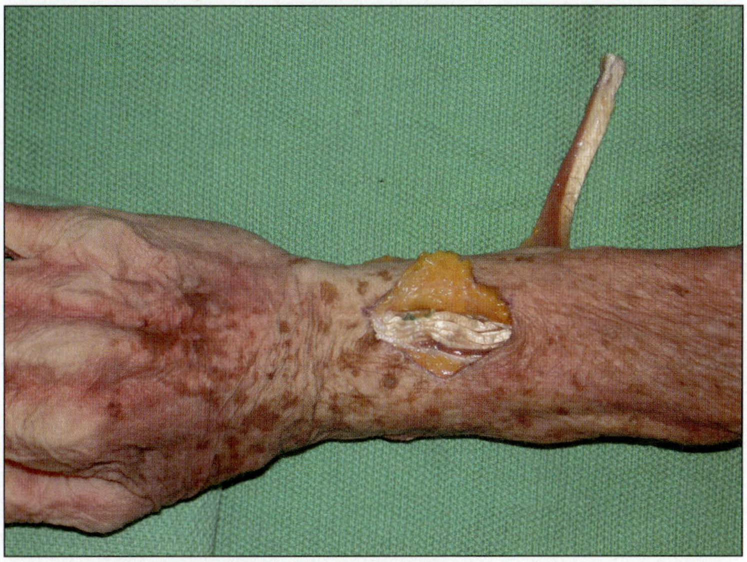

A

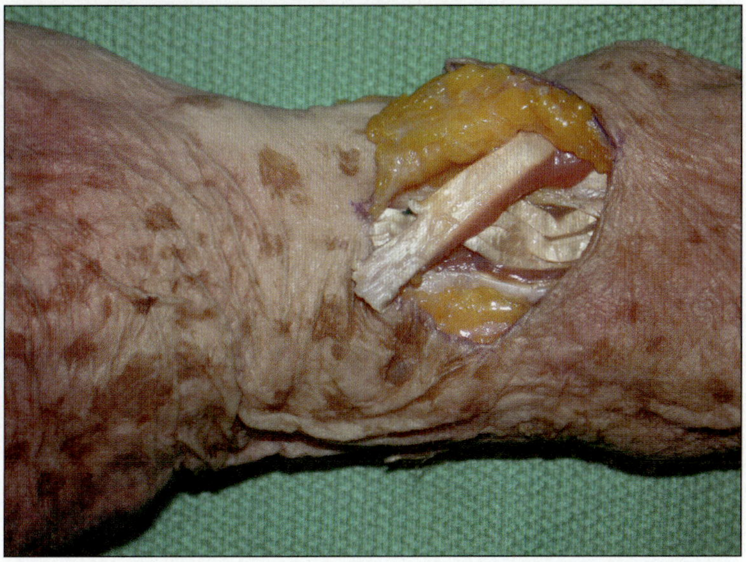

图10

B

争议

- 将旋前圆肌移位至桡侧腕长伸肌可引起桡侧运动，从而导致潜在的腕关节桡偏。由于桡侧腕短伸肌腱止于位于中央的第三掌骨基底，因此常用于肌腱移位。
- Tubiana建议将指总伸肌腱分离至肌腱吻合处近端，以避免任何的指总伸肌肌肉纤维化对移位肌腱滑程可能产生的影响。

- 于腕关节背侧显露伸肌支持带，并将拇长伸肌腱从第三背侧间室游离。向近端游离拇长伸肌腱并于腱腹结合部切断（图11）。于拇指掌指关节近侧做小切口显露并抽出拇长伸肌腱（图12）。然后通过皮下隧道，将肌腱引至掌长肌。牵拉拇长伸肌腱，拇指应当伸直并有部分桡侧外展。判断拇长伸肌腱和掌长肌腱缝合部位，调整最终的前臂掌侧切口至该位置。切口应避开肌腱缝合部位以防止切口处瘢痕粘连移位肌腱。掌长肌腱向近端分离以备与拇长伸肌腱缝合。

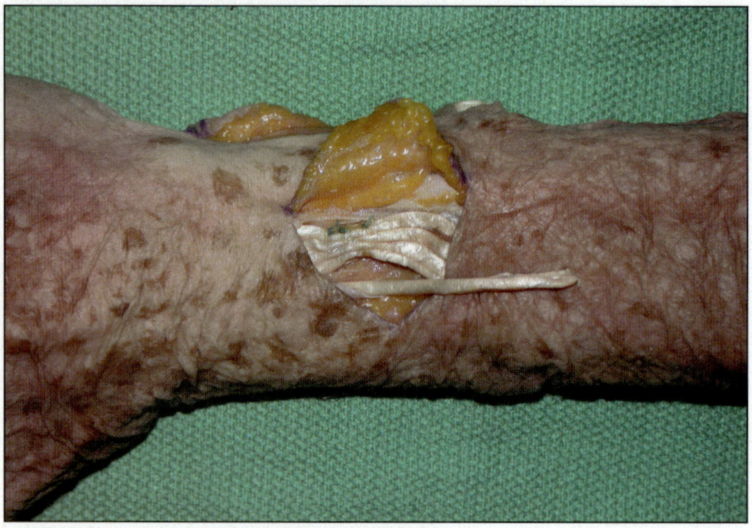

图11

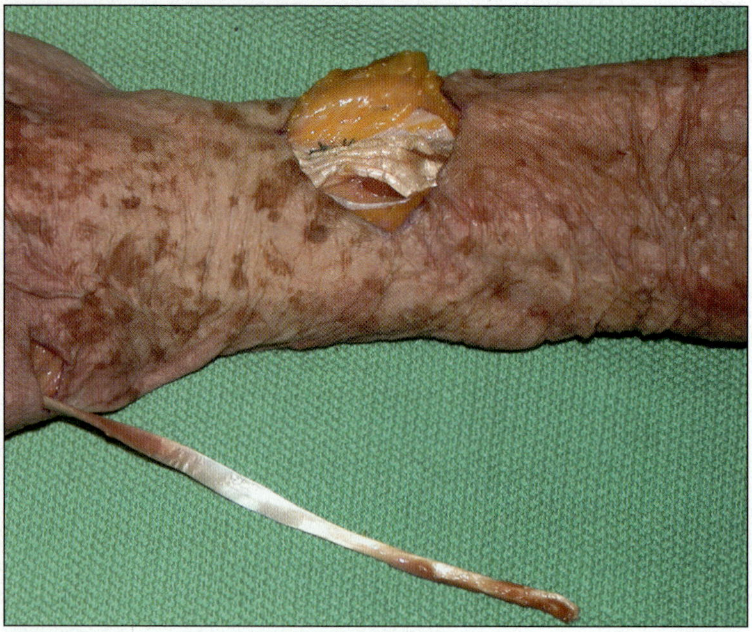

图12

手术要点

- 在调整张力以及缝合移位肌腱前，所有肌腱均应进行处理、移位和血管钳临时固定。
- 手术需要两人合作，一人牵拉肌腱保持预期张力，另一人移位并缝合肌腱。
- 当缝合移位肌腱或操作其他移位肌腱时，应仔细保护每根移位肌腱。手指和手可用治疗巾或其他物体保持所需位置。

注意事项

- 每根肌腱均应编织缝合，同时避免缝合时肌腱拉力不均。
- 缝合移位肌腱时，缝线必须穿过每根肌腱。因为多肌腱缝合时，很容易出现遗漏。

器械/植入物

- 肌腱编织钳对移位肌腱进行Pulvertaft缝合。
- 3-0 或 4-0不可吸收的编织缝线缝合移位肌腱。
- 由于术后长期制动，作者推荐用可吸收线缝合皮肤切口。

步骤3：肌腱移位张力调整和缝合

- 首先，调整尺侧腕屈肌移位至指总伸肌的张力并缝合移位肌腱。尺侧腕屈肌腱穿过指总伸肌腱后编织缝合。保持腕关节于中立位，各手指掌指关节屈曲30°。将尺侧腕屈肌张力调整至最大被动张力的50%，并行一系列的水平褥式缝合（图13）。
- 其次，调整掌长肌移位至拇长伸肌的张力并缝合移位肌腱。保持腕关节屈伸中立位，拇指最大伸直位、桡侧外展位。将掌长肌腱张力调整至最大被动张力的50%，并行一系列的水平褥式缝合（图14）。

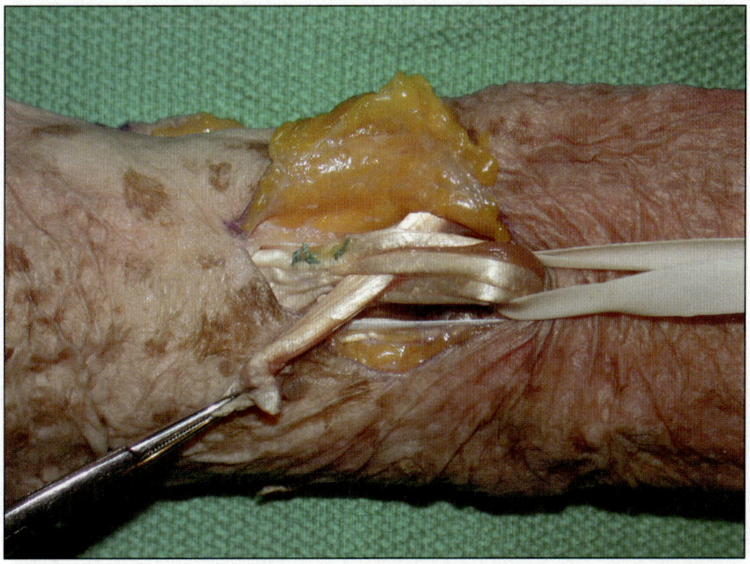

图13

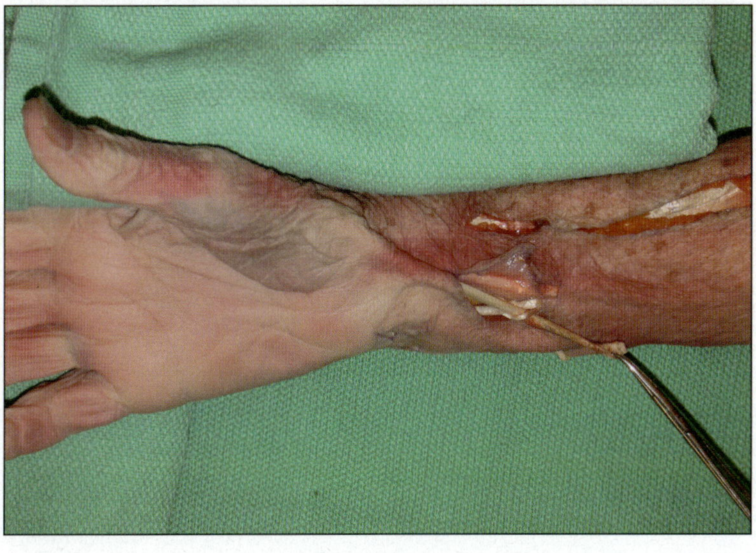

图14

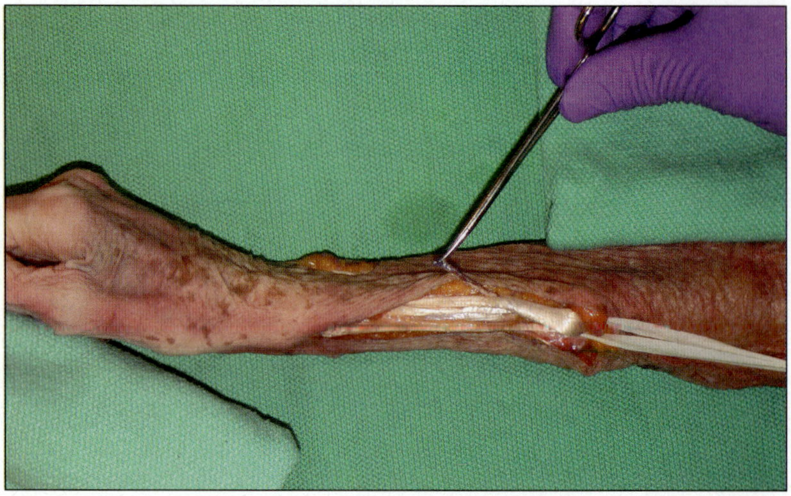

图15

- 最后，调整旋前圆肌移位至桡侧腕短伸肌的张力并缝合移位肌腱。这样医生可以在最终制动前，通过腕关节活动检查其他移位肌腱的效果。在腕关节充分背伸位和适当张力下，将旋前圆肌穿过桡侧腕短伸肌腱后编织缝合。该移位术应防止腕关节在重力作用下被动屈曲大于20°（图15）。

手术要点

- 作者推荐术后4周内不更换敷料和夹板，以避免任何体位改变或移位肌腱张力的改变。

注意事项

- 术后8周内应避免用力和负重。

术后护理及预期结果

- 腕关节接近充分背伸位、手指掌指关节屈曲30°、拇指桡侧外展伸直位将手部制动4周。4周后开始轻度、渐进的功能锻炼。

证据

伸腕

Abrams GD, Ward SR, Friden J, Lieber R. Pronator teres is an appropriate donor muscle for restoration of wrist and thumb extension. J Hand Surg [Am]. 2005;30:1068-73.

自1916年由Jones首先报道应用旋前圆肌作为动力重建腕关节背伸功能以来，该肌肉是目前临床上公认的最适合的动力肌肉。该尸体标本研究对旋前圆肌和受体肌腱在其代表性区域的结构和肌腱长度的大体及显微结构进行观察，其结果进一步支持了该术式。

伸指

Chuinard RG, Boyes JH, Stark HH, Ashworth CR. Tendon transfers for radial nerve palsy: use of superficialis tendons for digital extension. J Hand Surg [Am]. 1978;3:560-70.

该系列病例报道，中指指浅屈肌移位至指总伸肌、环指指浅屈肌移位至拇长伸肌和示指固有伸肌、旋前圆肌移位至桡侧腕长伸肌和腕短伸肌、尺侧腕屈肌移位至拇长展肌和拇短伸肌取得良好疗效。用Zachary 评分和一项主观分级评分评价疗效。（Ⅳ级证据）

Dunnet WJ, Housden PL, Birch R. Flexor to extensor tendon transfers in the hand. J Hand Surg [Br]. 1995:20:26-8.

该研究显示，对于桡神经麻痹或臂丛神经麻痹患者，应用桡侧腕屈肌腱或尺侧腕屈肌腱进行移位重建腕关节背伸，腕关节活动度及握力无显著差异。（Ⅳ级证据）

Raskin KB, Wilgis EFS. Flexor carpi ulnaris transfer for radial nerve palsy: functional testing of long-term results. J Hand Surg [Am]. 1995;20:737-42.

该研究证实，依照Zachary 评分，应用指浅屈肌移位和尺侧腕屈肌移位的结果无显著差异。（Ⅲ级证据）

伸拇指

Ishida O, Ikuta Y. Analysis of Tsuge's procedure for the treatment of radial nerve paralysis. Hand Surg. 2003;8:17-20.

该研究对21例行桡侧腕屈肌移位至指总伸肌、旋前圆肌移位至桡侧腕短伸肌、掌长肌移位至拇长伸肌和拇长展肌的患者进行平均11年的随访。结果显示，腕关节背伸54°、腕关节屈曲42°、拇指指间关节活动范围65°、拇指桡侧外展36°，握力为对侧的63%。（Ⅳ级证据）

Kruft S, von Heimburg D, Reill P. Treatment of irreversible lesion of the radial nerve by tendon transfer: indication and long-term results of the Merle d'Aubigné procedure. Plast Reconstr Surg. 1997;100:610-16.

该系列病例报道对43例行尺侧腕屈肌移位至拇长伸肌和指总伸肌、旋前圆肌移位至桡侧腕长伸肌和腕短伸肌、掌长肌移位至拇短伸肌和拇长展肌的患者进行研究。患者于术后6周返回工作岗位，Zachary 评分均取得良好效果。附加的拇指肌腱移位至拇短伸肌和拇长展肌加强桡侧外展，从而改善对掌功能。（Ⅳ级证据）

31 肌腱移位治疗低位和高位正中神经合并尺神经损伤

Raymond Tse and Vincent R. Hentz

注意事项

- 参见第28章中的注意事项。

其他治疗方法

- 星号标志（*）为作者推荐术式

低位正中神经合并尺神经麻痹

- 拇对掌肌腱移位
  - 环指指浅屈肌腱（Royle-Thompson）*
  - 示指固有伸肌移位至拇短展肌
  - 掌长肌移位至拇短展肌
- 拇指指间关节稳定性重建
  - 部分拇长屈肌腱移位至拇长伸肌腱*
- 爪形手畸形
  - 桡侧腕长伸肌腱四腱束移位*
  - 肱桡肌腱四腱束移位
- 第一背侧骨间肌
  - 桡侧腕短伸肌移位伴示指伸肌腱移植*
  - 拇长展肌移位至第一背侧骨间肌

适应证

- 神经无恢复
  - 外伤（腕/前臂神经修复或重建后）
  - 臂丛神经损伤（分娩性损伤或其他外伤）
  - 脊髓损伤/四肢瘫
- 预期神经功能无法恢复（合并神经或臂丛神经）
  - 高位损伤
  - 广泛损伤
  - 延迟就诊
  - 高龄患者（神经生长慢、恢复慢）
- 预期神经功能恢复差的“内在肌缺如”手
  - 神经系统异常（Charcot-Marie-Tooth病、脊髓空洞症）
  - 感染性疾病（麻风、脊髓灰质炎）
  - 长期神经卡压

临床检查/影像学检查

- 明确运动缺失
- 明确可选用且合适的动力
- 明确特定的功能缺陷和畸形
  - 对掌功能
  - 捏力下降
  - 外在指屈肌和指伸肌
  - 爪形手畸形
- 感觉功能检查
- 活动范围
  - 手指、手、腕和肘

外科解剖

- 低位正中神经合并尺神经麻痹中受累的肌肉
  - 大鱼际肌：拇短展肌、拇对掌肌、拇短屈肌
  - 拇收肌
  - 蚓状肌：全部四个
  - 骨间肌：掌侧和背侧
  - 小鱼际肌：小指外展肌、小指对掌肌、小指短屈肌
- 高位正中神经合并尺神经麻痹中受累的肌肉：含所有上述肌肉

其他治疗方法—续

高位正中神经合并尺神经麻痹

- 拇指控制/稳定性
  - 腕掌关节融合术*
  - 示指固有伸肌移位至拇短展肌
- 拇指指间关节稳定性重建
  - 部分拇长屈肌腱移位至拇长伸肌腱*
- 爪形手畸形
  - 示指固有伸肌移位伴小指伸肌腱移植
  - 肌腱固定术
  - 关节囊固定术
- 拇指外在指屈肌重建
  - 肱桡肌移位至拇长屈肌*
  - 拇长屈肌腱固定术
- 手指外在指屈肌重建
  - 桡侧腕长伸肌移位至指屈深肌*

并包括

- 腕屈肌：尺侧腕屈肌、桡侧腕屈肌
- 拇指屈肌：拇长屈肌
- 手指屈肌：指浅屈肌、指深屈肌
- 掌长肌
- 旋前肌：旋前圆肌、旋前方肌

正中神经合并尺神经麻痹

- 神经麻痹有多种组合，同时也有更多的其他治疗方法。最常见的神经麻痹组合为尺神经和正中神经，常由腕部切割伤、Charcot-Marie-Tooth病和臂丛神经下干损伤（C8 和 T1神经根；Klumpke 麻痹）引起。尺神经和正中神经损伤也常见于麻风病。因此，本章节重点讲述低位和高位正中神经合并尺神经麻痹。
- 肌腱移位重建正中神经合并尺神经麻痹与前述单一神经麻痹有所不同。
  - 低位正中神经合并尺神经麻痹
    - 环指指浅屈肌腱移位重建拇对掌功能（参见第28章），应使用靠远端的滑车，进而产生更大的屈曲运动，减弱外展运动，从而模仿完全缺如的拇外展肌和拇短屈肌功能。正如Royle and Thompson所述，掌腱膜在该术式中的作用更类似于滑车。
    - 无需行肌腱移位重建拇内收功能，因为拇长屈肌（未麻痹）通常可提供足够的内收运动。部分拇长屈肌腱移位至拇长伸肌腱的操作同前所述（参见第29章）。该术式稳定了拇指指间关节，防止指间关节过屈（Froment征），并避免了两腱束对位移位。
    - 不行桡侧腕长伸肌通过示指伸肌腱移植移位至第一背侧骨间肌（参见第29章），因为桡侧腕长伸肌需移位重建有力的握力，并且为了保留腕关节背伸功能，桡侧腕短伸肌止点必须保留。第一背侧骨间肌和示指伸肌腱处理同前。然后，示指伸肌腱在近端与桡侧腕短伸肌腱缝合，从而产生动力腱固定效果。
    - 桡侧腕长伸肌腱四腱束移位至侧腱束（Brand移位术），用于纠正爪形手畸形并提高握力。作者认为，指浅屈肌四腱束移位至侧腱束治疗爪形手畸形对于四指运动来说，不能提供足够的动力。
  - 高位正中神经合并尺神经麻痹
    - 外在指屈肌功能已丧失。有效的可供移位的肌肉有限。腕掌关节融合术可以稳定拇指序列，将其融合于对捏位。
    - 如在高位正中神经麻痹章节中所述，桡侧腕长伸肌移位至拇长屈肌重建拇指屈曲功能（参见第28章）。

- 由于各手指屈肌均无功能，将桡侧腕长伸肌移位至指屈肌重建手指屈曲功能。部分拇长屈肌腱移位至拇长伸肌腱的操作同前（参见第29章）。
- 由于缺乏外在指屈肌腱并且没有更多的腕伸肌腱用于移位，示指固有伸肌和指总伸肌移位纠正爪形手畸形。

手术顺序

- 如必须行多种手术操作，每一根肌腱移位均应完成后再进行下一步操作。手术步骤顺序为：①肌腱切取；②建立通道；③调整张力和缝合。在肌腱调整张力和缝合之前，对于每根肌腱的切取和通道建立并无顺序要求。通常首先进行最复杂的移位，其次进行最精细的移位。重建手指伸、屈功能移位肌腱的张力调整应优先于腕关节屈曲（极少进行）和伸直（通常进行）的张力调整。
- 低位正中神经合并尺神经麻痹的手术顺序如下：①部分拇长屈肌腱移位至拇长伸肌腱，②桡侧腕短伸肌通过示指伸肌腱移位至第一背侧骨间肌腱，③指浅屈肌腱移位重建拇对掌功能，④桡侧腕长伸肌腱四腱束移位至手指侧腱束。
- 高位正中神经合并尺神经麻痹的手术顺序如下：①拇指腕掌关节融合，②部分拇长屈肌腱移位至拇长伸肌腱，③桡侧腕长伸肌腱移位至指深屈肌腱（2～5），④肱桡肌移位至拇长伸肌，⑤示指固有伸肌和指总伸肌移位至手指侧腱束。

低位正中神经合并尺神经麻痹

手术操作1：Froment征——部分拇长屈肌腱移位至拇长伸肌腱

- 具体操作参见第29章。

手术操作2：示指外展重建——桡侧腕短伸肌通过示指固有伸肌腱移植移位至第一背侧骨间肌

- 该操作类似于第29章中所述的桡侧腕长伸肌通过示指伸肌腱移植移位至第一背侧骨间肌。本操作应显露桡侧腕短伸肌腱止点而不是桡侧腕长伸肌腱止点。第一背侧骨间肌和示指伸肌腱移植准备步骤同前章节所述，但移位缝合至桡侧腕短伸肌腱。移位肌腱张力调整至腕关节中立位时，示指最大外展位。当桡侧腕短伸肌收缩时，移位肌腱能够抵抗拇指施加于示指侧方的捏力。

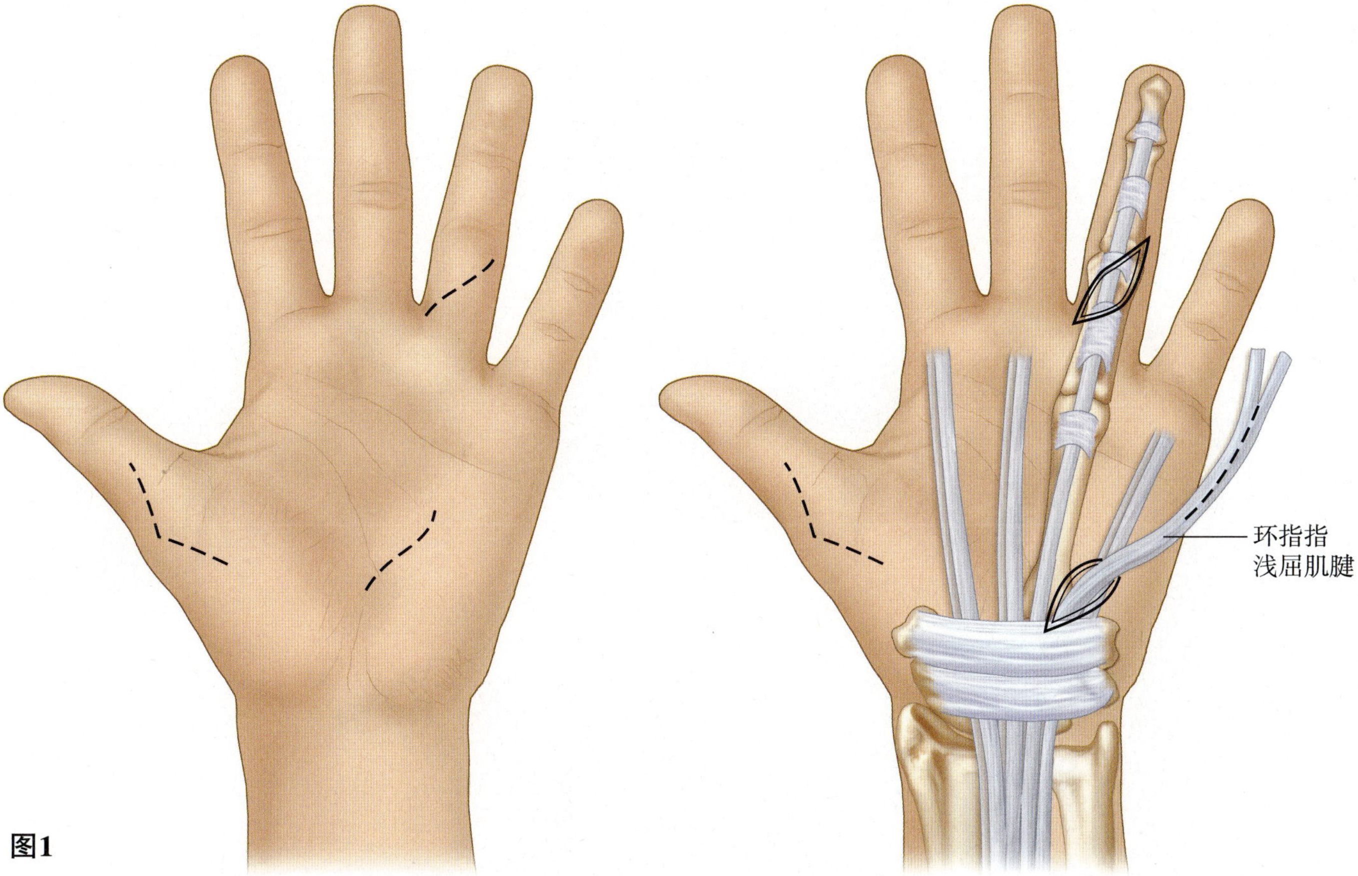

图1

手术操作3：对掌功能重建——Royle-Thompson指浅屈肌移位

- 指浅屈肌移位重建对掌功能如第28章所述。唯一区别在于利用掌腱膜作为一位置更远的滑车。将移位肌腱引至拇短展肌止点前，指浅屈肌腱绕过腕横韧带远端的掌腱膜，而非尺侧腕屈肌腱。该操作需做一个更远的掌尺侧切口（图1）。

手术操作4：爪形手畸形——Brand桡侧腕长伸肌移位术

- 经腕背远横纹横切口和前臂近端桡背侧纵切口，切取桡侧腕长伸肌腱（图 2A～2D）。
- 中、环、小指桡侧和示指尺侧侧腱束通过近节指骨侧正中切口显露（图3A 和 3B）。
- 改良的Brand术式将桡侧腕长伸肌腱经皮下自前臂桡侧导入腕横纹近端掌侧切口（图4）。在该处行跖肌腱移植以增加长度达到后述止点。跖肌腱穿过桡侧腕长伸肌腱远端的切口，以形成两个等长的腱束。跖肌腱穿过桡侧腕长伸肌腱处，用不可吸收缝线予以固定。跖肌腱移植腱束自手掌部横行切口牵出（图 5）。

注意事项

- 肌腱导向器自手掌向前臂的通道应无阻力。如果该区域中有坚固的结构，导向器遇到阻力时，应调整肌腱导向器则方向。

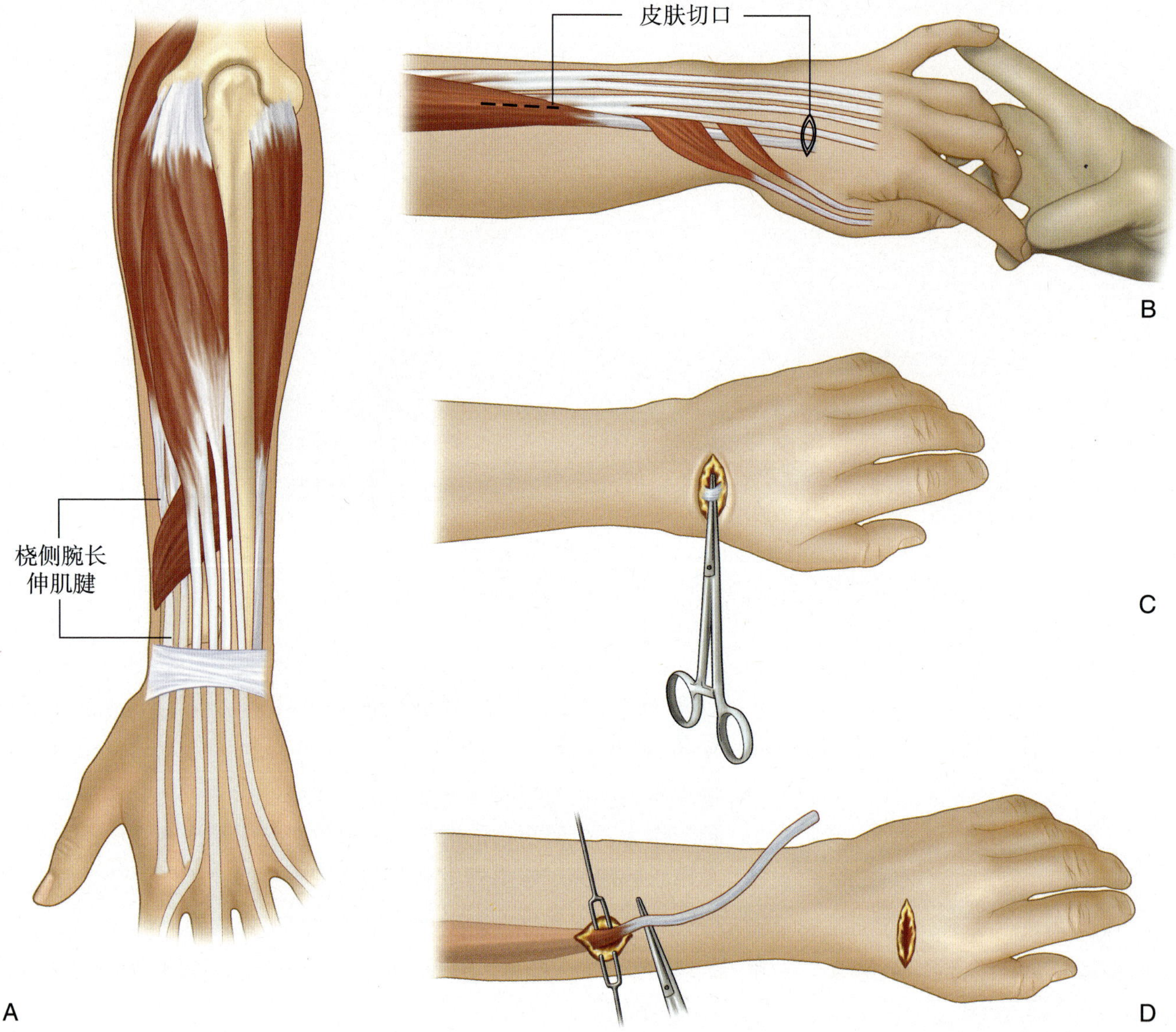

图2

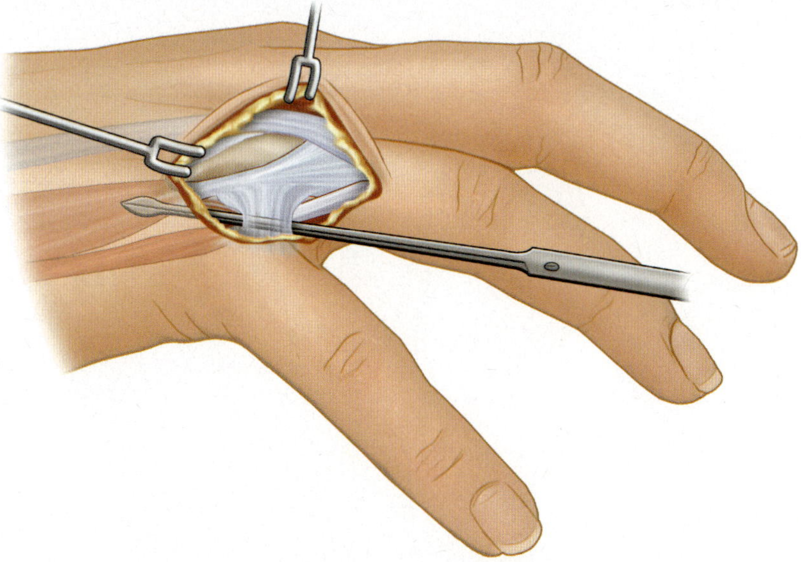

A

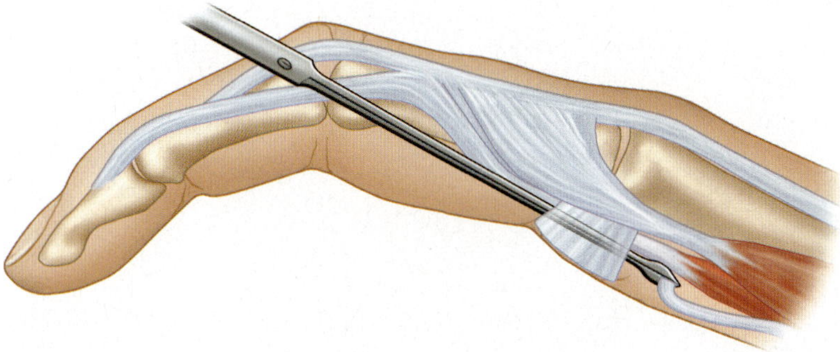

B

图3

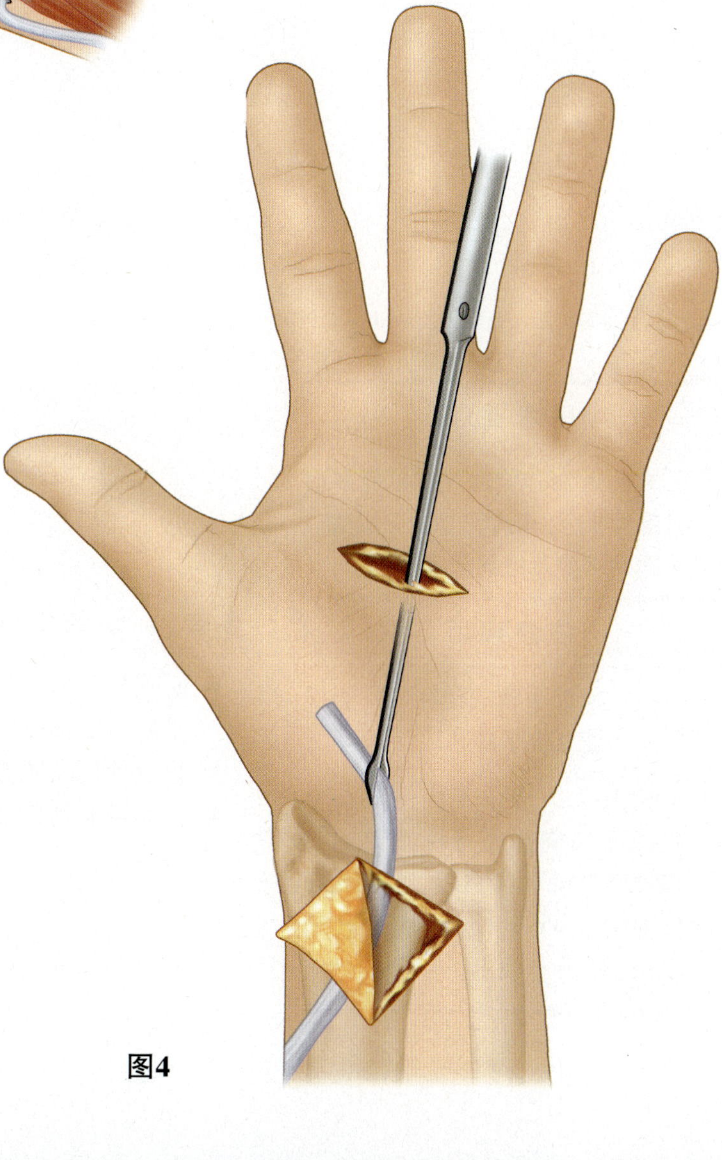

图4

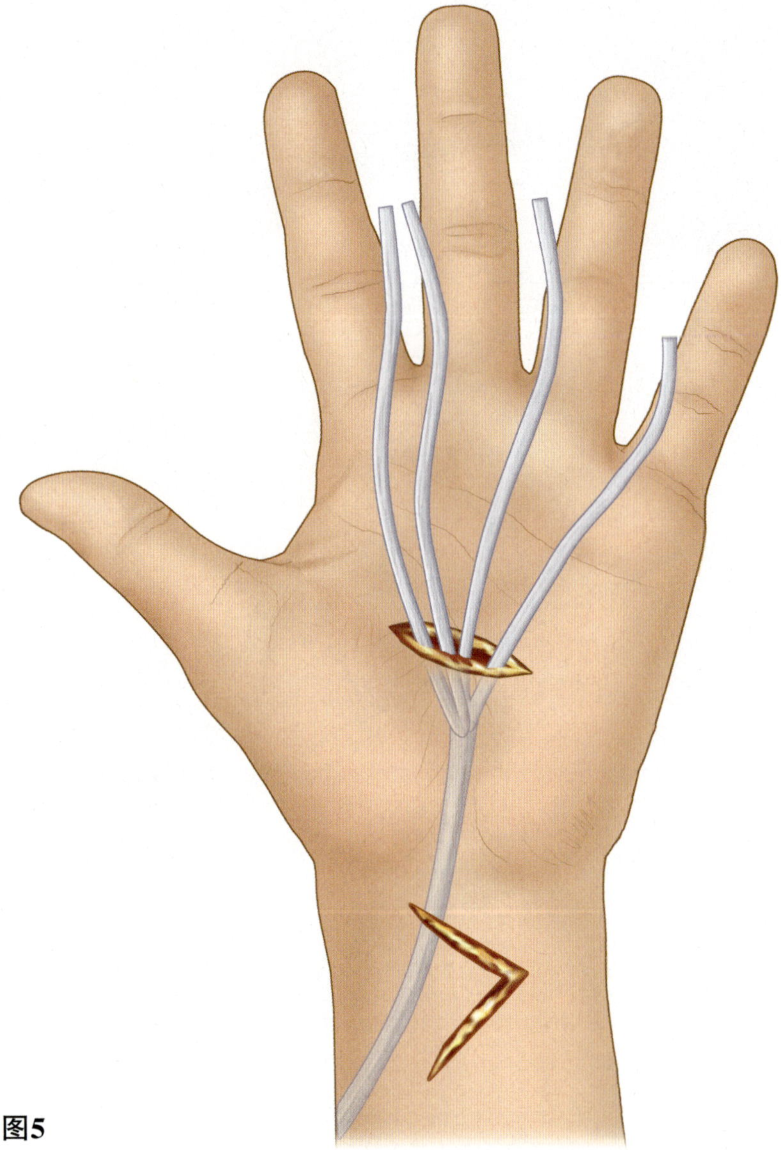

图5

手术要点

- 肌腱向近端移位前，尽可能多地松解腱联合。用牵开器牵开皮肤，显露并用剪刀松解纤维条索。

注意事项

- 明确并保护手背的桡神经背侧感觉支。该支位于静脉深层。
- 术中避免损伤位于桡侧腕长伸肌深面的桡神经背侧感觉支。该神经自桡骨茎突近端8～10cm桡侧腕长伸肌和肱桡肌之间的Wartenberg点浅出。

步骤1：切取桡侧腕长伸肌腱

- 明确桡侧腕长伸肌腱位于伸肌支持带远端，其止点位于第二掌骨基底，在桡侧腕短伸肌腱桡侧（图6）。
- 止点处切断肌腱。
- 将移位肌腱自前臂桡背侧切口抽出（图 7）。

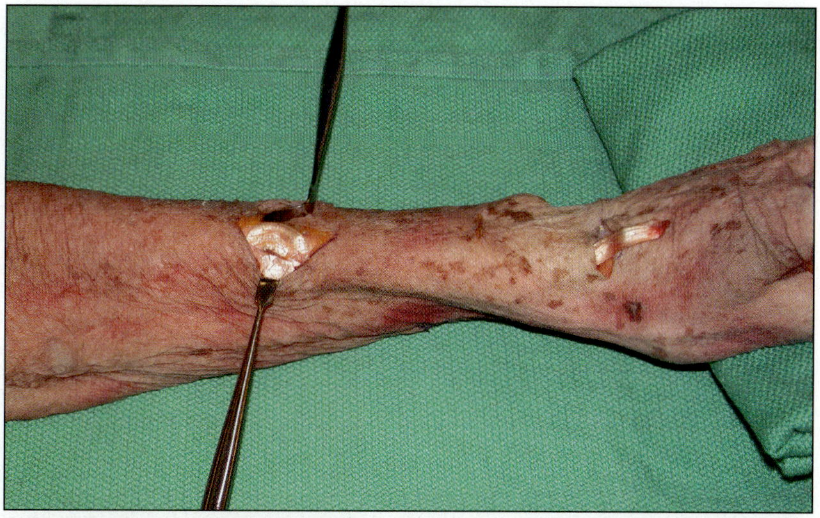
图6

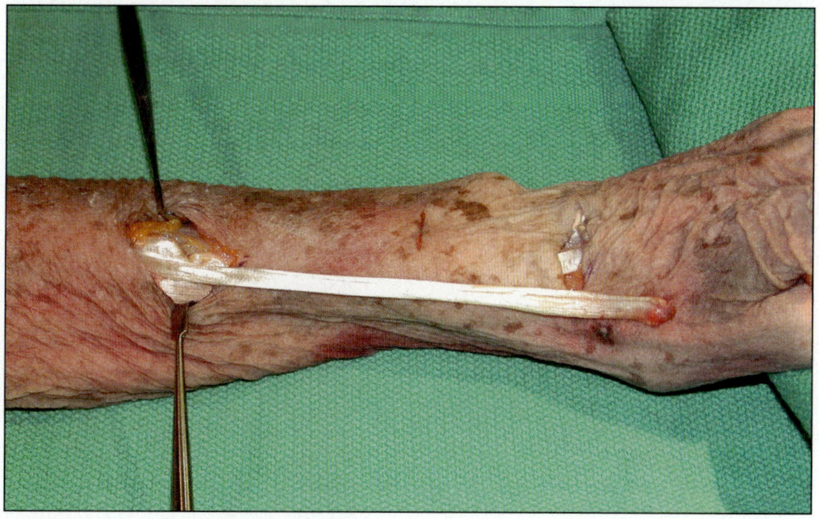
图7

手术要点

- 趾肌腱切取时，最好在牵拉肌腱的同时用肌腱剥离器旋转推进。
- 趾肌腱汇入腓肠肌筋膜处，肌腱切取会遇到阻力。

注意事项

- 在胫神经和胫动脉后方切取趾肌腱。切取同时，应当保护这些结构表面的筋膜组织。
- 切取肌腱时，膝关节必须处于伸直位，以避免损伤腘窝内的神经、血管。

步骤2：肌腱移位张力调整和通道建立

- 将切取的桡侧腕长伸肌腱移至掌侧切口（图8）。
- 应用较长的肌腱剥离器切取趾肌腱以供移植。在踝关节水平、跟腱内侧做小切口显露趾肌腱。肌腱位于腓肠肌和比目鱼肌之间的平面。切断肌腱止点后，将趾肌腱插入肌腱剥离器以备切取。当肌腱剥离器中填满肌腹时，切断肌腱。
- 将趾肌腱穿过桡侧腕长伸肌腱（图9A和9B）。将移植肌腱的返折端与桡侧腕长伸肌腱编织缝合（图10）。这种肌腱缝合方式类似于Pulvertaft编织缝合（图11A和11B）。
- 劈开两根趾肌腱远端，形成四腱束（图12）。
- 不可吸收缝线编织缝合。
- 将肌腱及其移植腱束移位至掌中切口（图13）。
- 每根手指做侧正中切口，显露相应的侧腱束。
- 掌骨间横韧带掌侧建立通道（见图3A）。

器械/植入物

- 钝头肌腱导向器
- 肌腱剥离器

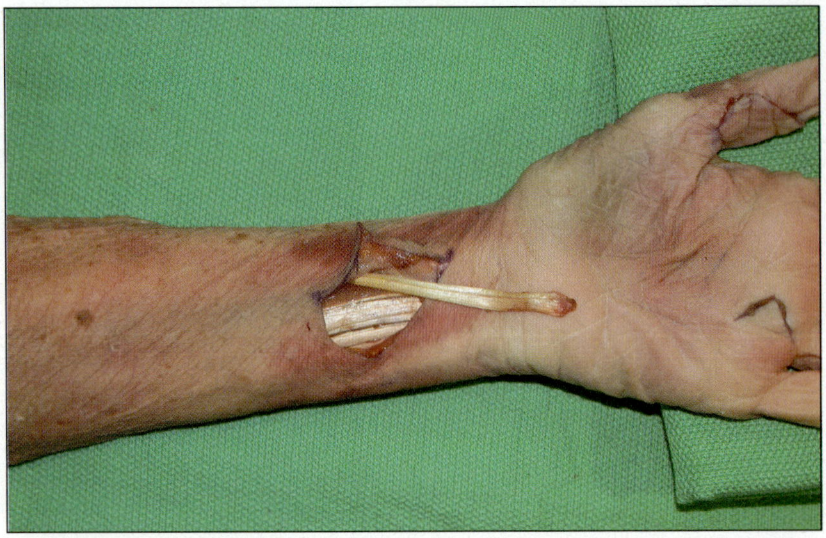

图8

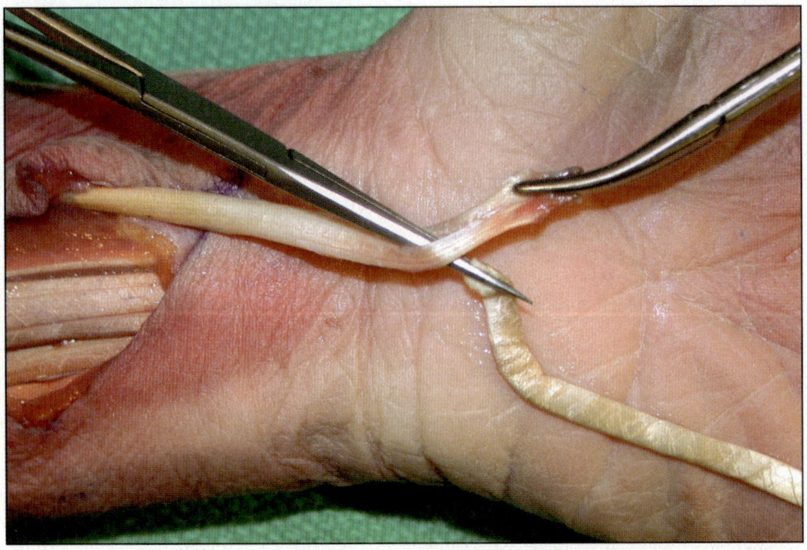

A

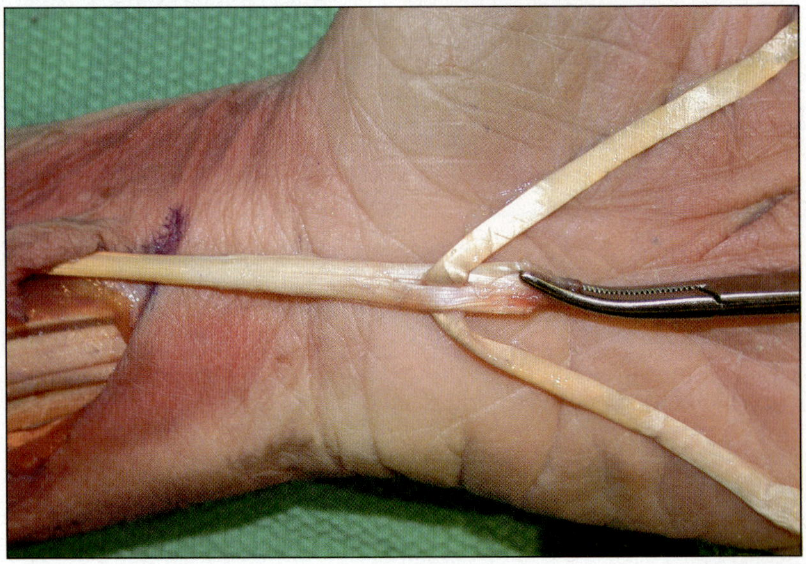

图9

B

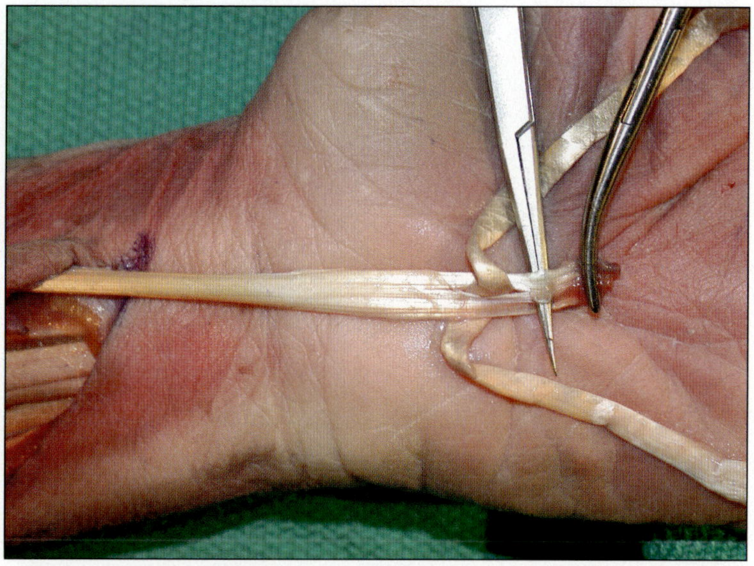

图10

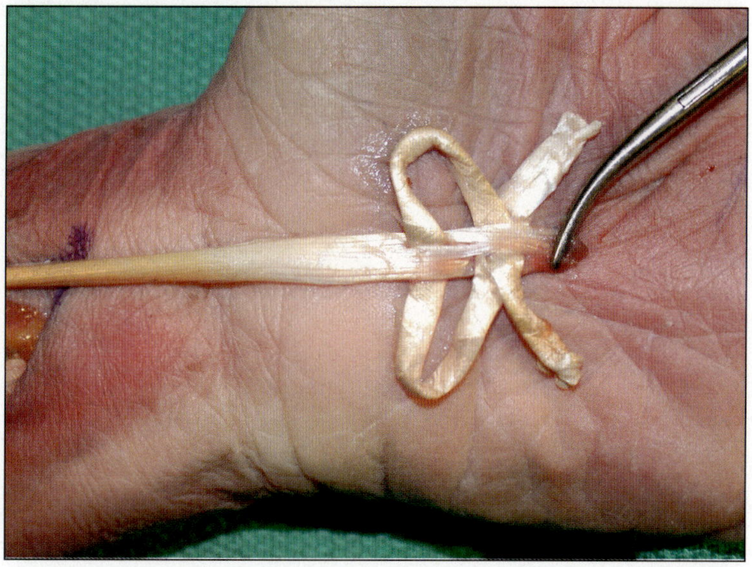

A

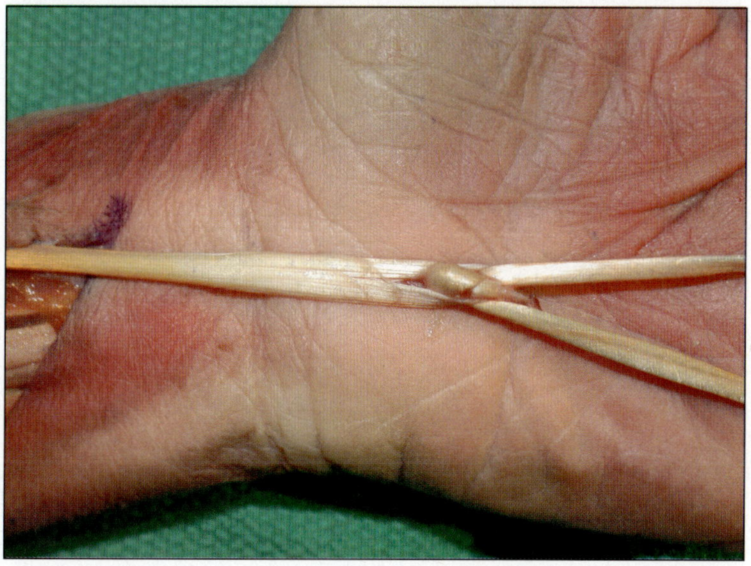

图11

B

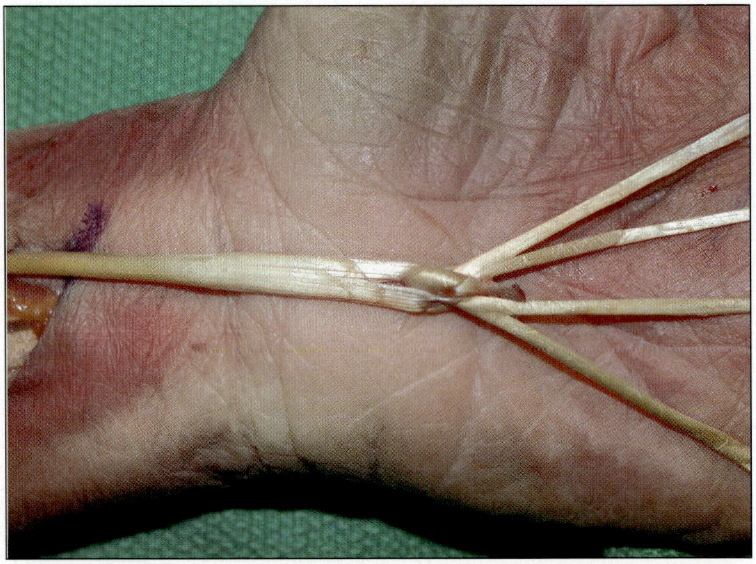

图12

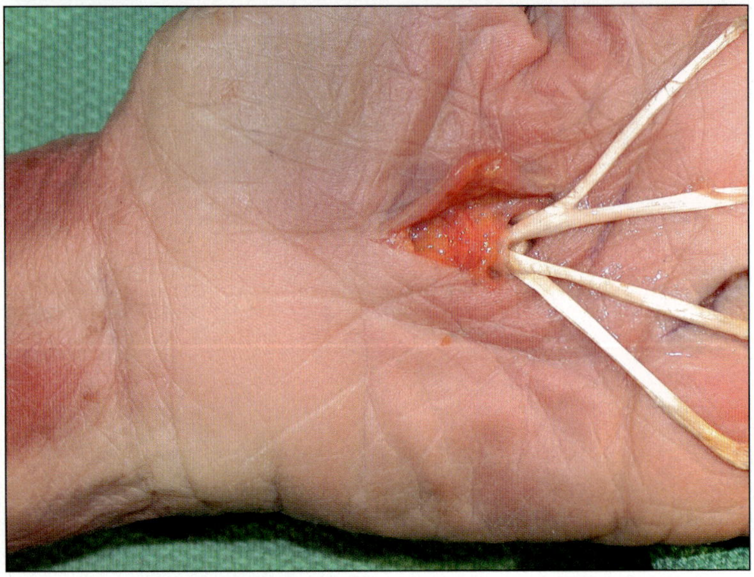

图13

- 每根腱束自掌骨间横韧带掌侧穿过，通过蚓状肌管到达相应四指的侧腱束。
- 血管钳临时固定移位肌腱。

步骤3：桡侧腕长伸肌四腱束移位至桡侧侧腱束的张力调整及缝合

- 腕关节屈曲约30°。
- 手指掌指关节保持屈曲。将肌腱束固定于每个手指。从桡侧到尺侧手指屈曲度逐渐增加。
- 桡侧腕长伸肌腱腱束缠绕桡侧侧腱束至少一圈后缝合（图14）。
- 固定桡侧腕长伸肌腱腱束，张力调整至最大张力的50%，并保持手指于适当序列。

手术要点

- 肌腱穿过前，应确认已建立足够宽松的通道。
- 肌腱移位过程中，保持掌指关节屈曲位。

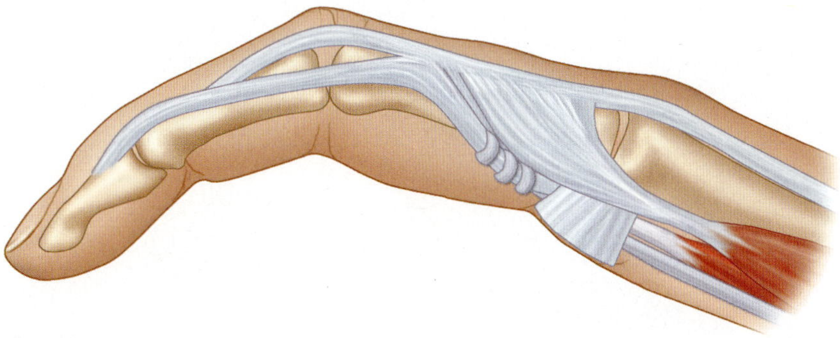

图14

术后护理及预期结果：低位联合麻痹

- 手部夹板固定4周：
  - 制动腕关节于轻度屈曲位。
  - 掌指关节制动于充分屈曲位、指间关节充分伸直位。
  - 拇指制动于轻度屈曲外展位。
- 4周后，在背侧阻挡夹板的保护下，保持掌指关节屈曲位，开始进行指间关节的屈伸运动。拇指继续行克氏针固定。
- 6周后，拔除拇指克氏针并行夹板固定。
- 8周后，拇指开始运动，手指掌指关节可进行伸直。

高位正中神经合并尺神经麻痹

手术操作5：拇指不稳定——腕掌关节融合术

- 腕掌关节融合术已在其他章节详细描述。通常，应用腕掌关节成形术的标准切口进行关节融合。切除关节软骨，应以坚强内固定将关节融合。

手术操作6：拇指屈曲功能重建——部分拇长屈肌移位至拇长伸肌

- 部分拇长屈肌腱移位至拇长伸肌腱术详见第29章。

手术操作7：手指屈曲功能重建——桡侧腕长伸肌移位至指深屈肌

- 肱桡肌移位至拇长伸肌腱的桡掌侧切口，显露范围足以行桡侧腕长伸肌移位至指深屈肌术（图15A和15B）。
- 明确位于肱桡肌背侧的桡侧腕长伸肌。
- 牵开神经和指浅屈肌腱即可显露其深面的指深屈肌腱。

步骤1：切取桡侧腕长伸肌腱

- 显露桡侧腕长伸肌腱并于第二掌骨基底处剥离。向近端牵拉肌腱松解周围的筋膜组织。

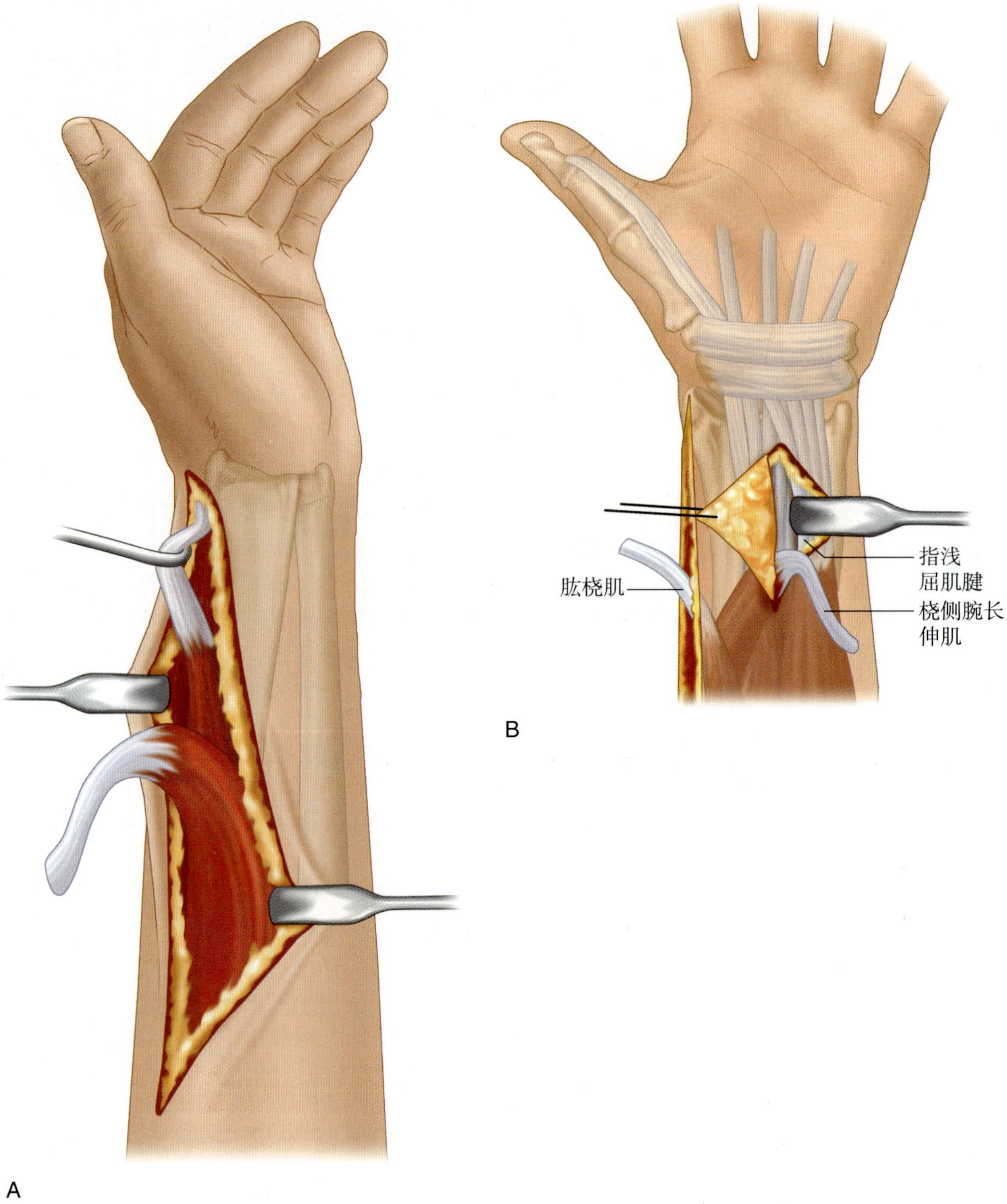

图15

手术要点

- 避免小指与环指的缝合张力过高，否则可能出现及晚期屈曲挛缩。

器械/植入物

- 钝头肌腱导向器
- 3-0不可吸收编织缝线

器械/植入物

- 肌腱编织镊

步骤2：指深屈肌的准备和桡侧腕长伸肌的通道建立

- 显露并对指深屈肌腱进行同步处理，操作如第25和26章。
- 并列缝合指深屈肌腱，以备进行桡侧腕长伸肌腱缝合。手指置于正常序列，同时将指深屈肌腱相互固定。
- 通过隧道，将桡侧腕长伸肌腱移位至掌侧切口（图16）。

步骤3：桡侧腕长伸肌移位至指深屈肌的张力调整及缝合

- 保持腕关节中立位，拇指适度屈曲。
- 桡侧腕长伸肌腱穿过指深屈肌腱后编织缝合（图17）。
- 应用桡侧腕长伸肌最大滑程50%时的张力进行肌腱缝合。
- 通过腕关节的屈伸来观察手指能否保持伸直，从而检查肌腱的缝合效果。

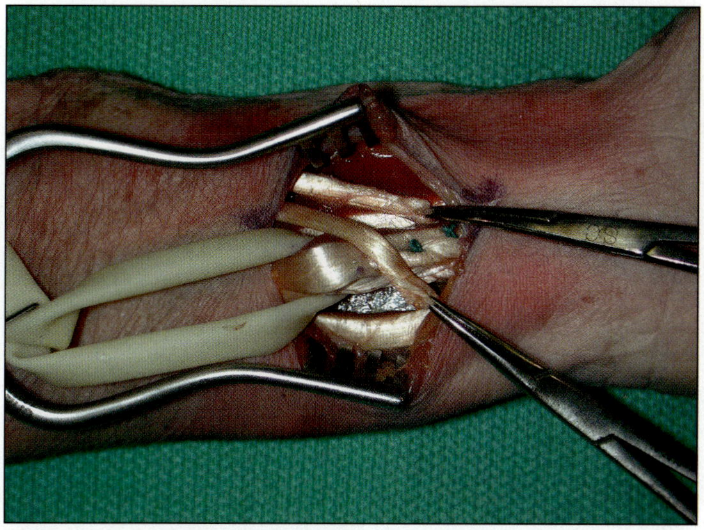

图16

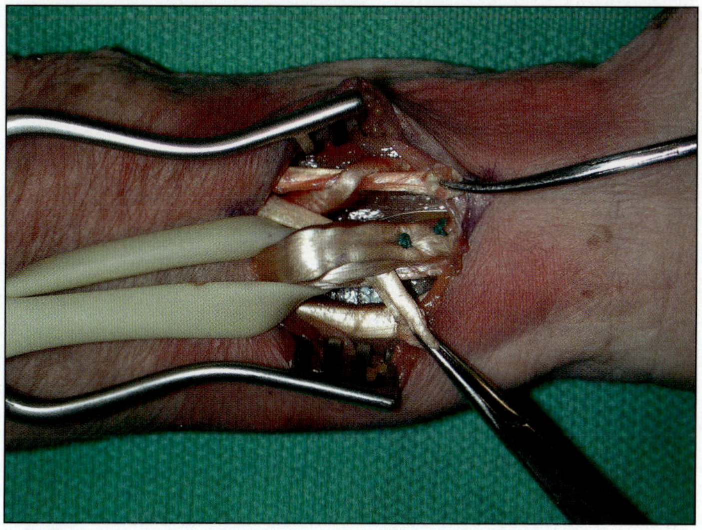

图17

手术操作8：拇指屈曲功能重建——肱桡肌移位至拇长屈肌

- 肱桡肌移位至拇长屈肌腱术参见第28章（见图16和17）。

手术操作9：爪形手畸形——示指固有伸肌和小指固有伸肌移位至桡侧侧腱束

- 经第二和第五掌骨头背侧V形切口显露示指固有伸肌腱和小指固有伸肌腱。
- 经腕关节背侧的短横切口将示指固有伸肌腱和小指固有伸肌腱自近端抽出。
- 侧正中切口显露中、环、小指桡侧侧腱束及示指尺侧侧腱束。

步骤1：切取示指固有伸肌腱和小指固有伸肌腱

- 显露示指固有伸肌腱止于伸肌装置处，并于矢状束的近端水平将该肌腱切断（图18）。
- 用近似方法显露并切取小指固有伸肌腱（见图 18）。

手术要点

- 示指和小指的指总伸肌腱位于示指固有伸肌腱和小指固有伸肌腱桡侧。注意保护。
- 尽可能地进行肌腱松解，以便于肌腱移位及传送至更近端的切口。

注意事项

- 示指固有伸肌和小指固有伸肌很少有腱联合。若有则需充分松解，便于移位。

器械/植入物

- 应用钝头肌腱导向器进行切口间的肌腱移位。

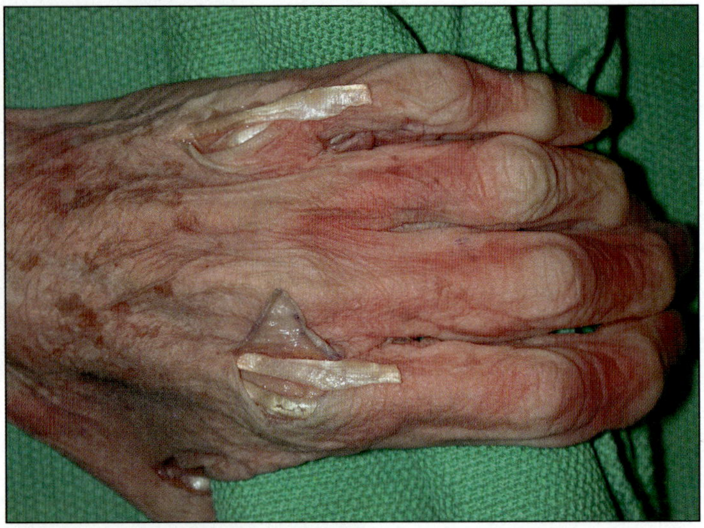

图18

步骤2：示指固有伸肌腱和小指固有伸肌腱的通道建立

- 于伸肌支持带远端显露示指固有伸肌腱和小指固有伸肌腱。确认并将其从近端切口抽出。劈开肌腱形成四腱束（图19）。
- 显露相应的侧腱束，以备移位。
- 腱束通过骨间肌，沿蚓状肌管走行于掌骨间横韧带掌侧，并从侧正中切口引出（图20A和20B）。
- 腱束末端缠绕侧腱束并用血管钳临时固定（图21）。

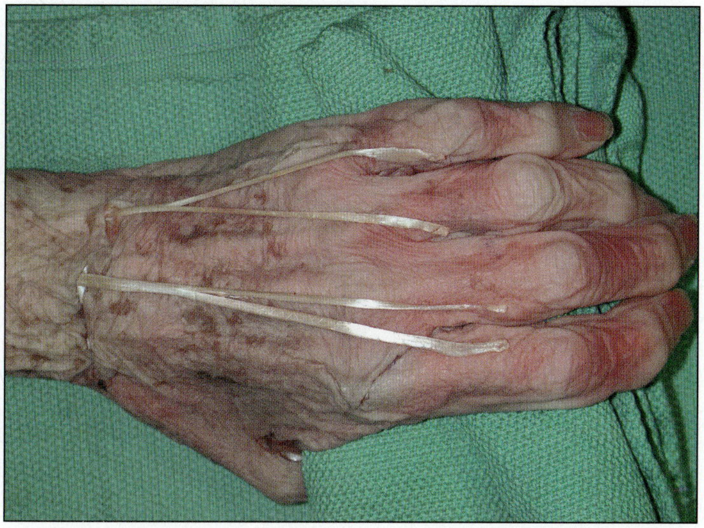

图19

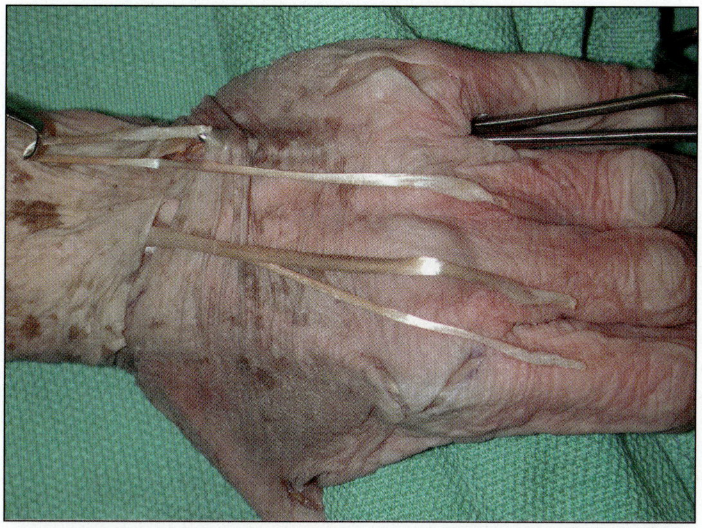

A

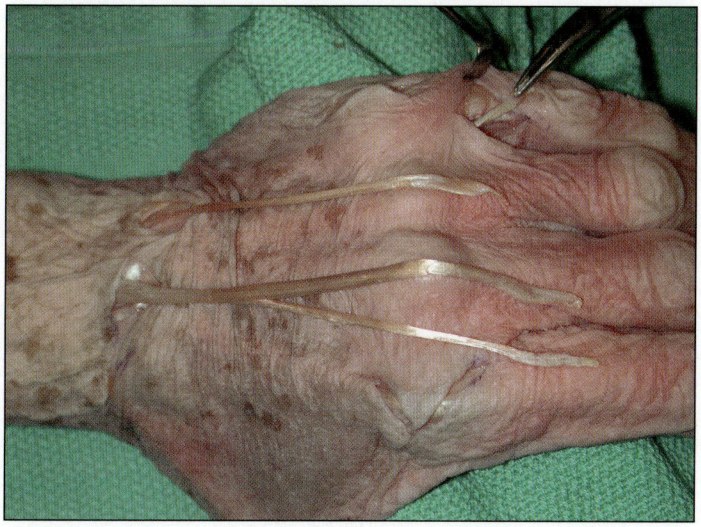

图20

B

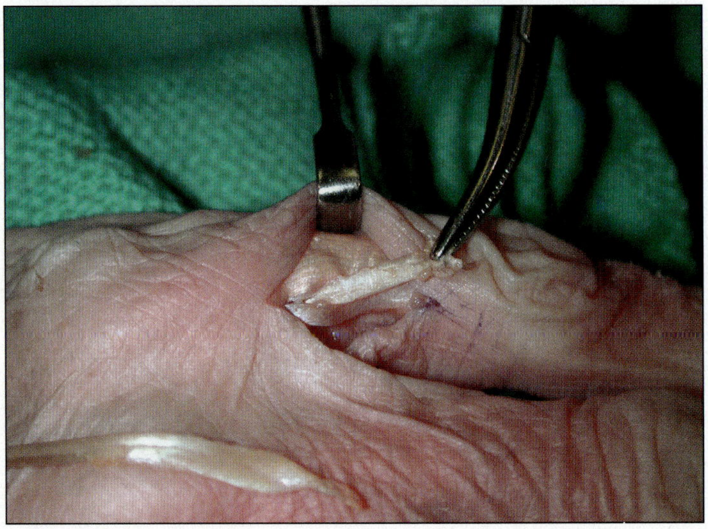

图21

步骤3：示指固有伸肌腱和小指固有伸肌腱移位至侧腱束张力调整及缝合

- 手指置于掌指关节屈曲60°位、腕中立位。
- 腱束缠绕侧腱束后，调整示指固有伸肌腱和小指固有伸肌腱的张力至最大张力的50%后缝合。
- 水平褥式缝合移位肌腱（图22）。
- 通过腕关节轻度屈伸来检测肌腱缝合效果。确定在腕关节屈曲时，手指能够接近完全伸直。

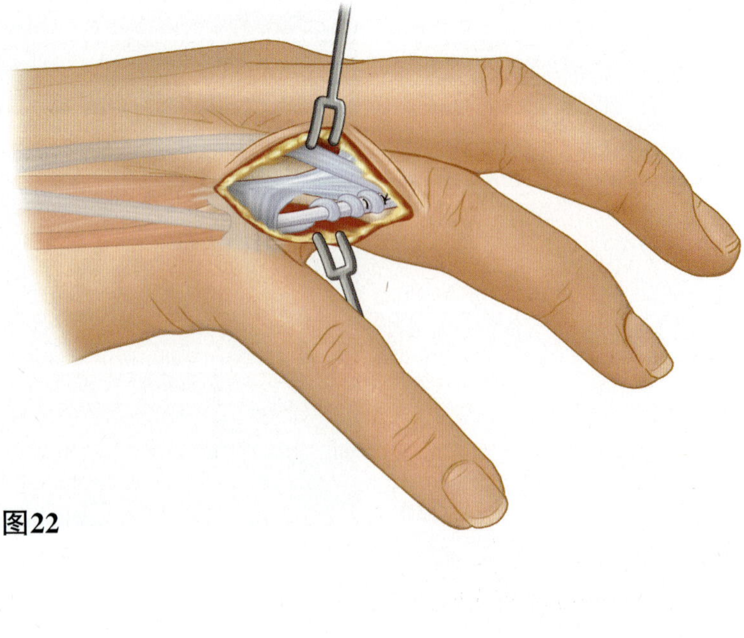

图22

术后护理及预期结果：高位正中神经合并尺神经麻痹

- 制动腕关节于轻度屈曲位，掌指关节屈曲，指间关节伸直位。保持拇指外展位。
- 拇指制动直至腕掌关节骨性融合。手指制动4周后开始轻度活动。
- 6周后，拔除拇指指间关节固定克氏针。
- 术后8周内避免用力及负重。
- 术后3个月内避免过度用力。
- 正中神经合并尺神经麻痹并不常见。报告范围包括：病例报告、小组病例和专家观点。因此本文主要基于经验而并非严格的医学循证规律。下列小规模病例报告描述了其他术式治疗类似的合并神经麻痹。

证据

Brown RE, Zamboni WA, Zook EG, Russell RC. Evaluation and management of upper extremity neuropathies in Charcot-Marie-Tooth disease. J Hand Surg [Am]. 1992;17:523-30.

该小规模病例报道描述了指浅屈肌腱重建对掌功能和Zancolli 套索术的早期经验。（Ⅳ级证据）

McEvitt E, Schwarz R. Tendon transfer for triple nerve paralysis of the hand in leprosy. Leprosy Rev. 2002;73:319-25.

一组根据Sundaraj 分级系统对不同肌腱移位术的结果进行比较。（Ⅳ级证据）

Omer GE. Tendon transfers for comined traumatic nerve palsies of the forearm and hand. J Hand Surg [Br]. 1992;17:603-10.

关于不同的合并神经麻痹手术入路综述。（Ⅴ级证据）

Sundararaj GD, Mani K. Surgical reconstruction of the hand with triple nerve palsy. J Bone Joint Surg [Br]. 1984;66:260-4.

描述并比较合并三种神经麻痹的麻风患者，应用不同肌腱移位术的疗效。（Ⅳ级证据）

Wood VE, Huene D, Nguyen J. Treatment of the upper limb in Charcot-Marie-Tooth disease. J Hand Surg [Br]. 1995:20:511-8.

一组小规模病例报告，描述有关Charcot-Marie-Tooth 病患者重建拇对掌及对捏的术式选择。（Ⅳ级证据）

32 拇长展肌移位重建示指桡侧外展

Kevin C. Chung

注意事项

- 尺神经功能丧失导致手内肌功能障碍。
  - 图1所示，因骨间肌萎缩导致左手示、中指交叉无力。
  - 由于第一背侧骨间肌功能丧失导致拇、示指侧捏无力，为常见主诉（图2，箭头所示）。
- 重建示指桡侧外展能够改善功能并加强捏力。

适应证

- 由尺神经麻痹引起的示指桡侧外展功能丧失。

临床检查/影像学检查

- 手部检查可发现由于尺神经麻痹所导致的感觉和运动功能丧失。一些患者有示指桡侧外展功能的需求，因而要求行肌腱移位术。

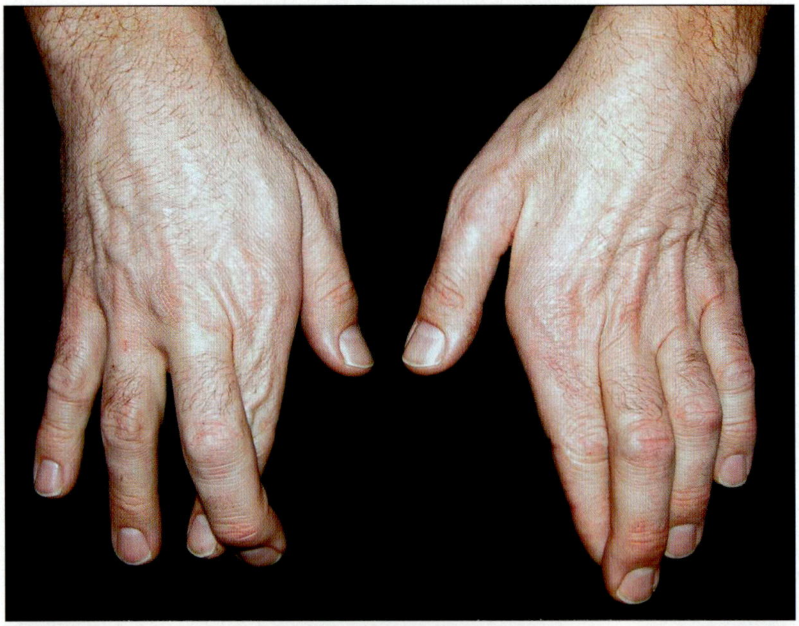

图1

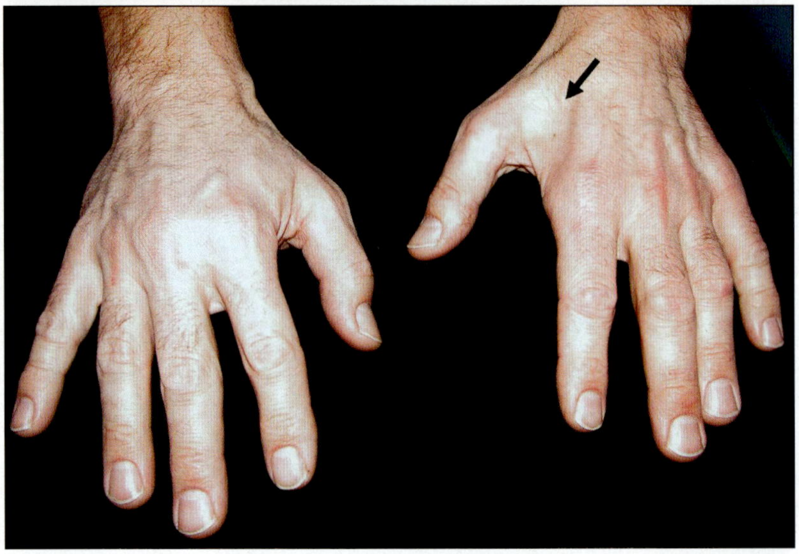

图2

- 拇长展肌由桡神经支配，因此该肌腱移位术应明确桡神经功能是否完好。

外科解剖

- 在第一背侧间室内，有数根拇长展肌腱腱束和一根拇短伸肌腱。一束拇长展肌腱伴移植肌腱可移位至示指桡侧侧腱束或桡侧矢状束。
- 调整该肌腱的牵拉方向以重建第一背侧骨间肌的功能。

体位

- 患者仰卧位，手术在气囊止血带控制下进行。

入路/显露

- 分别于桡骨茎突及示指掌指关节桡侧做V形切口（图3）。
- 如有掌长肌腱，另做单独切口以便切取；或于跟腱内侧做切口切取跖肌腱。

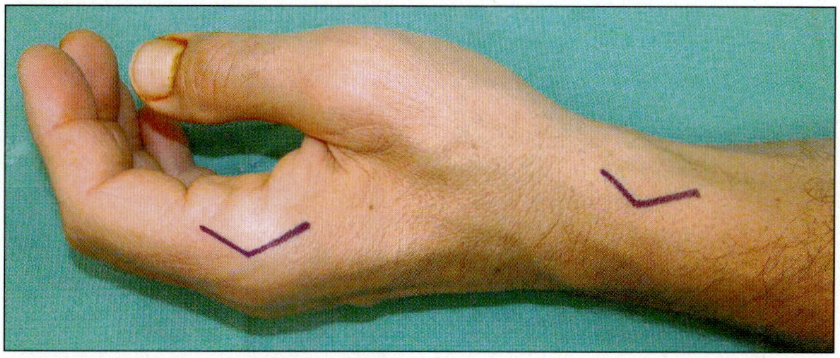

图3

手术操作

- 40岁男性，两年前行上肢淋巴瘤切除。术后出现骨间肌力量减弱。电生理检查显示，淋巴瘤切除处部分尺神经损伤。患者恢复部分手内肌功能，但仍主诉示指桡侧外展力弱（见图1和图2）。
- 分离拇长展肌腱并将背侧一束选做移位。图4中远端蚊式钳所示为示指桡侧侧腱束，近端钳夹的为分离出的拇长展肌腱。
- 移植的掌长肌腱，在本病例中与桡侧侧腱束编织缝合，也可与桡侧矢状束编织缝合，术式的选择取决于哪种方式能够提供更牢靠的腱缝合（图5）。
- 掌长肌腱通过皮下隧道后，在足够引起示指桡侧外展的张力下，与拇长展肌腱腱束编织缝合（图6A和6B）。

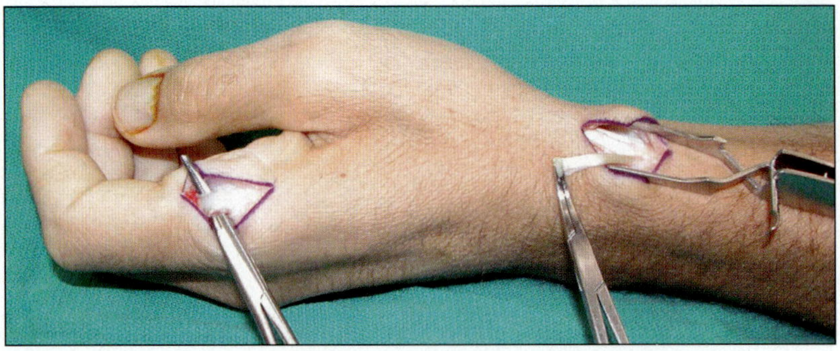

图4

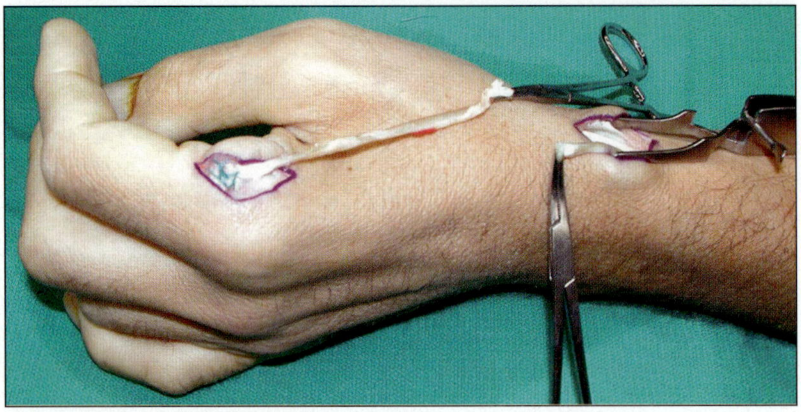

图5

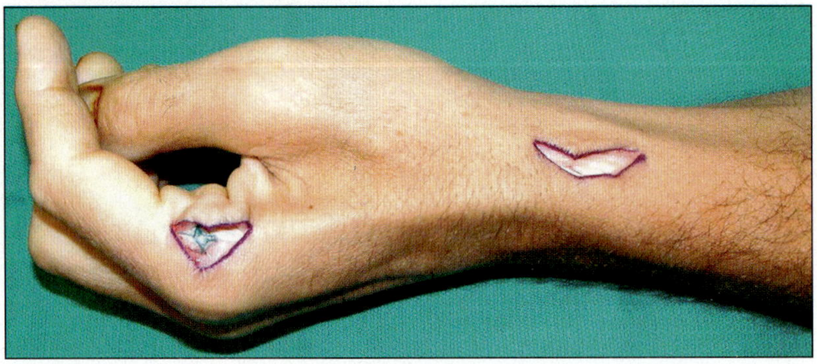

A

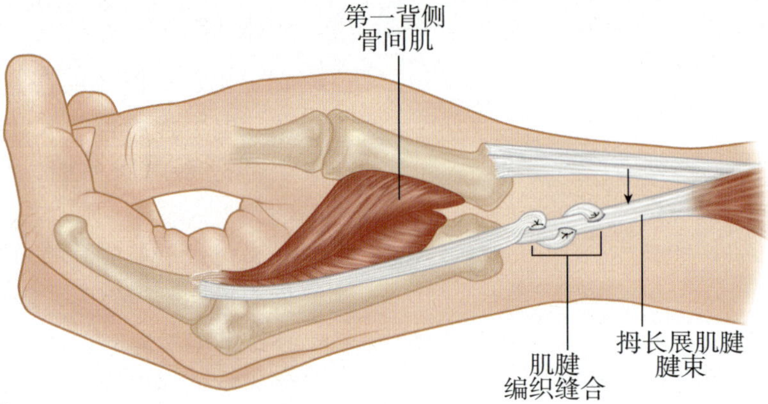

图6　B

术后护理及预期结果

- 手指桡侧外展位夹板固定4周。

病例展示

- 图7示，另一患者术后1个月手指位于休息位。
- 图8示，示指桡侧外展位（箭头所指为移位的拇长展肌腱）。

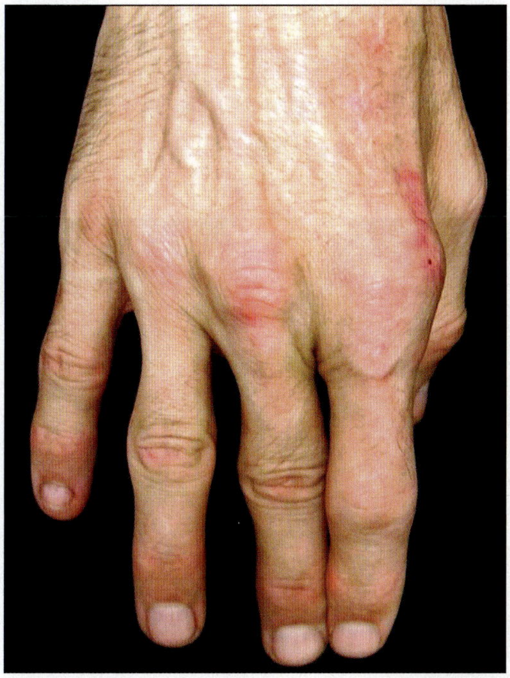

图7

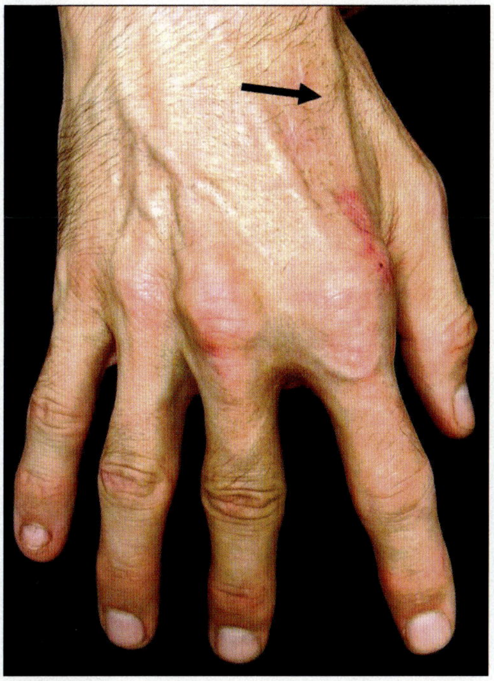

图8

证据

Bruner JM. Tendon transfer to restore abduction of the index finger using the extensor pollicis brevis. Plast Reconstr Surg. 1948;3:197-201.

拇短伸肌腱移位至第一背侧骨间肌止点。然而有人质疑该肌腱能否提供足够的力量引发示指的充分外展。应用拇短伸肌腱移位将削弱拇指掌指关节伸直功能。（Ⅳ级证据）

Graham WC, Riordan D. Sublimis transplant to restore abduction of index finger. Plast Reconstr Surg. 1947;2:459-62.

环指指浅屈肌腱自腕关节水平抽出，通过解剖鼻烟窝，固定于示指桡侧。指浅屈肌腱有足够的滑程并能够引起示指充分的桡侧外展。然而，对于尺神经麻痹患者来说，牺牲指浅屈肌腱并不合适。（Ⅳ级证据）

Neviaser RJ, Wilson JN, Gardner MM. Abductor pollicis longus transfer for replacement of first dorsal interosseous. J Hand Surg [Am]. 1980;5:53-7.

该文章报道了一组应用一束拇长展肌腱腱束重建第一背侧骨间肌功能。该肌腱移位应用移植肌腱固定于第一背侧骨间肌止点。18位患者采用该术式治疗，捏力均明显提高，并重新获得示指外展功能。（Ⅳ级证据）

33 肌腱移位重建四肢瘫患者的侧捏功能

Kevin C. Chung

注意事项

- 四肢瘫患者由于手部感觉差，导致了感觉反馈的缺失，这样的患者手的功能在肌腱重建后很难恢复，因此不宜做肌腱移位手术。
- 伸腕功能正常是侧捏功能重建的最佳适应证。
- 患者虽然没有正常的伸肌功能，但如果肱桡肌至少达四级肌力，也可以施行侧捏功能的重建。可以将肱桡肌移位到桡侧腕短伸肌来恢复腕关节的伸直功能，有了伸腕功能，就可以重建侧捏功能了。
- 对于此类患者，评定肱桡肌的功能是困难的。患者在旋前旋后中立位屈曲肘检查肱桡肌的功能（图1A和1B），如果肱桡肌在收缩时很难用手去移动，则可作为肌腱移位动力使用；如果肱桡肌很松弛，收缩时可以很容易地移动肌腹，说明此肱桡肌没有足够的肌力用于功能重建。因为移位后该肌肌力会下降1级。

争议

- 侧捏功能重建的目的是使患者术后有肌腱固定的效果，这样可以利用拇指和示指桡侧边缘的侧捏功能牢固地拿捏物体。手术的

适应证

- 高位脊髓损伤，手功能丧失的患者。
- 患者有很好的腕关节功能，或者肱桡肌肌力至少达四级，其可以用来移位重建桡侧腕短伸肌功能。

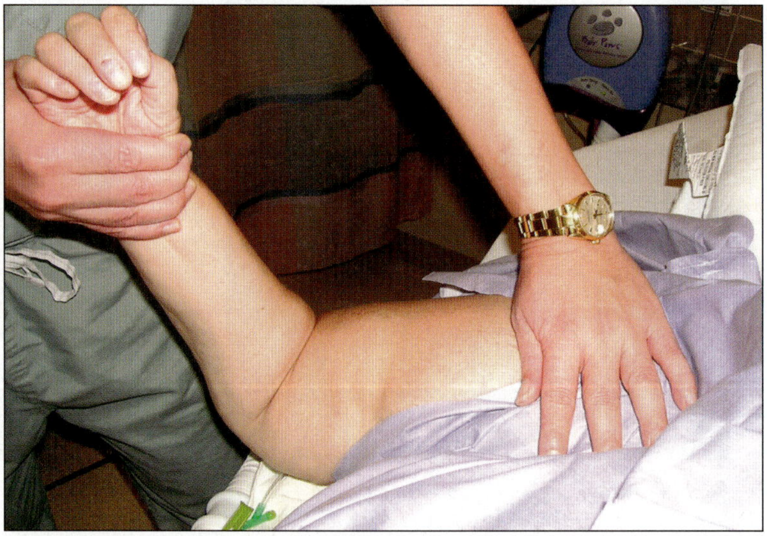

A

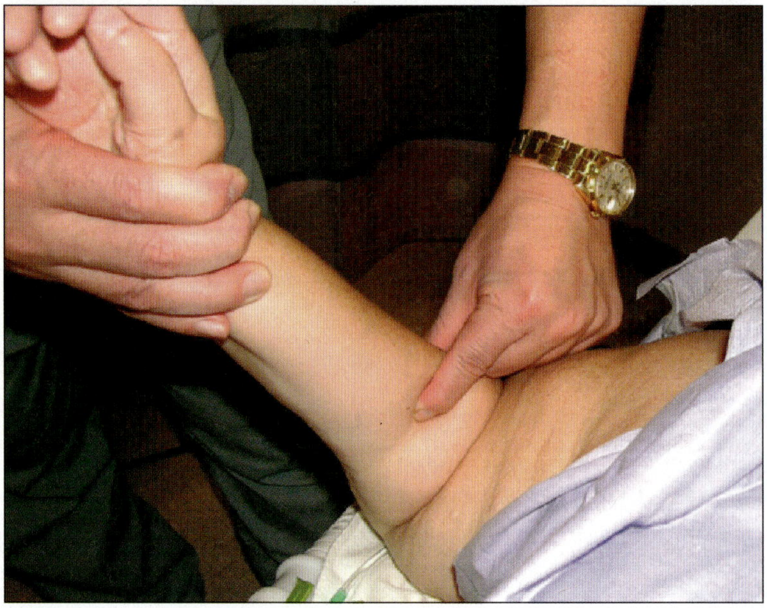

B

图1

争论—续

原理是利用外在屈肌和伸肌系统不同的滑程导致了肌腱固定的效果。如腕关节伸直时，屈肌系统紧张，产生手指屈曲的功能；腕关节屈曲时，伸肌系统的紧张，产生了手指伸直功能。四肢瘫患者可以利用肌腱固定产生的动力效果，来重建部分侧捏以协助完成日常活动。通过手术重建后获得的一定侧捏功能可以加强本来利用腱固定产生的侧捏力量，从而使得患者能够完成更多的日常活动。

- 在重建侧捏功能时，需要考虑几个重要的细节。
  - 拇指指间关节的稳定可以通过拇长屈肌移位至拇长伸肌或通过克氏针固定来获得。
  - 拇指的伸肌系统牢固地固定于伸肌支持带或桡骨远端。这样的话，在腕关节屈曲时，拇指可以外展和伸直，这也是侧捏功能的起始。
  - 拇长屈肌固定于桡骨的掌侧，使得腕关节伸直时，足够的拇长屈肌张力可以促使拇指指腹与示指桡侧接触。对于腕关节功能正常的患者，肱桡肌可以移位至拇长屈肌重建拇指屈曲功能，患者可以获得强有力的且自主的侧捏功能。
- 如果示指力弱，无力对抗拇指，可以将示指的指浅屈肌缝合到A1滑车或掌板（Lasso 技术）上，这样示指就可以通过屈曲来对抗重建后的拇指，从而获得侧捏功能。

外科解剖

- 图2 示手术解剖过程。

体位

- 仰卧位，手术在止血带下操作。

入路/显露

- 图3A和3B显示了皮肤切口的部位和肌腱显露的过程。

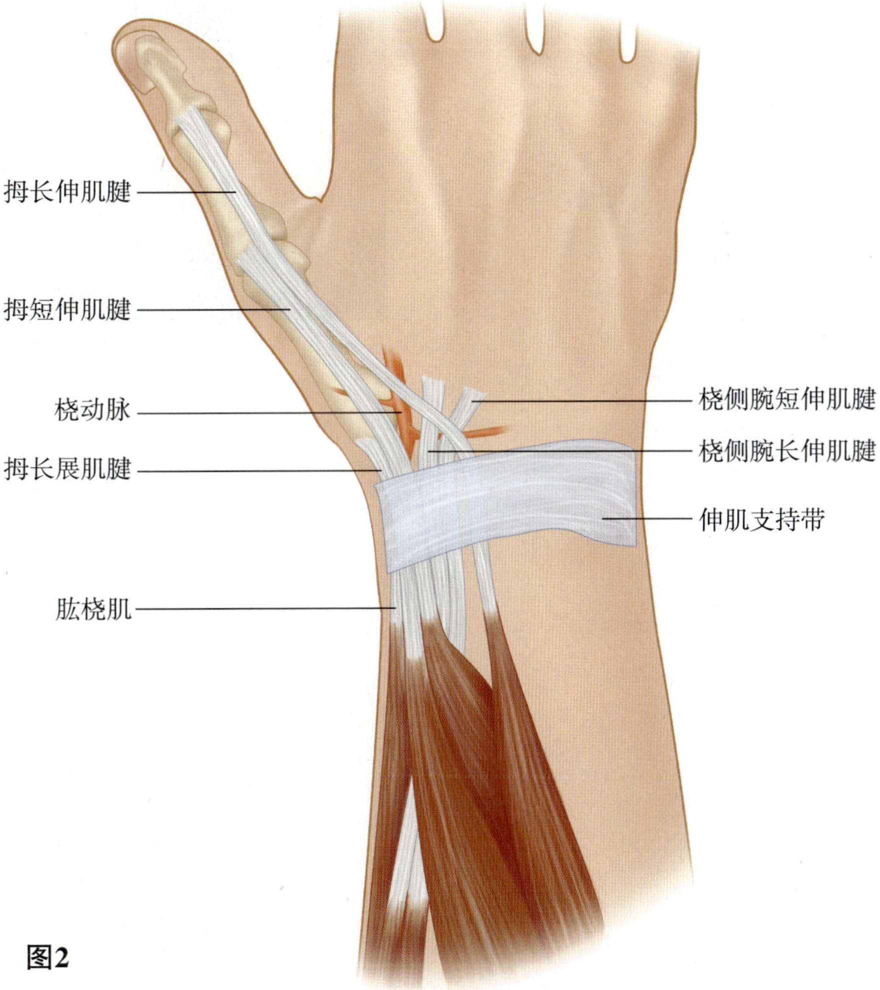

图2

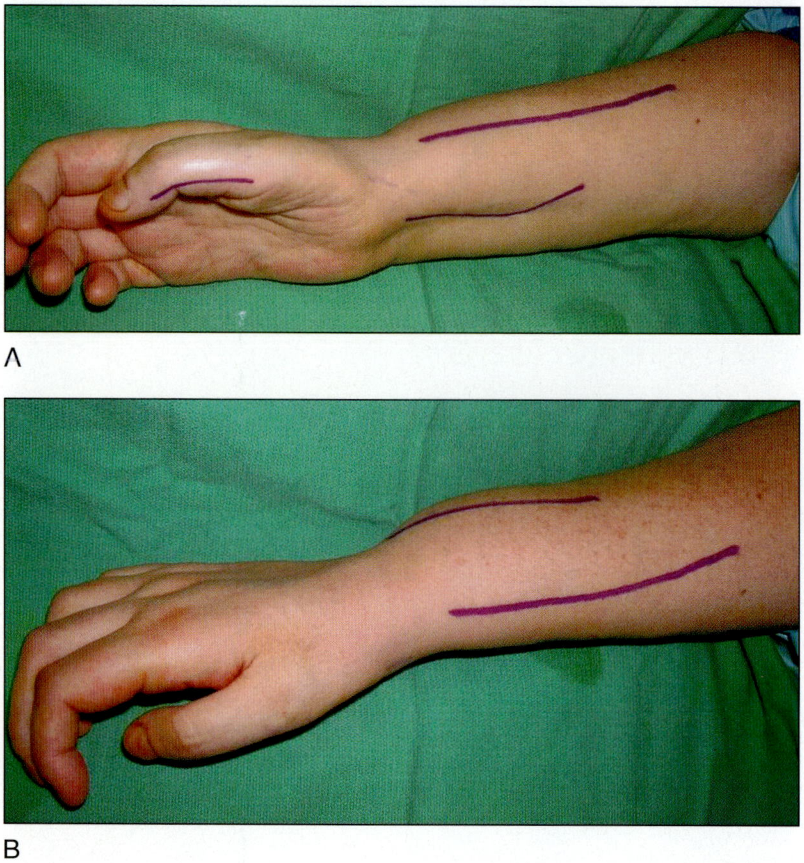

图3

手术操作

步骤1

- 首先施行拇长屈肌移位到拇长伸肌腱固定术，这步是非常重要的，因为移位后的拇长屈肌对于侧捏功能的发挥主要是靠掌指关节的屈曲，而不会是指间关节屈曲，拇指在腕关节伸直时的过度的指间关节屈曲，将导致拇指槌状指畸形，这种屈曲对于拇指侧捏功能的发挥是不利的（图4）。
- 拇指桡侧正中切口，显露拇长伸肌和拇长屈肌（图5），松解A2滑车，显露拇长屈肌。将拇长屈肌远端一半切断（图6A和6B），然后将其与拇长伸肌缝合，以达到中立位时拇指IP关节伸直的目的（图7A和7B）。

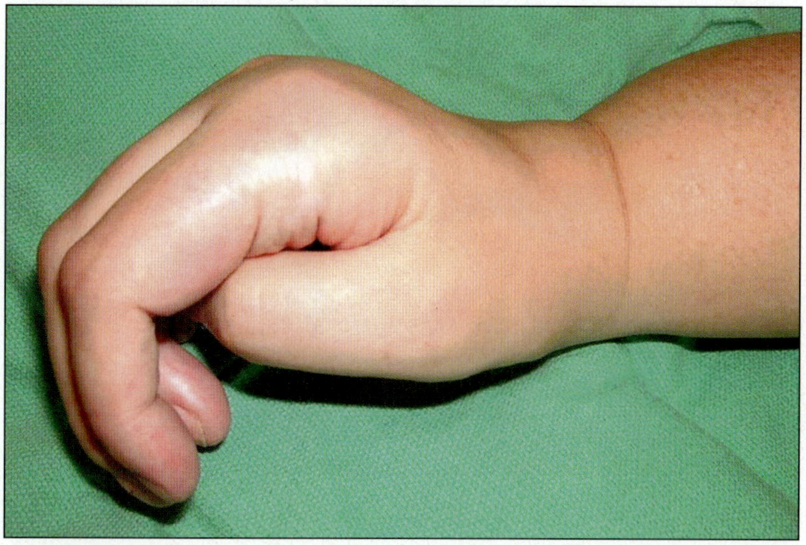

图4

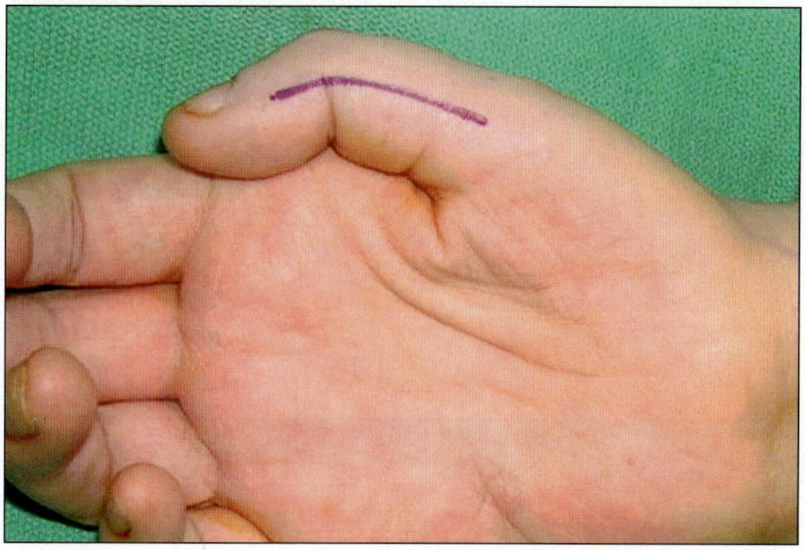

图5

- 游离拇长展肌近端（图8A和8B），然后将其用Mitek 骨锚固定于桡骨，这样在腕关节屈曲时拇指可以充分地外展（图8C）。
- 在同一个背侧切口中分离拇长伸肌，将其固定于桡骨或伸肌支持带（图9A～9C）。当肌腱与骨固定后，结果是可以预测的，松弛并不是问题所在。但如果与伸肌支持带固定，肌腱松弛却是一个问题。在图9所示中拇长伸肌可以绕过Lister结节做一个袢后再与伸肌支持带缝合，通过此法也可以将拇长伸肌缝合于Lister结节来加强肌腱的固定。

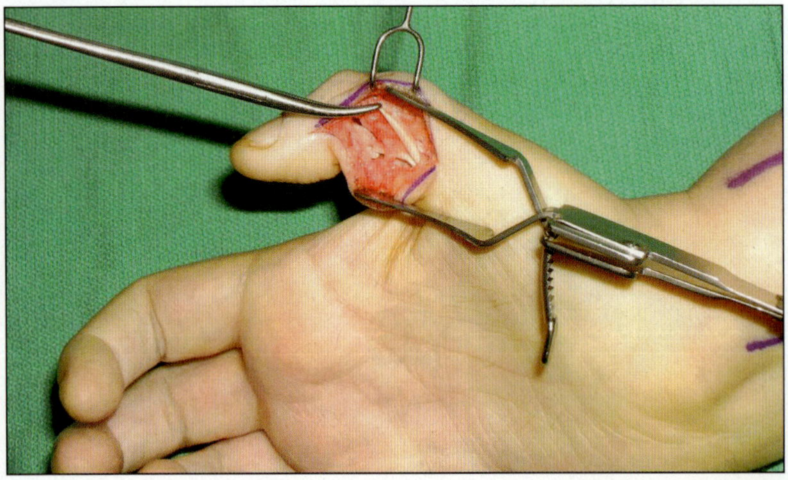

A

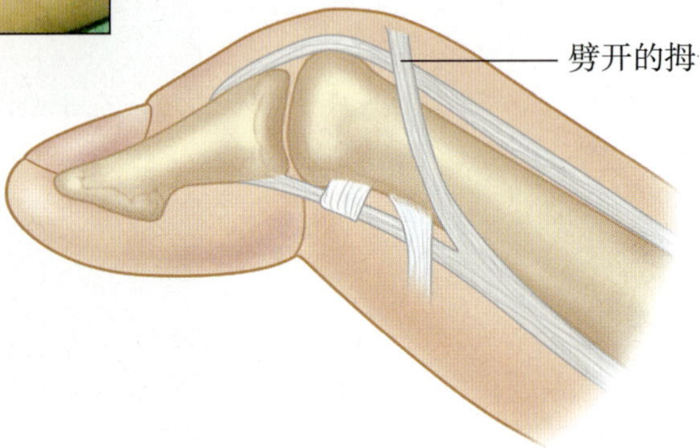

B

图6

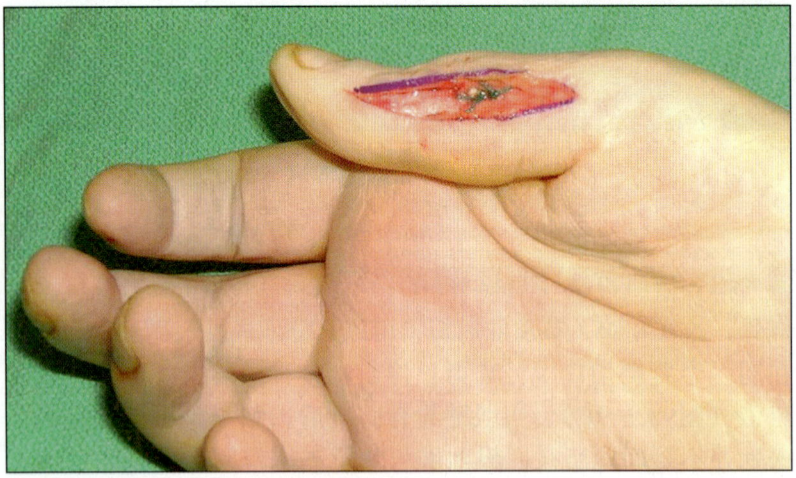

A

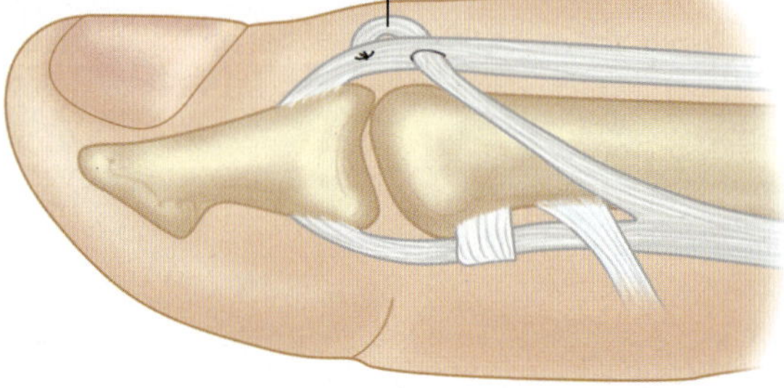

B

图7

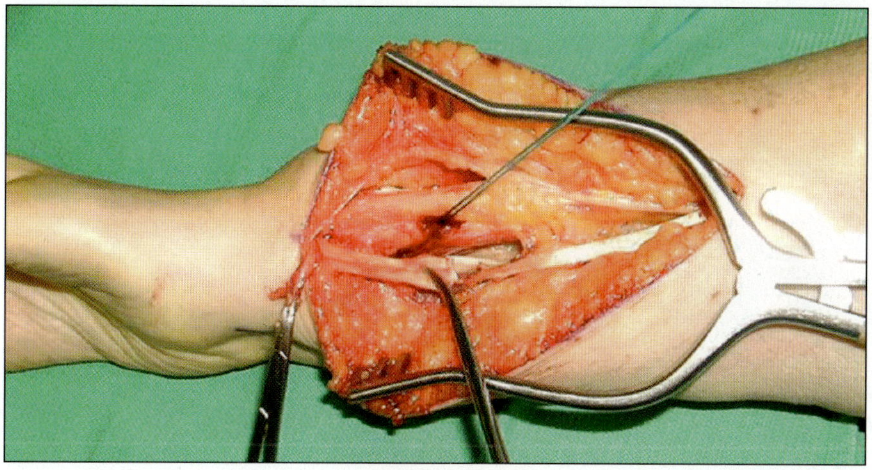

A

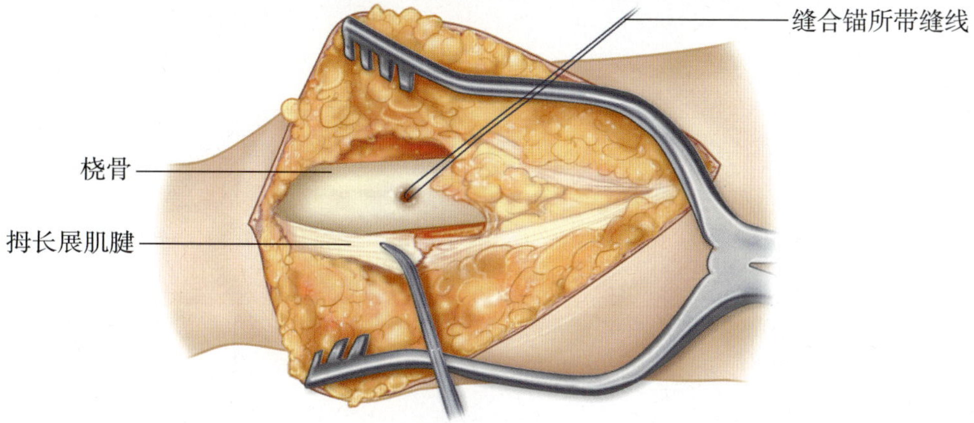

B

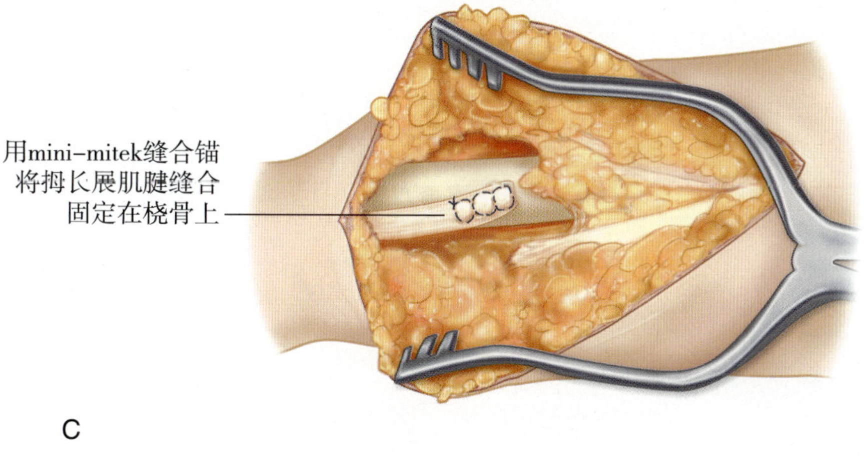

C

图8

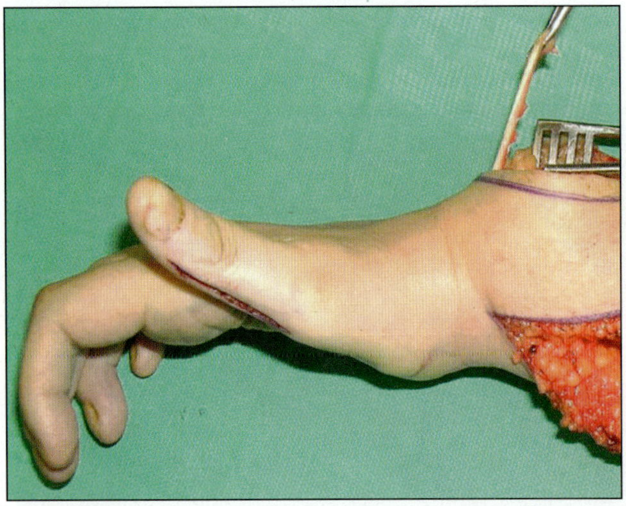

A

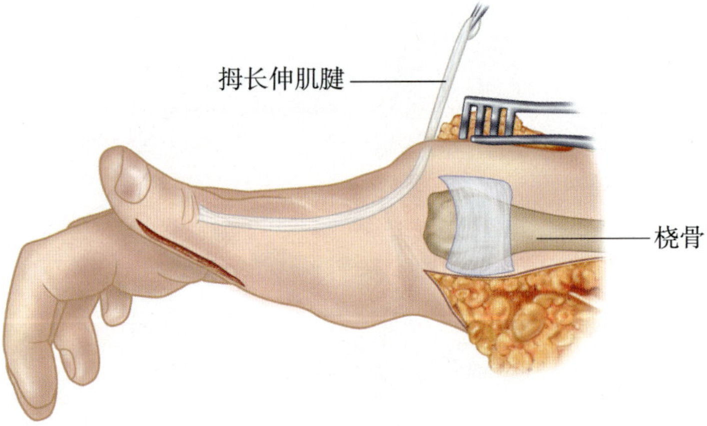

B

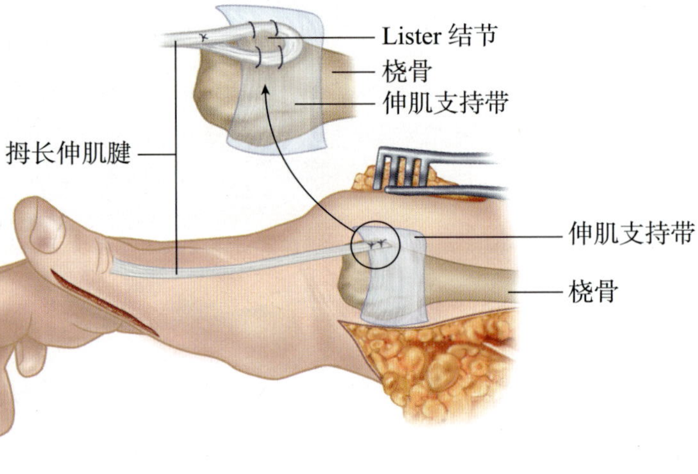

C

图9

步骤2

- 分离肱桡肌，图示的患者是将其移位后重建拇长屈肌功能（图10A和10B）。此患者的腕关节功能正常，因此可以利用肱桡肌移位来重建拇长屈肌，获得主动的侧捏功能。
- 肱桡肌的肌腹沿着桡骨附着。采用长纵向切口，显露整个肱桡肌，使得肱桡肌有足够的滑程来带动拇长屈肌肌腱。肱桡肌和拇长屈肌通过Pulvertaft编织法编织缝合后，用2-0爱惜邦缝线水平褥式缝合（10C和10D）。调整张力至腕关节屈曲时，患者拇指可以外展和伸直。腕关节伸直时，拇长屈肌要有足够的张力屈曲拇指掌指关节，这样拇指的指腹就可以坚实地与示指中节指骨的桡侧缘侧捏（图12B）。

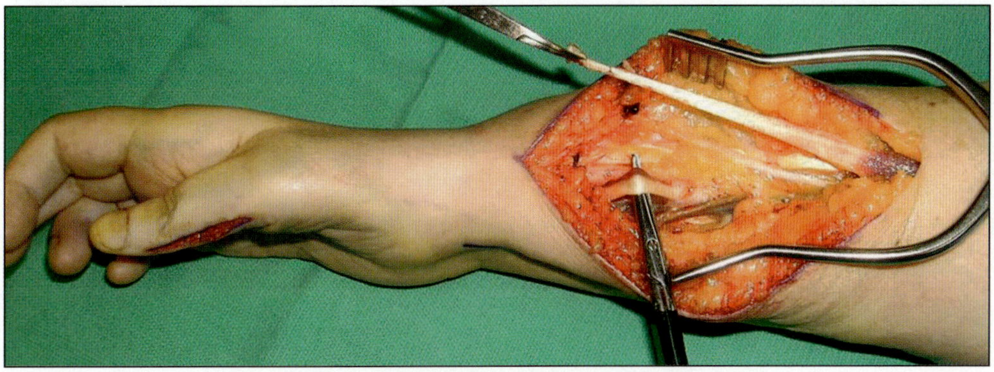

A

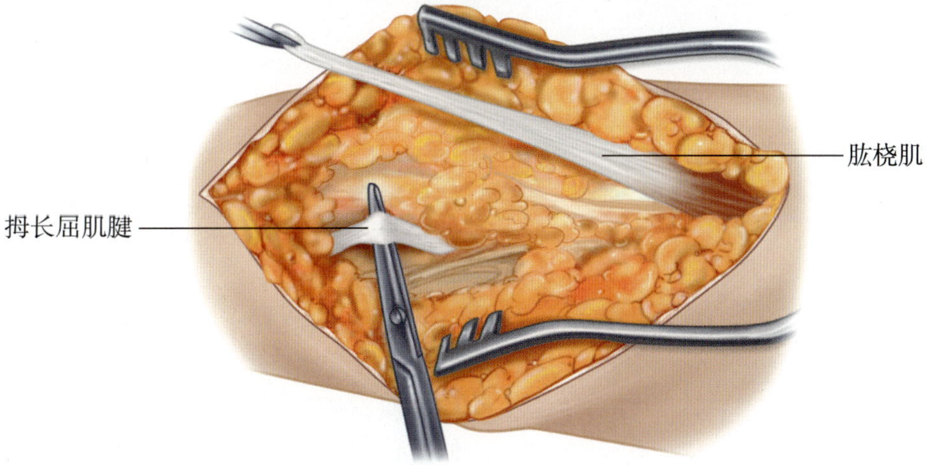

B

图10

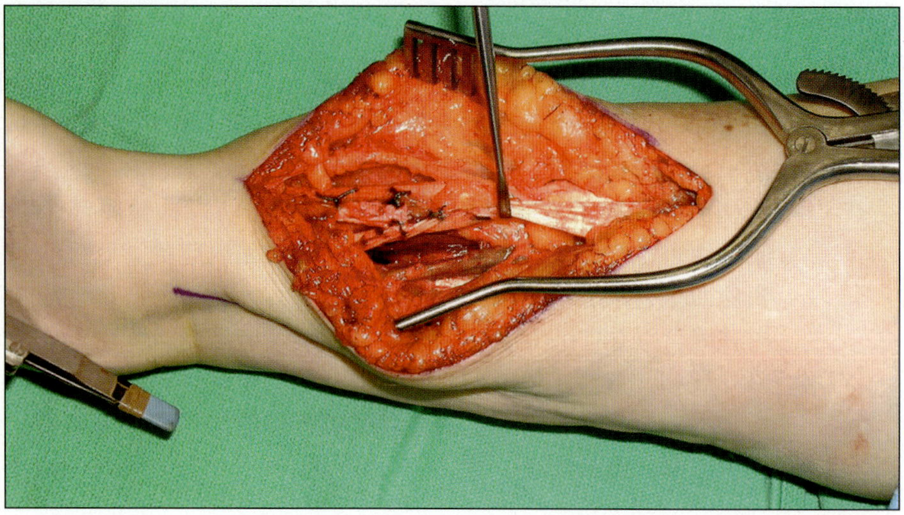

C

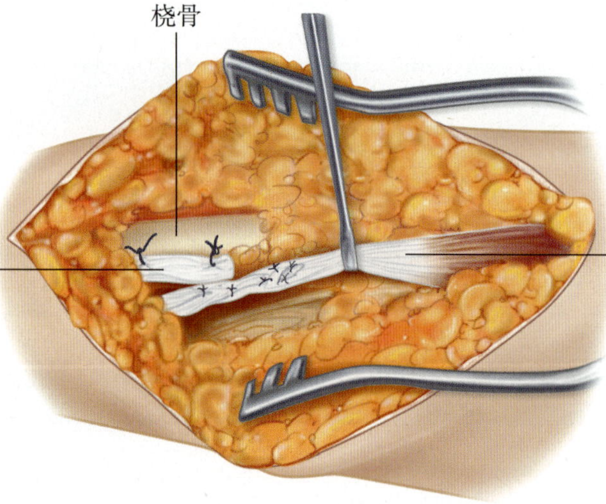

D

图10续

步骤3

- 如果示指没有足够的屈曲与拇指接触，可以在A1滑车的远端显露示指指浅屈肌（图11A和11B）。将指浅屈肌的两个附着点切断，反折后与A1 滑车固定，其近端用2-0爱惜邦缝线水平褥式缝合（图11C 和11D）。这种Zancolli lasso术式可以屈曲和稳定示指掌指关节，使拇指指腹与示指桡侧边缘在侧捏时有很好的接触。
- 检查肌腱固定后的效果，要保证在腕关节屈曲时，拇指外展和伸直；腕关节伸直时，拇指指腹能与示指桡侧边缘侧捏（图12A和12B）。

术后护理及预期结果

- 夹板固定腕关节于屈曲30°、拇指充分外展位（图13）4周，等待肌腱愈合。
- 4周后，开始指导患者学习和适应重建的功能，最终获得强壮的侧捏功能来完成日常的活动。

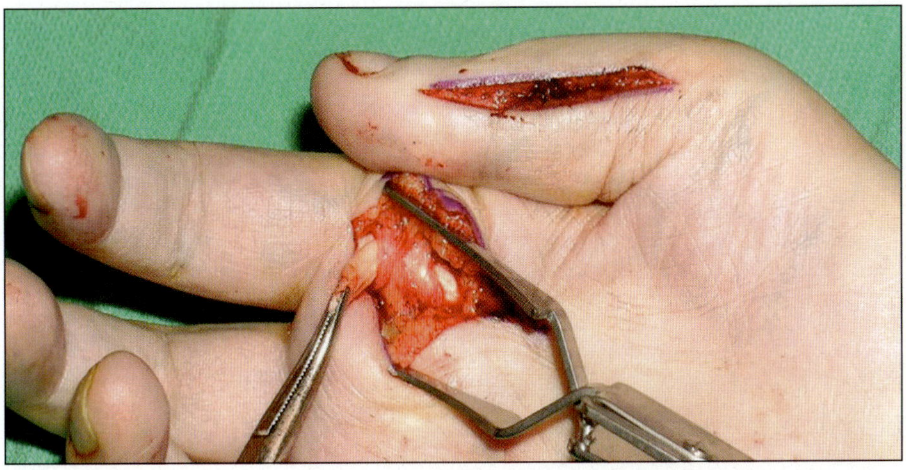

图11

A

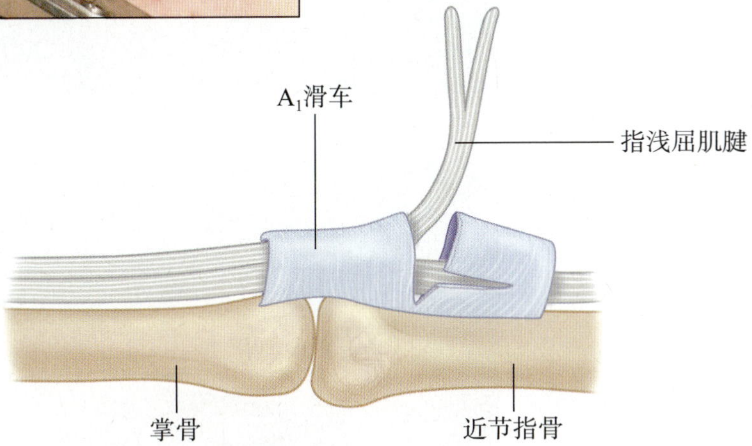

B

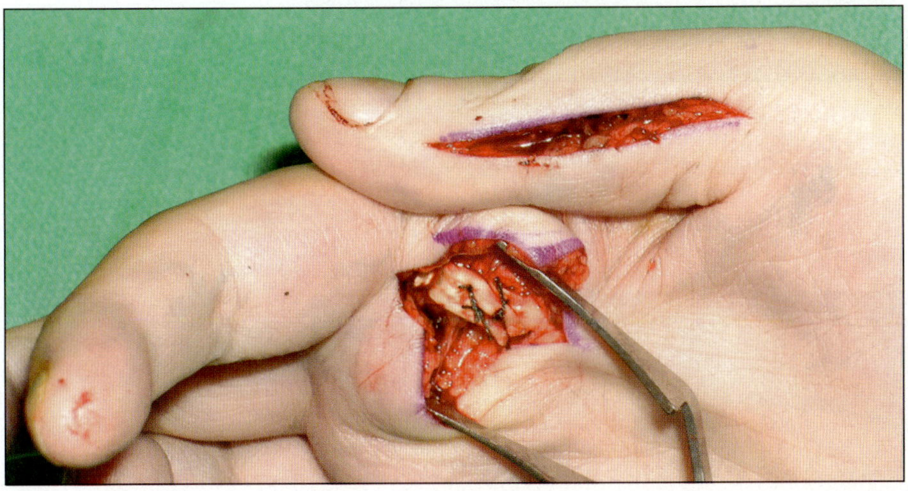

C

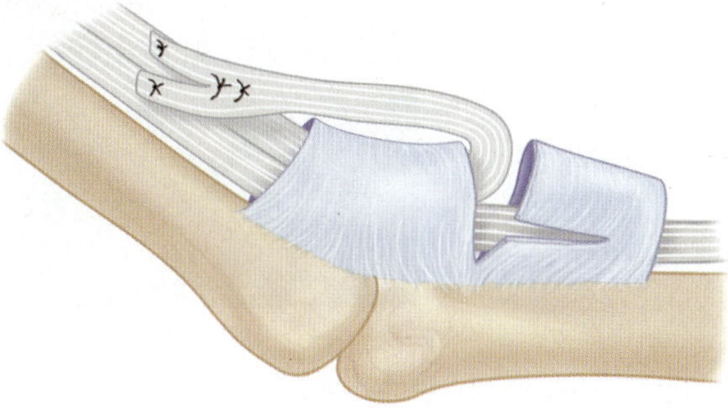

D

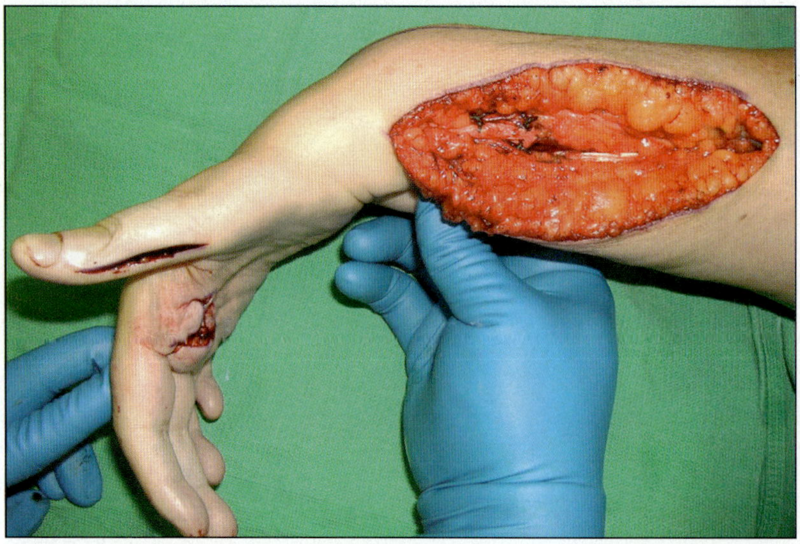

A

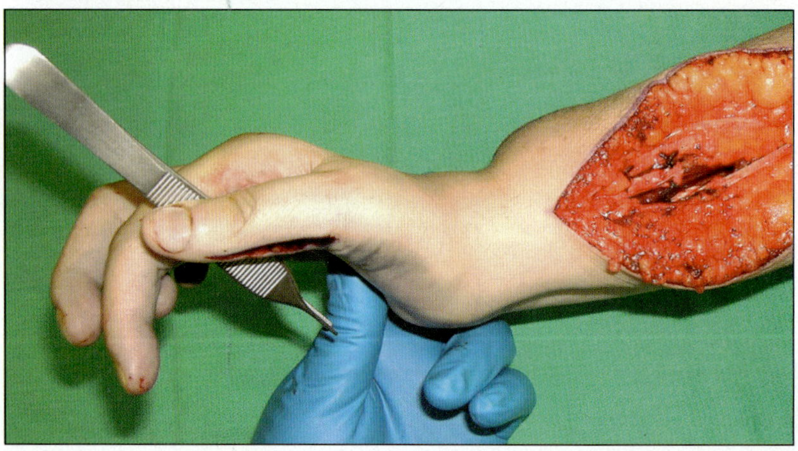

图12

B

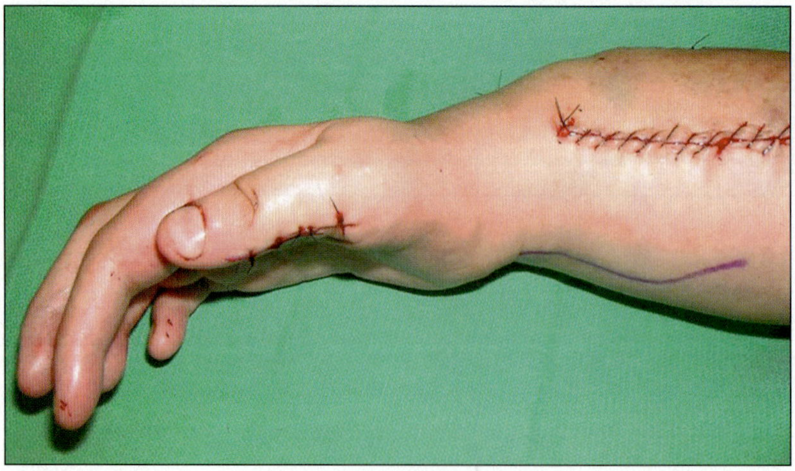

图13

证据

Curtin CM, Gater DR, Chung KC. Upper extremity reconstruction in the tetraplegic population: a national epidemiologic study. J Hand Surg [Am]. 2005;30:94-9.

在美国有10万左右的四肢瘫的患者的独立生活能力与其上肢功能障碍程度有关。专家指出其中有50%的患者是可以通过手术治疗来获得功能的改善。本文就美国四肢瘫人群是否获得正确的治疗进行研究。研究数据资料库来自1988至1989年，以及1999至2000年全美住院患者数据库。资料显示，在美国的四肢瘫患者中，接受上肢功能重建手术的比例非常低，每年仅有14%的患者接受了手术治疗，患病时间越长，治疗机会越少。（Ⅲ级证据）

Curtin CM, Hayward RA, Kim HM, Gater DR, Chung KC. Physician perceptions of upper extremity reconstruction for the person with tetraplegia. J Hand Surg [Am]. 2005;30:87-93.

四肢瘫患者行重建手术后不仅可以大大改善其功能，而且可以增加患者的独立生活能力。通过问卷方式调查对脊髓医学感兴趣的医生，包括379位手外科医生和384理疗师。大多数的手外科医生和理疗师认为手术对于这些患者是有利的。但在过去的几年中，其中的医生很少有人做过这样的手术或推荐这样的患者做治疗。目前看来，缺乏协调统一的跨学科协作是四肢瘫患者上肢重建手术正确应用的最大障碍。（Ⅲ级证据）

Moberg EA, Lamb DW. Surgical rehabilitation of the upper limb in tetraplegia. Hand 1980;12:209-13.

本文系统地介绍了Moberg有关四肢瘫手术后的康复理念，并讨论了侧捏概念，这些理论直至今日我们仍在运用。（Ⅳ级证据）

Rothwell AG, Sinnott KA, Mohammed MD, Dunn JA, Sinclair SW. Upper limb surgery for tetraplegia: a 10-year review of hand function. J Hand Surg [Am]. 2003;28:489-97.

作者回顾了10年24例双侧肌腱移位和肌腱固定手术的疗效。结果满意，患者仍在持续随访中。（Ⅳ级证据）

Wuolle KS, Bryden AM, Peckham PH, Murry PK, Keith M. Satisfaction with upper-extremity surgery in individuals with tetraplegia. Arch Phys Med Rehabil 2003;84:1145-9.

作者报道了四肢瘫患者手术后的满意度调查结果。研究显示，多数的患者对手术的效果是满意的，因为手术对功能的恢复有积极的作用，并提高了他们的生活自理能力。（Ⅳ级证据）

34 全臂丛神经撕脱伤后功能性肌肉移位屈肘屈指功能重建术

Kevin C. Chung and Seong Eon Kim

注意事项

- 如果肩关节不稳定，肩关节融合术要先于肘关节屈曲功能的重建。然后一期功能性游离肌肉移植先要重建肘关节屈曲功能，这些患者应该有很好的斜方肌功能，因为副神经（SAN）终支将作为移植游离股薄肌肌肉的神经动力。
- 二期功能性游离肌肉移植重建屈指功能，用3、4、5肋间神经作为游离股薄肌的神经动力。

其他治疗方法

- 对于那些不愿意或不可能施行重建手术的患者来讲，肩关节融合和肘上截肢去掉对于患者来说是累赘的肢体也是一种选择。

适应证

- 全臂丛神经撕脱伤后连枷肢，丧失神经功能重建的可能性。

临床检查/影像学检查

- 全臂丛神经撕脱伤后1年以上的患者，神经重建手术已无可能，此时肌肉已萎缩，没有神经再支配的可能。此时肌电图检查已无必要，通过物理检查就可以确切了解供体肌肉的功能情况。
- 如果桡动脉或尺动脉的搏动缺失，有必要做血管造影，这样可以确认手部的血供情况。臂丛神经损伤的患者常常伴有胸部的钝性损伤，这些损伤可以导致锁骨下动脉或腋动脉的闭塞，对于这样的患者要施行动脉搭桥术，以保证足够的上肢血供和游离移植肌肉的血液灌注。

外科解剖

- 副神经（第11对颅神经）是臂丛外神经。臂丛神经损伤后一般该神经仍有功能。其支配胸锁乳突肌和斜方肌（图1）。该神经斜向进入颈后三角，分出两到三支肌支支配斜方肌上部纤维，然后继续下行支配中部和下部纤维。因此可以利用斜方肌远端肌支作为神经动力来支配游离移植的股薄肌，这样也保留了副神经近端的上部纤维肌支，而近端的副神经仍然可以支配中部和下部的斜方肌。

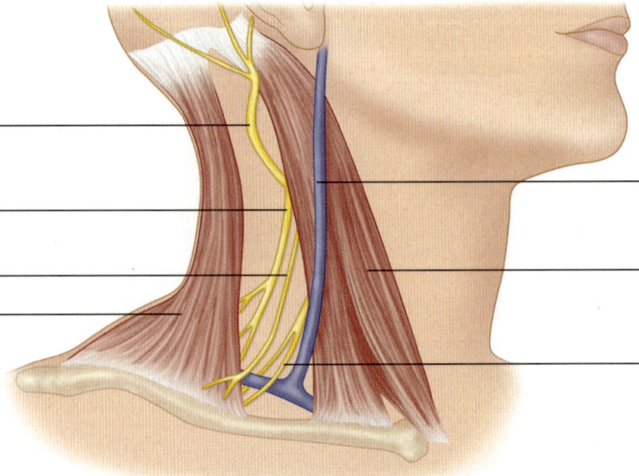

图1

- 最有效的寻找副神经的办法是先找到颈横动、静脉。此血管束在颈部基底进入斜方肌，并与副神经伴行。副神经位于斜方肌前方，然后沿途发出分支，并朝向下部纤维。神经肌电刺激仪可以很好地鉴别副神经的功能和位置。
- 股薄肌起于耻骨结节止于胫骨结节前方（图2）。耻骨结节与股骨内侧髁之间的连线是股薄肌的体表投影，位于长收肌的后方（图3）。其是大腿中部最浅表的肌肉，在长收肌和大收肌之间（图4）。
  - 股薄肌的血供是从近1/3部分进入，血管束位于长收肌和短收肌之间，闭孔神经前支在长收肌和短收肌之间走行，神经与血管伴行支配肌肉。
  - 肌肉总长度是42cm，腱性部分约10cm，主要的营养支是从股深动脉发出的，从耻骨结节下方8～10cm处进入肌肉。营养血管蒂长约6cm。

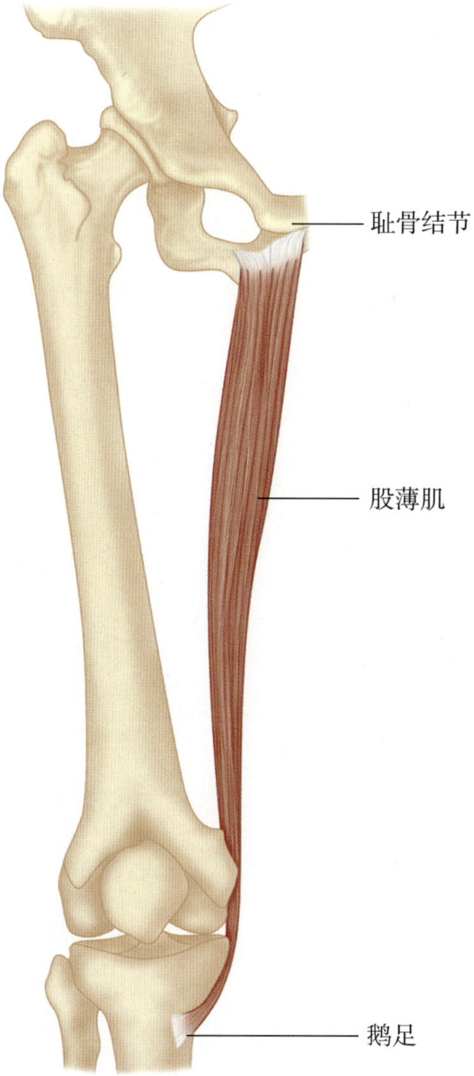

图2

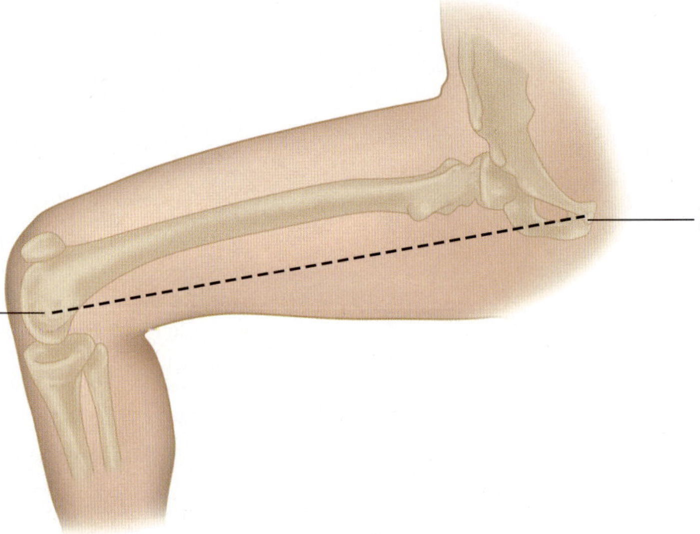

图3

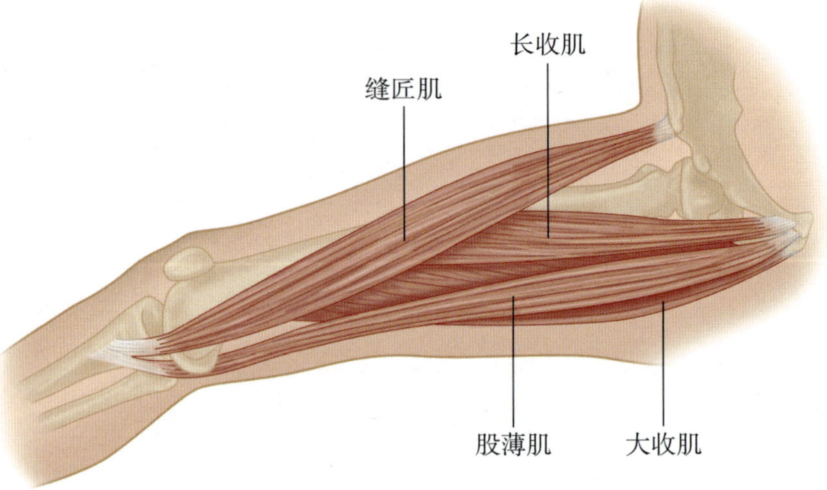

图4

体位

- 患者仰卧位，颈部、胸部和上肢完全暴露。
- 取股薄肌肢体消毒铺单。

手术操作一：游离股薄肌移植重建肘关节屈曲功能

步骤1

- 40岁，男性患者，高速摩托车车祸致左侧完全性臂丛神经损伤。斜方肌功能正常，上肢肢冷，感觉缺失。伤后2年，患者接受功能重建手术（图5A和5B）。患者坚持功能训练，因而保持了肢体关节的柔顺性。血管造影显示锁骨下动脉闭塞。图6箭头所

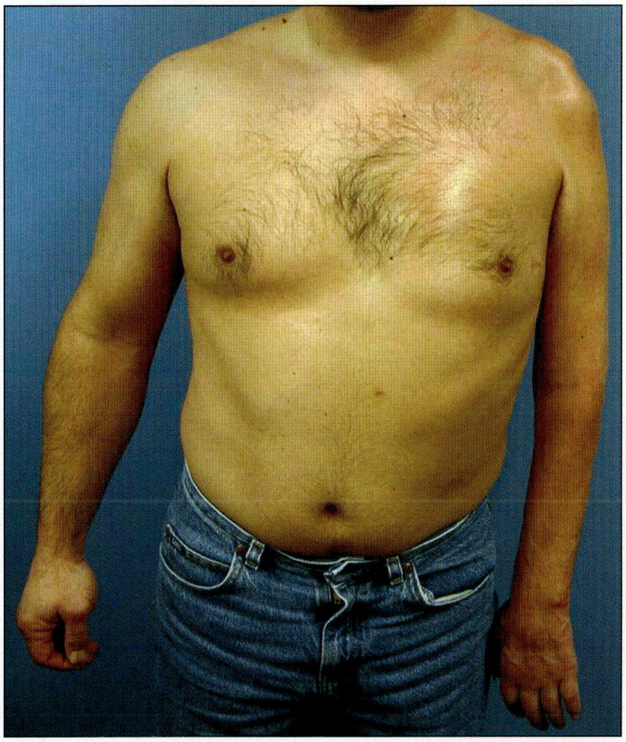
A

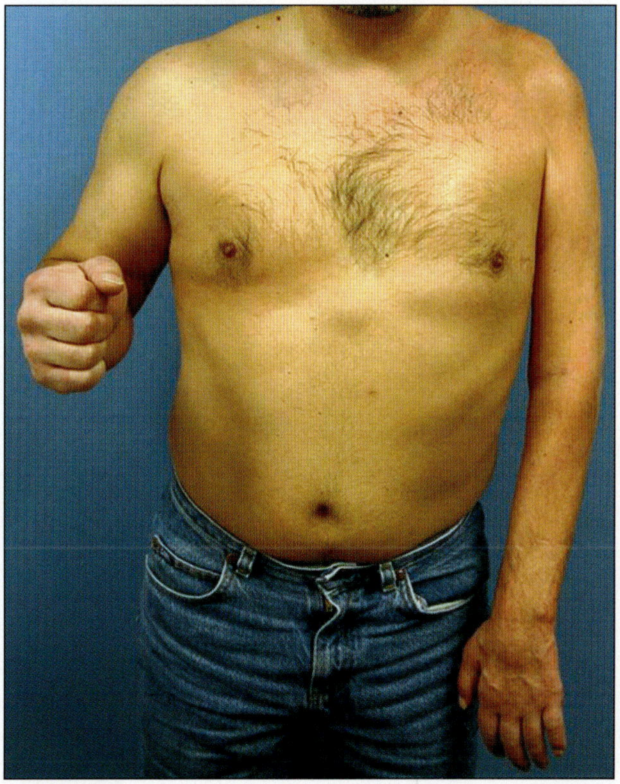
B

图5

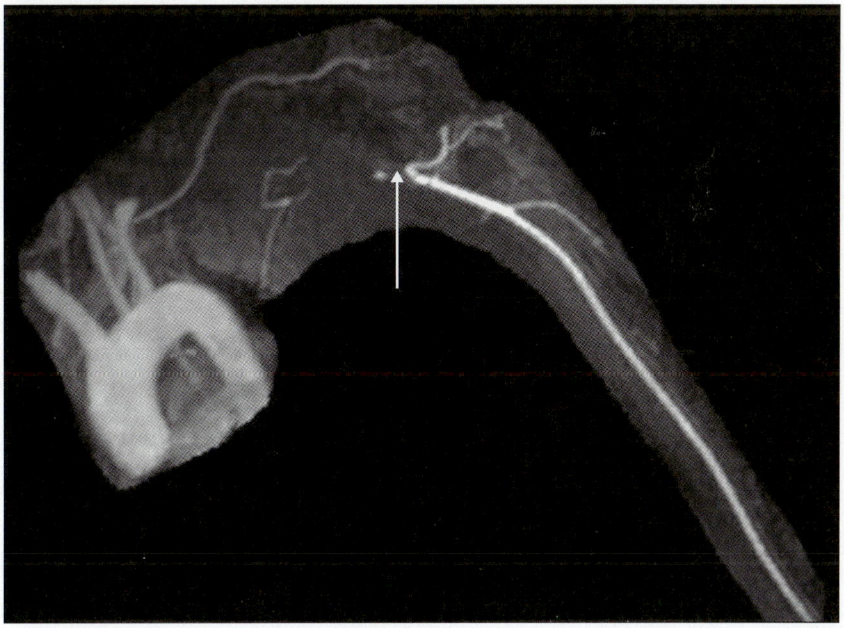

图6

示为血管闭塞的近端。为了增加肢体的血供，取大腿上端的大隐静脉移植搭桥于颈动脉和腋动脉之间。动脉搭桥术与股薄肌肌肉移植同时进行。

- 副神经在臂丛神经完全损伤后仍保留了功能。其终支用来作为移植股薄肌的神经动力来源，这样也保留了近端分支的功能。

步骤2

- 锁骨上弧形切口（图7），暴露颈横动脉，此动脉可以作为游离股薄肌的血供。同时在此切口内显露副神经的终支。
- 显露副神经时首先显露颈横动脉，其位于颈部基底脊柱和肩胛骨内侧缘之间。另外的方法是：副神经位于斜方肌的前缘，但要通过解剖脂肪组织去寻找副神经的近端。要通过电刺激来确定神经与斜方肌的关系，然后将其尽可能地向远端游离，从而保留副神经近端的肌支。
- 解剖颈横动、静脉，作为游离股薄肌的供体血管。

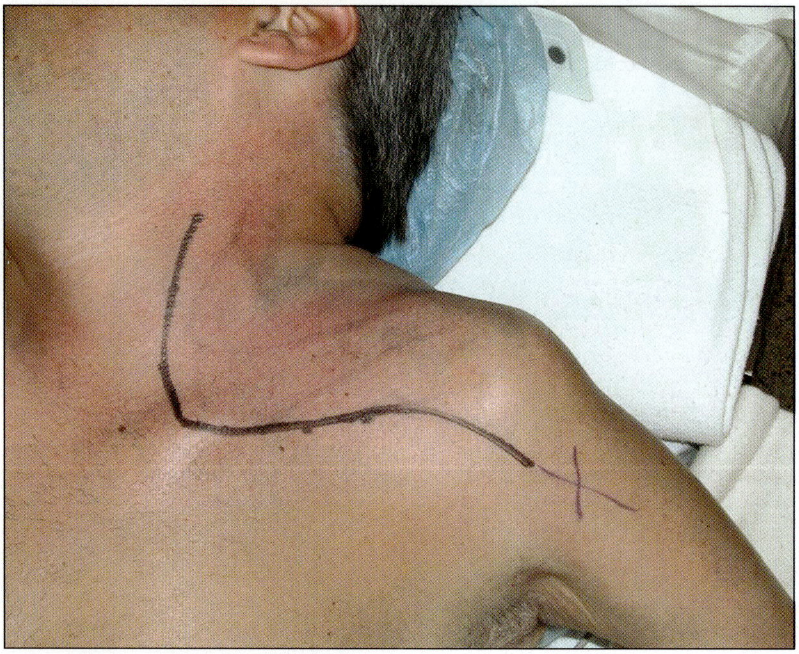

图7

步骤3

- 大腿中部做8cm切口，切取股薄肌（图8）。股薄肌位于长收肌和大收肌之间，是大腿中部最浅表的肌肉，常常位于大腿中部中线的后方。
- 结扎远端血管蒂。在长收肌和大收肌之间显露近端血管蒂，并追寻到股浅动脉以获得最长的血管蒂长度。
- 找到并分离闭孔神经。
- 股薄肌的腱性部分可以通过胫骨结节上方单独的切口获得，这样获得的腱性部分可以用来与伸肌腱编织。显露并切断股薄肌近端耻骨结节附着处，此时股薄肌只与血管蒂相连（图9A和9B）。

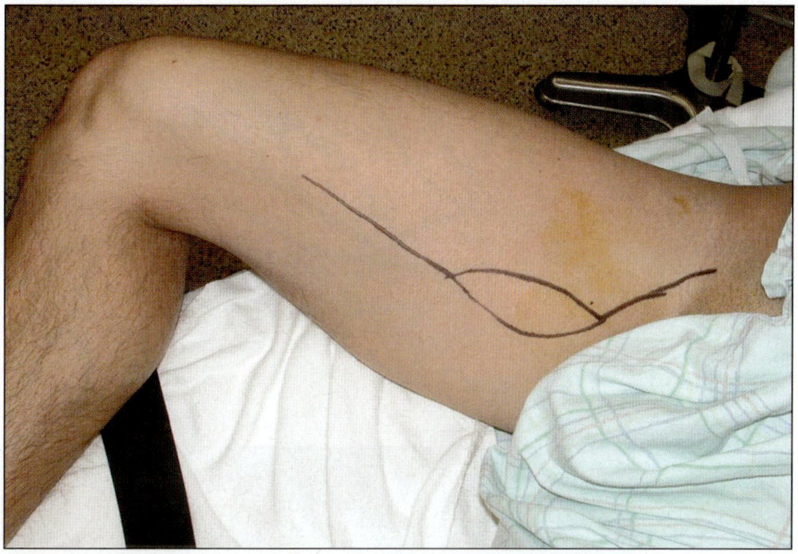

图8

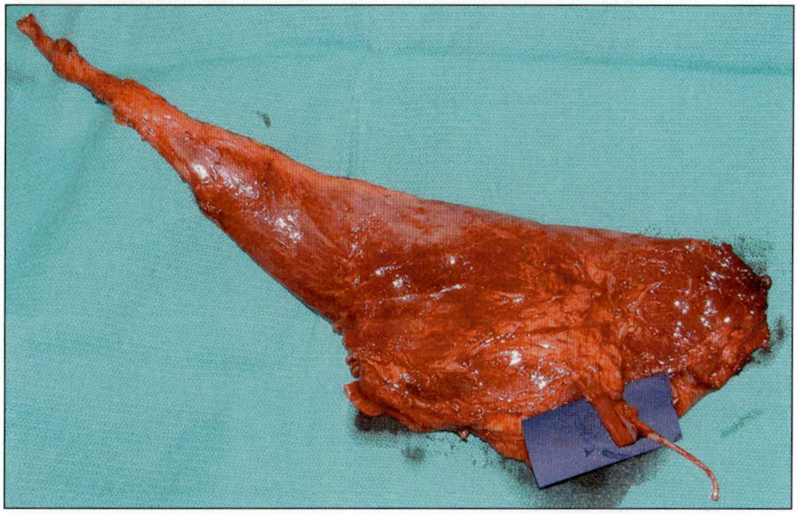

A

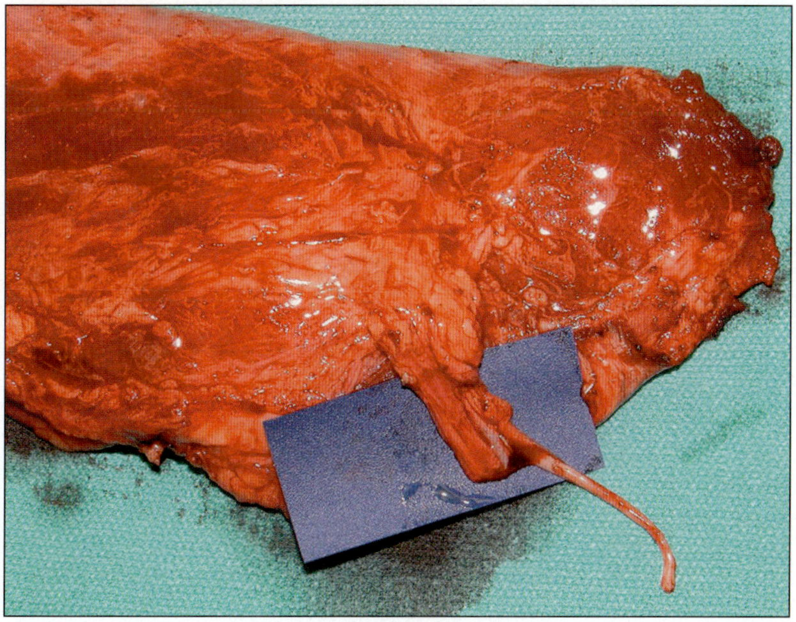

图9

B

步骤4

- 显露锁骨，通过锁骨骨洞或骨锚固定的方法，将股薄肌的近端固定于锁骨上。
- 股薄肌的肌腹通过皮下隧道进入上臂（图10A和10B），肌腱穿过肱桡肌肌腹下（作为滑车），然后编织缝合于手指伸肌腱（图11），这样移植的肌肉能发挥肘关节屈曲和手指伸直的功能。

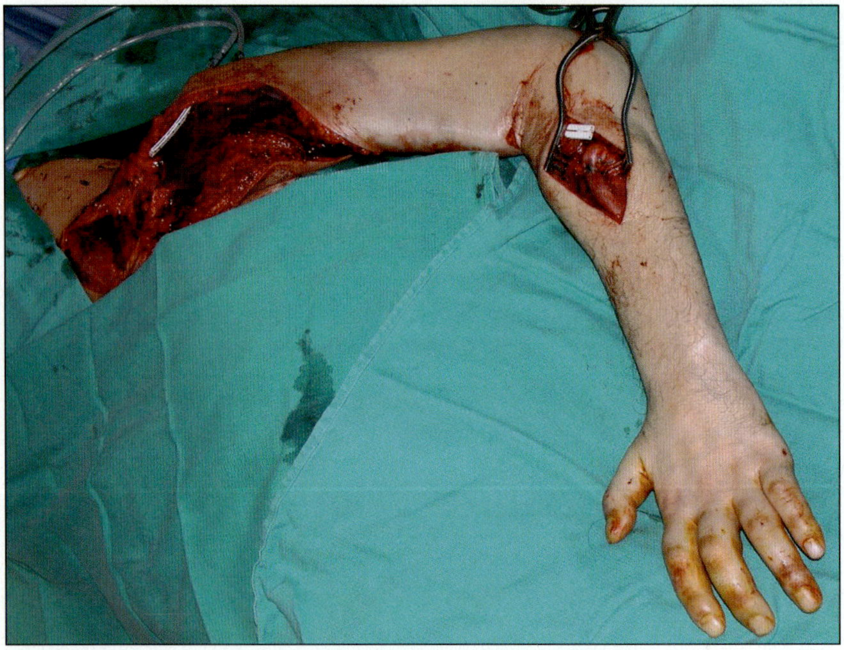

A

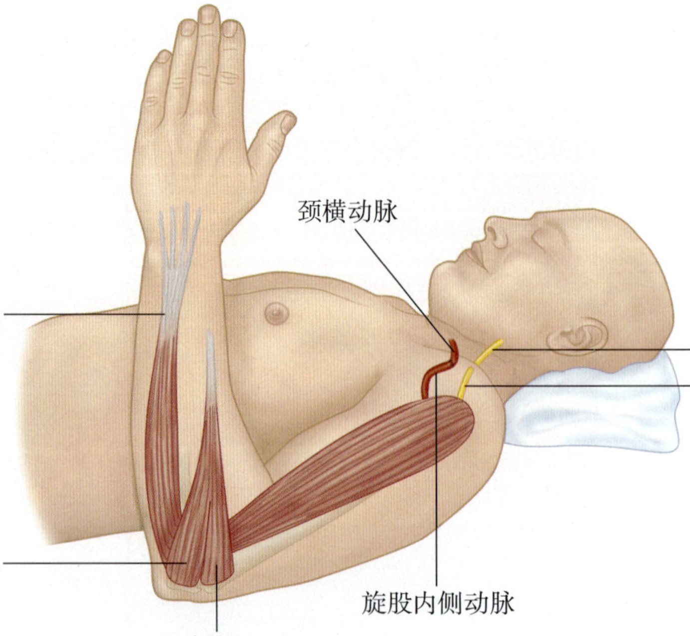

图10 B

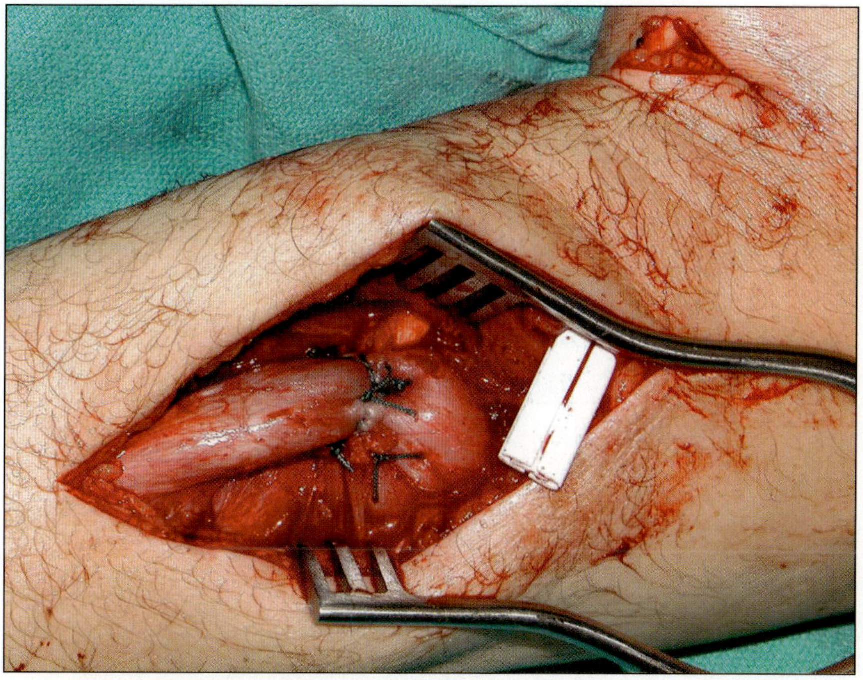

图11

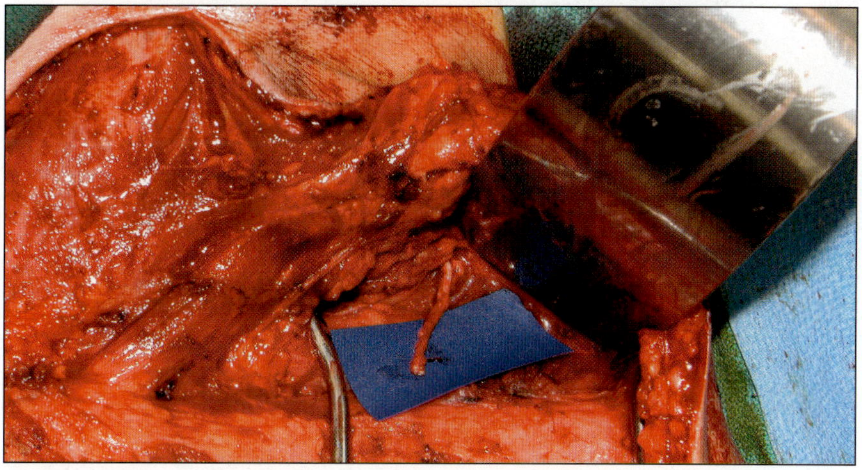

图12

- 切取股薄肌时用缝线每5cm间隔定位，作为静息性时股薄肌正常的张力的标记。移位后牵拉股薄肌至长度回复5cm间隔，如此可确定移位后的肌肉回复静息时的张力。
- 用9-0的尼龙线缝合副神经和闭孔神经的前支（图12）。此时要尽可能地让闭孔神经的远端靠近股薄肌肌门，以减少神经再生到达神经肌肉接头的时间（图13A和13B）。保留近端的副神经（图14，神经拉钩牵拉的部位），然后吻合血管（15A和15B）。
- 肌肉呈现黑色（图15B）是因为静脉淤血所致，再次吻合另外一根比较大的静脉。血管重新修复后再没有出现过血管问题。

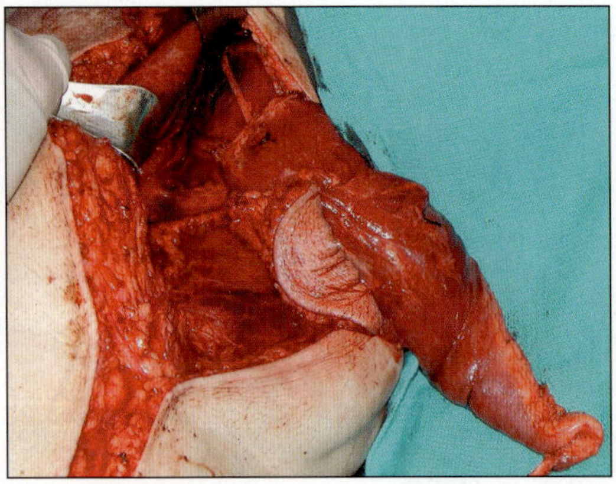

A

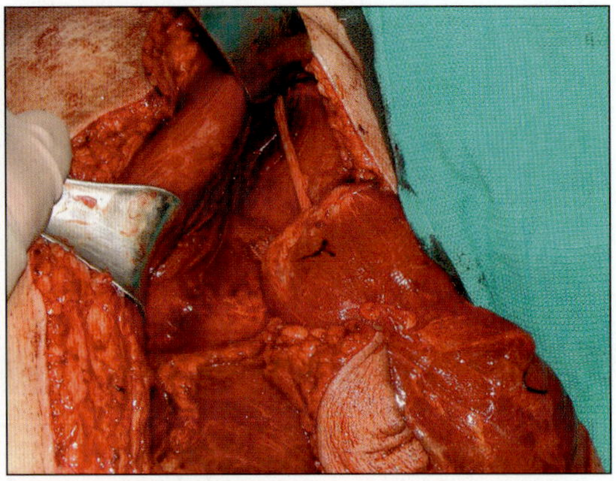

B

图13

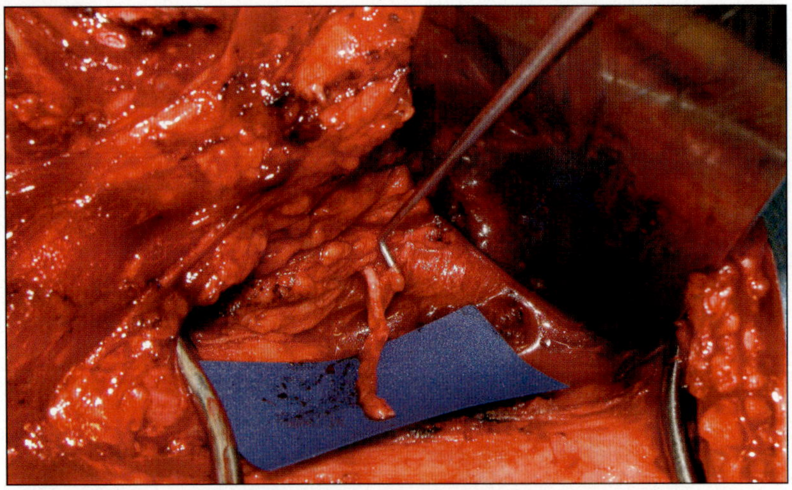

图14

术后护理及预期结果：手术操作一

- 术后上臂内收位固定4周，肘关节屈曲90°、手指完全伸直固定6周。6周后开始轻微抗重力伸直功能训练，防止关节的挛缩。
- 股薄肌一般在手术后6个月出现自主收缩。10个月后患者将有0～90°的肘关节屈曲活动（图16）。

手术操作二：游离肌肉移植重建屈指功能

步骤1

- 滑雪意外后致右侧全臂丛神经损伤，患者伤后1年首诊。我们已经做了一期手术，患者同意行二期手指屈曲功能重建术（图17A和17B）。
- 一期手术6个月后，患者获得极好的肘关节功能（图18A和18B）。

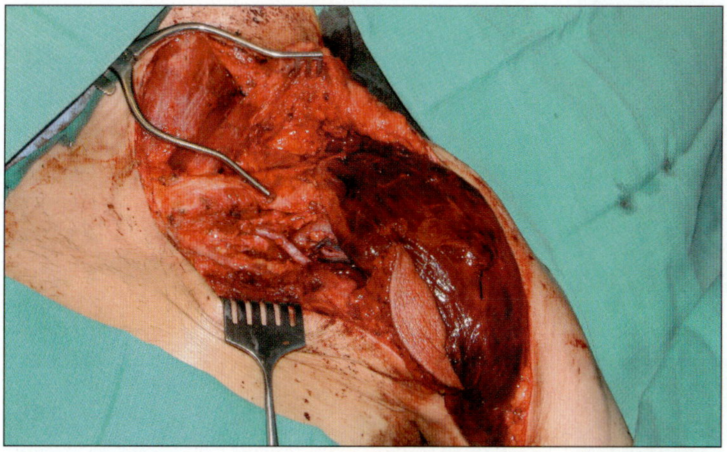
A

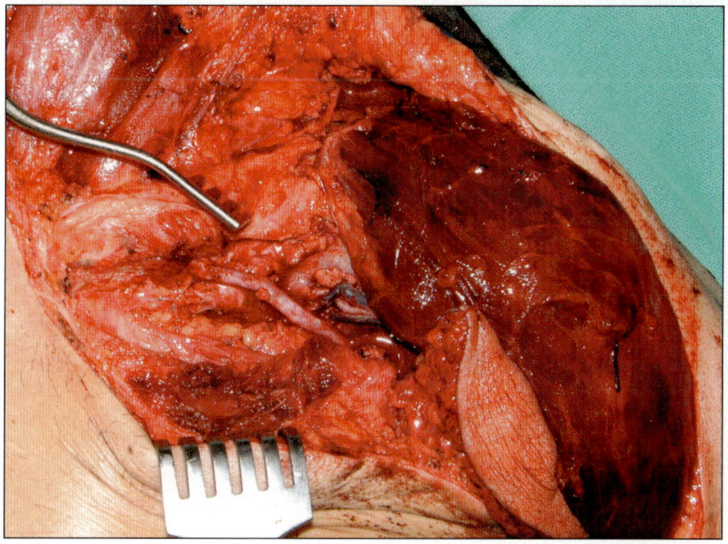
B

图15

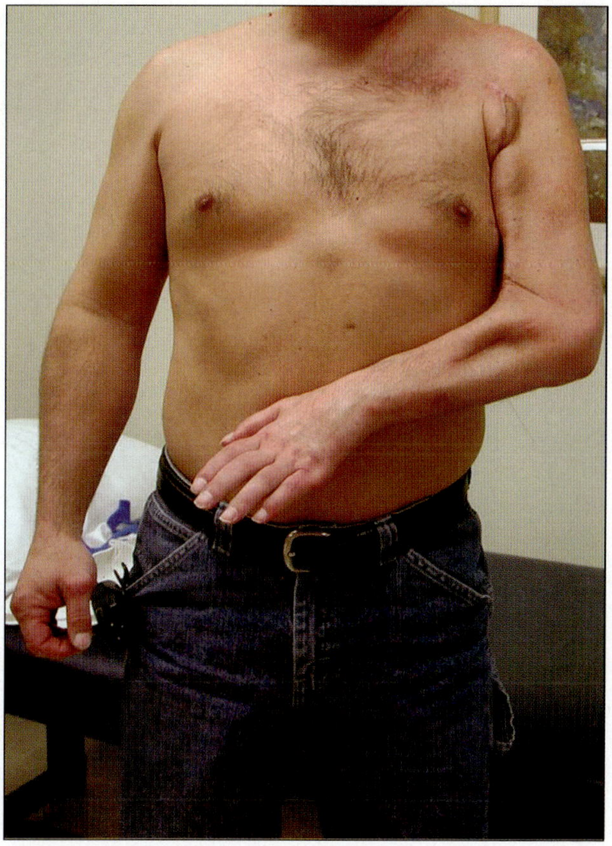
图16

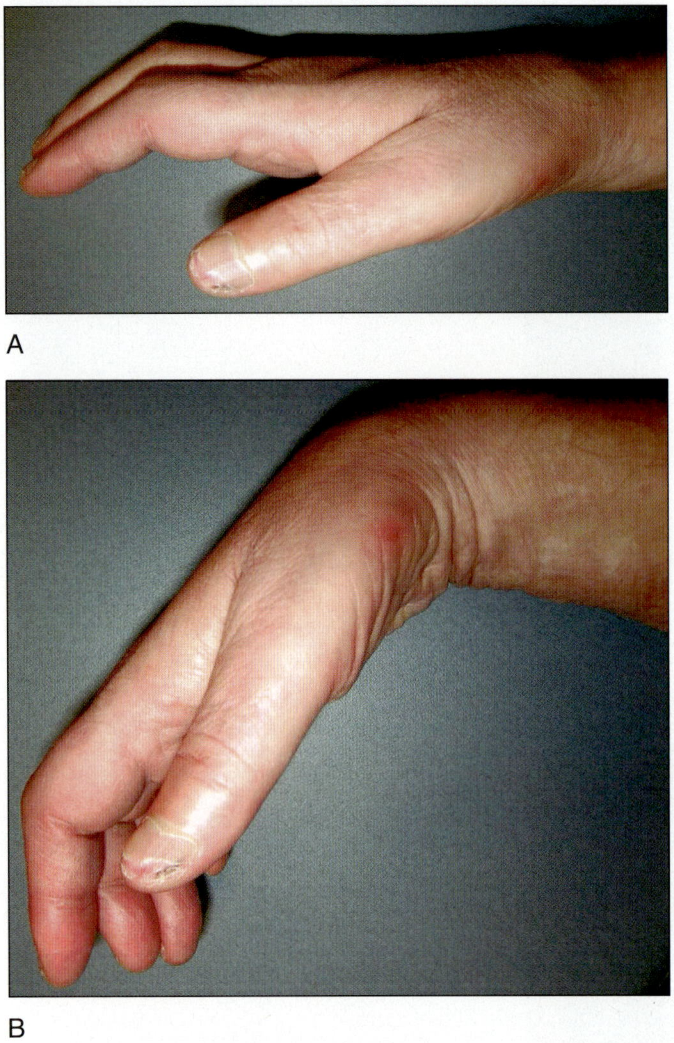

图17

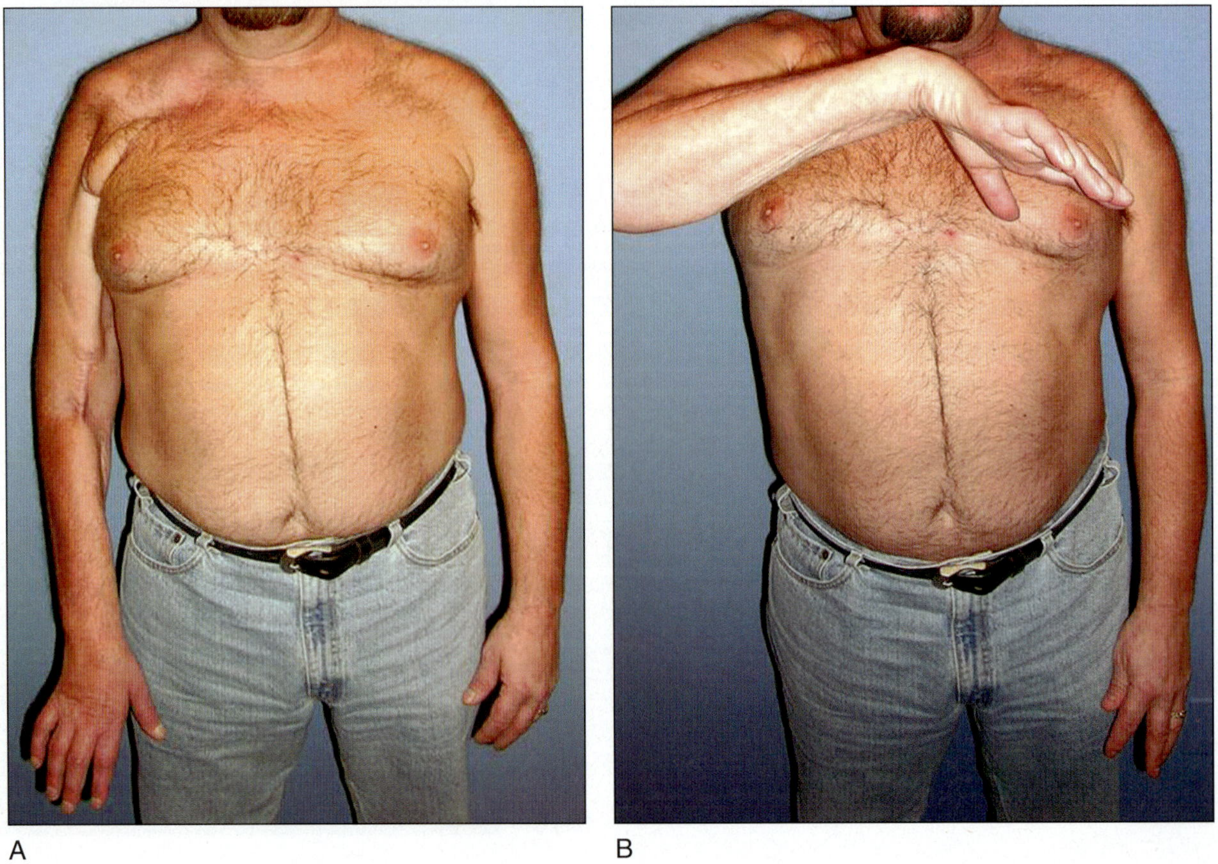

图18

步骤2

- 对侧股薄肌游离移植。肌肉的近端固定在第二肋骨上。远端肌肉和肌腱通过旋前圆肌下然后缝合于指深屈肌。
- 旋前圆肌起到滑车的作用，预防股薄肌肌腱的弓弦效应。
- 3、4、5肋间神经作为神经动力与闭孔神经前支吻合。
- 选胸背动脉作为血供。
- 如果胸背动脉不能用，也可使用供应胸大肌的胸肩峰动脉。

步骤3

- 乳头下经腋窝的弧形切口显露所有相关结构（图19），第二个切口在大腿内侧中部（图20）。当一组医生显露股薄肌时（图21A和21B），另外一组医生显露胸部和腋窝的神经血管蒂结构。牵开皮肤（图22），切开3、4、5肋骨骨膜（图23A和23B）。行骨膜下剥离使肋骨和胸膜分离，在每一个肋骨下缘，分离筋膜组织，找到肋间神经的感觉和运动支。

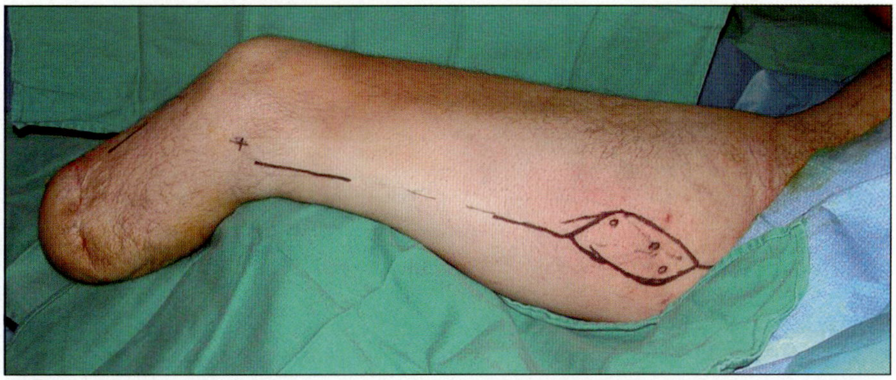

图19

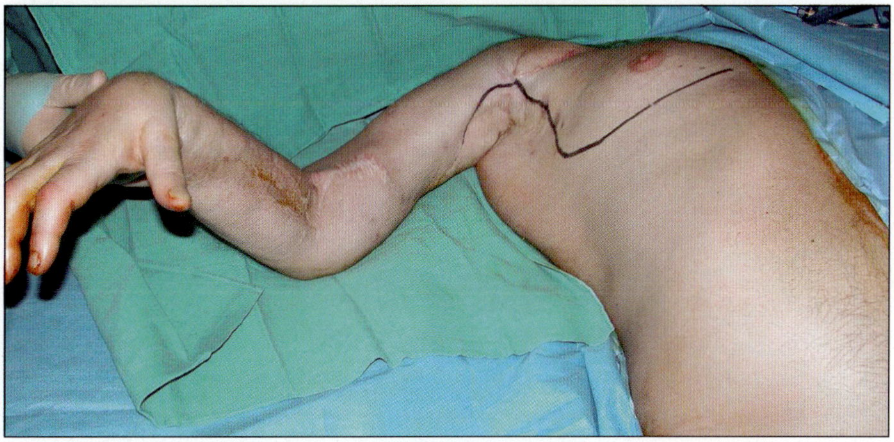

图20

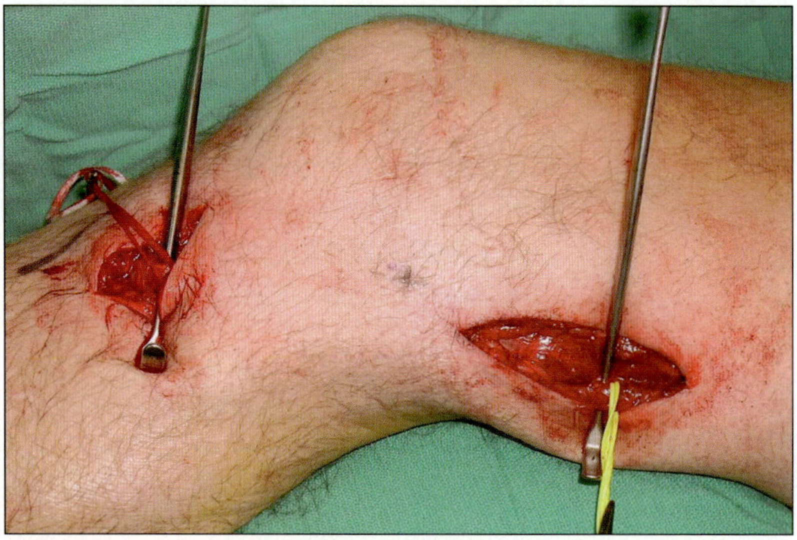

A

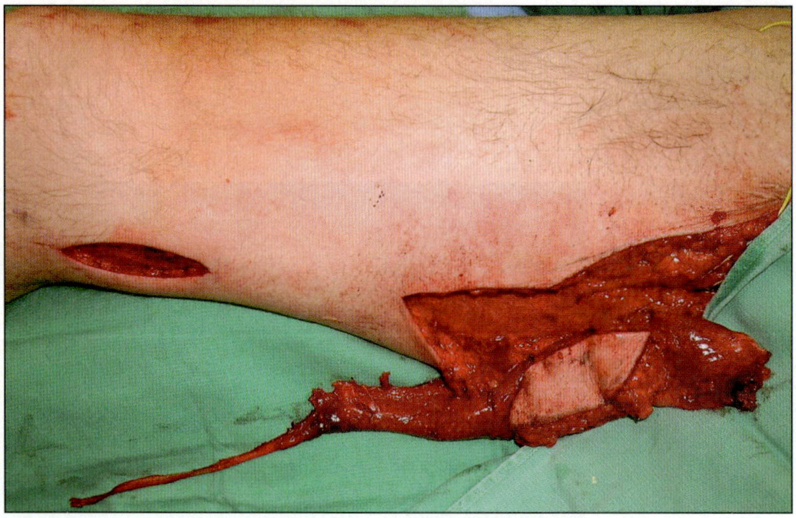

B

图21

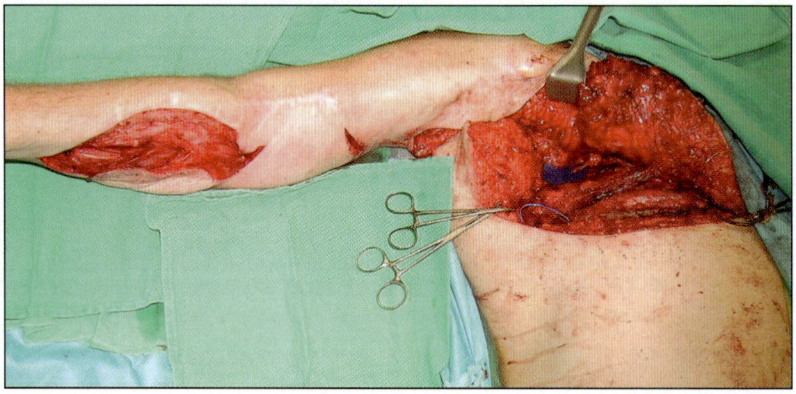

图22

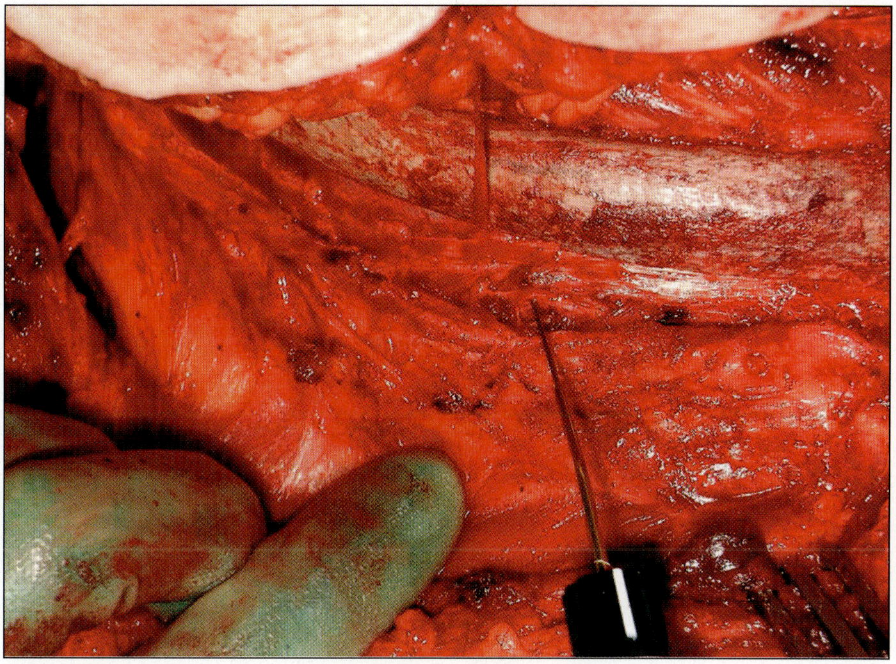

A

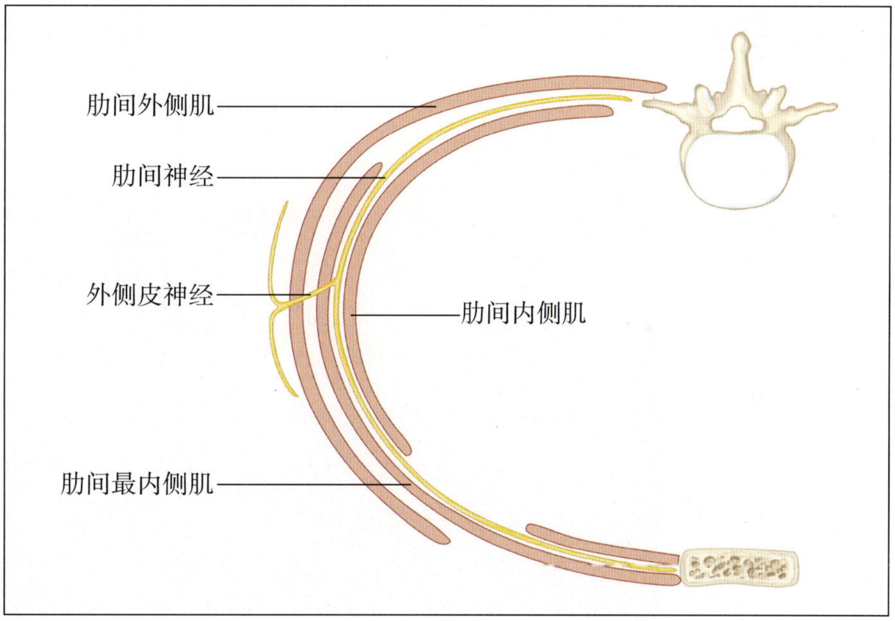

B

图23

- 使用神经刺激仪来辨别运动支，刺激时会有肋间肌收缩（图24）。肋间神经运动支很细小，包括约500根神经纤维（图25）。因此，可以将3根运动神经纤维用胶黏在一起，以提供足够数量的神经纤维来支配股薄肌的功能。

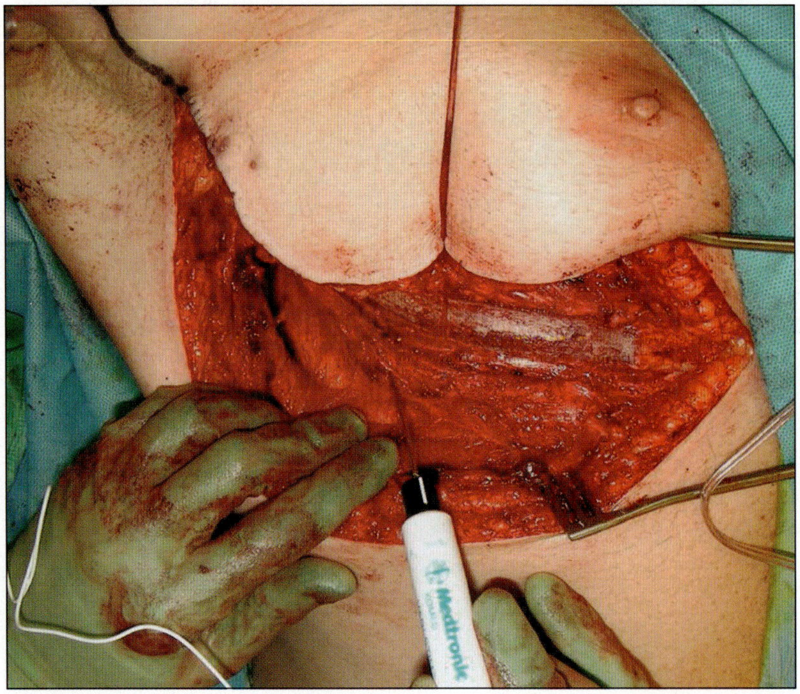

图24

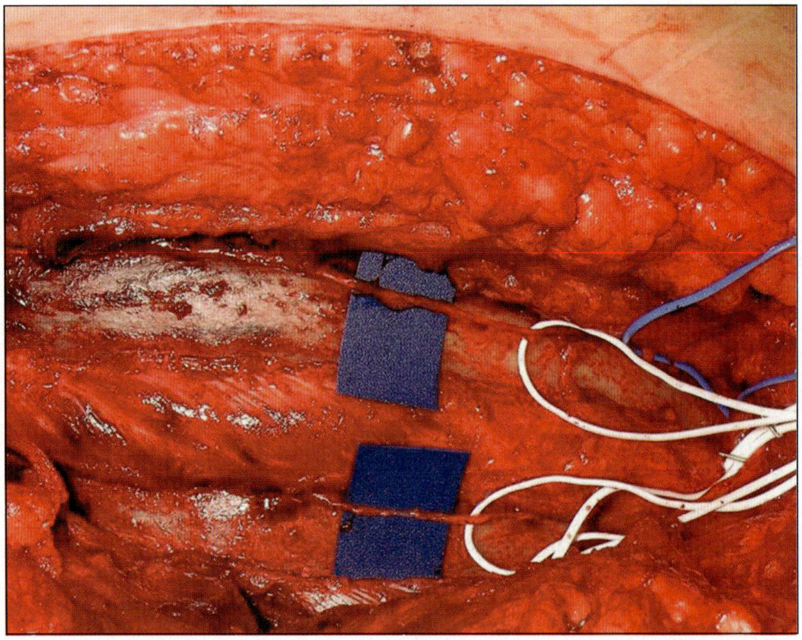

图25

- 每一根运动神经都要尽力游离至胸骨柄（图26），然后将其在腋窝部位切断，使其获得足够的长度，以便达到与闭孔神经无张力吻合（图27）。
- 近端的肌肉用骨锚与肋骨固定，或者用0号编织套圈缝合到第二肋骨，然后用水平褥式缝合法将肌肉缝合，再将其与周围的肌肉牢固缝合固定。
- 肌肉通过皮下通道（图28A和图28B），将远端肌腱与指深屈肌端侧缝合（图29A和29B），调整肌肉张力使从桡侧至尺侧的张力依次增加。

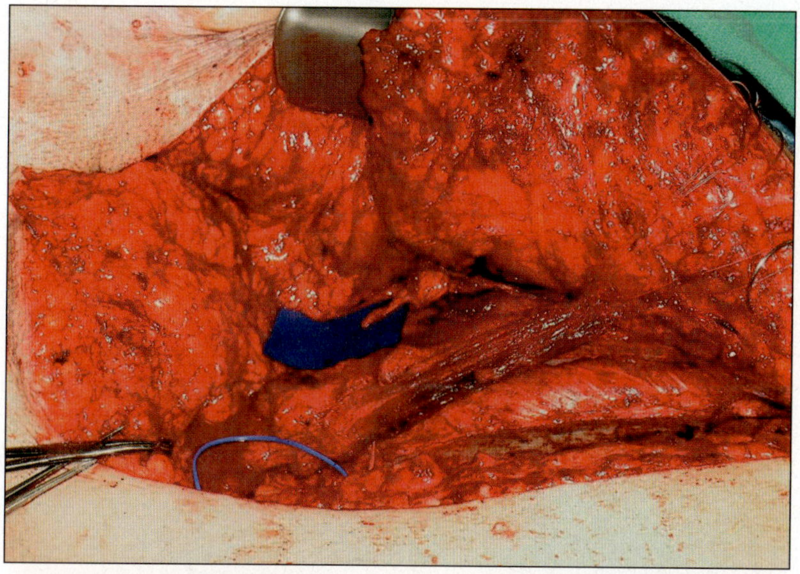
图26

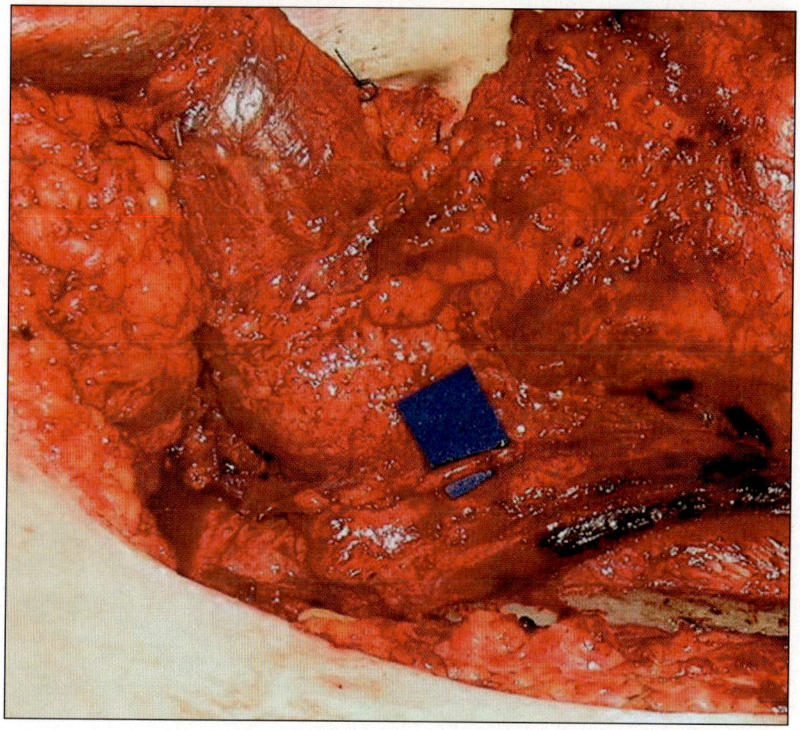
图27

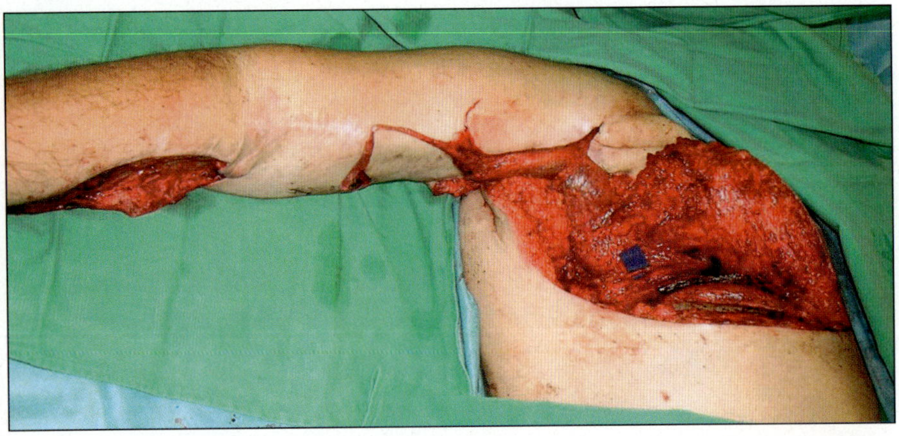

A

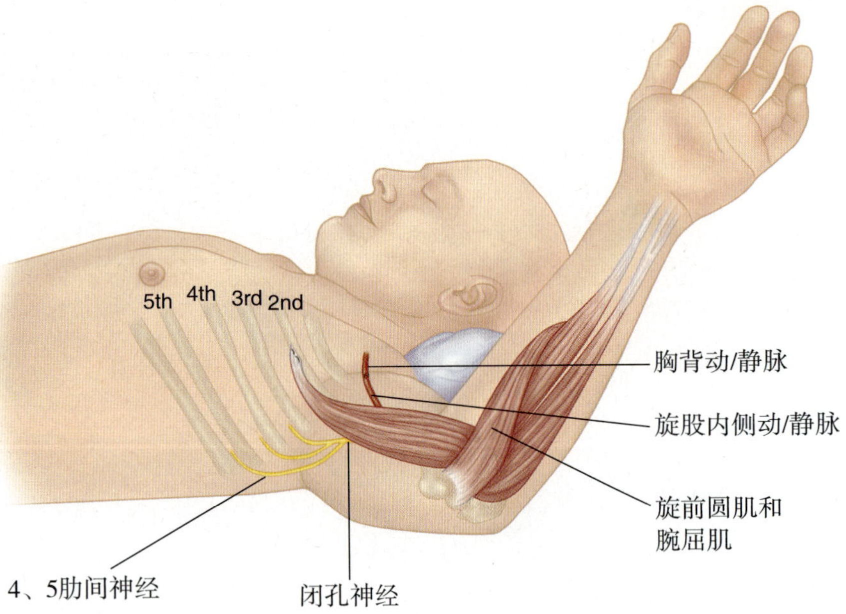

B

图28

- 在显微镜下吻合血管，胸部放置2枚引流管（图30），直至引流量小于25ml才拔除。
- 小面积皮瓣连同股薄肌一起切取，以便观察肌肉的血供。

注意事项

- 肋间神经的分离是很单调的事情，既往有胸腔置管史或胸部创伤史的患者易在分离时出现胸膜的损伤。术前交代时一定要谈到这一点，并说明一旦胸膜破裂，需要放置胸腔引流管引流。

术后护理及预期结果：手术操作二

- 背侧阻挡夹板，超过腕关节和手指，肘关节90°固定，上臂贴胸位固定。
- 4周后，手指开始轻微被动活动。

术后护理及预期结果：总体来讲

- 对于全臂丛神经撕脱伤后屈肘和手指屈曲功能的重建是一系列复杂的手术。在分离肋间神经运动支的同时要分离其感觉支，可以将其移位支配正中神经的感觉功能。

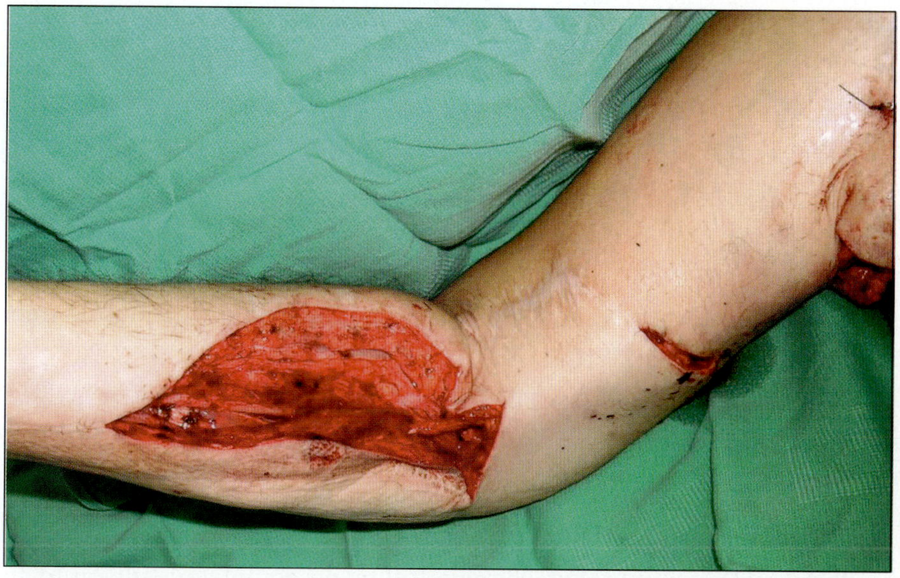
A

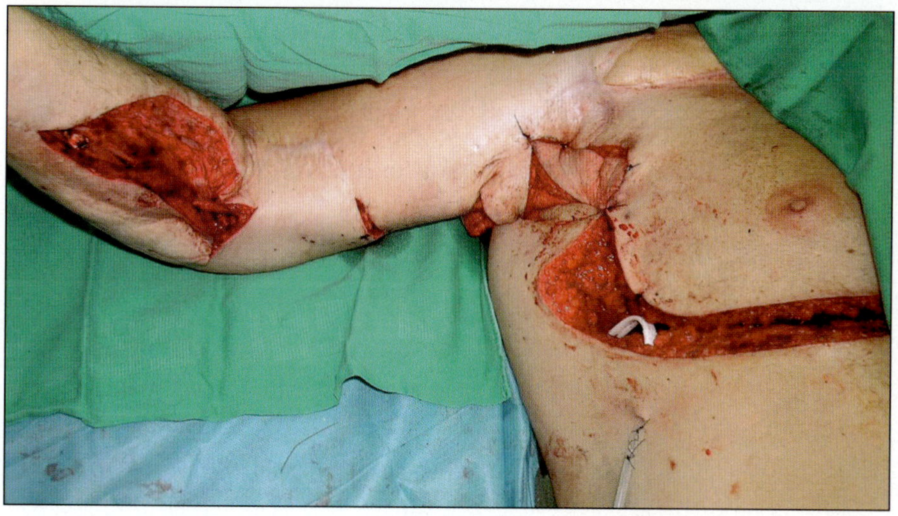
图29
B

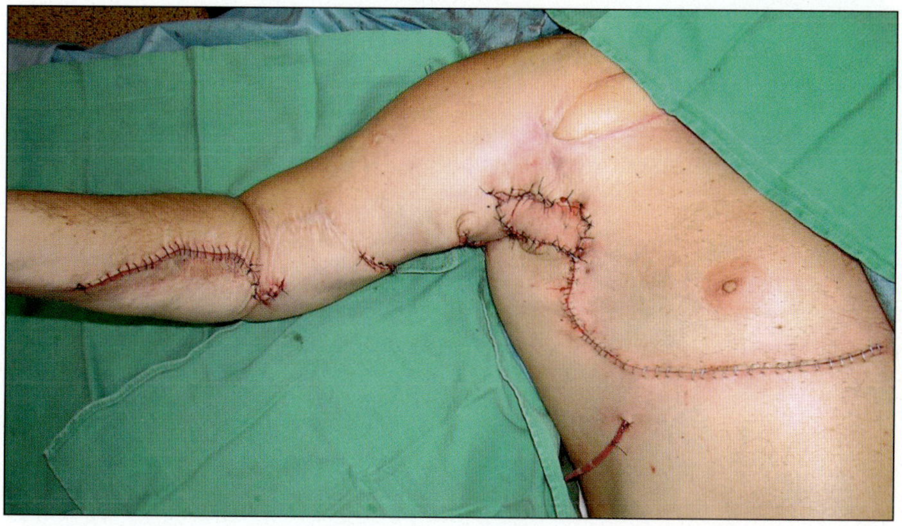
图30

- 经过2期手术后，患者可以达到0°～90°的肘关节屈曲，但手指的屈曲很少能达到令人满意的效果，即使这样，因为有了一定的控制连枷肢的功能，患者对于疗效还是很满意的。
- 重建功能的肢体能起到日常活动的辅助作用，屈曲的手指可以用来勾东西。随后的手术可以考虑调整手指的张力，或将手指置于更好发挥功能的位置。这些辅助性手术包括：拇指关节的融合或掌指关节掌侧关节囊固定术防止掌侧关节过伸。

证据

Chuang DCC, Carver N, Wei F. Results of functioning free muscle transplantation for elbow flexion. J Hand Surg [Am]. 1996;21:1071-7.

作者报道了38例患者功能性游离肌肉移植重建肘关节功能的随访结果。34例股薄肌移位，4例股直肌移位。31例患者用肋间神经作为动力，25例得到了4级肌力。4例用副神经作为动力，但没有得到4级肌力的病例。3例用肌皮神经作为动力，3例均得到了4级肌力。（Ⅳ级证据）

Doi K, Muramatsu K, Hattori Y, Otsuka K, Tan SH, Nanda V, Watanabe M. Restoration of prehension with the double free muscle technique following complete avulsion of the brachial plexus. J Bone Joint Surg [Am]. 2000;82:652-66.

臂丛神经损伤后，长时间的肌肉失神经营养，神经移位不再是重建上肢功能的有效方法。本文作者用肋间神经和副神经联合作为动力，通过两块游离肌肉移植的方法重建上肢功能。32例患者中26例得到了最少两年的随访，结果显示通过此方法可以获得有用的手部功能。（Ⅳ级证据）

Narakas AO, Hentz VR. Neutralization in brachial plexus injuries: indications and results. Clin Orthop Relat Res. 1988;237:43-56.

这是一篇由臂丛神经领域两位大家写的经典之作。这篇文章详细介绍了臂丛神经的解剖和损伤后合理的手术方式。（Ⅳ级证据）

Waikakul S, Wongtragul S, Vanadurongwan V. Restoration of elbow flexion in brachial plexus avulsion injury: comparing spinal accessory nerve transfer with intercostal nerve transfer. J Hand Surg [Am]. 1999;24:571-7.

本文是极有价值的有关臂丛神经外科的临床研究报道。共205例患者随机分为副神经组和肋间神经移位组重建肘关节功能。副神经移位组手术花费的手术时间少，且能更好地支配二头肌的功能。肋间神经移位组因为不需要神经移植，功能恢复得更早，感觉神经恢复得更好（肋间神经包含很多的感觉神经纤维），并且术后神经痛患者的数量减少了。这是一篇设计很好的临床研究，为我们提供了两种常用的神经移位修复肘关节功能的方法。（Ⅰ级证据）

35 Steindler 屈肌成形术

Kevin C. Chung, Seong Eon Kim

注意事项

- 最佳的适应证是患者在前臂旋前、屈腕和屈指时，肘关节可以屈曲。

争议

- 对于肱二头肌和肱肌失神经支配少于6个月的患者来说，神经移位再支配肱二头肌和肱肌的手术是可以施行的。

其他治疗方法

- 用带蒂肌肉移位重建屈肘功能，如背阔肌、胸大肌或肱三头肌。
- 游离股薄肌移植用4、5、6肋间神经作为动力。

适应证

- 臂丛神经损伤后肘关节屈曲功能丧失。

外科解剖

- 术中分离屈肌旋前圆肌时要注意保护尺神经，其有可能前移至肌下。
- 正中神经和肱动脉在术中要仔细分离，并保护。
- 屈肌旋前圆肌总腱起于肱骨内上髁，以下肌肉的起点要在手术中掀起：旋前圆肌、尺侧腕屈肌、掌长肌、桡侧腕屈肌以及指浅屈肌（图1）。指深屈肌留在原附着点。

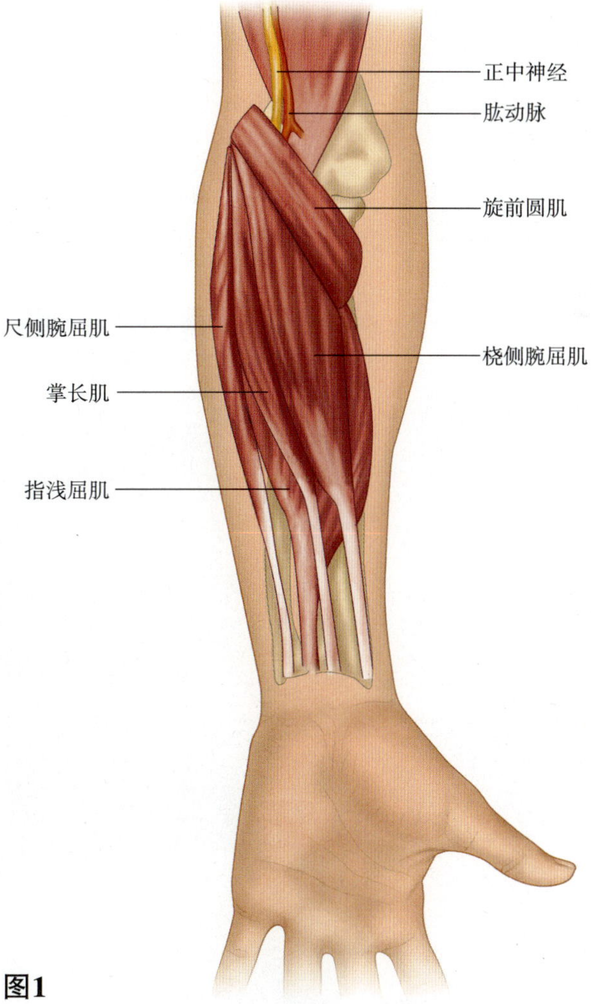

图1

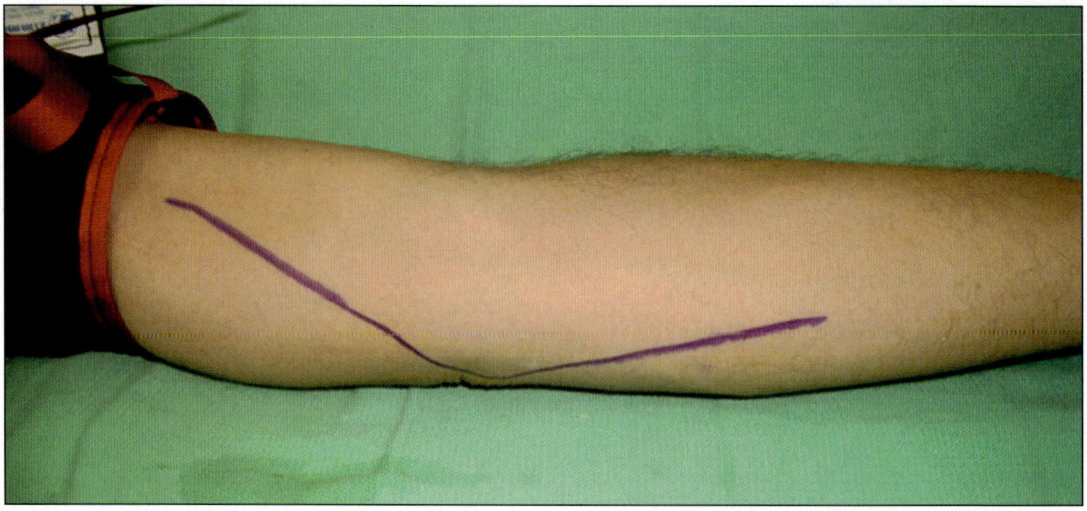

图2

体位

- 患者仰卧位，止血带下进行手术操作。

入路/显露

- 以内上髁为中心，于肘关节上下各5cm 处做弧形切口（图2）。
- 牵开皮瓣，并保护前臂内侧皮神经，此时可以看到附着于肱骨内上髁的屈肌旋前圆肌总腱（图3A和3B）。
- 保护尺神经，在尺神经的周围放置导管环以便辨认和轻柔牵拉尺神经。
- 屈肌旋前圆肌总腱的外侧是正中神经和肱动脉，其穿过指浅屈肌腱弓（图4A和4B）。

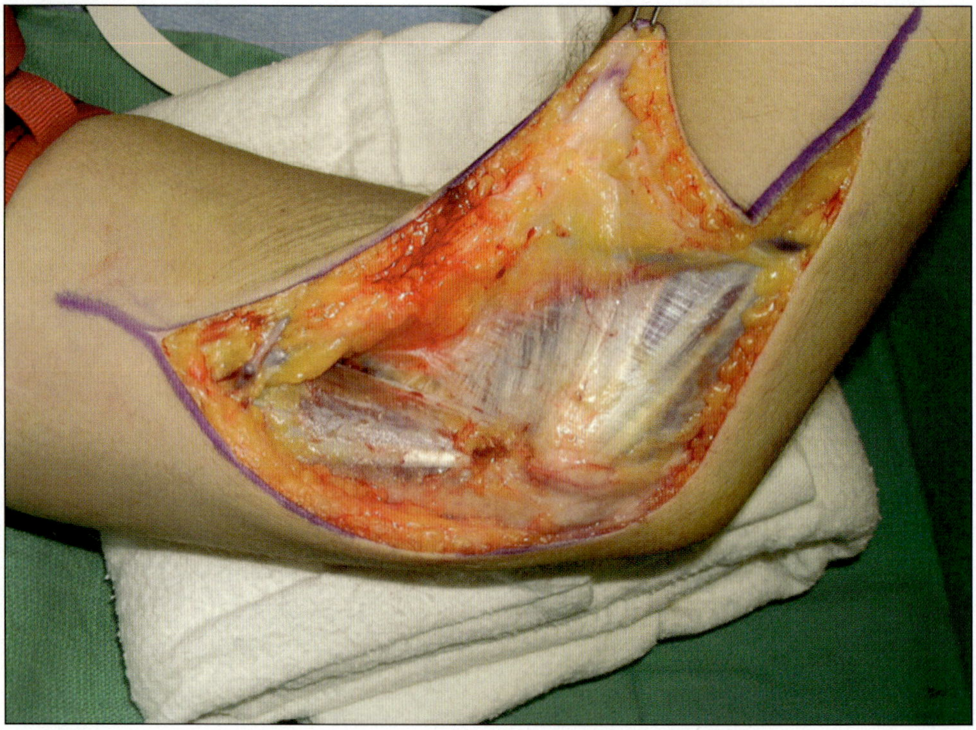

图3

A

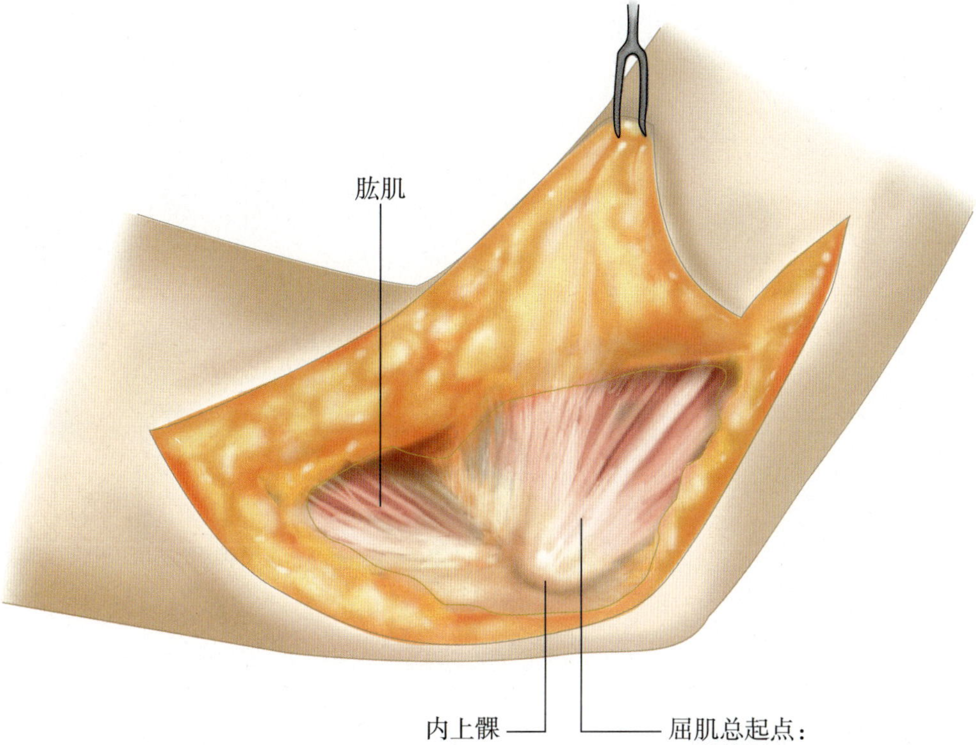

图3续 B

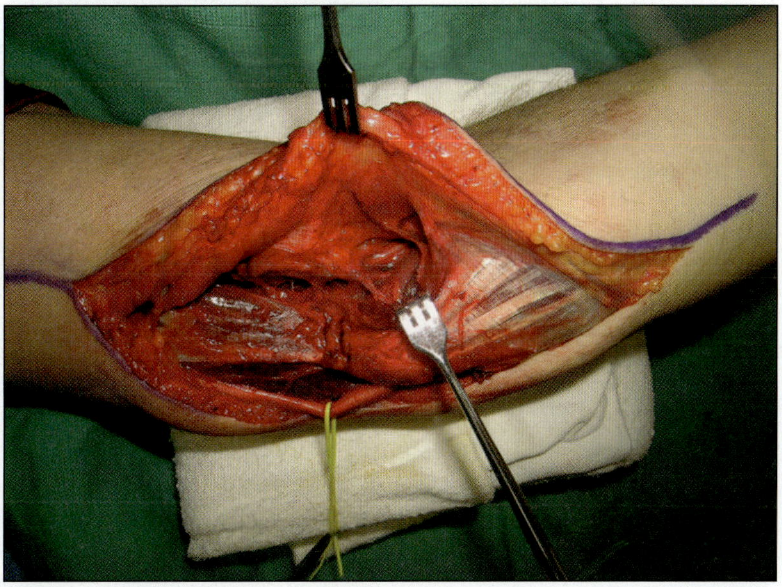

图4
A

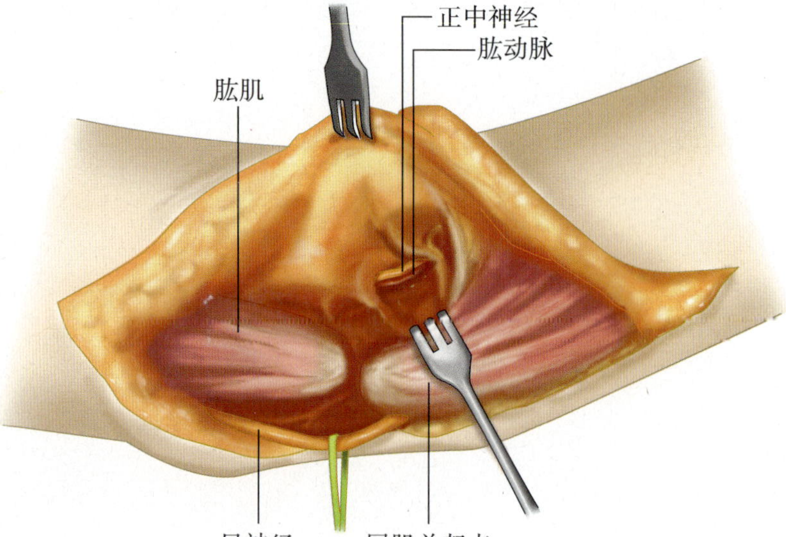

图4续 B

手术操作

步骤1

- 术者用示指分离屈肌旋前圆肌总腱和正中神经、肱动脉之间的间隙（图5）。
- 一定要注意保护正中神经发出至屈肌的细小分支。
- 将示指放置在屈肌旋前圆肌总腱下面，有助于确定解剖平面，使得切取肌骨瓣更加容易（图5）。

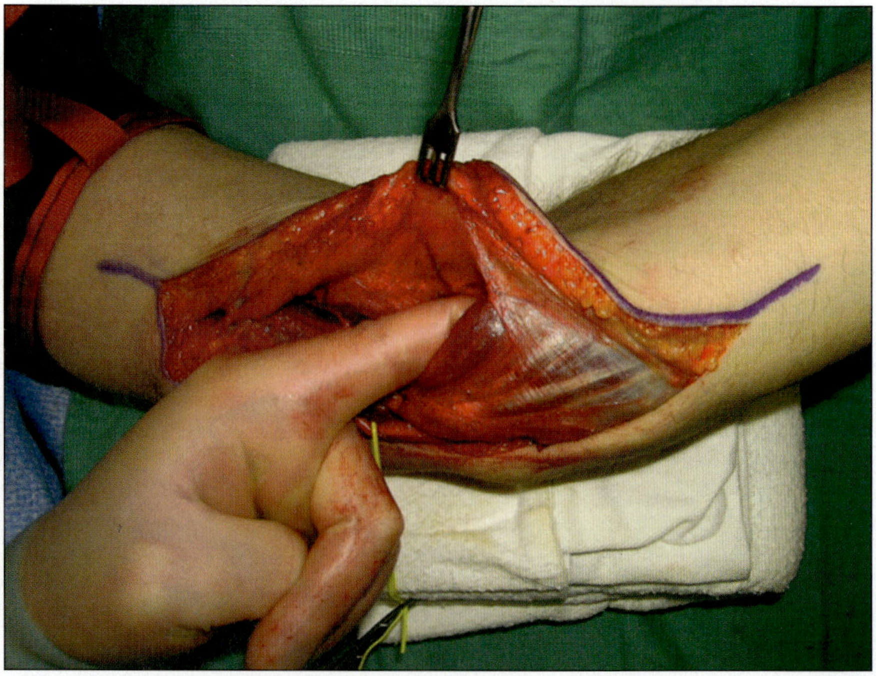

图5

步骤2

- 沿着屈肌旋前圆肌总腱起点，用骨刀切取2cm × 2cm × 2cm 大小的肌腱附着点，在内上髁截骨时一定要保护好尺侧副韧带（图6～9）。
- 尺神经前移以预防牵拉和尺神经半脱位。

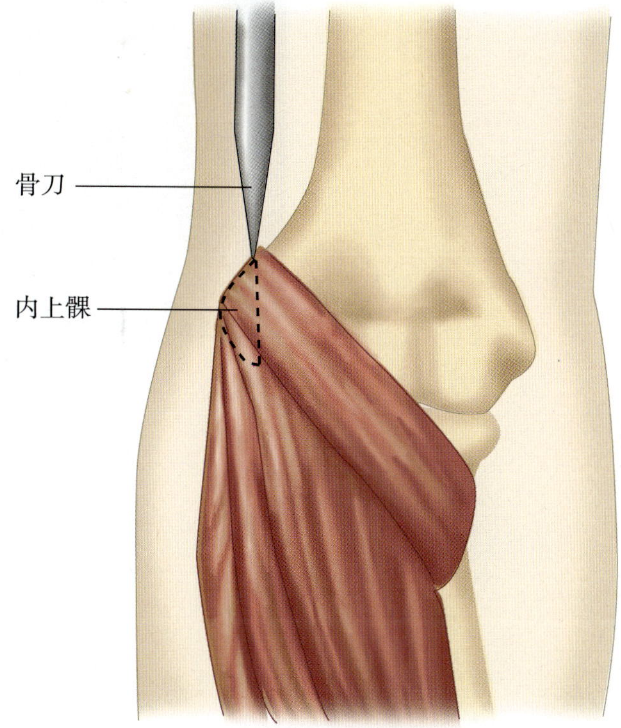

图6

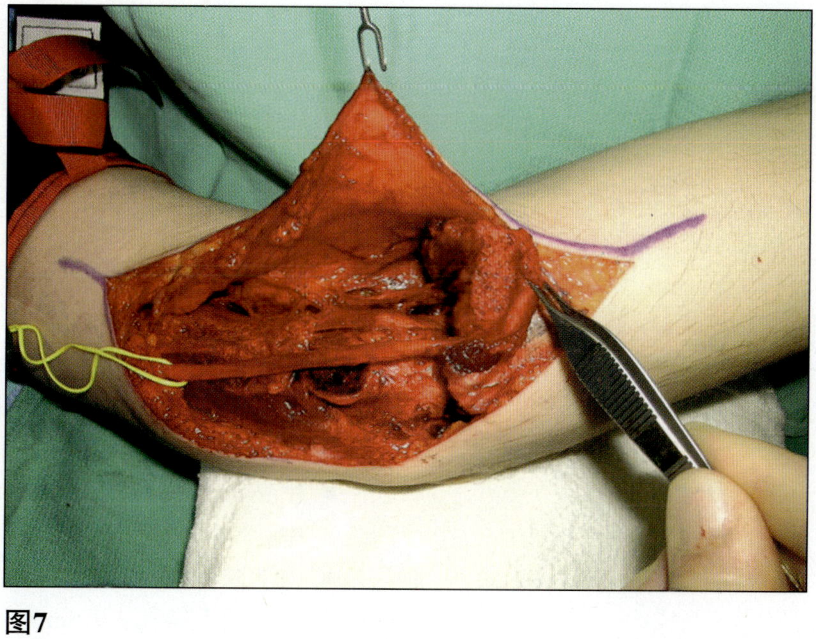

图7

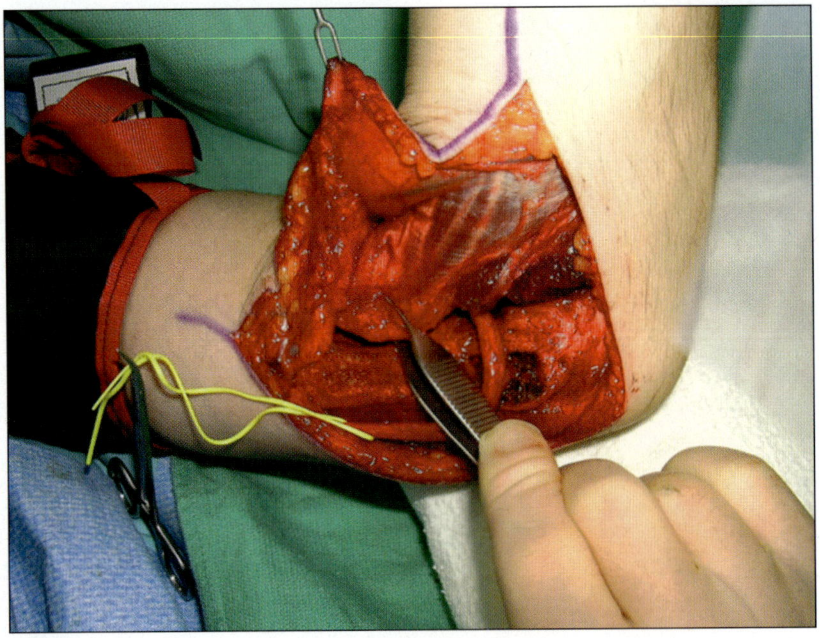

图8

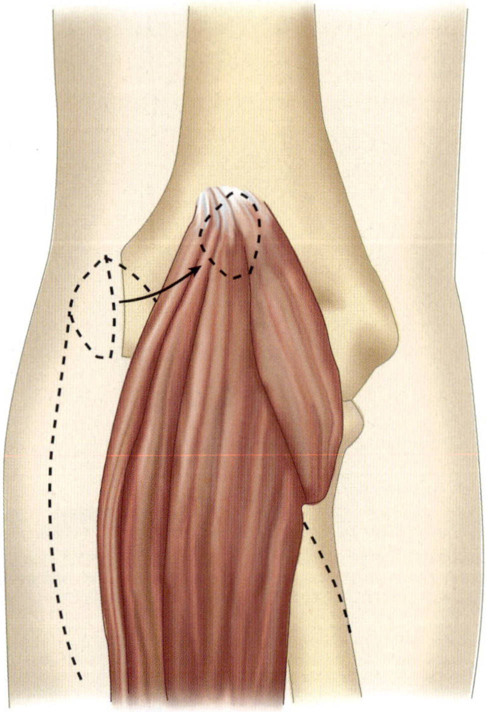

图9

步骤3

- 在肱二头肌和肱肌之间的肱骨干皮质上做一骨窗，作为内上髁骨块的附着部位。新的屈肌旋前圆肌起点位于肱骨近端5～7cm处，以便张力调整至肘关节屈曲130°。
- 用钻头在肱骨上做骨槽，这样的话，内上髁骨块可以坐入骨槽中，牢固固定（图10）。
- 内上髁骨块可以临时用布巾钳固定在肱骨骨槽内，用2.5mm钻头在骨块上钻孔，3.5mm皮质骨螺钉固定（图11A和11B）。

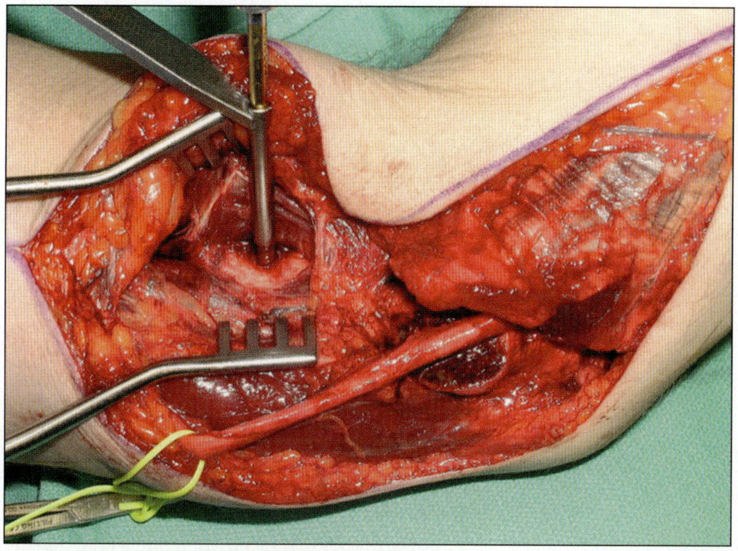

图10

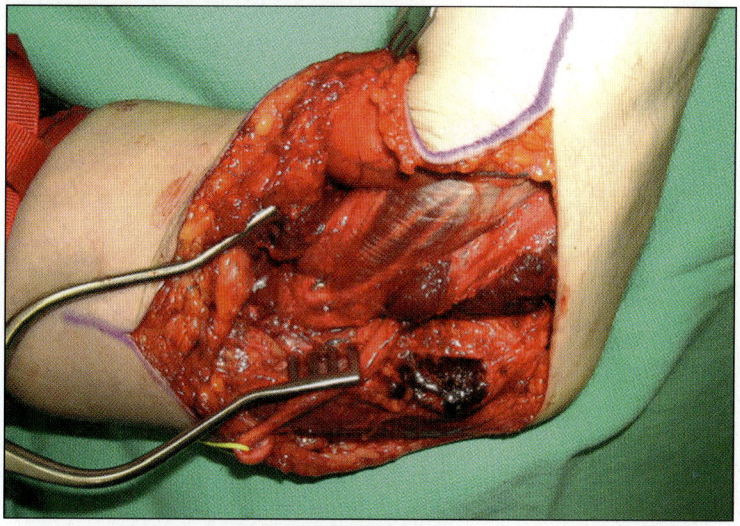

A

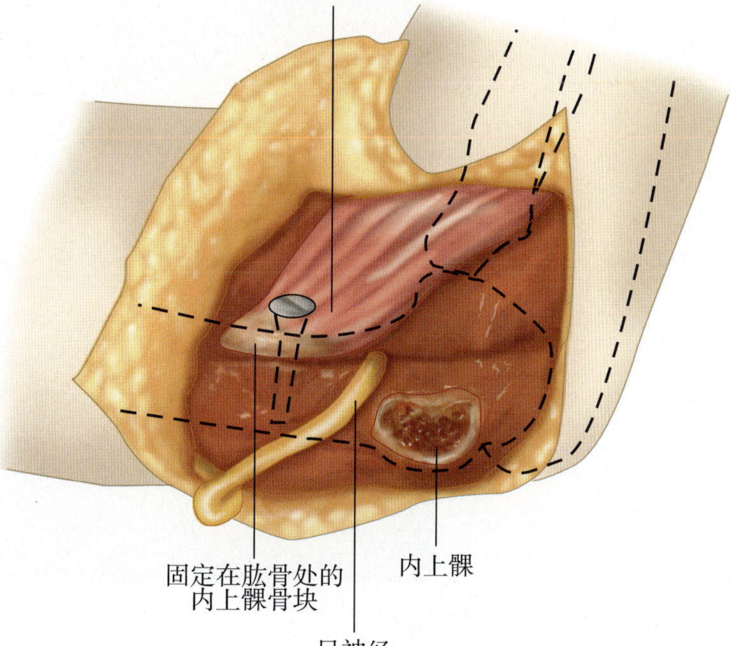

图11

B

- 骨块牢固固定后，将尺神经前移于屈肌旋前圆肌肌下，然后用2-0 薇乔缝线在原内上髁的位置缝合肌肉。

术后护理及预期结果

- 术后肘关节屈曲90°位固定6周，确保内上髁骨块与肱骨愈合（图12）。
- 术后10天拆线，预制的矫形塑料夹板固定肘关节于屈曲90°位。
- 在术后的第一个6周内，患者要开始手指的活动，防止屈曲挛缩。
- 6周后，开始肘关节屈曲练习，进行轻微的重力辅助下的肘关节伸直活动。
- 患者用力牵伸促使肘关节伸直的活动是不明智的，因为手术的目的是重建患者的肘关节屈曲功能，屈曲对于患者是有利的（图13A和13B）。患者能达到30°～100°的肘关节活动，这样的屈曲活动足以使患者将手指放到嘴边（图14A和14B）。

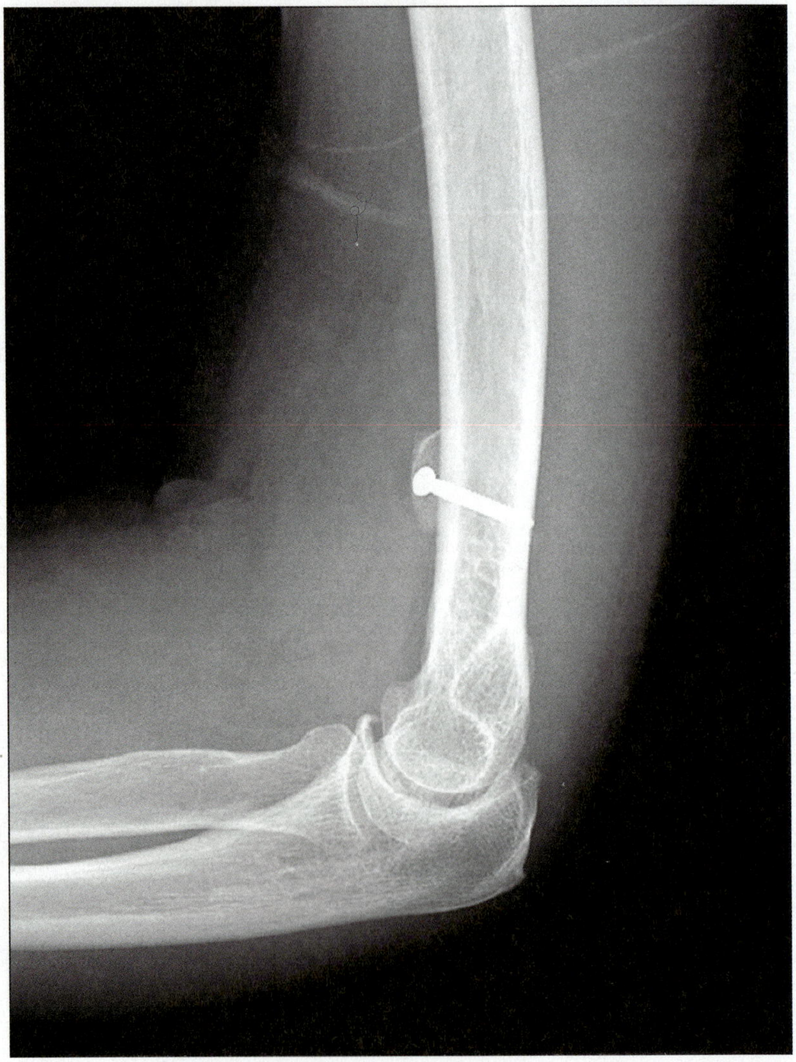

图12

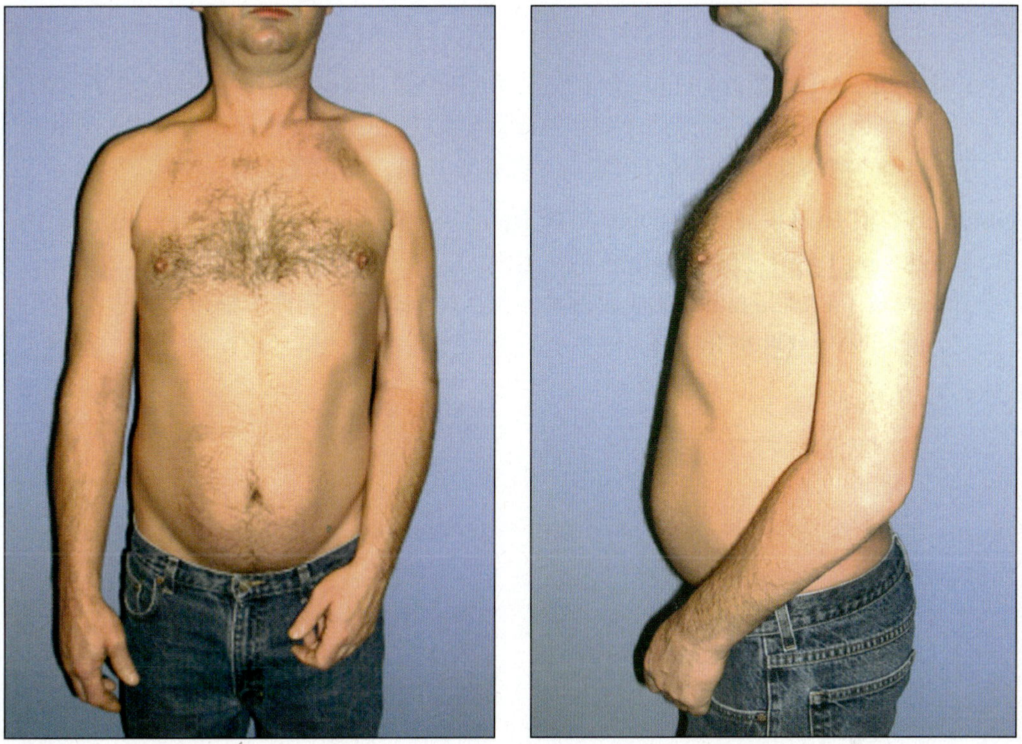

A　B

图13

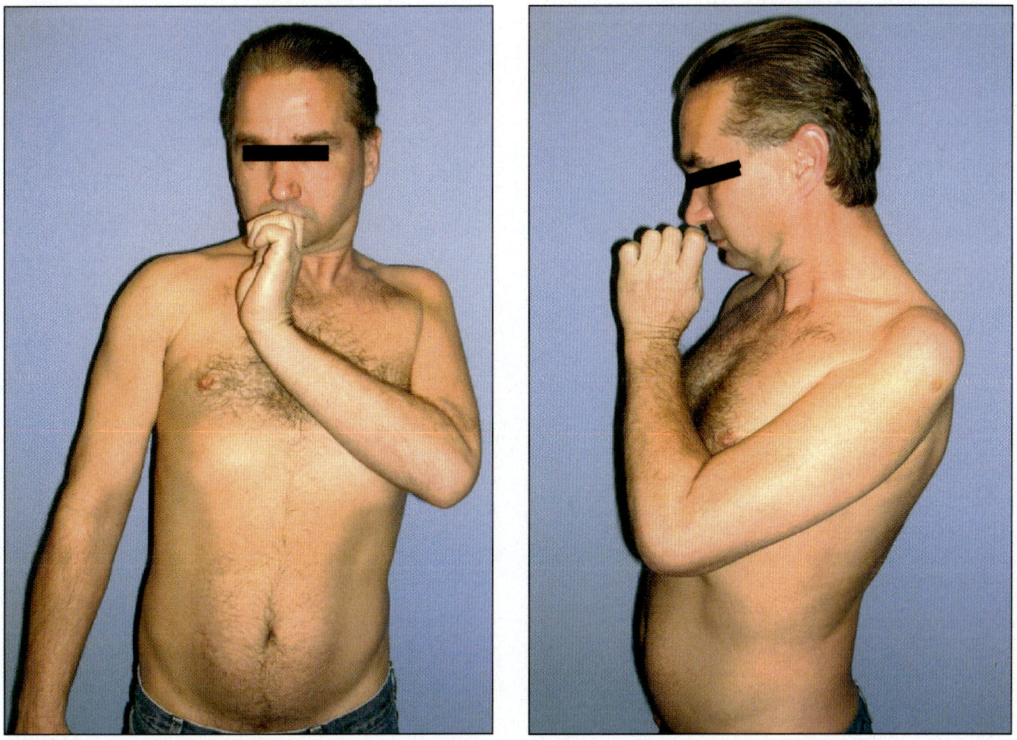

A　B

图14

证据

Atkinson RE. A fixation technique for the Steindler flexorplasty. J Hand Surg [Am]. 1989;14:749-51.

本文介绍了如何将内上髁截骨块与肱骨固定的方法。从肱骨前方切取直径为1.2cm的肱骨皮质骨骨块，作者建议用4-0的网状骨质用骨螺钉固定内上髁截骨骨块。（Ⅳ级证据）

Goldfarb CA, Burke MS, Strecker WB, Manske PR. The Steindler flexorplasty for the arthrogrypotic elbow. J Hand Surg [Am]. 2004;29:462-9.

作者报道了17例Steindler 屈肌成形术。包括10例先天性屈曲挛缩患儿，这些患儿的肘关节均丧失了抗重力的屈曲功能，术后这些患儿获得了85° 的抗阻力屈曲功能，但平均丧失了27° 的肘关节伸直功能。（Ⅳ级证据）

36 骨间前神经终支移位修复尺神经运动支

Chau Y. Tai, Thomas H. Tung, Terence M. Myckatyn, and Susan E. Mackinnon

注意事项

- 如果存在Martin-Gruber 交通支（正中神经与尺神经在前臂的交通支）和/或Riche-Cannieu交通支）（尺神经与正中神经在手部的交通支），将使临床检查变得复杂化。
- 如果受伤时间很长，肌肉运动终板不能很快地获得神经再支配，神经移位是有用的手术方式，但也可做肌腱移位术。
- 术前要确定远端骨间前神经的功能是完好的，前臂有损伤或前臂有过手术史的患者不能施行此手术。
- 要对尺神经和正中神经是否卡压作出判断。
- 理想适应证患者的手指关节是柔软的，患者如果有轻微的屈曲挛缩，要先做理疗矫正。
- 如果患者有神经脱髓鞘病变，如麻风病，这个手术不能施行。

争议

- 到目前为止，还不明确损伤后多长时间就不适合行神经移位术。
- 如果尺神经损伤是在前臂的中远端，直接或自体神经移植的修复比神经移位的效果更好。

其他治疗方法

- 如果患者损伤时间很长（超过12个月），更适合做肌腱移位术。

适应证

- 骨间前神经终支支配旋前方肌。当旋前圆肌功能完好的时候，可以牺牲该神经用来修复尺神经的功能。
- 对于高位尺神经或肘上尺神经损伤，一期自体神经移植或直接缝合修复后即使有很好的感觉功能的恢复，但其支配的内在肌功能恢复却很差。
- 对于少于12个月的晚期高位尺神经损伤，神经移位术可以使内在肌在运动终板萎缩之前获得最快的神经再支配。这种移位方法可以和近端神经修复上肢一起进行，从而获得感觉功能和外在肌功能的同时恢复。

临床检查/影像学检查

- 对尺神经和正中神经的感觉和运动功能做全面检查，对“10实验”（让患者回答与正常脸部感觉做比较的手指感觉的敏感度，0是没有感觉，10是感觉正常），2PD（两点辨别觉），手指捏力和握力检查结果都要做详细记录。 尺神经运动功能丧失表现为第一背侧骨间肌萎缩或功能丧失。在麻痹的内在肌不能对抗正中神经支配的环、小指指深屈肌肌力时，会发生爪形指畸形。
- 在检查旋前方肌时，让患者前臂屈曲，可以消除旋前圆肌的作用，然后让手旋前（图1 A和1 B）。
- 不能做“Ok”手势（拇指的拇长屈肌屈曲指间关节，示指指深屈肌屈曲远节指间关节）预示骨间前神经麻痹，不能作为移植供体。
- 关节的稳定程度要做评价，保持其柔顺性，这样可以确保其在神经再支配后发挥功能。
- 如果神经肌肉的功能临床检查不确切，可以做正中神经和尺神经肌电图加以确认。

外科解剖

- 尺神经在前臂远端伴随尺动脉，位于尺侧腕屈肌的深面。在腕部近端，尺神经运动束位于感觉束的尺侧，在钩骨钩部位，尺神经深支从主干分出，从尺神经感觉支深面进入，最终位于其桡侧。在腕部近端，尺神经深支占整个尺神经主干直径的40%，而且此部位存在一个血管束，可以清晰地勾画出感觉支和运动支的间隙（图2）。
- 骨间前神经在前臂支配拇长屈肌和示指及中指的指深屈肌，最后支配旋前圆肌。正中神经返支在腕部水平位于其主干的前桡侧（图3）。

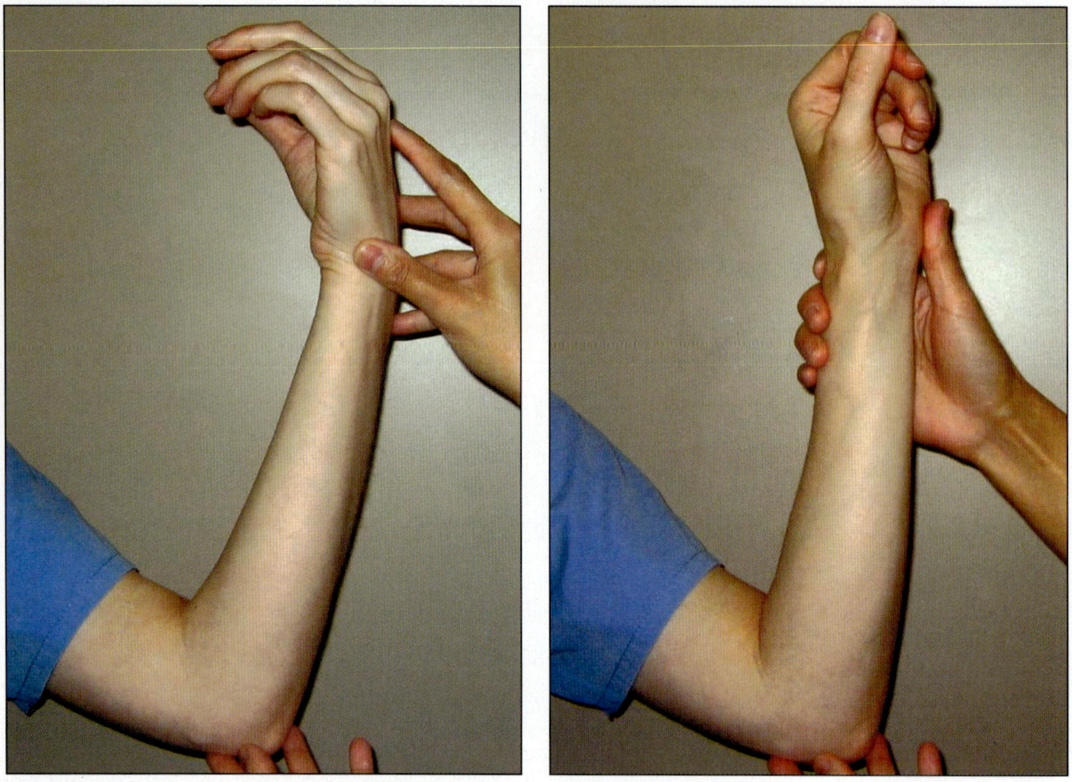

A　B

图1

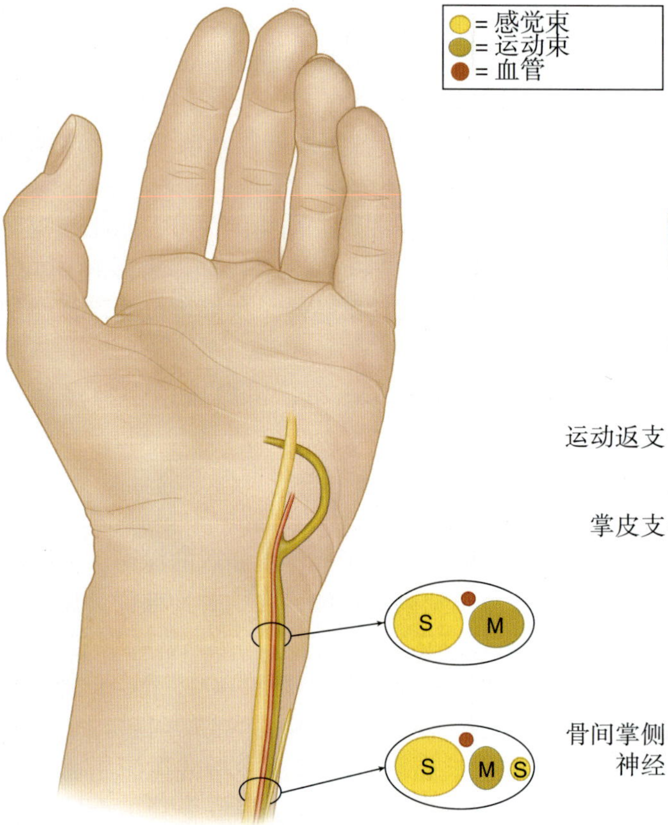

图2

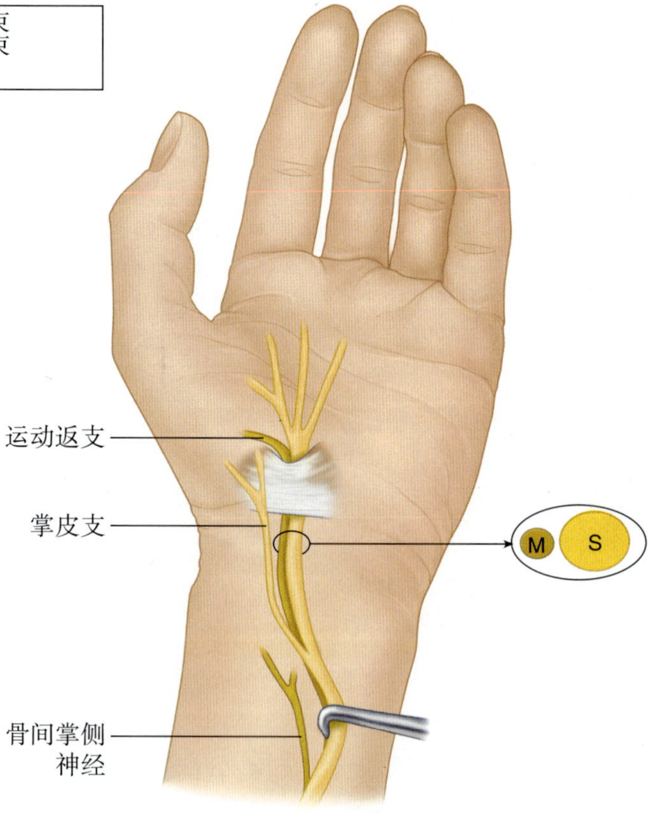

图3

手术要点

- 在鱼际纹尺侧6mm，沿环指延长线做皮肤切口。
- 切口斜形经过腕关节，然后延长到前臂远端，这样方便显露旋前方肌近端。

注意事项

- 切口太靠近鱼际纹，容易损伤正中神经掌皮支。
- 避免做过掌长肌桡侧的切口，易损伤掌皮支。

体位

- 仰卧位，上臂外展90°置于桌面。
- 手术前绑缚止血带，前臂驱血、充气250mmHg。

入路/显露

- 通过腕横韧带远端到旋前方肌近端的皮肤切口显露尺神经和正中神经（图4）。
- 显露Guyon管至前臂远端的尺神经，以方便神经移位。

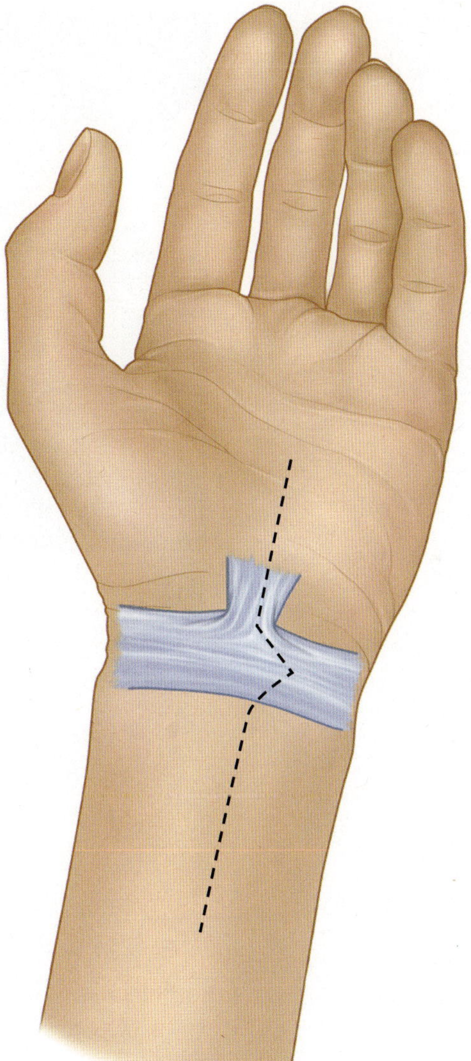

图4

手术要点

- 在松解小鱼际肌起点筋膜束带之前，尺神经深支是看不到的。
- 重要的事是要松解小指屈肌的纤维束带，这些束带横过尺神经深支，同时要松解近端的屈肌支持带，其在尺神经行至腕部时包绕尺神经。

注意事项

- 术中没有完全松解位于小鱼际肌纤维束带中的尺神经远侧部的深运动支。

争议

- 尽管松解Guyon管和腕管不是神经移位的操作部分，但是确定的卡压会阻碍远端神经的再生。

手术操作

步骤1

- 在腕部远端松解神经卡压部位。

步骤2

- 分离靶神经，对于尺神经，用精细肌腱剪刀或显微剪刀行神经内松解术，在前臂分离出运动神经束支，沿着尺神经松解约4cm，以便有足够长度的神经用于移位。不要在此部位切断神经（图5）。
- 在前臂辨别骨间前神经并在旋前方肌中分离足够长度备用。

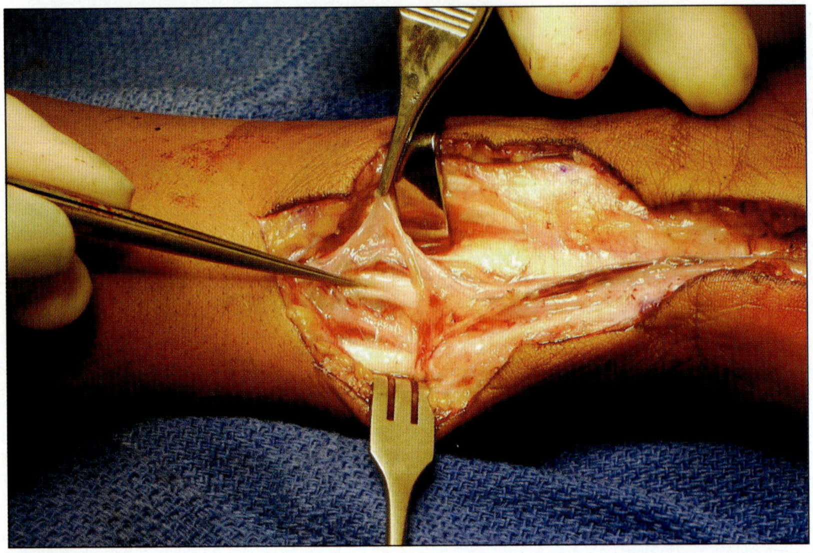

图5

步骤3

- 准备远端骨间前神经（dAIN）。牵拉所有的屈肌腱向桡侧，显露旋前方肌。在肌肉的近端，辨别出远端骨间前神经，然后游离该神经（图6）。
- 切开旋前方肌近端，至其中间部分神经进入肌门的部位，分离神经，以此来获得足够的长度。
- 锐性切断骨间前神经终支。
- 将远端骨间前神经与尺神经深支吻合（图7A）或与正中神经返支吻合（图7B）。

步骤4

- 在切断尺神经运动支前，要确认腕关节和手指能达到最大的屈伸活动，以保证能够在完全无张力的情况下进行神经修复。
- 松止血带，轻轻压迫止血10分钟，然后用双极电凝止血。
- 远端骨间前神经用9-0尼龙缝合线在显微放大镜下，与尺神经深支行神经外膜缝合术。

手术要点

- 术者可以沿着从Guyon管到前臂的尺神经深支来确定神经松解术的位置。通常有神经内膜血管束位于感觉支和运动支之间，可以作为解剖的标志。
- 使用精细的显微外科剪刀，斜刺入尺神经外膜，镊子“进入”或“浸入”感觉束和运动神经束之间的间隙。
- 运动束支占尺神经的40%，位于尺神经感觉支的尺侧。在前臂，运动神经束支像三明治一样位于手背皮肤感觉神经支和手部尺侧感觉支之间。

注意事项

- 用来移位的神经近端一定要是质量很好的神经束，且没有瘢痕组织。
- 将错误的神经束支用作移位神经的后果是神经功能不能恢复。

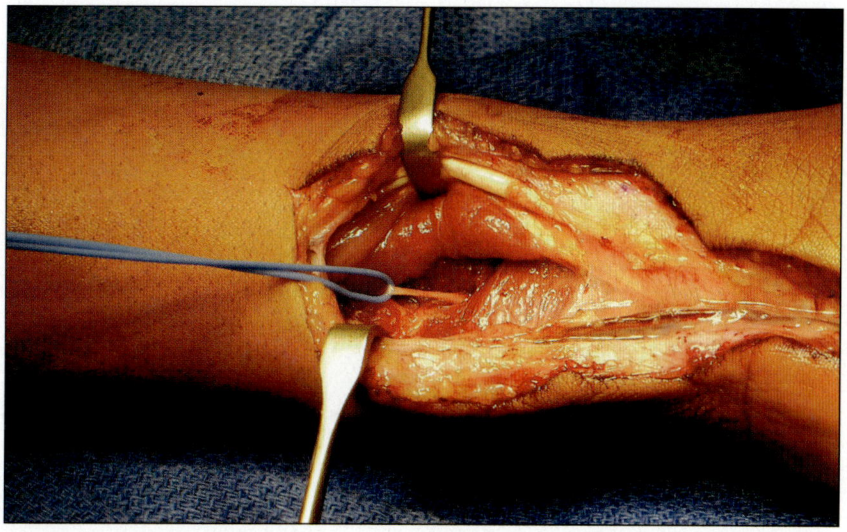

图6

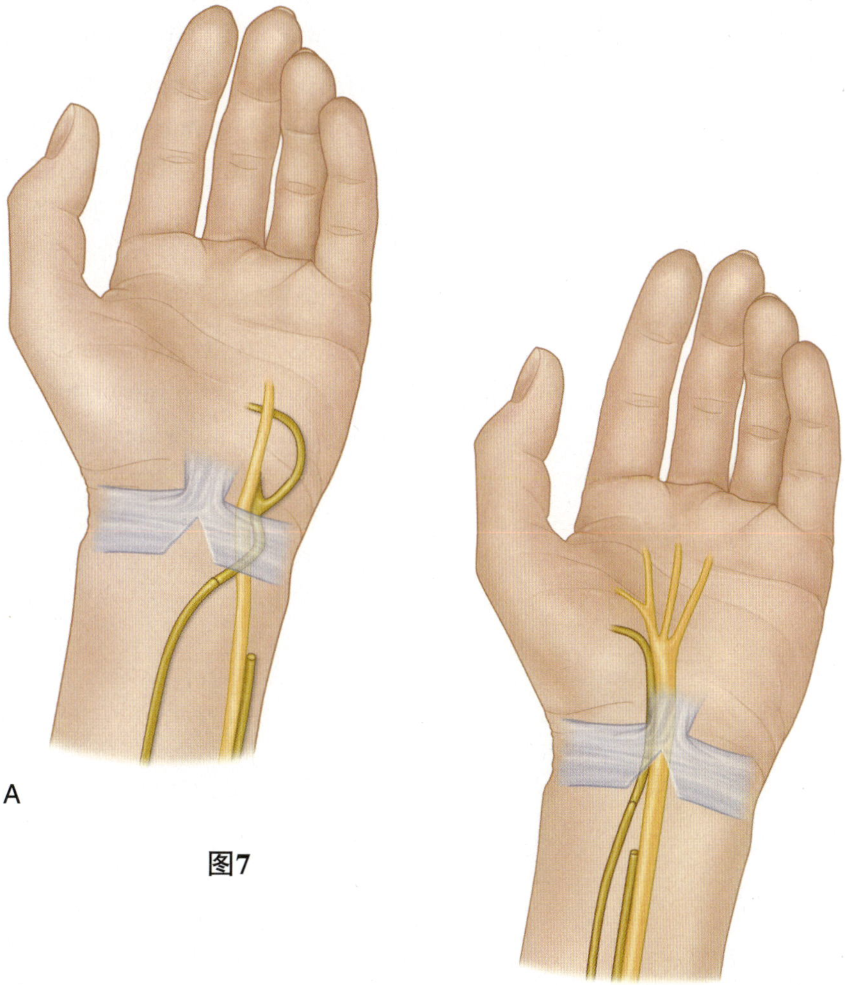

A

B

图7

注意事项

- 分离骨间前神经时不要损伤正中神经。

器械/植入物

- 使用显微双极电凝止血。

手术要点

- 如果神经不能无张力缝合，用前臂外侧皮神经做移植。
- 在辨认出并切断神经末端后，特别是止血带使用达到2小时，一定要松止血带。
- 先分离骨间前神经，然后将其向尺神经侧靠拢。一定要将尺神经运动神经束组向近端游离足够的长度，这样可以保证在腕关节充分活动的时候神经吻合口之间无张力。
- 骨间前神经一定要从屈肌腱下方通过，这样有利于神经吻合。

注意事项

- 神经一定要在无张力的情况下修复。

步骤5

- 前臂切口用薇乔线缝合皮下组织，然后用单乔线皮下缝合闭合切口。手掌部切口用4-0尼龙线缝合。
- 敷料包扎，掌侧石膏托固定腕关节，手指可以活动。

术后护理及预期结果

- 术后3天去除夹板和敷料，检查伤口，看有无血肿和感染的迹象。患者开始手指活动，预防关节僵硬。尼龙缝合线在术后2周拆除。
- 根据神经再生的距离，神经移位后大约在6个月后功能开始恢复，这时开始力量训练。
- 术后10个月如果神经功能没有恢复或功能恢复较差，准备肌腱转移手术。

证据

Dellon AL, Mackinnon SE. Anatomic investigations of nerves at the wrist II. Incidence of fibrous arch overlying motor branch of ulnar nerve. Ann Plast Surg. 1988;21:36-7.

作者详细地叙述了腕关节部位尺神经的解剖，特别对尺神经束内解剖和的走行做了研究。（Ⅳ级证据）

Haase SC, Chung KC. Anterior interosseous nerve transfer to the motor branch of the ulnar nerve for high ulnar nerve injuries. Ann Plast Surg. 2002;49:285-90.

作者报道了2例尺神经高位损伤的患者尺神经修复后，用远端骨间前神经移位修复尺神经深支获得了满意的内在肌功能的恢复。（Ⅳ级证据）

Novak CB, Mackinnon SE. Distal anterior interosseous nerve transfer to the deep motor branch of the ulnar nerve for reconstruction ofhigh ulnar nerve injuries. J Reconstr Microsurg. 2002;18:459-64.

作者详细介绍了8例患者骨间前神经终支移位修复尺神经深支的手术方法和功能恢复的效果，所有患者的手部功能均得到恢复。（Ⅳ级证据）

37 正中神经移位修复桡神经运动支

Chau Y. Tai, Thomas H. Tung, Terence M. Myckatyn, and Susan E. Mackinnon

注意事项

- 患者的正中神经功能必须完好。
- 大多数肱骨骨折导致高位桡神经损伤的患者通过非手术方法进行治疗，在没有干预的情况下，一般在3～6个月后功能改善和恢复。如果没有确切的证据说明神经撕裂或撕脱需要进行一期手术修复，早期不能行手术治疗（小于3个月）。
- 如果要进行前臂伸肌功能的神经再支配手术，治疗时间间隔不能长于12个月。

其他治疗方法

- 桡神经损伤后的肌腱移位手术，对于患者来讲随时都可以进行。如果神经移位后功能没有恢复得足够好，肌腱移位可以作为辅助或备选的方案应用。
- 患者在行旋前圆肌移位至桡侧腕短伸肌的同时，可联合神经移位修复拇指和手指的伸直功能。这种肌腱移位起到内在支具作用，在神经移位再生入指伸肌之前这段时间内具有一定的功能。

适应证

- 肘关节上的高位桡神经损伤，比如肱骨骨折后的桡神经损伤。

临床检查/影像学检查

- 除了常规检查手部和肘关节的感觉及运动功能外，还需通过肌电图检查明确肘关节以远正中神经功能完好、肘关节以近桡神经功能丧失。

外科解剖

- 正中神经在前臂位于旋前圆肌的肱骨头和尺骨头之间，然后在指浅屈肌（FDS）深面走向远端（图1）。

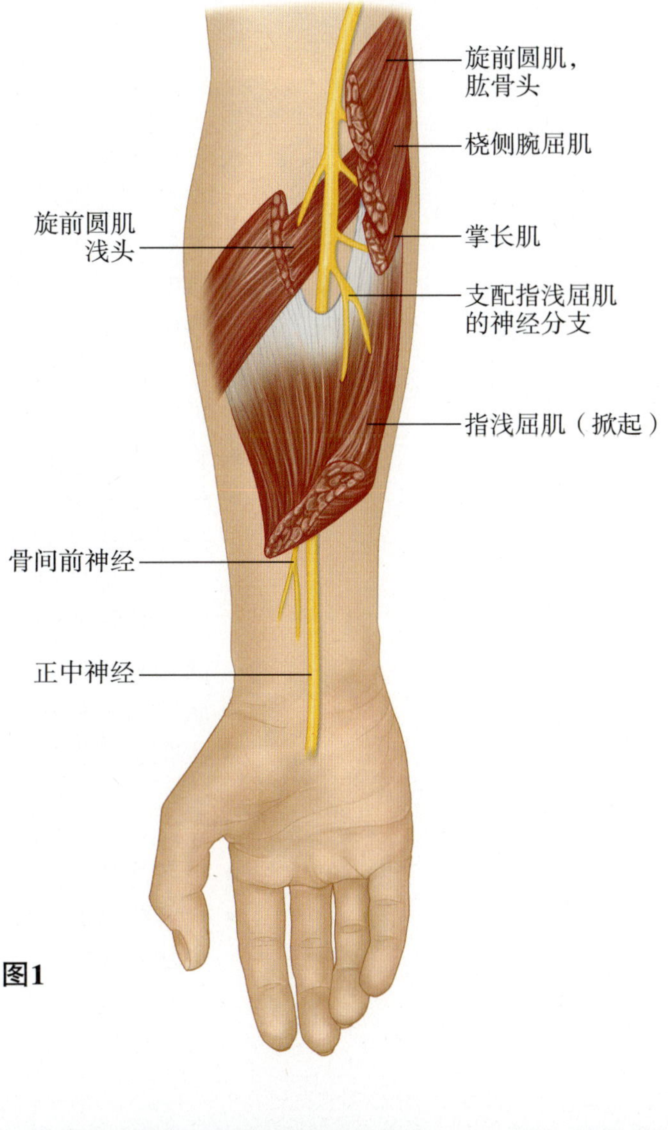

图1

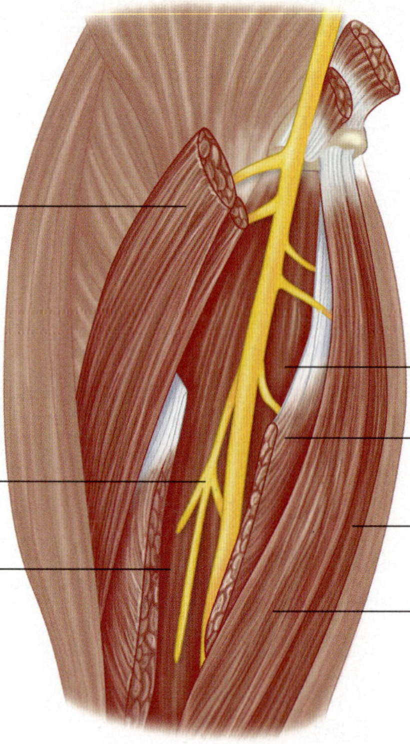

图2

- 在近端通常会有两支旋前圆肌肌支，正好位于肘窝上部。如果存在掌长肌的话，有10%的几率存在独立的掌长肌肌支。而大多数是指浅屈肌的肌支穿过肌腹后再支配掌长肌。支配指浅屈肌的正中神经肌支有好几支，可以牺牲其中的一支或两支作为移位动力神经。拇长屈肌肌支有时除了骨间前神经（AIN）支配外，正中神经仍有一支独立的肌支存在。如果有的话，此支也可以作为移位神经用。但要注意保护骨间前神经（图2）。
- 骨间前神经在正中神经的桡后侧走行。
- 桡神经在绕过肱骨后，发出肱桡肌肌支和桡侧腕长伸肌肌支，然后其从外上髁前面走行，并从主干发出桡神经浅支。在桡神经进入旋后肌前，会有一支细小的分支发出，支配桡侧腕短伸肌。桡神经深支穿过并支配旋后肌，在桡神经深支穿出旋后肌远端边缘时，桡神经或骨间后神经（PIN）分散发出尺侧腕伸肌、指总伸肌、小指伸肌、示指固有伸肌、拇长展肌和拇短伸肌肌支（图3）。

体位

- 患者仰卧位，前臂旋后位。
- 上臂绑缚止血带，暴露肘窝，术野消毒、驱血后，止血带充气到250mmHg。

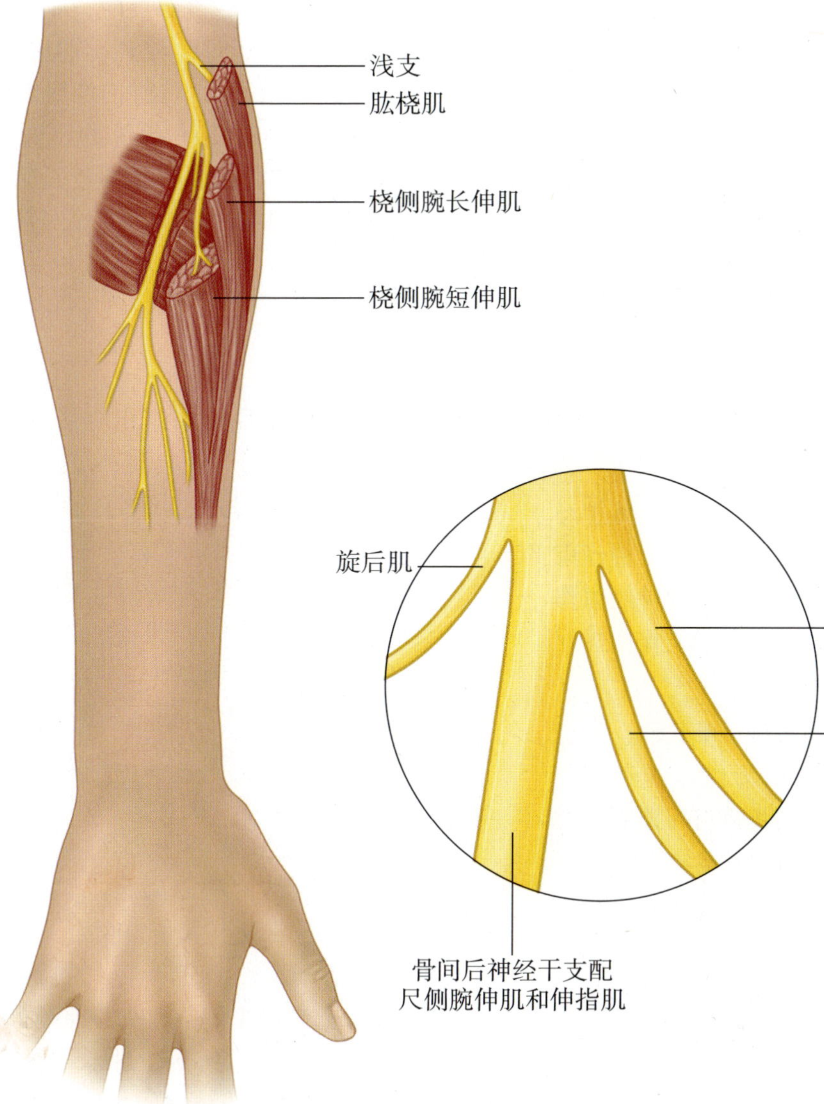

图3

手术要点

- 术中找到前臂外侧皮神经和前臂内侧皮神经并予以保护。
- 迅速找到桡神经深支在主干的位置，长时间应用止血带将降低运动神经对刺激的反应，如果术中有疑问的话，放松止血带，让神经恢复血液供应，然后用神经刺激仪确认桡神经的功能状态。

入路/显露

- 平缓的S形切口，从肘窝前方到前臂中部，但要注意，在分离旋前圆肌的肌支时可能会需要向近端延长切口。
- 切开皮肤，找到并保护前臂外侧皮神经。
- 找到肱桡肌掌侧缘，并将其牵向桡侧，显露桡神经浅支。沿着该神经向近侧显露，直到桡神经分叉为浅支和深支的部位。
- 分离出桡神经深支的桡侧腕短伸肌肌支，在旋后肌部位松解桡神经深支，切开Frohse腱弓，切断所有旋后肌浅层的腱性纤维。
- 将神经刺激仪设置到2mA，测试桡神经支配的手和腕关节功能。如果桡神经深支刺激后有肌肉收缩，则放弃移位手术，因为桡神经有神经支配，功能有可能恢复。

注意事项

- 误伤皮神经可能会导致痛性神经瘤的形成。
- 止血带使用时间过长，可能会在刺激桡神经深支时，使医生对神经功能作出错误判断。

手术要点

- 重要的是，不仅要检查供体神经束的功能，还要检查剩余神经束的功能。要选择较粗的神经束作为供体，但术中要确定保留骨间前神经的功能。
- 在利用旋前圆肌、掌长肌、桡侧腕屈肌肌支作为供体神经移位前，要考虑到将来有可能利用这些肌腱作为动力重建功能。
- 要尽量游离供体神经束至远端、受体神经束至近端，甚至到肘上，这样可以有足够的长度确保在神经没有张力的情况下进行吻合。

注意事项

- 如果想将拇长屈肌的独立肌支作为移植神经动力，一定要通过电刺激骨间前神经确认拇长屈肌和示指指深屈肌功能完好，以避免重要功能的丧失。
- 如果供体神经切断部位不够靠远端，受体神经切断部位不够靠近端，则可能需要进行神经移植桥接缺损，这将会影响神经的再生恢复。
- 正中神经主干没有必要做束间分离，也不应该做束间分离。只是根据骨间前神经的轮廓，做运动支的分离。

- 如果桡神经刺激后没有反应，则继续显露正中神经。
  - 显露正中神经时，找到旋前圆肌，对旋前圆肌浅层的腱性纤维行逐步延长术，将旋前圆肌牵向尺侧。
  - 正中神经位于桡动/静脉的尺侧。为了充分显露正中神经，需要切断并结扎很多跨越神经的血管穿支。
  - 切断旋前圆肌的深头，完全显露正中神经。

手术操作

步骤1

- 显露正中神经后，放瘪止血带以轻轻压迫伤口10分钟，如果仍有出血点可以用双极电凝和/或合适的血管夹止血。
- 供体正中神经的分支用神经刺激仪辨别，找到两支指浅屈肌肌支作为移植神经（图4）。一定要注意不要将骨间前神经作为移植神经，其位于正中神经主干的后侧或桡侧。如果存在掌长肌肌支或独立的拇长屈肌肌支，也可将其作为移植动力。桡侧腕屈肌肌支也可以作为动力，不要做正中神经内的分离，因为肌支很容易在原位找到。
- 在桡神经浅表感觉支发出的部位，在近端做神经束内松解，将桡神经感觉支和运动支分离出来。使用弧度向下的拉钩，以利于显露和分离肘关节以上部位，尽量在最近端切断神经运动支。
- 将供体的运动神经分离至入肌点，尽量在远端切断，以保证有足够的长度来获得无张力吻合。
- 神经供体动力尽量选择粗大的肌支，通常用指浅屈肌肌支修复桡侧腕短伸肌肌支。另外的神经束支，如旋前圆肌、掌长肌、拇长屈肌或者桡侧腕屈肌的肌支则用于修复骨间后神经（图5）。
- 对骨间后神经要做松解，防止在神经再生时出现卡压。
- 用9-0或10-0尼龙缝合线在显微镜下缝合神经断端。修复神经的完整性要通过前臂旋前和旋后位进行检查，以确保完全的无张力修复。

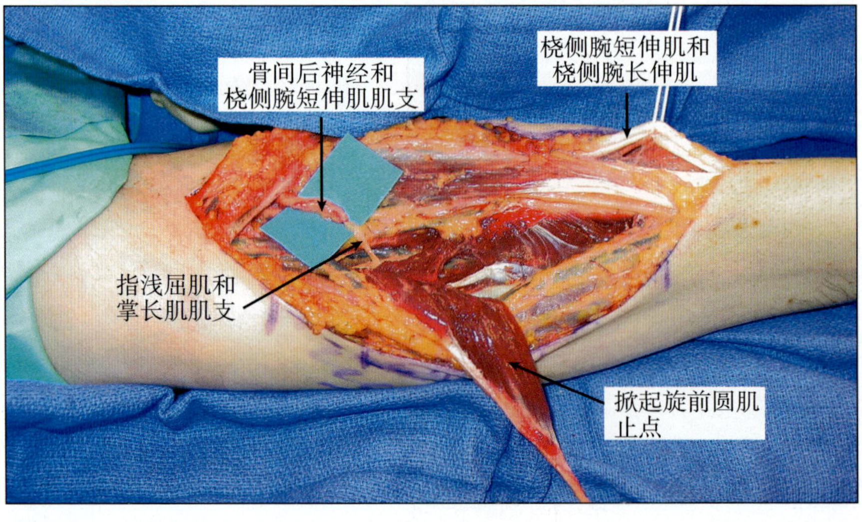

图4

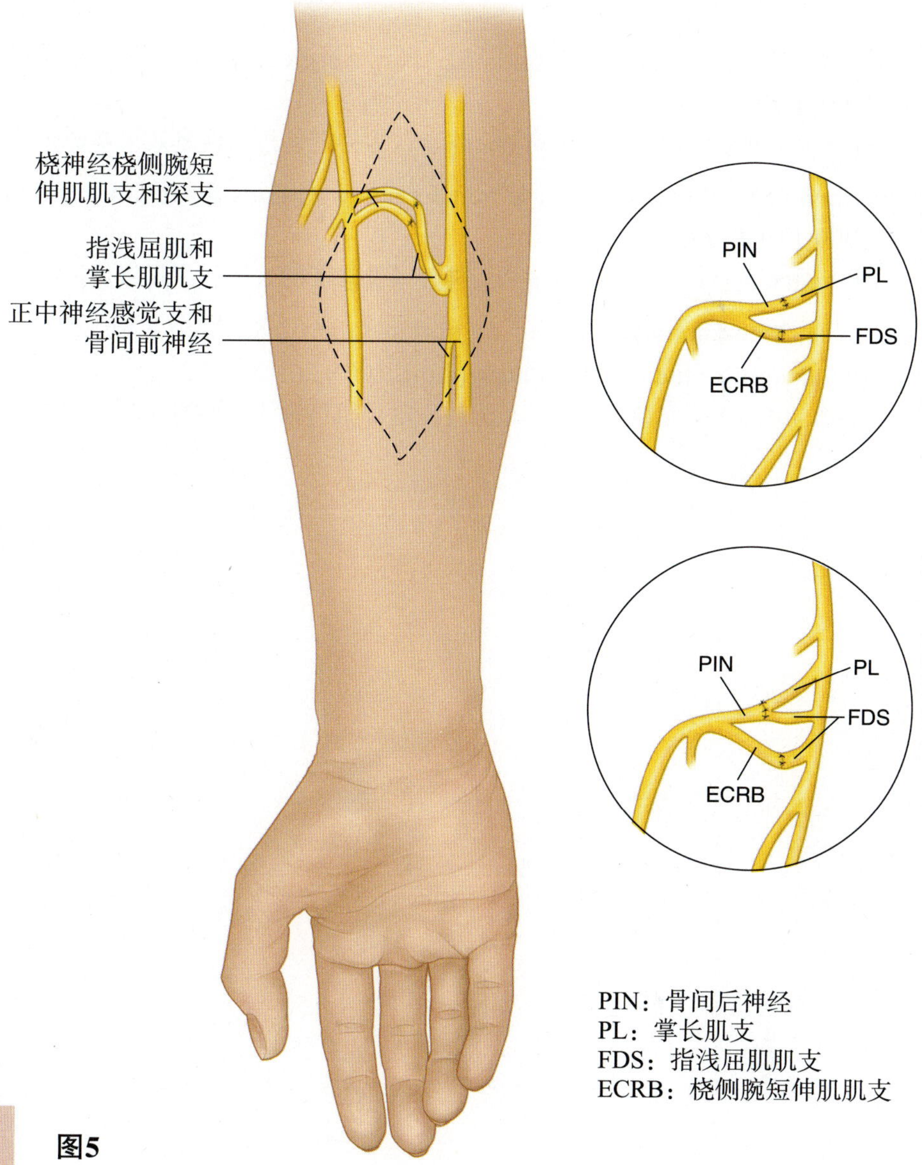

PIN：骨间后神经
PL：掌长肌支
FDS：指浅屈肌肌支
ECRB：桡侧腕短伸肌肌支

图5

手术要点

- 神经移植术的效果一般要到手术后9个月才能观察到，具体时间要根据神经再生的距离来定。
- 术后患者必须主动进行关节功能活动，以保证关节的柔顺性。

注意事项

- 医生和患者都要有足够的耐心来等待神经功能的恢复。一年的恢复时间可以使再支配的肌肉功能达到其最好的功能状态。过早地进行肌腱移位手术的结果是提前放弃了神经移位成功的希望。

步骤2

- 用可吸收线缝合皮下组织，然后用4/0薇乔线皮下缝合关闭切口。

术后护理及预期结果

- 术后腕关节中立位、屈肘90° 固定。
- 术后三天，去除敷料，开始使用功能夹板。
- 去除敷料后即开始关节活动度的训练，以保证关节的柔顺性。
- 术后8～9个月可以观察到功能的恢复，此时需要开始进行加强肌力的训练。之后的几个月都可观察到肌力的不断增加。这种肌肉恢复神经支配后的肌力改善期甚至可持续一年的时间。

证据

Lowe JB III, Tung TH, Mackinnon SE. New surgical option for radial nerve paralysis. Plast Reconstr Surg. 2001;110:836-43.

神经移位修复桡神经麻痹的病例。作者认为神经移位的恢复效果要好于单独肌腱移位的效果。（Ⅳ级证据）

Mackinnon SE, Novak CB. Nerve transfers: new options for reconstruction following nerve injury. Hand Clin. 1999;15:643-66.

作者综述了上肢和下肢神经损伤后神经移位修复的效果。（Ⅳ级证据）

Tung TH, Mackinnon SE. Flexor digitorum superficialis nerve transfer to restore pronation: two case reports and anatomic study. J Hand Surg [Am]. 2001;26:1065-72.

详细的解剖学研究结果论述了正中神经掌长肌和指浅屈肌肌支移位的可行性。（Ⅳ级证据）

38 感觉神经移位术

Chau Y. Tai, Thomas H. Tung, Terence M. Myckatyn, and Susan E. Mackinnon

注意事项

- 如果神经移位失败，会使本来就已经麻木的手的感觉进一步去神经支配。

争议

- 如果不能牺牲供体神经支配区域的话，端侧缝合也可以提供一些保护性感觉。最近报道的10例小面积感觉缺失病例的效果证实了端侧缝合的有效性（Voche and Quattara，2005）。

适应证

- 感觉神经移位适用于手部感觉缺失，该皮肤支配区神经修复已经不可能，但仍存在可利用的正常供体神经。
- 作为供体神经必须满足以下的条件：①与要修复的神经距离近，②支配皮肤非主要功能区，③是单纯的感觉神经，④包含有足够数量的神经纤维，并与修复神经的直径相匹配。
- 可能的供体神经有桡神经浅支、尺神经手背支、第四指蹼的感觉神经。在颈5～6损伤时，第三指蹼的感觉支仍然有功能，这些神经分支也可以作为动力神经移植。

临床检查/影像学检查

- 术前要用“10 实验”和“2PD”（两点辨别觉）来评价供体神经的感觉支配。

外科解剖

- 手部的感觉神经支配包括正中神经（图1A）、尺神经（图1B）、桡神经（图1C）。
- 桡神经浅支在桡侧腕长伸肌和肱桡肌肌腱之间下行，在前臂中1/3的部位从筋膜下向皮下浅出。
- 穿入皮下后，发出独立的分支支配手背的感觉：桡侧和尺侧支支配拇指的感觉，桡侧支支配示指和中指感觉（图2）。
- 桡神经浅支和前臂外侧皮神经交叉支配手背部皮肤感觉。
- 手背尺神经感觉支从腕关节上9cm 处从主干神经发出，支配手部尺侧的感觉。
- 正中神经在从腕管穿出后分出支配手指的固有神经，其支配拇指、示指、中指和环指的桡侧半皮肤感觉（图3）。

体位

- 患者上臂外展，仰卧位于手术台上。

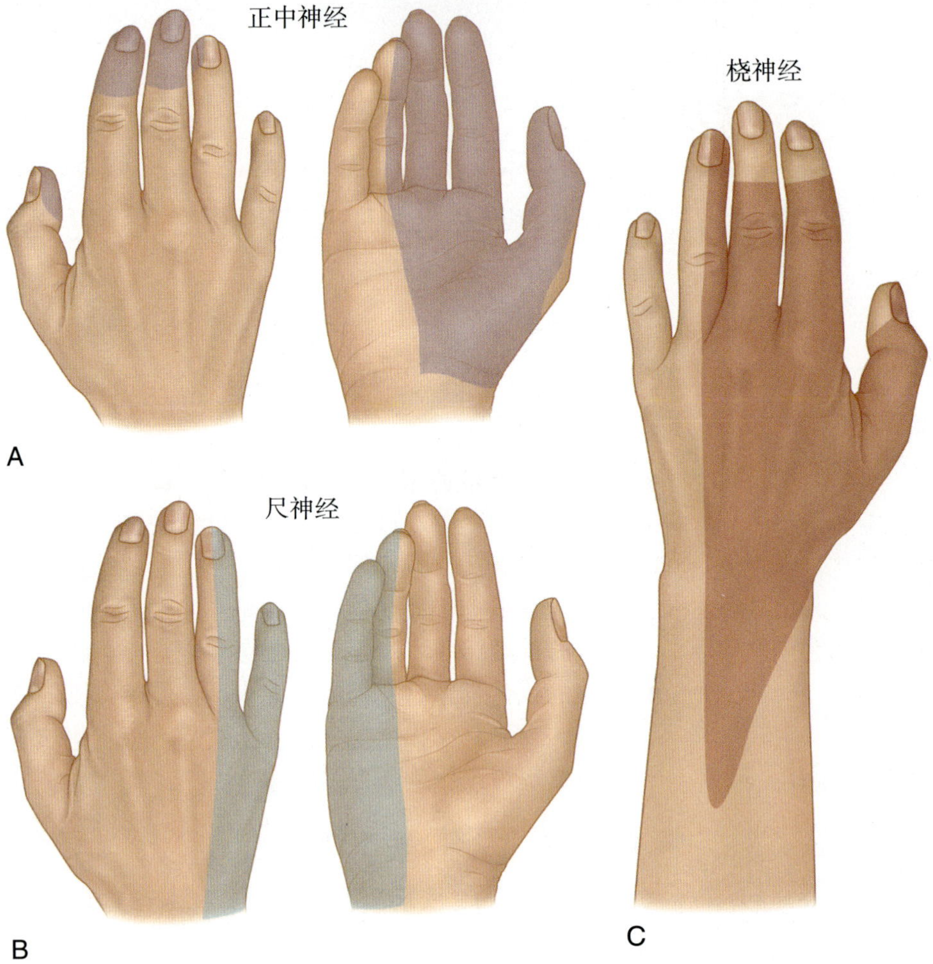

图1

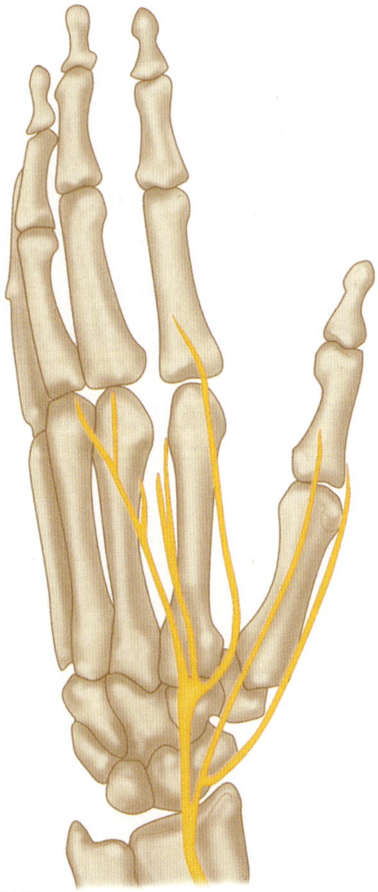

图2

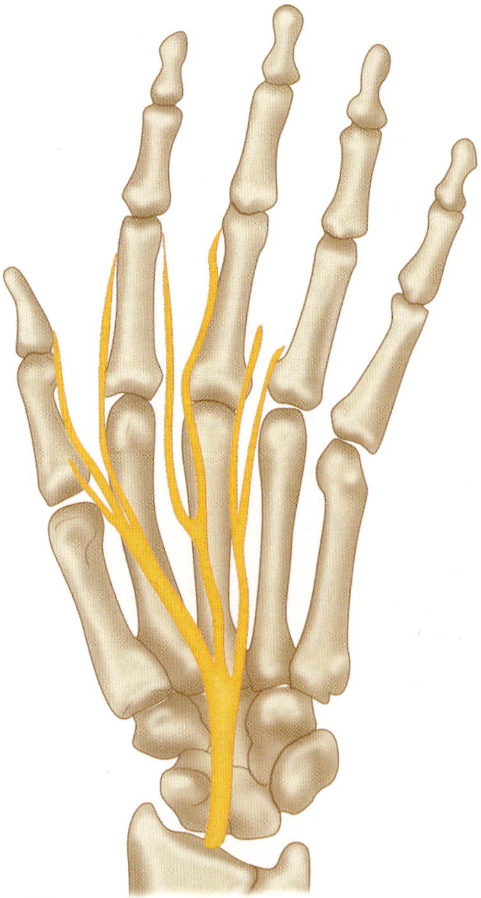

图3

手术要点

- 受体神经一定要分离足够的长度，以备其有足够的长度行无张力缝合。

入路/显露

- 沿着供体神经走行做可以纵向延伸的切口，在关节和指蹼区域要考虑到可能的切口瘢痕挛缩的问题。
- 第四指蹼间可以做Z字切口。对于受体神经，可以做两个独立的切口，或与原先切口瘢疤相连续的单独鱼际部切口，或做另外的辅助切口（图4）。

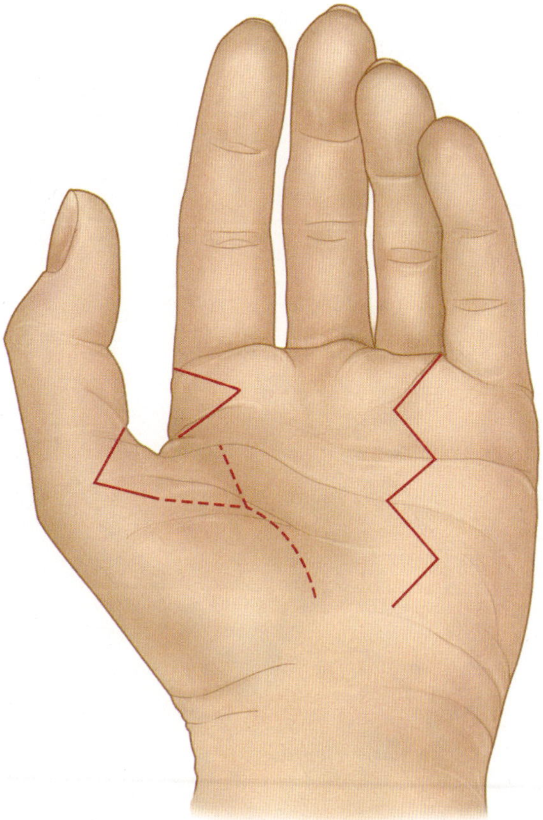

图4

手术要点

- 如果需要额外长度的话，供体神经要游离到手指。

注意事项

- 避免挤压神经末端。神经瘤的形成可能导致神经移位没有效果，患者会有神经痛。
- 不充分的显露和神经游离，可能会导致神经吻合口之间张力过大，最终断裂或以神经瘤形式愈合。

手术操作

- 确切的移位方法的选择需要根据患者的损伤类型而定（图5A～D）。本图描述的是第四指蹼的指神经移位端端修复第一指蹼指神经的手术方法（图5D）。

步骤1

- 显露环指尺侧半和小指桡侧半的指神经，并将其与伴行的动脉分开。向近端分离神经至腕横韧带远端，这样可以提供足够的长度，以备无张力缝合。有时可能需要通过神经内松解来分开两个神经分支。
- 将拇指的尺侧指神经和示指的桡侧指神经与其伴行的动脉分开。有时可以将拇指桡侧指神经也编至一起进行移位。

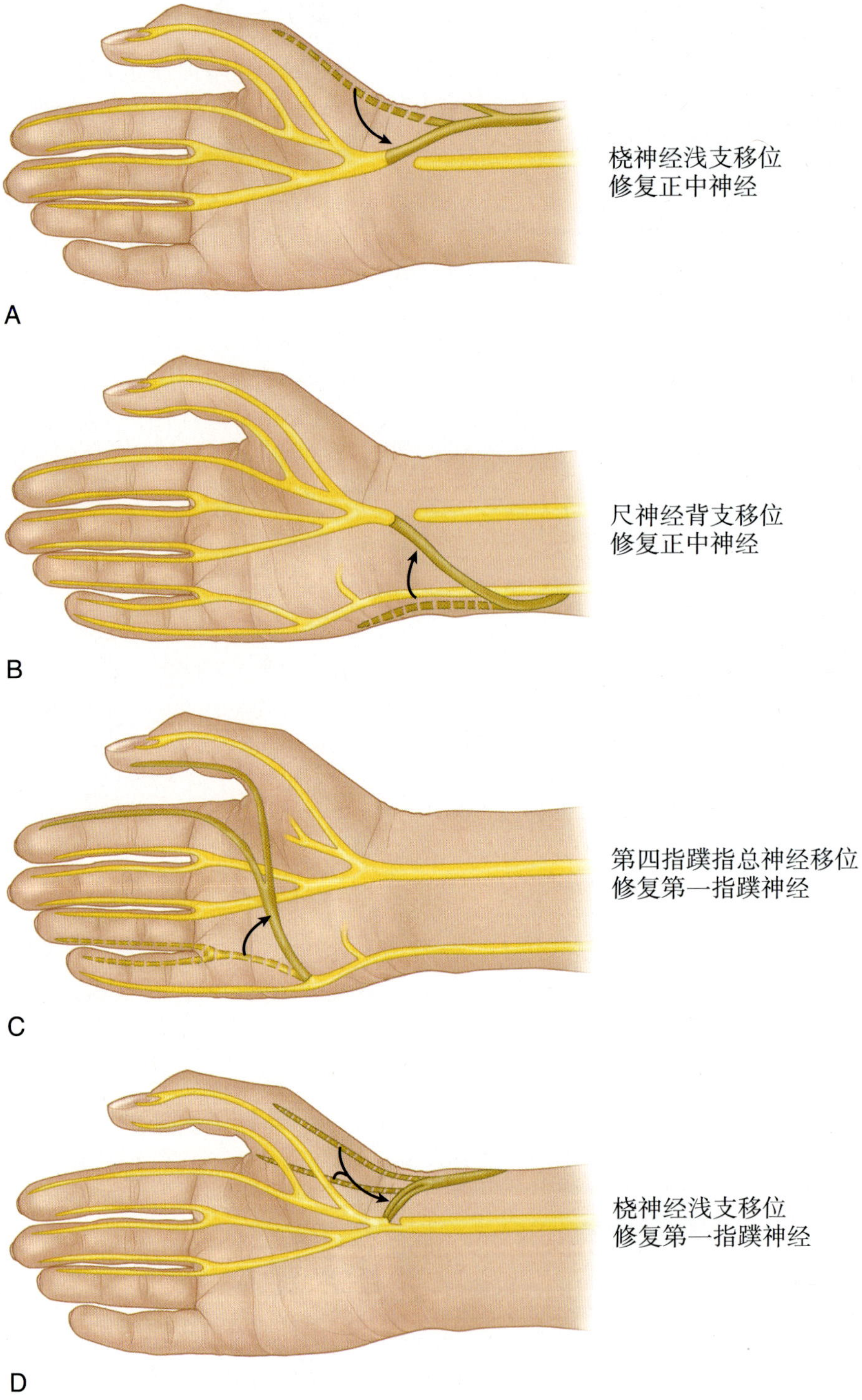

图5

- 用牵引血管所用的条带，一端置于供体神经的近侧，此处作为旋转点；另一端置于供体神经的远端。旋转条带的远端，使其到达已显露好的受体神经，以这种方式进行测量，可以确保移位的神经长度足够，可进行无张力缝合。
- 最重要的是要将供体神经游离到足够远，受体神经要游离到足够近，确保有足够的长度和活动度。

步骤2

- 用止血钳做从手掌中部到供体神经部位的皮下隧道。
- 止血钳从远端向近端走行，然后钳夹神经外膜，轻柔地将供体神经牵拉至第一指蹼切口内（图6）。也可以在神经外膜缝合一针线，然后钳夹缝线，这样可以保证对神经断端的无创操作。
- 如果神经断端已有挫伤的话，在吻合之前要将挫伤切除。
- 在显微镜下用9-0或10-0尼龙线吻合修复神经。

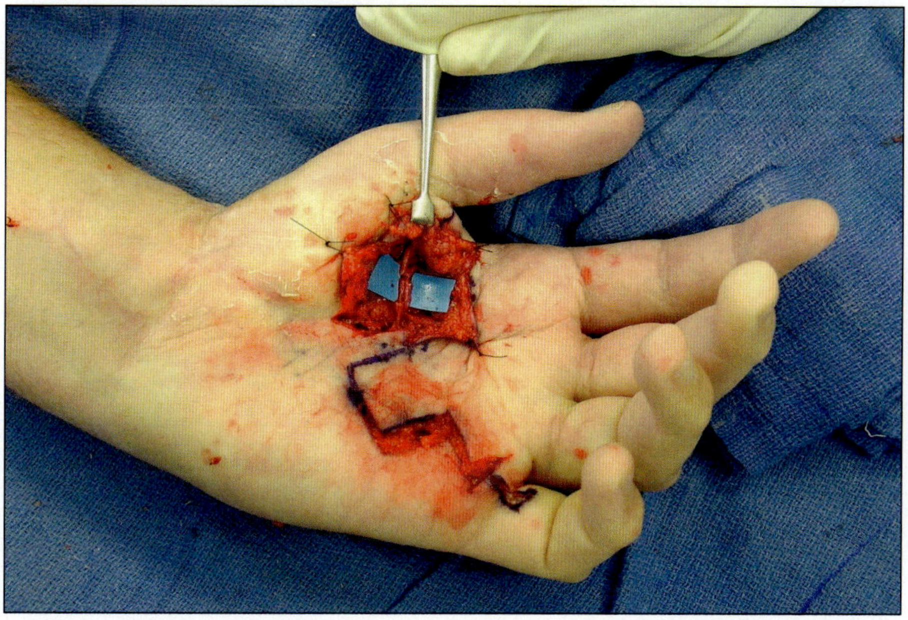

步骤3

- 通过外翻缝合方法，用4/0尼龙线缝合皮肤。柔软敷料包扎。

术后护理及预期结果

- 术后3天去除敷料，检查切口有无感染或血肿形成。并开始轻柔的手的全范围关节运动，避免手掌的创伤。
- 术后2周当切口愈合时，拆除缝线，患者开始使用手。
- 感觉神经的功能恢复要靠高级Tinel征进行监护。感觉功能的再教育训练对于治疗感觉神经再生时出现的感觉过敏和加强触觉认知方面有很重要的价值。

证据

Brunelli GA. Sensory nerves transfers. J Hand Surg [Br]. 2004;29:557-62.

作者报道了21例臂丛神经损伤患者，利用感觉神经移位的手术方法来重建第一指蹼或手部尺侧缘的感觉功能。（Ⅳ级证据）

Voche P, Quattara D. End-to-side neurorrhaphy for defects of palmar sensory digital nerves. Br J Plast Surg. 2005;58:239-44.

作者报道了10例手部神经损伤后，用端侧缝合方法重建其感觉功能的效果。患者的感觉功能恢复达到或超过保护性感觉。（Ⅳ级证据）

骨科手术操作技术丛书

手和腕关节手术技术

Operative Techniques: Hand and Wrist Surgery (Volume 2)

第 2 卷

注　意

医学在不断进步。虽然有关安全问题的注意事项必须遵守，但是由于新的研究和临床经验使我们的知识不断扩展，在治疗和用药方面做出某些改变也许是必须的或适宜的。建议读者核对所有处方每种药品的生产厂家的最新产品信息，确认药物的推荐剂量、服用方法、时间及相关禁忌证。根据自己的经验和患者的病情，决定每一位患者的服药剂量和最佳治疗方法，是经治医师的责任。不论是出版商还是著者，对于因本出版物引起的任何个人或财产的损伤和（或）损失，均不承担任何责任。

出版者

骨科手术操作技术丛书

手和腕关节手术技术

Operative Techniques: Hand and Wrist Surgery (Volume 2)

第2卷

原　著　Kevin C. Chung（钟启光）

主　译　田光磊　陈山林　田　文

译　者　陈山林　田　文　朱　瑾　李文军

栗鹏程　刘　波　郭　阳　薛云皓

郜永斌　杨　勇　刘　坤　童德迪

北京大学医学出版社

图书在版编目（CIP）数据

手和腕关节手术技术. 第2卷/（美）钟启光主编；
田光磊等译. —北京：北京大学医学出版社，2010.9
（骨科手术操作技术丛书）
书名原文：Operative Techniques: Hand and Wrist Surgery
ISBN 978-7-81116-901-0

Ⅰ. ①手…　Ⅱ. ①钟…②田…③陈…④田…　Ⅲ. ①手–外科手术–图解②腕关节–关节疾病–外科手术–图解　Ⅳ. ①R658.2-64②687.4-64

中国版本图书馆CIP数据核字（2010）第042312号

北京市版权局著作权合同登记号：图字：01-2008-3467

Operative Techniques：Hand and Wrist Surgery vol Ⅱ
Kevin C. Chung
ISBN-13: 978-1-4160-3659-3
ISBN-10: 1-4160-3659-8

978-981-272-187-7
981-272-187-8

Elsevier (Singapore) Pte Ltd.
3 Killiney Road, #08-01 Winsland House I, Singapore 239519
Tel: (65) 6349-0200, Fax: (65) 6733-1817
First Published 2010
2010年出版

手和腕关节手术技术（第 2 卷）

主　　译：田光磊　陈山林　田　文
出版发行：北京大学医学出版社（电话：010-82802230）
地　　址：（100191）北京市海淀区学院路38号　北京大学医学部院内
网　　址：http://www.pumpress.com.cn
E-mail：booksale@bjmu.edu.cn
印　　刷：北京圣彩虹制版印刷技术有限公司
经　　销：新华书店
责任编辑：吕晓凤　**责任校对：**金彤文　**责任印制：**张京生
开　　本：889mm × 1194mm　1/16　**印张：**25　**字数：**638 千字
版　　次：2010年11月第1版　2010年11月第1次印刷
书　　号：ISBN 978-7-81116-901-0
定　　价：598.00元（1、2卷）

译者前言

Kevin C. Chung教授等编写的《Operative Techniques: Hand and Wrist Surgery》一书分两卷，共11章。自第一章介绍麻醉技术之后，全书共介绍了82种手与腕关节外科手术技术。每个手术都包括手术适应证与治疗选择的争议、术前准备、重要相关解剖、手术步骤与手术要点、术后处理和预期结果。每章后均对与该章节内容关系密切的重要参考文献进行了概述，有利于读者进行深入阅读。

此书以介绍手术技术为主。参编作者不乏国际知名的手外科与整形外科专家，内容几乎涉及了手与腕关节外科的所有重要领域，所介绍的也都是较为成熟和广受认可的手术技术。原书作者采用了大量的手术照片对手术步骤进行了详细的讲解，对重要手术解剖和手术关键点还同时采用了大量彩色插图予以突出，有利于读者的理解和学习，具有很强的实用性。

全书由多名译者分别完成，文笔上难达一致；而且由于译者水平有限，不足与错误之处，恳请读者予以谅解和指正。

田光磊
主任医师　北京大学教授
北京积水潭医院手外科主任

著者前言（中文版）

非常欣慰这本书能翻译成中文并在中国发行。中国的手外科医生为手外科学的发展做出了很多贡献，包括在断指再植、足趾移植等方面的先驱性工作与发表的文章。对我而言，手外科是一个很有吸引力的学科。我也很高兴能看到，中国的年轻医生对手外科学的兴趣越来越大。我衷心希望这本书能成为那些刚刚迈入手外科的年轻医生的“终生伴侣”。对于精心翻译这本书的中国学者我表示衷心的感谢。我相信你们一定会喜欢书中关于各种手术方法的清晰描述和漂亮图片。当然，这并非一部百科全书。我的目的是让国际手外科权威将他们在手外科领域中的最常用的手术方法奉献给全世界的各位同行，以作为实用指南。

本书的著者们没有保留地与大家分享了他们独特的、并在实践中取得可靠的良好结果的手术方法。我的一些中国同道知道，我的第一语言是中文。因此，能用我珍爱的母语出版发行这本著作令我非常欣慰。编写这本书是我的一种奉献，希望在阅读时你们也能得到同样的感受。

钟启光
医学博士，硕士
手外科及整形外科教授
国际合作副主任
人事副院长
密西根大学医学院
电子信箱：kecchung@umich.edu

致谢

感谢我的父母亲钟炳坤、林芳兰。

编著者名单

Nicola Borisch, MD
Assistant Professor, Orthopaedic University Hospital Regensburg, University of Regensburg; Head of Department for Hand Surgery, Plastic and Reconstructive Surgery, DRK-Hospital, Baden-Baden, Germany
Dorsal Synovectomy and Darrach Procedure; Radiolunate Fusion; Total Wrist Fusion

David J. Bozentka, MD
Associate Professor, Department of Orthopedic Surgery, and Chief, Hand Surgery Section, University of Pennsylvania Medical Center, Philadelphia, Pennsylvania
Metacarpal Fracture Fixation

Scott D. Burgess, MD
Michigan Hand Center, Grand Rapids, Michigan
Open Treatment of Oblique and Spiral Fractures of the Proximal Phalanx; Open Treatment of Unicondylar Fractures of the Proximal Phalanx

Louis W. Catalano III, MD
Assistant Professor, Columbia University School of Medicine; Attending Physician, Department of Orthopaedic Surgery, St. Luke's Roosevelt Hospital; Attending Physician, C.V. Starr Hand Surgery Center, New York, New York
Volar Plate Arthroplasty; Repair of Acute Ulnar Collateral Ligament Injury of the Thumb; Reconstruction of Chronic Ulnar Collateral Ligament Injury of the Thumb

Walter T. Chang, MD
Staff Physician, Southern California Permanente Medical Group, Fontana, California
Two-Stage Flexor Tendon Reconstruction; Techniques for Extensor Tendon Repairs

Kevin C. Chung, MD, MS
Professor of Surgery, Section of Plastic Surgery, Department of Surgery, University of Michigan Health System, Ann Arbor, Michigan
Anesthesia Techniques; Volar Plating of Distal Radius Fracture; Percutaneous Pinning of Distal Radius Fracture; Corrective Osteotomy for Distal Radius Malunion; Stabilization of the Distal Radioulnar Joint after Acute Injury; Suave-Kapandji Arthrodesis for Distal Radioulnar Joint Arthritis; Reconstruction of Lunotriquetral Ligament Tear Using a Slip of the Extensor Carpi Ulnaris Tendon; Wrist Arthroscopy; Radial Tunnel Release; Abductor Pollicis Longus Transfer for Radial Abduction of the Index Finger; Tendon Transfer for Lateral Pinch in the Tetraplegic Patient; Functional Muscle Transfer to Restore Elbow and Finger Flexion for Complete Avulsion of the Brachial Plexus; Steindler's Flexorplasty; Repair of Zone 1 Flexor Tendon Avulsion Injury; De Quervain's and Trigger Finger Release; Implant Arthroplasty Using Pyrocarbon Implant; Silicone Metacarpophalangeal Joint Arthroplasty; Total Wrist Arthroplasty; Tendon Transfers for the Rheumatoid Arthritis Patient; Microvascular Second Toe-to-Thumb Transfer; Digital Arterial Sympathectomy; Replantation; Correction of Constriction Ring; Syndactyly Release; Duplicated Thumb Reconstruction; Cleft Hand Reconstruction; Flexor Carpi Ulnaris to Extensor Carpi Radialis Brevis Transfer; Pronator Teres Rerouting; Biceps and Brachialis Lengthening; Dupuytren's Contracture Surgery; Incision and Drainage of Infected Finger; Amputation

Boris J. Czermak, MD
Consultant, Division of Hand and Upper Extremity Surgery, Department of Orthopaedic Surgery, Schulthess Clinic, Zurich, Switzerland
Rheumatoid Thumb Reconstruction: Double Arthrodesis of the Metacarpophalangeal and Interphalangeal Joints; Crossed Intrinsic Tendon Transfer

Steven Z. Glickel, MD
Associate Clinical Professor of Orthopaedic Surgery, Columbia University College of Physicians and Surgeons; Director, Hand Surgery, St. Luke's Roosevelt Hospital Center, New York, New York
Volar Plate Arthroplasty; Repair of Acute Ulnar Collateral Ligament Injury of the Thumb; Reconstruction of Chronic Ulnar Collateral Ligament Injury of the Thumb

Peter Haussmann, MD
Professor Emeritus, University of Freiburg, Freiburg; Former Chief, Department for Hand Surgery, Plastic and Reconstructive Surgery, DRK-Hospital, Baden-Baden, Germany
Dorsal Synovectomy and Darrach Procedure; Radiolunate Fusion; Total Wrist Fusion

Vincent R. Hentz, MD
Professor of Surgery, Stanford University; Robert A. Chase Center for Hand and Upper Limb Surgery, Stanford Hospital and Clinics, Stanford, California
Tendon Transfer Procedures for Low and High Median Nerve Injury; Tendon Transfer Procedures for Low and High Ulnar Nerve Injury; Tendon Transfer Procedures for Low and High Radial Nerve Injury; Tendon Transfer Procedures for Low and High Combined Median and Ulnar Nerve Injury

Carlos Heras-Palou, FRCS
Lead Clinician for Hand Surgery, Pulvertaft Hand Centre, Derby, United Kingdom
Wrist Denervation

Daniel Herren, MD, MHA
Associate Chief, Division of Hand and Upper Extremity Surgery, Department of Orthopaedic Surgery, Schulthess Clinic, Zurich, Switzerland
Rheumatoid Thumb Reconstruction: Double Arthrodesis of the Metacarpophalangeal and Interphalangeal Joints; Crossed Intrinsic Tendon Transfer

Thomas R. Hunt, III, MD
Professor of Surgery, and Director, UAB Hand and Upper Extremity Fellowship, University of Alabama at Birmingham School of Medicine; John D. Sherrill Chair of Orthopaedic Surgery, and Surgeon-in-Chief, UAB Highlands, University of Alabama at Birmingham, Birmingham, Alabama
Acute Scapholunate Ligament Reconstruction; Reconstruction of Chronic Scapholunate Ligament Disruptions Using a Flexor Carpi Radialis Tendon Graft; Wrist Denervation

Charles F. Kallina, MD, MS
Orthopedic/Hand Surgeon, Memorial Hermann The Woodlands Hospital, The Woodlands, and Sadler Clinic, Conroe, Texas
Radial Shortening Osteotomy for the Treatment of Kienböck's Disease

Seong Eon Kim, MD
Director of Plastic Surgery, Upper Extremity and Microsurgery Center, SM Christianity Hospital, Pohang, Korea
Anesthesia Techniques; Volar Plating of Distal Radius Fracture; Functional Muscle Transfer to Restore Elbow and Finger Flexion for Complete Avulsion of the Brachial Plexus; Steindler's Flexorplasty; Microvascular Second Toe-to-Thumb Transfer; Replantation; Correction of Constriction Ring; Syndactyly Release; Dupuytren's Contracture Surgery; Amputation

Scott H. Kozin, MD
Associate Professor, Department of Orthopaedic Surgery, Temple University; Upper Extremity Surgeon, Shriners Hospital for Children, Philadelphia, Pennsylvania
Centralization for Radial Deficiency; Index Pollicization; Opposition Transfer for Hypoplastic Thumb; Carpal Wedge Osteotomy for Arthrogryposis; Rotational Osteotomy of the Forearm for Congenital Radioulnar Synostosis

Victoria D. Kubik, MD
Orthopedic Surgeon, Hand and Microsurgery Specialist, St. John's Hospital and Clinic, Springfield, Missouri
Open Reduction and Internal Fixation of Transverse Phalangeal Shaft Fracture; Open Treatment of Oblique and Spiral Fractures of the Proximal Phalanx; Open Reduction and Internal Fixation of Intra-articular Fractures of the Proximal Interphalangeal Joints (Middle Phalanx Base Fractures); Open Treatment of Unicondylar Fractures of the Proximal Phalanx

Don Lalonde, MSc, MD, FRCSC
Professor of Surgery, and Department Head, Plastic Surgery, Dalhousie University; Atlantic Health Sciences Corporation, Saint John, Canada
Wide-Awake Approach to Flexor Tendon Repair

Alberto Lluch, MD, PhD
Assistant Professor, Orthopedic Surgery, Institut Kaplan, Barcelona, Spain
Swan-Neck Deformity; Boutonnière Deformity; Flexor Tendon Synovectomy

Susan E. Mackinnon, MD
Professor, and Division Chief, Plastic and Reconstructive Surgery, Washington University School of Medicine, St. Louis, Missouri
Distal Anterior Interosseous Nerve Transfer for Ulnar Motor Reinnervation; Median to Radial Motor Nerve Transfer; Sensory Nerve Transfers

Roy A. Meals, MD
Clinical Professor of Orthopedic Surgery, University of California at Los Angeles, Los Angeles, California
Two-Stage Flexor Tendon Reconstruction; Techniques for Extensor Tendon Repairs

Wyndell H. Merritt, MD, FACS
Clinical Professor of Surgery, Medical College of Virginia, Virginia Commonwealth University, Richmond, Virginia
Digital Arterial Sympathectomy

Terence M. Myckatyn, MD
Assistant Professor of Plastic and Reconstructive Surgery, Washington University School of Medicine; Assistant Professor of Plastic and Reconstructive Surgery, Barnes-Jewish Hospital, St. Louis, Missouri
Distal Anterior Interosseous Nerve Transfer for Ulnar Motor Reinnervation; Median to Radial Motor Nerve Transfer; Sensory Nerve Transfers

Wendy L. Parker, MD, PhD, FRCSC
Assistant Professor, Plastic and Reconstructive Surgery, and Hand and Wrist Surgery, McGill University; Jewish General Hospital; St. Mary's Hospital, Montreal, Quebec, Canada
Pedicled Vascularized Bone Graft from the Dorsal Distal Radius for the Treatment of Kienböck's Disease

William C. Pederson, MD
Clinical Associate Professor, Departments of Surgery and Orthopaedic Surgery, The University of Texas Health Science Center at San Antonio; Director of Fellowship Training, and President, The Hand Center of San Antonio, San Antonio, Texas
Intrinsic Hand Flaps: The Digital Artery Island Flap; Intrinsic Hand Flaps: The Kite Flap (First Dorsal Metacarpal Artery Flap); Ulnar Artery Bypass for Ulnar Artery Thrombosis in the Hand; Pedicle Radial Forearm Flap

Matthew D. Putnam, MD
Professor of Orthopaedics, Hand and Upper Limb Specialist, and Director, Hand Surgical Fellowship, University of Minnesota, Minneapolis, Minnesota
Stabilization of the Distal Radioulnar Joint after Acute Injury; Suave-Kapandji Arthrodesis for Distal Radioulnar Joint Arthritis

Ghazi M. Rayan, MD
Clinical Professor of Orthopedic Surgery, Oklahoma University; Director of Oklahoma Hand Fellowship Program, and Chairman of Hand Surgery Division, INTEGRIS Baptist Medical Center, Oklahoma City, Oklahoma
Carpal Tunnel Release; Cubital Tunnel Release

Alexander Y. Shin, MD
Consultant, Division of Hand Surgery, Department of Orthopedic Surgery, Mayo Clinic; Professor of Orthopedic Surgery, Mayo Medical School, Rochester, Minnesota
Pedicled Vascularized Bone Graft from the Dorsal Distal Radius for the Treatment of Kienböck's Disease; Proximal Row Carpectomy; Radial Shortening Osteotomy for the Treatment of Kienböck's Disease

Peter J. Stern, MD
Norman S. and Elizabeth C.A. Hill Professor and Chairman of Orthopaedic Surgery, Department of Orthopaedic Surgery, and Founder and Co-Director, Mary S. Stern Fellowship in Hand Surgery, University of Cincinnati College of Medicine, Cincinnati, Ohio
Open Reduction and Internal Fixation of Transverse Phalangeal Shaft Fracture; Open Treatment of Oblique and Spiral Fractures of the Proximal Phalanx; Open Reduction and Internal Fixation of Intra-articular Fractures of the Proximal Interphalangeal Joints (Middle Phalanx Base Fractures); Open Treatment of Unicondylar Fractures of the Proximal Phalanx

Chau Y. Tai, MD
Director, Hand and Microsurgery, Division of Plastic and Reconstructive Surgery, Division of Orthopedic Surgery, Kern Medical Center, Bakersfield, California
Distal Anterior Interosseous Nerve Transfer for Ulnar Motor Reinnervation; Median to Radial Motor Nerve Transfer; Sensory Nerve Transfers

Matthew M. Tomaino, MD, MBA
Professor of Orthopaedics, University of Rochester Medical Center, University of Rochester, Rochester, New York
Resection Arthroplasty of the Thumb Basilar Joint; Thumb Basilar Joint Ligament Reconstruction

Raymond Tse, MD, FRCSC
Assistant Professor, Division of Plastic and Reconstructive Surgery, Department of Surgery, University of Western Ontario, London, Ontario, Canada
Tendon Transfer Procedures for Low and High Median Nerve Injury; Tendon Transfer Procedures for Low and High Ulnar Nerve Injury; Tendon Transfer Procedures for Low and High Radial Nerve Injury; Tendon Transfer Procedures for Low and High Combined Median and Ulnar Nerve Injury

Thomas H. Tung, MD
Assistant Professor of Plastic and Reconstructive Surgery, Washington University School of Medicine, and Barnes-Jewish Hospital, St. Louis, Missouri
Distal Anterior Interosseous Nerve Transfer for Ulnar Motor Reinnervation; Median to Radial Motor Nerve Transfer; Sensory Nerve Transfers

Ann E. Van Heest, MD
Associate Professor, Department of Orthopedic Surgery, University of Minnesota, Minneapolis; Hand Service Director, Shriners Hospital for Children, Twin Cities Unit; Hand Service Director, Gillette Children's Specialty Care, St. Paul, Minnesota
Fractional Lengthening of the Flexor Tendons; Superficialis to Profundus Tendon Transfer; Flexor-Pronator Slide; Intrinsic Muscle Release for Thumb-in-Palm Deformity

Jennifer Moriatis Wolf, MD
Assistant Professor, Department of Orthopaedics, University of Colorado Health Sciences Center, Denver, Colorado
Proximal Row Carpectomy

Hiroshi Yajima, MD
Associate Professor, Department of Orthopedic Surgery, Nara Medical University, Kashihara, Nara, Japan
Open Reduction and Internal Fixation of Scaphoid Fracture Using the Cannulated Herbert Screw; Vascularized Bone Grafting from the Distal Radius for Scaphoid Nonunion

目 录

第一卷

第一部分 麻 醉

第二部分 指骨折和脱位

第三部分 腕关节

第四部分　神经和肌腱移位

第二卷

第五部分　肌腱疾患

第六部分　骨关节疾患

第七部分　类风湿关节炎

第八部分　皮瓣与显微外科

第九部分　先天性疾病

第十部分　痉挛性疾病

第十一部分　掌腱膜挛缩症及其他

第五部分

肌腱疾患

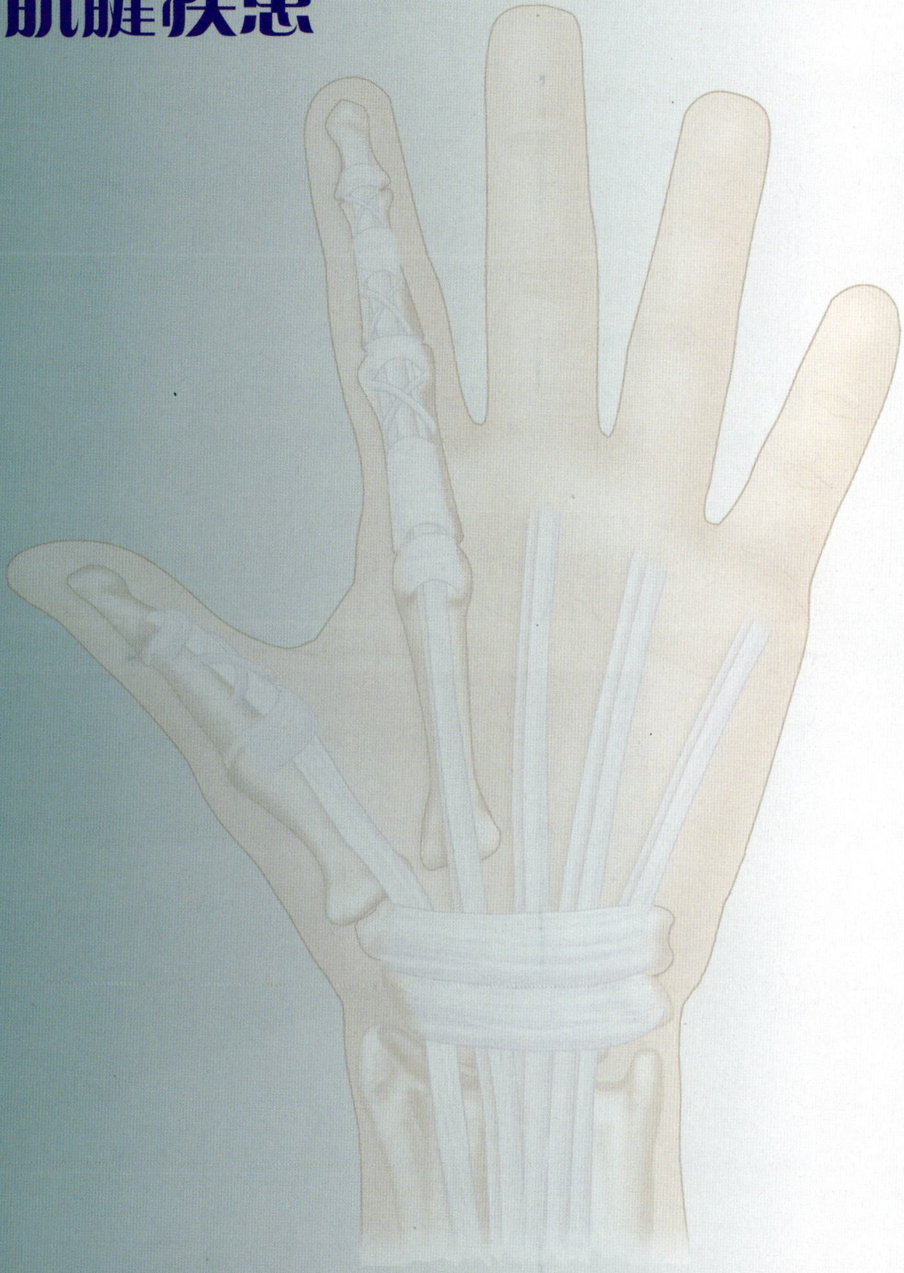

39 指屈肌腱 I 区撕脱伤的修复

Kevin C.Chung

其他治疗方法

- 指屈肌腱 I 区撕脱伤处理很困难，而且预后差异较大，由于肌腱损伤程度不一，功能恢复很难预测。
- 如果指浅屈肌腱的连续性存在，则可选择远指间关节融合术。
- 在少数情况下，指深屈肌腱带着其止点处的骨块撕脱，该骨块会撞击指浅屈肌腱，此时损伤的深肌腱与浅肌腱粘连。骨块嵌顿导致屈指角度减少，因此在远指间关节融合时需同时切除指深屈肌腱。

适应证

- 指深屈肌腱止点撕脱。
- 在运动对抗时，当运动员试图阻止对手前进时环、小指拉拽对方球衣可导致这种损伤，因此通常将之称为“球衣手”。
- 远指间关节屈曲功能丧失。

临床检查/影像学检查

- 手部X线片可明确是否有指深屈肌腱止点骨块撕脱。如果有骨性撕脱则影像可显示肌腱向近端回缩的程度，有助于选择探查切口。
- MRI图像可明确肌腱近端状况。图1为首诊医师为了明确指深屈肌腱撕脱所摄影像。箭头所示为小指指深屈肌腱断裂后近断端滞留于A1滑车。

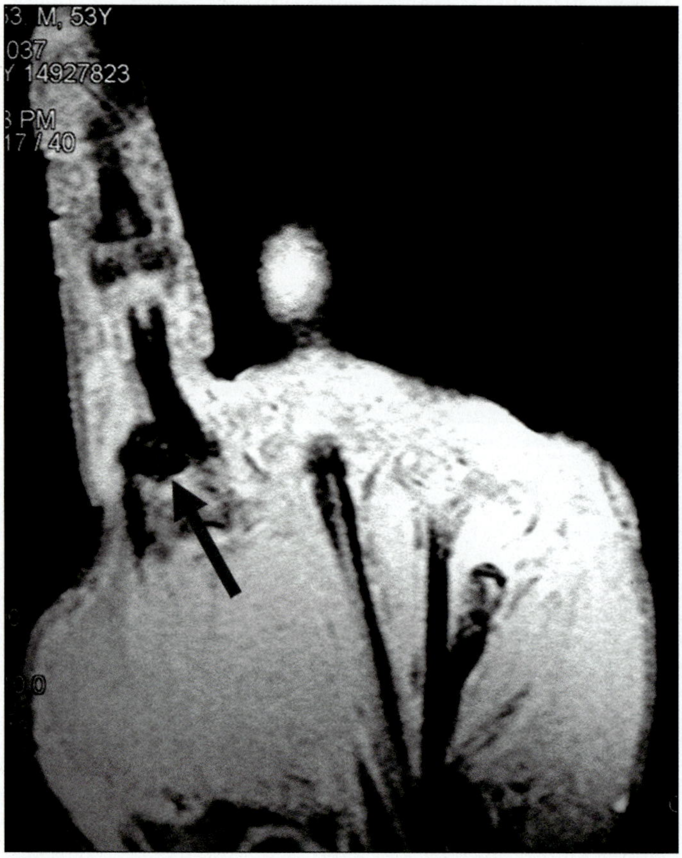

图1

外科解剖

- 指深屈肌腱撕脱后近端可回缩到3个不同部位。由于PIP处的腱纽限制了肌腱的回缩，指深屈肌腱近断端可回缩到A4或A2滑车的水平。然而，当暴力足以撕裂腱纽时，肌腱近断端也可回缩到A1滑车水平。
- 大多数病例中，肌腱断端可通过鞘管系统牵出，并可用抽出式钮扣法缝合固定于其骨性止点。少数情况下，肌腱断端无挫裂伤，远端部分也有足够长度，则可一期修复。
- 伤后4周以上就诊的患者，其肌腱水肿、肌腹挛缩，导致肌腱无法直接缝合。该类患者需取肌腱移植，从A1滑车桥接到肌腱止点。

体位

- 患者取仰卧位，指根麻醉或区域阻滞麻醉下手术。
- 如果掌长肌腱不可用，则需备下肢取趾肌腱。

入路/显露

- 手指Z形的Brunner切口可使显露充分。

手术要点

- 不要使用导管牵拉肌腱，而应轻柔地将肌腱推进A1滑车内。导管轻柔地牵拉肌腱的同时从近端推移肌腱可使肌腱无创地通过腱鞘。

手术操作

步骤1

- 男性，50岁，4周前遛狗时被带子从手指拽过，该男子立刻注意到右手小指远指间关节主动屈曲功能丧失（图2A和2B）。
- X线片显示骨性止点无撕脱。首诊医师行MRI检查，显示小指指深屈肌腱撕脱（图1箭头指向肌腱断端）。
- Z形Brunner切口显露肌腱远端，可见仍有1cm腱束止于远节指骨。

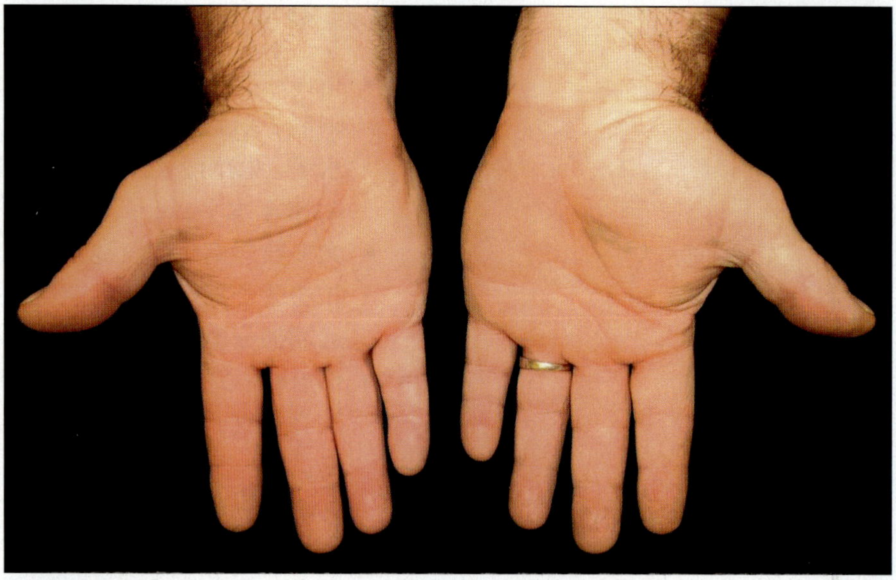

A

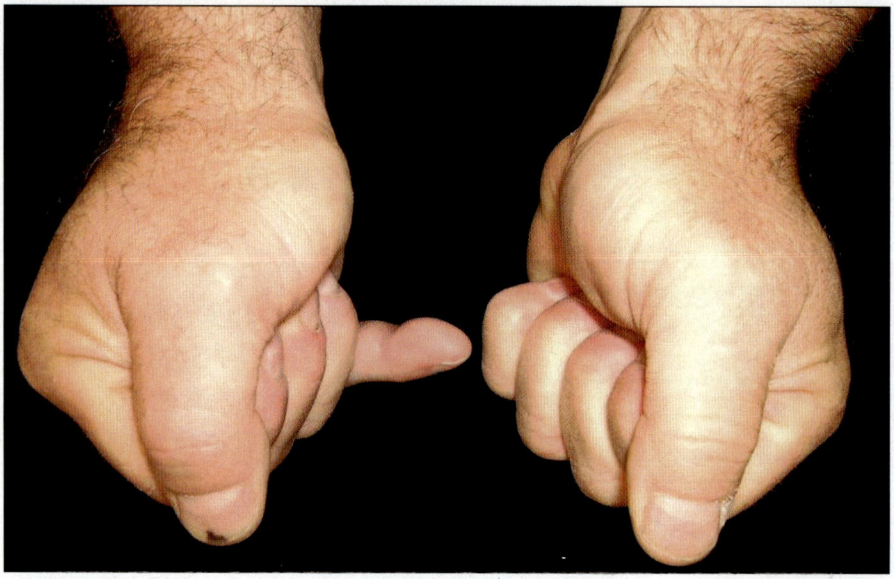

B

图2

- 切开A1滑车一部分显露近断端。可见浅肌腱也撕脱且无法修复（图3箭头）。图4所示的镊子夹住的为指深屈肌腱远断端。
- 用小导管通过A2滑车进入手掌（图5）。将肌腱与导管缝合后拉入A1滑车，并通过鞘管进入远端切口。

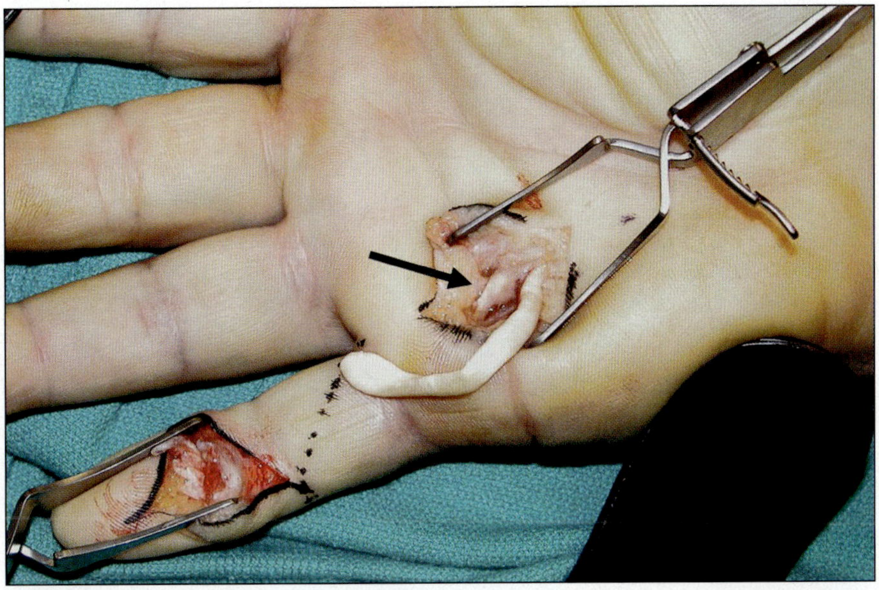
图3

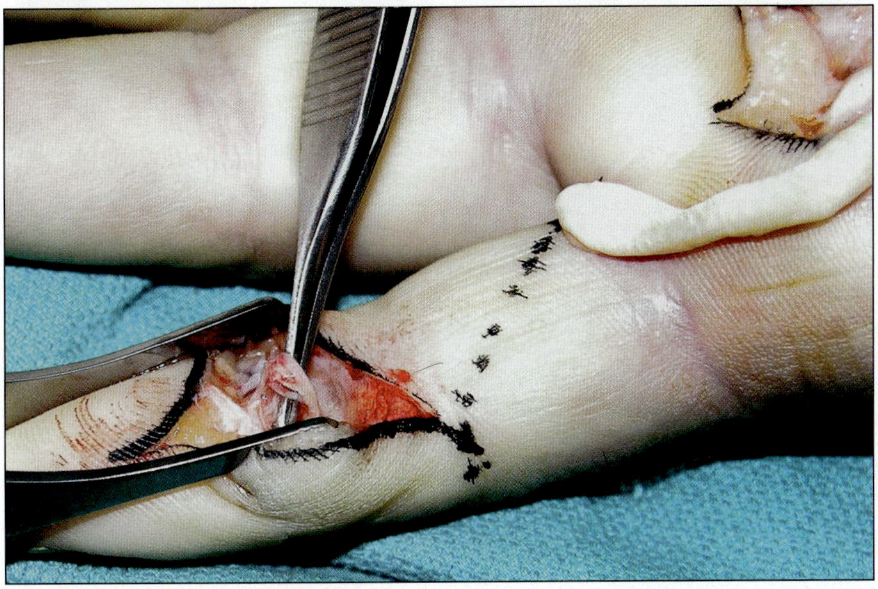
图4

- 屈曲腕关节减少肌腱张力，使切口内可显露更长的肌腱。经皮穿针通过滑车穿入肌腱内固定肌腱。

步骤2

- 由于肌腱远断端尚有1cm腱性，故可一期修复肌腱。如果远端腱性少于1cm，则近断端需通过抽出式缝合固定于骨性止点（图6）。
- 使用3-0 Prolene线行Bunnell交叉法编织缝合肌腱断端，克氏针在指骨上钻孔，然后将Prolene线穿过指骨。为使肌腱与骨性止点愈合得更好，可使用刮匙在指骨上做出粗糙面（图6）。

手术要点

- 为了使肌腱与骨愈合后缝线容易抽出，可使用Prolene线缝合。
- 当用Keith针穿过指甲时，注意避免损伤生甲基质，否则会导致指甲畸形。

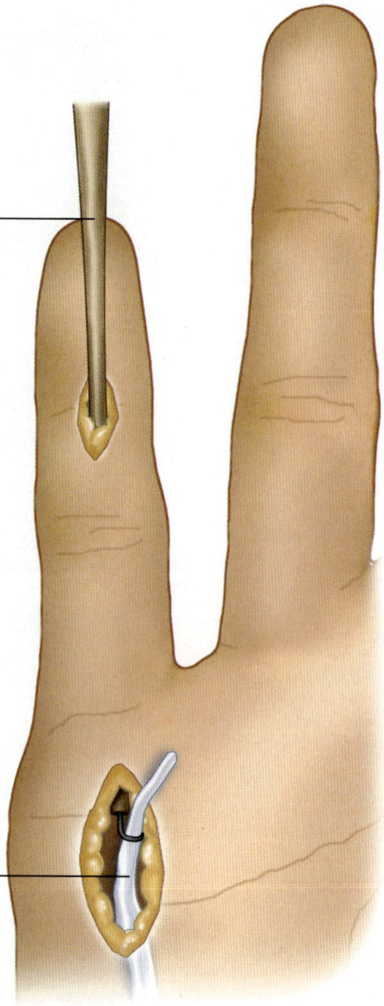

图5

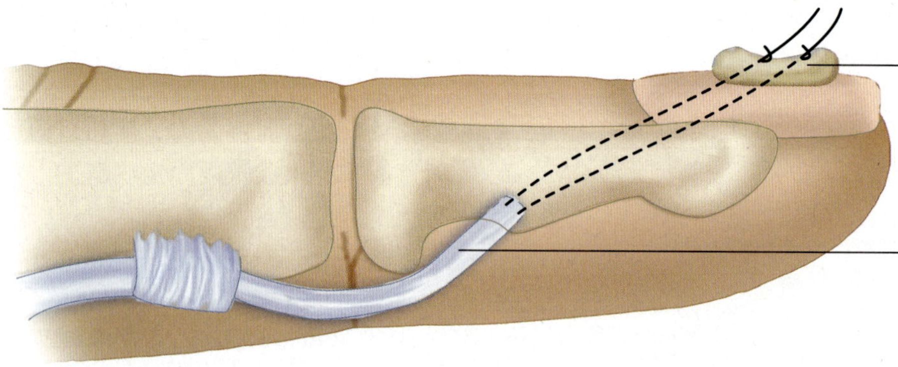

图6

- 本病例用4股缝合法修复肌腱（图7）。
- 对于大多数锐性切割伤的病例，在修复肌腱背侧时可先用6-0 Prolene线行腱表锁边缝合。
- 首先通过屈曲DIP关节吻合肌腱断端。6-0 Prolene线锁边缝合肌腱背侧部分。为了防止断端腱束膨隆，可用4-0编织线缝合作为肌腱外轴心缝合法来锁定肌腱（图8）。
- 内侧轴心用4-0编织线水平缝合，在腱内打结（图9）。
- 然后系紧外周缝线，肌腱掌侧锁定的prolene线缝合可使断端不规则的肌腱纤维新鲜（图7）。
- 图10显示肌腱缝合后小指位置良好。

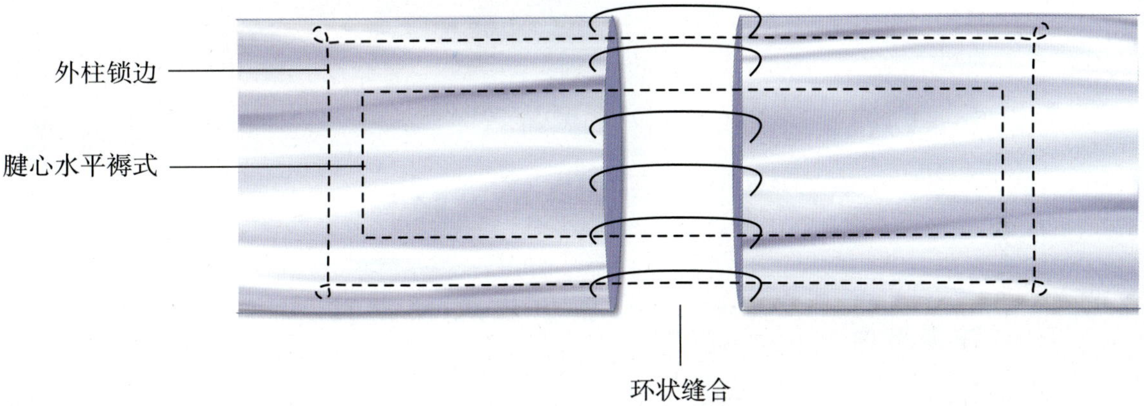

图7

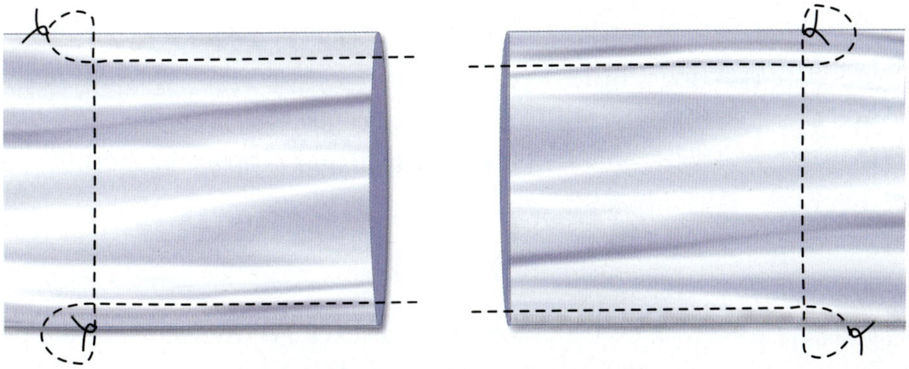

外周锁边缝合（outercore locking suture）

图8

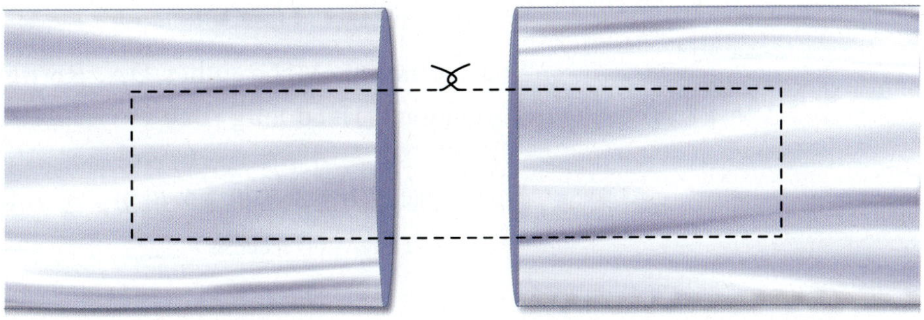

腱心水平褥式

图9

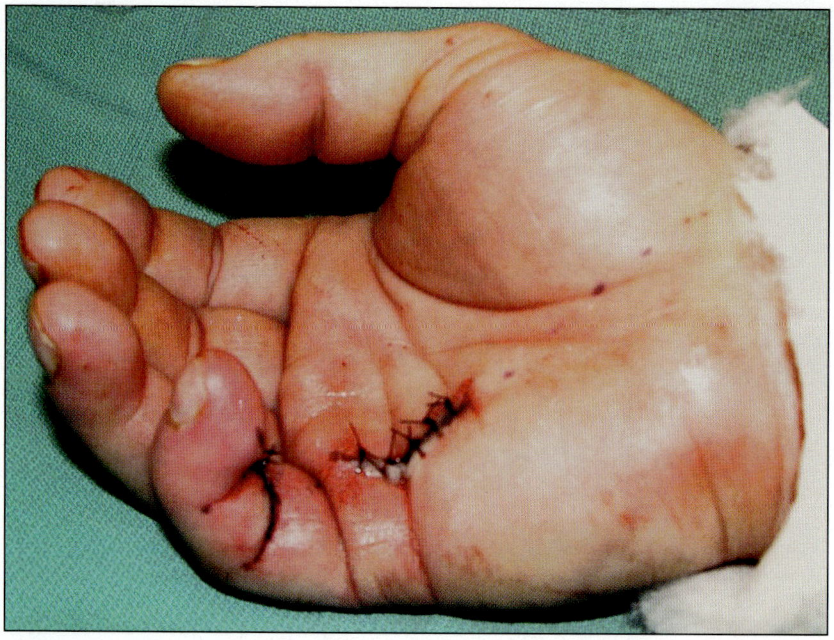

图10

注意事项

- 如果近端肌腱与骨性止点或远断端未愈合，则会发生再次断裂。此时应当立刻行肌腱探查，如果明确断裂，则需肌腱移植。由于鞘管仍然开放，在腱鞘内追溯肌腱及切除残端很容易操作，故早期探查比较容易。然而，如果探查延迟，肌腱断端会粘连在鞘管内，腱鞘会发生挛缩，使得移植的肌腱通过鞘管很困难。

术后护理及预期结果

- 患者用背侧阻挡夹板制动于屈腕60度、屈掌指关节90度位以放松肌腱张力。手以此姿势制动4周，1周内可开始被动屈伸远指间关节运动。
- 4周后可逐渐伸直夹板，使缝合轴线上增加张力，且患者可开始轻微的主动屈伸锻炼。3个月后患者开始增力锻炼和持续瘢痕按摩，以使屈肌腱有更好的滑动。
- 如果抽出式缝合肌腱，则术后6周后可拆除Prolene缝线。

证据

Leddy JP, Packer JW. Avulsions of the profundus tendon insertion in athletes. J Hand Surg [Am]. 1977;2:66-9.

指深屈肌腱撕脱伤有三种分型。肌腱回缩到手掌为Ⅰ型，而肌腱滞留于手指鞘管内为Ⅱ和Ⅲ型。作者为肌腱损伤机制与治疗方法提供全面的叙述。（Ⅳ级证据）

Sourmelis SG, McGrouther DA. Retrieval of the retracted flexor tendon. J Hand Surg [Br]. 1987;12:109-11.

本文建议使用导管通过鞘管将肌腱回位。这种方法避免了牵拉肌腱时对肌腱和滑车所带来的损伤。这是本章描述的技术，也是作者推荐的方法。（Ⅳ级证据）

40 完全清醒状态下的指屈肌腱修复术

Don Lalonde

手术要点

- 在完全清醒状态下的肌腱修复方法中，不使用止血带，而是注射肾上腺素以减少出血，也不用镇静剂和全麻情况。
- 清醒状态下肌腱修复的优点在于缝合皮肤前患者可按指令主动运动，术者可观察所修复肌腱的情况。如果滑车阻碍肌腱滑动则需切开滑车，或者如果发现缝合的断端有裂隙，可重新修复。
- 此种方法可以在教学医院开展，在这里手外科医师可观看手术操作及参与术中指导患者如何运动。
- 完全清醒方法可避免全麻患者在苏醒过程中因意识未完全恢复时用力屈指所导致的对刚修复肌腱的牵拉。

注意事项

- 此术式在单纯局麻下操作，因此不适用于儿童及依从性不好的患者。
- 患有类似Buerger病之类的比较严重的血管病患者不能耐受肾上腺素。
- 肾上腺素止血法的效果不能与止血带媲美。皮肤切开后几分钟后会出血，而皮肤缝合后大多数出血可停止。

*本章照片由Kevin C. Chung, MD, MS提供。

适应证

- 指屈肌腱 I 到 V 区撕裂伤。

临床检查/影像学检查

- 指屈肌腱 II 区损伤（图1）不需拍片，除非损伤机制有可能导致骨折。

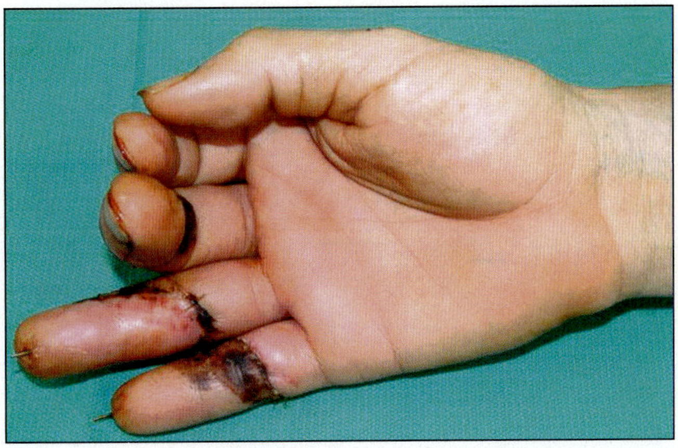

图1

外科解剖

- 尽可能保留屈肌腱鞘和滑车（图2A和2B），其中A2、 A4滑车尤为重要（图3）。
- 腱纽血供也应该尽量保留（图4）。指深、指浅屈肌腱由其各自的长、短腱纽提供营养。
- 保护指神经血管束。
- 如果指神经断裂，则同时修复。

争论

- 以前人们认为肾上腺素会导致手指坏死，因此禁忌使用肾上腺素作为止血剂。近年来这种争论已被搁置（Lalonde et al., 2005; Thomson et al., 2007）。

其他治疗方法

- 指屈肌腱修复也可用常规方法，即区域阻滞麻醉或全麻后在止血带下进行。

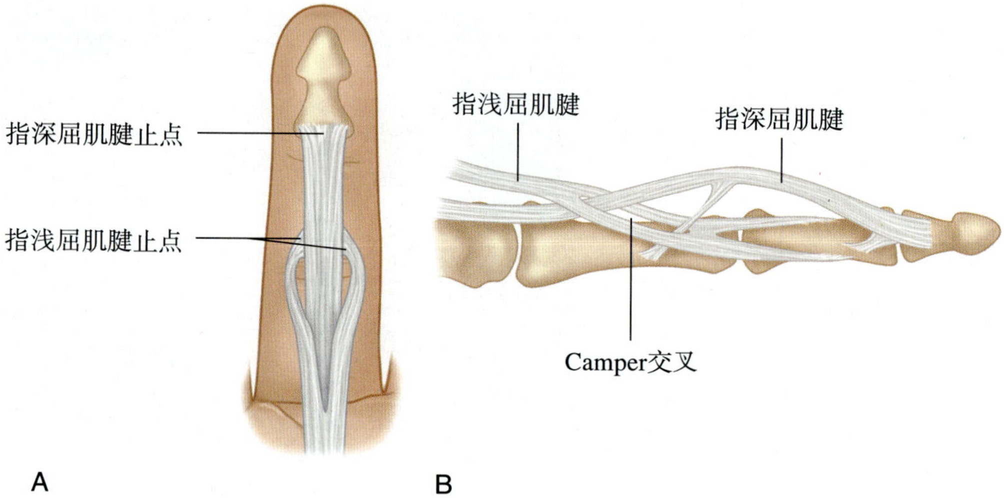

图2

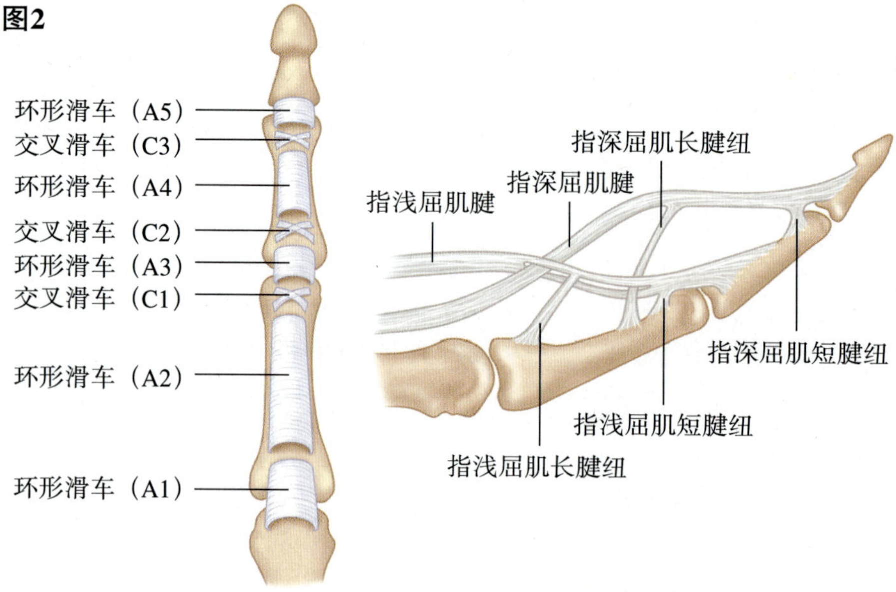

图3

体位

- 患者仰卧位，患肢外展放在侧台上。由于患者处于清醒状态，为了体位的舒适性及手术更好的可视性，可令患者侧卧。许多患者确实希望观看手术操作，这些患者术后依从性更好。
- 在少数情况下，患者平卧时会导致血管迷走神经性发作，因此手术台应可以改变体位，即头低脚高的Trendelenburg体位。
- 当患者观看手术操作时不应使用屏障。

入路/显露

- 于手指掌侧行Brunner切口并向手掌Z形延伸。如果指神经缺损，可行前臂切口取前臂内侧皮神经移植（图5A和5B）。
- 另一种切口是侧正中直切口向手掌Z形延长（图6）。

手术操作

步骤1：局部麻醉

- 在切口及组织剥离区域用肾上腺素浸润麻醉。
  - 在每一节手指切口区掌侧正中线皮下注射至少2ml 1%利多卡因和1∶100 000肾上腺素混合液（例如中间指节肌腱断裂时需在手指近、中、远节各浸润注射1%利多卡因2ml）。

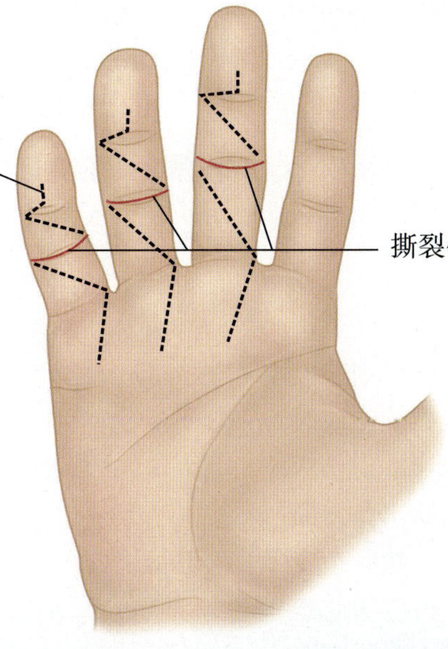

A

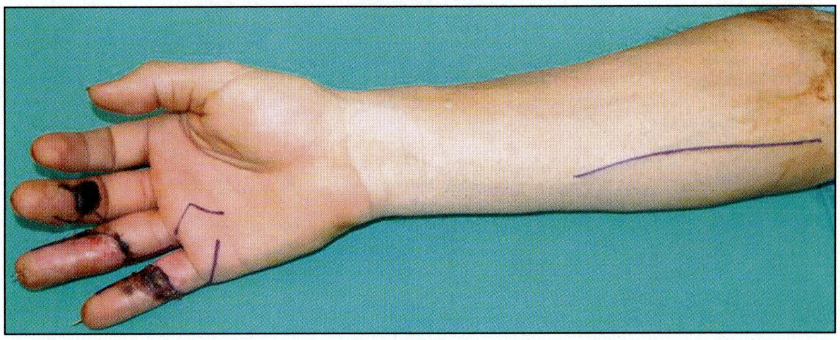

B

图5

注意事项

- 如果不使用屏障，患者则需戴面罩，以免说话时唾液溅入伤口内。

手术要点

- 将皮瓣缝合到侧面所花费的时间可使肾上腺素的止血效果更充分。

手术要点

- 肾上腺素注射后20分钟起效，平均持续5小时。麻醉持续时间是10小时（Nodwell & Lalonde, 2003）。

注意事项

- 如果肾上腺素注射后手指变蓝，尽管这种情况很少发生，通常在30～60分钟后可自行缓解。谨记止血带应用下手术时间不能超过2小时。
- 如果术前指腹半侧麻木，可疑指神经损伤，则需探查指神经。

器械/植入物

- 最好不使用止血带和镇静剂。因为在关闭切口前为了判断肌腱修复的准确性，通常会要求患者进行主动屈曲运动，而止血带和镇静剂会阻碍患者的主动活动，从而影响判断。
- 少量出血可自行停止，不必使用电凝。

争议

- 如果可保证无菌，则在急诊科、诊所或诊室内可进行这种不使用止血带、镇静剂、电凝和全麻的肌腱修复方法（Lalonde等，2005）。

手术要点

- 在腱鞘上做小切口，可将镊子探入鞘管内推移近端肌腱未受损部分，这样可避免断裂肌腱的进一步损伤。
- 屈肌腱经常回缩到A1滑车处。可在手掌处另外做一切口找到肌腱近断端。如果无法用镊子使肌腱回位，可使用小的导管从损伤部位插入并从A1滑车处露出，将肌腱断端缝合在导管上，然后边牵拉导管边推移肌腱，可诱导肌腱进入鞘管内。屈腕可减少肌腱张力，使复位更容易。

注意事项

- 尽量避免钳夹肌腱断端。处理肌腱断端的“无接触”技术可使所修复的肌腱更容易解剖对合，避免接口膨出。

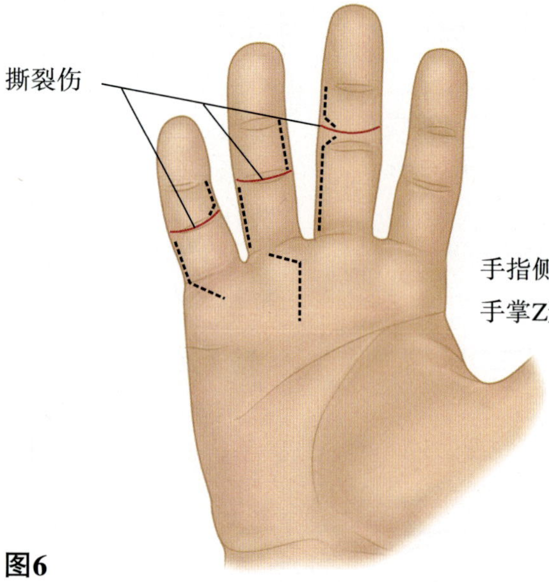

图6

- 在手掌部皮肤切口处正中线两侧各1cm的区域皮下注射至少2ml 1%利多卡因和1：100 000肾上腺素混合液。

■ 注射足够的局部麻醉药，使手指和手掌软组织显得饱满。

■ 做切口前为了让肾上腺素充分起效，至少需等待30分钟，最好是45～60分钟。为了节省时间，最好在进手术区前在等待区等候时注射局麻药。

■ 在远节指腹注射肾上腺素是较为安全的。

■ 1ml盐水中溶入1mg酚妥拉明注射后可逆转肾上腺素的缩血管作用。1.5小时后手指颜色转为正常（NodWell和Lalonde，2003）。

步骤2：肌腱近断端回位（向远端推移肌腱）

■ 作者更愿意在近端未受损的屈肌鞘管处做一个小的横切口，然后用两把镊子向远侧推移屈肌腱近断端以使其复位。
- 尽可能地显露屈肌腱鞘，直至可看到撕裂肌腱饱满的腱束（图7）。
- 在鞘管上做一小的横行切口，该切口足以显露肌腱（图8）。
- 通过切口插入第一把镊子，夹住近端肌腱并向远端推移（图9）。用镊子固定住肌腱在此位置。
- 通过切口插入第二把镊子夹住更近端的肌腱。放开抓持肌腱的第一把镊子，用第二把镊子将肌腱再向远端推移一段（图10）。
- 两把镊子重复上述操作，直至将肌腱近断端推移出切割伤所致的腱鞘豁口处（图11）。

■ 在鞘管处用针插入肌腱以保持其断端能显露在损伤鞘管的外面，以便修复。

■ 如果患者有屈指活动阻碍牵拉肌腱，则嘱其伸指从而放松屈肌。

■ 回复肌腱断端的另外一种方法是从近端腱鞘内盲夹肌腱或在手掌部皮肤另做切口，将导管从损伤处插入鞘管并从此切口探出，将肌腱缝合于导管上从而使断端复位。作者更愿意采用避免在此损伤肌腱断端的方法。

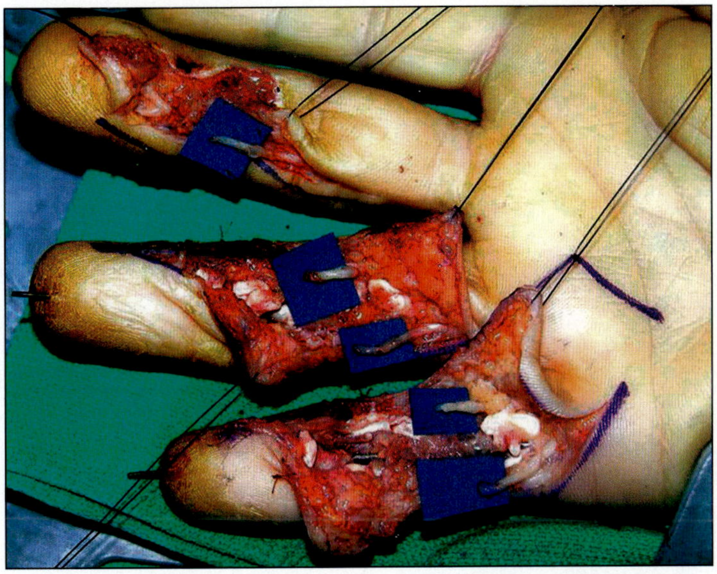

图7

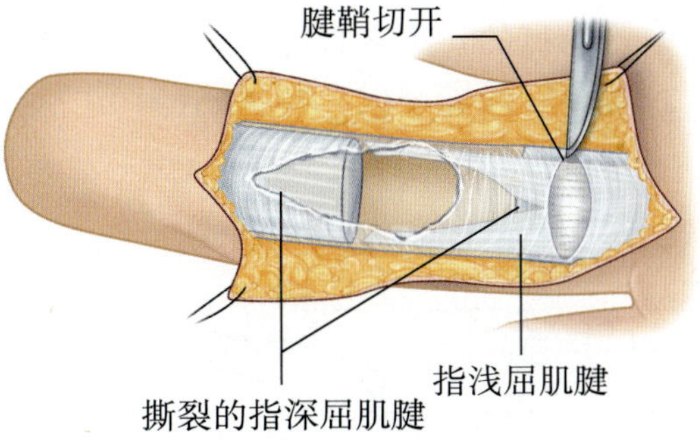

图8

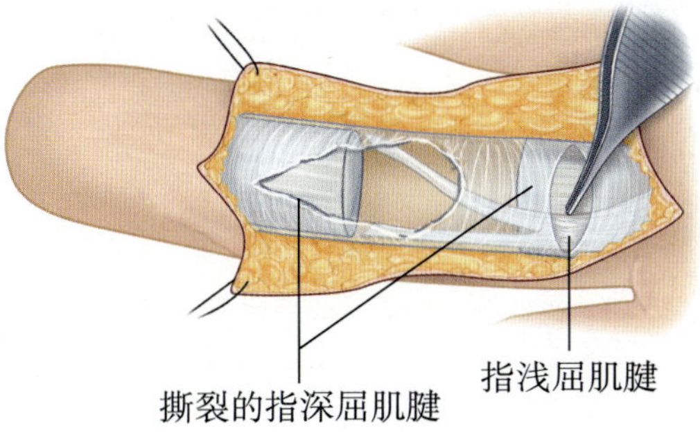

图9

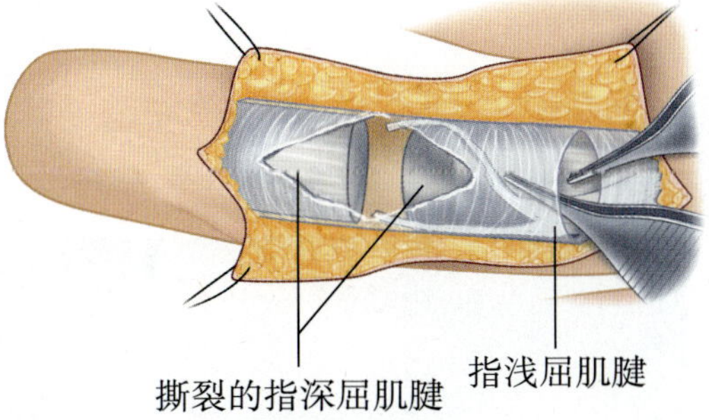

图10

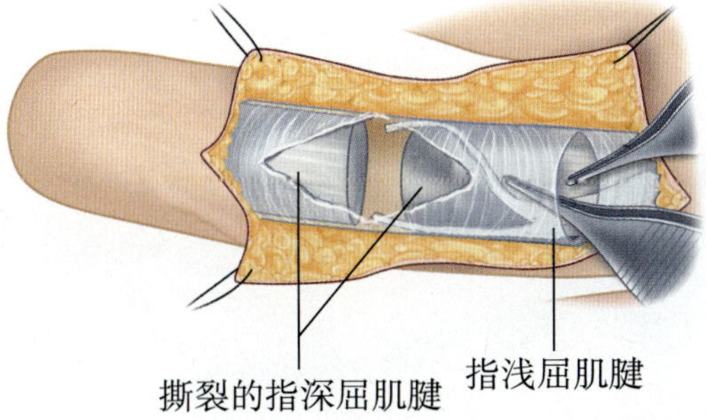

图11

步骤3：在A4滑车下修复肌腱

- 一些滑车结构很重要，例如A4滑车，为了保护这些滑车结构，可在滑车下将针和线穿入肌腱。
- 切开屈肌腱鞘以显露近端肌腱1cm或肌腱断裂处更近端部分，以便有足够的空间插入弯针缝合肌腱。
- 在滑车下将缝合针穿入肌腱。

手术要点

- 清醒状态下的肌腱修复方法可以显露患者主动屈曲时才会出现的断端裂隙。
- 在患者主动屈曲时，术者可以发现滑车对修复部位的嵌顿，从而在关闭伤口前可以解除嵌顿以增加肌腱的活动范围和修复缺口。

步骤4：缝合肌腱

- 作者一般使用3-0编织尼龙线行4股缝合法（图12）。如改良Kessler法的2股中心线抓持缝合。
- 另外两股中心线可以是附加抓持缝合，也可水平褥式缝合。
- 6-0尼龙线连续缝合腱鞘，修复完成（图13）。

步骤5：关闭伤口前检查修复肌腱的主动活动

- 嘱患者慢慢地完全屈指，注意观察修复部位（图14）。
- 如果看到肌腱断端有裂隙，则需补加缝合。
- 如果肌腱被腱鞘的非必需部分嵌顿，可切开该部分腱鞘。

术后护理及预期结果

第1、2周

- 持续佩戴背侧阻挡夹板（屈腕10～30度，屈掌指关节45～60度，指间关节充分伸直或自然位），术后1～4天可开始功能锻炼。
- 术后前两周锻炼的目的：在夹板保护下所有手指完全被动屈曲及主动伸直。每小时锻炼一次，每次屈伸10组练习，屈伸各保持5～10秒。

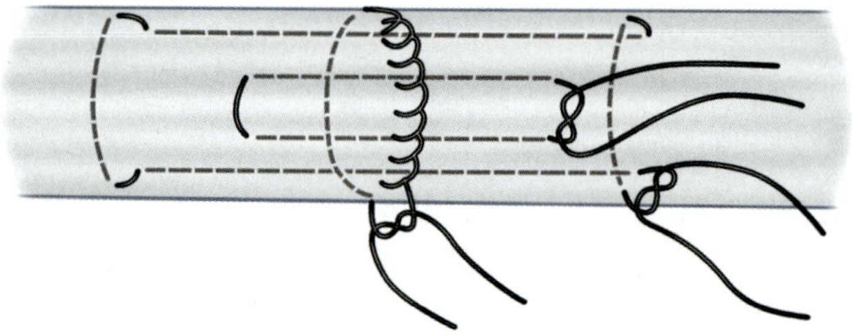

图12

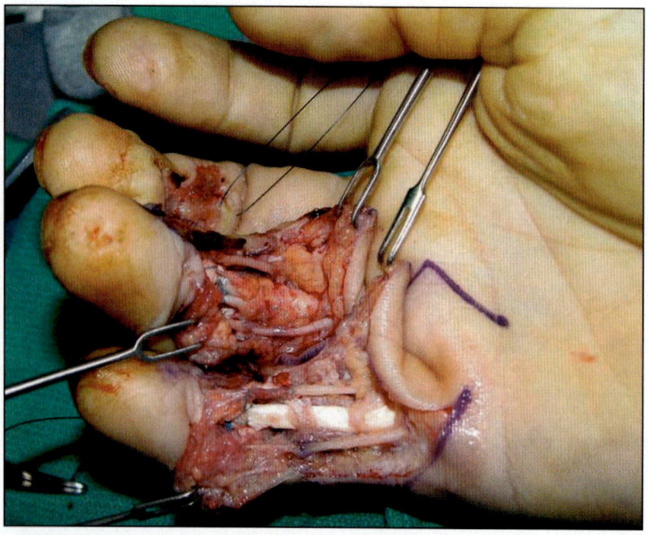

图13

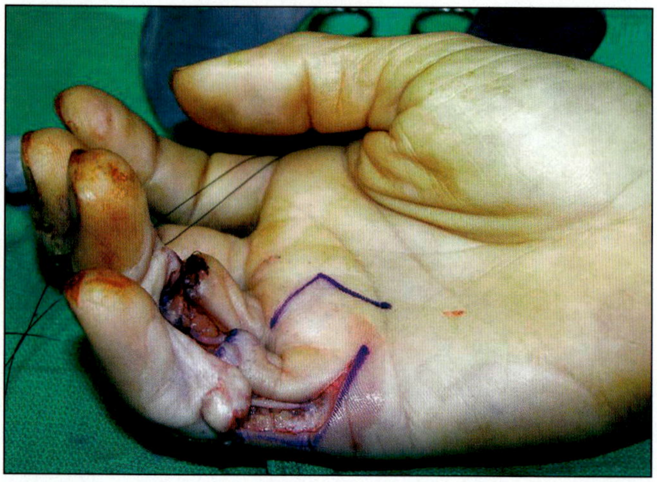

图14

第3周

- 患者全天佩戴夹板并进行功能锻炼。
- 被动屈曲及主动伸直锻炼。开始“放和拿”的锻炼。手指被动置于屈曲位；患者保持该姿势并轻柔地收缩肌肉5～10秒，然后在夹板保护下主动伸指。
- 如果手指被动屈曲可达正常，可开始每一手指单独的指深屈肌和指浅屈肌的主动滑动锻炼。
- 这些锻炼每小时进行一次，每次重复2到3遍，每次在屈、伸位保持2～3秒。

第4、5周

- 除了功能锻炼以外仍需全天佩戴夹板。
- 持续姿势和握持锻炼，如果在3周时还没开始每一手指单独的指深屈肌和指浅屈肌的主动滑动锻炼，则现在可开始。这些锻炼每小时一组，每组重复10次，每次在屈、伸位保持5～10秒。
- 开始腕关节肌腱固定术锻炼。在被动屈指时伸腕，且患者需主动保持这个姿势。然后腕关节放松至屈曲位，与此同时手指伸直。这些锻炼每小时一组，每组重复10次。

第6周

- 夜间当患者身处人群中或行重体力劳动时需佩戴保护性夹板。
- 鼓励患者使用伤手进行轻微活动（例如进食、叠衣或写字）。
- 进行与4～5周一样的关节活动范围锻炼。开始主动屈曲、半握拳及完全握拳锻炼（图15A和15B）。

第7周

- 仅外出或重体力活动时才佩戴夹板。
- 继续第6周所描述的关节活动范围锻炼。

第8~12周

- 间断佩戴夹板。
- 开始轻微抗阻力肌腱滑动锻炼（Thera-Band用于独立滑动和/或Thera-Plast putty用于复合关节活动范围锻炼）。
- 持续增加阻力。

注意事项

- 患者早期肌腱滑动良好则胶原纤维生成少，易于断裂。因此注意这些患者需保护更长时间。

并发症

- 最严重的并发症是肌腱再次断裂。如果发生此并发症，则需急诊手术探查并重新修复。该并发症最常发生在术后7～10天及术后4周，前者是因为那时肌腱的强度最小，后者则因为主动锻炼所致。

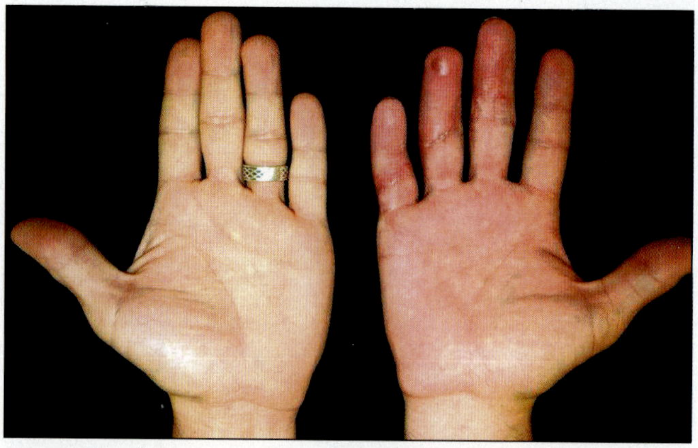

A

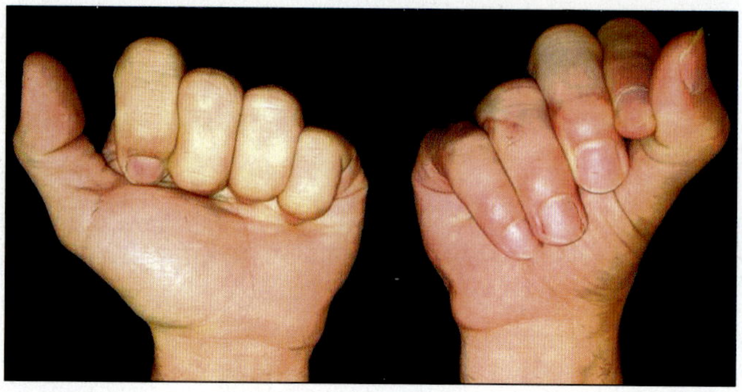

B

图15

证据

Lalonde D, Bell M, Sparkes G, et al. A multicenter prospective study of 3,110 consecutive cases of elective epinephrine use in the fingers and hand: the Dalhousie Project clinical phase. J Hand Surg. 2005;30:1061.
这是多中心3110例病例手指梗死和使用酚妥拉明逆转治疗的前瞻性研究。（Ⅲ级证据）

Nodwell T, Lalonde DH. How long does it take phentolamine to reverse adrenaline induced vasoconstriction in the finger and hand? A prospective randomized blinded study: the Dalhousie Project experimental phase. Can J Plast Surg. 2003;11:187-90.
这是在人类志愿者中肾上腺素收缩手指血管效应持续时间及需要酚妥拉明逆转次数的诊断性研究。（Ⅰ级证据）

Thomson CJ, Lalonde DM, Denkler KA, et al: A critical look at the evidence for and against elective epinephrine use in the finger. Plast Reconstr Surg. 2007;119:260.
在所有支持及反对在手指使用肾上腺素的文献中所有证据的关键性分析。（Ⅴ级证据）

41 指屈肌腱二期功能重建

Walter T.Chang and Roy A.Meals

注意事项

- 患者必须充分认识到术后康复的严格性。患者必须严格遵循治疗方案，并且认识到有不良后果的风险。年龄、功能状态、职业需求、患者的个人意愿都应该是制订正确治疗计划时所需考虑的因素。
- 如果多次手术后的结果是手指不耐寒、僵直、过度操作，且患者不愿意使用患手，那么保守治疗、关节固定术、截指不失为更好的选择。
- 患者应当被告知，如果鞘管瘢痕比预期的严重，则预计的一期肌腱移植术可能变为两次手术。
- 患者亦应当被告知，如果术后感染、移植肌腱断裂、粘连或关节挛缩，则预计的二期屈肌腱功能重建术有可能变成3次或更多次手术。

适应证

- 指屈肌腱功能重建由简单到复杂依次为：肌腱松解术、肌腱移位术、一期肌腱移植术及延期肌腱移植。只有在术中直视下明确损伤肌腱及周围组织的情况后才能作出最好的选择。
- 如果肌腱修复延迟可能会导致屈肌腱鞘广泛瘢痕，为了获得良好的肌腱滑床，初期可使用硅酮管占据空间。

临床检查/影像学检查

- 除非预置Hunter 棒，一般我们并不要求术前常规拍摄X线片。而在二期重建前为了明确Hunter 棒没有从远节指骨移位，需要拍摄手部平片。
- 肌腱移植前要求患者有充分的手指被动活动，否则需先行PIP关节囊松解术。

外科解剖

- 手指有5个环形滑车和3个十字形滑车（图1)。
  - 生物力学研究表明A2、A4滑车对于防止肌腱弓弦畸形意义重大，因此在放置硅胶棒时如果损伤这些滑车，则需术中重建。
  - A1、A3和A5滑车分别止于MCP、PIP和DIP关节掌板。A2和A4滑车分别与近节指骨和中节指骨近端1/3骨膜相连续。
  - 十字滑车菲薄，手指屈曲位时容易受到损伤。C1位于A2与A3之间，C2位于A3与A4之间，C3位于A4与A5之间。
- 拇指有3个滑车，即A1、A2和斜形滑车（图1)。
  - A1滑车位于MCP关节，止于近节指骨基底和掌板。
  - 斜形滑车跨越近节指骨，从尺侧近端斜向桡侧远端。
  - 远端的A2滑车起源于指间关节掌板。
  - 生物力学研究表明完整的A1或斜形滑车可支持肌腱的正常滑动。

争议

- 滑膜内肌腱移植比滑膜外肌腱移植滑动性更优越。当前，大多数病例中滑膜内肌腱移植很难获取，然而，可以通过生长因子使滑膜外肌腱移植有可以比拟滑膜内移植的特性。
- 当指浅屈肌腱和近指间（PIP）关节功能正常时，我们不建议进行肌腱移植重建远指间（DIP）关节的屈曲功能。指深屈肌腱移植可能会影响掌指关节（MCP）和PIP关节功能，不能获得远指间关节的主动屈曲。

其他治疗方法

- 对于那些对手的劳作要求低的、要求较短的康复周期及无主诉的患者来说，关节固定术或截指术可能更适合。

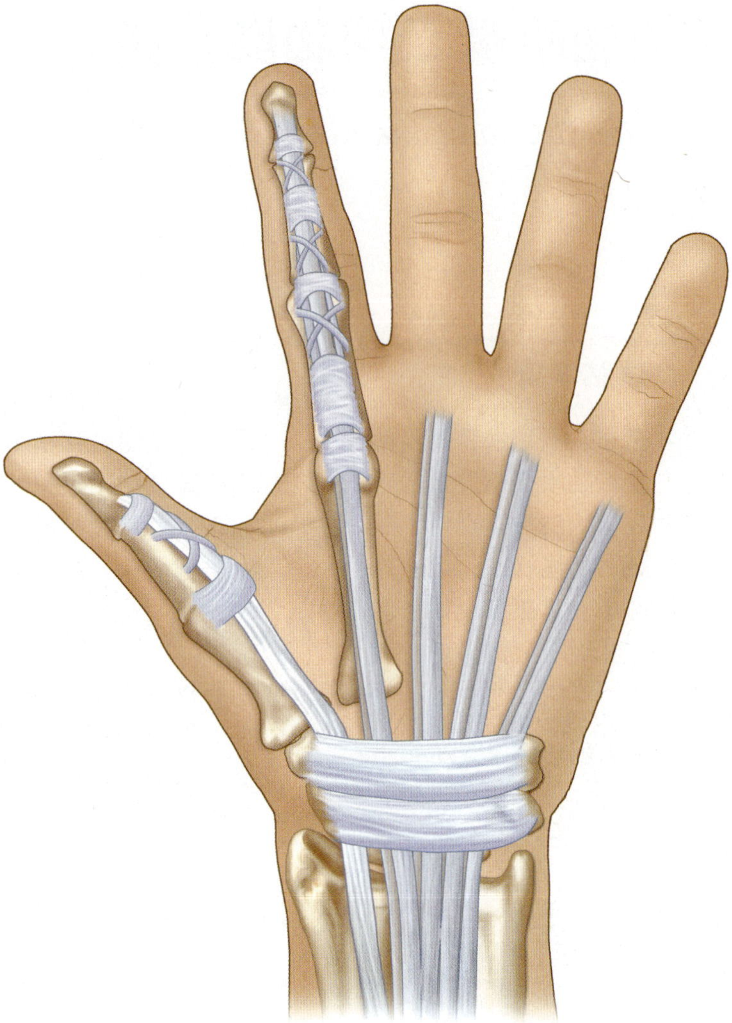

图1

体位

- 患者仰卧，患肢放在手术台上。
- 使用铅手保持各手指于完全伸直位。

入路/显露

- Brunner切口设计为从DIP关节到手掌远端（图2）。示、小指切口注意避免波及指蹼。
- 当掀起皮瓣以及进行余下的手术操作时应首先确认受伤区域外的神经血管束并予以保护。

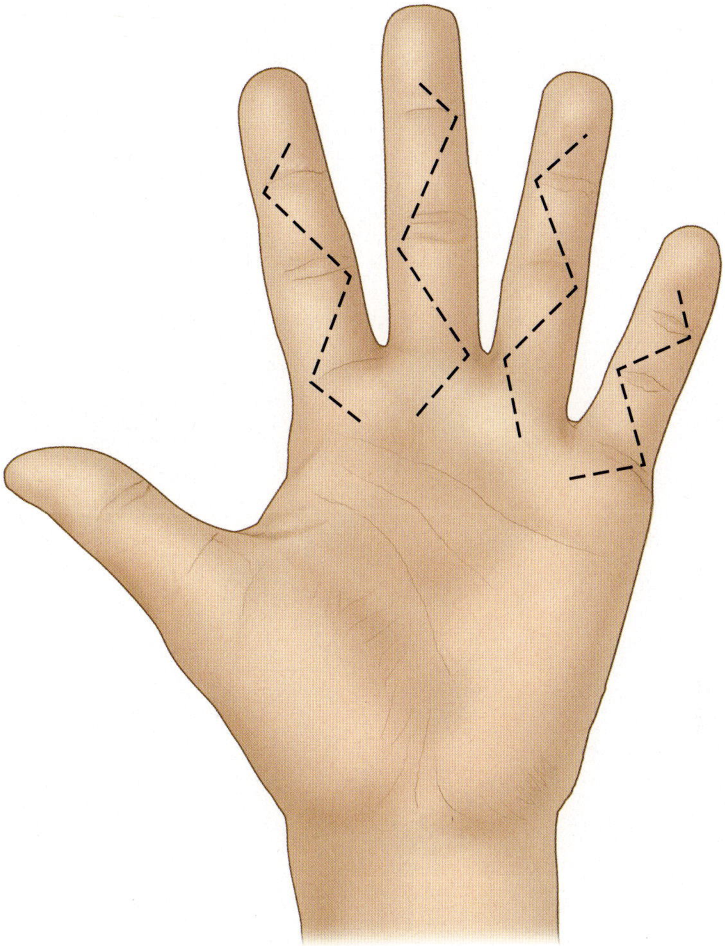

图2

一期重建

手术操作

步骤1：植入硅胶棒

- 为了充分显露指屈肌腱，可牺牲十字韧带，尽可能保护环状韧带（图3A）。
- 切除瘢痕化的指深屈肌腱，范围从蚓状肌起点远端到远端止点的近端。指浅屈肌腱也被同时切除（图3B）。
- 松解瘢痕和关节囊。

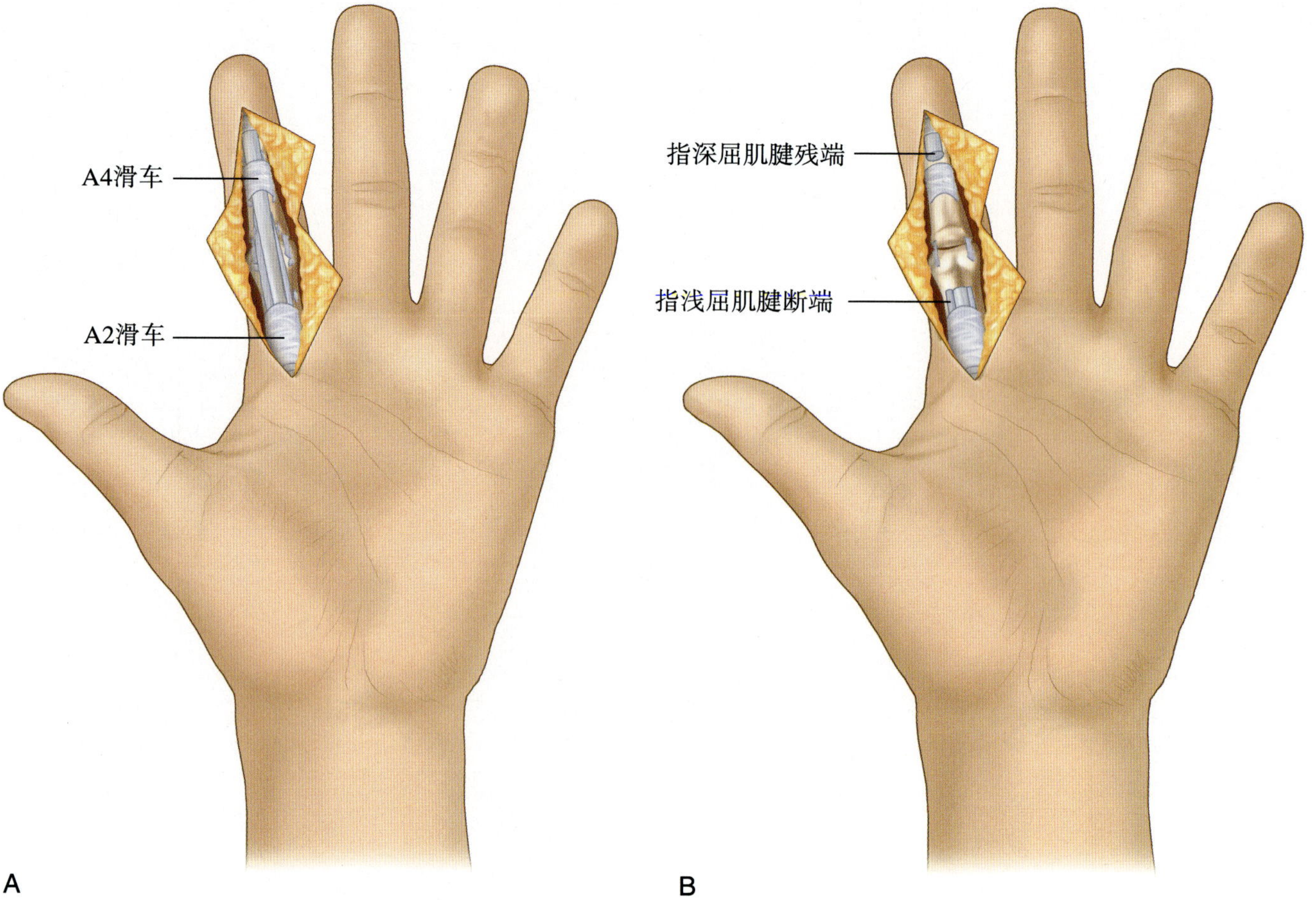

图3

- 将合适的最大直径的硅胶棒放在滑车内，在手指最大程度的被动屈伸时选择合适长度，用4-0尼龙线将硅胶棒缝合在指深屈肌腱止点处（图4）。
- 硅胶棒远端缝合在残留的指深屈肌腱远端。做腕横纹尺侧切口，分离前臂远端筋膜，在腕部显露屈肌腱（图5）。
- 硅胶棒放在残余滑车深面。从腕部切口穿入肌腱传递器，自皮下隧道通到远端切口，使硅胶棒近端部分可穿入A2滑车深面（图6A及6B）。

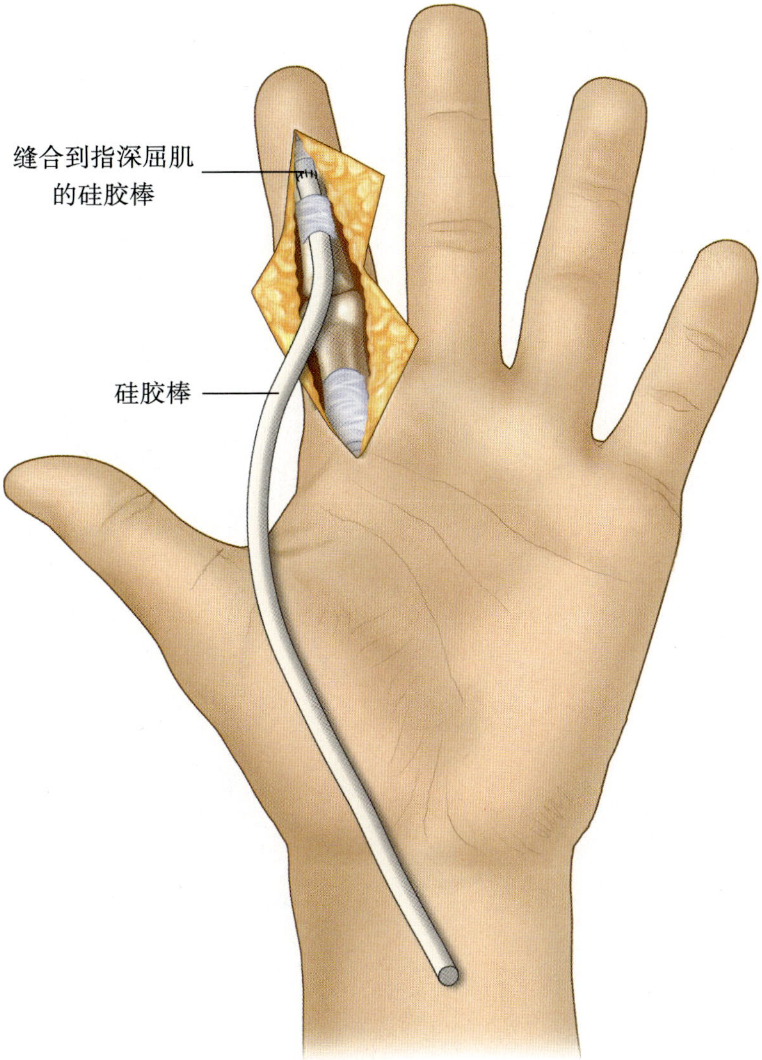

图4

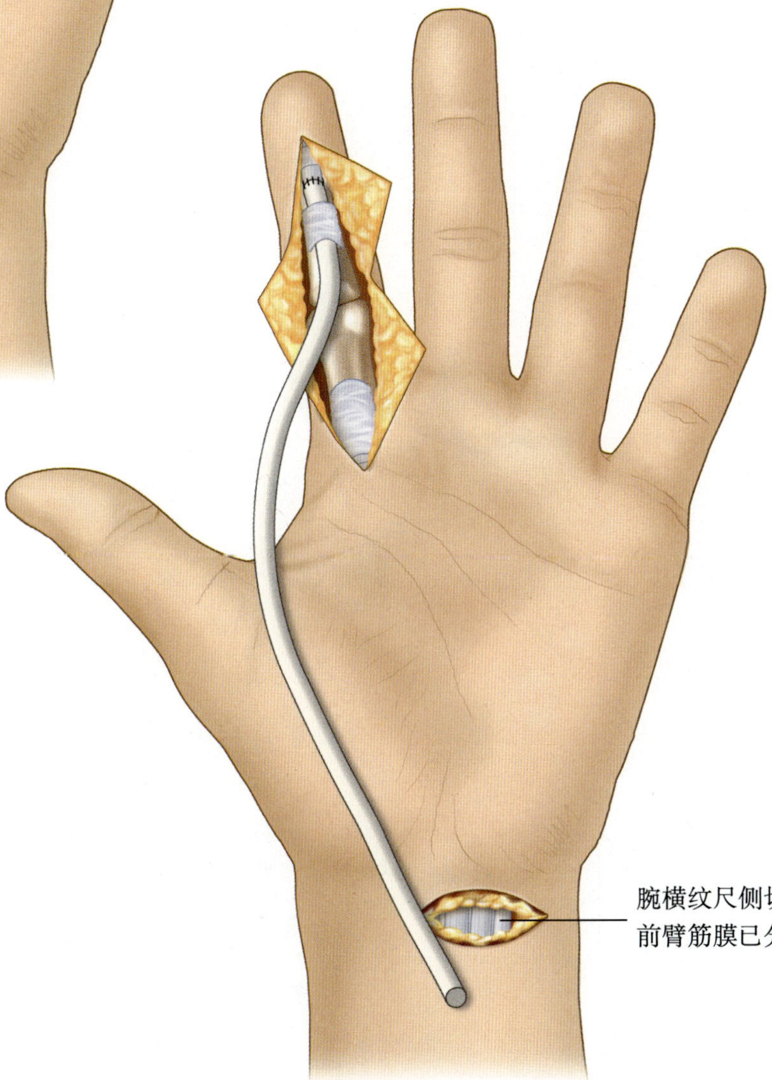

图5

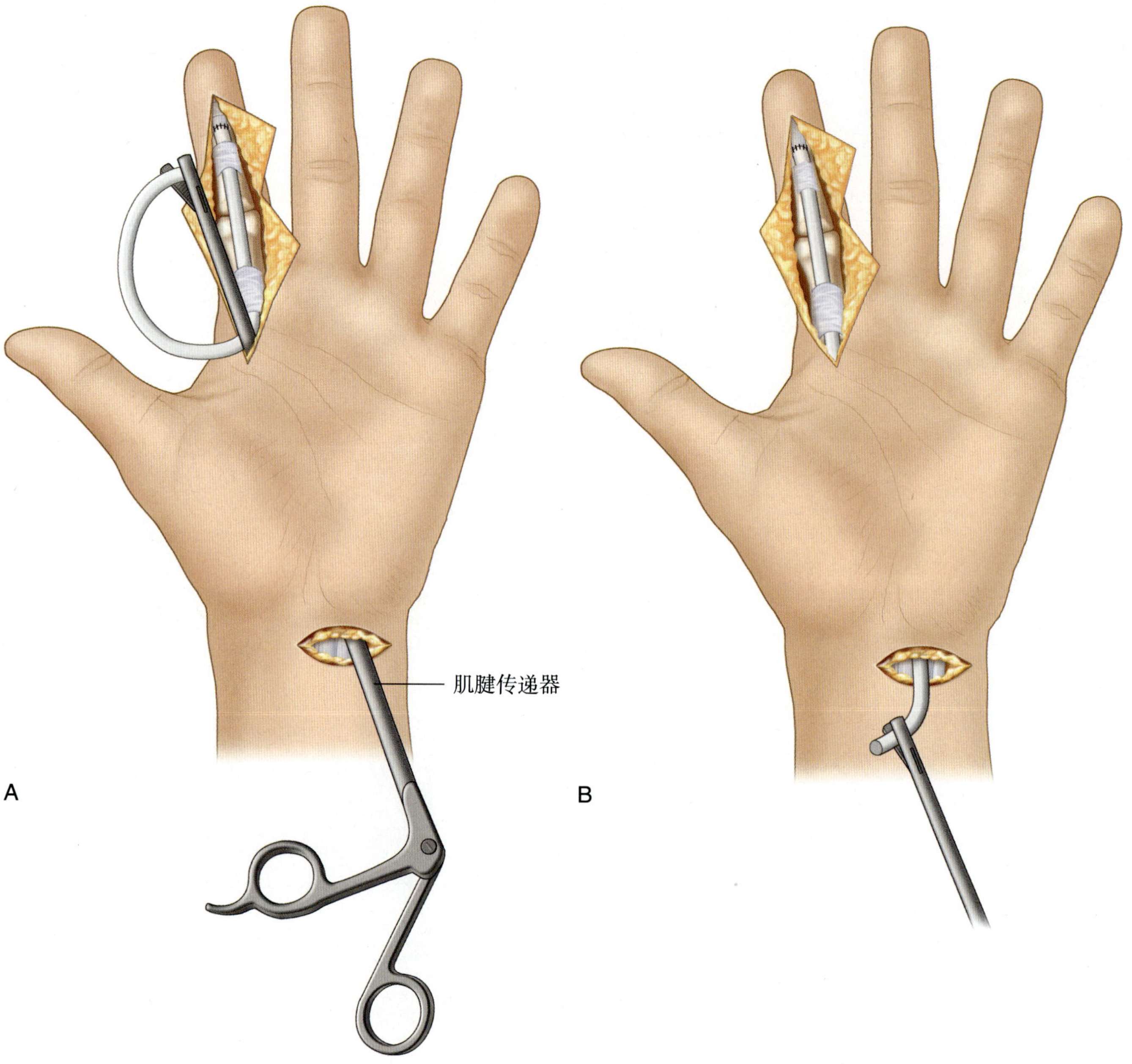

图6

- 硅胶棒近端修剪整齐后埋在前臂远端筋膜下，与屈肌腱邻近。在硅胶棒的近端进行充分的钝性分离，以确保在屈指位时前臂远端有足够的空间容纳移植物。在前臂放置的硅胶棒可使二期修复时前臂或手部可容纳移植肌腱（图7）。

步骤2：重建滑车

- 如果残余滑车不足以防止弓弦畸形（可通过在腕部向近端牵拉硅胶棒测试），则需重建滑车。滑车重建应在一期肌腱重建时完成。为了获得可接受的结果，近中节指骨中段需保留可抗张力的环形滑车。

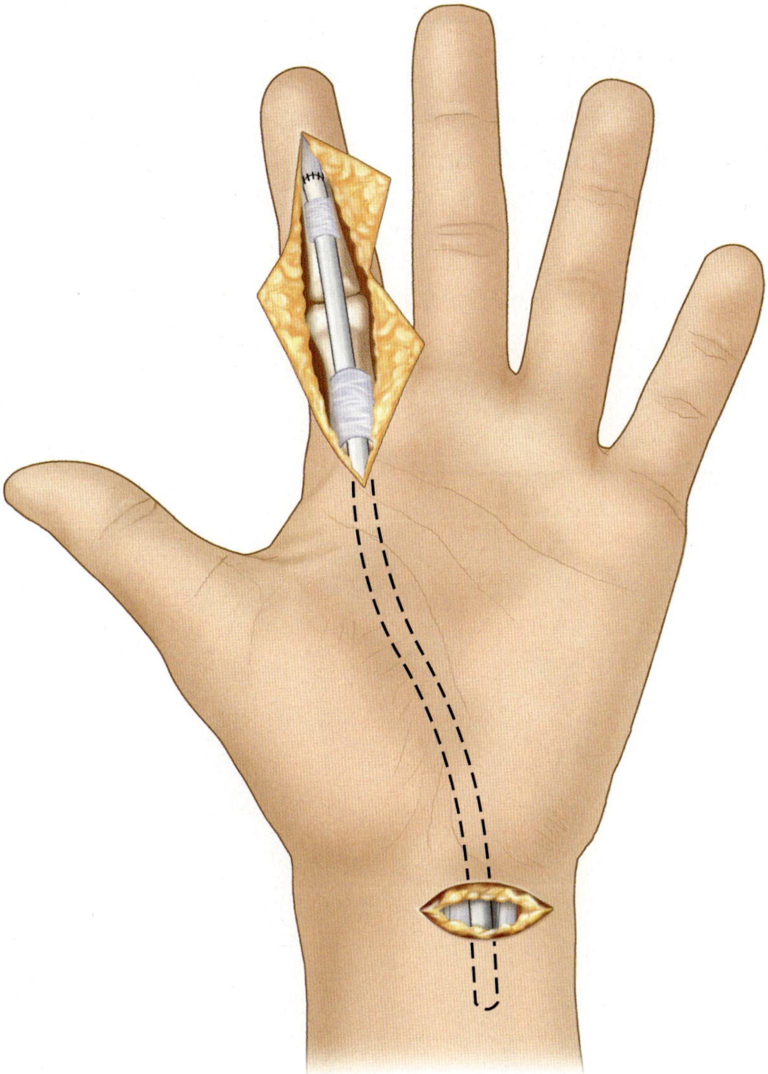

图7

- 可用伸肌支持带移植重建滑车，可将其缝合在残余的A2、A4滑车缘。可使用锚钉固定（图8A及8B）。
- 滑车重建的另一种方法是使用残留的指深或指浅屈肌腱，将其围绕指骨后与自身缝合。新的环形韧带可绕指骨旋转，所以缝合部位应置于背侧。光滑、无缝接口的肌腱与硅胶棒和掌侧皮肤接触，也许可减少瘢痕。尽管有作者建议，重建A2滑车时应从肌腱掌侧穿过移植物，而A4滑车应从肌腱背侧穿过，但是我们发现残余肌腱无论是从伸肌装置浅层还是深层穿过，对于主动伸指的影响都不大。这种方法会导致中节指骨背侧增厚，患者应当被告知（图9）。

注意事项

- 早期被动活动可导致伤口延迟愈合、继发感染，需去除硅胶棒。感染消除、皮肤愈合后即可再次进行手术。
- 过早及过度用力的被动活动会有伤口延迟愈合、表面污染引起的硅胶棒感染以及手术失败的风险。

一期手术的术后护理及预期结果

- 仔细缝合皮肤。由于皮肤的血运可能由于原始损伤而受到破坏，而且内置硅胶棒可能进一步破坏皮瓣血运，因此缝合的针距应比正常情况下的稀疏。
- 患者需夹板制动于屈曲位几天，以使硅胶棒最近端的滑程范围内有充分时间形成间隙以及皮肤切口开始愈合。
- 在手外科医师指导下开始手指被动活动以期达到充分的被动活动。
- 通常手指及手掌软组织恢复常态需三个月。

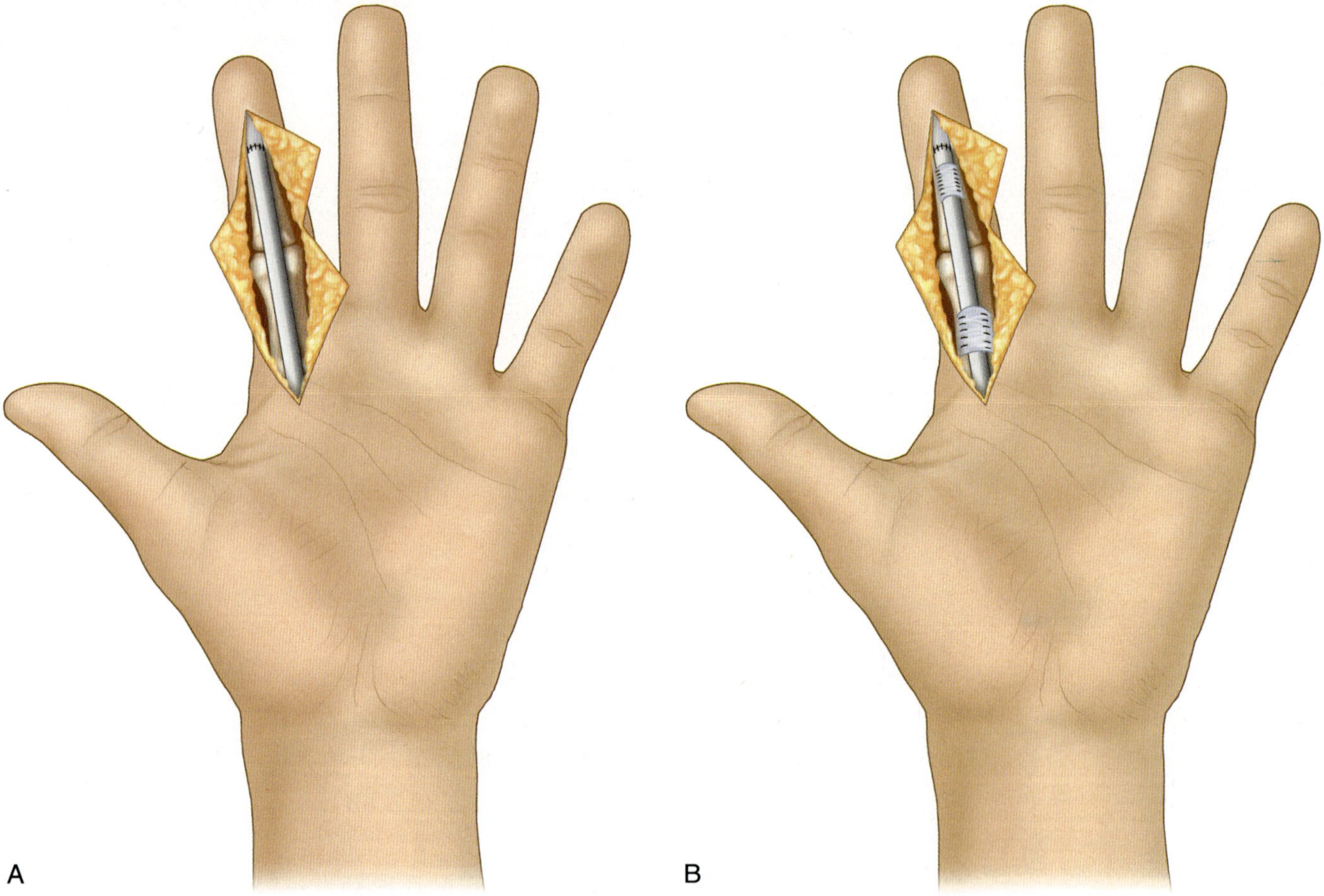

图8

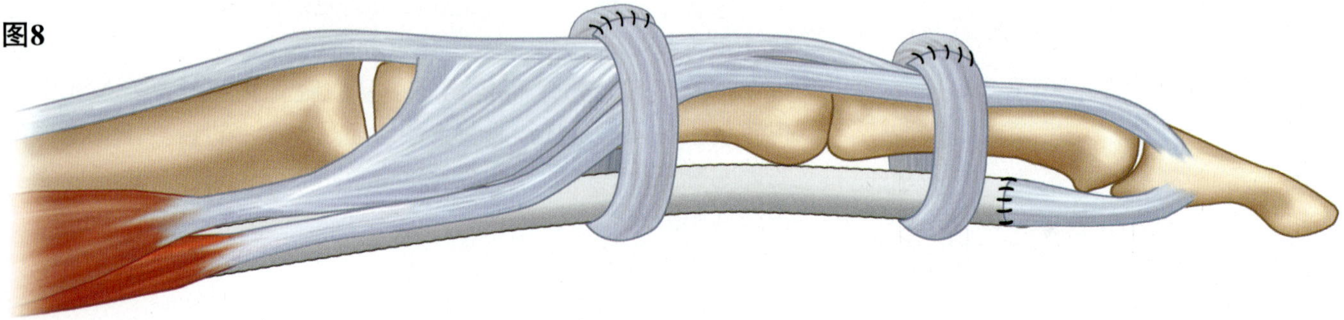

图9

- 二期肌腱功能重建需待掌、指恢复常态，组织柔软，红肿、压痛消退再进行。在二期手术前不久拍片以查实硅胶棒有没有向近端移位（在这种情况下需重复步骤1）。

二期重建

手术操作

- 对于掌长肌，其长度刚仅仅足够从前臂远端到远节指骨，因此我们更愿意用跖肌腱。当掌长肌腱和跖肌腱均不可用时，可选第四趾趾长伸肌腱。
- 当肌腱缺损的距离自手掌到远节指骨时，可选用掌长肌移植。一般来说，当缺损近端位于前臂而不是手部时效果更好。这可能与手部筋膜厚韧有关。

步骤1A：切取掌长肌

- 大约15%患者掌长肌腱缺如（Vanderhooft，1996）。可让患者拇、小指对捏明确掌长肌的存在（图10）。
- 为了取肌腱，可在腕部肌腱最突出的地方做1～2cm的横行切口。
- 在腕横纹处切断肌腱，将远断端放入Brand肌腱剥离器并用止血钳夹紧（图11A）。肌腱远端保持牵引张力的同时将肌腱剥离器向肱骨内上髁方向轻柔地推进（图11B）。当看到及触摸到肌腱剥离器的顶端到达前臂近端时，通过血管钳施加更大的牵引力，同时更缓慢地推进肌腱剥离器，直至掌长肌腱从其腱腹交界处分离，然后可从腕部切口处拉出（图11C）。
- 如果不取掌长肌全长，则对于从远节指骨到前臂缺损的病例，移植肌腱的长度不够。

步骤1B：切取跖肌腱

- 约6%患者跖肌腱缺如（Vanderhooft，1996）。
- 跖肌腱起源于膝关节内侧，止于跟骨后内侧。从跟腱前方小的横行切口可切取该肌腱（图12A）。
- 纵行延长切口显露肌腱后将其切断。术者由远向近送入Brand肌腱剥离器，其头部环状包绕踝部肌腱，向近侧推移以松解肌腱至腱腹交界处，同时远端保持反向牵引，此方法与获取掌长肌腱所描述的一致（图12B）。
- 在切取肌腱的过程中需保持膝关节伸直位，以避免损伤腘窝部神经血管束。

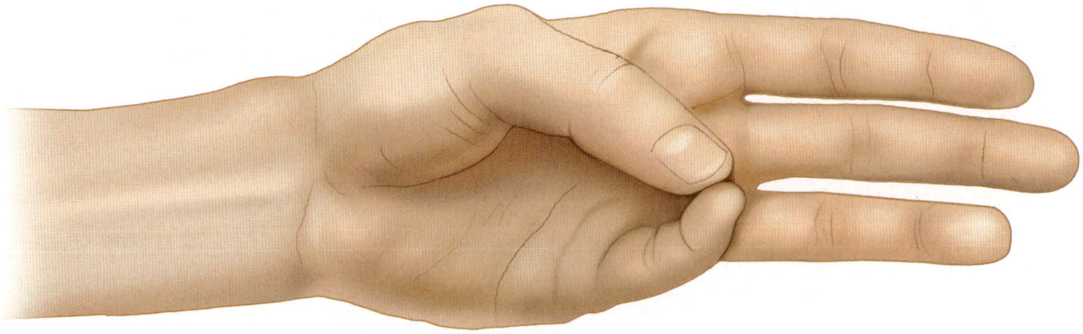

图10

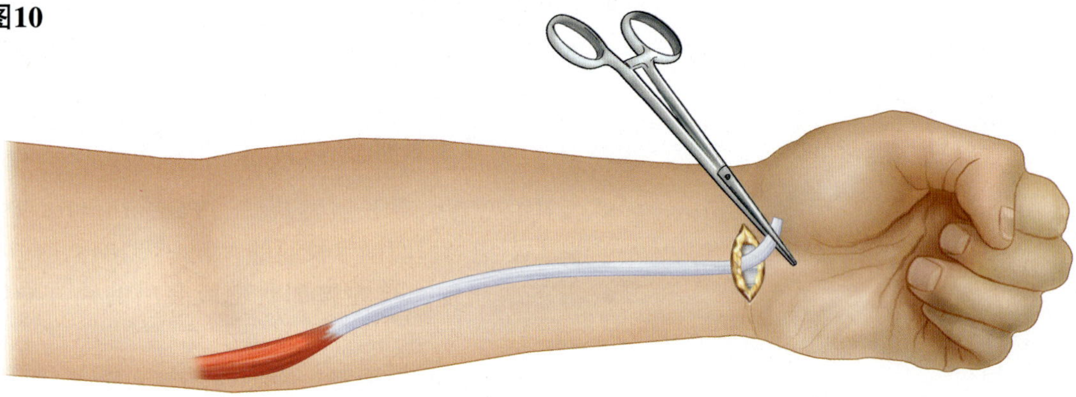

A

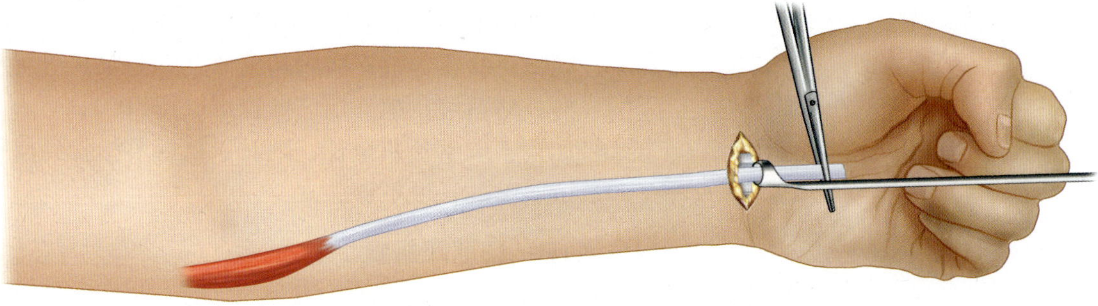

B

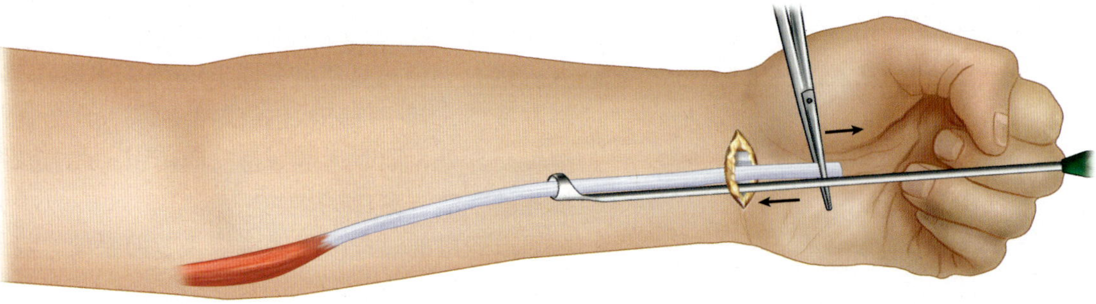

C

图11

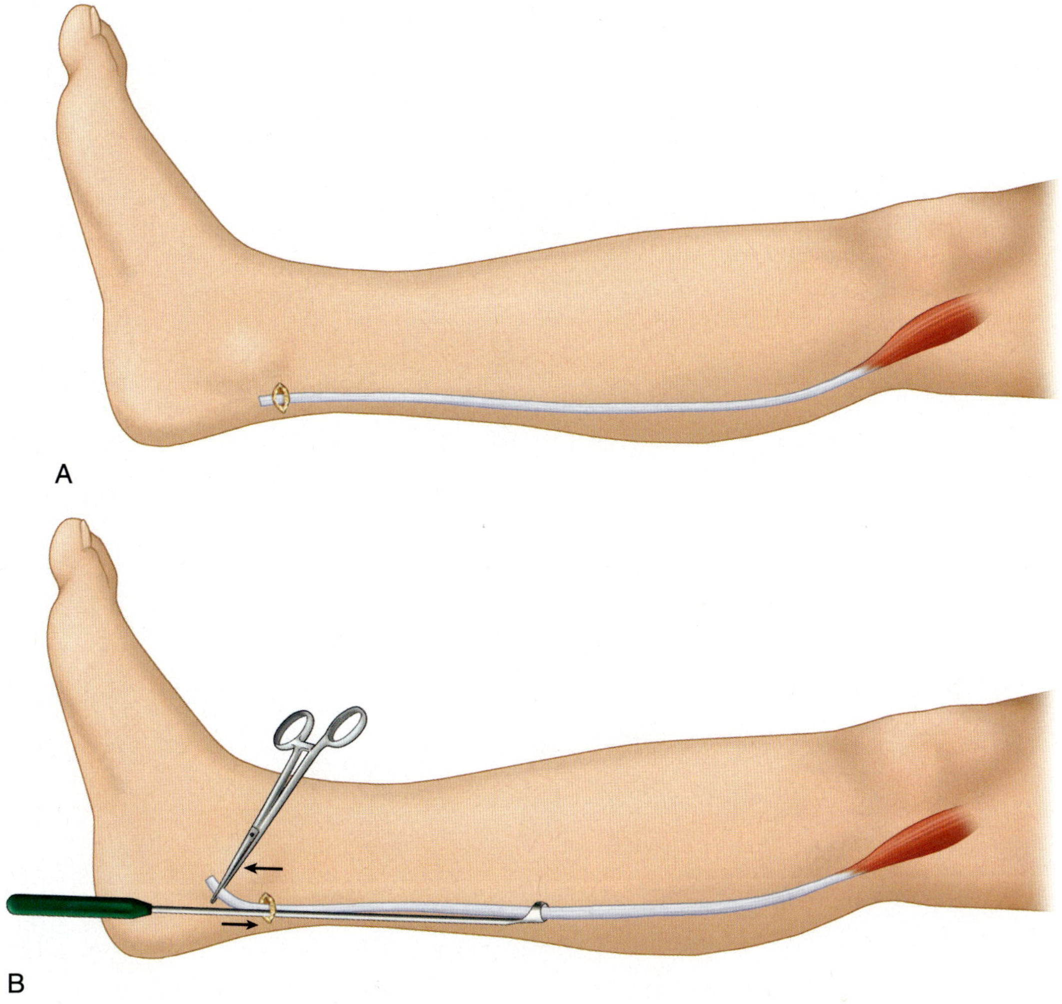

图12

步骤 1C：切取趾长伸肌

- 第四趾趾长伸肌腱几乎无变异，且作为移植肌腱来源其粗细适中，但切取该肌腱费时。在踝关节远端趾长伸肌腱可分为多个腱束，可作为多根移植肌腱来源。在足背跖趾关节水平行多个短的横行切口，并从伸肌鞘管近端抽出肌腱。
- 在第四跖趾关节（MTP）背侧做切口确认趾长伸肌腱。向近端分离该肌腱并在其远端钳夹（图13A）。
- 向近侧插入小肌腱剥离器直至有阻力处。用力过度可能会在获取所需长度前就损伤肌腱（图13B）。
- 在阻力处做第二个横切口，并在此处游离肌腱。这两个步骤可能需要重复多次以获得足够的肌腱长度。

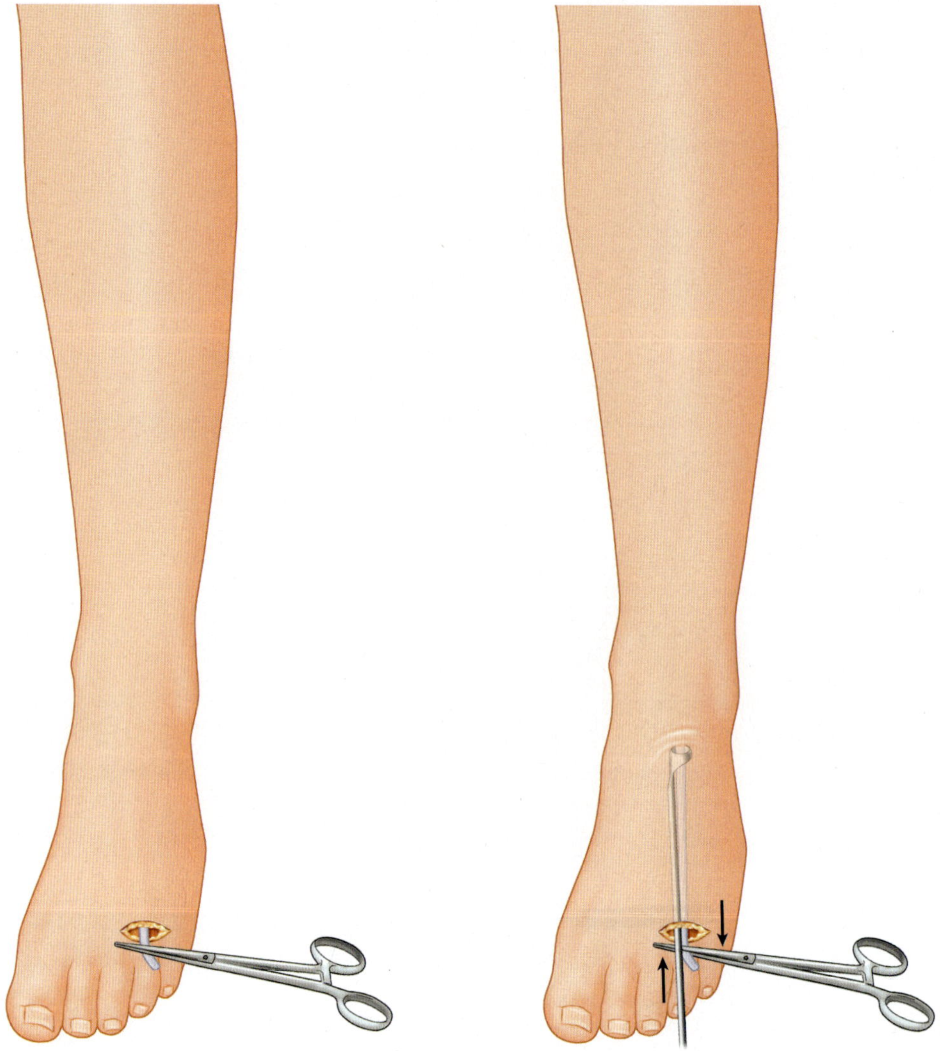
A B

图13

手术要点

- 由于指浅屈肌有更多独立的活动，所以选择其作为供体肌而不选择指深屈肌。由于指深屈肌共享一个肌腹，其中一个肌腱的张力会影响其他肌腱的张力导致四指同时屈曲，而指浅屈肌则不会有此效应。使用指深屈肌作为动力来源的弊端在于：如果移植肌腱长度不合适或发生粘连，会影响其他手指的主动运动范围。

- 必须分离肌腱浅层的伸肌鞘管。经常会有足背处趾长伸肌腱融合，这种情况下需将肌腱锐性分离（图13C）。
- 一旦肌腱被游离到踝近端时，将肌腱远断端送入最近端切口，插入Brand肌腱剥离器并向近端推离，松解肌腱至腱腹交界处，同时在肌腱远端保持反向牵引（图13D）。

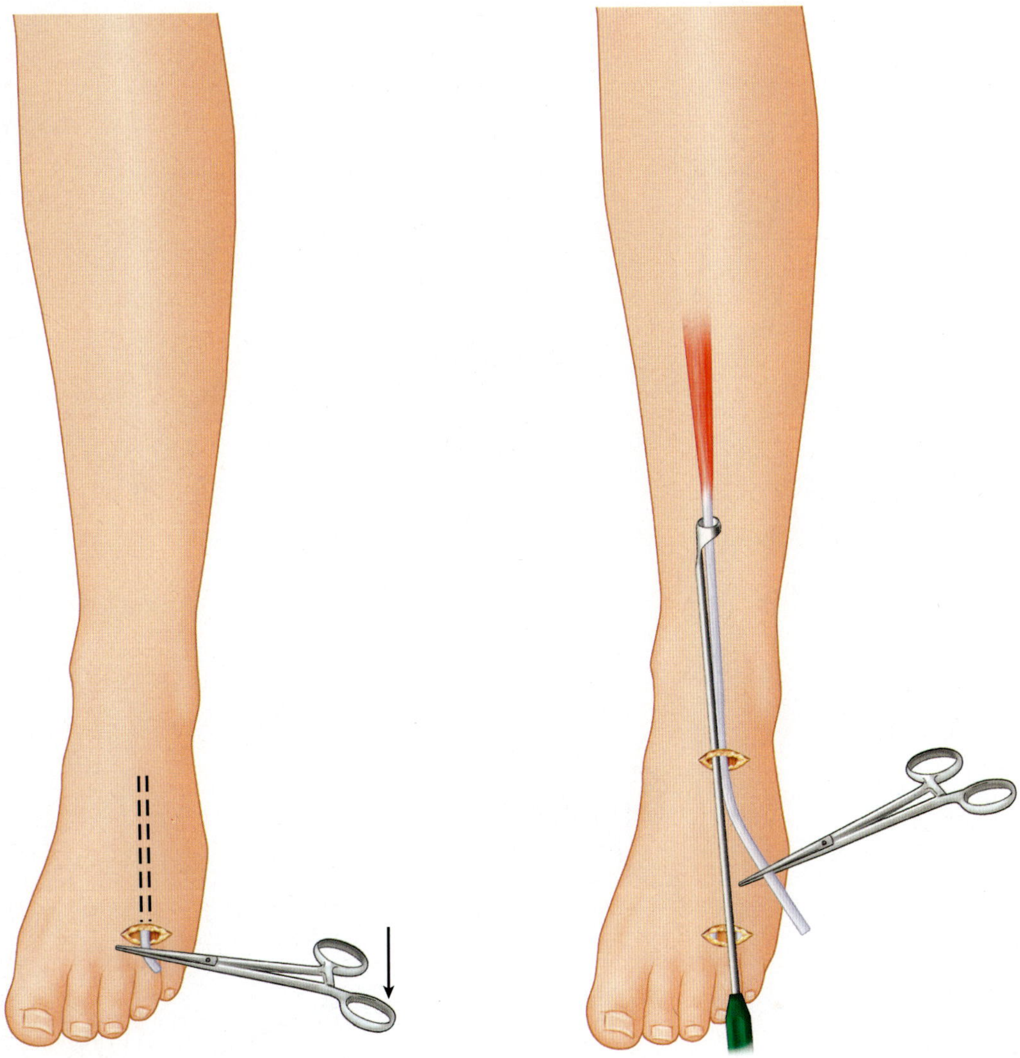

图13 续

步骤2：分阶段肌腱移植

- 于手指远节切口显露硅胶棒远断端。前臂切口显露硅胶棒近断端（图14A）。
- 移植肌腱与硅胶棒近端缝合后通过假鞘管进入远端（图14B）。
- 移植的肌腱与肌腱远断端缝合方式有两种：多股缝线水平缝合或在远节指骨掌侧基底钻孔，用3-0Prolene线将肌腱通过骨隧道抽出到指背，并用钮扣固定于指甲上。也可用骨锚将肌腱固定在指骨上（图14C）。
- 缝合远端切口。
- 在腕部确认患指的指浅屈肌腱近断端（而不是指深屈肌腱）。此处肌腱用Pulvertaft线编织缝合。调整移植肌腱张力以手指休息位时屈曲角度为标准（图15）。

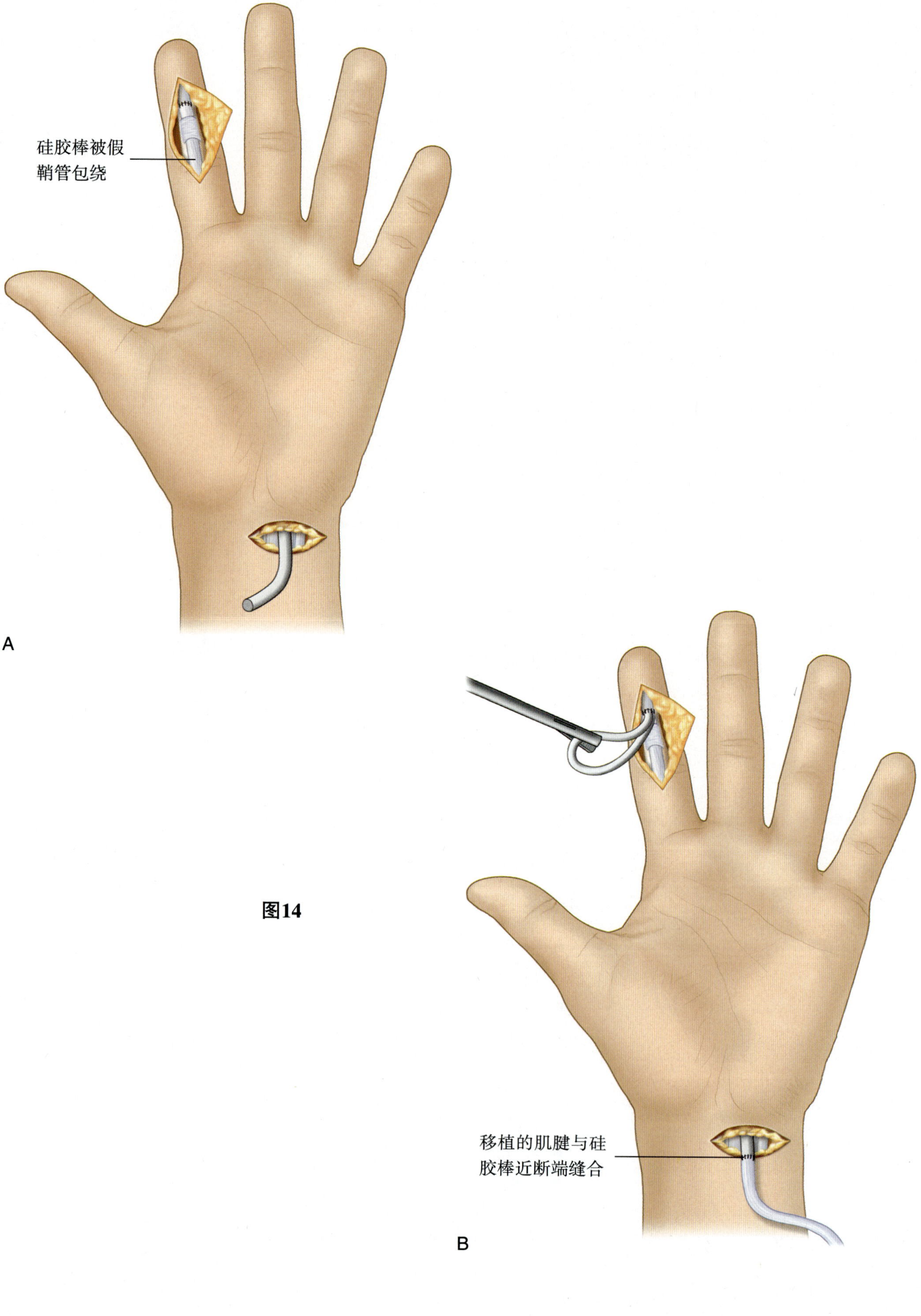

图14

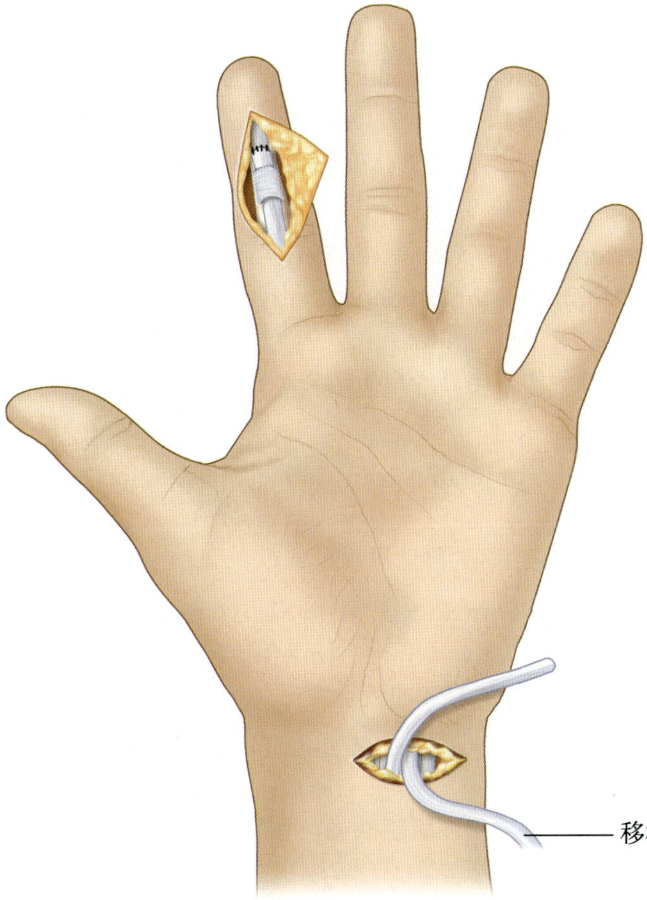

C
图14 续

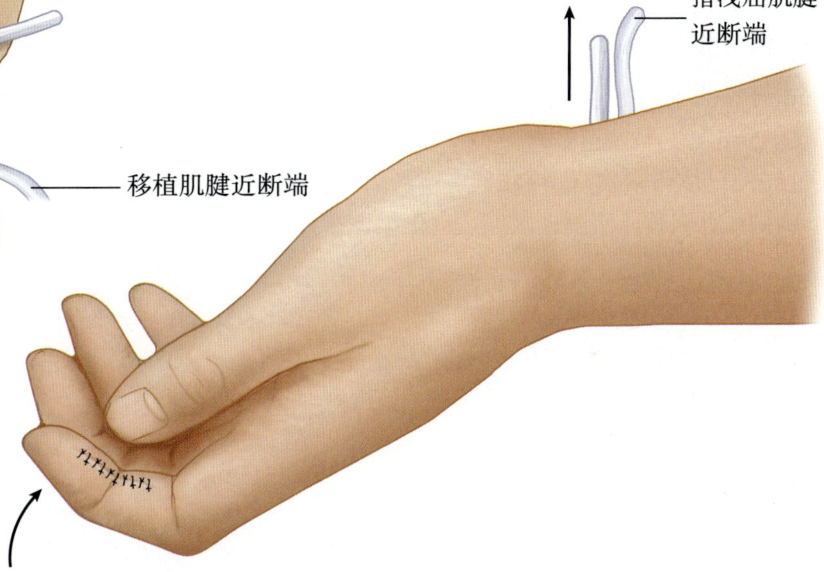

图15

术后护理及预期结果：第二阶段

- 由于移植的肌腱在几周内无血运，因此其强度较弱易于断裂。术后康复运动必须渐进而谨慎，在康复初期，只能进行最轻强度的主动屈曲及单一关节的主被动伸直。注意避免指间关节挛缩。
- 由于二期手术需在软组织条件已恢复的情况下进行，而且要求无需对软组织行手术操作及对鞘管区或PIP关节处不造成再次损伤，所以一些术者要求康复训练前手指屈曲位制动3周。这有利于移植肌腱重建血运，而且对最后的主动活动结果无不利影响。
- 如果移植肌腱断裂，则需早期重新移植肌腱以免假鞘管纤维化。
- 最好的结果是，大约1/3患者能获得好的结果（总活动度大于200度），1/3有较好恢复，而1/3则需二期重建。

证据

Hsu C, Chang J. Clinical implications of growth factors in flexor tendon wound healing. J Hand Surg [Am]. 2004;29:551-63.

本篇回顾性文章叙述了屈肌腱伤口愈合的分子学基础及广为研究的生长因子，并总结了这些生长因子在屈肌腱修复中的临床应用。（Ⅳ级证据）

Leversedge FJ, Zelouf D, Williams C, Gelberman RH, Seiler JG 3rd. Flexor tendon grafting to the hand: an assessment of the intrasynovial donor tendon—a preliminary single-cohort study. J Hand Surg [Am]. 2000;25:721-30.

在10例患者中使用滑膜内供体肌腱行屈肌腱功能重建的研究表明，与已经出版的文献结果相比有令人鼓舞的结果。（Ⅲ级证据）

Nishida J, Amadio PC, Bettinger PC, An KN. Excursion properties of tendon graft sources: interaction between tendon and A2 pulley. J Hand Surg [Am]. 1998;23:274-8.

犬模型的研究表明，与滑膜外肌腱移植相比，A2滑车深面的滑膜内肌腱移植滑程更长。

Noguchi M, Seiler JG 3rd, Boardman ND 3rd, Tramaglini DM, Gelberman RH, Woo SL. Tensile properties of canine intrasynovial and extrasynovial flexor tendon autografts. J Hand Surg [Am]. 1997;22:457-63.

犬模型的研究表明，与滑膜外肌腱移植相比，接受滑膜内肌腱移植动物PIP的活动度更大。

Vanderhooft E. The frequency of and relationship between the palmaris longus and plantaris tendons. Am J Orthop. 1996;25:38-41.

186例尸体研究发现，156例有掌长肌和跖肌；22例掌长肌缺如；12例跖肌腱缺如。如果一侧肢体肌腱缺如，则67%对侧肢体肌腱也缺如。（Ⅳ级证据）

Zissimos AG, Szabo RM, Yinger KE, et al: Biomechanics of the thumb flexor pulley system. J Hand Surg Am 1994;19:475-9.

14例人类尸体研究表明，完好的A1滑车和斜形滑车对于拇指的正常运动是必要的。

42 指伸肌腱修复术

Walter T. Chang and Roy A. Meals

注意事项

- 未治疗的槌状指可导致PIP关节过伸畸形（鹅颈畸形）（图1A）。
- 未治疗的中央腱束损伤可导致DIP关节过伸（钮孔畸形）（图1B）。
- 指伸肌腱在掌指关节以远的损伤通常是由咬伤所致，因此在肌腱修复前需要清创、冲洗及应用几天抗生素。
- 众所周知，由缺少经验的观察者所报道的有关肌腱损伤的发病率并不准确。
- 由于相临手指的腱联合的牵拉作用，腱联合近端肌腱损伤后伤指仍能伸直（图2）。

争议

- 槌状指骨折后背侧撕脱骨块较大，而由于指深屈肌的牵拉末节指骨向掌侧半脱位时，用夹板制动、经皮穿针或切开复位内固定治疗仍有争议。有文献支持对这种病例采取保守治疗。由于DIP关节不是负重关节，该关节的不匹配不会导致骨性关节炎。尽管X线片仍有改变，但该骨折夹板制动造成的功能和外观可以让人接受。

适应证

- 开放性指伸肌腱损伤通常源于切割伤，而闭合性指伸肌腱损伤主要源于手指暴力屈曲时止点断裂。闭合性肌腱损伤大多用夹板治疗。
- 如果肌腱损伤超过宽度的50%以上时则需修复。否则只需制动损伤部位临近关节几周即可。

临床检查/影像学检查

- 对于闭合损伤应拍X线片除外撕脱骨折。
- 对于深在的切割伤或高能量创伤X线片可评估骨折和发现异物。

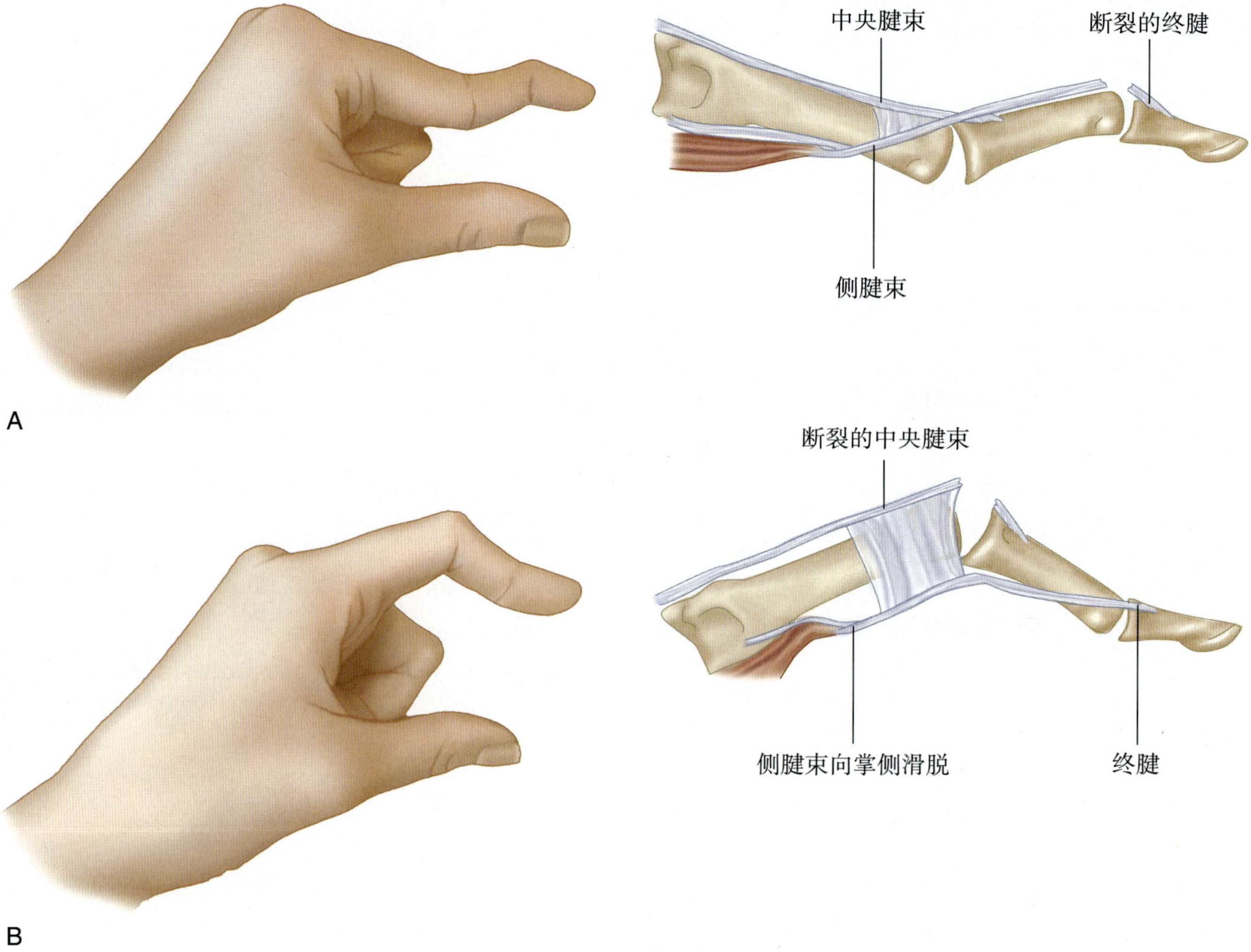

图1

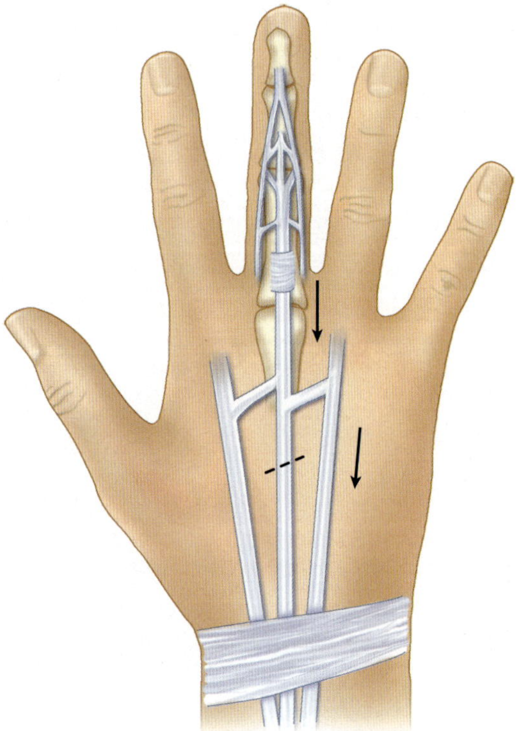

图2

外科解剖

- 图3显示指伸肌腱的损伤区。奇数表示在关节处损伤，偶数表示在两个关节间损伤。
- 由于指伸肌腱位于手背部皮肤与骨骼之间的薄脂肪层内，所以应当注意以确保缝合技术和缝合材料不会造成增厚包块影响手的外观。
- 手背肌腱依靠滑膜微血管的滋养而不是类似Ⅱ区屈肌腱一样靠周围组织液弥散，因此愈合快。
- 除了伸肌支持带以外，手背肌腱与手掌及手指部位的屈肌腱一样，再没有其他致密筋膜限制肌腱滑动。
- 由于以上原因，手背侧与手掌侧肌腱所需修复的强度与形状就会不同。指伸肌腱断裂不需腱周缝合。我们认为指伸肌腱也不必轴心缝合。由于轴心缝合不会完全压迫纵行微血管，所以Ⅱ区屈肌腱修复需轴心缝合。而在背侧，肌腱血运不依赖周围组织，因此简单、强有力的缝合即可。

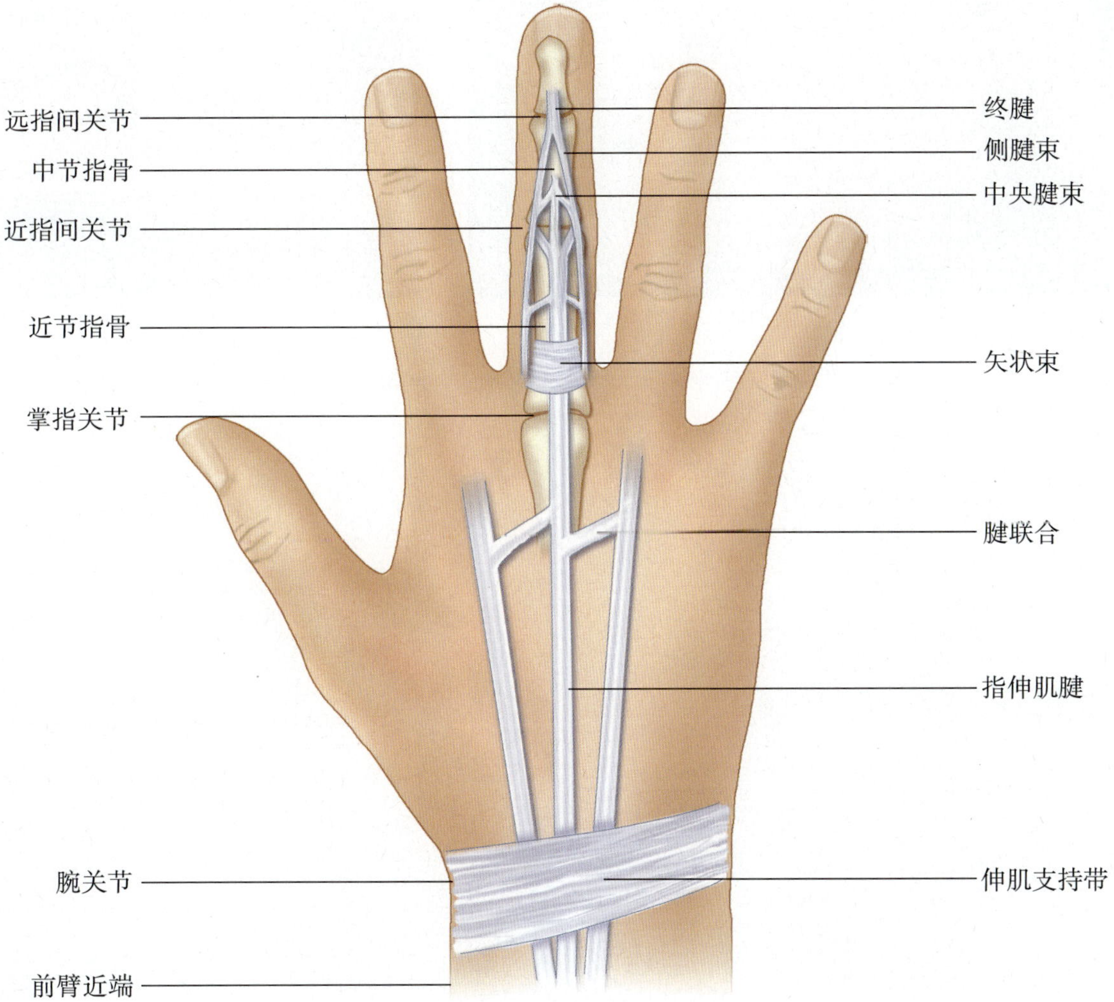

图3

入路/显露

- 手指肌腱修复时采用尺侧正中切口瘢痕隐蔽。为了显露得更好，切口可在PIP关节或DIP关节伸侧皮纹处横行延伸。这些部位的切口愈合后瘢痕也很小。皮肤切口可根据伤口部位具体设定。
- 设计侧正中切口时，可屈曲手指，在指间关节处标记皮肤屈曲横纹的背侧延伸部（图4A和4B）。
- 这些标记点的连线就是侧正中线（图5A）。
- 指神经血管位于切口缘掌侧2mm处。
- 为了修复手及腕部肌腱，可在横行伤口边缘纵向延长，然后Z字成形（图5B），或做第二个横行切口来寻找肌腱断端，这样可显露得更好（图5C）。为了修复伸肌支持带深面的肌腱，我们可切除部分支持带，以使缝合部位不会位于支持带下（图11）。

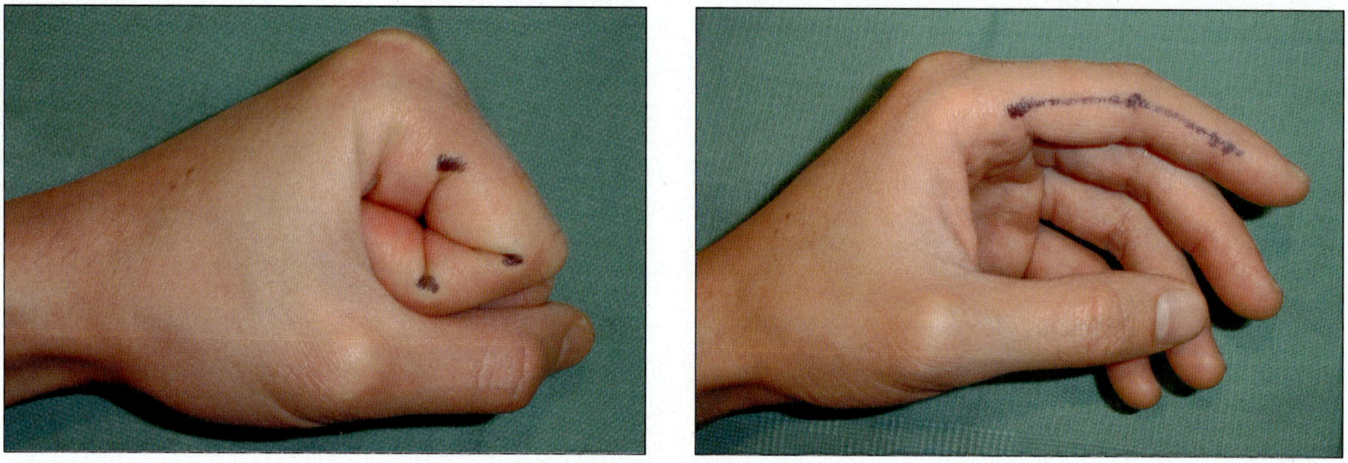

A B

图4

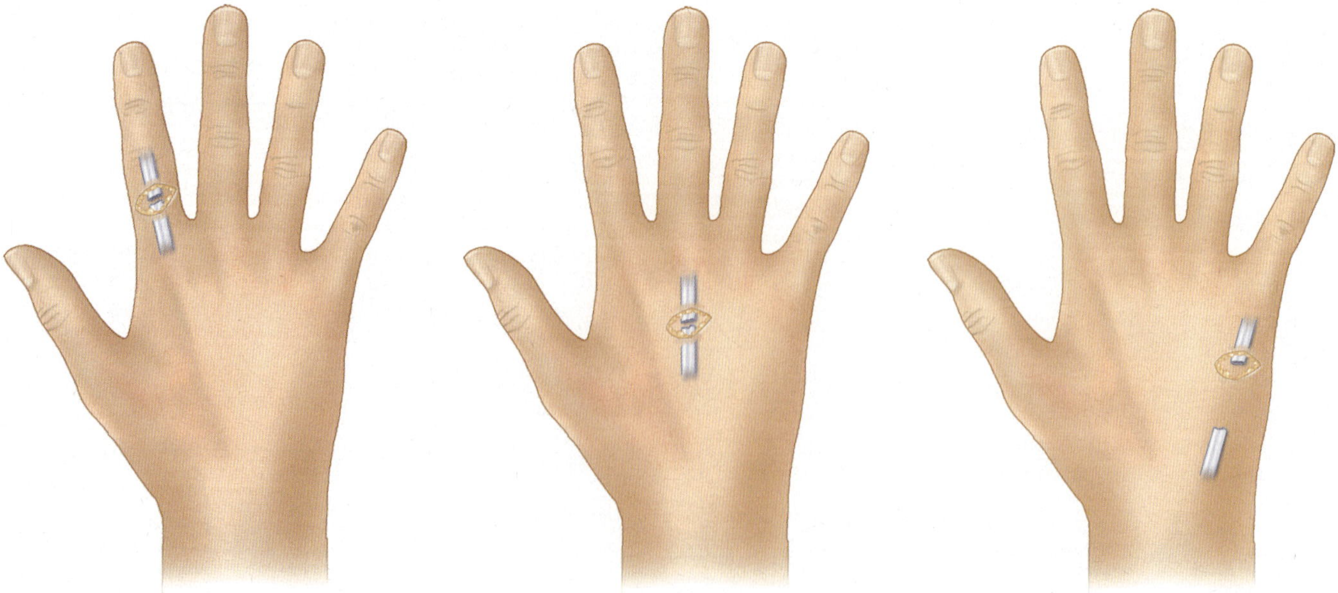

A B C

图5

手术操作：闭合性损伤

Ⅰ区闭合性损伤（槌状指）

- 用夹板将DIP关节持续制动于伸直位6周。
- 如果6周后还有畸形，则可再制动6周。
- 我们使用Mallet Mender热塑料夹板制动手指，这种夹板有三种规格以适应不同患者的指型。这种夹板具有贴伏性良好、佩戴夹板时可接触水的优点（图6A～6D）。
- 将该夹板放置于热水中约10秒至其变色，然后包绕手指，将手指固定于DIP关节轻度过伸位直至夹板变硬。
- 急性损伤患者在7～10天后需重新塑形夹板，因为指体的肿胀消退会导致夹板不贴伏。
- 无需制动PIP关节。如果患者PIP关节过伸则可能导致鹅颈畸形。因此，在这种情况下我们将PIP关节与DIP关节同时制动。最好用贴伏性良好的管形石膏。最简便的方法是在手指表面裹上3到4层衬垫，然后浸入水杯中，当石膏聚合时即可塑形（图7A和图7B）。
- 对于手术损伤，用克氏针从中节指骨斜行穿过 DIP关节，皮下剪断针尾，避免针道感染。当6～8周骨折愈合后局麻下拔针。在拔针前患者可佩带DIP关节伸直位夹板。为了术中制动手指，可用高压灭菌的铝条保持位置或掌、背侧用无菌贴制动。

注意事项

- 术后护理时注意夹板不要压得太紧，以免发生压疮，在夹板制动期间注意避免背侧皮肤折叠。
- 未治疗的槌状指功能障碍不明显。因此槌状指的治疗结果不应该比未治疗的更差。开放手术治疗的并发症很多。通常撕脱骨片会比X线片上的更碎，当试图对撕脱骨块进行解剖复位和内固定时可能会导致骨块粉碎。为了获得解剖复位而对骨块进行的操作会破坏其血运，从而造成骨坏死。开放治疗中常见的并发症有感染、伸直位僵直、甲床损伤及慢性触痛。
- 患者应当明白，在闭合治疗时也可遗留轻度伸直不全，约5～10度，在仔细观察时可察觉到。
- 谨防发生指间关节过伸畸形。在治疗初期提醒这些患者他们所能期盼的最好结果是获得接近正常的伸指。他们不应该期望能获得与邻近正常指一样的正常的过伸角度。在这些病例中PIP关节与DIP关节同时制动。
- DIP关节融合是一种良好的补救措施，但伸直不全多为外观方面的问题，不会影响功能，故很少用。

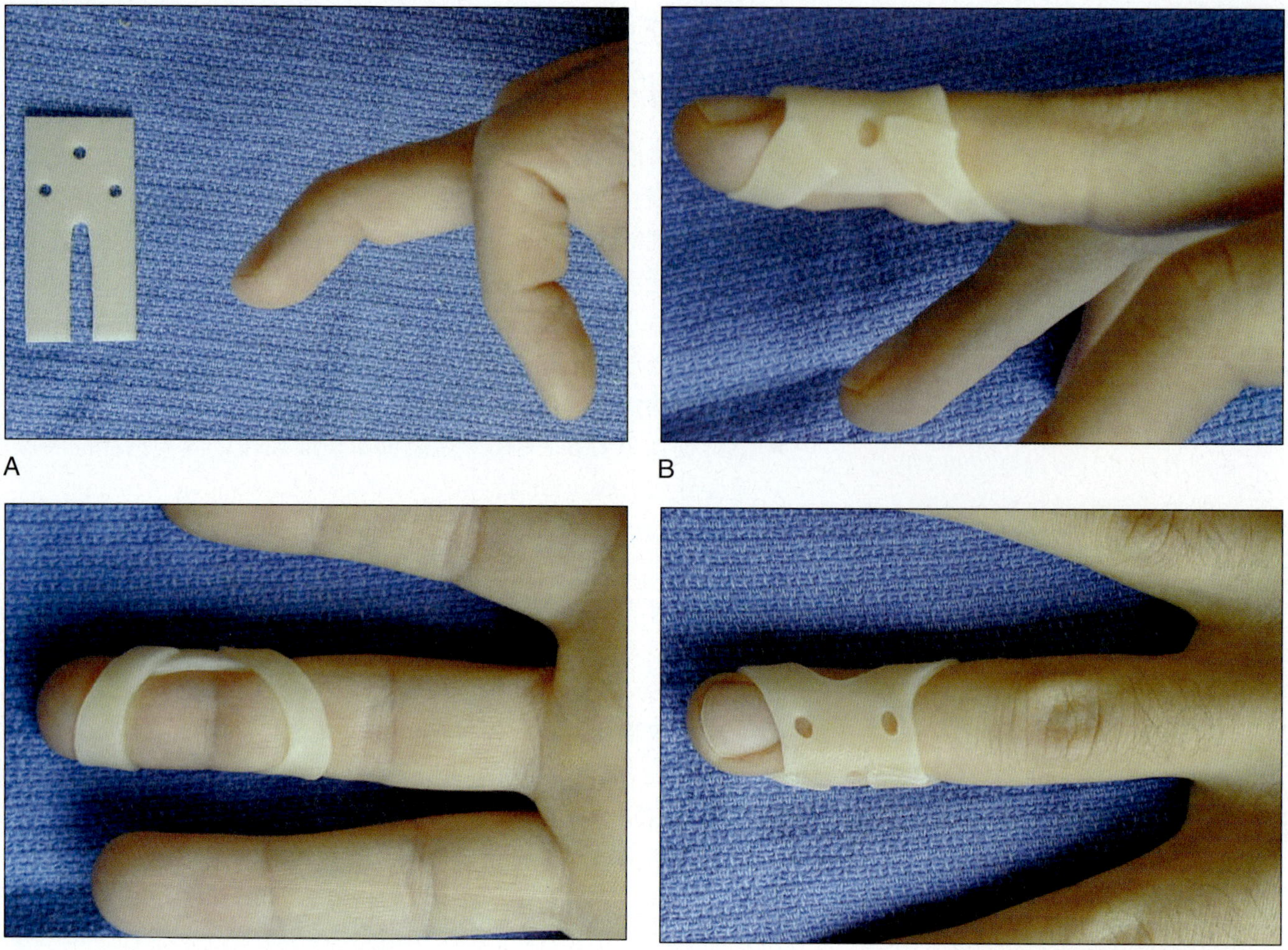

A B C D

图6

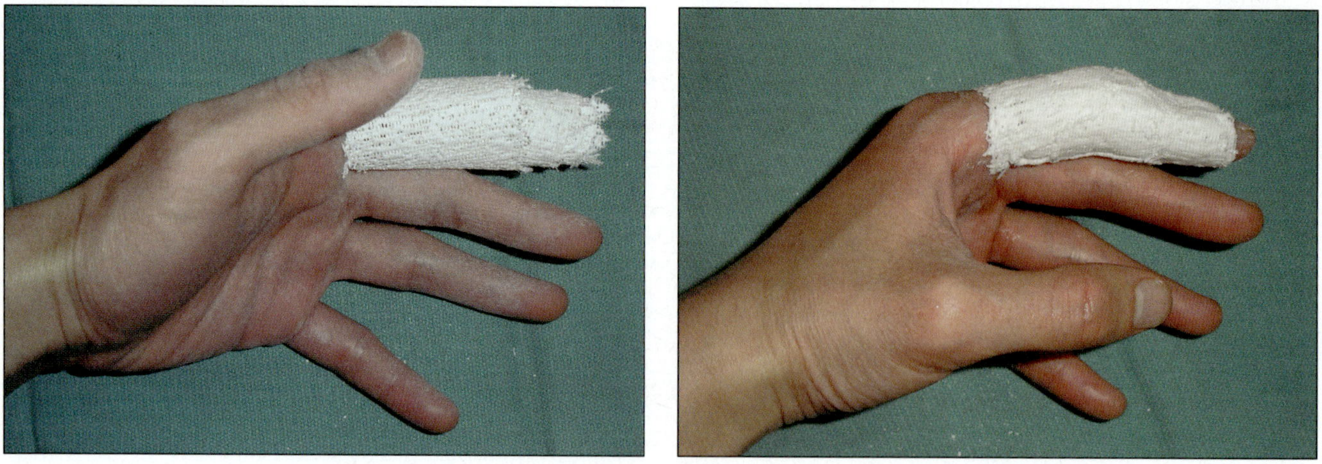

A B

图7

中央腱束（Ⅲ区）闭合性损伤

- 中央腱束闭合损伤通常由于挤压或扭伤所致。中央腱束损伤可以用以下方法诊断：首先行指神经阻滞麻醉，将PIP关节保持在屈曲90度的位置。在此位置患者即使中央腱束的连续性存在也不能伸DIP关节。而如果中央腱束断裂，则伸肌力量通过侧腱束传导至DIP关节，从而导致DIP关节过伸。
- 将PIP关节制动于伸直位6周。
- 不制动DIP关节并鼓励其屈曲，这样可促进侧腱束紧张，防止向掌侧滑脱。
- 带尼龙搭扣的定制的夹板是最有效的保持位置的方式（图8）。

Ⅴ区闭合性（MCP）损伤

- 通常包括矢状束撕裂，其次为腱联合损伤。
- 当MCP屈曲时伸肌腱向矢状束尚连续的一侧滑脱。
- 指总指伸肌腱在掌骨头处急性损伤的早期治疗方法是MCP于伸直位制动4～6周。
- 对于慢性损伤或指伸肌腱仍有错位的患者则需手术治疗（图9）。

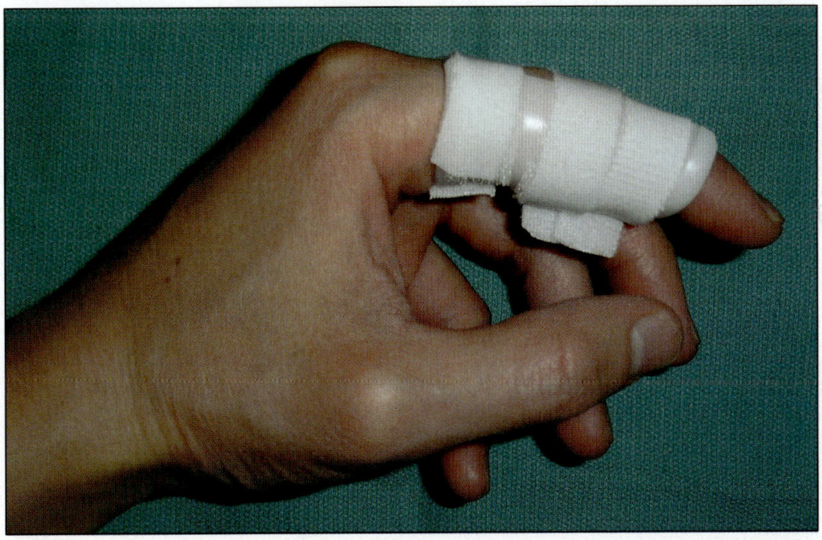

图8

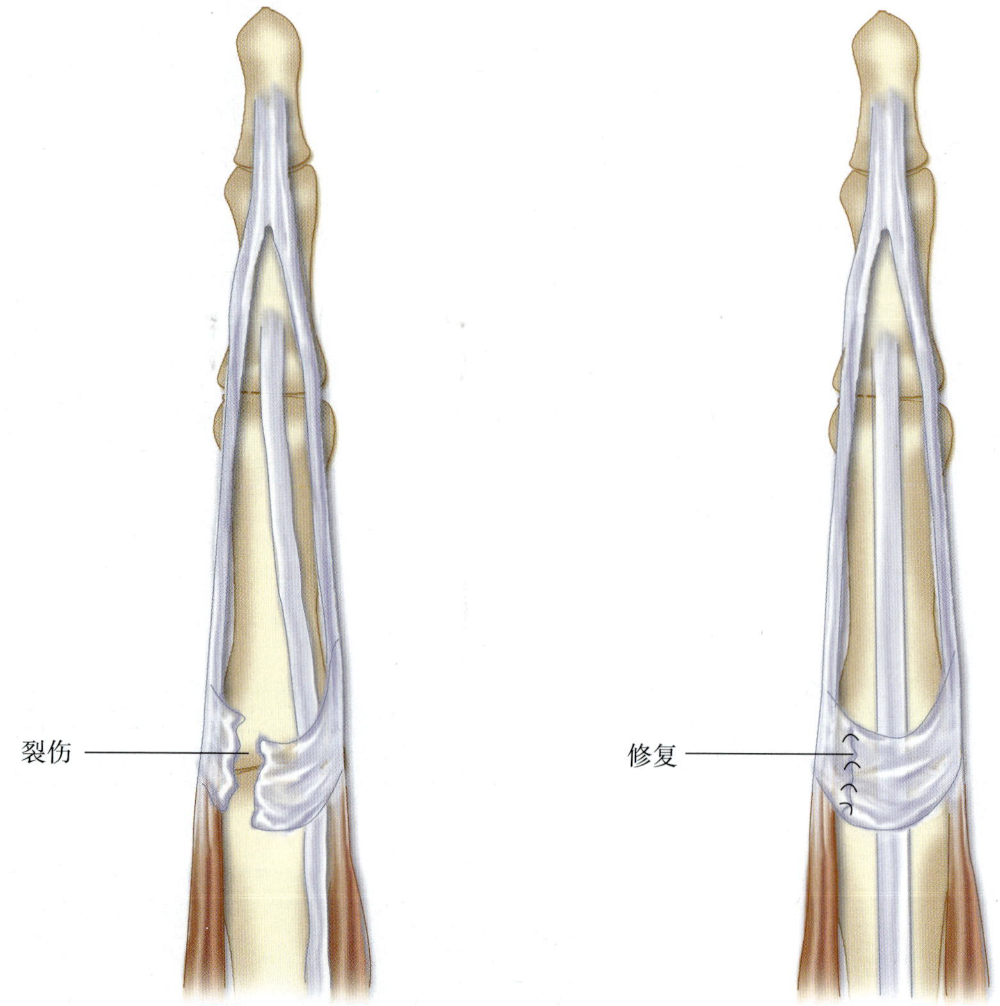

图9

争议

- Newport等（1995）报道在Ⅳ区肌腱损伤修复中，Bunnell和改良Kessler方法优于褥式缝合和8字缝合。
- Howard等（1997）报道在Ⅵ区肌腱损伤修复中，MGH肌腱修复方法（交叉连续缝合法）比Bunnell和Krackow法更不易形成间隙。

手术操作：开放性指伸肌腱断裂

一般规则

- 对于更远端损伤（Ⅰ～Ⅳ区），肌腱呈扁平状，最好用8字缝合。
  - 尤其是指骨部位的指伸肌腱断裂，由于指间关节有自然屈曲的趋势，会对肌腱缝合部位造成牵拉，因此可用皮肤紧缩缝合来加强肌腱的缝合强度，这些病例中的缝线在4～6周再行拆除。
- 尽管一些术者提倡在指伸肌腱Ⅴ～Ⅷ区断裂时使用核心缝合技术，然而我们一般使用8字缝合（图10A）或荷包缝合，第一进针点在矢状面，第二进针点在冠状面（图10B）。

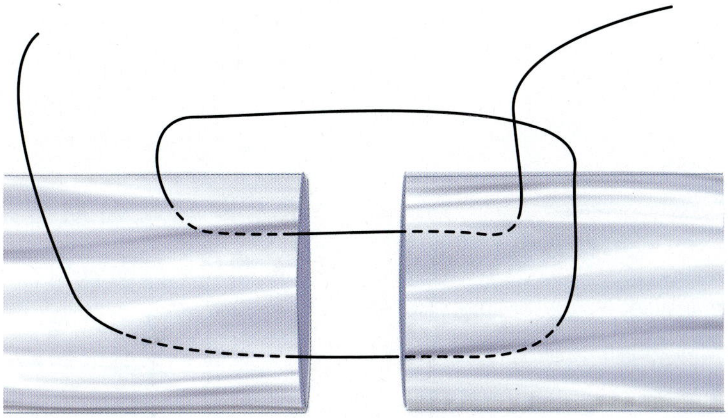

8字缝合

A

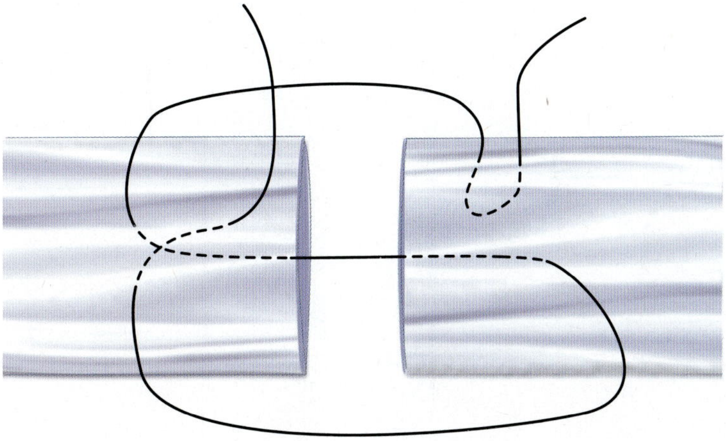

荷包缝合（第一次进针在矢状面，第二次进针在冠状面）

B

图10

注意事项

- 当修复Ⅴ区断裂时注意被人咬伤的患者。

特定区域的修复

- Ⅰ区开放性槌状指畸形：
  - 缝合肌腱后佩带夹板6周。
  - 如果远端止点肌腱缺损，我们选择闭合伤口后制动，而不是止点重建。皮肤、残留关节囊与骨的粘连可避免后期重建。
- Ⅱ～Ⅳ区损伤者，我们采用通过冠状面的水平褥式缝合，在肌腱两侧打结可使线结隐蔽。
- Ⅴ区损伤者，我们缝合矢状束。
- Ⅶ区损伤者（图11A），我们采用标准缝合方法，切断缝合部位的伸肌支持带，以使修复处肌腱在滑动时不会被嵌顿。
  - 伸肌支持带被切除或纵行切开，保留最远端和最近端的部分（图11B）。
  - 4-0尼龙线8字缝合肌腱（图11C）。被动屈伸手指以确保残留的伸肌支持带不会影响肌腱的修复。

- Ⅷ区损伤者，我们用3-0或4-0尼龙线8字缝合。
- Ⅸ区损伤者，由于很难达到牢固的修复，故结果差。
  - 肌束与尼龙缝线近似。
  - 我们将肌腱与肌肉重叠缝合（图12）。

> **手术要点**
>
> - 有经验的手外科医师能够把握早期剧烈活动导致肌腱断裂与长时间制动造成粘连之间的平衡。

术后护理及预期结果：指伸肌腱开放性断裂伤的修复

- 与屈肌腱断裂相比，由于很多原因，单纯指伸肌腱断裂后的明显粘连并不常见。在手掌或手指背侧并没有致密的筋膜束缚，且背侧皮肤更松弛。因此指伸肌腱损伤中我们很少使用动力性夹板，因其比静力性夹板要求更多金钱和时间。
- 对于手、腕或前臂（例如Ⅴ区或近端）背侧肌腱断裂，我们将腕关节制动于伸直位、MCP制动于休息位3周，然后放开MCP，单独制动腕关节于伸直位3周。

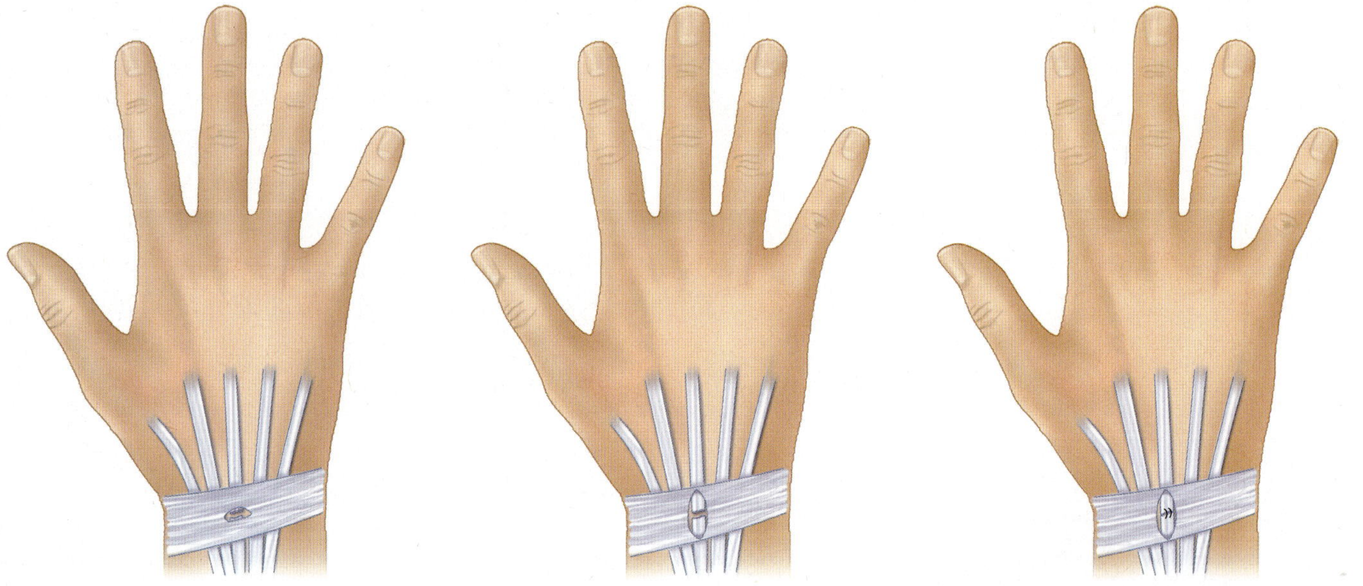

A B C

图11

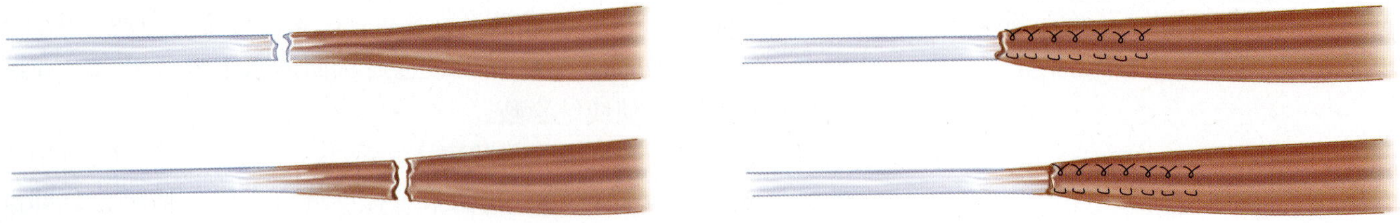

图12

并发症

- 肌腱粘连可导致屈指和/或伸指功能丧失。
- 外在肌紧张试验：外在肌紧张时，当MCP伸直时PIP关节屈曲度加大。如果早期发现，通过积极的理疗可改善这种情况。如果没有改善，则需行指伸肌腱松解和背侧关节囊松解。
- 可能发生指伸肌腱断裂。
- 伸肌四指效应：由于腱联合结构，修复后一条肌腱短缩可导致其他手指活动度丧失。

■ 对于Ⅰ～Ⅳ区肌腱断裂，将PIP与DIP关节制动于伸直位4周，以使伤后8周能够达到握拳充分而不会出现伸直不全。

证据

Chester DL, Beale S, Beveridge L, Nancarrow JD, Titley OG. A prospective, controlled, randomized trial comparing early active extension with passive extension using a dynamic splint in the rehabilitation of repaired extensor tendons. J Hand Surg [Br.] 2002;27:283-8.

一个前瞻性、随机对比试验对比两种Ⅳ～Ⅷ区指伸肌腱损伤修复后的康复方法。19例患者遵循包括早期主动活动的计划，17例患者则是动力性夹板固定（被动伸直）。4周后，动力性夹板固定组关节总活动度良好，但最终随访（3个月内）时两组无显著性差异。（Ⅰ级证据）

Howard RF, Ondrovic L, Greenwald DP. Biomechanical analysis of four-strand extensor tendon repair techniques. J Hand Surg [Am] 1997;22:838-42.

尸体手标本中测试改良 Bunnell、改良 Krackow-Thomas和 MGH方法在Ⅵ区指伸肌腱修复中的强度。以恒定速率牵拉被修复的肌腱直至断裂。MGH比改良 Bunnell、改良 Krackow-Thomas更能抗裂隙形成。

Mowlavi A, Burns M, Brown RE. Dynamic versus static splinting of simple zone Ⅴ and zone Ⅵ extensor tendon repairs: a prospective, randomized, controlled study. Plast Reconstr Surg. 2005;115:482-7.

随机对比Ⅴ和Ⅵ区指伸肌腱断裂患者术后动力性和静力性夹板的治疗效果。作者发现动力性夹板组在4、6、8周时功能改善明显，但到6个月时与静力组相比效果不明显。（Ⅰ级证据）

Newport ML, Pollack GR, Williams CD. Biomechanical characteristics of suture techniques in extensor zone Ⅳ. J Hand Surg [Am]. 1995;20:650-6.

16具手标本被用于测定Ⅳ区指伸肌腱修复的缝合技术的强度。在活动时出现裂隙、强度减小、出现2mm裂隙的强度的比率方面，改良Bunnell和改良Kessler法明显优于褥式和8字缝合。

43 桡骨茎突狭窄性腱鞘炎及扳机指松解术

Kevin C. Chung

争议

- 对于这两种情况，包括鞘管内注射激素的早期治疗可缓解两种疾病的症状。
  - 在桡骨茎突狭窄性腱鞘炎（DQT），由于激素能被准确地注射入鞘管，因此激素是该病最好的早期治疗方法。
  - 对于扳机指，研究显示50%病例对注射无反应；然而，由于封闭治疗易操作、创伤小，仍可作为早期治疗的选择。

其他治疗方法

- 研究显示，用针进行A1滑车松解可在诊所内进行，是一种有效的方法。18号针头倾斜进针。通过针头前后活动，A1滑车可被松解，可缓解扳机指。该方法确切的并发症仍未知。

适应证

- DQT患者拇指外展时第一背侧鞘管疼痛。这种症状是由于第一腕背鞘管炎症所致，其准确名称叫腱鞘炎，即肌腱鞘管炎症。
- 在扳机指中，源于滑膜肥厚导致的肌腱膨大引起致密滑车结构（通常是A1滑车）嵌顿肌腱。

外科解剖

- 桡神经感觉支沿第一腕背鞘管走行，术中应轻柔地牵开。大多数并发症与该神经的牵拉和损伤有关，可导致切口部位持续疼痛（图1）。
- 指神经沿A1滑车边缘走行，松解时通常不会碰到。然而，拇指桡侧指神经跨越A1滑车，松解此滑车时需牵开指神经（图2）。

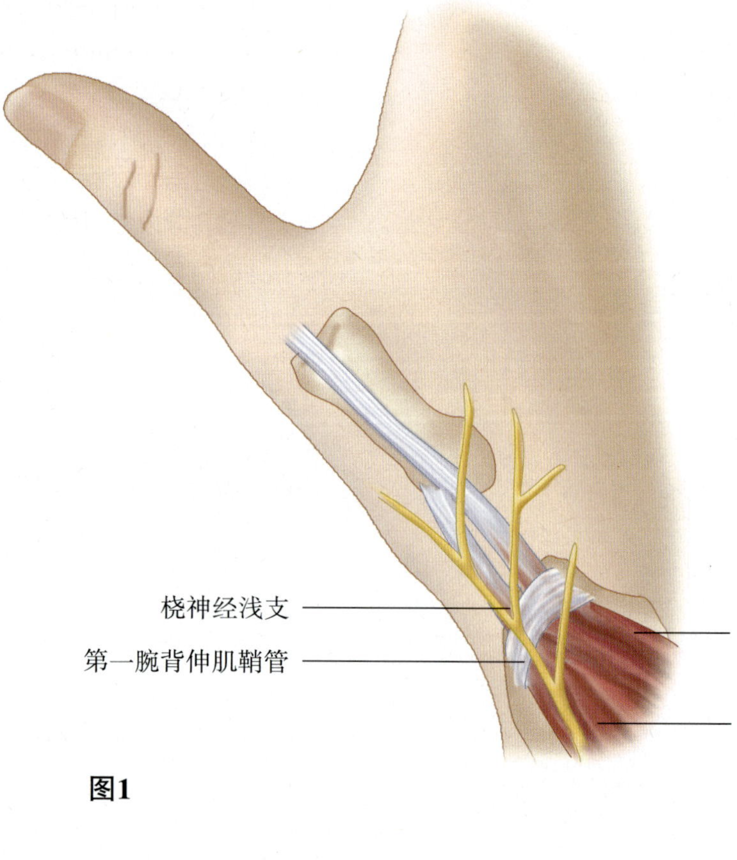

图1

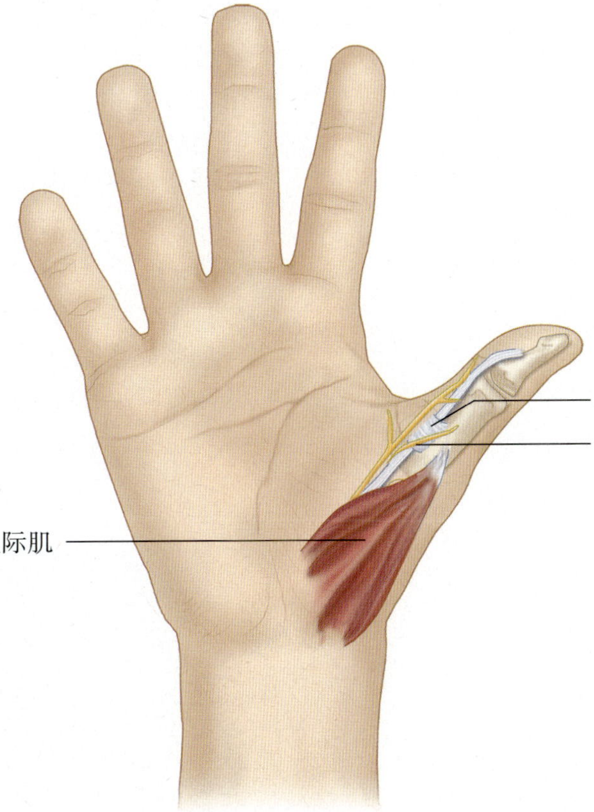

图2

体位

- 这两种术式均可在非住院患者手术部进行，在止血带下操作。如果不用止血带，则可用局部麻醉和肾上腺素。

手术操作1：桡骨茎突狭窄性腱鞘松解

- 为充分显露，在桡骨茎突处做V形切口或横行切口（图3）。

注意事项

- 过度牵拉桡神经浅支可导致痛性神经刺激症状，很难改善。

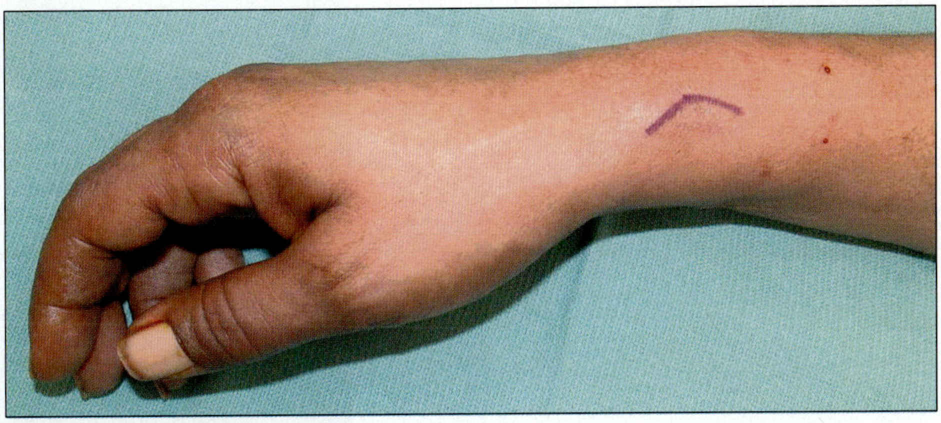

图3

- 掀起皮瓣，显露桡神经浅支，如图4箭头所示。
- 游离桡神经浅支并牵开。
- 用15号刀片沿腱鞘走行切开腱鞘（图5）。对腱鞘的远近端进行完全松解。
  - 通常此鞘管内包括一条拇短伸肌腱和拇长展肌腱的多条腱束（图6）。偶尔会有间隔分隔两条肌腱。必须完全松解两个鞘管。
  - 理论上讲，松解时应当偏向背侧，保留掌侧部分，防止肌腱向掌侧滑脱。
- 缝合伤口，敷料覆盖。

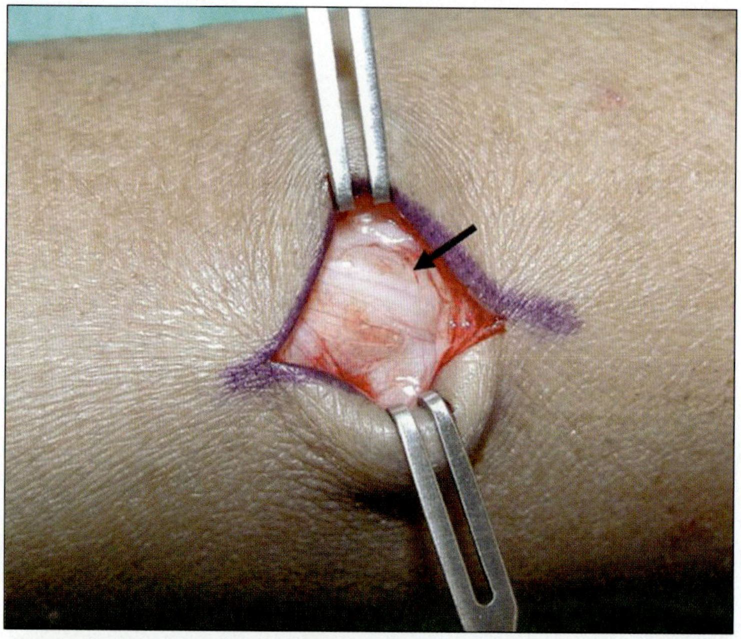

图4

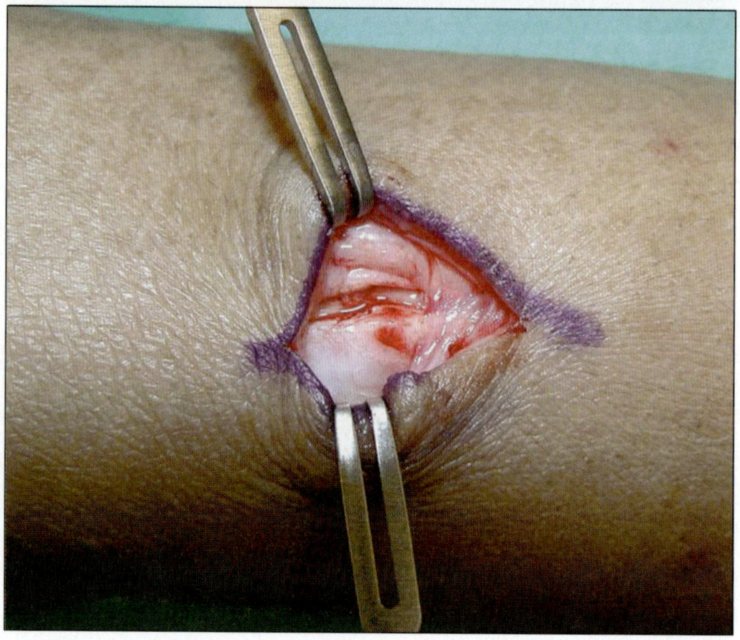

图5

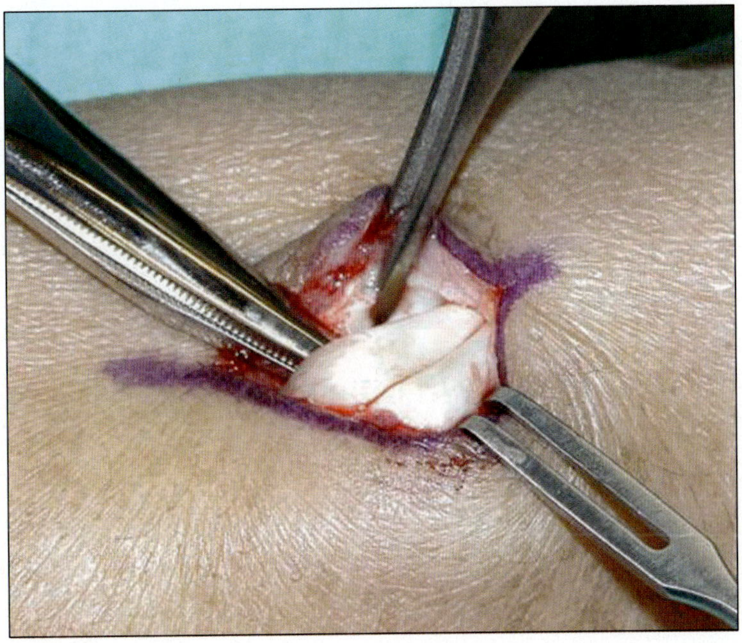

图6

手术操作2：扳机指松解

- 对于中、环、小指，应在掌横纹远侧做切口；而对于示指，切口应在掌横纹近端（图7）。
- 术前应触摸腱鞘，这样才能将切口准确地设计在腱鞘表面。
  - 对于中、环指，其腱鞘在手指中轴线上。
  - 在示、小指，由于其肌腱进入腕管，故鞘管轻度偏向中线。
- 作者更愿意在拇指A1滑车表面做V形切口，这样可较好地显露双侧指神经。局麻后切开皮肤，剪刀平行于鞘管插入，钝性分离软组织，显露腱鞘。
- 显露腱鞘后用15号刀片切开A1滑车。用牵开器牵开皮肤，剪刀分离腱鞘（图8）。
- 切除增生滑膜，保证肌腱有良好的滑程。

术后护理及预期结果

- 桡骨茎突狭窄性腱鞘炎松解术的术后2周内鼓励患者进行日常生活的活动，以促进肌腱滑动。按摩切口处瘢痕以减少此区域的敏感性。
- 扳机指松解术，术后当天患者即可使用患手。
- 两种手术效果好，并发症少。DQT患者症状改善可能需几周。但只要诊断无误，第一腕背鞘管松解后患者都将会获得满意的结果。

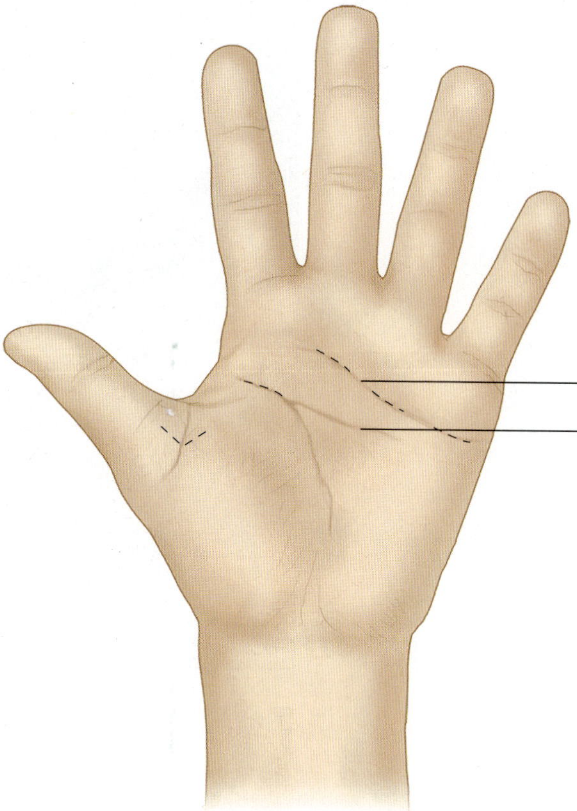

图7

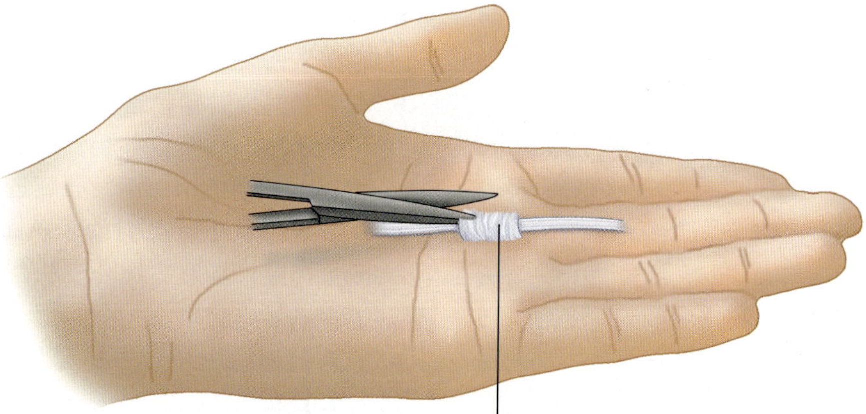

图8

证据

Ahuja NK, Chung KC. Fritz de Quervain, MD （1868–1940）: stenosing tendovaginitis at the radial styloid process. J Hand Surg [Am]. 2004;29:1164-70.

这是一篇对Fritz de Quervain生平的全面回顾性文献，他是该时代最有影响力的外科学者。Fritz de Quervain描述了第一腕背鞘管的炎症，并提出外科治疗的方法。本篇也描述了将此疾病与此区域内其他疾病（包括拇指腕掌关节关节炎)相鉴别的办法。（Ⅴ级证据）

Marks MR, Gunther SF. Efficacy of cortisone injection in treatment of trigger fingers and thumbs. J Hand Surg. 1989;14:722-7.

100例扳机指患者单纯用激素封闭注射治疗。84%患者一次注射后症状有所改善，91%两次注射后症状有所改善。该研究表明激素注射是治疗扳机指的很有效的方法。（Ⅲ级证据）

Witt J, Pess G, Gelberman RH. Treatment of de Quervain tenosynovitis. J Bone Joint Surg [Am]. 1991;73:219-22.

此前瞻性研究评估了在99例该病患者中注射利多卡因的结果。满意率达62%，失败原因可能与APB有独立鞘管、药剂未注射入该鞘管有关。注射无效也可能与药液未注入第一腕背鞘管或独立的APB鞘管有关。（Ⅲ级证据）

第六部分

骨关节疾患

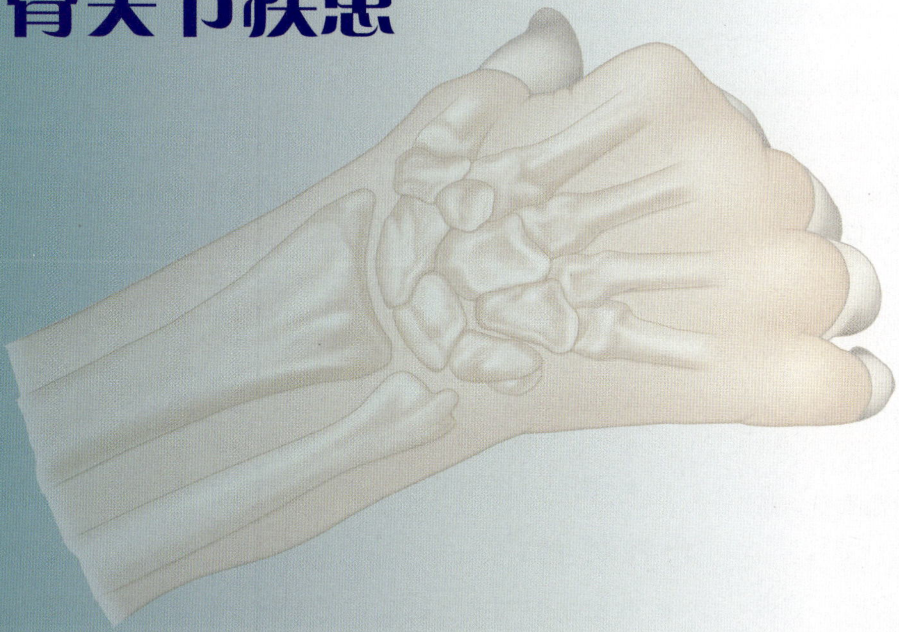

44 拇腕掌关节切除成形术

Matthew M. Tomaino

注意事项

- 术前确定在拇、示指捏合动作时没有掌指关节的动态过度背伸。如果忽略了这个问题，第一掌骨在捏合时的代偿性内收会使重建的腕掌关节韧带承受很大应力。
- 术中要观察舟骨小多角骨关节，以除外该关节存在退行性改变。如果该关节存在退行性改变，需要部分切除小多角骨近侧部。
- 确定没有合并腕管综合征和/或拇指的扳机指。

争议

- 虽然大多角骨部分切除是Ⅱ期和Ⅲ期疾患（即还未出现明显舟骨大多角骨关节炎表现）的治疗方法之一，但此时要小心，可能会存在未发现的大多角周围骨关节炎而导致疼痛持续。如果切除整个大多角骨并进行恰当的第一掌骨悬吊术，将不会有或者只会有很小的第一掌骨向近侧移位的风险，因此可以不选择大多角骨部分切除术。
- 如果明确只有大多角骨第一掌骨关节受累（Eaton Ⅱ期），可选择部分大多角骨切除术。尽管如此，远期结果仍不明确，其他可替代的方法包括Artelon假体关节置换和全关节置换。

适应证

- Eaton Ⅲ～Ⅳ 期疾患。
- 保守治疗不能缓解疼痛，包括局部激素注射、大鱼际夹板制动和等长训练的理疗。

临床检查/影像学检查

- 需拍摄以下几个位置的平片：
  - 旋前的后前位（Robert位）（图 1A）
  - 30° 应力位（图 1B）
  - 侧位（图 1C）

外科解剖

- 前斜韧带（喙状韧带）起于第一掌骨基底的喙状突起，止于大多角骨掌侧。
- 桡动脉穿过解剖鼻烟窝，位于腕掌（CMC）关节背侧关节囊的浅层。
- 拇长展肌（APL）和拇短伸肌（EPB）肌腱位于第一伸肌间室内。
- 桡神经感觉支穿出肱桡肌和桡侧腕长伸肌之间的间隙后走行于皮下。
- 如果采用背侧入路，桡侧腕屈肌（FCR）肌腱位于大多角骨深面。

其他治疗方法

- 血肿撑开关节成形
- 大多角骨第一掌骨融合
- 大多角骨切除
- 大多角骨部分切除，全关节置换
- 大多角骨部分切除，Artelon关节置换

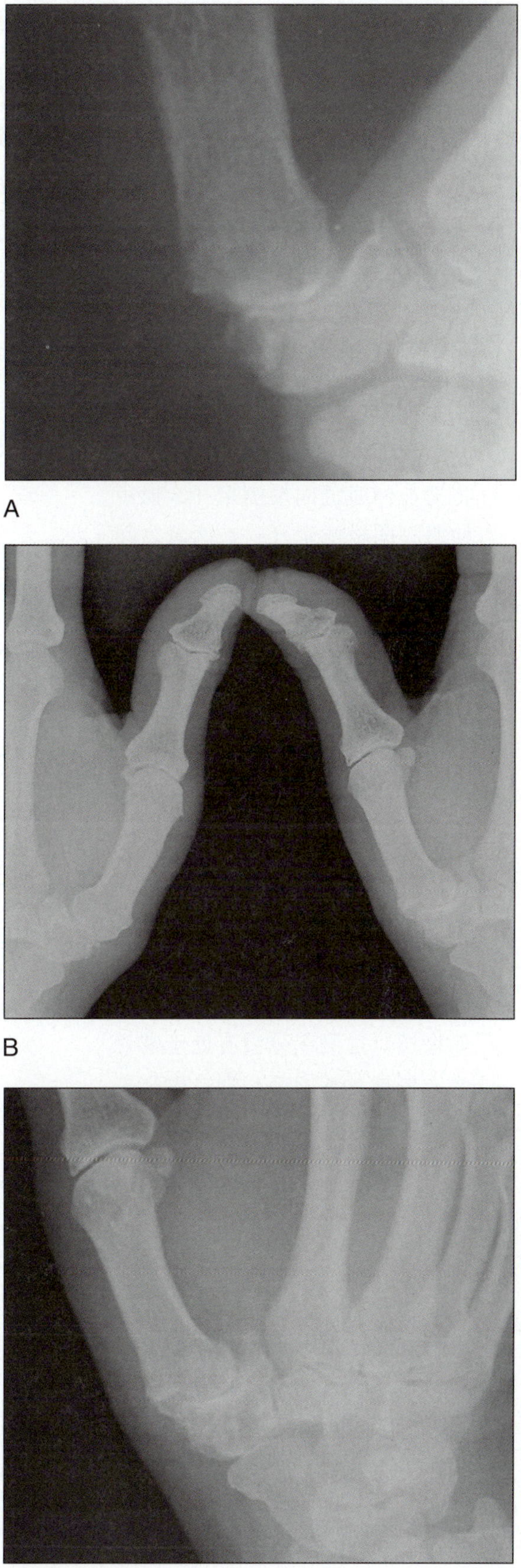

图1 A B C

手术要点

- 确定手术桌相对于外展的上臂位置合适，使得手处于手术桌的中央。

手术要点

- 与掌侧入路（Wagner入路）相比，背侧入路更容易显露大多角骨。
- 将拇长伸肌腱向尺侧牵开，拇短伸肌腱向桡侧牵开；在两者之间的脂肪组织的深面就是桡动脉。
- 第一掌骨内收有利于准确定位大多角骨第一掌骨关节。
- 在掌侧可触摸到舟骨结节这个很有用的解剖标记。
- 桡骨茎突也是一个有用的解剖标记。

注意事项

- 将桡动脉从背侧关节囊分离开。
- 注意保护桡神经感觉支。
- 如果切口远侧部分没有处于掌骨或大多角骨的中心，那么掀起关节囊将会比较困难。

体位

- 肢体中立位置于手术桌上。

入路/显露

- 从背侧以第一腕掌关节为中心做皮肤切口 （图2）。
- 皮肤切口远端位于第一掌骨基底远侧1～2cm处，近端位于桡骨茎突尖。
- 另一个切口从桡骨茎突沿着拇长展肌腱和拇短伸肌腱走行向近端延伸2～3cm。

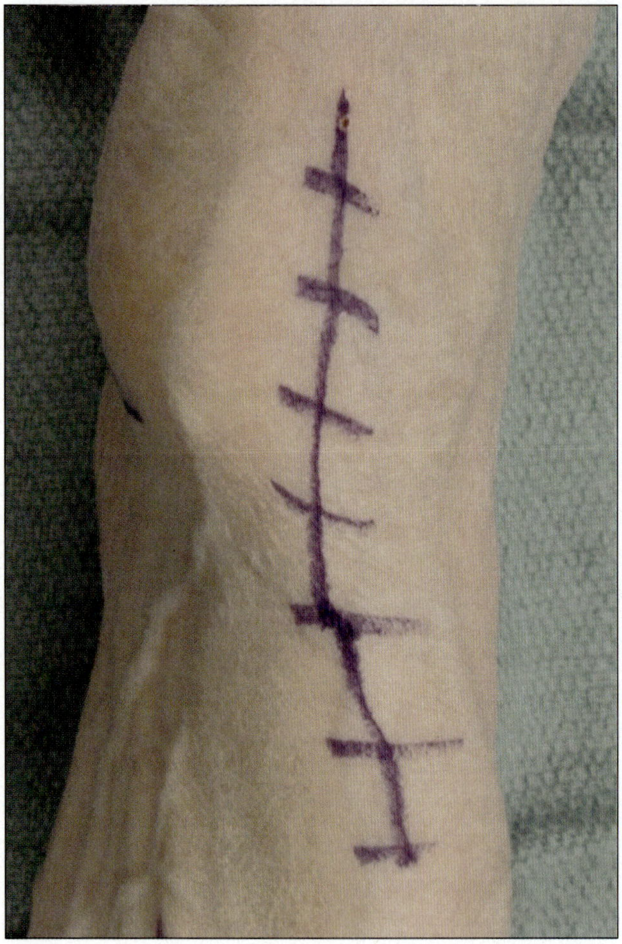

图2

手术要点

- 用双极电凝器的尖头烧灼桡动脉向背侧关节囊发出的穿支血管。

注意事项

- 是否牵开桡动脉。

手术要点

- 保留第一伸肌支持带在掌侧的附着，以防止术后拇长展肌腱/拇短伸肌腱向掌侧半脱位。
- 仔细地将拇短伸肌腱与拇长展肌腱分离开。
- 不要在拇长展肌腱的起点处将其完全切断。

注意事项

- 没有切取足够长度的拇长展肌腱是一个常见错误；因此，应该尽可能地靠近近端切断拇长展肌腱。
- 仔细保护桡神经感觉支。

器械/植入物

- 用Senn拉钩向近侧拉开皮肤切口，显露拇长展肌。

手术操作

步骤 1

- 找到第一伸肌间室。
- 必须找到和保护桡神经感觉支。
- 在解剖鼻烟窝尺侧找到拇长伸肌腱。
- 显露桡动脉，游离并向尺侧牵开，以充分显示背侧关节囊。

步骤 2

- 打开第一伸肌间室。
- 找到拇长展肌的腱腹交界处。
- 在此处将拇长展肌从中央劈开，将尺侧的一半肌腱腱束向远侧一直劈开到止点；这段以远侧为蒂的肌腱束将被用于悬吊成形术（图 3）。

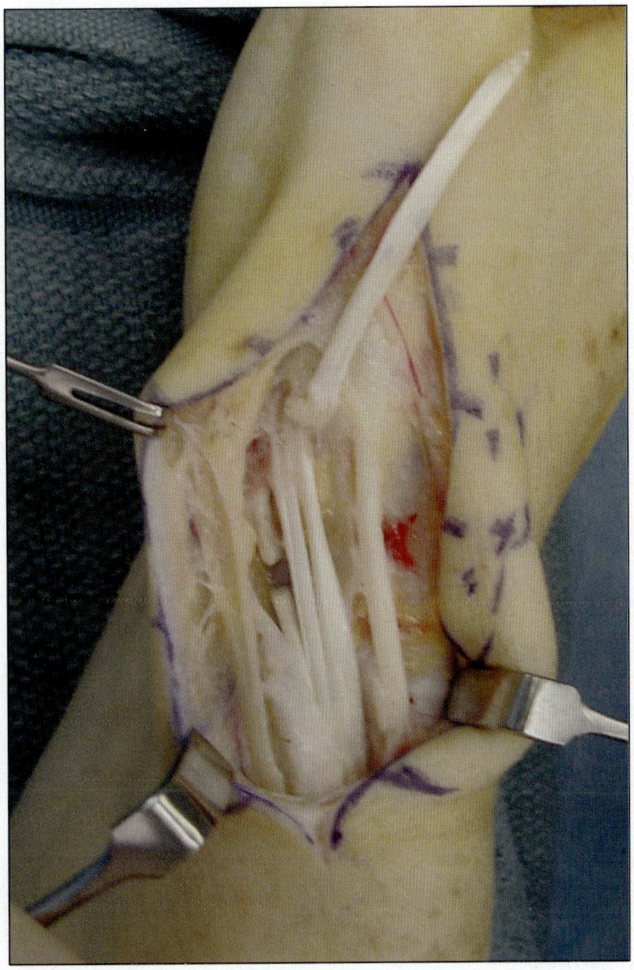

图3

手术要点

- 如果助手对拇指进行牵引，就更利于手术的显露。
- 用Senn拉钩牵开关节囊。
- 大多角骨可能会包裹桡侧腕屈肌腱。可用一个小的咬骨钳平行于桡侧腕屈肌腱慢慢咬除部分骨质，直到桡侧腕屈肌腱在掌骨基底的准备行关节成形术的空间完全显露出来。
- 大多角骨切除后，牵拉示指和中指来评估舟骨小多角骨关节。

注意事项

- 如果不恰当地用手术刀将鱼际肌从大多角骨上进行分离，有可能损伤桡侧腕屈肌腱，特别是在靠近大多角骨桡侧角的部分。
- 如果采用大多角骨部分切除术，必须确认在切除时没有误伤到头状骨。

步骤 3

- 从中央打开关节囊，向桡侧和尺侧掀开，显露舟骨大多角骨关节、大多角骨和第一掌骨基底。
- 如图 4所示，大多角骨已显露。桡动脉在大多角骨近侧缘斜行穿过。

步骤 4

- 用往复锯先平行然后再垂直于桡侧腕屈肌腱对大多角骨分别进行截骨，截骨深度为大多角骨的3/4厚度。
- 插入骨刀，将大多角骨分为4个截骨块。
- 用咬骨钳取出骨块。
- 如果存在舟骨小多角骨关节炎，用咬骨钳去除小多角骨近侧部分，这样可以在受到轴向压力时，舟骨和小多角骨之间没有直接接触。

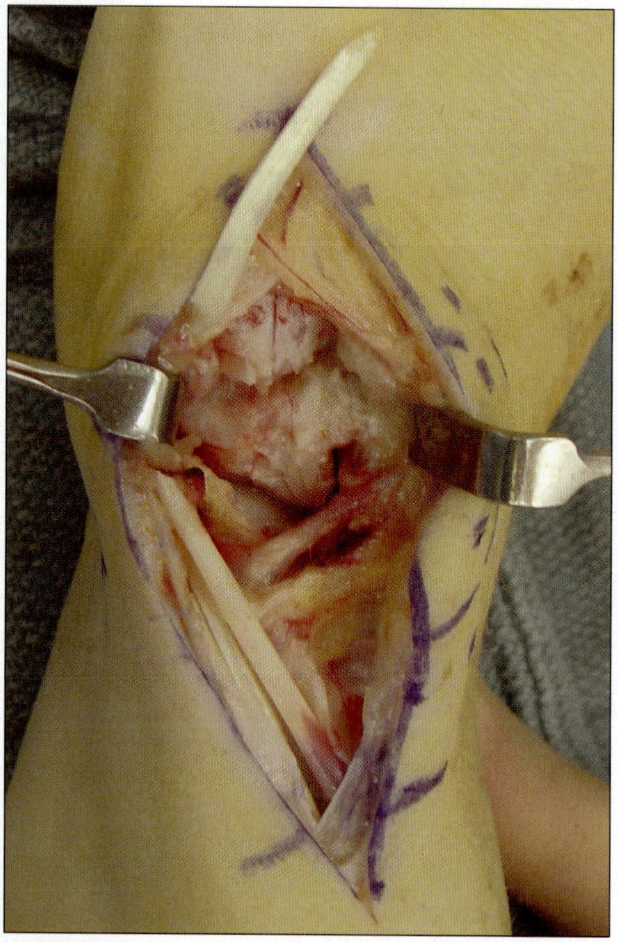

图4

手术要点

- 进行充分缝合，尤其是在没有使用克氏针固定的情况下，以保证在组织愈合前悬吊状态一直能够保持。
- 拇短伸肌腱腱性固定术是将拇短伸肌变为第一掌骨的外展肌，而不是潜在地导致掌指关节过伸的肌腱，这样会导致第一掌骨发生内收，从而使悬吊成形术受到应力。

步骤5

- 将拇长展肌腱腱束从拇短伸肌腱尺侧穿过关节囊桡侧部，置于关节成形的部位。
- 将直角钳置于桡侧腕屈肌腱的尺侧并绕过（或穿过）该肌腱。直角钳穿过邻近的关节囊，抓住拇长展肌腱束，将该肌腱束拉出并缠绕桡侧腕屈肌腱。
- 拉紧拇长展肌腱束，从而将第一掌骨基底悬吊到第二腕掌关节水平。将拇长展肌腱束缠绕于桡侧腕屈肌腱（如图5箭头所示）能有效地悬吊并防止第一掌骨基底向近侧移位及背侧半脱位。
- 将拇长展肌腱缝合于第一掌骨基底的拇短伸肌腱桡侧以及拇长伸肌腱尺侧深方的骨膜组织。用3-0的可吸收线进行2～3针单纯缝合。
- 从游离端将多余的拇长展肌腱切除。
- 找到并切断拇短伸肌腱，以完成拇短伸肌腱性固定术。

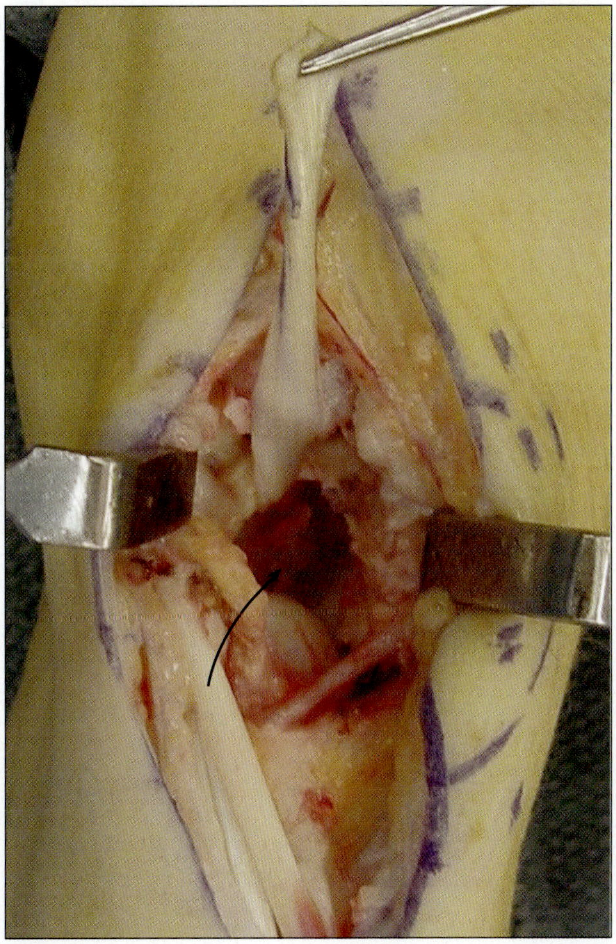

图5

步骤6

- 修复背侧关节囊（图6）。
- 确保术中桡动脉和桡神经感觉支不受到损伤。
- 术后X线片评估手术效果（图7）。

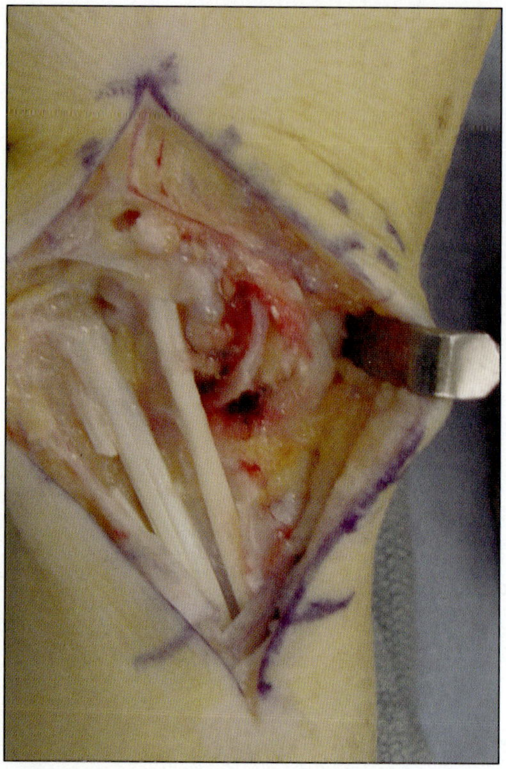

图6

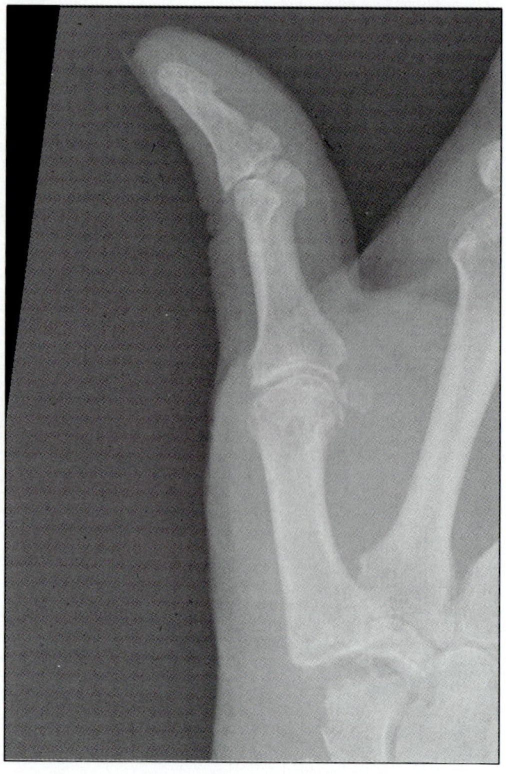

图7

手术要点

- 术后约8周或患者感到舒适时可停止佩戴夹板。
- 进行捏和握的功能锻炼时不需要患者将拇指对掌到小指基底部，过早地进行这一动作会给悬吊成形带来应力。
- 术后6～8周拇指避免处于对掌位。

注意事项

- 术后一系列的康复治疗是恢复拇指肌力的关键 。

术后护理及预期结果

- 术后2周去除拇指人字形夹板并拆线。
- 拇指人字形石膏再制动2周。
- 术后4周开始，在物理治疗期佩戴以前臂为基础的拇指人字形夹板4～6周。
- 手腕和拇指的活动度练习在术后4周时开始进行。术后6周内避免进行对掌活动。
- 术后6周开始进行大鱼际等长练习。如果患者恢复好，可稍提前进行。
- 术后8周开始进行捏力和握力的练习。

证据

Gerwin M, Griffith A, Weiland AJ, Hotchkiss RN, McCormack RR. Ligament reconstruction basal joint arthroplasty without tendon interposition. Clin Orthop. 1997;（342）:42-5.
作者质疑在进行第一腕掌关节切除关节成形和韧带重建术后用肌腱团进行充填以保持关节间隙的必要性。作者的前瞻性随机研究显示，如果进行了韧带重建，在第一腕掌关节切除关节成形后进行肌腱充填并不必要。（Ⅳ级证据）

Lins RE, Gelberman RH, McKeown L, Katz JN, Kadiyala RK. Basal joint arthritis: trapeziectomy with ligament reconstruction and tendon interposition arthroplasty. J Hand Surg [Am]. 1996;21:202-9.
一项对韧带重建和肌腱充填关节成形术进行的定性和定量疗效评估显示，89%患者对关节成形术的疼痛缓解感到满意，67%患者感到日常活动能力改善，并且虎口开大宽度的测量值、捏力和握力显著增大。虽然结果显示大多角骨高度下降约33% ，但与临床主观和客观结果并不相关。（Ⅳ级证据）

Sigfusson R, Lundborg G. Abductor pollicis longus tendon arthroplasty for treatment of arthrosis in the first carpometacarpal joint. Scand J Plast Reconst Hand Surg. 1991;25:73-7.
作者描述了一种利用部分拇长展肌腱8字形缠绕桡侧腕屈肌腱和拇长展肌腱剩余部分的技术。结果显示，术后捏力和握力达到健侧80%以上。进行对捏动作时，舟骨第一掌骨高度减少约2mm。舟骨小多角骨关节炎被认为是疗效不佳的潜在原因。（Ⅳ级证据）

Tomaino MM. Suspensionplasty for basal joint arthritis: why and how. Hand Clin. 2006;22:171-5.
作者报告了利用以远端为蒂的拇长展肌腱束缠绕和穿过桡侧腕屈肌腱进行悬吊成形术的技术、原理和早期结果。（Ⅴ 级证据）

Tomaino MM, Pellegrini VD Jr, Burton RI. Arthroplasty of the basal joint of the thumb: long-term follow-up after ligament reconstruction with tendon interposition. J Bone Joint Surg [Am]. 1995;77:346-55.
作者报道了24例拇指（22例患者）骨关节炎接受第一腕掌关节成形术后的随访结果，平均随访9年。95%患者疼痛完全缓解。握力增加93%，指尖对捏力增加65%。捏持钥匙的力量在术后头6年内有提高，之后稍有降低，但与术前相比无显著差异。影像学显示平均13%的高度丢失，但这并不预示着疗效不佳。（Ⅲ级证据）

Tomaino MM, Vogt M, Weiser R. Scaphotrapezoid arthritis: prevalence in thumbs undergoing trapezium excision arthroplasty and efficacy of proximal trapezoid excision. J Hand Surg [Am]. 1999;24:1220-4.
1995年6月至1998年5月，对37例患者进行了大多角骨切除关节成形术。术前进行了舟骨小多角骨关节的影像学评估，并在术中对舟骨小多角骨关节进行检视，因此可以计算关节炎的真正患病率和影像学诊断的敏感性和特异性。该组患者中真正的舟骨小多角骨关节炎患病率为62%。影像学诊断的敏感性为44%，特异性为86%。由于舟骨小多角骨关节炎可能导致大多角骨切除成形术后症状残留，并且术前影像学诊断的敏感性较低，因此推荐术中常规进行该关节的评估。如果存在退行性改变，可切除小多角骨近侧部分。（ Ⅲ 级证据）

45 拇腕掌关节韧带重建

Matthew M. Tomaino

注意事项

- 术前没有注意到的骨关节炎可导致该手术术后疼痛缓解不满意。

争议

- 关节活动度过大，掌侧间室轻度关节炎改变的患者，如果纠正了不稳定，可以获得满意的结果。

其他治疗方法

- 第一掌骨背伸截骨
- 大多角骨第一掌骨关节关节镜下滑膜切除，关节囊热皱缩，关节钢针固定术。

手术要点

- 保护桡神经感觉支。

注意事项

- 需在指甲所在的同一平面创建从背侧到掌侧的骨隧道。
- 创建骨隧道应该从第一掌骨背侧距离基底1cm处开始，穿至第一掌骨掌侧干骺端喙状突起稍远侧。

适应证

- Eaton I期病变（大多角骨第一掌骨关节活动度过大）

临床检查/影像学检查

- 侧位和旋前的前后位平片显示正常，或由于滑膜炎导致关节间隙轻度增宽。
- 大多角骨第一掌骨关节应力检查有疼痛。
- 触压大鱼际肌下方的大多角骨第一掌骨关节有不适感（图 1）。

外科解剖

- 背桡侧韧带和掌斜韧带均进行重建（图 2A 和 2B）。

体位

- 患者仰卧，手臂置于手术桌。

入路/显露

- 于腕掌侧横纹近端8~10cm附近触摸并标记桡侧腕屈肌。
- 于腕掌侧横纹稍远侧触摸并标记舟骨结节。
- 内收拇指位标记大多角骨第一掌骨关节的大致位置。

手术操作

步骤1

- 采用改良Wagner切口显露拇腕掌关节。切口沿着光滑的掌侧皮肤与不光滑的背侧皮肤之间平行于第一掌骨的一条分界线延伸。
- 切口至掌侧腕横纹时改为横向延伸至桡侧腕屈肌腱尺侧（图 3）。术野中不可避免地会有一桡神经背侧感觉支穿过，要进行分离并在整个手术过程中注意予以保护。
- 找到大鱼际肌桡侧止于第一掌骨的位置，并从骨膜外掀起大鱼际肌，显露掌骨基底、腕掌关节和大多角骨。
  - 大多数接受掌侧韧带重建手术的患者，有关节松弛的症状，但影像学检查腕掌关节正常。尽管如此，如果对腕掌关节软骨的情况存在疑问，可横行切开关节囊进行检视（图 4）。关节探查后要关闭切开的关节囊。

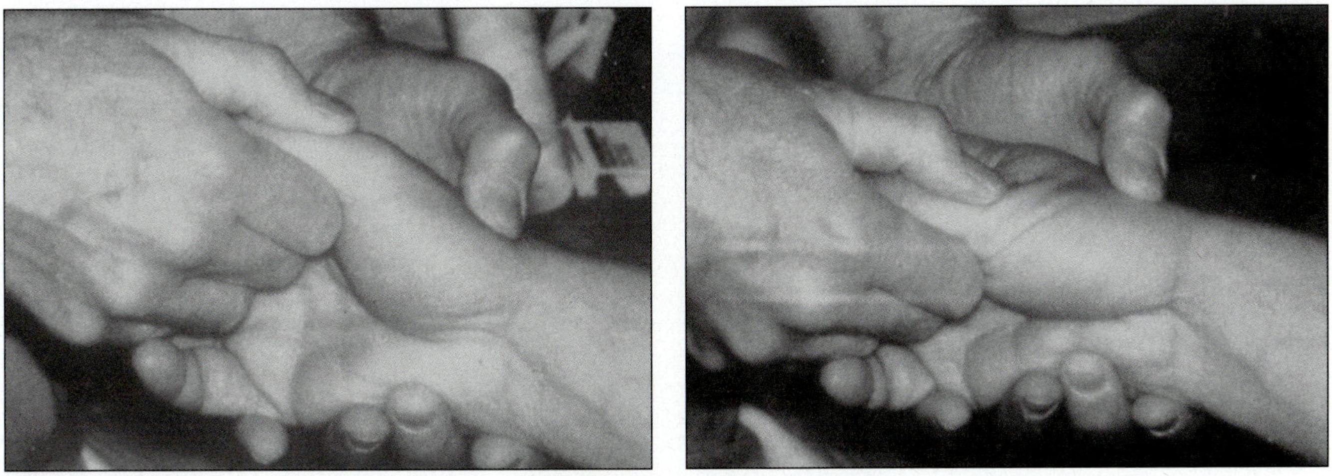

图1

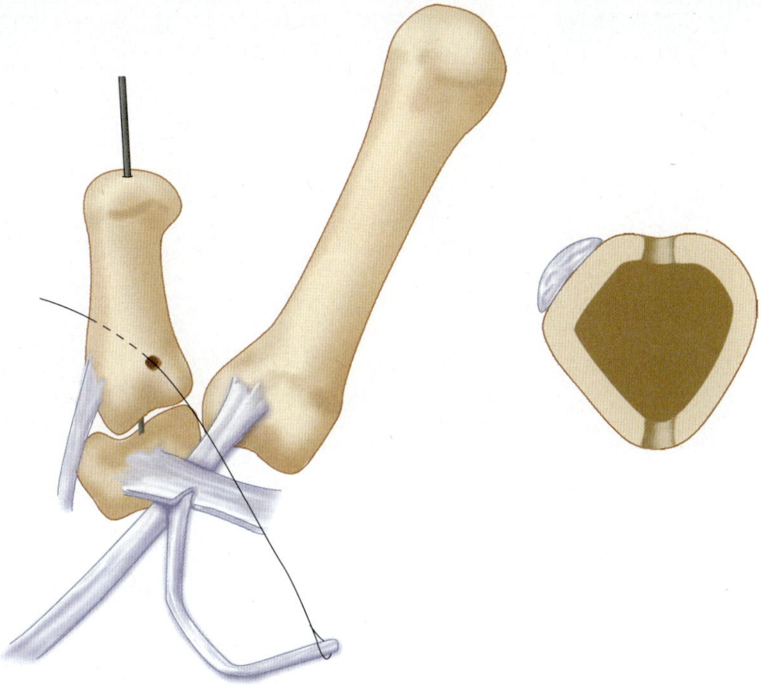

A

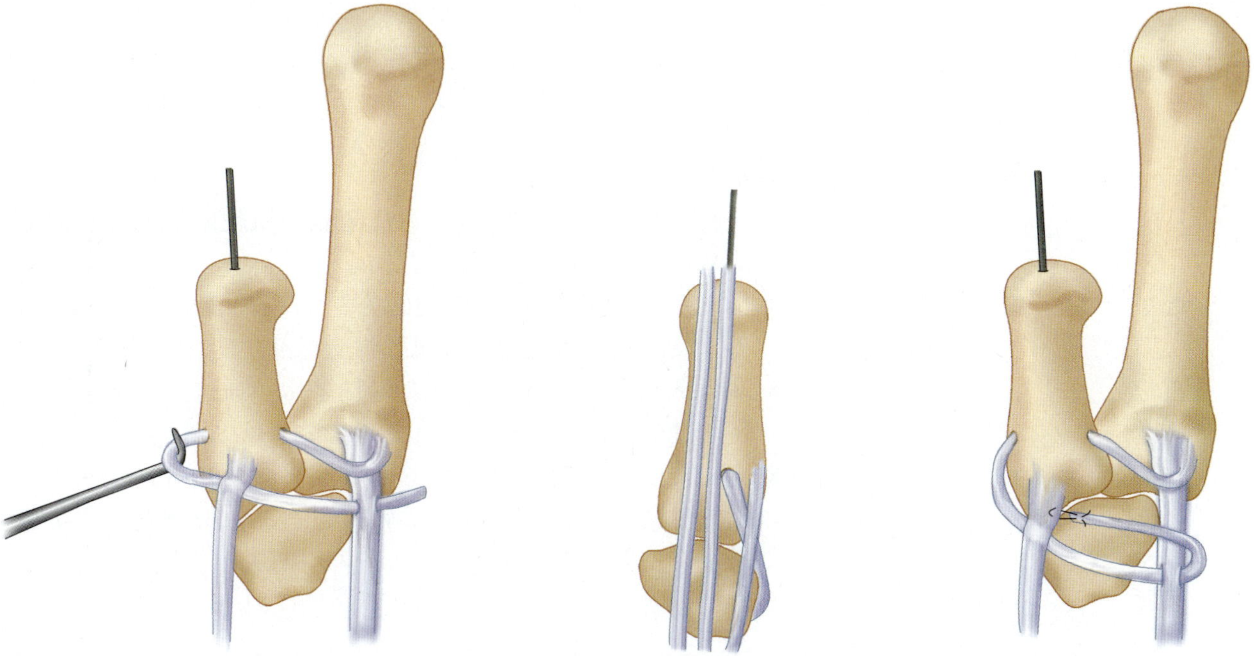

图2 B

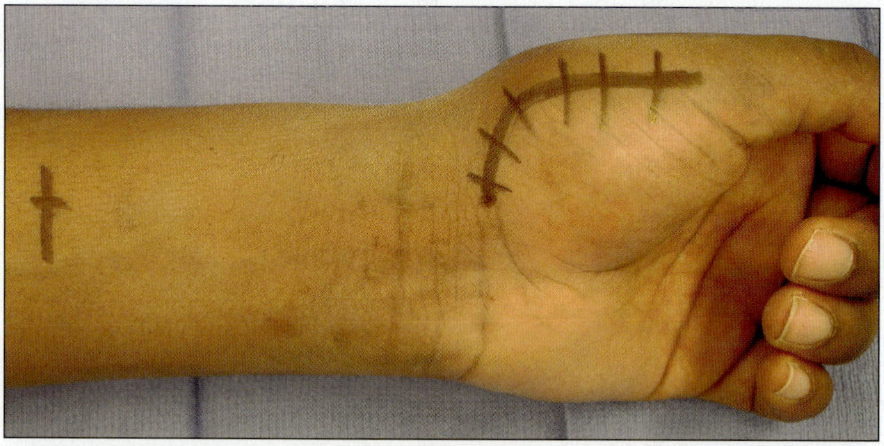

图3

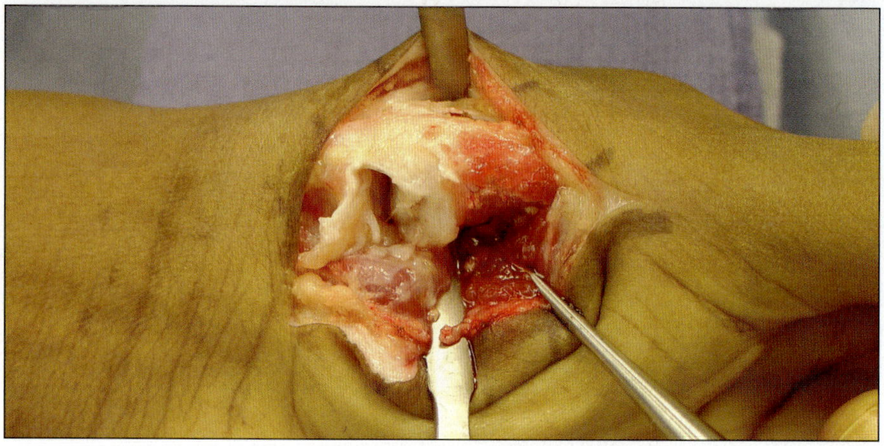

图4

- 向背侧充分游离皮瓣显露掌骨基底的背侧。在拇长伸肌腱和拇短伸肌腱间分离显露第一掌骨背侧皮质。
- 在第一掌骨基底背侧距离关节面约1cm以远处向掌侧平行于关节面创建骨隧道。创建背侧入口时，所用的骨凿或磨钻头要垂直于拇指指甲轴线所在的平面。骨凿或磨钻头要从掌侧韧带（前斜韧带）的正常止点稍远处穿出。

步骤2

- 获取桡侧腕屈肌腱束。
- 在腕横纹处的横切口内找到桡侧腕屈肌腱的腱鞘。从此处向近侧和远侧分别将腱鞘打开约1cm。
- 传统的获取桡侧腕屈肌腱的方法是在前臂做几个小的横行切口，位于腕部与桡侧屈腕肌腱腹交界部之间。
- 从近侧切断并游离桡侧屈腕肌腱束后，通过前臂的几个小切口将肌腱束从近向远分离，直至舟骨结节处（图5）。
- 将桡侧腕屈肌向远侧继续劈开直至大多角骨嵴远侧水平。从背侧向掌侧将肌腱导引器穿过骨隧道，抓住桡侧腕屈肌腱束的游离端，回拉从背侧骨孔穿出。一旦肌腱束拉紧，拇指将恢复背伸、外展位。

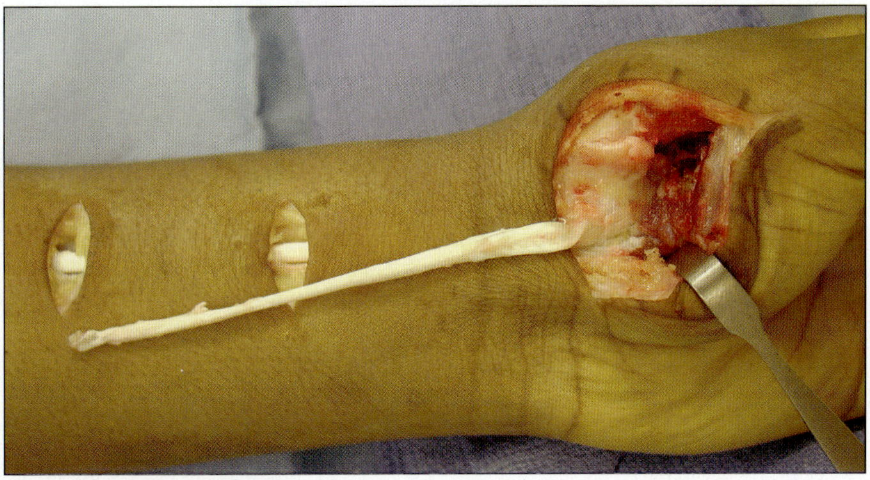

图5

步 骤 3

- 用3-0编织合成缝线，8字或褥式缝合法，将桡侧腕屈肌腱束与第一掌骨背侧皮质骨孔附近的骨膜缝合固定。
  - 牵引桡侧腕屈肌腱束游离端，从拇长展肌腱下方穿过并与之缝合（图 6）。
  - 然后将桡侧腕屈肌腱束拉向掌侧，缠绕其自身仍完整附着于第二掌骨基底的部分并进行缝合固定。
  - 剩余的腱束重新拉向背侧，再次从拇长展肌腱下方穿过并与之缝合固定（图 7）。
- 关闭切口前要测试腕掌关节稳定性。虽然用克氏针贯穿固定关节能增加更多的安全性，但是如果重建可靠则没有必要进行固定。用4-0 PDS 或 Vicryl缝线间断缝合重新恢复大鱼际肌的连续性。
- 用4-0尼龙线间断缝合切口。

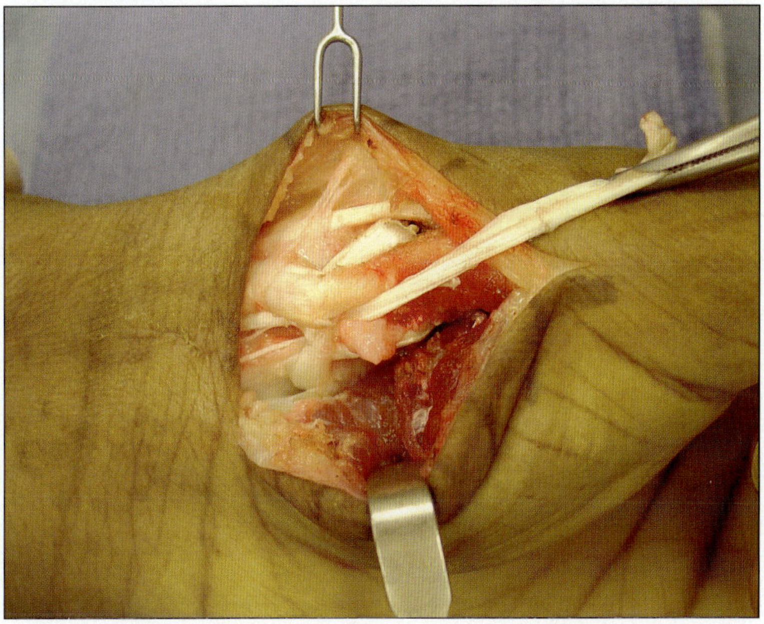

图6

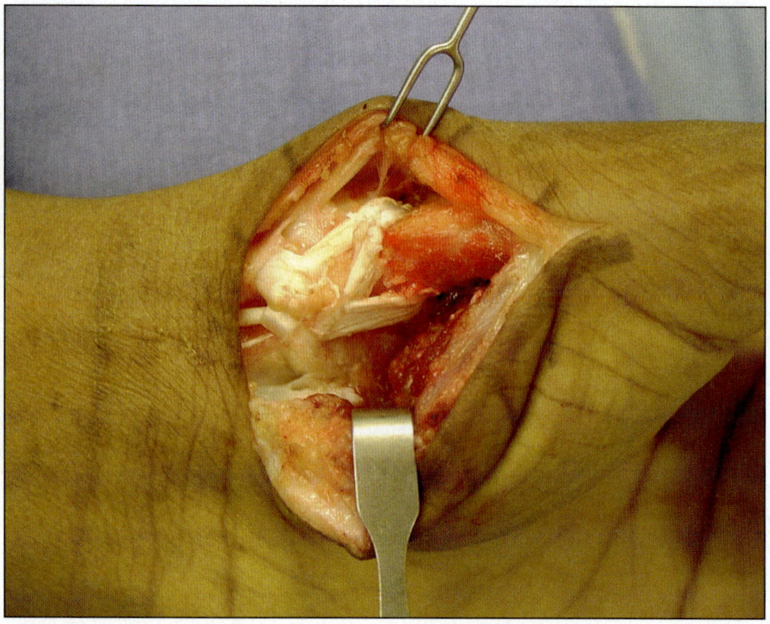

图7

手术要点

- 术后需制动4周以保证足够的愈合时间。

注意事项

- 如果未完全愈合就进行过度功能活动锻炼，特别是屈曲内收对掌活动，可能会损害重建的韧带。

术后护理及预期结果

- 以短臂拇指人字形石膏制动4周。
- 之后以拇指稳定夹板间断制动，期间可取下夹板进行全范围关节锻炼。

证据

Eaton RG, Lane LB, Littler JW, Keyser JJ. Ligament reconstruction for the painful thumb carpometacarpal joint: a long-term assessment. J Hand Surg [Am]. 1984;9:692-9.

本研究总结了连续前50例接受重建手术患者的结果，平均随访7年。顽固性疼痛是手术的主要指征。每一例均进行了术前和术后的检查，并根据影像学表现进行Ⅰ到Ⅳ期的分期。对没有或只有很小关节改变的患者（Ⅰ期和Ⅱ期），优良率为95%（术后没有或只有轻微疼痛）。对于出现中度或重度退行性改变的患者（Ⅲ期和Ⅳ期），优良率为74%。所有Ⅰ期和82%Ⅱ期患者在术后13年随访的影像学检查中均没有显示退行性改变。这些结果显示，对于很大部分拇腕掌关节疼痛和不稳定的患者，接受现在只推荐用于Ⅰ期和Ⅱ期病变的韧带重建手术，可以恢复稳定性，缓解疼痛，甚至可能延缓关节的退变。（Ⅳ 级证据）

Eaton RG, Littler JW. Ligament reconstruction for the painful thumb carpometacarpal joint. J Bone Joint Surg [Am]. 1973;55:1655-66.

这篇文章介绍了这一里程碑式的手术操作，用于治疗I期病变。该手术重建掌斜韧带和背桡韧带。（Ⅳ级证据）

Freedman DM, Eaton RG, Glickel SZ. Long-term results of volar ligament reconstruction for symptomatic basal joint laxity. J Hand

Surg [Am]. 2000;25:297-304.

报道了19例患者（24例拇指）掌侧韧带重建的长期随访结果。接受手术的患者平均年龄为33岁（18～55岁）。23例拇指是影像学Ⅰ期，1例未获得术前影像学资料。平均随访时间为15年（10～23年）。最后随访时，15例拇指为Ⅰ期，7例为II期。2例为Ⅲ期。15例患者对手术结果的满意度大于90%。只有8%的拇指进展至影像学关节炎改变，这一结果比文献报道的普通人群17%～33% 的Ⅲ期或Ⅳ期拇腕掌关节发病率还要好。（Ⅳ级证据）

Koff MF, Shrivastava N, Gardner TR, et al. An in vitro analysis of ligament reconstruction or extension osteotomy on trapeziometacarpal joint stability and contact area. J Hand Surg [Am]. 2006;31:429-39.

15度截骨和韧带重建手术后， 测试拇指在侧捏位置时拇腕掌关节各方向的松弛度，发现均有松弛度的显著减少。单独行背侧或掌侧韧带重建，都可降低掌背侧活动度。在拇指侧捏动作时拇腕掌关节提供稳定性方面，第一掌骨背伸截骨能起到与标准韧带重建手术近似的效果。

Shrivastava N, Koff MF, Abbot AE, et al. Simulated extension osteotomy of the thumb metacarpal reduces carpometacarpal joint laxity in lateral pinch. J Hand Surg [Am]. 2003;28:733-8.

模拟第一掌骨背伸截骨的实验显示截骨能减少所测试的各方向的活动度：掌背侧（减少40%），桡尺侧（减少23%），轴向分离（减少15%）和旋前旋后（减少29%）。第一掌骨背伸截骨的临床意义在于能减少拇指处于侧捏位置时腕掌关节的活动度。（Ⅳ级证据）

Tomaino MM. Treatment of Eaton stage I trapeziometacarpal disease with metacarpal extension osteotomy. J Hand Surg [Am]. 2000;25:1100-6.

这项前瞻性研究评估第一掌骨30度背伸截骨治疗12例Eaton Ⅰ期拇腕掌关节炎的有效性。该手术改变了大多角骨第一掌骨的接触面积和承受力，从而不需要进行韧带重建术。平均随访时间2.1年（6～46个月）。截骨平均愈合时间为7周。11例患者对疗效满意。握力和捏力分别平均增加8.5和3.0kg。第一掌骨背伸截骨对于拇腕掌关节Eaton Ⅰ期病变是韧带重建之外的另一有效选择。（Ⅲ级证据）

46 热解碳假体植入性关节成形术

Kevin C. Chung

注意事项

- 韧带松弛的关节不适于进行这种非限制型假体置换。
- 类风湿关节炎和狼疮患者关节韧带不稳定，置换关节有脱位的倾向。
- 近侧指间关节纽孔畸形进行假体置换时需要切除较多骨质，这样会同时去除侧副韧带，导致假体易于脱位。热解碳假体对于这种情形并不是理想的选择。

争议

- 决定选择关节融合、硅胶假体成形还是热解碳假体成形是一个难题。
- 掌指关节是植入性关节成形术的指征，因为需要该关节具有较好的活动度。
- 类风湿关节炎患者掌指关节进行硅胶假体关节成形具有更可靠的预期结果。主动活动度尚可，平均约40°～45°。
- 掌指关节骨性关节炎应该选择热解碳假体成形，因为关节活动度能达到90°，而且骨关节炎患者掌指关节韧带稳定性很好。
- 总体来讲，示指近侧指间关节应选择融合以提供与拇指对捏时的稳定性。环指和小指应选择关节成形，以满足握持的需要。对于中指近侧指间关节，两种方式均可选择。

适应证

- 掌指关节和近侧指间关节骨性关节炎伴疼痛。

临床检查/影像学检查

- 手的三个体位平片对评估手部小关节的结构完整性至关重要。
- 有时需要CT平扫评估关节软骨。

外科解剖

- 手指掌指关节是双髁状关节（图 1），热解碳假体是特别按这种解剖结构设计的。良好的软组织支持和掌骨间韧带使掌指关节成为一个稳定的关节。
- 手指近侧指间关节是屈戌关节（图 2）。近侧指间关节受到破坏时其软组织支持常常也受损减弱，不一定能稳定热解碳假体。

体位

- 患者仰卧位，手术在止血带控制下进行。

争议—续

- 近来有应用热解碳假体进行示指和中指近侧指间关节成形的尝试，显示出一定应用前景，但应该谨慎使用，因为这些关节的韧带不一定能对置换的关节提供足够支持。
- 热解碳关节成形不适用于拇指掌指关节或指间关节，因为拇指的稳定性比活动度更重要。握持时施加于拇指的过度外力将使韧带支持力减弱，最终导致脱位。

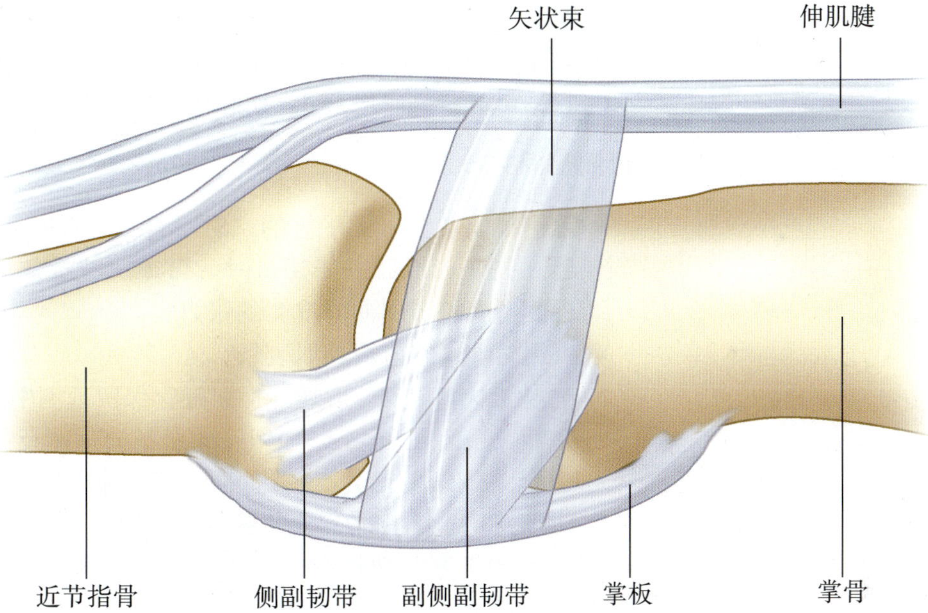

图1

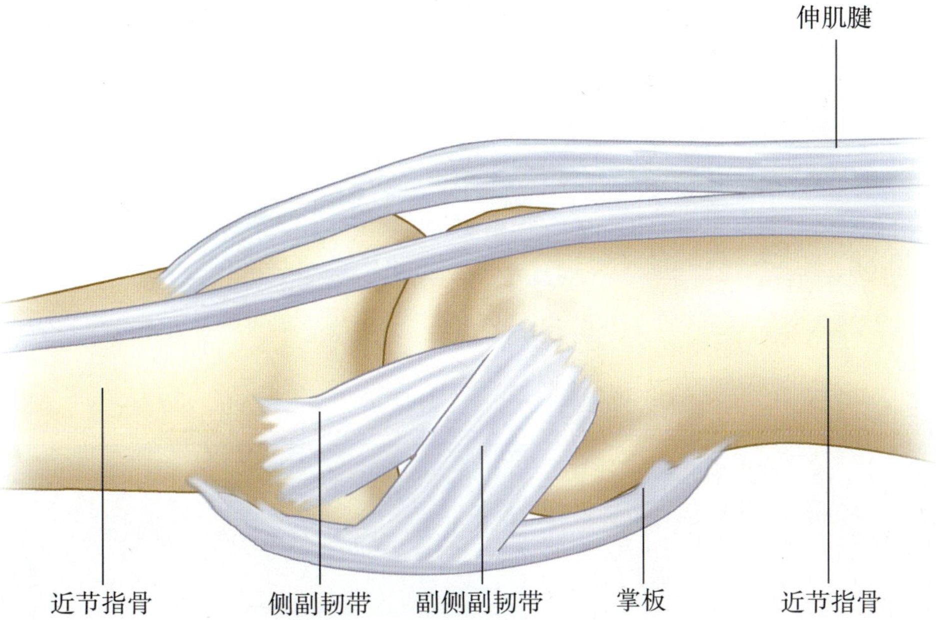

图2

入路/显露

掌指关节入路

- 对单一关节置换，采用掌指关节背侧平缓的“S”形切口（图3A）。
- 对于多个关节置换，采用横切口，从示指掌指关节背侧到小指掌指关节背侧（图3B）。切开桡侧矢状束以显露掌指关节。

近侧指间关节入路

- 近侧指间关节采用平缓的“S”形切口（图4）。该切口显露较广泛。关节成形后关闭切口时，可通过拉拢侧方皮肤的方式减小近侧指间关节屈曲时皮瓣的张力。
- 可用两种入路显露伸肌装置。
  - 从近侧以“V”形切开伸肌腱、保留远侧中央束止点的方法显露最广泛（图 5A）。切开的肌腱向远侧反折即可充分显露整个关节（图5B）。选择这种入路需加以注意，因为缝合修复的肌腱可能会在术后康复锻炼时被拉开，导致伸直受限。
  - 作者更愿意选择纵向劈开肌腱的入路，以保持肌腱的连续性（图 6A 和 6B）。该方法虽然需要在术中向两侧牵开肌腱束，但肌腱能以侧侧缝合方式修复，术后康复锻炼时不会被拉开。

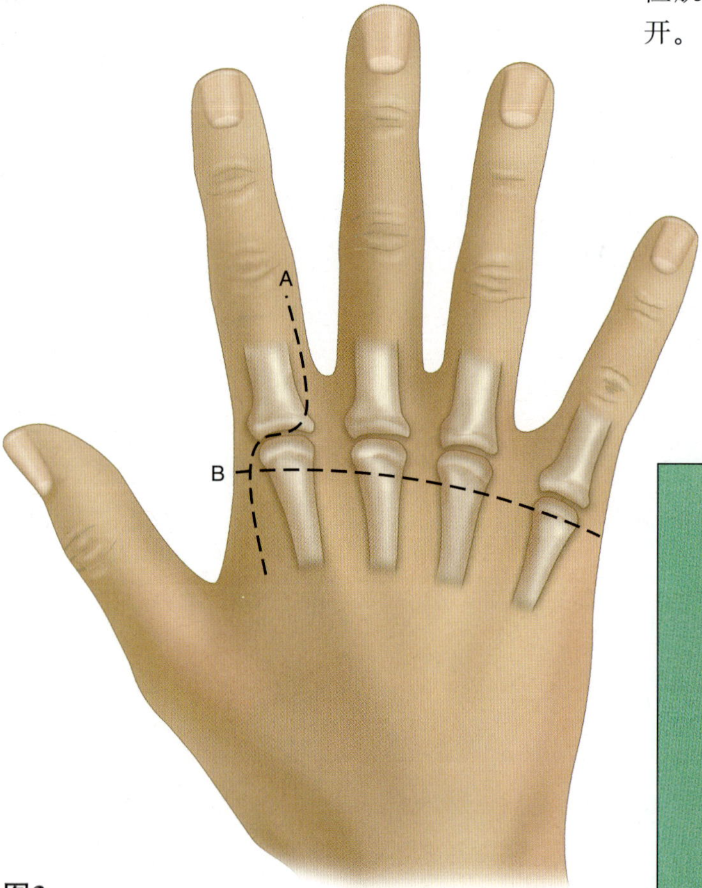

图3

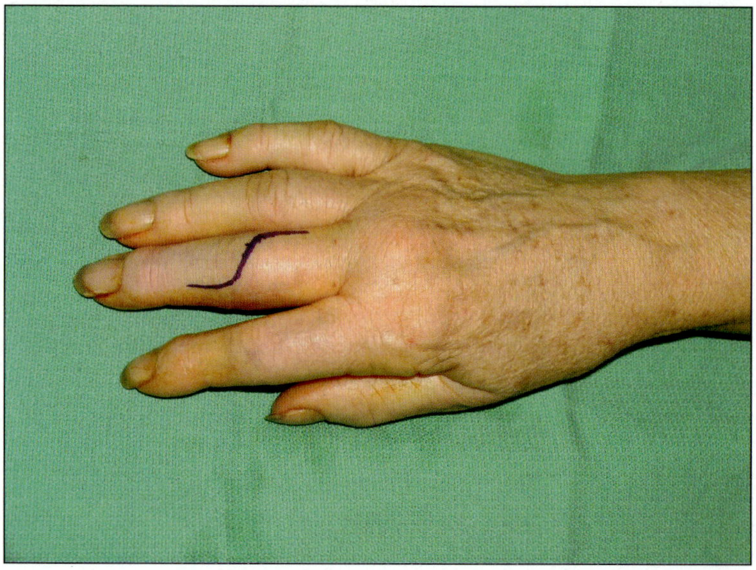

图4

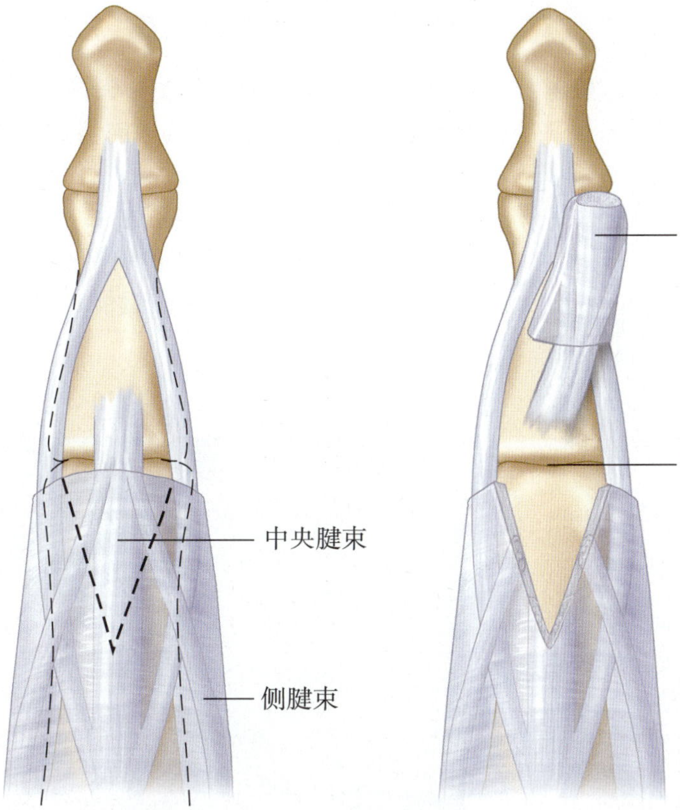

图5　A　B

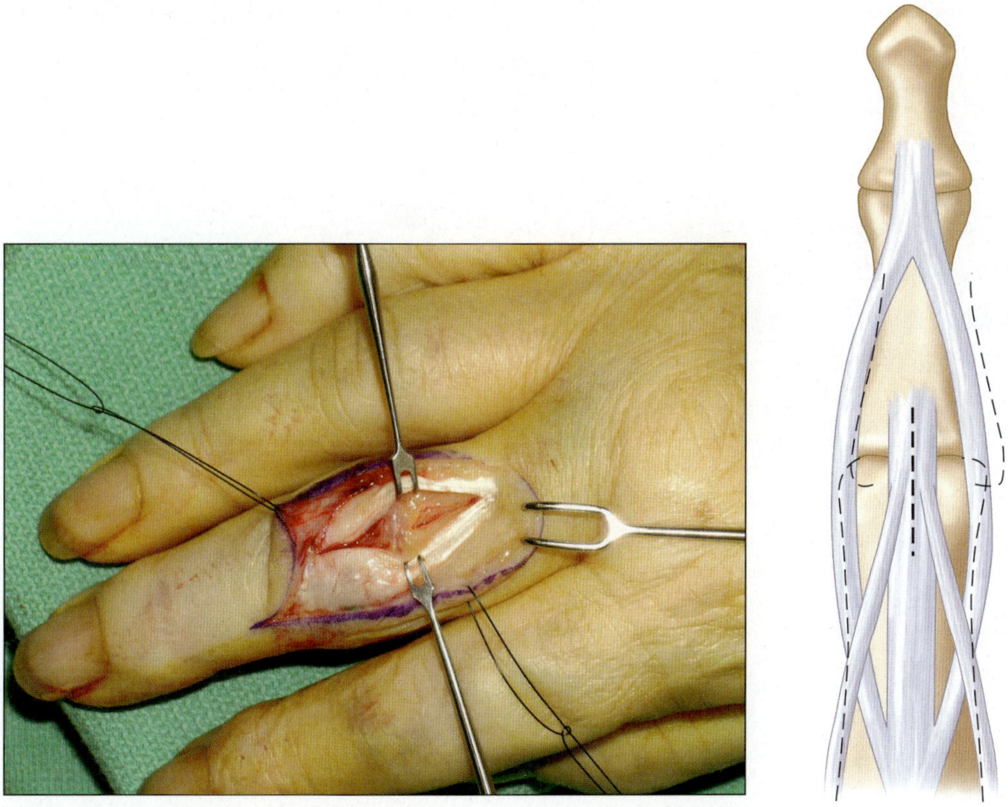

图6　A　B

手术要点

- 术中在透视指导下精确地截骨及调整模块力线，以确保假体最终放置在解剖位置。
- 术者必须仔细辨认侧副韧带的近侧止点，避免在进行近侧垂直截骨时损伤这一重要结构。
- 近侧指间关节的热解碳假体组件可以在大一型号或小一型号的范围内混合使用。例如，30号近侧假体可与20号远侧假体混合使用，反之亦然。

注意事项

- 骨关节炎病变常常使近侧指间关节的解剖形态发生改变。必须清除骨赘以保证假体和截骨后的关节面平滑。
- 开始进行近侧截骨时应该保守一些，因为如果截除过多近节指骨可导致近侧指间关节不稳定。
- 需要进行精确的截骨以保证热解碳假体的柄完全插入髓腔；甚至只有1mm的间隙也需要再进行纠正。间隙的存在主要是未完全切除的骨赘阻挡假体插入所致。
- 如果假体置入后关节太紧，可再多磨除1mm厚的中节指骨基底。尽管如此，必须小心不要损伤伸肌腱在中节指骨的止点。

手术操作1：近侧指间关节成形

步骤1：近节指骨的准备

- 用开路尖锥在近节指骨头两髁之间插入，开始创建髓腔隧道（图 7A）。使用力线导向器和其上的导向尖锥，确保髓腔隧道位于近节指骨轴线的中心（图 7B）。
- 建立近节指骨髓腔隧道后，于近节指骨头放置垂直截骨导向器，用电锯于两个髁的头部稍近侧截骨（图 8A）。该垂直截骨线位于侧副韧带附着点远侧1～2mm（图 8B）。

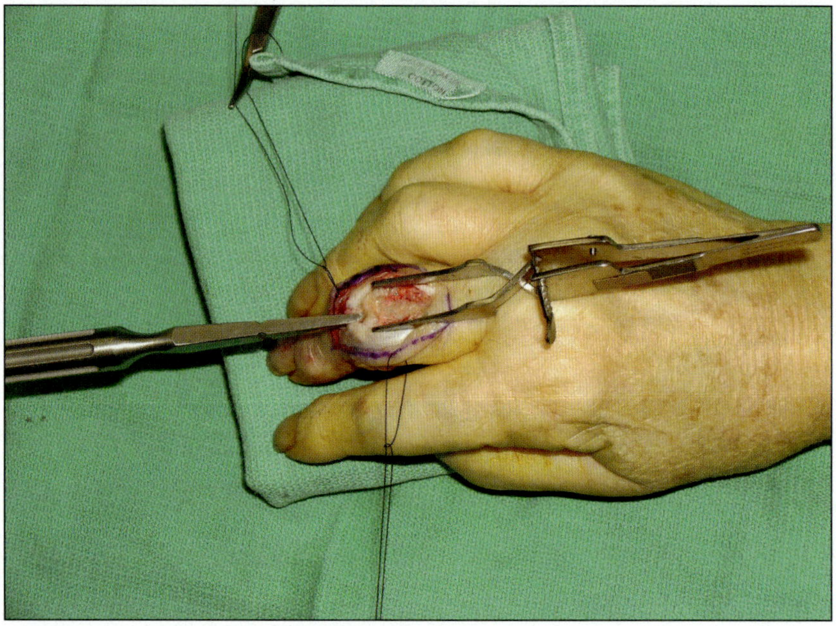

A

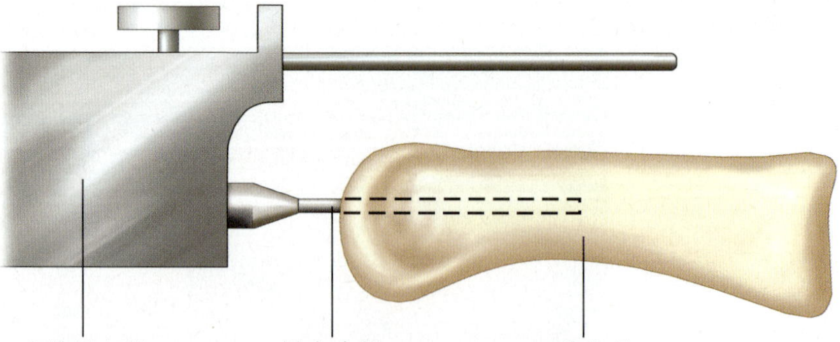

B

图7

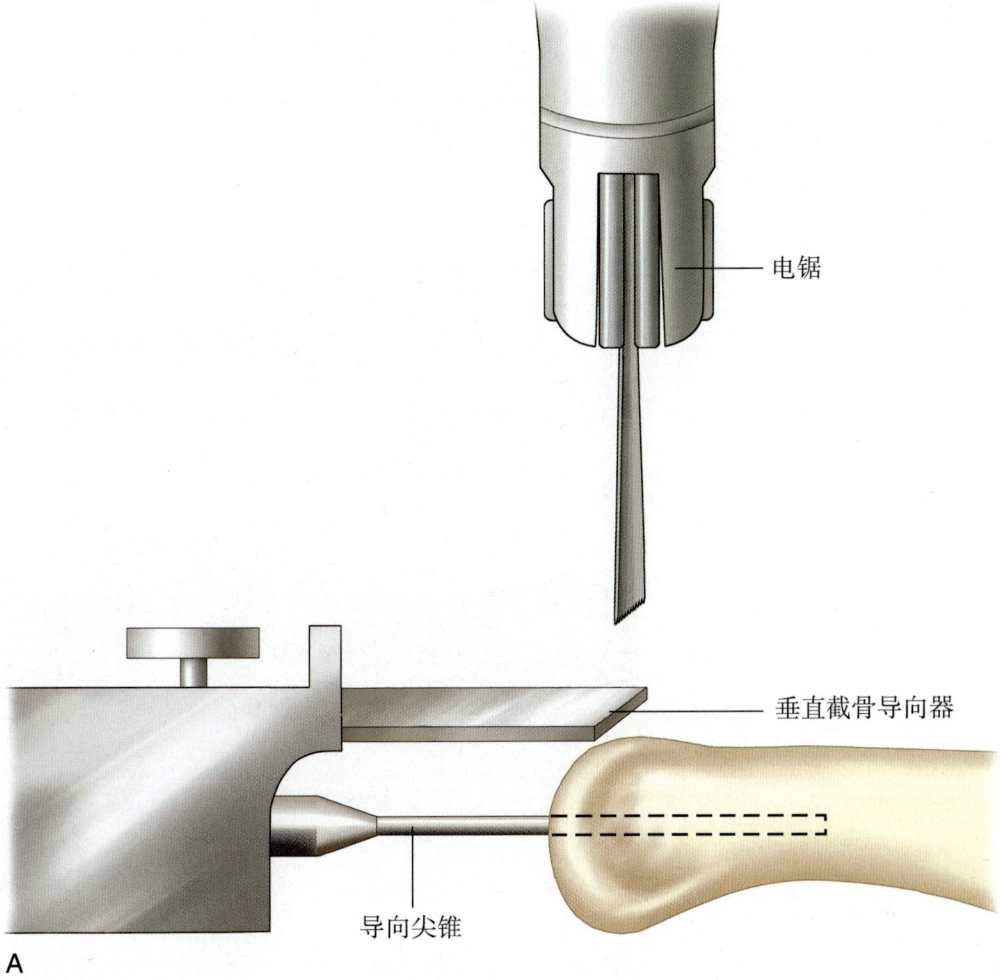

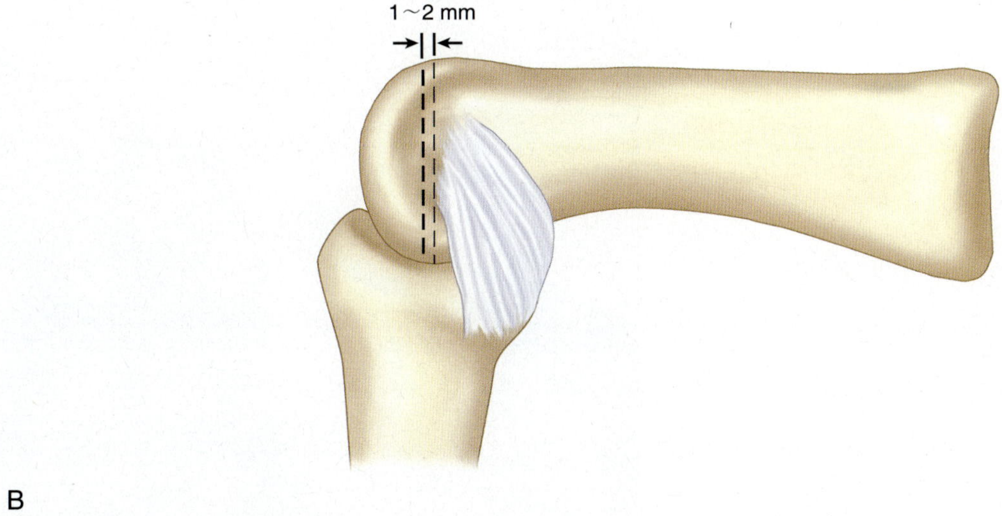

图8

- 顺序插入一系列扩髓器，从10号开始，直到髓腔能放入最大一号扩髓器。扩髓器必须完全插入髓腔，如图9A和9B的透视影像所示，以保证稍后假体能完全插入髓腔。
- 放置斜向截骨导向器，进行掌侧的斜行截骨（图 10A和10B）。截骨后就可放入近节指骨的假体试模。热解碳假体是压力匹配型假体，不需要使用骨水泥。

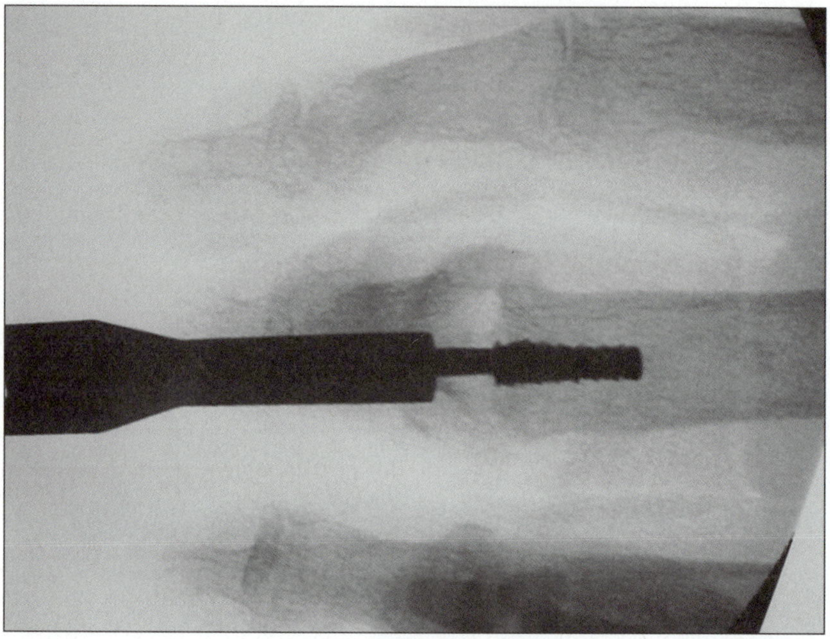

A

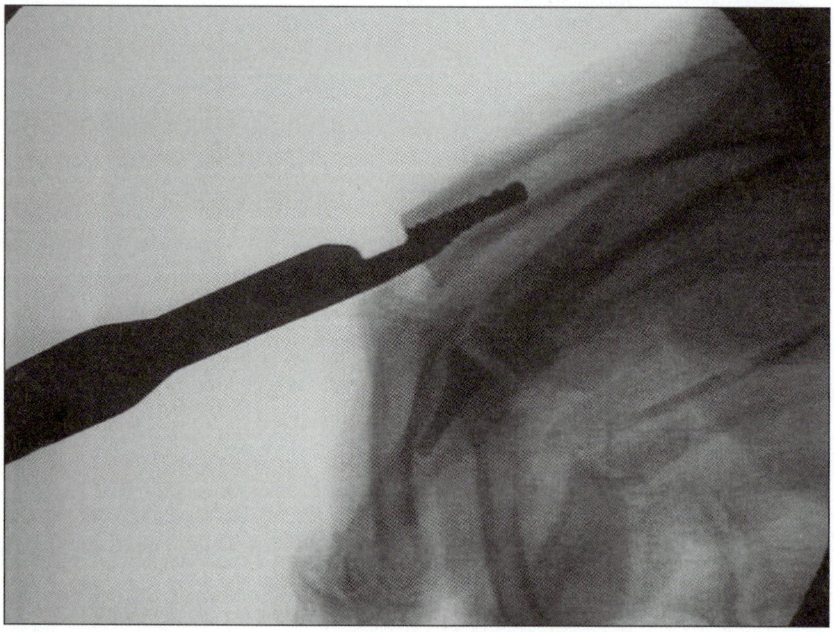

B

图9

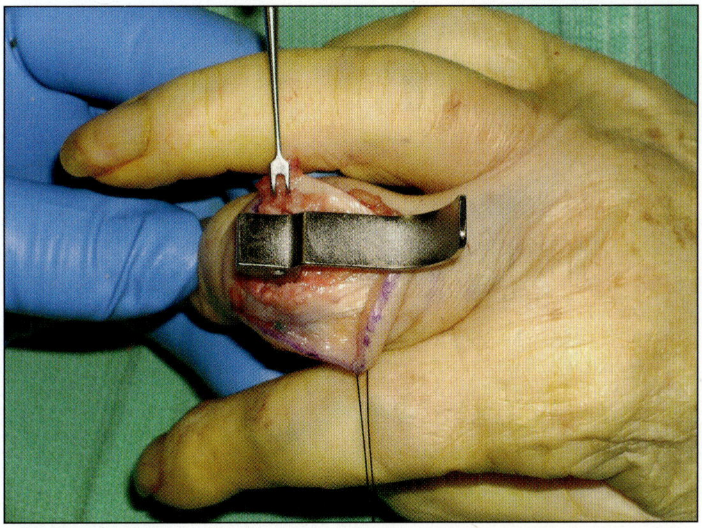

A

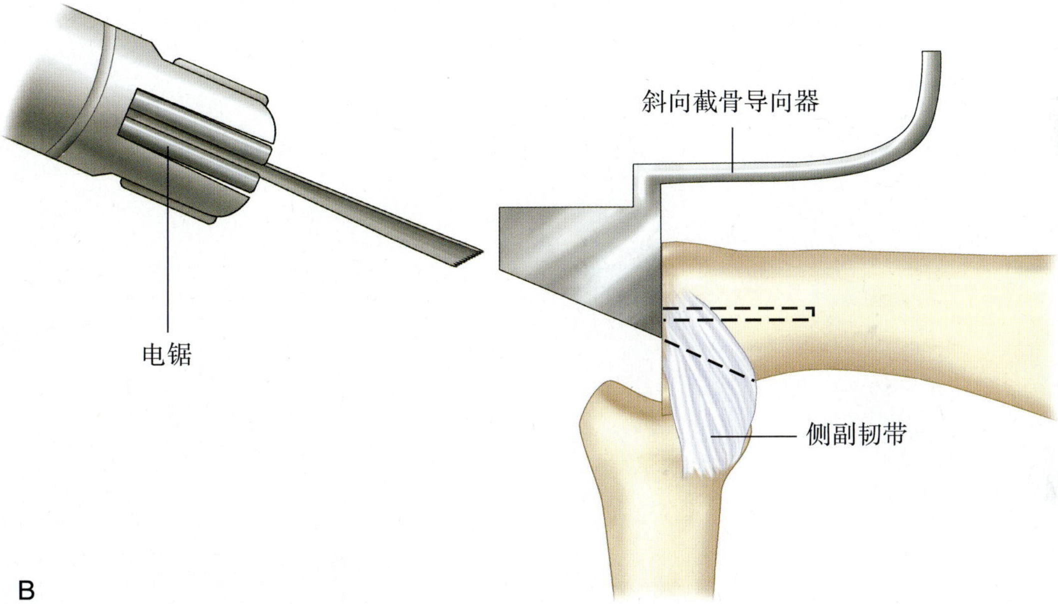

B

图10

步骤2：中节指骨的准备

- 用椭圆形的磨锯去除中节指骨关节面，磨出一个可容纳中节指骨假体的凹槽。中节指骨不进行截骨。
- 顺序扩髓，直到能放入髓腔所能容纳的最大型号假体。
- 放入试模，如果近侧指间关节能流畅活动，就可将假体轻轻敲入髓腔直到压力匹配（图 11A～11C）。如果关节过紧，应在近节指骨再切除一些骨质。
- 缝合伸肌腱，手指夹板制动于伸直位。

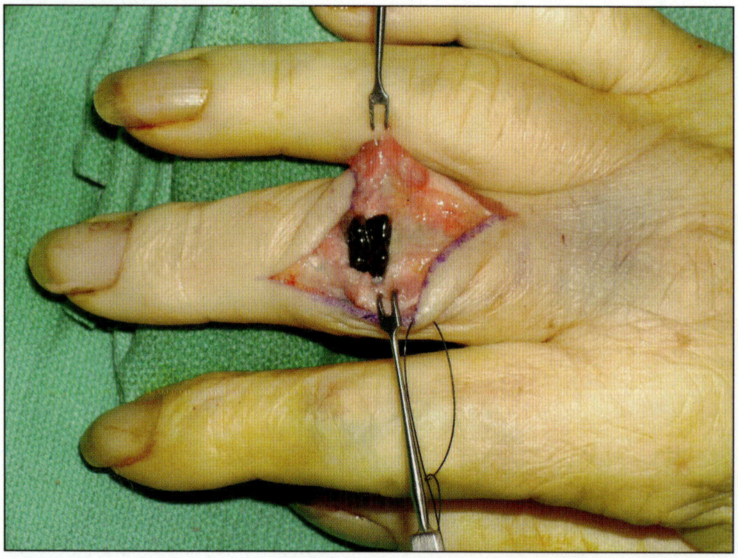

A

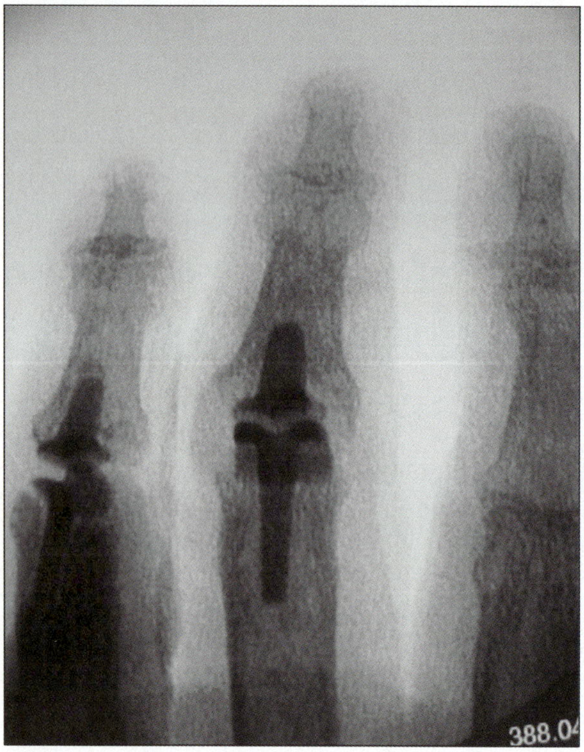

B

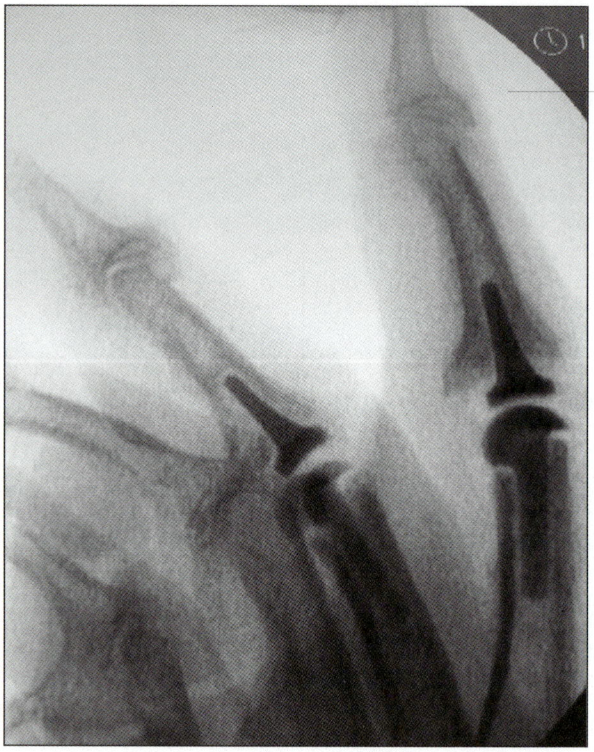

C

图11

> **手术要点**
>
> - 掌指关节假体大小型号间不能混合使用。例如，如果选择30号假体，近侧和远侧假体组件都必须是同一型号。根据近节指骨假体大小型号决定所选择假体型号，因为近节指骨远端髓腔较窄，对大小型号的精确性要求更高。

手术操作2：掌指关节成形

- 掌指关节成形的步骤与指间关节成形类似。开路尖锥从距离背侧皮质三分之一直径的位置插入。近侧假体为双髁状，所以假体柄插入的部位位于关节中轴线的背侧（图12）。开路尖锥可插入到掌骨长度二分之一或三分之二的位置（图13A 和 13B）。

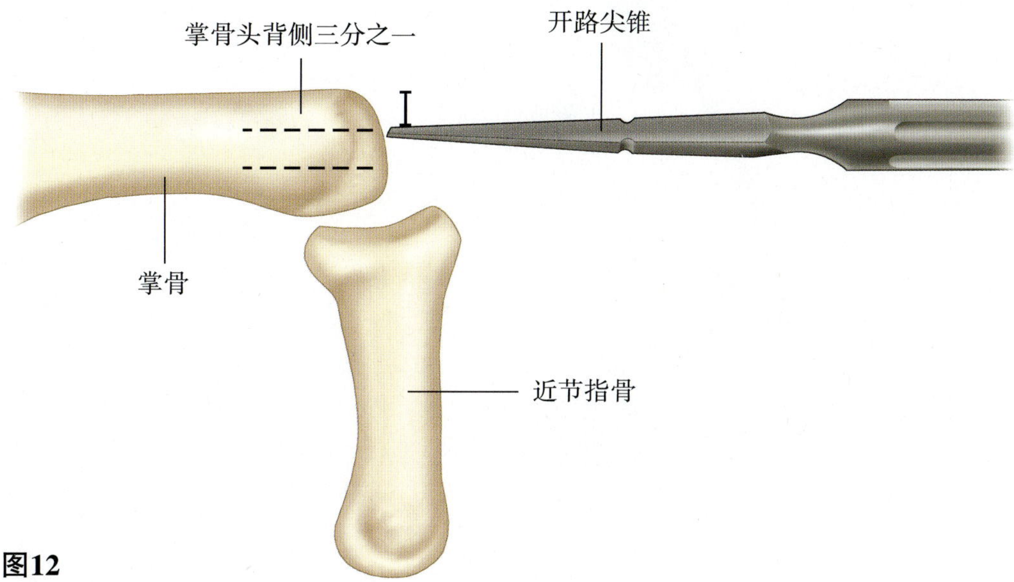

图12

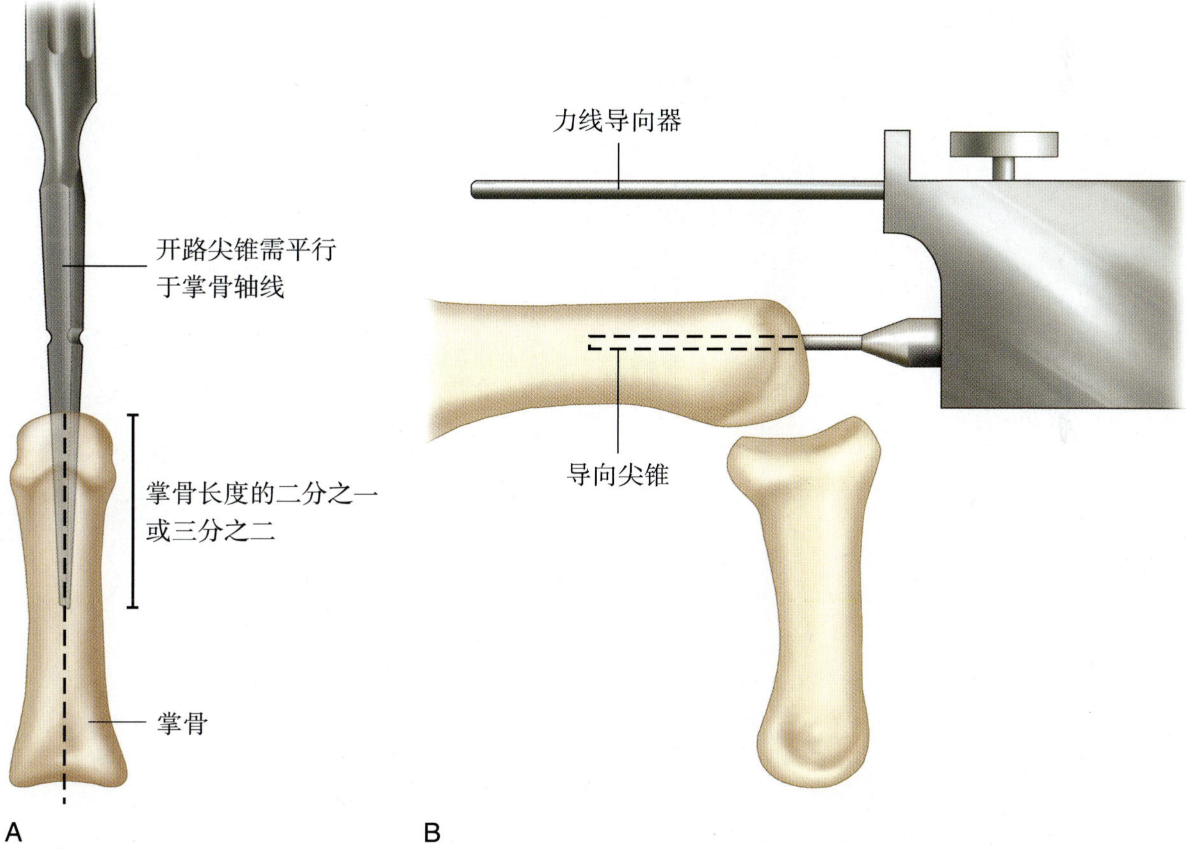

图13

- 在近侧截骨导向器指导下，锯片置入向远端倾斜27.5°的槽内进行截骨（图 14A）。推荐于侧副韧带止点远侧1.5mm处进行截骨，以保护侧副韧带。先于背侧皮质进行部分截骨，取出力线导向器后再完成全部截骨（图 14B）。
- 用开路尖锥创建近节指骨髓腔隧道。开路尖锥可插入到近节指骨长度的二分之一或三分之二的位置（图15A 和 15B）。

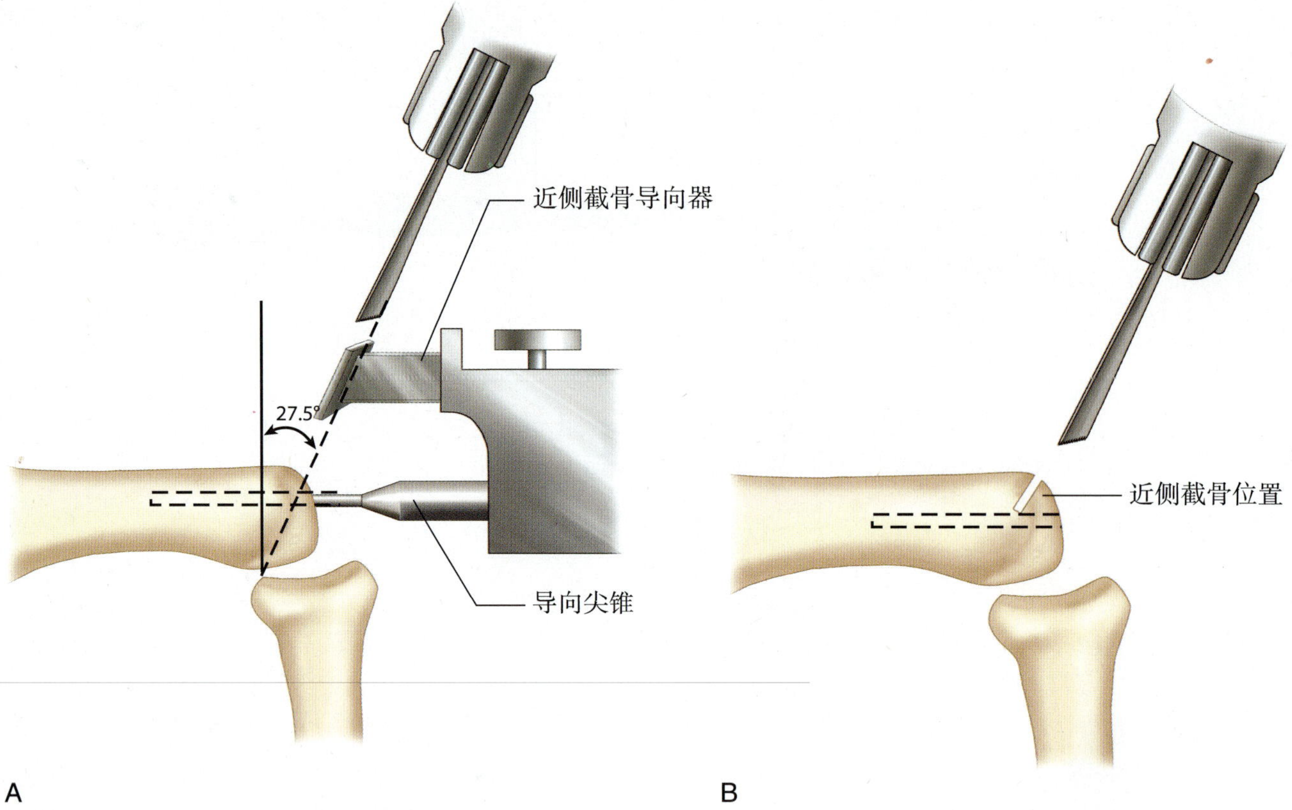

图14

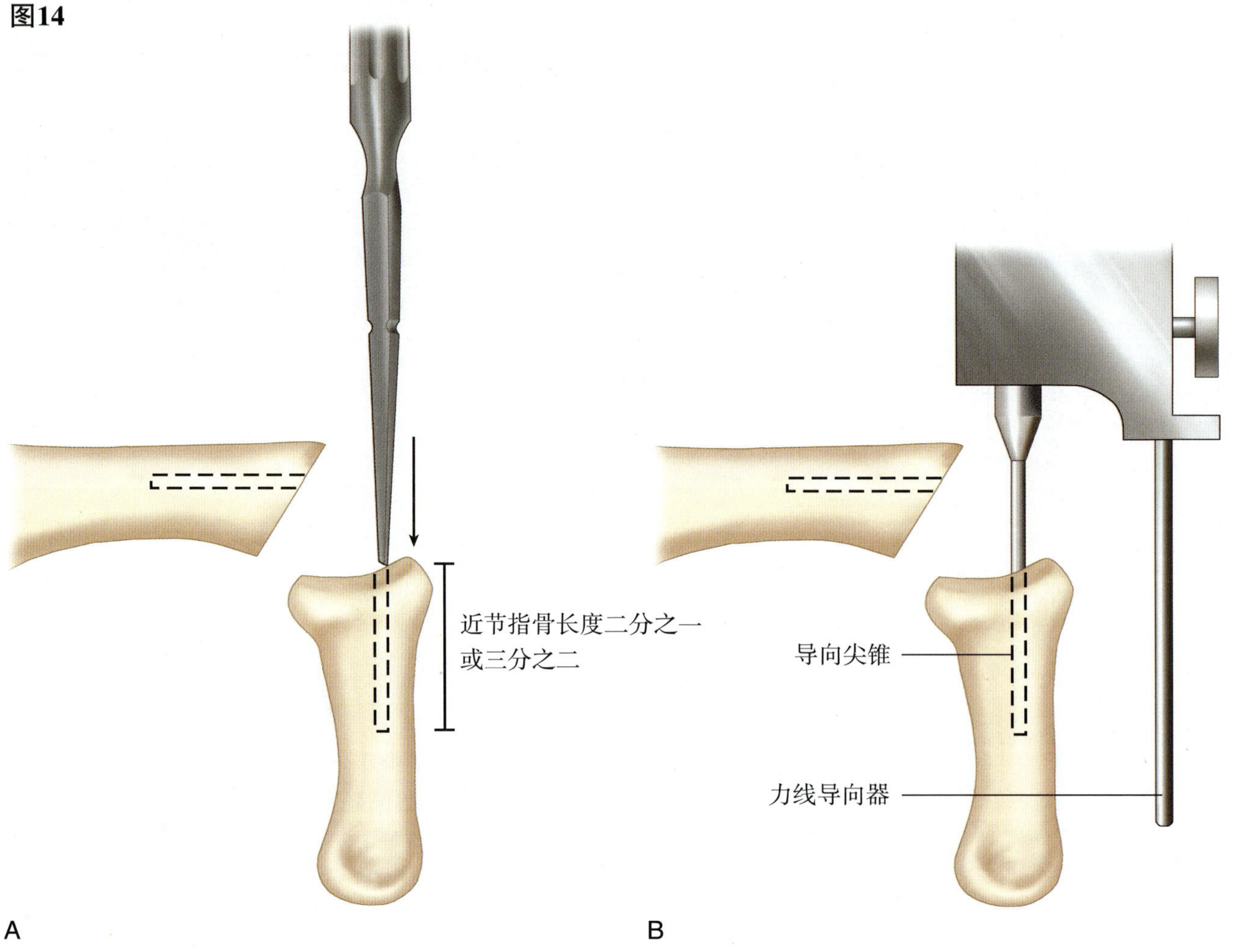

图15

■ 用截骨导向器进行5° 背侧倾斜的截骨（图 16A 和 16B）。

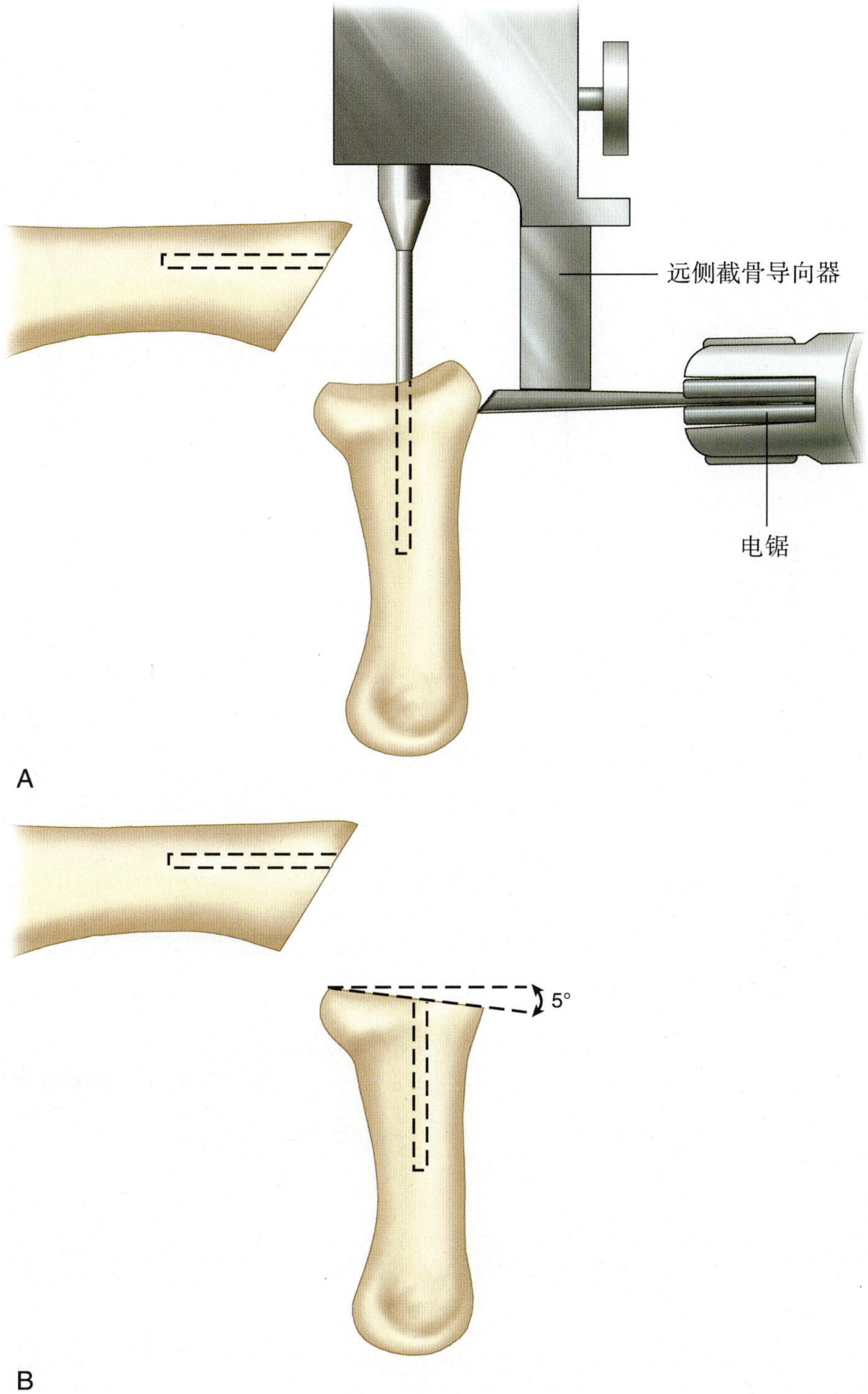

图16

- 如前所述插入扩髓器（图17A 和 17B）。热解碳假体掌指关节成形时不同型号假体不能混合使用。

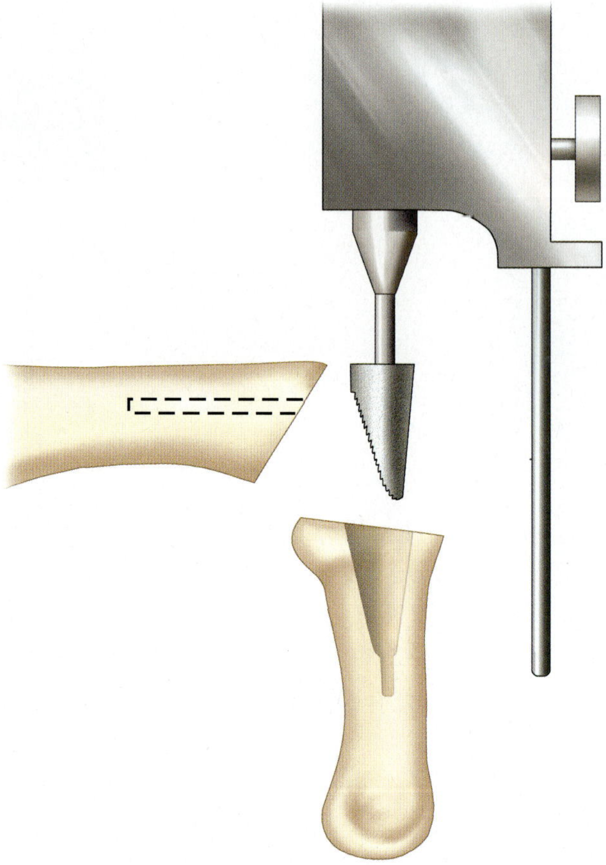
A

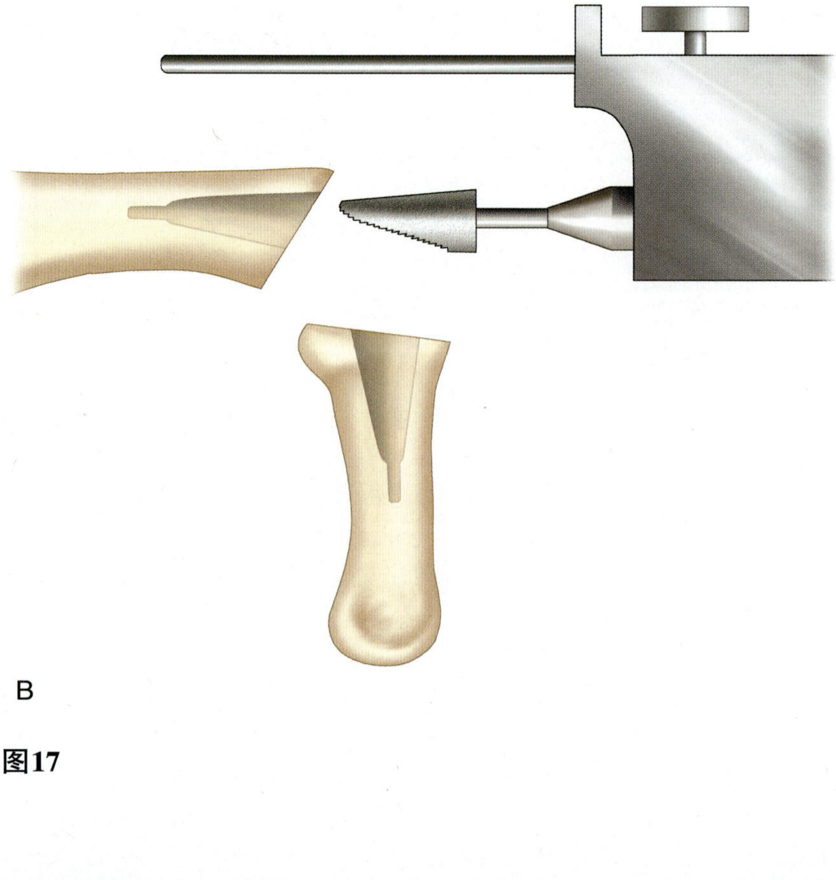
B

图17

- 用打入器将试模打入（图18）。如果关节难以被动伸直，说明关节过紧，需要再切除一些掌骨骨质。
- 轻轻将假体打入髓腔直到压力匹配（图 19）。

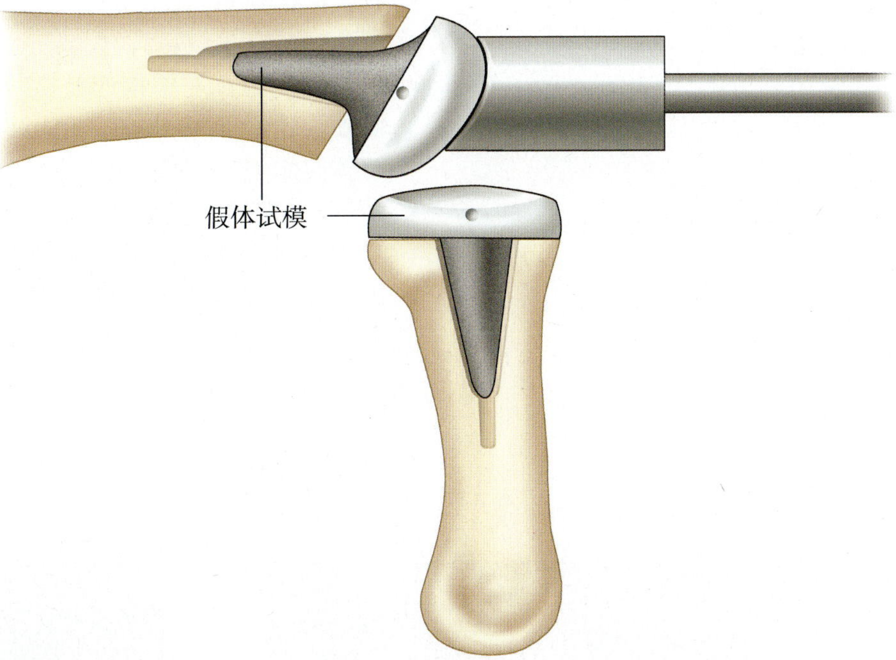

图18

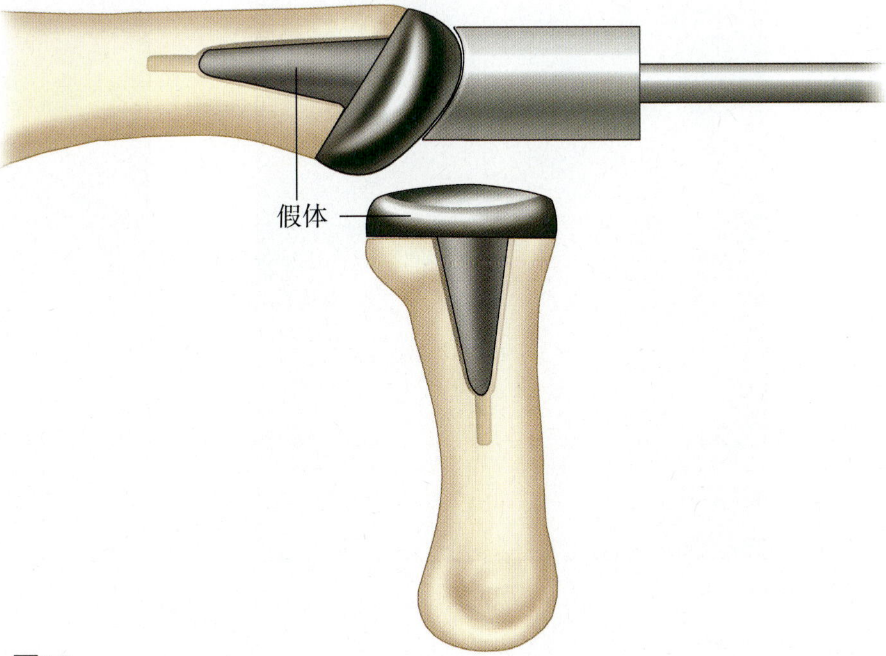

图19

术后护理及预期结果

- 术后保持关节伸直位3周以达到软组织愈合。
- 术后1周时，可开始在动力性夹板的保护下进行屈伸活动锻炼。进行3周的活动锻炼后，可于夜间佩戴静态休息夹板2个月。

并发症

- 一位34岁男性左中指近侧指间关节因银屑病性关节炎导致疼痛僵硬而就诊（图 20A）。他拒绝接受近侧指间关节融合，选择热解碳假体关节成形。
- 术后6天假体发生脱位（图 20B）。复位后用外固定架固定8周（图 20C 和 20D）。关节稳定，活动度好（图21A～21D）。
- 该病例说明关节成形后如果韧带支持很差，将不能保持关节复位。需要切除的骨量使关节失去稳定性，导致置换关节脱位。

病例1

- 61岁女性左示指和中指患有严重骨关节炎。术前示指近侧指间

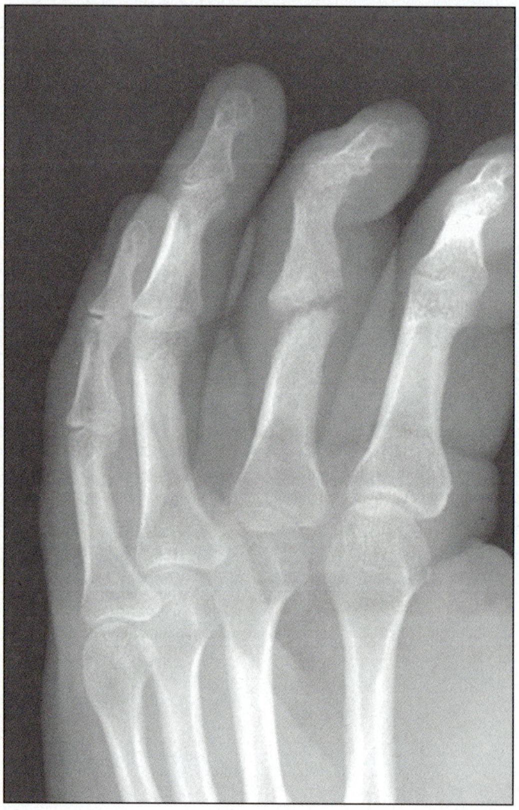

A

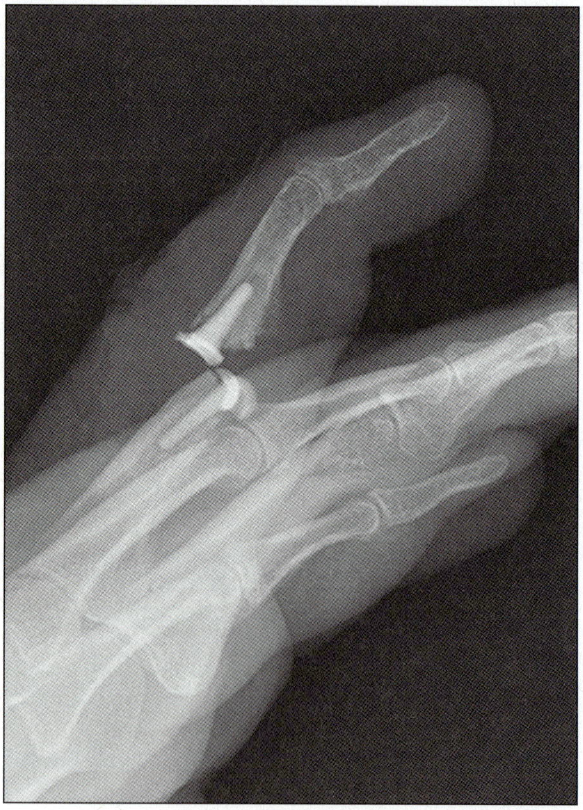

B

图20

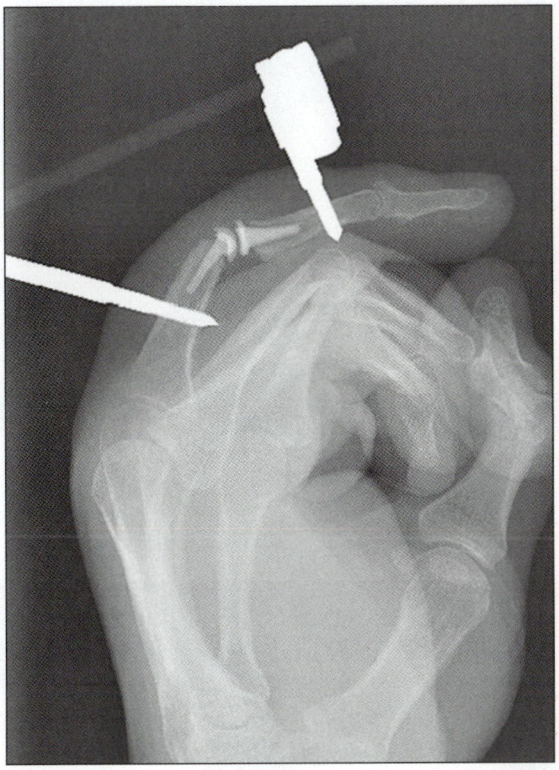

C

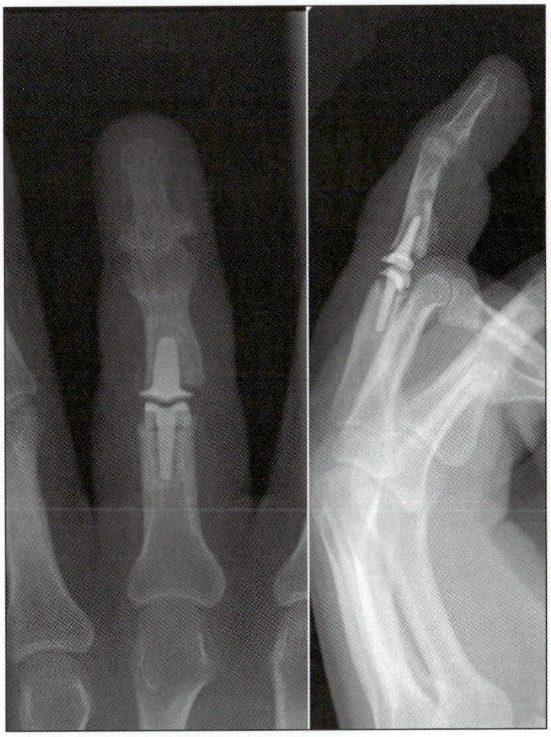

D

图20续

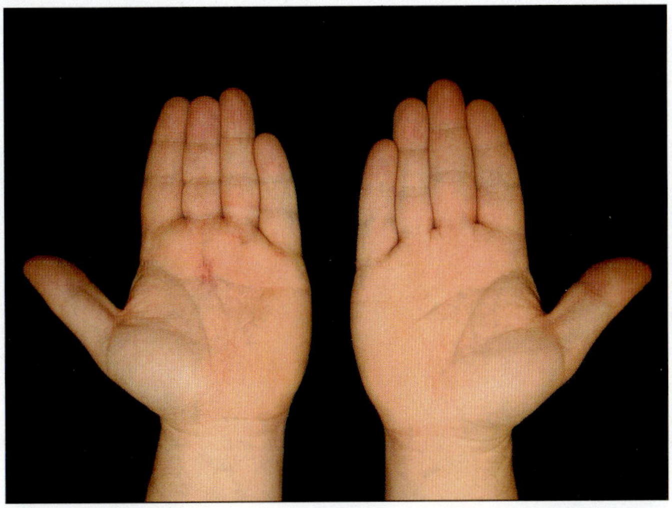

A

图21

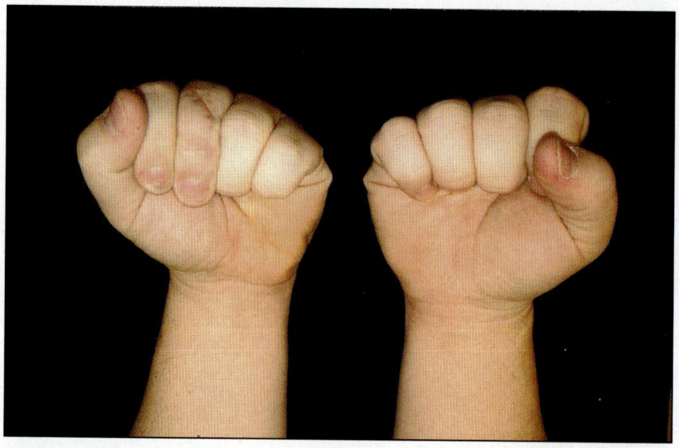

B

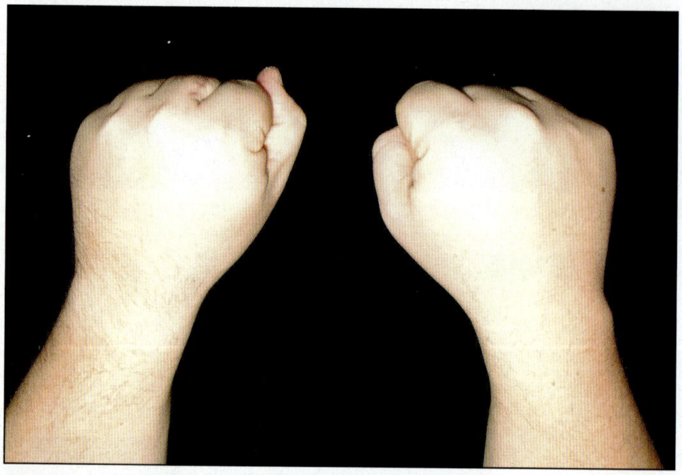

C

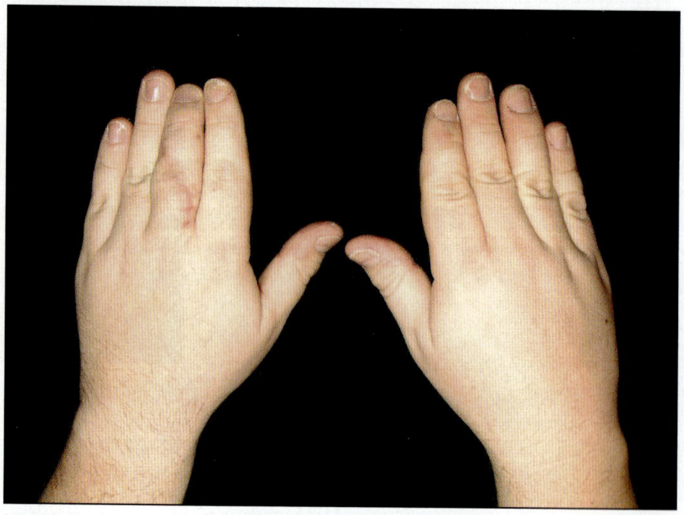

D

图21续

关节不稳定，不适于进行热解碳假体关节成形（图 22A）。

- 中指进行了热解碳假体关节成形。示指选择了关节融合（图 22B）。

病例 2

- 59岁男性右中指掌指关节骨性关节炎伴疼痛（图 23A 和 23B）。

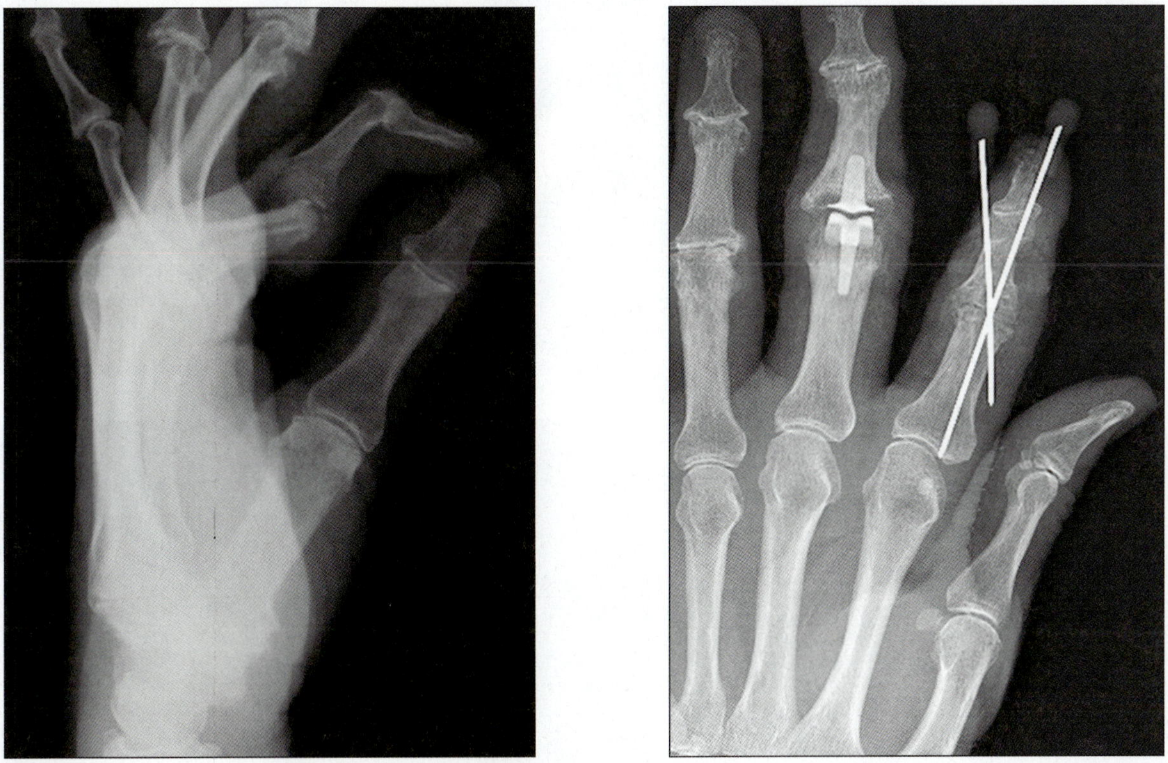

图22 A B

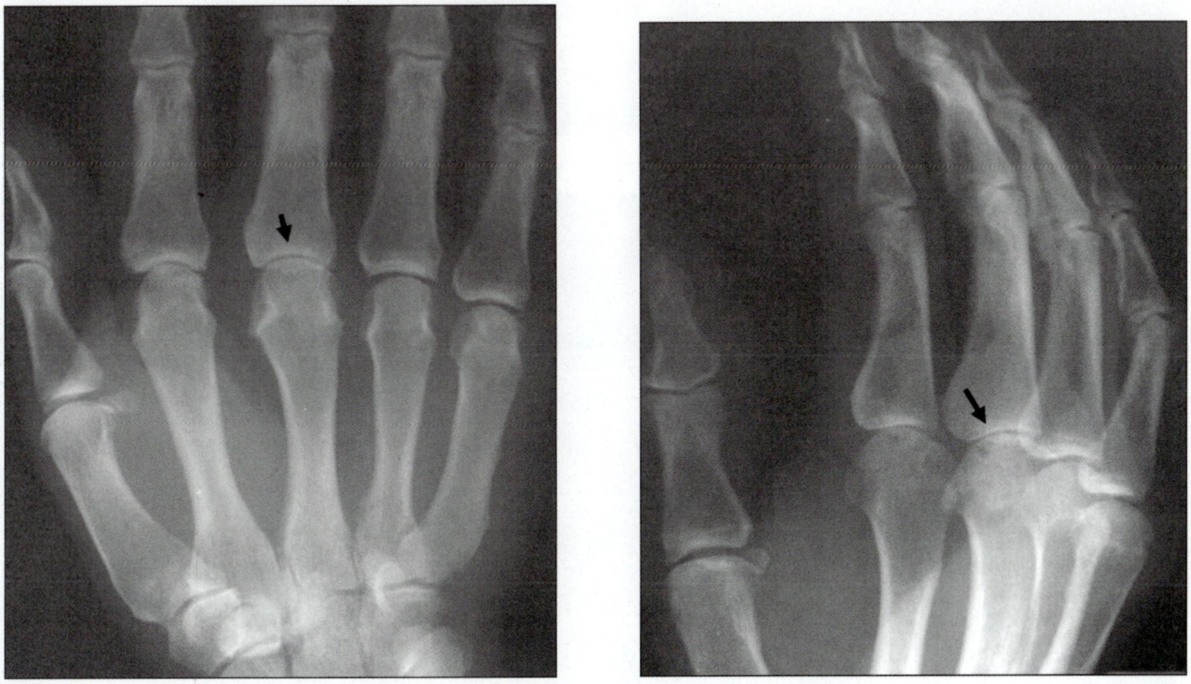

图23 A B

- 热解碳假体关节成形术后1年，关节活动度正常（图 24A－24D）。影像学检查显示热解碳假体位置保持满意（图 25A 和 25B）。

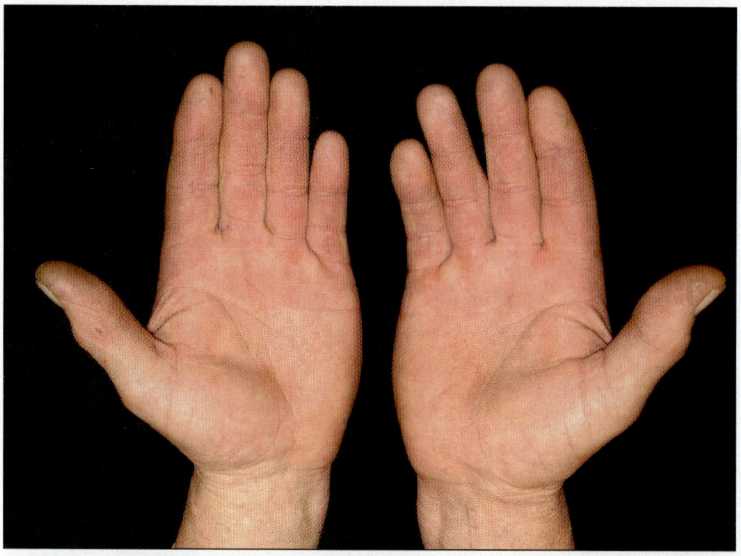

A

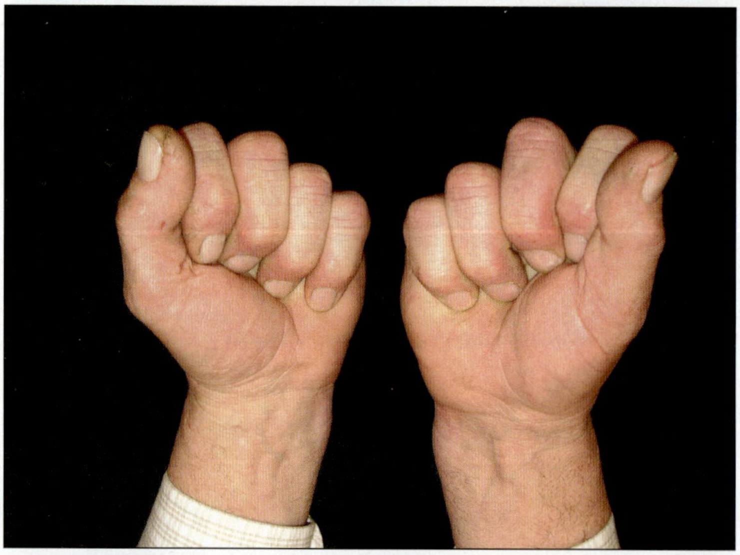

B

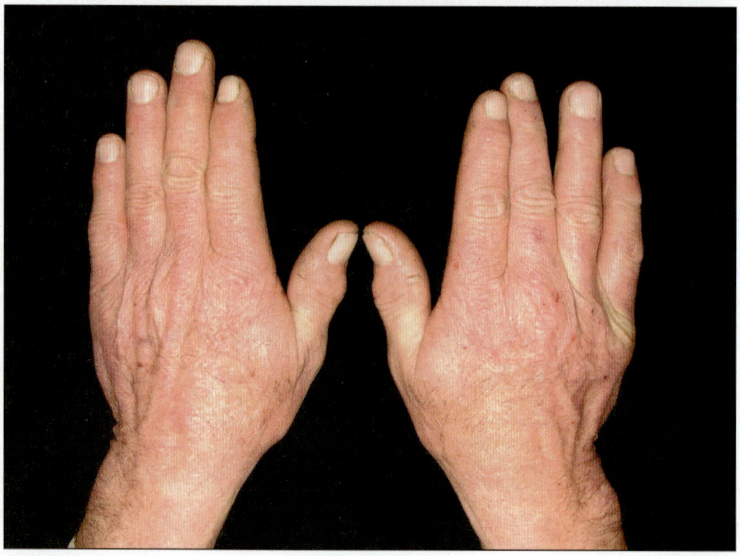

图24　C

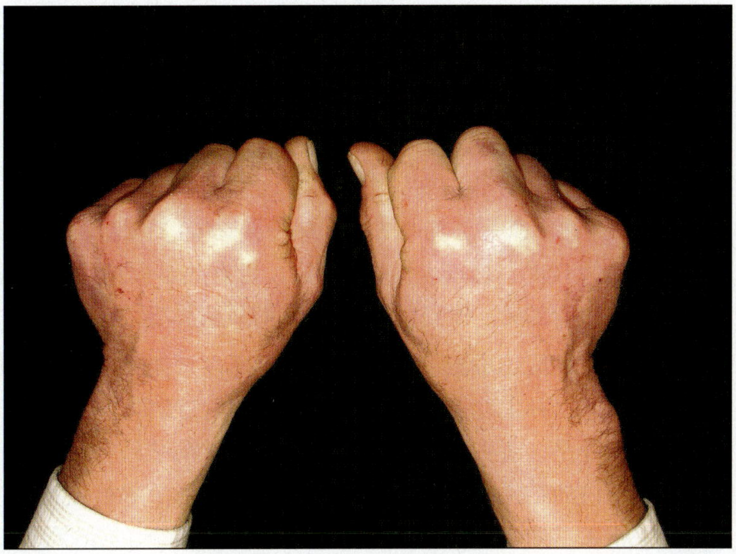

图24续　D

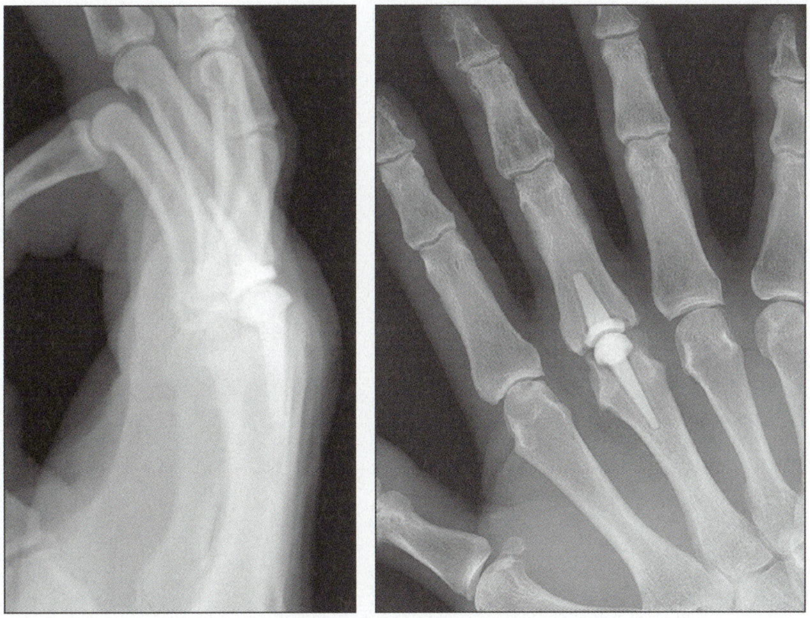

图25　A　B

证据

Cook SD, Beckenbaugh RD, Redondo J, Popich LS, Klawitter JJ, Linscheid RL. Long-term follow-up of pyrolytic carbon metacarpophalangeal implants. J Bone Joint Surg [Am]. 1999;81:635-48.

该研究总结了53例患者共151例热解碳掌指关节假体置换病例：44例患者为类风湿关节炎，5例为创伤性关节炎，3例为骨性关节炎，1例为系统性红斑狼疮。对26名患者（71例关节置换）进行术后随访，平均随访时间11.7年。关节活动度平均增加13度。没有骨重新塑形或骨吸收，94%患者影像学检查显示骨整合。平均年度失败率为2.1%，5年和10年生存率分别为82.3%和81.4%。作者的结论是热解碳掌指关节假体是一种持久性较好的掌指关节成形材料。（Ⅳ 级证据）

Squitieri L, Chung KC. A systematic review of outcomes and complications of vascularized joint transfer, silicone arthroplasty and pyrocarbon arthroplasty for post-traumatic joint reconstruction of the finger. Plast

Reconstr Surg 2007, in press.（Ⅲ级证据）

这是一篇比较现今使用的三种治疗手段（带血管的足趾关节移植、硅胶假体和热解碳假体）的系统综述文章，对三种治疗方法的治疗结果和并发症进行了评估。共找到520篇相关文献，通过多项标准对这些文献进行选择。最终入选的文献数和置换的关节数分别为：足趾关节移植（13，85），硅胶假体（14，181），热解碳假体（2，18）。近侧指间关节平均主动活动度：足趾关节移植为36.9度（标准差9.2），硅胶假体为45.9度（标准差8.8），热解碳假体为43.6度（标准差10.9）。掌指关节平均主动活动度：足趾移植为34.5度（标准差10.0），硅胶假体为47度（标准差未能提供），没有热解碳假体的数据。需要进行翻修手术的严重并发症的发生率：足趾关节移植为29%，硅胶假体6%，热解碳假体28%。

与其他两种假体成形的方法比较，无论在近侧指间关节还是掌指关节，带血管的足趾关节移植术的主动关节活动度最差，并发症发生率最高。热解碳在近侧指间关节成形中主动活动度比足趾移植好，在掌指关节成形中主动活动度是三者中最好的。尽管如此，早期结果显示热解碳假体成形的严重并发症的发生率较高，而且尚缺乏长期随访的结果。带血管的足趾移植的主要手术指征是保持年轻患者的骺板生长，但不宜扩大手术指征至创伤后手指关节重建。考虑到创伤后手指关节重建的治疗结果在过去40年里都没有明显进步，未来的研究应该致力于开发新的关节成形方法。

第七部分

类风湿关节炎

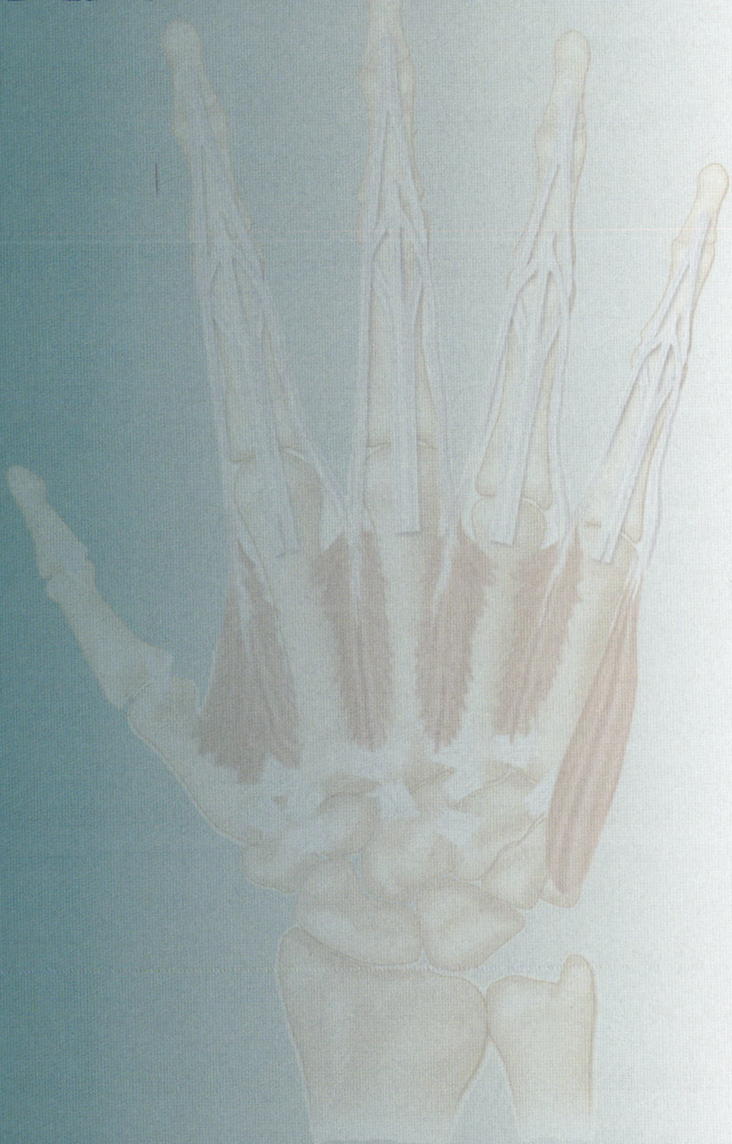

47 背侧入路滑膜切除术及Darrach手术

Nicola Borisch and Peter Haussmann

适应证

背侧入路滑膜切除术

- 背侧入路滑膜切除术适用于药物治疗无效的滑膜炎，腕关节单一关节炎伴/不伴伸肌腱周围炎。
- 在不合并伸指肌腱周围炎的情况下，可以进行关节镜下滑膜切除术。
- 在腕关节疾病早期（Larsen评级0～Ⅱ），背侧入路滑膜切除术是适用的手术；而在腕关节疾病的中期及晚期阶段（Larsen 评级Ⅱ～Ⅳ），结合其他必要的重建性手术，也能取得很好的效果。

Darrach手术

- 并不是所有病例都需要做尺骨头切除。只要桡尺远侧关节（DRUJ）稳定，尺骨头只有轻微的或没有磨损，可以单纯行滑膜切除。但是，对于背侧入路来说，掌侧滑膜切除非常困难，而且很难切除彻底。因此对于桡尺远侧关节周围广泛性滑膜炎的病例，应同时行掌侧入路的滑膜切除术。
- 当三角纤维软骨复合体（TFCC）有损伤，桡尺远侧关节（DRUJ）变得不稳定，并逐渐出现尺骨头综合征。特别是如果存在关节旋前及旋后的疼痛性活动受限或尺骨头综合征已经导致伸肌腱断裂，即为尺骨头切除的适应证。

争议

- 关节镜下桡腕关节、腕中关节及DRUJ的滑膜切除术适用于没有关节不稳定及不合并累及伸肌腱病变的病例。关节镜下滑膜切除术的优势在于术后疼痛的即时缓解及改善腕关节的活动度。
- 腕关节滑膜切除术可以缓解疼痛，改善功能，但并不能阻止放射学上可见的病变的进展。

临床检查/影像学检查

- 检查是指临床体检及腕关节平片中所获得的信息。

临床检查

- 伸肌腱周围炎临床体征非常明显，可以在腕关节背侧触及肿胀区（图1A及1B），腕关节压痛，关节活动受限。
- 尺骨头综合征及DRUJ滑膜炎临床体征也比较明显，表现为尺骨头向背侧突出，伴随腕骨的尺掌侧半脱位及旋后（图2箭头所示），DRUJ肿胀、压痛，旋前及旋后活动因疼痛而受限。
- 突出的尺骨头可导致伸肌腱断裂，最初累及的多为第四及第五伸肌间室，图3显示了尺骨头向背侧突出，伸肌间室滑膜炎，环小指指伸肌腱及小指固有伸肌腱断裂及尺侧腕伸肌腱（ECU）的掌侧半脱位。

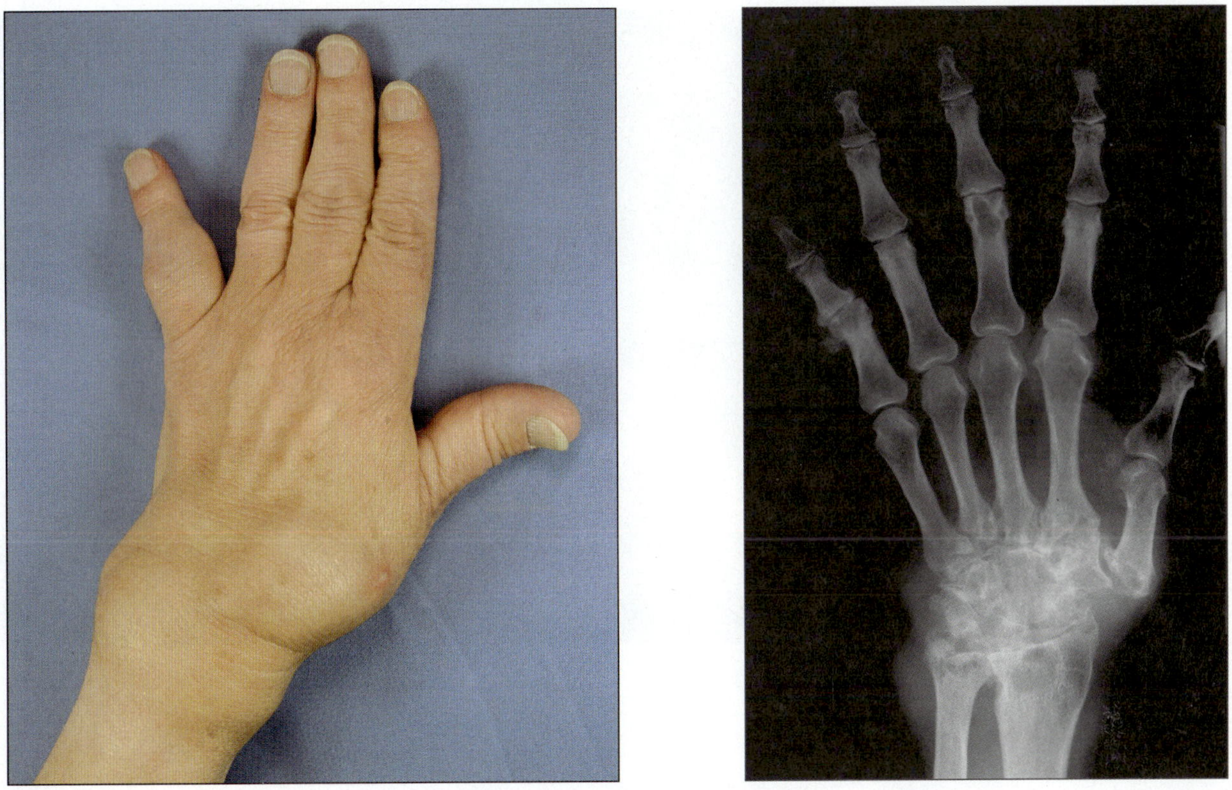

A B

图1

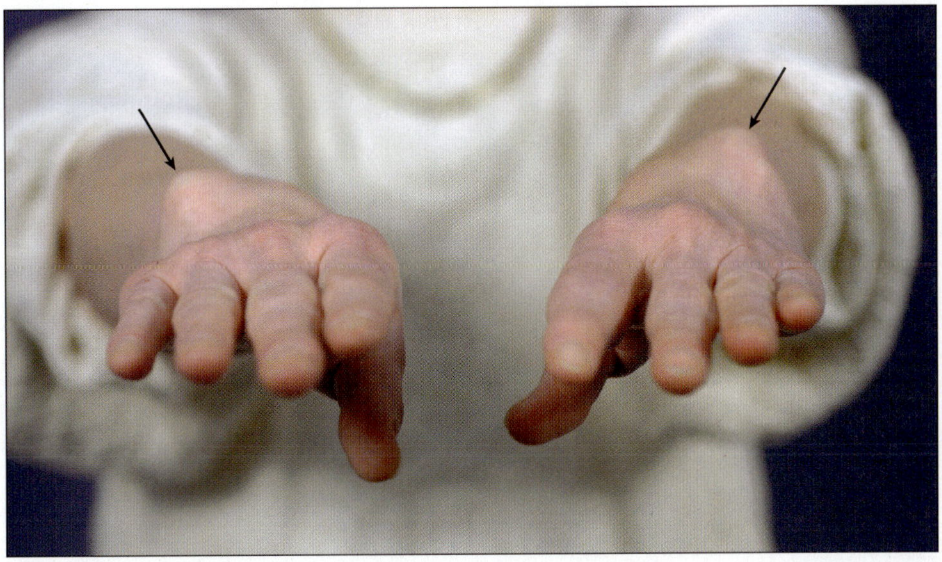

图2

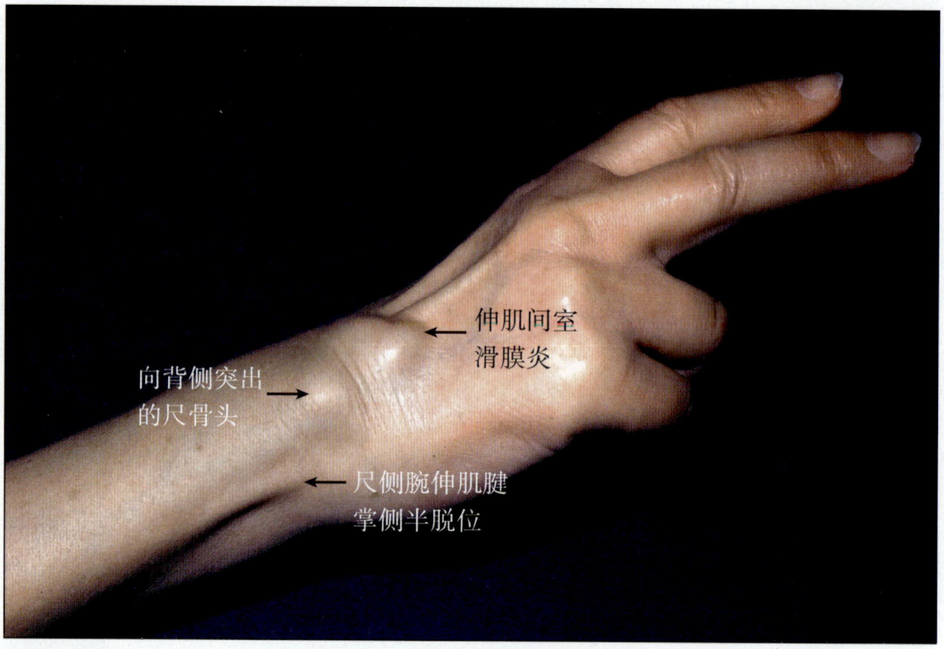

图3

影像学检查

- 必须拍摄腕关节两个投照体位的标准X线片：
  - 评估腕关节的破坏程度。
  - 判断疾病的进展程度及活动性，关节炎性改变通常表现为关节间隙变窄、骨侵蚀及囊性变、关节间隙破坏消失及骨质疏松（图1B）。
  - 判断腕关节的稳定性。
    - 一张X线片显示的腕骨尺侧移位可能并不确定，但同一个患者不同时间拍摄的一系列的X线片可以显示腕骨向尺侧逐渐移位的过程（图4A～D）。
    - 侧位X线片对于判断腕骨掌背侧半脱位非常重要，可以表现为整个近排腕骨向背侧倾斜、腕中关节向背侧半脱位，合并腕骨尺侧移位（图5A），或者表现为近排腕骨向掌侧倾斜、腕中关节向掌侧半脱位，合并舟月分离（图5B）。
- 要鉴别伸肌腱周围炎及关节的滑膜炎，B超可作为诊断手段中的首选。核磁共振也可以提供鉴别的依据，但与B超相比，太不实用，而且花费更高。

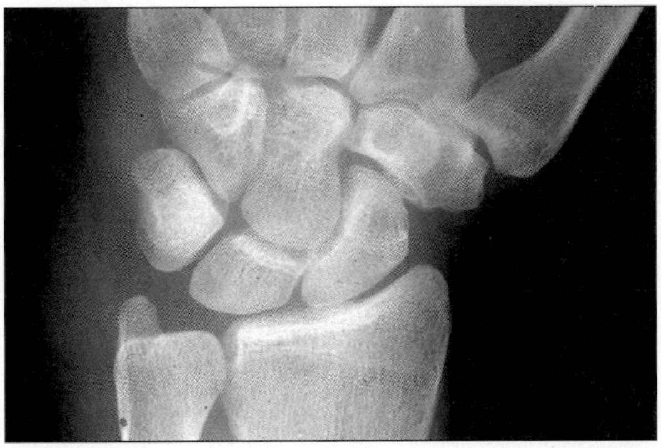
A

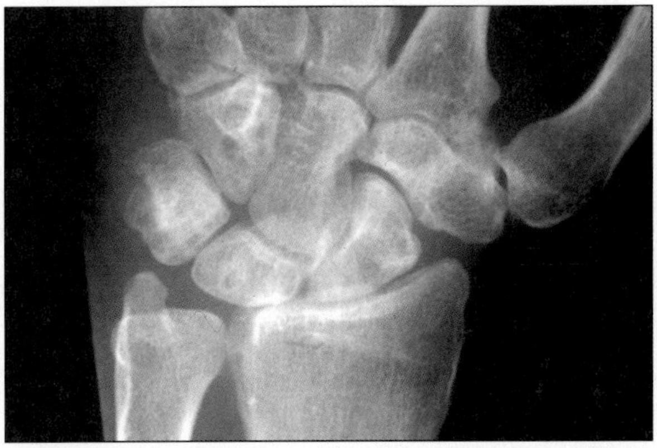
B

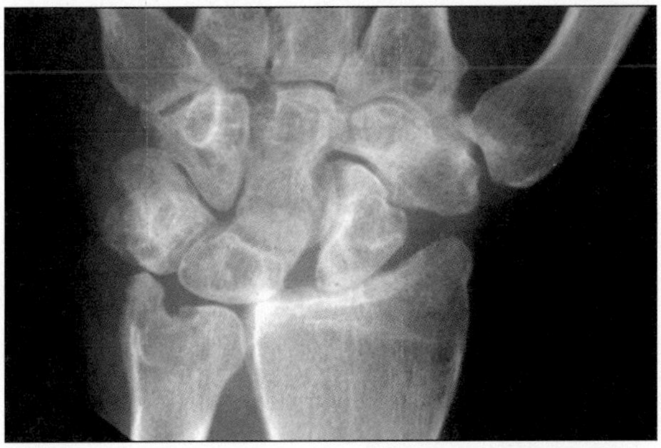
C

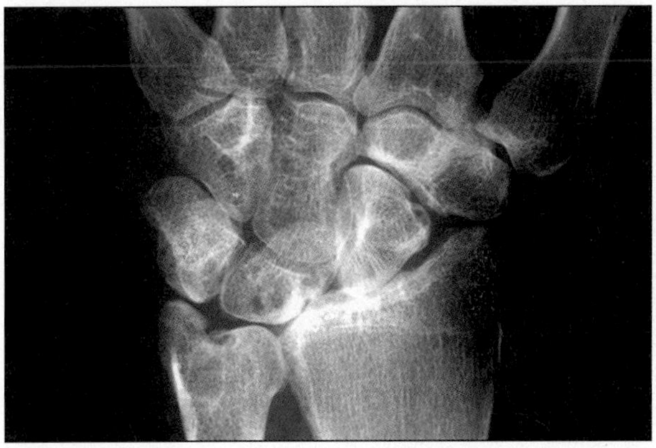
D

图4

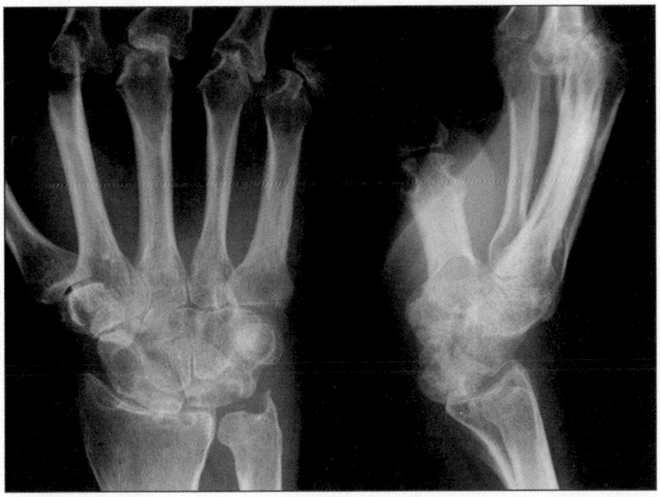
A

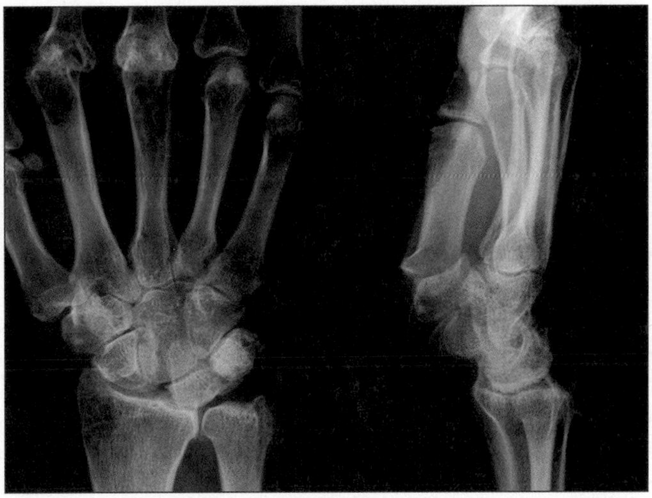
B

图5

外科解剖

- 前臂旋前，尺骨茎突位于掌侧（图6A）。
- 伸肌支持带背侧的皮下组织中，桡侧有桡神经浅支，尺侧有尺神经背支。尺神经背支在尺骨头水平由前臂的尺掌侧发出，在三角骨水平穿过第五、第六伸肌间室，而此处伸肌支持带向远端延续为手部的背侧筋膜（图6B）。与桡神经浅支相比，尺神经背支与伸肌支持带的关系更加密切，甚至紧密相连。
- 伸肌支持带覆盖了第二至第六伸肌间室，当存在尺骨头综合征时，ECU所在的第六伸肌间室向掌侧半脱位，小指固有伸肌腱（EDM）所在的第五伸肌间室跨过尺骨头，在第四伸肌间室的近端，拇长伸肌腱（EPL）与指总伸肌腱及示指固有伸肌腱一同走行，第三伸肌间室通常在Lister结节水平与其余间室分离，而EPL转向桡侧，绕过结节远端，并跨过第二伸肌间室的远端，EPL的远端通常在桡神经浅支的下方与其交叉（图6C）。

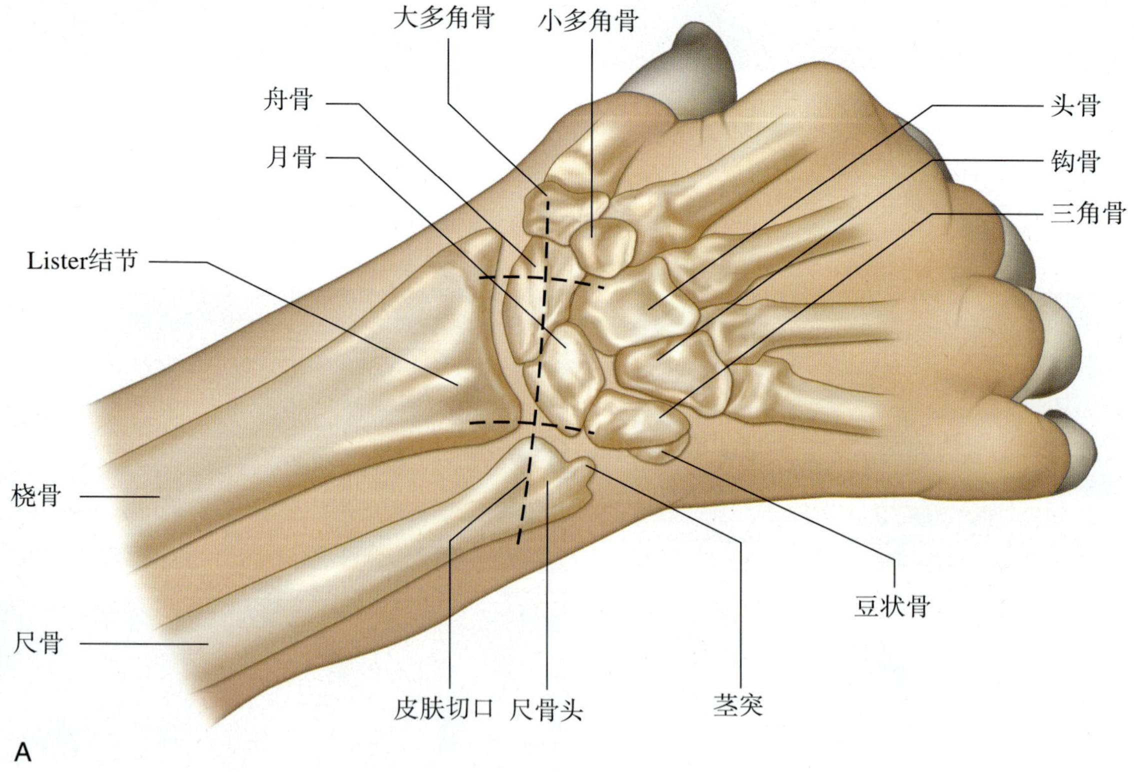

图6

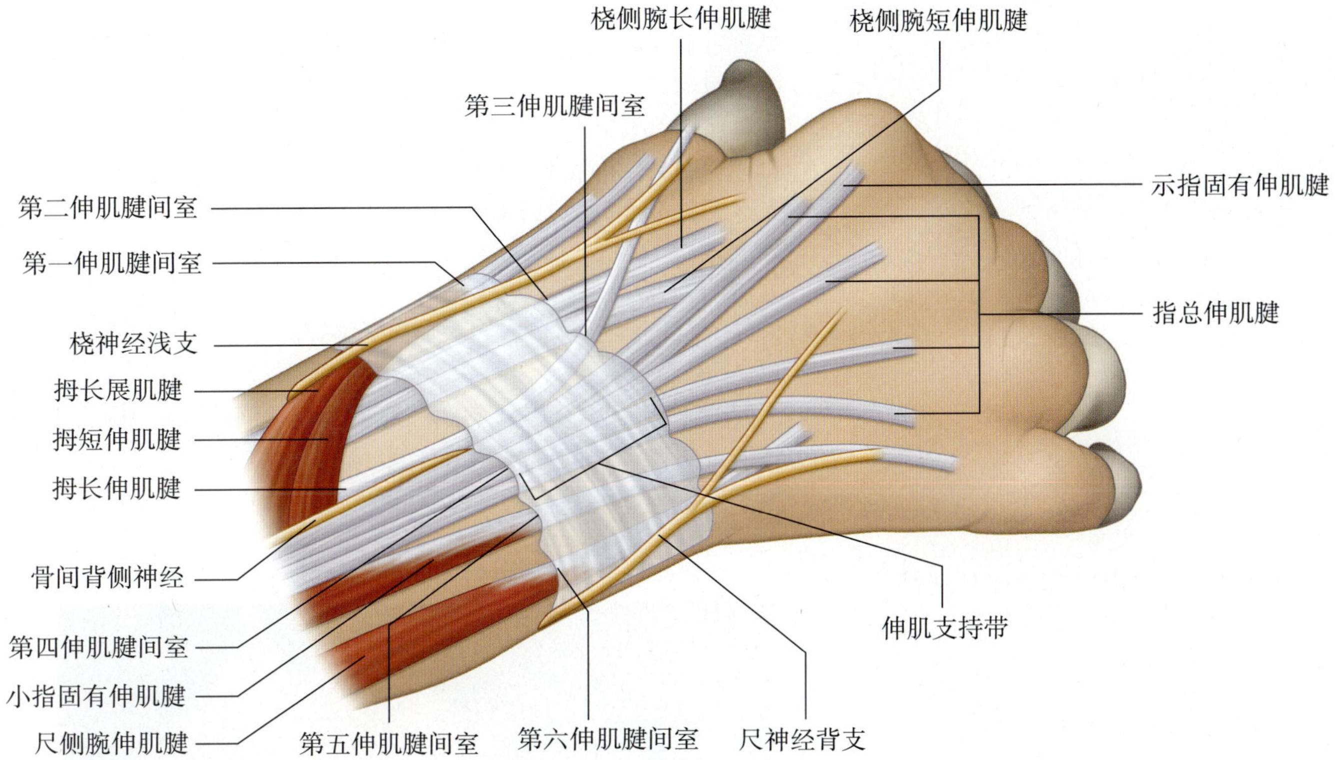
桡侧腕长伸肌腱
桡侧腕短伸肌腱
第三伸肌腱间室
第二伸肌腱间室
第一伸肌腱间室
示指固有伸肌腱
指总伸肌腱
桡神经浅支
拇长展肌腱
拇短伸肌腱
拇长伸肌腱
骨间背侧神经
伸肌支持带
第四伸肌腱间室
小指固有伸肌腱
尺侧腕伸肌腱
第五伸肌腱间室
第六伸肌腱间室
尺神经背支

B

图6续

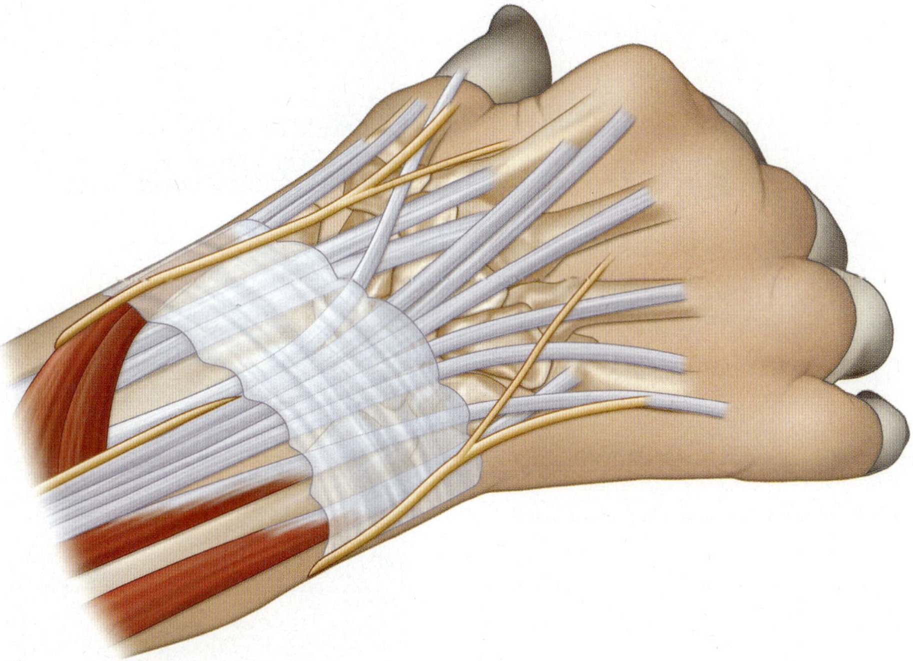

C

注意事项

- 对于肩关节及肘关节活动亦受损的类风湿关节炎的患者，术中不能将手置于合适的旋前位，在设计尺骨头切除术时应引起注意。
- 对于肩关节置换术后的患者，应特别注意避免肩关节过度受力。

手术要点

- 应注意辨别尺神经背支与第六伸肌间室，分离并保护尺神经背支，将其留置于皮下组织中。
- 在第一掌骨水平应注意辨别桡神经浅支及EPL，将桡神经浅支保护并留置于皮下组织中。
- 保护纵行的静脉有助于改善伤口局部的血液循环，并减轻术后肿胀。
- 如果腕关节背侧有原来的手术瘢痕，在可能的情况下可以使用原切口。

注意事项

- 应格外关注局部皮肤的条件，因为皮肤的血液循环及软组织条件经常被类风湿关节炎和/或治疗类风湿关节炎的药物所损伤。
- 不恰当的切口设计会导致皮肤坏死。

争论

- 可以设计使用纵向切口，但一旦出现例如伤口愈合方面的问题，皮下组织被清除，就会出现伸肌腱全长暴露于伤口中。

体位

- 患者仰卧位，上臂外展置于上肢手术台上，上肢手术台置于合适的角度。
- 上肢使用气囊止血带以保证术野无血。
- 前臂旋前置于合适的衬垫上。
- 支撑腕关节于轻度屈曲位有利于手术。

入路/显露

- 腕关节背侧斜形切口，自尺骨头近侧斜向第一腕掌关节（图7、8）。
- 切开皮下组织，显露覆盖第二至第六伸肌间室的完整的伸肌支持带及前臂远端的筋膜及手背的筋膜。
- 注意保护主要的纵行的静脉（图9）。

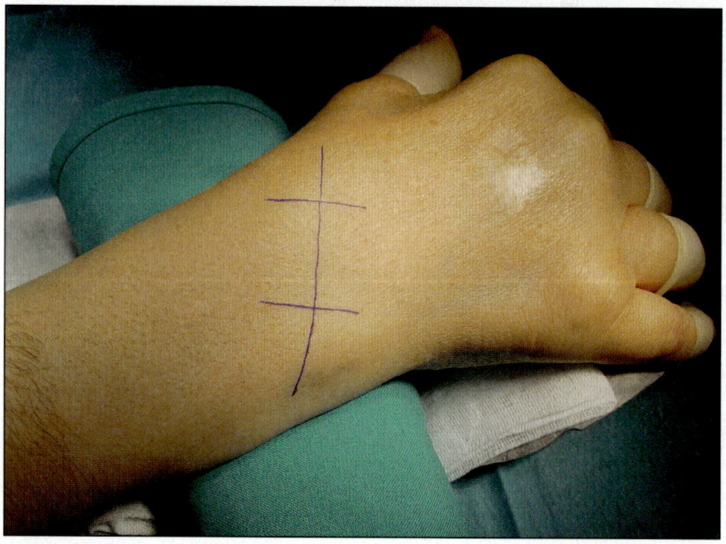

图7

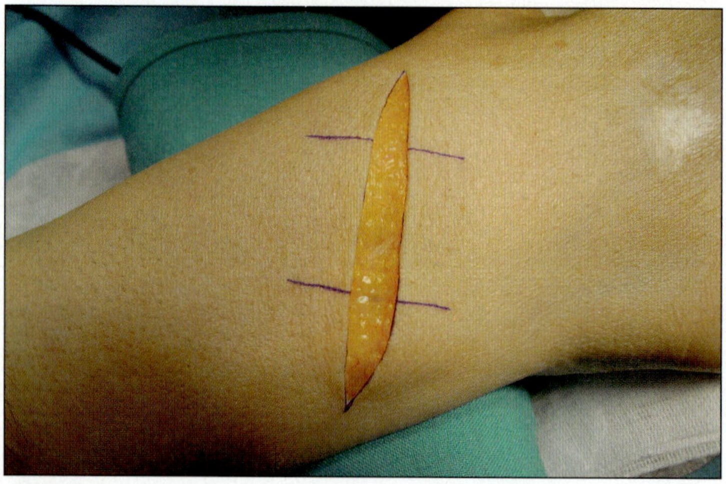

图8

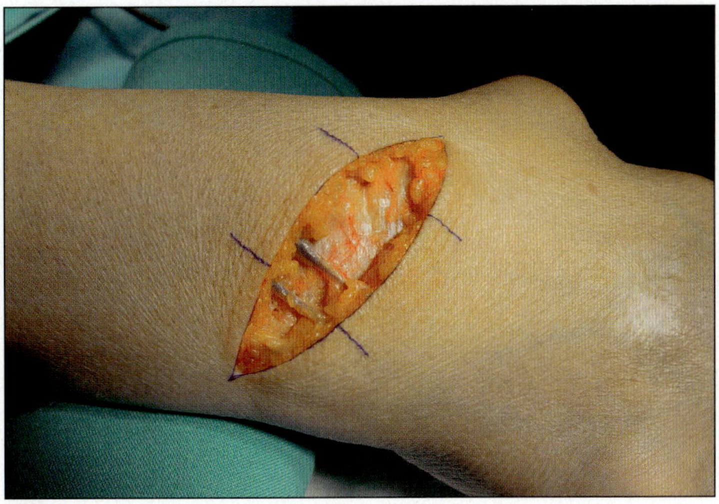
图9

手术要点

- 切开覆盖尺骨头位置的伸肌支持带时，应注意保留DRUJ背侧关节囊的完整性。
- 第一伸肌间室滑膜炎非常少见，在这种情况下，应单独切开第一伸肌间室。

注意事项

- 有时，EDM（小指固有伸肌腱）在DRUJ呈曲线环绕走行，在切开第五伸肌间室时可能发生误伤。

争议

- 伸肌支持带远端及延续的手背筋膜应维持连续，可以用来重建腕关节处伸肌腱的滑车结构，这样可以避免伸肌腱弓弦样绷起。

手术操作

步骤1

- 辨别伸肌支持带，纵行切开第六伸肌间室（图10）。
- 逐步切开第五至第二伸肌间室，并注意保留2～3cm宽的伸肌支持带及筋膜瓣（图11）。

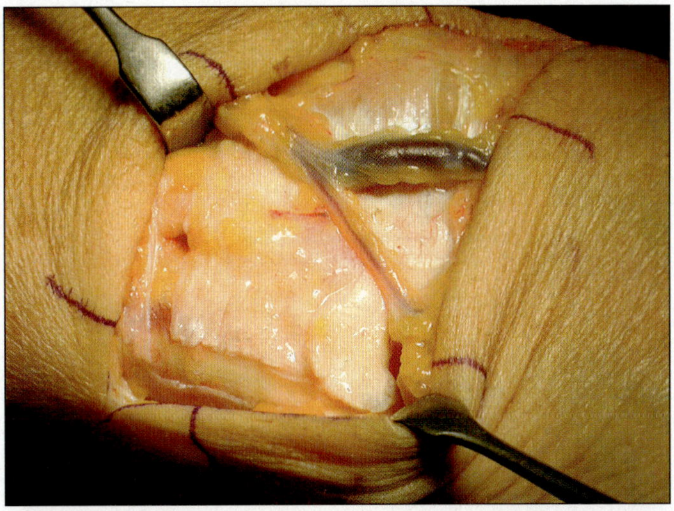
图10

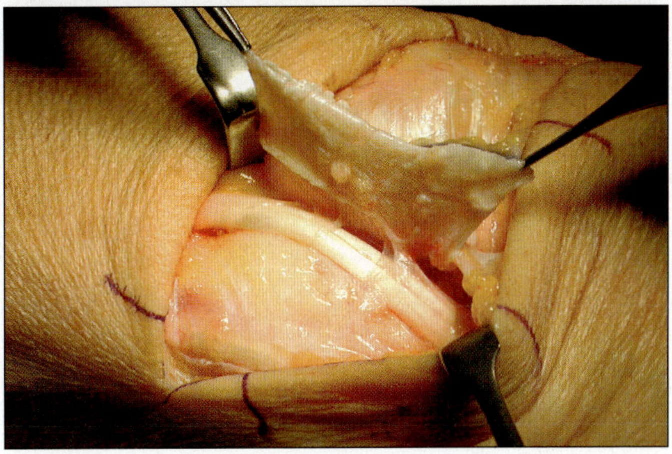
图11

■ 伸肌支持带筋膜瓣附着在第二至第五伸肌间室之间，一般不需要切开第一伸肌间室（图12）。

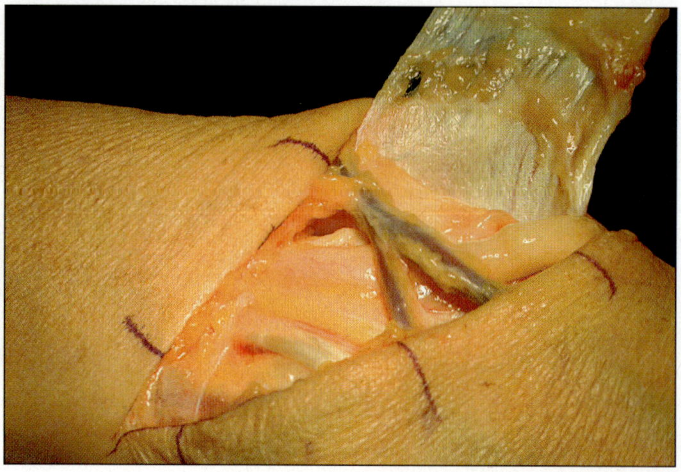

图12

手术要点

- 滑膜切除应彻底，包括近端及远端的滑囊，这样可以减少复发。
- 可能存在腱内的滑膜侵蚀，处理时应加以注意，任何腱内的结节及滑膜均应切除，肌腱采用水平褥式缝合修复。

步骤2

■ 自ECU开始，切除伸肌腱周围增生的滑膜，应仔细切除滑膜及滑膜的壁层（图13）。

■ 然后切除第四及第五伸肌间室的滑膜，同时切除第四伸肌间室内的骨间背神经（图14）。

■ 切除第三伸肌间室的滑膜，常见EPL肌腱腱内的滑膜侵蚀，而Lister结节也可见第二及第三伸肌间室的滑膜侵蚀，应同时切除（图15）。

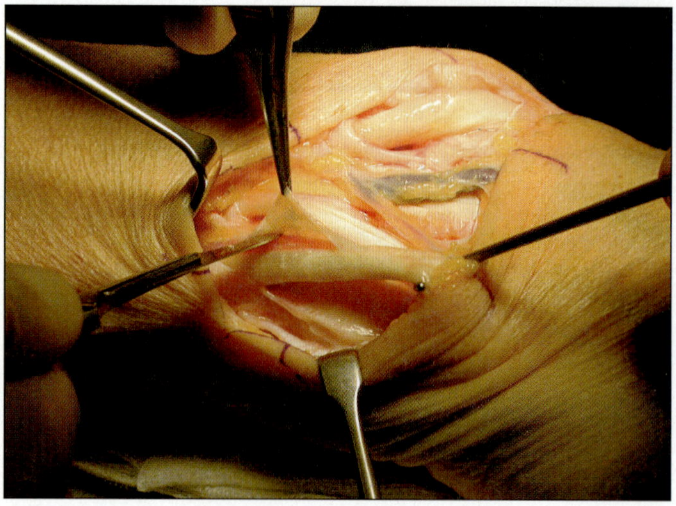

图13

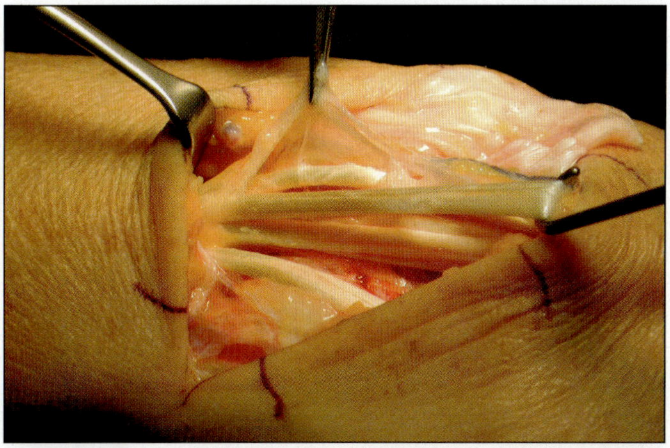

图14

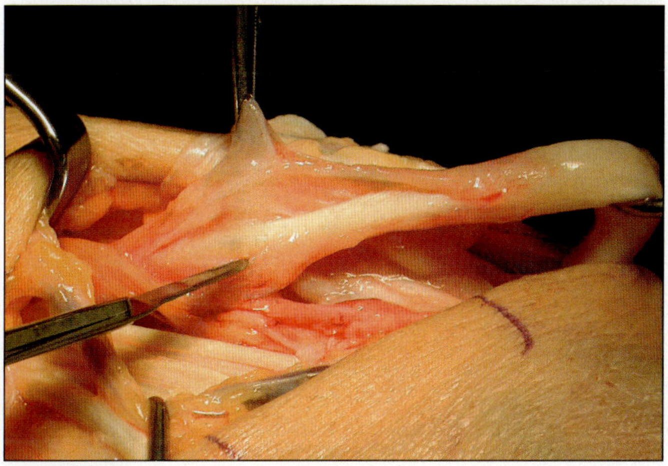

图15

手术要点

- 需保留DRUJ的背侧关节囊

步骤3：DRUJ滑膜切除

- 纵行切开DRUJ背侧关节囊并牵开关节囊，切除DRUJ内的滑膜（图16）。
- 切除DRUJ背侧隐窝中的滑膜，但自背侧切口很难将其切除（图17）。
- 暴露尺骨头，置入两个Hohmann骨撬，为切除尺骨头做准备（图18）。

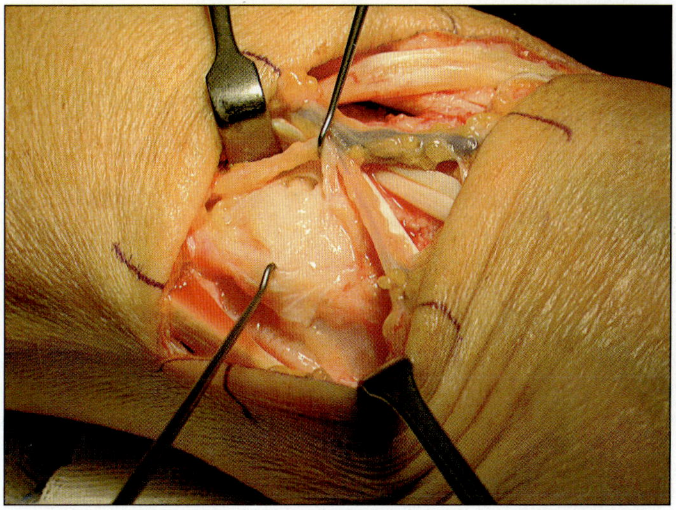

图16

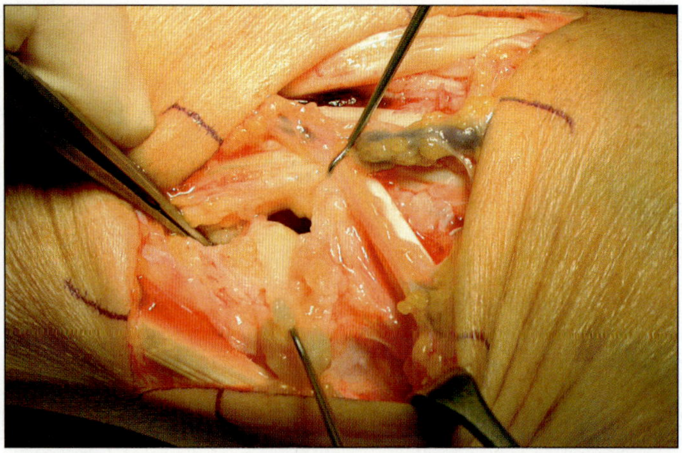
图17

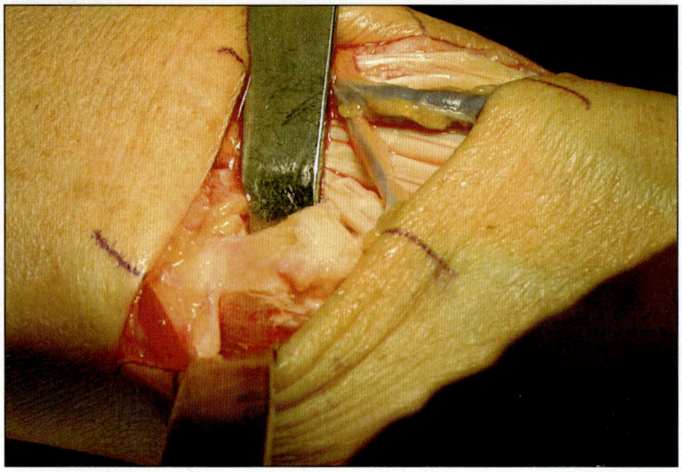
图18

手术要点

- 腕关节滑膜切除彻底后，如有必要行局部关节融合后，应将DRUJ的关节囊缝合固定于适当的位置。
- 以尖锥在背侧向尺骨加压，使尺骨残端向掌侧移位，在缝合DRUJ关节囊打结固定时固定关节囊瓣的位置，这样可以有效地定位腕骨。

注意事项

- 如果切除尺骨过于靠近近端，残端就不能依靠DRUJ的掌侧关节囊稳定。

步骤4：Darrach手术

- 图19A为腕关节尺侧的示意图，显示了尺骨头切除的原理及如何处理并稳定尺骨残端，尺骨头背侧与伸肌腱相接触。在此示意图中，灰色线条表示骨，左边是尺骨，中间是腕骨，右侧是掌骨。
- 图19B所示的是尺骨头及腕骨之间的滑膜，滑膜增生延伸至背侧隐窝，破坏TFCC，破坏关节面，由此造成腕骨的掌侧半脱位，继而出现尺骨头的背侧半脱位。
- 切除尺骨头后，DRUJ掌侧关节囊以远端为蒂，固定于尺骨残端周围，覆盖骨端，DRUJ背侧缺损处由剩余的关节囊及伸肌支持带覆盖（图19C）。

争议

- 建议同时进行一系列的固定手术，如关节囊固定术、肌腱移位、尺侧腕屈肌腱固定术、尺侧腕伸肌腱固定术及复合肌腱固定术。

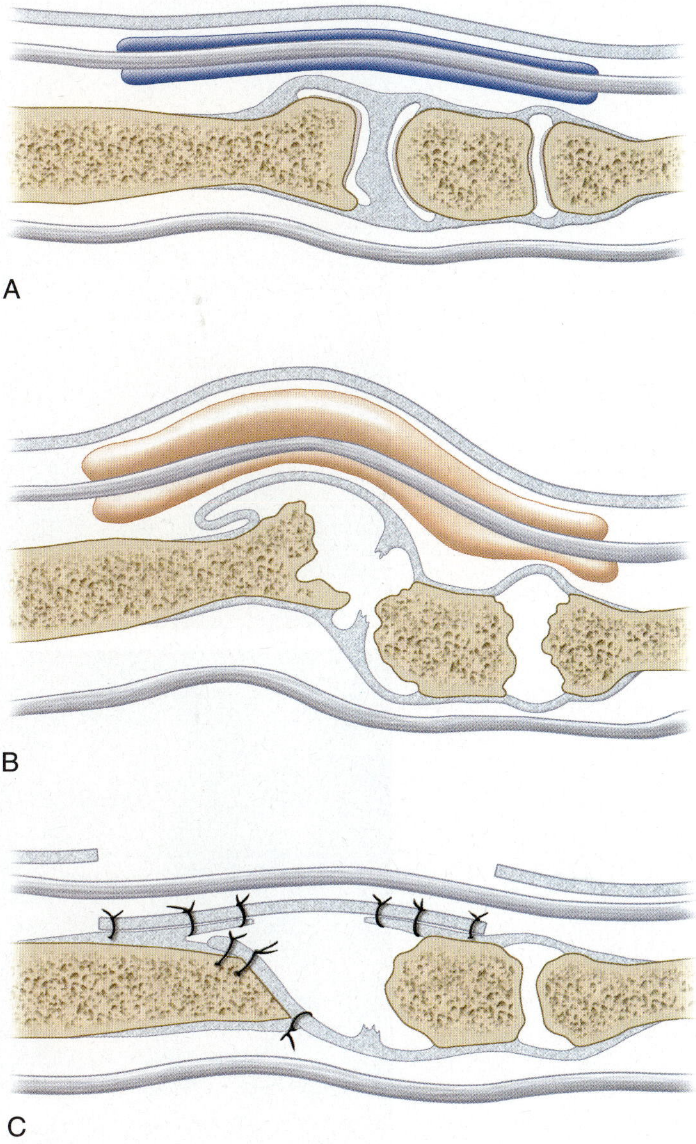

图19

- 尺骨头的头下切除应尽量靠远端进行，截骨由近端斜向远端（图20及图19C），尽可能多地保留骨松质。
- 以远端为蒂的DRUJ掌侧关节囊向背侧穿过骨端，以3-0的缝合线固定于切除后的尺骨残端（图21）。

步骤5

- 桡腕关节滑膜清扫，沿桡骨背侧嵴及TFCC打开桡腕关节，且切口能够很好地暴露尺腕关节。滑膜清扫自背侧开始，通过屈腕及轴向牵引清扫掌侧滑膜。应注意清除Mannerfelt骨赘（如果存在）及豆三角关节的骨赘，这里是腕中关节的背侧入路（图22）。

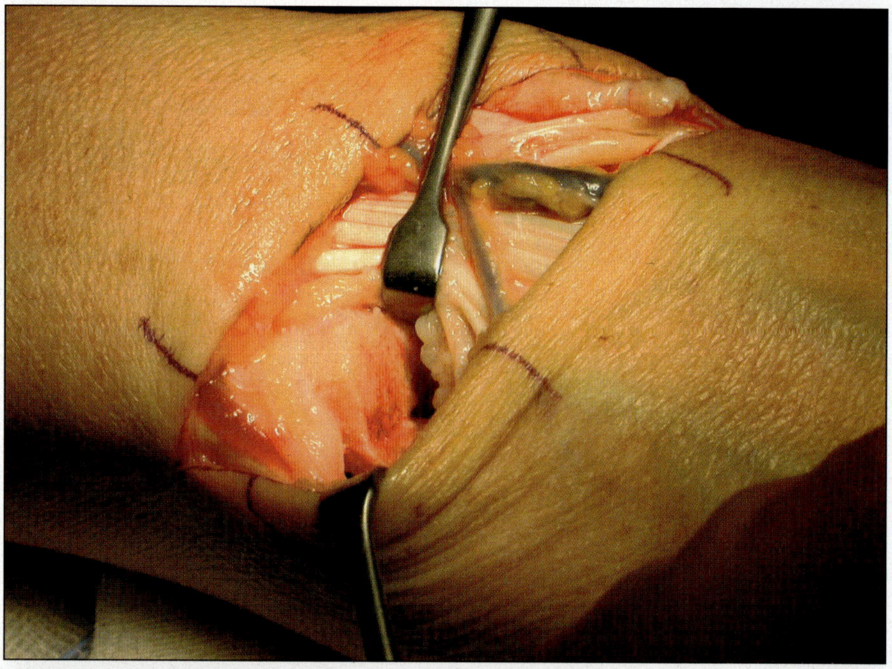

图20

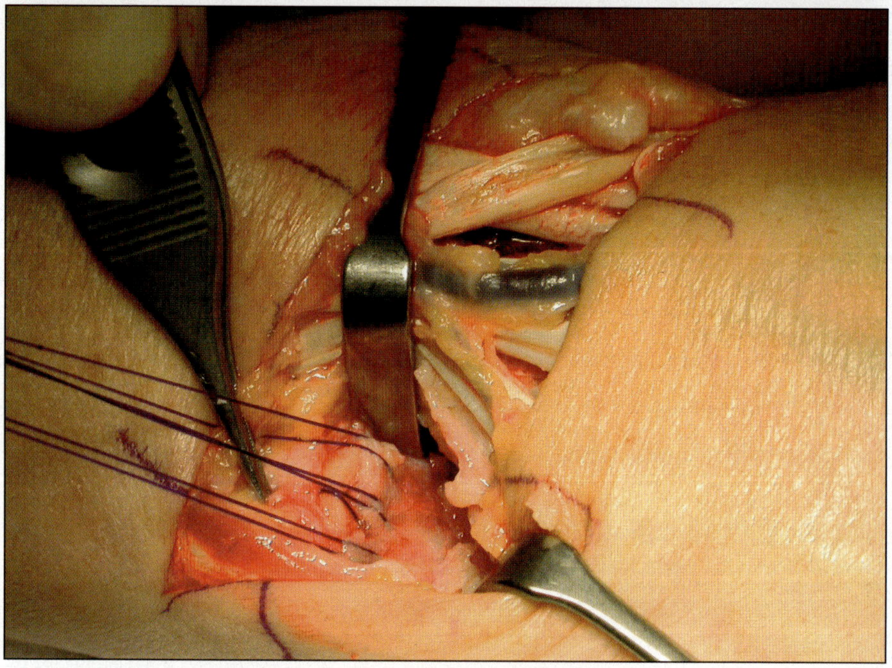

图21

- 图23所示的为伸肌腱皮下浅置移位的线条示意图。图23A显示术前半脱位的尺骨头及尺侧腕伸肌腱。
- 自第六伸肌间室打开伸肌腱各个间室（图23B）。
- 伸肌腱及腕关节滑膜切除后，伸肌支持带以桡侧为蒂移至第三至第六伸肌间室的伸肌腱下方（图24），并缝至尺侧边缘。由于伸肌腱周围滑膜炎，伸肌支持带一般均有拉长，足够重建第六伸肌间室。尺侧腕伸肌腱放置于背侧，通过多余的伸肌支持带环绕形成新的伸肌间室固定，尺侧腕伸肌腱就固定于它的正常的解剖位置（图23C）。

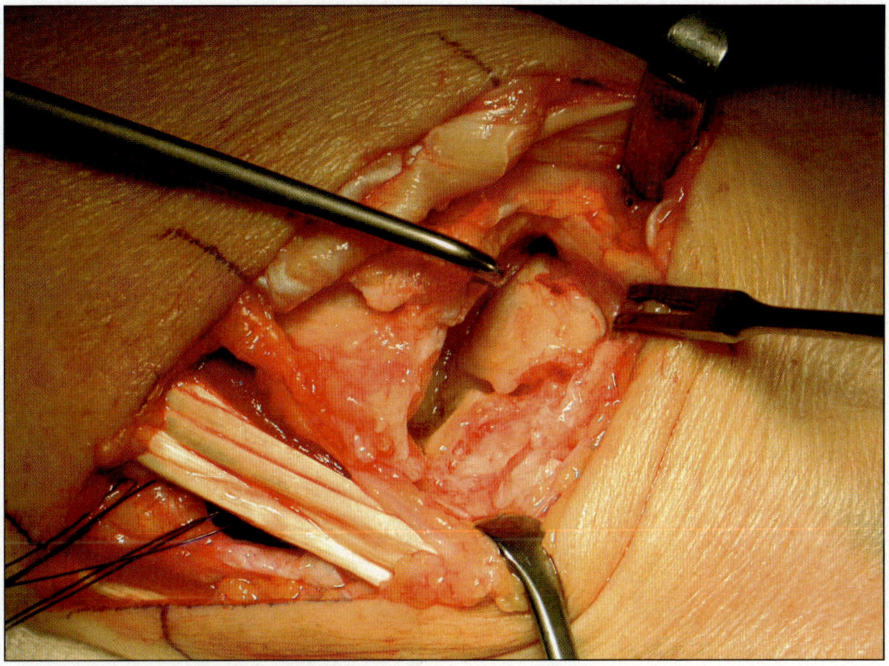

图22

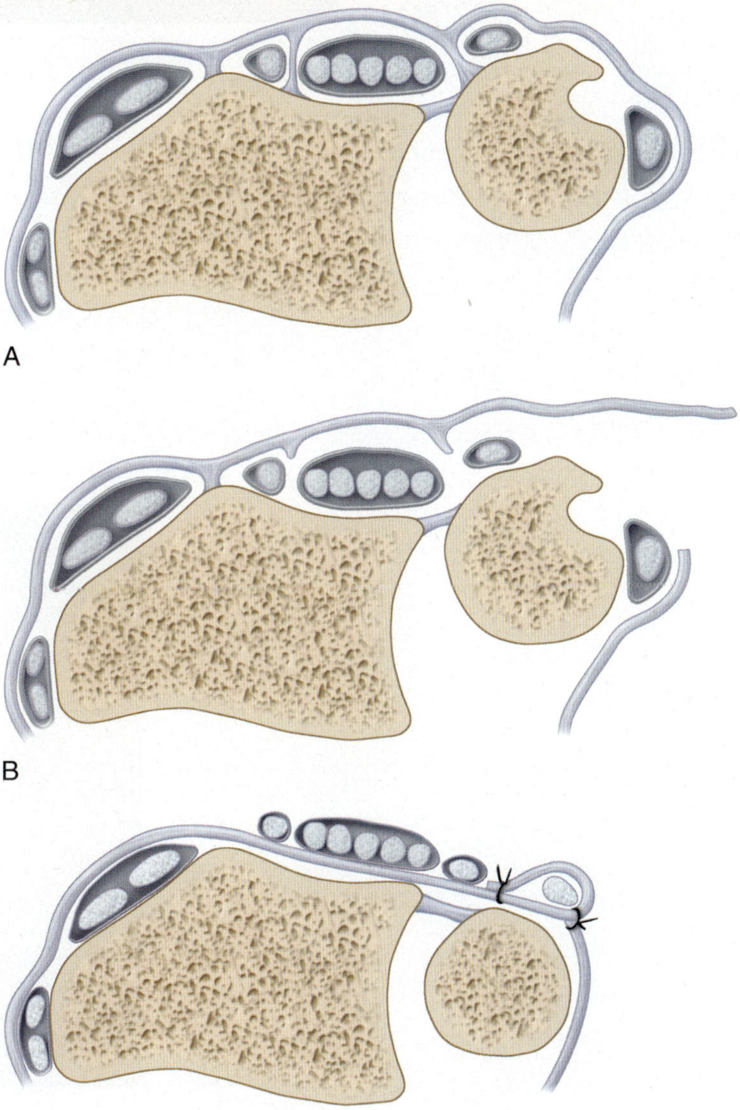

A

B

图23 C

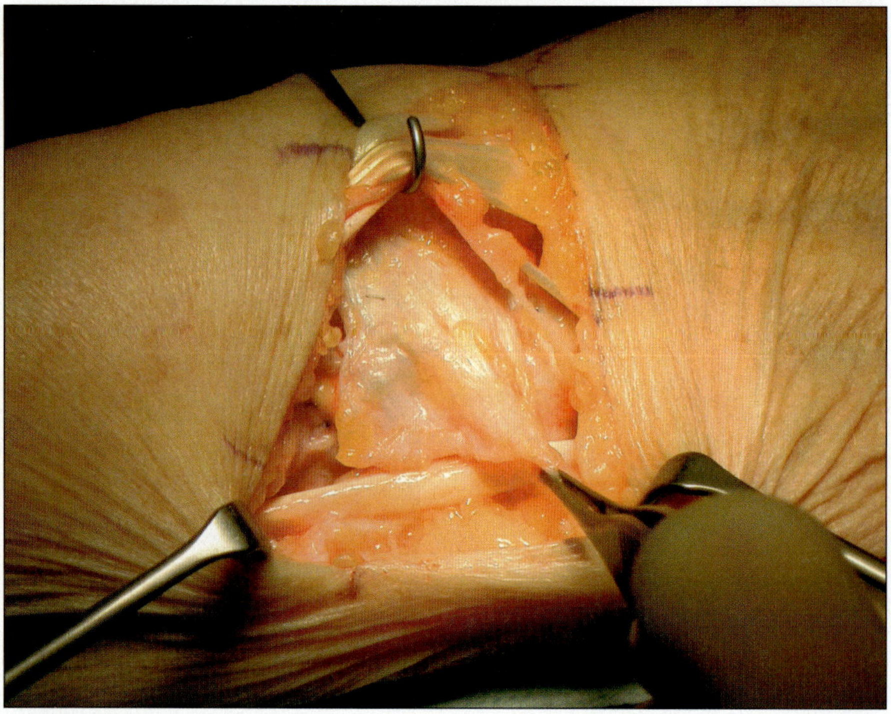

图24

争议

- 仅依靠窄的筋膜环重建第六伸肌间室未必能够将尺侧腕伸肌腱控制于解剖位置，因为ECU固定后力线成角，而且容易与筋膜粘连。如果重建的间隔较长，ECU可以呈曲线形走行，就更加接近正常的解剖位置。

步骤6

- 剩余的伸肌支持带用于重建第六伸肌间室（图25）。
- 尺侧腕伸肌腱重置于背侧（图26）。
- 剩余的伸肌支持带环绕并缝合于自身，重建第六伸肌间隔，固定尺侧腕伸肌腱（图27）。
- 冲洗伤口，放松气囊止血带彻底止血后关闭切口，放置皮下引流，敷料包扎，前臂夹板固定于腕伸位，制动肘关节于中立位，避免旋前及旋后的活动。

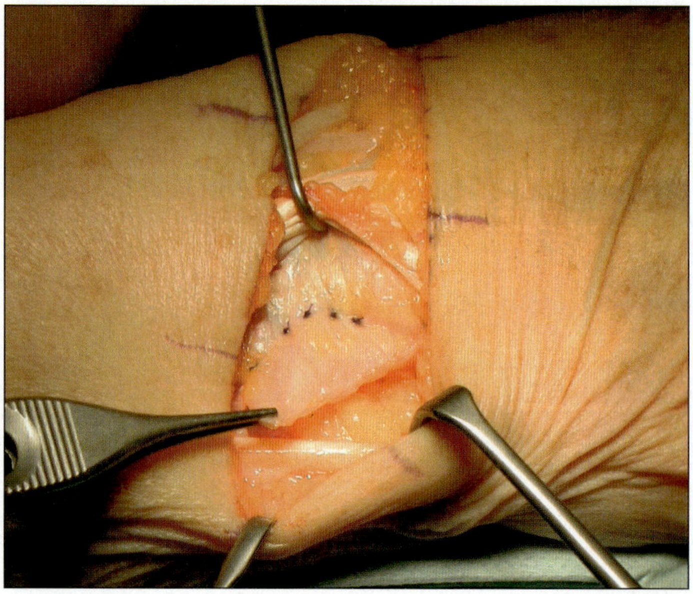

图25

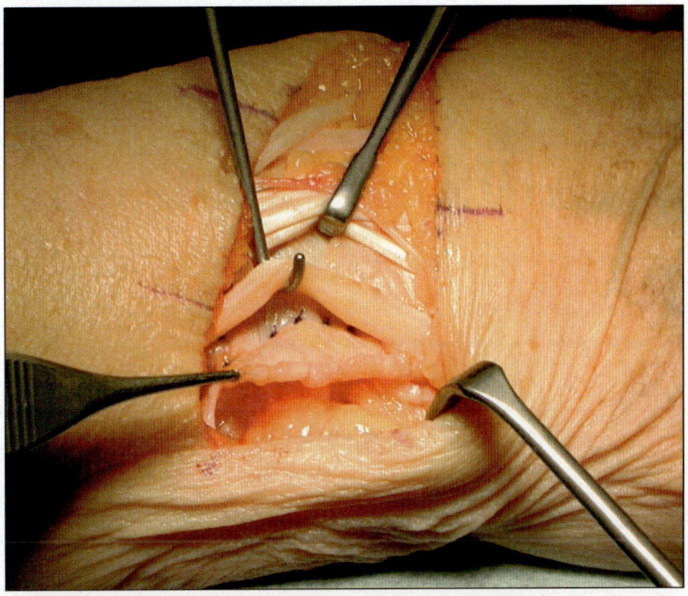

图26

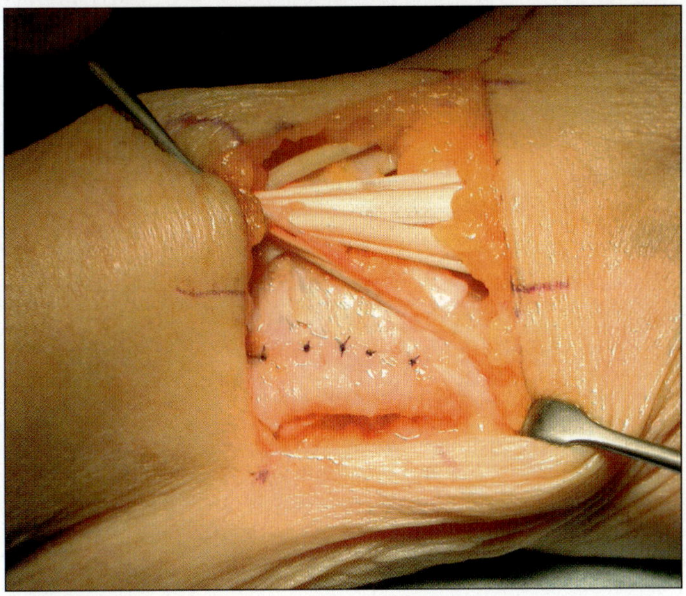

图27

术后护理及预期结果

- 无论进行哪一种手术操作，术后均应立即进行手指的主动活动。
- 切口按期愈合后，可以去除腕关节石膏，进行腕关节的主动活动锻炼。但是，开始的三个星期仅局限于腕关节屈曲活动，在3周内禁止进行伸腕活动。
- 如果同时切除了尺骨头并行尺骨残端的稳定术，术后6周内应使用合适的石膏控制旋前及旋后活动。
- 关节负重应在术后3周开始，如果尺骨头切除，负重应自6周开始。

证据

Lau FH, Chung KC: William Darrach, MD: His life and his contribution to hand surgery. J Hand Surg [Am]. 2006;31:1056-60.

Darrach博士是哥伦比亚大学医学院的院长，Darrach手术于1912年首次报道，在之后多年的临床实践中，经受住了时间的考验，尤其适用于治疗腕关节类风湿性关节炎的桡尺远侧关节紊乱。

48 桡月关节融合术

Nicola Borisch and Peter Haussmann

注意事项

- 任何病例都不能单纯依据X线测量的腕骨移位指数作为桡月关节融合术的唯一标准。

争议

- 对于腕骨进展性疾患、但腕骨条件尚好病例可以选择行腕关节置换术。

适应证

- 桡月关节融合术是适用于X线显示腕骨尺侧移位及/或掌侧半脱位的病例，是除滑膜切除及尺骨头切除外的其他治疗方法。对于诊断不明确的病例，同一腕关节的X线序列分析对于判定腕关节疾患的进展非常有效。
- 如果没有X线的序列分析，术中应测试腕关节的稳定性。对腕骨加压可以增加桡腕关节掌侧韧带的异常活动及松弛度，从而诱发腕关节不稳定。
- 腕中关节的完整性是理想的状态，但并不是必要条件。
- 桡月关节融合并不仅适用于腕关节疾患的早期阶段（Larsen 0～Ⅱ级），也可用于腕关节疾患的晚期阶段（Larsen Ⅲ/Ⅳ级）。

临床检查/影像学检查

- 两个标准的腕关节投照体位X线片对于判断腕关节稳定性是必需的（见第47章）。

如果不确定是否存在腕骨尺侧移位，腕关节的动态X线摄影常可显示腕骨尺侧移位是否有增加（图1A～D）。

- 侧位X线片对于判断是否存在腕骨的掌侧半脱位至关重要（图2A）。

外科解剖

- 桡月关节融合的手术解剖见第47章。

体位

- 患者仰卧位，上臂外展置于上肢手术台上，上肢手术台置于合适的角度。
- 上肢使用气囊止血带以保证术野无血。
- 前臂使用适当的设备保持于旋前位。
- 腕关节保持于轻度屈曲位对手术非常有帮助。

入路/显露

- 腕关节背侧斜形切口，自尺骨头近侧斜向第一腕掌关节。

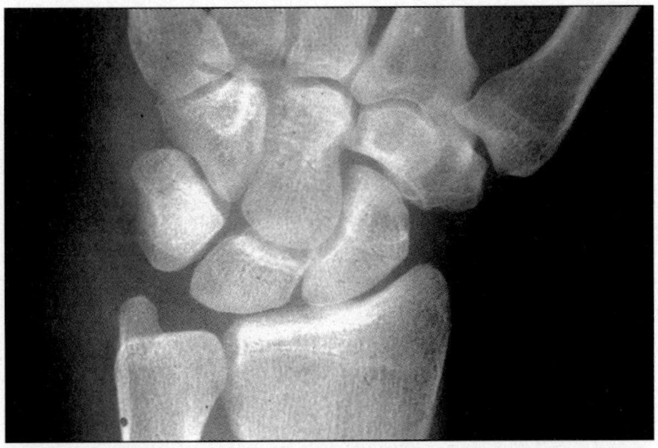

A

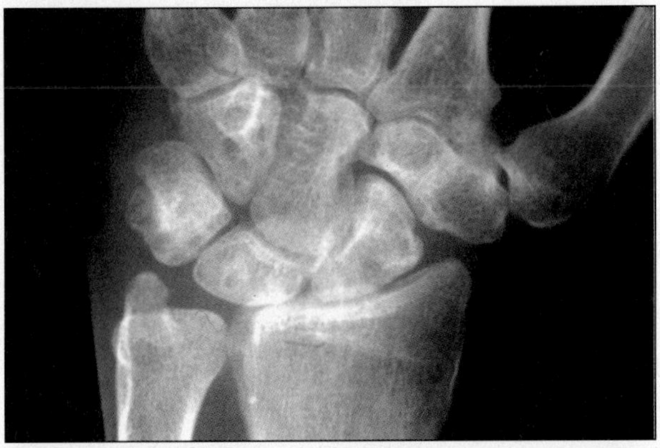

B

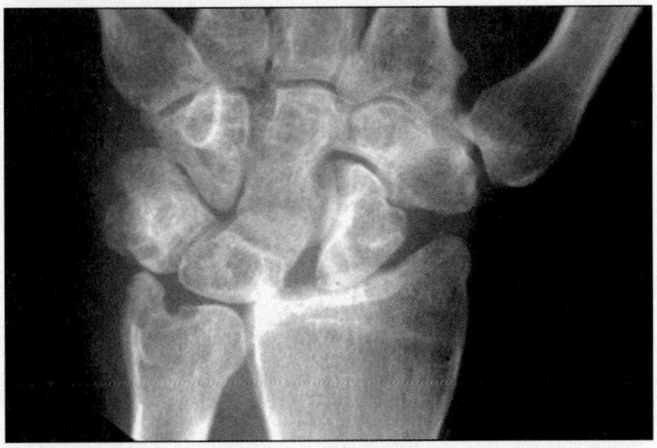

C

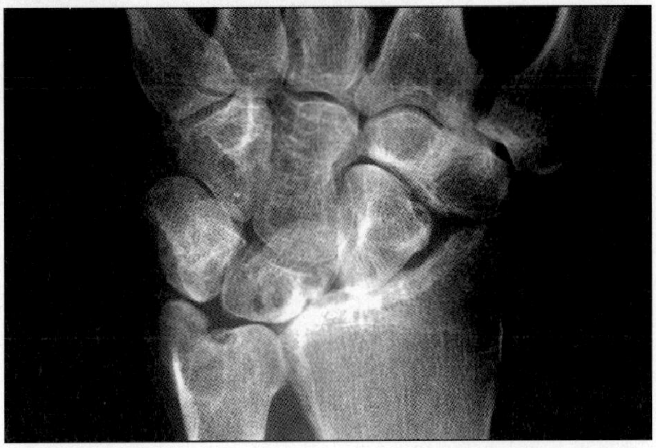

图1 D

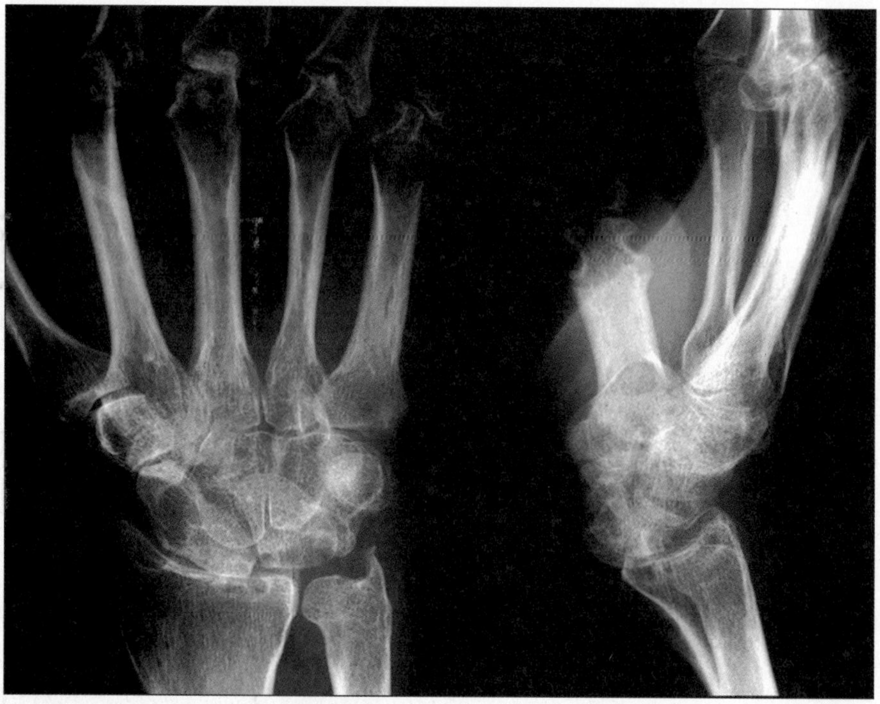

A

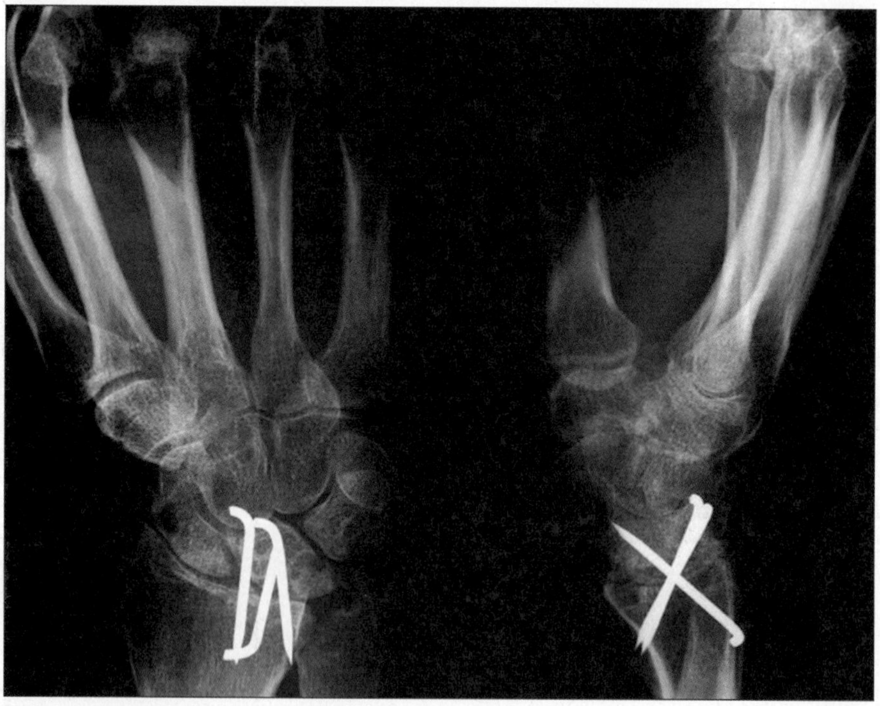

B

图2

- 切开皮下组织，暴露覆盖第二至第六伸肌间室的完整的伸肌支持带及前臂远端的筋膜及手背的筋膜。
- 注意保护主要的纵行静脉。

注意事项

- 不需要植骨于月骨窝以增加腕高，但是，自切除的尺骨头中取出的松质骨可以植入桡骨的软骨下囊性变区及关节融合的间隙。
- 如果矫正腕骨于正常的解剖位置比较困难，不一定要强求达到。对于腕骨严重塌陷的病例，如进展性腕关节疾患（Larsen Ⅳ级），完全矫正腕骨的尺侧移位几乎不可能，但腕骨的掌侧半脱位必须矫正。

争议

- 我们建议使用克氏针固定，克氏针是将月骨定位并固定于月骨窝中的最佳选择（见图2B及3B）。许多其他的骨固定方式，例如螺钉、钢板、肘钉等也可以使用。但是，所有这些固定方式都会将月骨拉向桡骨的背侧缘。克氏针的表现是多方面的，甚至在骨质很差的情况下，如Larsen Ⅳ级的腕关节，也可以发挥作用。

手术操作

- 腕关节背侧滑膜切除及尺骨头切除的步骤见第47章。
- 桡腕关节滑膜切除后，应测试腕关节的稳定性。如果存在腕关节不稳定，有尺侧移位或掌背侧半脱位（图2A及3A），应行桡月关节融合以获得腕关节的稳定。
- 切除月骨及桡骨月骨窝的关节软骨，并注意保持其原有形态，月骨应固定于任何一个平面的中立位（图2B及3B），在矢状面上应置于月骨窝的中心。
- 在存在腕骨掌背侧半脱位的病例中，应注意矫正月骨的旋转，在额状面及矢状面上重置腕骨是手术目的。

术后护理及预期结果

- 术后应立即进行手指的主动功能锻炼。
- 如果关节融合足够稳定，可以早期开始保护性的腕关节功能锻炼。
- 如果关节融合不够稳定，不能早期进行腕关节功能锻炼，应使用短臂管形石膏固定6周，6周后根据放射学评价决定是否进行功能锻炼。如果切除了尺骨头并固定尺骨残端，旋前及旋后活动要再过6周才能进行（见47章）。

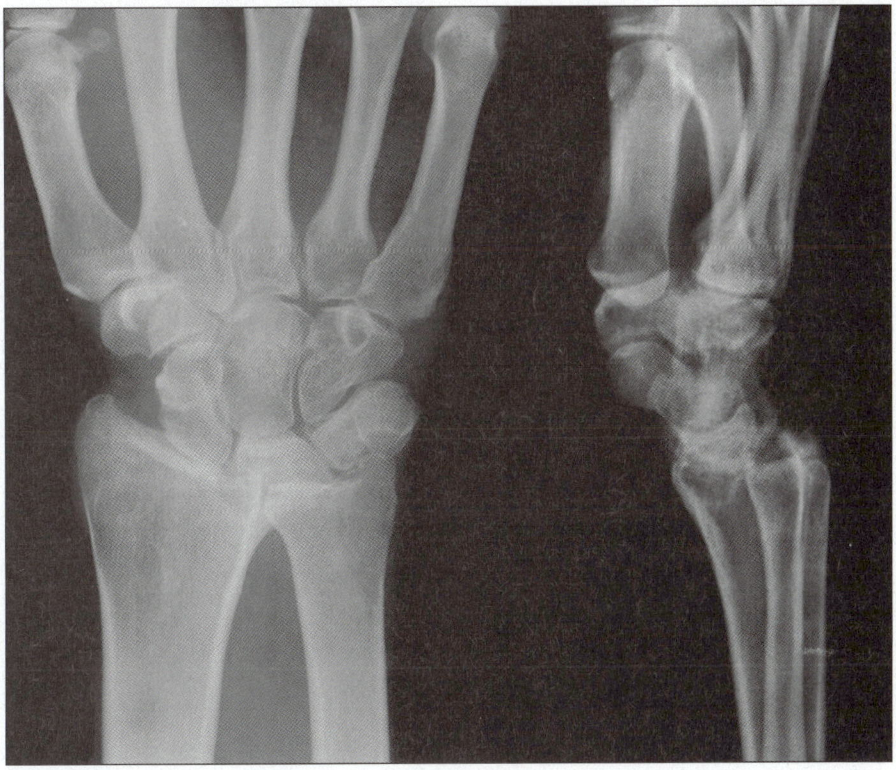

图3　A

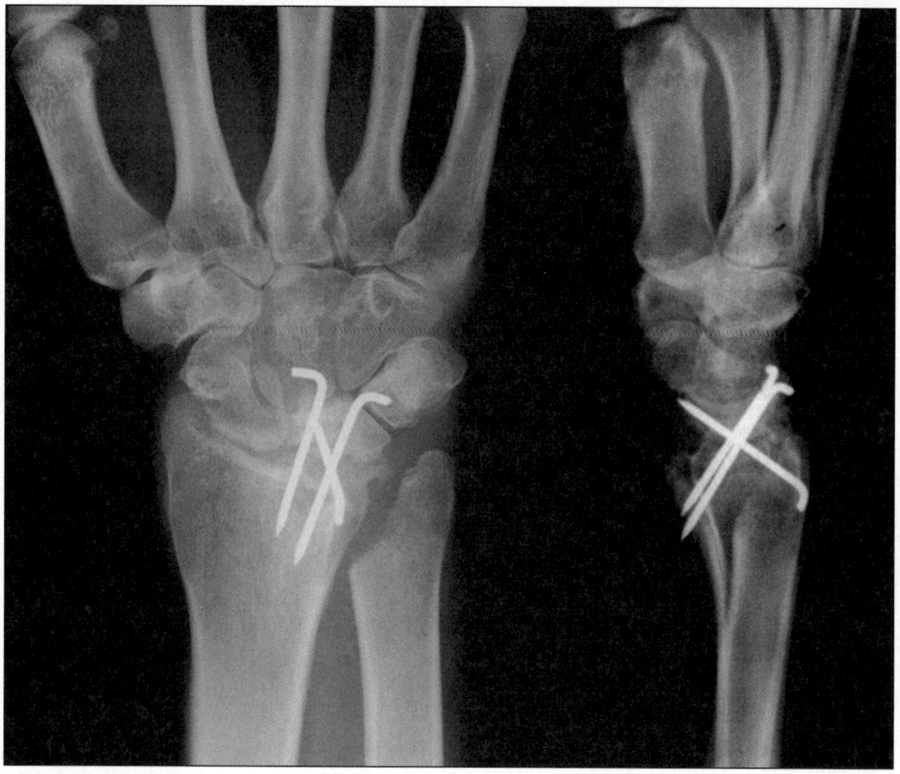

图3 续 B

- 术后12周开始关节负重。
- 如果克氏针对患者有刺激，需取出克氏针。

证据

Borisch N, Haussmann P. Radiolunate arthrodesis in the rheumatoid wrist: a retrospective clinical and radiological longterm follow-up. J Hand Surg [Br]. 2002;27:61-72.

这个对于类风湿关节炎患者的桡月关节融合的回顾性研究包括78位患者的91例腕关节的临床及放射学研究。平均随访60（7～132）个月，10例发生腕中关节脱位，13例出现腕中关节的旋转，34例患者的腕中关节有进行性破坏，并有32例进行了关节融合。25例腕中关节间隙保持不变，即使对于腕关节进行性破坏的患者，桡月关节融合仍为较好的选择。对于固定的腕骨塌陷的患者，不需要尝试将月骨恢复为解剖位置及恢复腕关节高度，因为这样可以导致腕中关节脱位、旋转或反而促使发生继发的关节破坏。（Ⅳ级证据）

Chamay A, Della Santa D, Vilaseca A. Radiolunate arthrodesis: factor of stability for the rheumatoid wrist. Ann Chir Main. 1983;2:5-17.

本文阐述了桡月关节融合的早期的经验，作者推荐对于月骨尺侧移位的患者在行腕关节滑膜切除时，可以同时行桡月关节融合。（Ⅳ级证据）

49 全腕关节融合术

Nicola Borisch and Peter Haussmann

争议

- 在治疗进行性腕关节疾患（Larsen Ⅲ/Ⅳ级）时，桡月关节融合加上滑膜切除可能会替代全腕关节融合及腕关节成形术。

适应证

- 全腕关节融合最初的适应证：
  - 腕关节疼痛，伴有进行性腕骨改变，不稳定/半脱位，骨量不足或骨质较差。
  - 腕关节疼痛，伴有进行性腕骨改变，活动度极差。
  - 关节成形术失败后的补救措施。
- 明显的骨吸收伴进行性不稳定，如损毁性关节炎，是早期行全腕关节融合的指征。
- 两侧的严重腕关节炎可以作为两侧全腕关节融合的指征。
- 手术指征通常取决于患者本人的需要，应该考虑到肩关节、肘关节活动范围可能存在的限制，下肢疾患需要使用行走助力器及需要上肢协助由坐位改立位等情况。

临床检查/影像学检查

- 腕关节两个标准投照面的X线片是非常重要的：
  - 对腕关节的破坏程度分级。
  - 判断疾病的活动性。
  - 判断骨量及骨质。
  - 判断腕关节畸形的范围。

外科解剖

- 全腕关节融合的手术解剖详见第47章。

体位

- 患者仰卧位，上臂外展置于上肢手术台上，上肢手术台置于合适的角度。
- 上肢使用气囊止血带以保证术野无血。
- 前臂使用适当的设备保持于旋前位。
- 腕关节保持于轻度屈曲位对手术非常有帮助。

入路/显露

- 沿前臂正中轴线及第三掌骨行纵向切口。
- 分离皮下组织，暴露自第二至第六伸肌间室的整个伸肌支持带以及前臂远端及手背的筋膜层。
- 注意保留主要的纵行静脉。

手术要点

- 应重建腕骨高度，维持适当的伸肌腱及屈肌腱的张力。在某些病例中，可以简单通过复位半脱位的腕骨实现或者通过植入皮质松质骨实现。如果关节融合是作为关节成形术失败后的补救措施的话，必然需要大块的骨移植。
- 在放置钢板前可以使用克氏针（1.4～1.8mm）暂时维持腕关节的位置。
- 如果需要皮质松质骨移植，一般将皮质骨部分置于掌侧或侧方，以获得较好的掌侧支撑。
- 移植骨需要使用一颗螺钉固定，以防止加压时可能导致的移植骨块移位。
- 为了更好地贴附钢板，应切除Lister结节。

注意事项

- 掌骨的骨皮质较薄，螺钉可能无法牢固固定。

器械/植入物

- 一般使用AO 9孔直型动力加压关节融合钢板。钢板远端较近端薄，可使用2.7mm螺钉；近端使用3.5mm螺钉。

手术操作1：标准全腕关节融合术

- 背侧滑膜切除及尺骨头切除（如果需要进行）的所有手术步骤在第47章中均有描述。
- 如果存在腕骨掌侧半脱位但骨量尚好（图1A），单纯复位关节即可恢复腕关节高度（图1B）。
  - 残留的桡腕关节及腕中关节的关节面，必须进行广泛的滑膜切除。如果切除尺骨头，则可以将其做骨移植的来源。

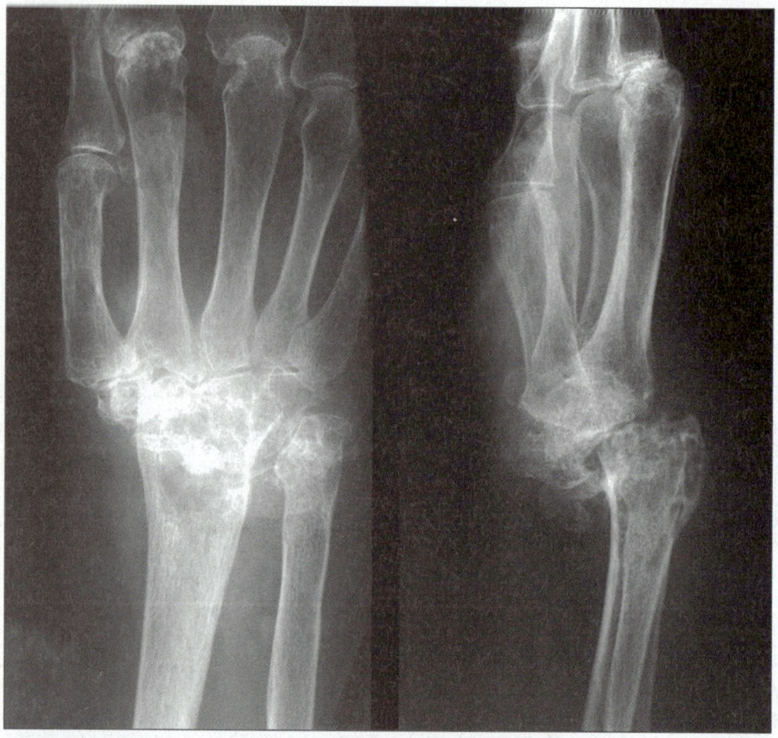
A

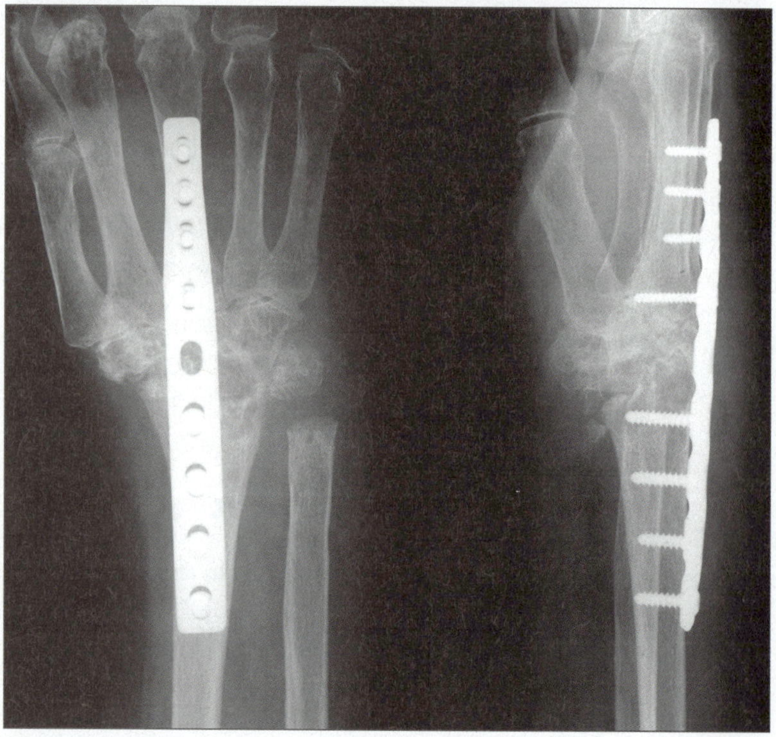
图1　B

争议

- 关节融合也可以使用斯氏针固定，经第二、第三掌骨的斯氏（Steinmann）针固定已有多个报道。还有一些作者描述了使用Rush针固定。最近还有报道使用夹子固定。
- 没有统一的融合角度，视术者的习惯而有所不同。推荐的融合位置为腕关节背伸10°或背伸20°～30°、中立位、轻微尺偏。如果是双侧腕关节融合，应设计一侧融合于轻度背伸位，另一侧融合于轻度屈曲位。也可以将腕关节融合于0°位，适用于单侧或双侧腕关节融合，这也是我们的首选方法。

- 维持第三掌骨及桡骨对线关系。钢板应最先固定第三掌骨，然后固定腕关节位置。当固定桡骨的螺钉时，应施以一定的加压力量。
- 当伸肌腱皮下浅置时，可以使用伸肌支持带覆盖钢板。

■ 如果存在腕关节尺侧半脱位（图2A）且骨量不足，通常尺骨头部分缺损（图2B），则必须取髂骨松质骨植骨，单纯依靠复位关节并不能重新恢复腕关节高度。

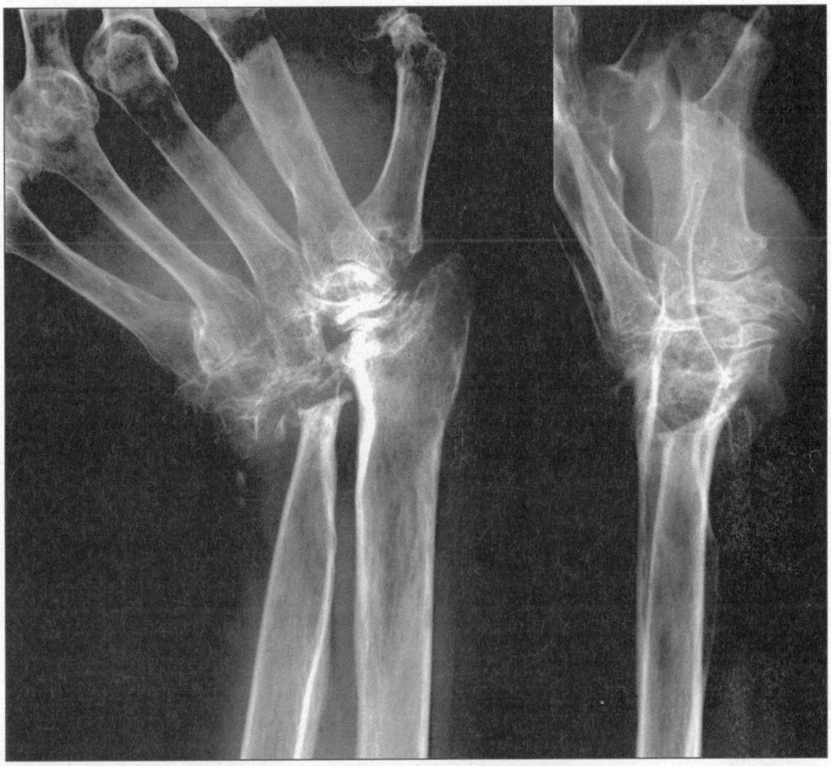

A

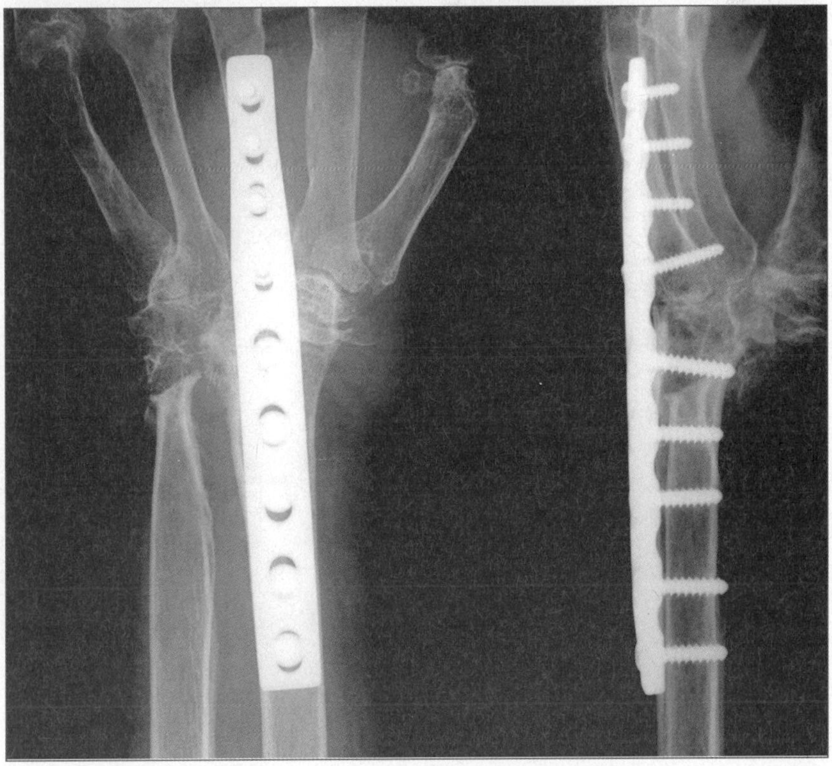

图2 B

- 关节融合作为关节成形术失败的补救措施时，如在Swanson假体术中（图3A），需要自髂骨取大块的皮质松质骨移植（图3B）。应注意切除所有的硅胶假体导致的增生的滑膜，甚至需要切除剩余的腕掌关节的滑膜。

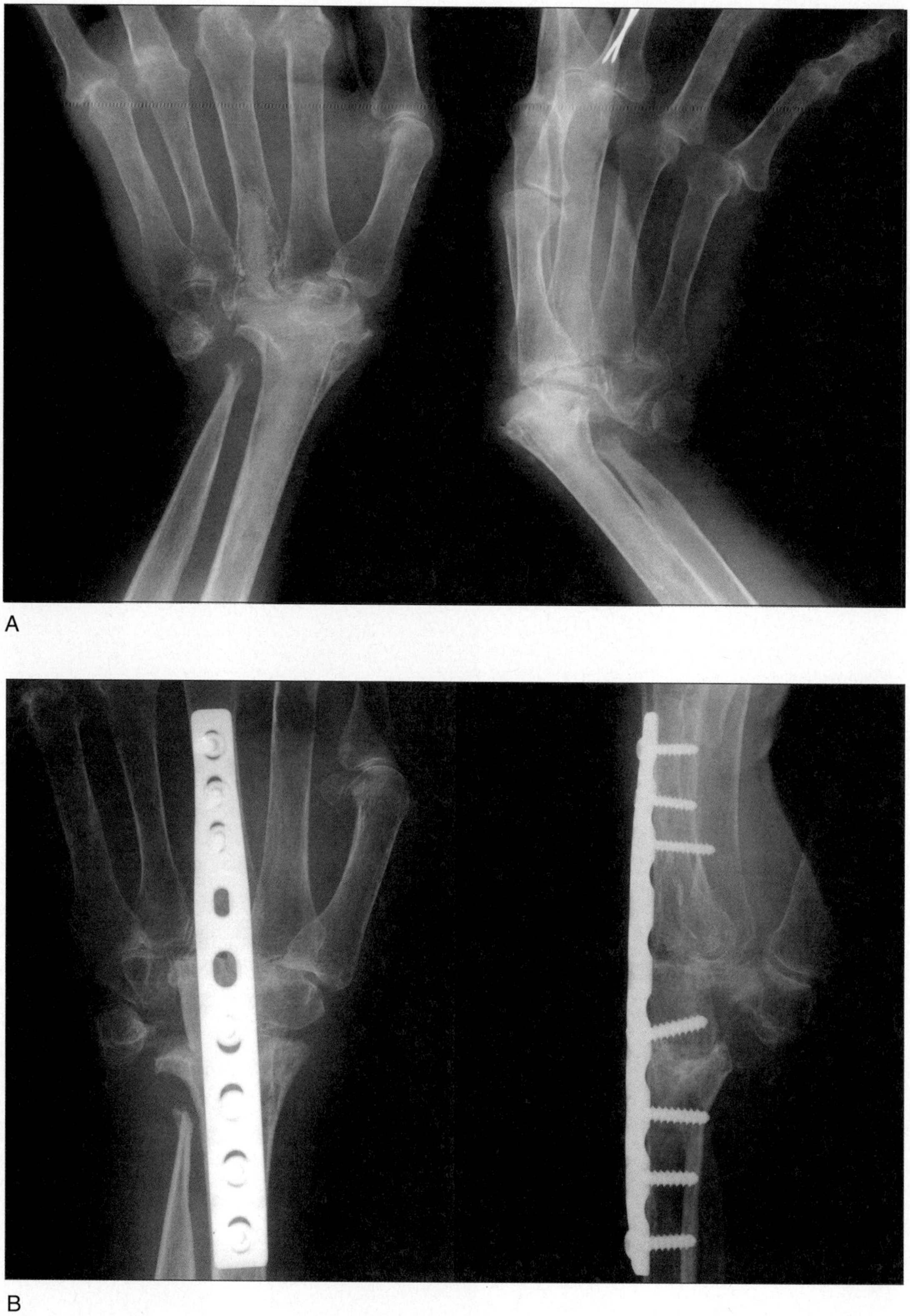

图3

手术要点

- 当同时进行腕关节融合及掌指关节置换时，可以从为假体植入所切除的掌骨头的位置置入斯氏针，插入第三掌骨髓腔。
- 如果仅进行腕关节融合，可以在第二、三掌骨之间及第三、四掌骨之间置入斯氏针，保证腕关节的牢固固定，促进愈合。
- 对于类风湿关节炎的患者，腕关节融合的同时，通常实行尺骨头切除，以矫正远侧尺桡关节的畸形，而切除的尺骨远端的骨质可以植入腕关节融合部位以加强骨愈合。

注意事项

- 斯氏针可能会移位并撞击掌指关节假体，因此，可以在假体近端拧入一颗螺钉，以防止斯氏针移位（见图11）。
- 斯氏针自掌骨间置入时，斯氏针可能发生移位，因而需要早期将其取出。由于类风湿关节炎的患者骨量极差，这种情况并不少见。

手术操作2：使用斯氏针固定融合腕关节*

- 对于许多类风湿关节炎的患者，其皮肤菲薄，放置的钢板会导致伤口愈合等问题，因此不一定适合，而且，对于很多腕关节进行性疾病的患者来说，也没有足够的软组织覆盖钢板。因此，在这些情况下，使用斯氏针进行掌骨间或掌骨髓腔内固定，不失为一种损失较小的腕关节融合的方法。
- 如图所示，此患者腕关节破坏严重且伴有腕骨半脱位，施行了一系列多关节重建手术，包括掌指关节假体成形术、拇指掌指关节融合、多个伸肌腱修复重建、广泛背侧滑膜切除、Darrach手术、腕关节融合斯氏针固定。
- 这一系列手术必须在2小时止血带时间内完成，以获得良好的结果。

步骤1

- 患者55岁，男性，长期类风湿关节炎病史，并未接受过手部重建手术。
- 腕关节破坏严重，合并腕关节不稳定（图4A～C），两侧腕关节均为掌侧半脱位。此外，还合并所有掌指关节半脱位及拇指掌指关节不稳定。
- 桡尺远侧关节不稳定且有关节炎改变，手术设计为右侧腕关节融合，斯氏针固定，尺骨远端切除，示、中、环、小指掌指关节硅胶假体置换，拇指掌指关节融合。患者滑膜增生广泛，累及第三、四、五、六伸肌间室，可能合并环、小指伸肌腱断裂（图5A～5C）。

*本操作由Kevin C. Chung, MD, MS最早提出。

器械/植入物

- 应准备多种尺寸的斯氏针以备选择，斯氏针的选择依据患者手的大小及骨量情况而定。应尽量选择能置入掌骨髓腔的最大规格。斯氏针的置入过程中需要小型C型臂的监控，在置入过程中，持续检查斯氏针的位置非常重要，可以避免斯氏针意外穿出骨皮质。
- 需要大的克丝钳（见图9）切断斯氏针，而且还需要一个窄骨锤将斯氏针埋于皮下或深置于掌骨髓腔内，以防止引起皮肤激惹问题。

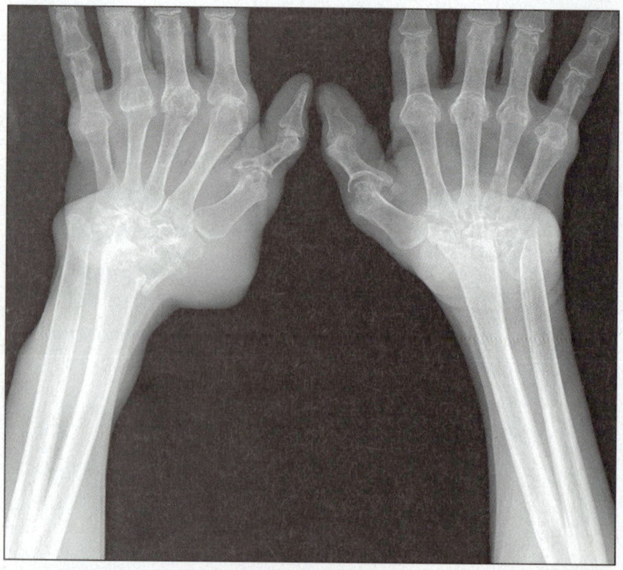

A

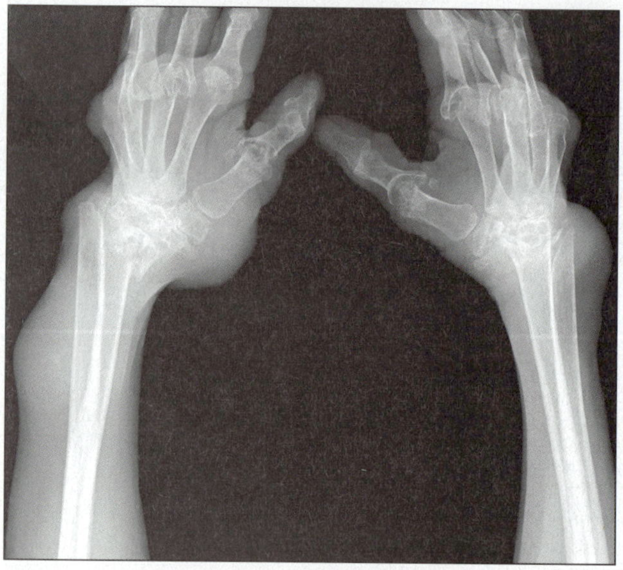

B

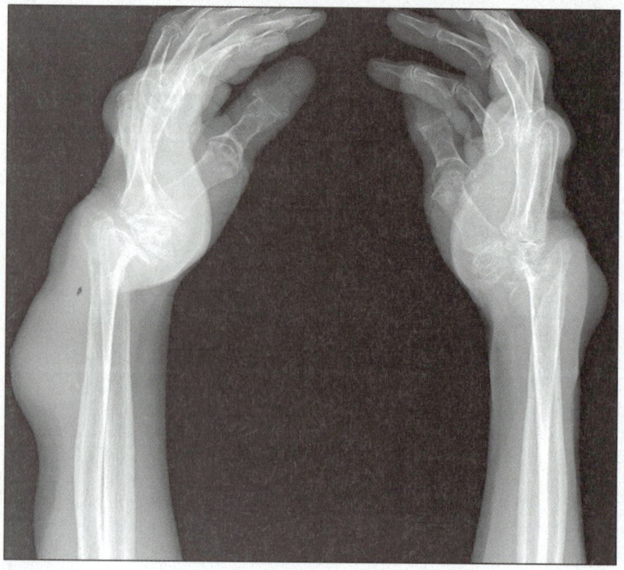

C

图4

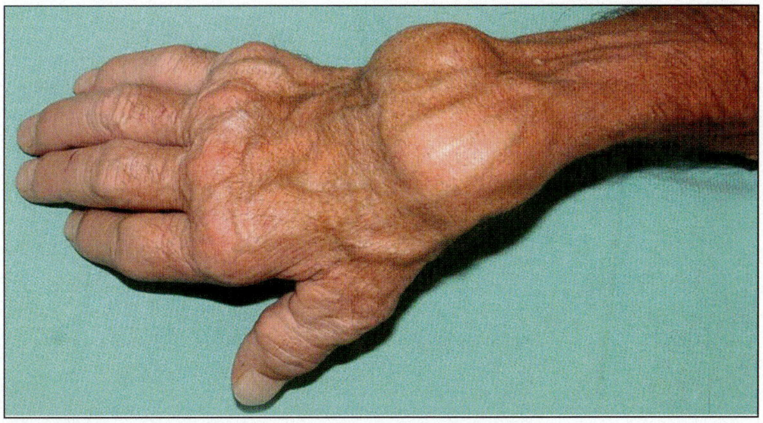

A

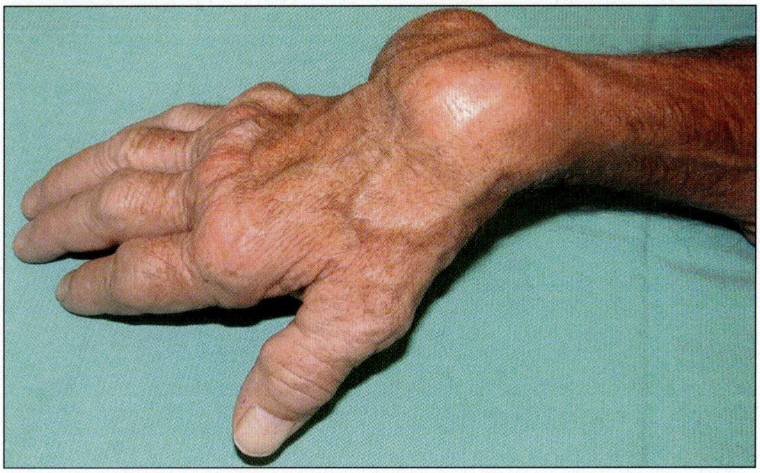

B

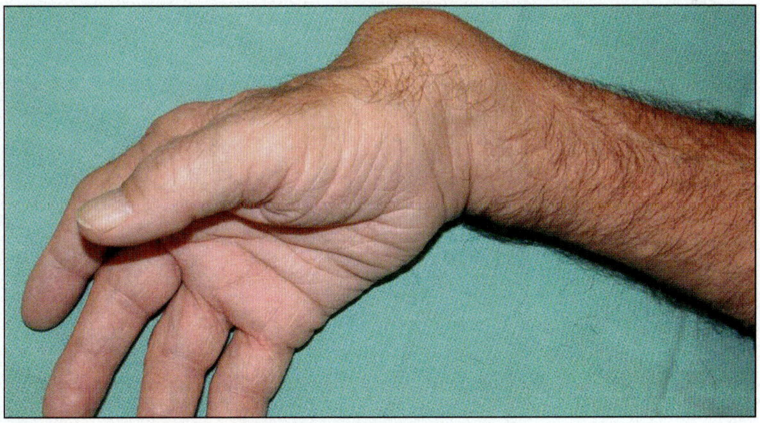

C

图5

步骤2

- 以第三掌骨为中心，在腕关节背侧行6cm纵向切口（图6）。小心地牵拉皮瓣，避免损伤菲薄的皮肤。
- 术中可以清晰见到第四及第五伸肌间室内增生皱缩的滑膜组织（图7）。在置入斯氏针之前，切除磨损的腕关节软骨面，并将腕关节复位至中立位。

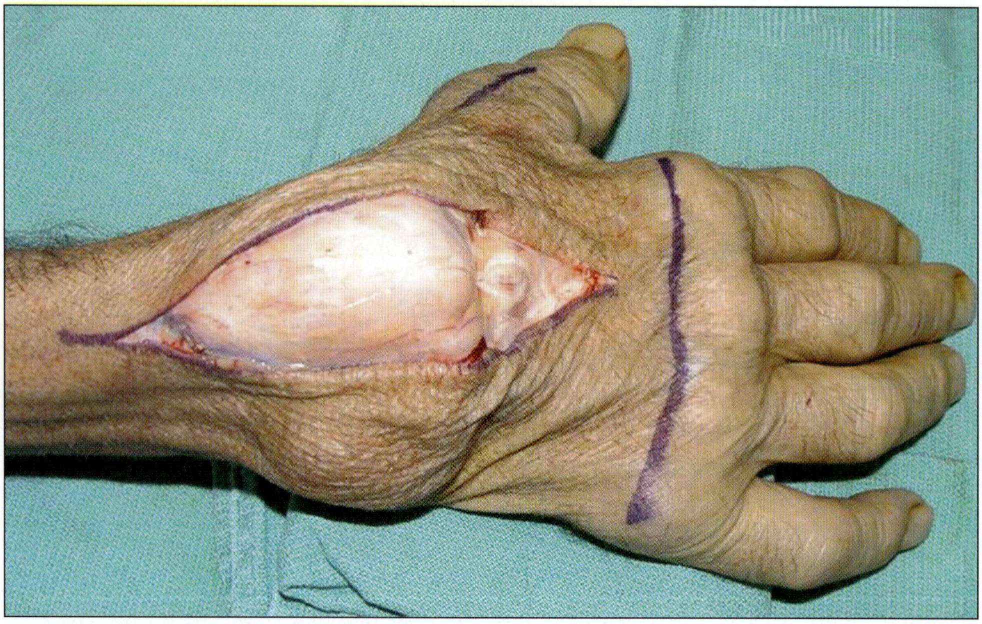

图6

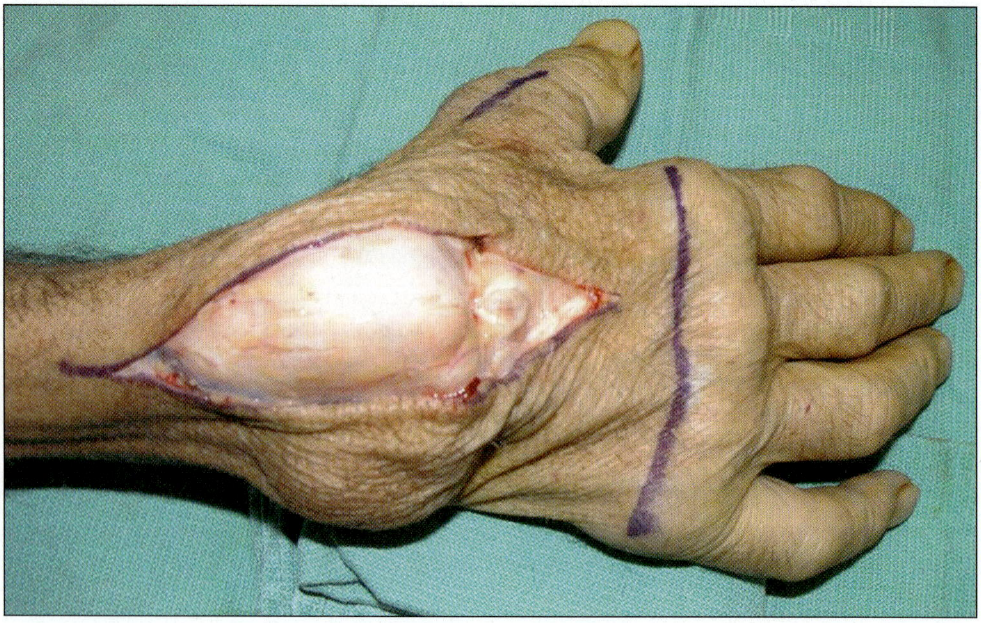

图7

- 广泛切除滑膜组织，切除第三掌骨头，并将斯氏针插入掌骨髓腔，固定腕关节（图8）。
- 自同一切口切除尺骨远端。
- 术中透视以确定斯氏针位置适当。一旦确认斯氏针位置满意，使用克丝钳自掌骨远端水平切断斯氏针（图9）。

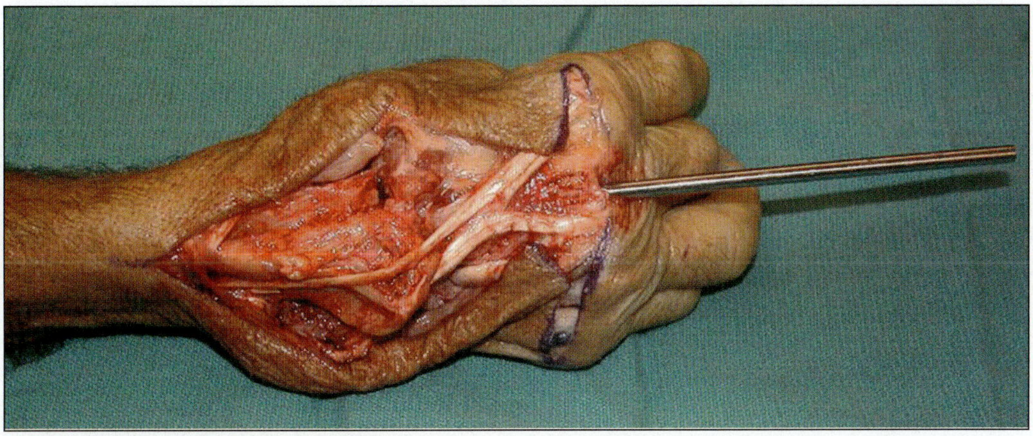

图8

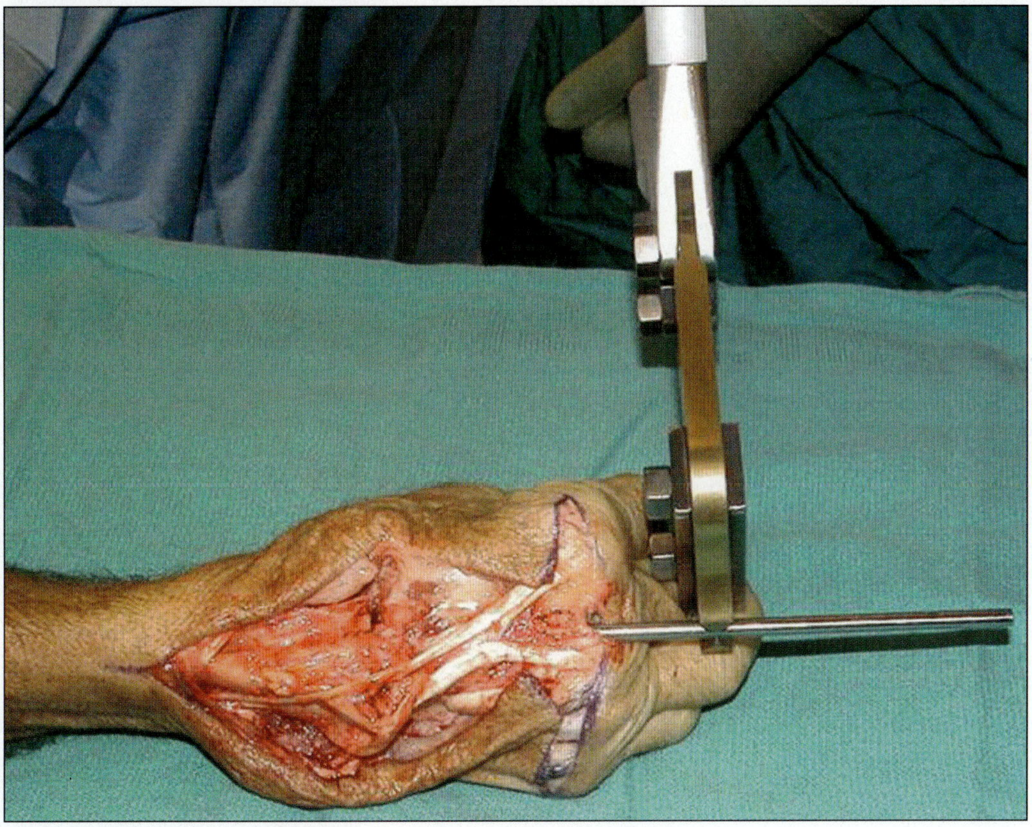

图9

- 可以植入人工骨以促进愈合（图10）。
- 将斯氏针推向近端，留下中指掌指关节硅胶假体的位置，并在假体位置的近端拧入一枚螺钉，防止斯氏针向远端移位（图11）。
- 伸肌支持带应切开并分为两部分，一部分置于伸肌腱下，覆盖腕关节融合部位，另一部分覆盖伸肌腱，重建滑车结构。
- 谨慎关闭切口，以保证良好的手功能重建（图12A～12C）。

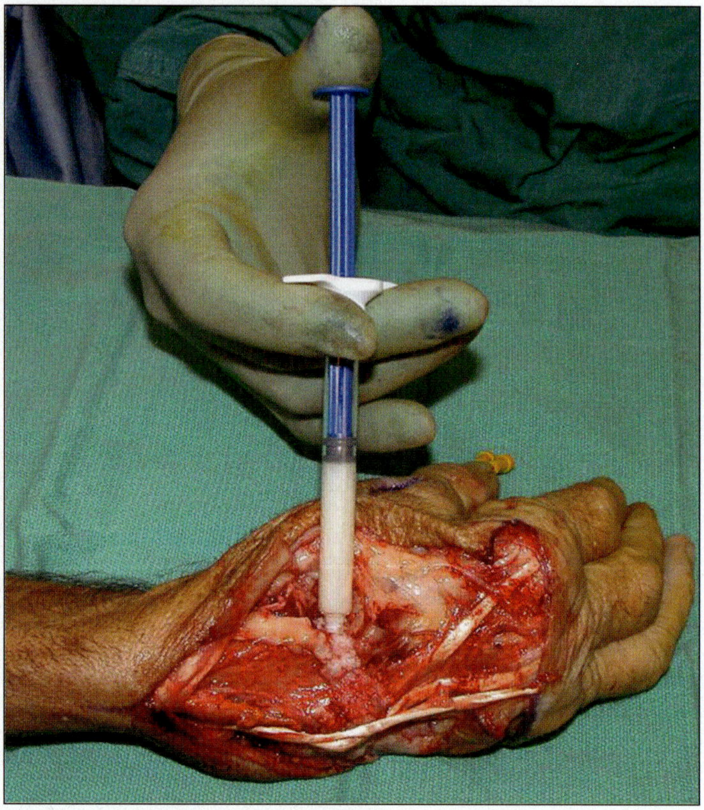

图10

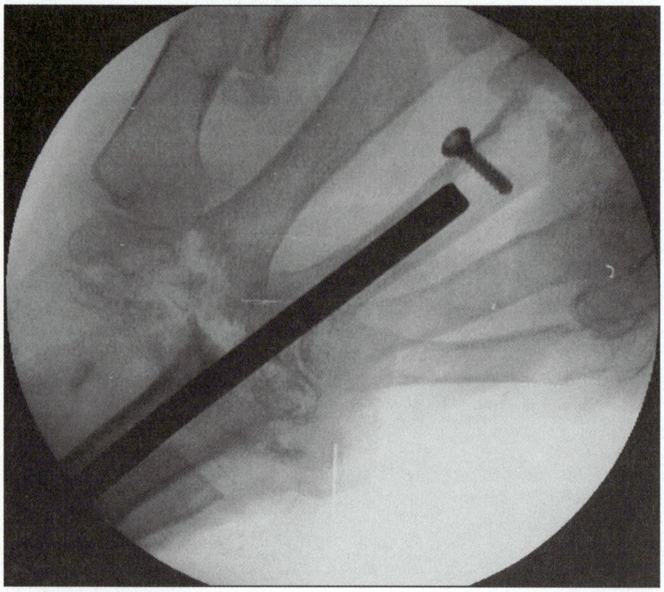

图11

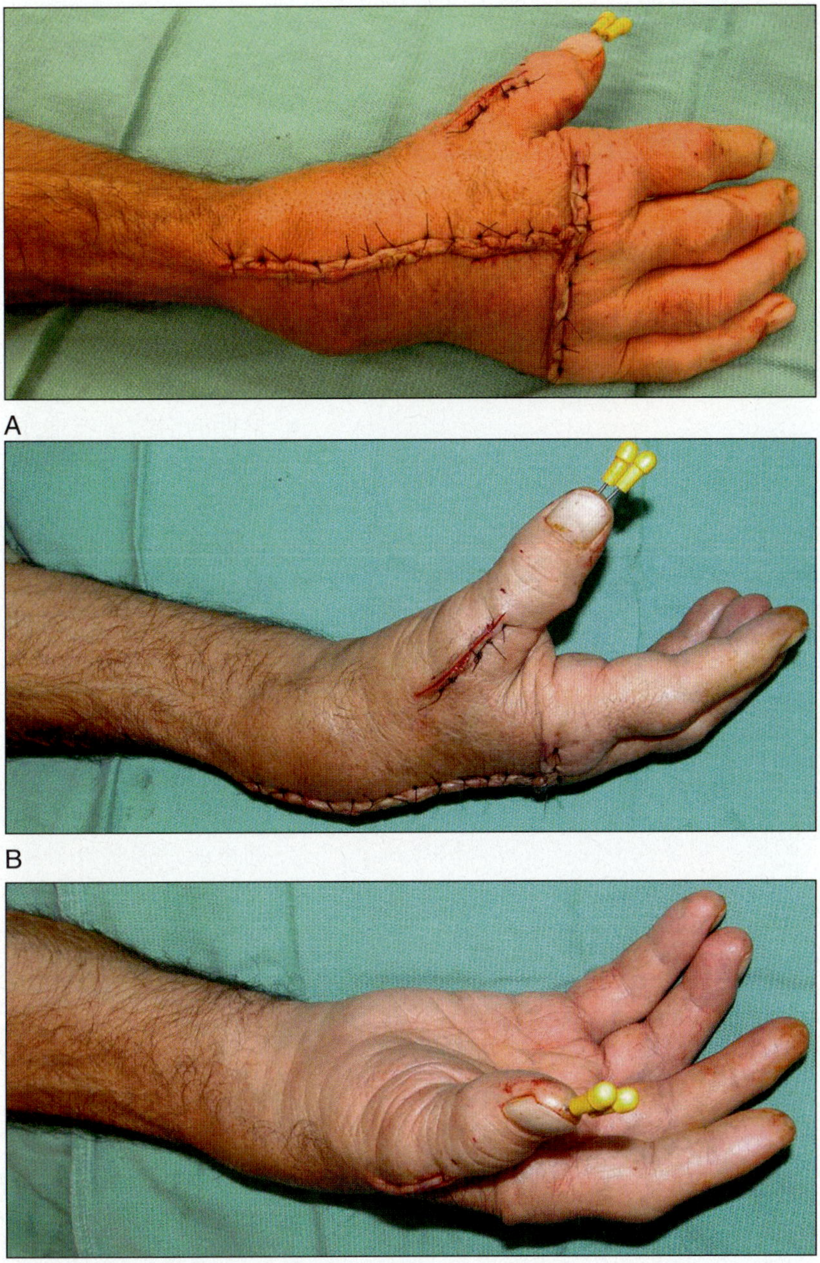

图12 C

> **注意事项**
>
> - 腕关节融合术后，需要很长的制动期，甚至经常需要12周以上。尽管手术固定方式牢固，但由于患者的骨量极差，仍需要合适的夹板或石膏制动。

术后护理及预期结果

- 术后应立即进行手指的主动功能锻炼。
- 应使用短臂管形石膏固定至少8周，有时甚至延长至12周，12周后根据放射学评价决定是否开始关节负重练习。
- 如果切除了尺骨头并固定尺骨残端，旋前及旋后运动要再过6周才能进行。

证据

Nalebuff EA, Millender LH. Arthrodesis of the rheumatoid wrist. Functional evaluation of a modified technique. Orthop Rev. 1972;（1）. 腕关节融合时使用平行斯氏针固定尤其适用于类风湿关节炎的患者，本文描述了这项技术，以防止在腕关节融合时对软组织剥离过度。（Ⅳ级证据）

50 拇指类风湿关节炎的重建手术：掌指关节与指间关节双融合

Daniel Herren and Boris J. Czermak

注意事项

- 如果肌腱的止点已经不可逆性地拉长，畸形不能被主动纠正，单纯行滑膜清扫手术是无效的。
- 对于钮孔畸形，单纯行软组织重建手术，复发概率较高。
- 单纯的掌指关节置换术不能有效地矫正畸形恢复稳定，应同时进行骨或软组织的矫形手术。
- 第一腕掌关节完好可以代偿拇指掌指关节及指间关节融合所造成的功能缺失。

争议

- 虽然拇指掌指关节融合在治疗严重钮孔畸形的病例时可以获得满意的结果，但对于拇指掌指关节侧副韧带完好稳定的病例，仍可以考虑掌指关节置换手术。
- 如果钮孔畸形的根本原因是第一腕掌关节破坏（Nalebuff Ⅱ型），即使第一腕掌关节没有症状，也应手术治疗。与Nalebuff Ⅰ型不同的是，必须通过第一腕掌关节成形术重新恢复第一掌骨的解剖位置，因为其掌指关节和指间关节的功能已经受损，所以并不推荐实行第一腕掌关节融合术。

适应证

- 早期的滑膜清扫适用于关节软骨尚无明显破坏、关节尚保持正常的解剖位置。
- 钮孔畸形（Nalebuff Ⅰ型）：轻度的病例可以通过单纯重建拇短伸肌腱（EPB）或同时行拇长伸肌腱（EPL）改道再固定（掌指关节水平）进行治疗；而对于严重的病例，宜行拇指掌指关节及指间关节融合，以恢复拇指的捏握功能。
- Nalebuff Ⅱ型临床上较罕见，临床表现类似于Nalebuff Ⅰ型，但其病变位于破坏及半脱位的第一腕掌关节。因此，治疗需要同时处理第一腕掌关节。
- 鹅颈畸形（Nalebuff Ⅲ型）：保守治疗（支具）无效、功能受损加重或疼痛是外科治疗的指征。外科治疗包括第一腕掌关节成形或同时行软组织手术矫正固定的内收畸形。
- 掌指关节（Nalebuff Ⅳ及Ⅴ型）或指间关节（连枷关节）不稳定最好行关节融合术。

临床检查/影像学检查

临床检查

- 必须明确拇指畸形的病因。记录拇指的被动矫正的可能性、关节的稳定性、活动范围以及手的握力、捏力及功能状态。
- 关节的姿势代表了关节周围拮抗力量达到平衡的结果。应单独测试每一根肌腱的功能。例如：固定的关节屈曲畸形可能归因于伸肌腱断裂；但也可能是因为伸肌腱虽然连续但发生移位导致牵拉方向改变，继而导致屈肌腱牵拉无对抗力，从而产生关节的固定畸形。

影像学表现

- 必须拍摄手部的前后位X线片。
- 后前位及侧位X线片有助于详细评估拇指关节。

外科解剖

- 掌指关节一般采用纵向切口，纵行劈开伸肌腱腱帽结构，暴露关节，而指间关节多采用横行切口，切断伸肌腱止点以暴露关节。

其他治疗方法

- 拇指关节融合也可以使用其他的固定技术，如交叉克氏针（k-wires）、张力带、无螺帽的螺钉、夹子、甚至可以使用外固定架（掌指关节专用的）。

手术要点

- 要获得最佳的融合角度，应首先截除近节指骨基底部分的骨质，然后将拇指放于术前设计的角度，平行截除第一掌骨头的骨质部分。
- 通过钢板塑形、偏心的螺孔及额外的加压螺钉实现截骨处的加压。

注意事项

- 拇指短缩。
- 螺钉过长，尖端对拇指屈肌腱造成磨损。
- 在双关节融合时，最远端的钢板、螺钉应稍偏向一侧，为指间关节融合固定所需的轴向螺钉预留位置。

器械/植入物

- 2.0mm的钢板，通常有5～6个孔
- 拉力螺钉

体位

- 患者仰卧位，上臂外展置于上肢手术台上并置于合适的角度，上肢使用气囊止血带。

手术操作

步骤1：掌指关节融合

- 掌指关节背侧行纵向切口（图1），在拇短伸肌腱（EPB）与拇长伸肌腱（EPL）之间劈开伸肌腱腱帽并切开关节囊。
- 通常需要行滑膜切除，然后使用骨锯切除近节指骨基底部分，注意要使用盐水充分灌洗，应尽量少截除骨质，以避免拇指过分短缩。
- 同样尽量少截除第一掌骨头（图2）。

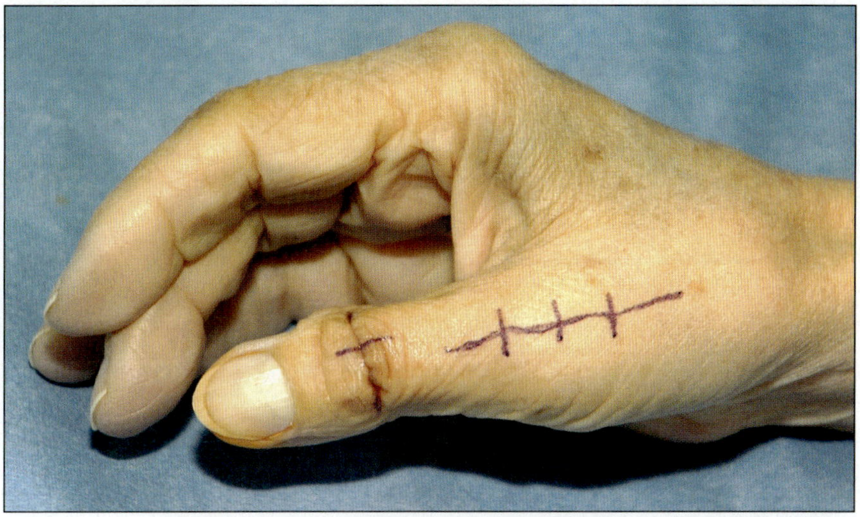

图1

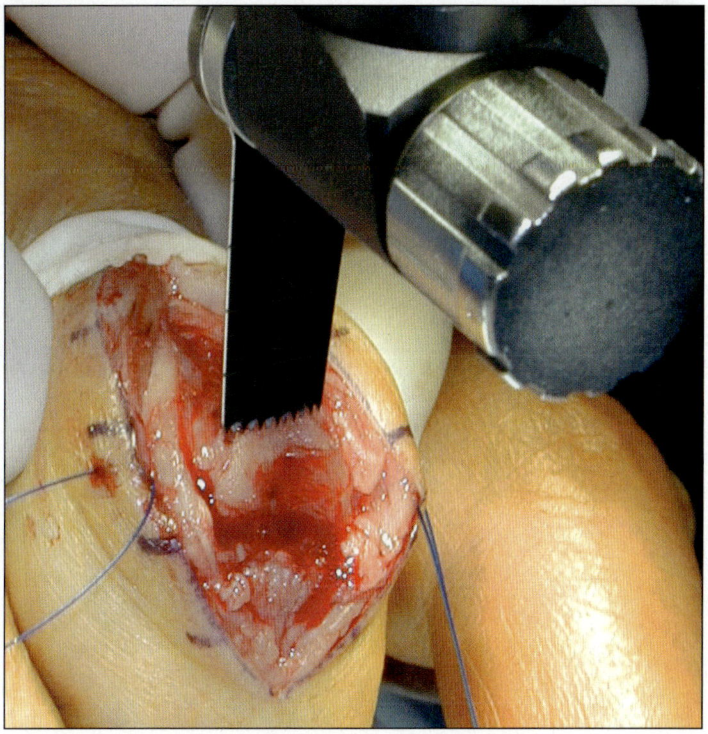

图2

争议

- 与使用克氏针相比，掌指关节融合钢板内固定可以使截骨处得到良好的加压。
- 掌指关节融合的理想角度为屈曲5°～15°；为更好地发挥对掌功能，还应旋前5°～15°。

注意事项

- 彻底去除骨赘可以防止其突起影响截骨对合。
- 当近节指骨髓腔宽大时，2.0mm的螺钉的尺寸可能不够大，但使用更大尺寸的螺钉时，其螺钉头会突出于指端，应使用埋头器在指端扩孔，使螺钉头埋入骨内。

- 暂时使用克氏针固定。
- 在背侧放置2.0mm的钢板（图3A），两端各以两颗螺钉固定（图3B）。另外，融合处可以加用一颗拉力螺钉，使融合面得到加压。
- 缝合伸肌腱腱帽，然后关闭切口。

步骤2：指间关节融合

- 在拇指指间关节背侧行横行切口，于伸肌腱末端切断肌腱，并切断两侧侧副韧带，操作时要注意勿伤掌侧的神经束（图4）。

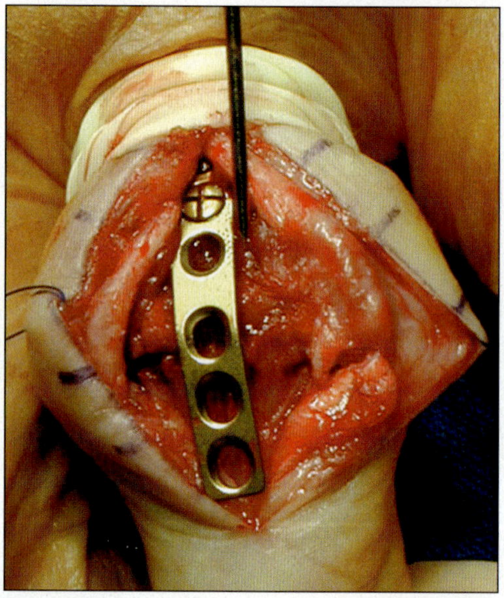

A

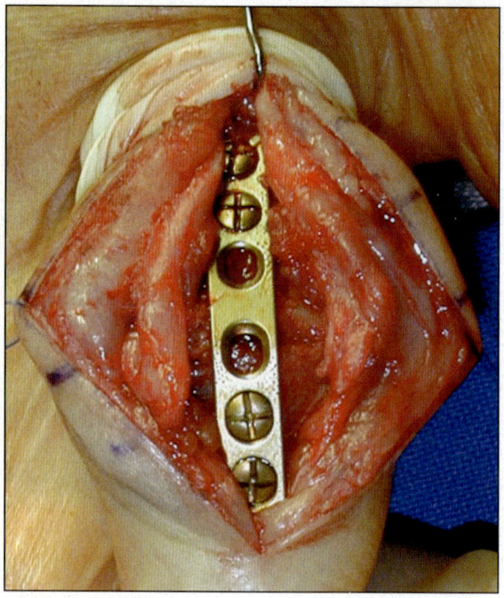

图3 B

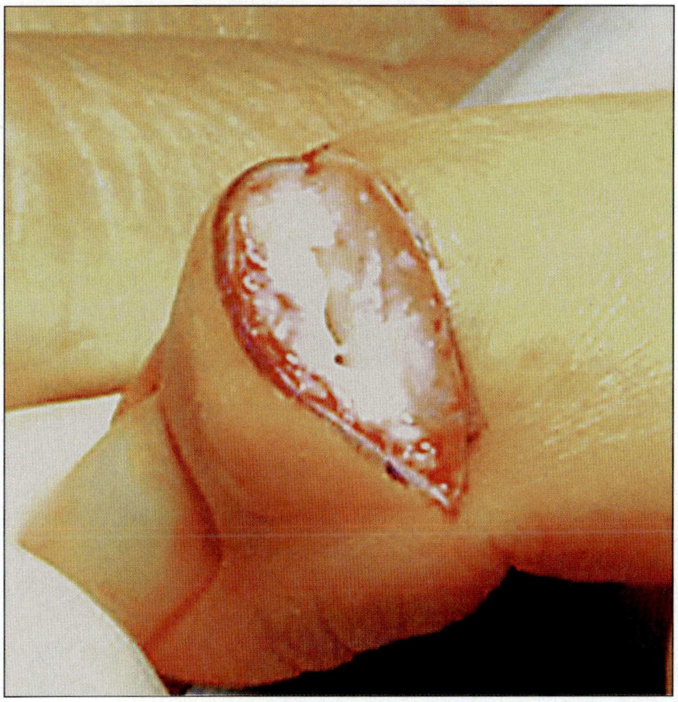
图4

器械/植入物

- 2.0mm的钛钉，长度的选择应依据其螺钉的远端要达到近节指骨髓腔最窄的位置而定（图7）。

- 使用咬骨钳或骨锯切除骨赘、软骨下硬化骨、关节面，直至截骨面平整（图5）。
- 使用骨锯尽可能少地切除关节近端的关节面，应注意避免骨锯截骨时产生的热量损伤周围组织。
- 使用1.5mm钻头自指间关节向近端的近节指骨钻孔（图6A），接着使用2.0mm钻头向远节指骨钻孔（图6B）。自指尖拧入一颗2.0mm钛钉，经截骨处至近节指骨，利用其加压作用使指间关节融合处得到充分的加压。

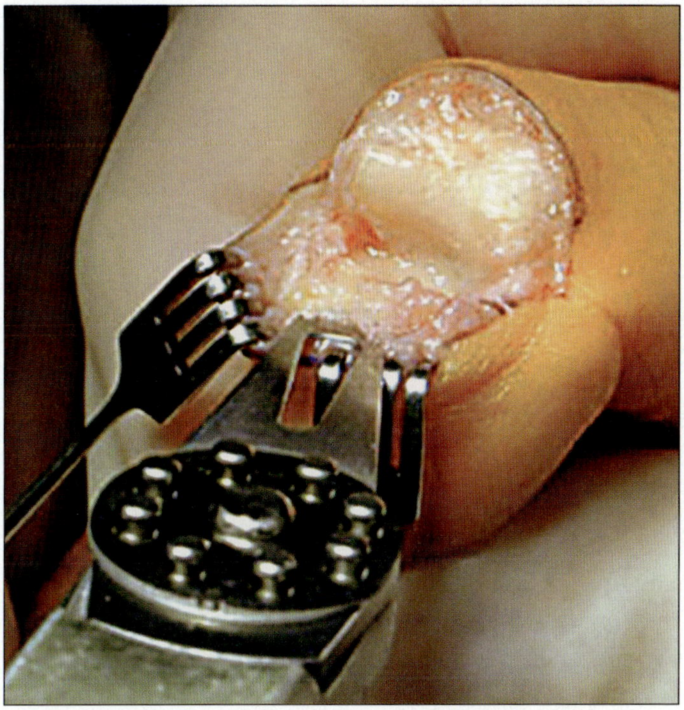
图5

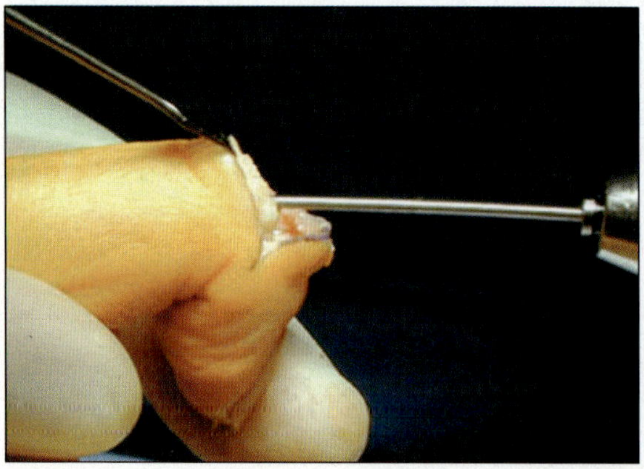
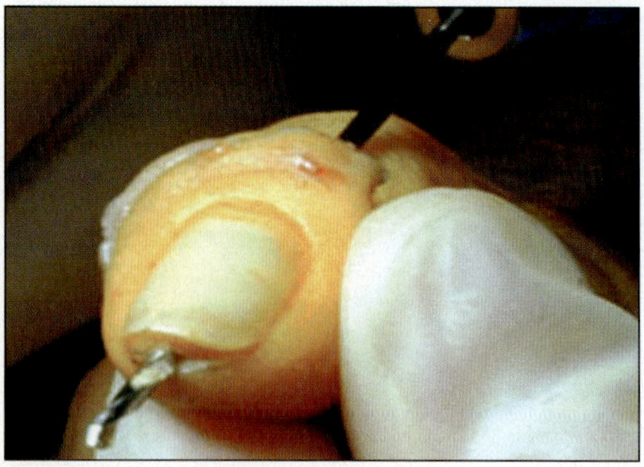

图6 A B

争议

- 指间关节应融合于完全伸直位（但不是过伸位），放射学上显示的中立位（0°）在临床外观上看约为屈曲15°。远节指骨屈曲角度过大会影响功能。

注意事项

- 所有的术后夹板都要量身定做，成型的商业产品往往不能满足个体的需要。

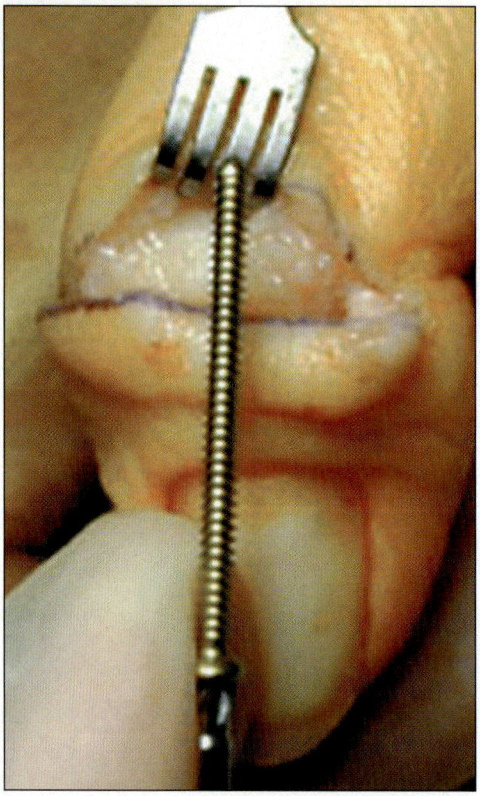

图7

- 术中经X线透视确认固定满意，冲洗伤口，直接关闭皮肤切口，用厚实的拇指夹板固定。

术后护理及预期结果

- 术后使用拇指石膏控制拇指活动，但不限制腕关节活动。
- 固定6周后，拍片显示骨愈合，可以去除石膏，开始逐渐加大关节负重，而重体力劳动时仍应佩戴可移除的夹板。
- 拇指指端瘢痕造成的感觉迟钝可延续数周。
- 在一些指间关节融合的病例中，固定的螺钉因螺钉头造成指端不适可能需要取出。

证据

King JA, Tomaino MM. Surgical treatment of the rheumatoid thumb. Hand Clin. 2001;17:275-89.
此文着重描述拇指类风湿关节炎的发病机理及解剖，详细阐述了手术适应证即术后效果。（Ⅴ级证据［专家意见］）

Stanley JK, Smith EJ, Muirhead AG. Arthrodesis of the metacarpo-phalangeal joint of the thumb: a review of 42 cases. J Hand Surg [Br]. 1989;14:291-3.
通过病例随访，研究了不同手术方法，结果相差不大。并讨论了关节融合的角度，但没有最终推荐结果。（Ⅳ级证据［病例回顾］）

51 内在肌交叉移位术

Daniel Herren and Boris J. Czermak

注意事项

- 在类风湿关节炎关节破坏严重、畸形严重，软组织手术不能对抗肌力的不平衡的情况下，应选择关节置换术。
- 在掌指关节不能完全主动伸直时，应辨别原因是伸指肌腱滑脱还是内在肌紧张、张力过大。

争议

- 当同时行掌指关节置换手术时，矫正尺侧偏移的长期有效性尚未得到证实。
- 对于示指，尺侧内在肌松解可能导致桡侧外展畸形。

其他治疗方法

- 尺侧内在肌可以移位至掌指关节桡侧侧副韧带、伸肌腱帽或相邻手指近节指骨任何水平的桡侧侧束。

适应证

- 严重的掌指关节尺侧偏斜归因于关节桡侧不稳定以及肌力不平衡。在标准的软组织手术（掌指关节滑膜切除、伸肌腱中心化固定、桡侧副韧带及关节囊修复或紧缩）之外，松解掌指关节尺侧，减轻导致偏斜的力量，有助于调整手指的轴线。
- 相对于仅仅松解尺侧内在肌腱，还可以用肌腱加强相邻手指的桡侧支持结构。
- 手指的尺侧偏斜必须能够被动矫正。

临床检查/影像学检查

临床检查

- 临床检查包括尺侧偏斜畸形是否能被动矫正，该手术只有在关节畸形可被动矫正的情况下才能有效地发挥作用。
- 检查并评估内在肌张力。

影像学

- 标准的后前位X线片可以显示关节炎病变的范围、脱位掌指关节的数量。当掌指关节脱位时，由于存在导致畸形的异常肌力，单纯的软组织手术可能不能维持关节复位。
- 完全伸直位的X线片经常掩盖尺侧偏斜的程度。如图1所示，脱位的第二及第三掌指关节是可被动矫正的。注意因严重的关节破坏而行的桡腕关节融合术。

外科解剖

- 在掌指关节及近节指骨背侧，伸肌腱接受内在肌及蚓状肌的加入共同形成伸肌腱的腱帽结构。
- 内在肌位于掌骨间横韧带的背侧，而蚓状肌位于其掌侧（图2A）。图2B为尺侧束移位至桡侧束的示意图。

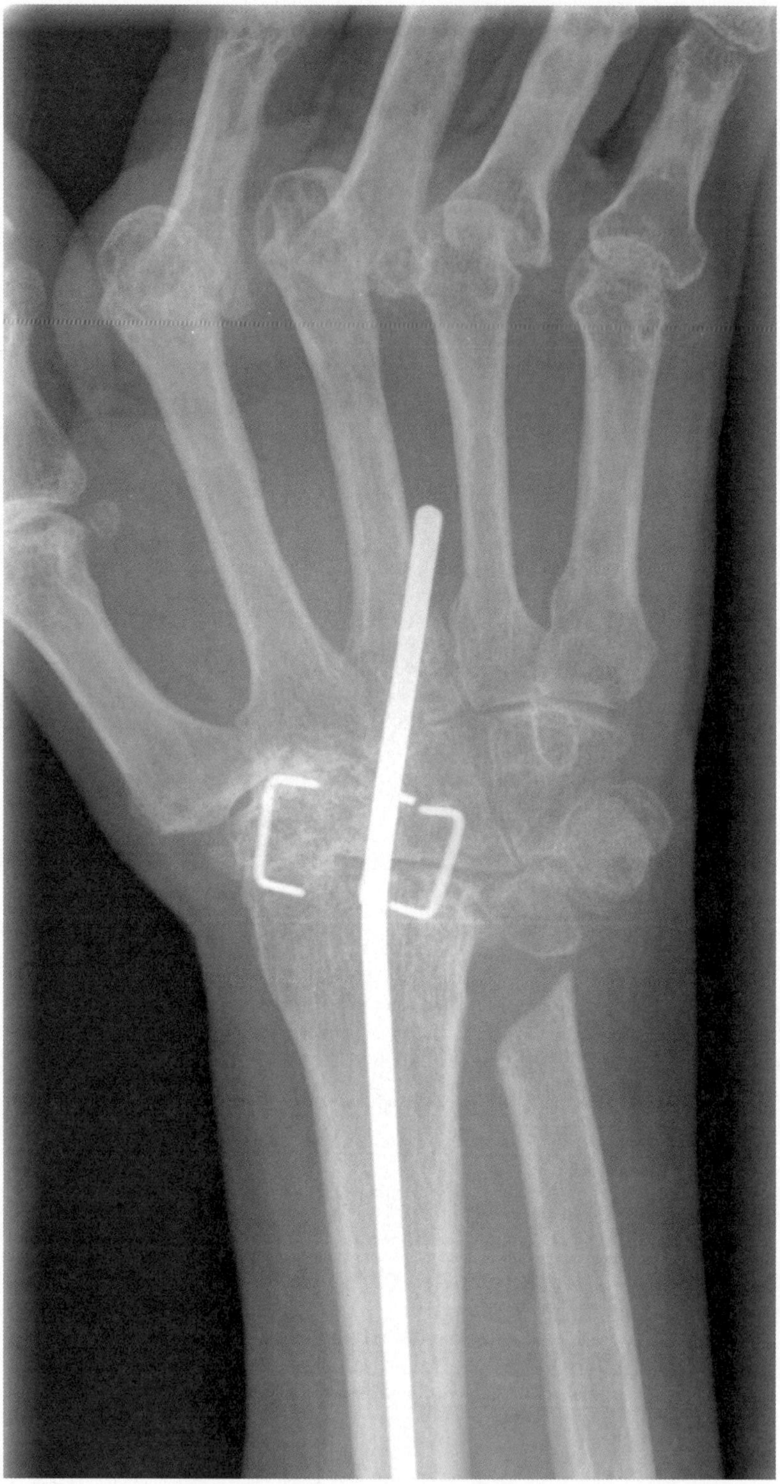

图1

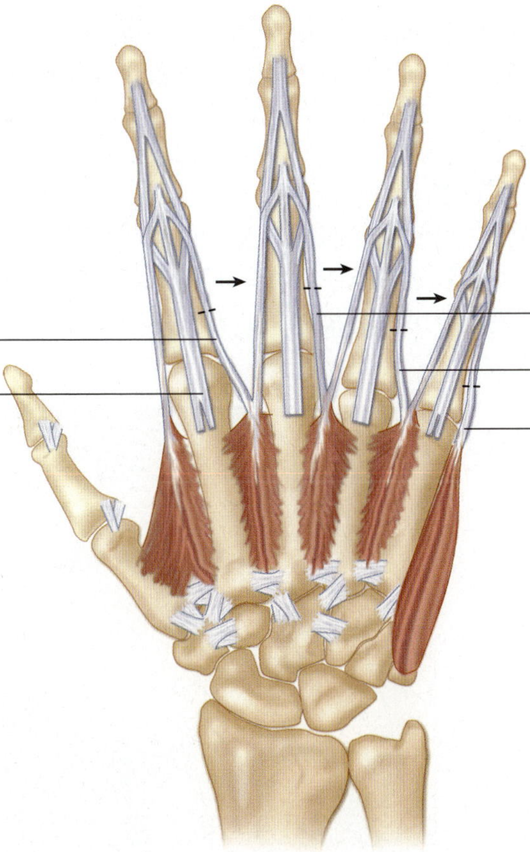

A

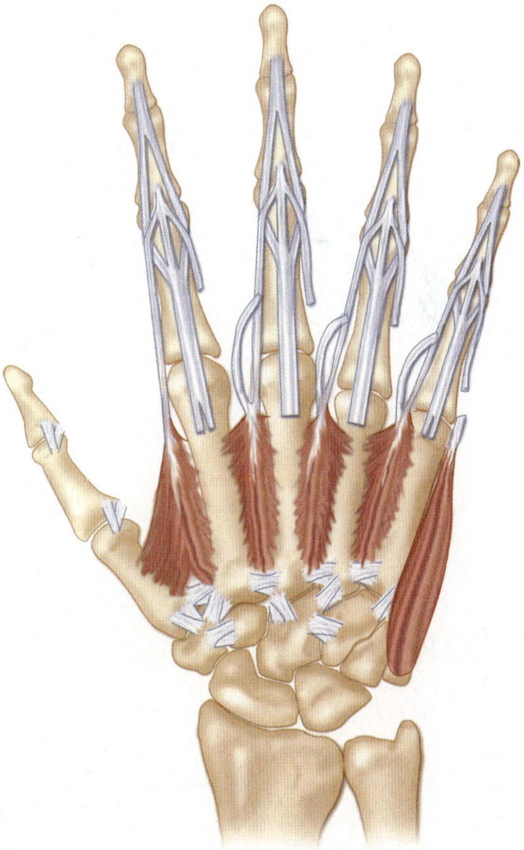

B

图2

注意事项

- 对于有肩关节及肘关节疾患的患者来说，可能无法做到将上肢外展并且前臂完全旋前的体位，或该体位会造成不适，尤其是在进行区域阻滞麻醉手术时。这在术前设计中必须考虑。

体位

- 患者仰卧位，上肢使用气囊止血带。
- 上臂外展置于上肢手术台上并置于完全旋前位，手背向上以便于手术（图3）。

入路/显露

- 通常，尺侧内在肌松解及移位是与掌指关节滑膜切除或关节成形术以及其他软组织平衡同时进行的，所以皮肤切口及显露方法在有关章节中已有描述，此章节不再重复。

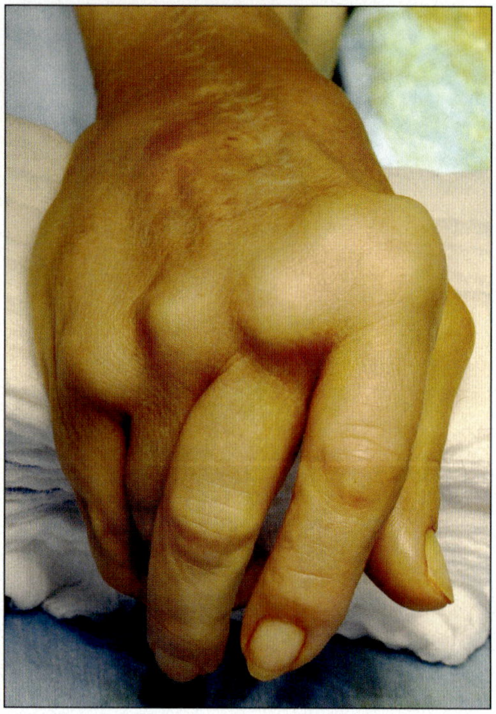

图3

手术要点

- 手术自示指开始比较容易进行，依次向尺侧进行。
- 对于小指，应同时松解小指外展肌。

注意事项

- 内在肌交叉移位至伸肌腱或伸肌腱帽有可能会导致鹅颈畸形。

手术步骤

- 在掌指关节水平分离尺侧内在肌腱（图4），向远端游离。
- 在尺侧内在肌腱止于伸肌装置的部位锐性切断后，向近端分离至腱腹交界处（图5）。然后改道（图6）至相邻手指的桡侧，并缝合至桡侧侧束（图7）。
- 另外，肌腱也可以自桡侧内在肌下穿过，缝合至桡侧侧副韧带远端，从而形成一个动态的肌腱固定（杠杆力量更小），作为桡侧的加强力量（图8）。

术后护理及预期结果

- 术后使用掌侧手夹板将手固定于掌指关节伸直，桡、尺偏中立位4周，然后开始主动功能锻炼，并更换为夜间夹板维持3周。

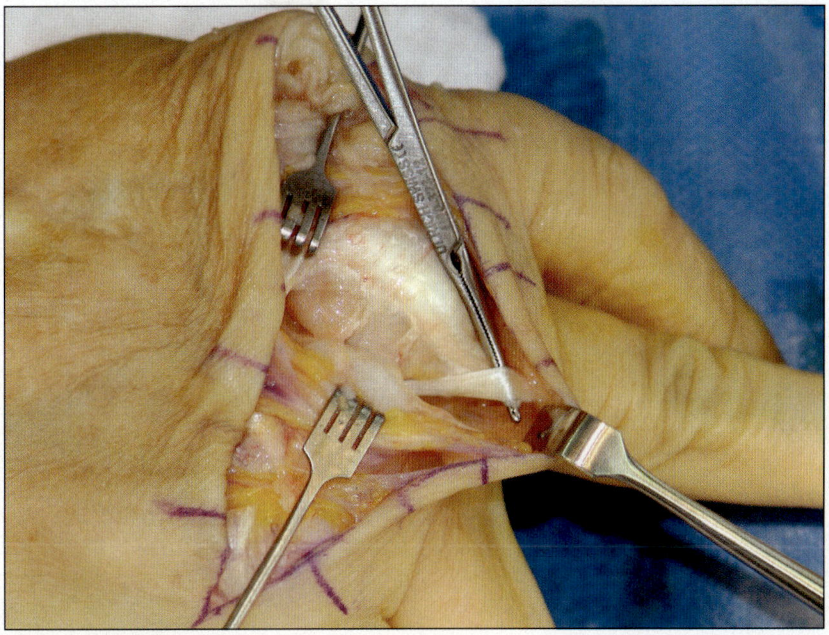

图4

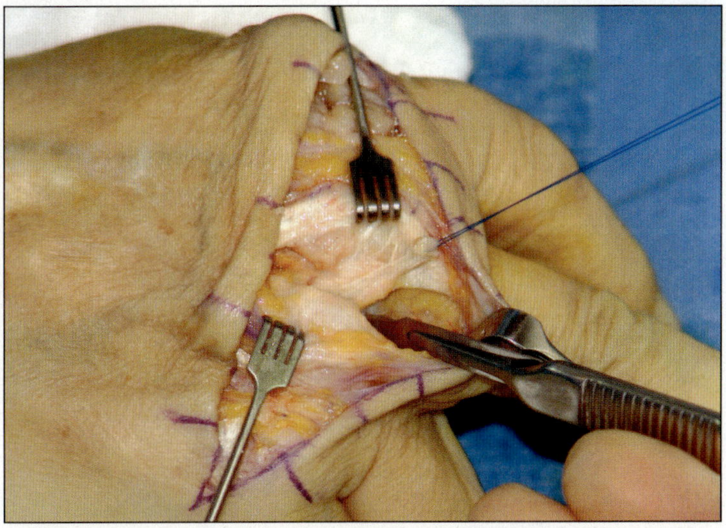

图5

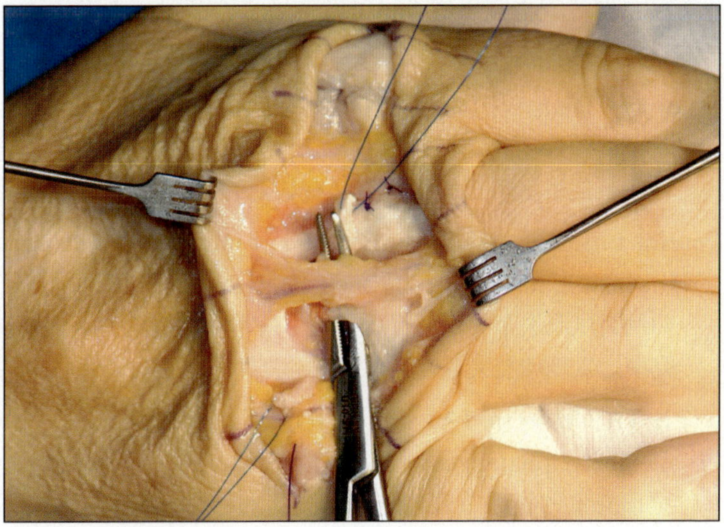

图6

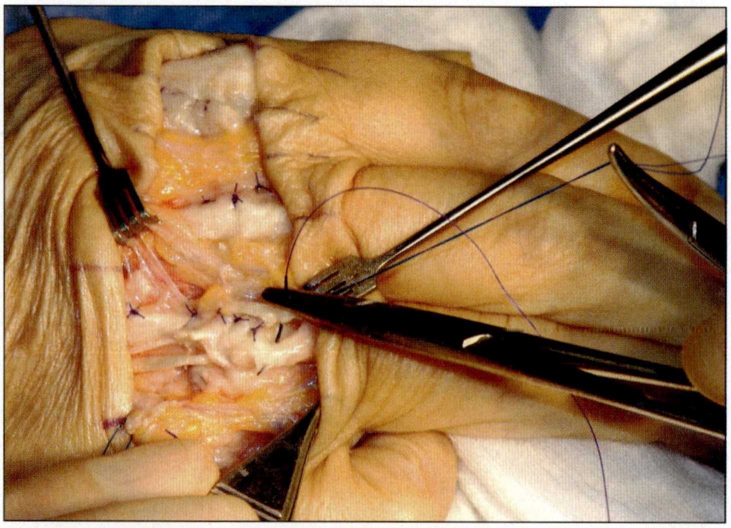

图7

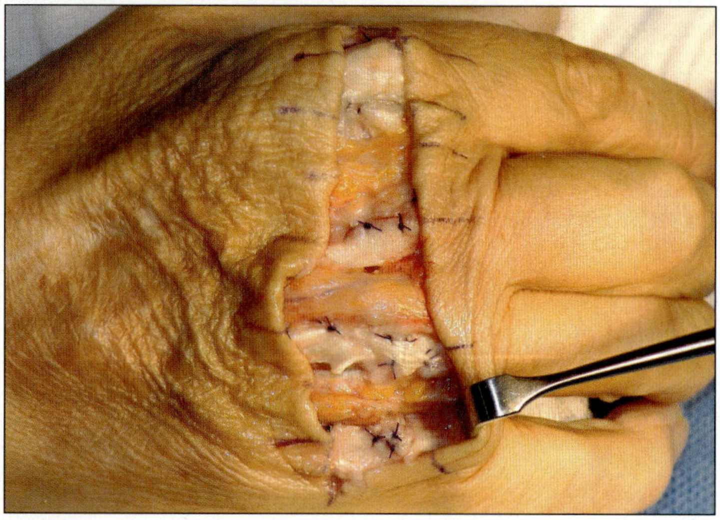

图8

证据

Clark DI, Delaney R, Stilwell JH, Trail IA, Stanley JK. The value of crossed intrinsic transfer after metacarpophalangeal Silastic arthroplasty: a comparative study. J Hand Surg [Br]. 2001;26:565-7.

对73例行示指到小指掌指关节置换术合并或不合并内在肌交叉移位的病例随访了50个月，证实交叉内在肌移位可以有效地防止尺侧偏斜的复发，结果明显优于单纯的关节置换。（Ⅳ级证据［病例回顾］）

Oster LH, Blair WF, Steyers CM. Crossed intrinsic transfer. J Hand Surg [Am]. 1989;14:963-71.

通过回顾性研究，随访了31例交叉内在肌移位的病例（平均随访超过12年），发现这种软组织手术单独实行或合并其他手术矫正尺侧偏斜具有长期有效性。（Ⅳ级证据［病例回顾］）

Pereira J, Belcher HJ. A comparison of metacarpophalangeal joint Silastic arthroplasty with or without crossed intrinsic transfer. J Hand Surg [Br]. 2001;26:229-34.

43例类风湿关节炎病例行示指到小指掌指关节置换术合并或不合并内在肌交叉移位，平均随访17个月。在这项研究中，发现硅胶关节置换合并或不合并内在肌交叉移位的结果并无明显差异。（Ⅳ级证据［病例回顾］）

Trail IA, Martin JA, Nuttall D, Stanley JK. Seventeen-year survivorship analysis of Silastic metacarpophalangeal joint replacement. J Bone Joint Surg [Br]. 2004;86:1002-6.

对1336例掌指关节假体进行了17年的回顾性研究，发现联合施行内在肌交叉移位的病例的假体的生存率明显优于其他病例。（Ⅳ级证据［病例回顾］）

52 鹅颈畸形

Alberto Lluch

注意事项

- 必须同时矫正所有的解剖病变，以下情况任何一个没有得到矫正都会导致结果不满意：内在肌挛缩、PIP关节伸直僵硬、PIP关节破坏、严重的槌状指畸形或屈肌腱粘连。

争议

- 当PIP关节已有破坏，通常建议行PIP关节融合；但是，PIP关节假体置换也可以获得良好的结果。

其他治疗方法

- 治疗PIP关节自伸直位屈曲活动时侧腱束弹响
- 矫正PIP关节过伸
- 改善PIP关节的主动屈曲范围
- 矫正DIP关节的屈曲畸形
- 使MCP关节可以充分伸直

适应证

- 矫正近侧指间（PIP）关节过伸。
- 治疗当PIP关节自伸直位屈曲活动时侧腱束弹响。
- 矫正远侧指间（DIP）关节的屈曲畸形（槌状指畸形）。
- 改善PIP关节的主被动活动。
- 矫正内在肌挛缩引起的掌指关节伸直时PIP关节不能屈曲。
- 矫正内在肌挛缩引起的MCP关节伸直障碍。

临床检查/影像学检查

- 将PIP关节自过伸位突然屈曲，检查在关节旋转轴线以下侧腱束是否有弹响。
- 检查PIP关节主动及被动屈曲的范围。如果被动屈曲范围大于主动屈曲，应怀疑屈肌腱在腱鞘内粘连（图1A及1B）。
- 检查内在肌挛缩。当MCP关节被动完全伸直时，内在肌纤维拉长。如果存在内在肌挛缩，当MCP关节逐渐伸直，PIP关节主、被动屈曲成比例地减少。
- 单独检查桡侧及尺侧内在肌挛缩，主要是用于手指尺侧偏斜（手指在MCP关节水平向尺侧倾斜）时的检查。检查方法是MCP关节伸直，将手指向桡侧及尺侧倾斜。如果MCP关节伸直且尺偏时PIP关节可以屈曲，但MCP关节伸直且桡偏时PIP关节不能屈曲，说明尺侧内在肌存在挛缩（图2A及2B）。
- 检查MCP关节能否完全被动伸直，如果不能，说明存在严重的内在肌挛缩（图3）。但是MCP关节屈曲畸形也可能归因于掌板挛缩或MCP关节破坏，可以行放射学检查以排除MCP关节破坏。
- 检查DIP关节屈曲畸形能否被动矫正。

外科解剖

- 鹅颈畸形产生的原因是PIP关节伸直力量大于屈曲力量。
- PIP关节的屈曲主要由指浅屈肌腱（FDS）发挥作用，而指深屈肌腱（FDP）也同样发挥作用。
- 掌板结构限制PIP关节的被动过伸。
- PIP关节的伸直由伸肌腱装置发挥作用，而伸肌腱装置由指伸肌腱及内在肌组成。
- 伸肌装置在PIP关节背侧分为中央腱束及侧腱束。中央腱束止于中节指骨基底，而两侧侧腱束在中节指骨背侧汇合，止于末节指

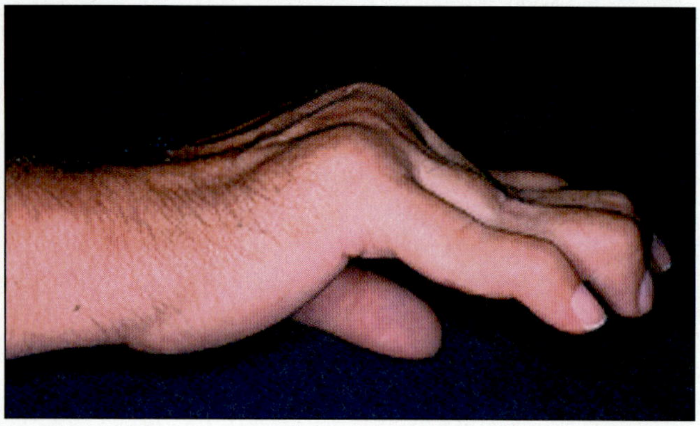

A

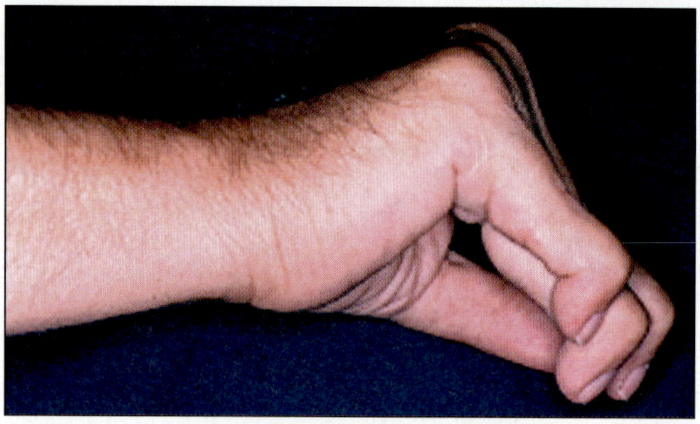

B

图1

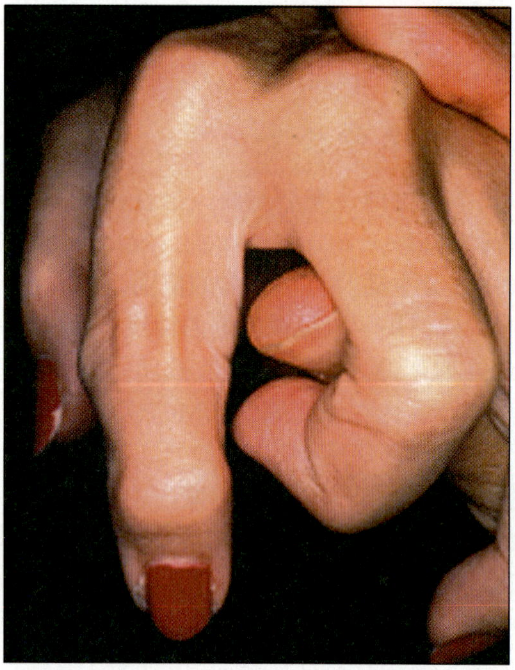

A

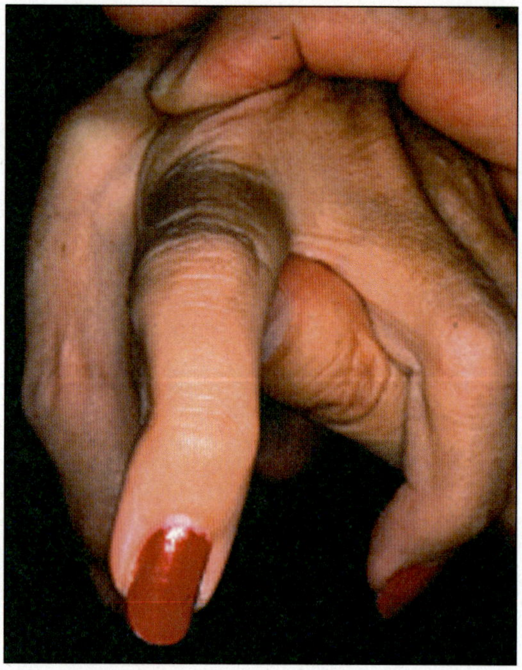

B

图2

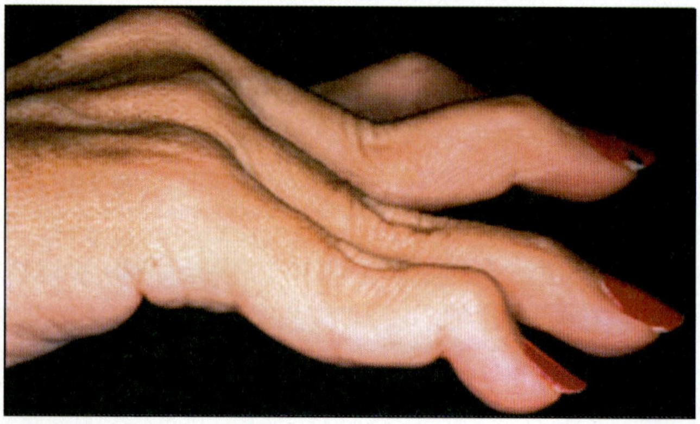

图3

骨基底。

- 中央腱束及侧腱束由结缔组织腱帽相连以维持动作一致，但也能在纵向及横向单独滑动。只有在PIP关节屈曲、侧腱束滑至PIP关节两侧时，DIP关节才能屈曲。

手术要点

- 手术在神经阻滞麻醉下进行，应为患者提供尽可能舒服的条件，特别是颈椎及腰椎，在膝关节下放置枕头可以有效地缓解后背疼痛。

体位

- 患者仰卧位，上臂外展置于上肢手术台上。

入路/显露

- 切口为“Z”字形，由近节指骨中段延至中节指骨基底，显露伸肌腱装置。
- 利用手指尺侧正中纵向切口进行侧腱束的移位。
- 在DIP关节背侧做横行切口显露关节。
- 由近节指骨基底远端的横行切口显露内在肌汇于伸肌腱帽处。
- MCP关节掌板和内在肌在近节指骨的止点是由近端掌横纹和远端掌横纹之间的横行切口显露。
- 于远端掌横纹处行“Z”字成形延长皮肤。

手术操作

步骤1：侧腱束复位术

- 如果患者的PIP关节主动屈曲充分，而仅仅主诉当关节自过伸位屈曲时侧腱束弹响，即为侧腱束复位术的指征。
- 于手指尺侧沿轴线做侧正中切口，显露尺侧侧腱束（图4、5）。

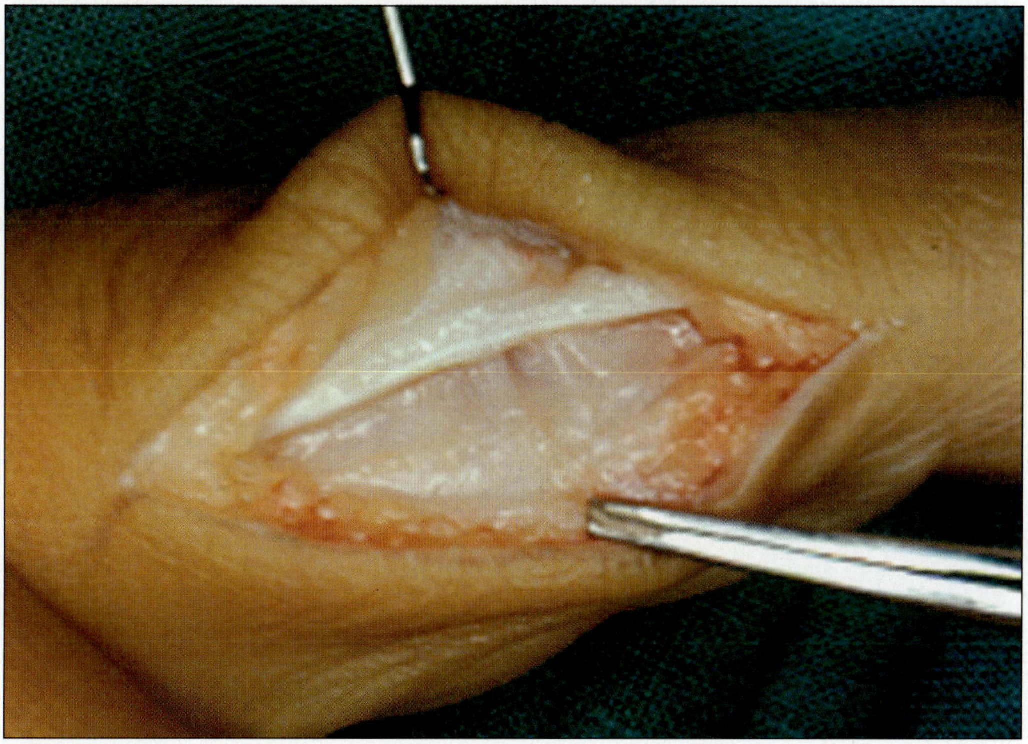

图4

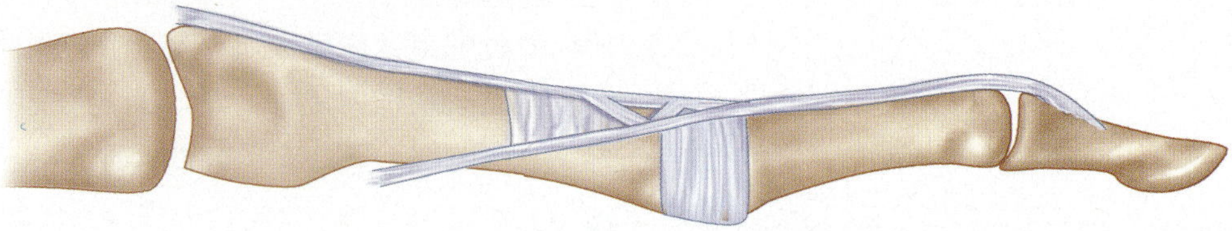

图5

- 自近节指骨近侧1/3水平横行切断侧腱束，并分离至PIP关节远端（图5、6、7）。
- 屈曲PIP关节，用钝性器械在Cleland及Grayson韧带前方分离隧道（图8）。

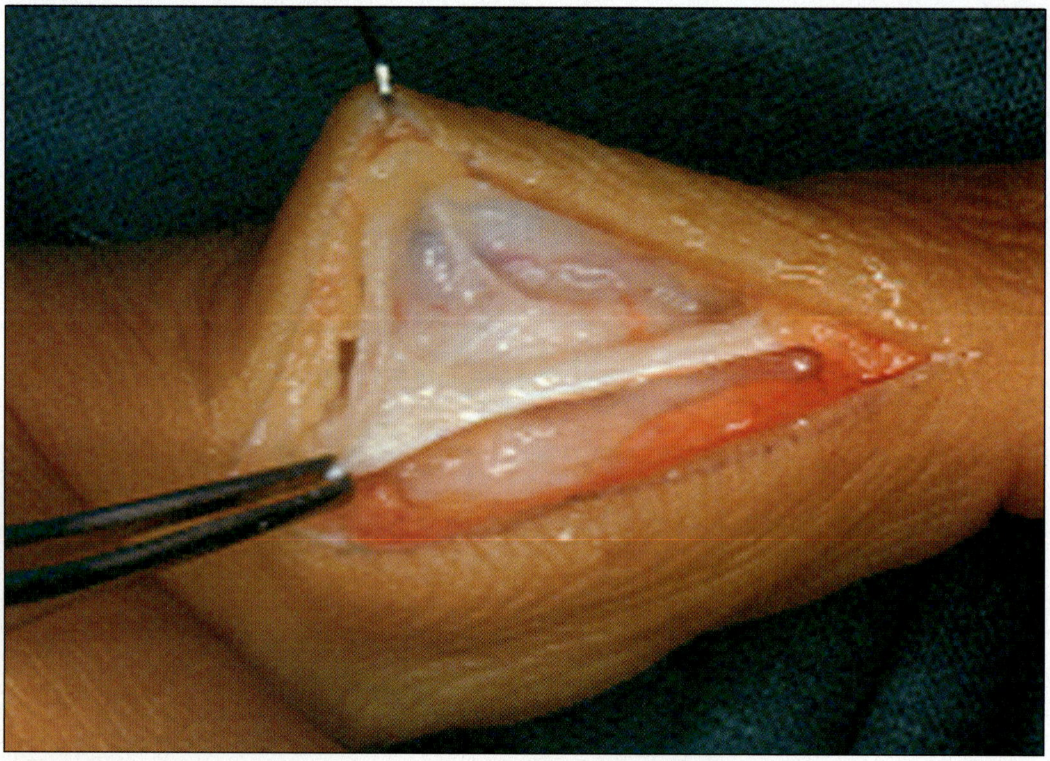

图6

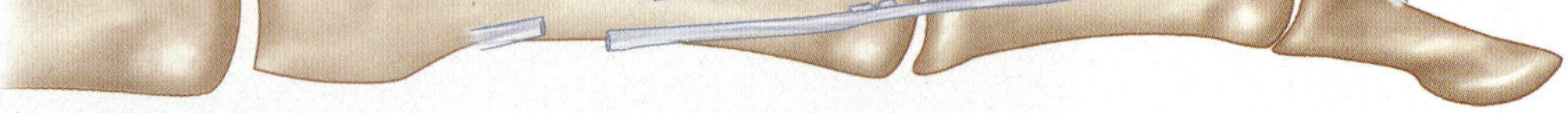

图7

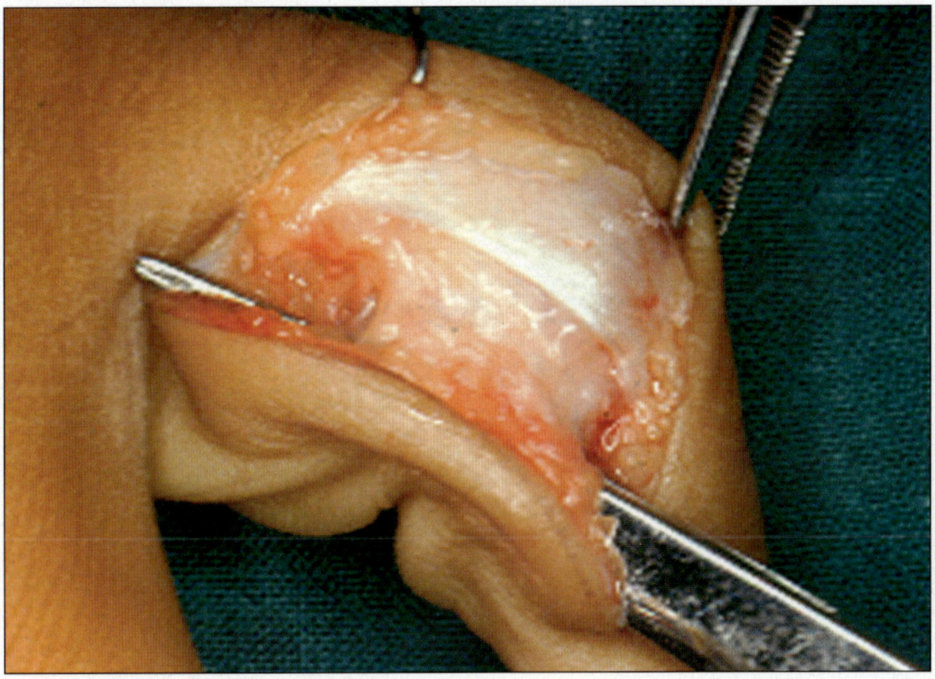

图8

- 尺侧侧腱束自事先做好的隧道中由远端向近端穿出，重新缝合在伸肌腱腱帽结构上，维持足够的张力以防止PIP关节过伸（图9）。

步骤2：松解PIP关节

- 如果患者不能充分屈曲PIP关节，除PIP关节破坏的原因之外，也可能是因为背侧组织挛缩得过短。
- PIP关节屈曲范围通常可以通过轻柔的可耐受的被动屈曲活动达到。而被动屈曲时，应屈曲MCP关节，使短缩的内在肌松弛。
- 如果被动屈曲PIP关节仍然不能达到要求，则需要手术松解。纵

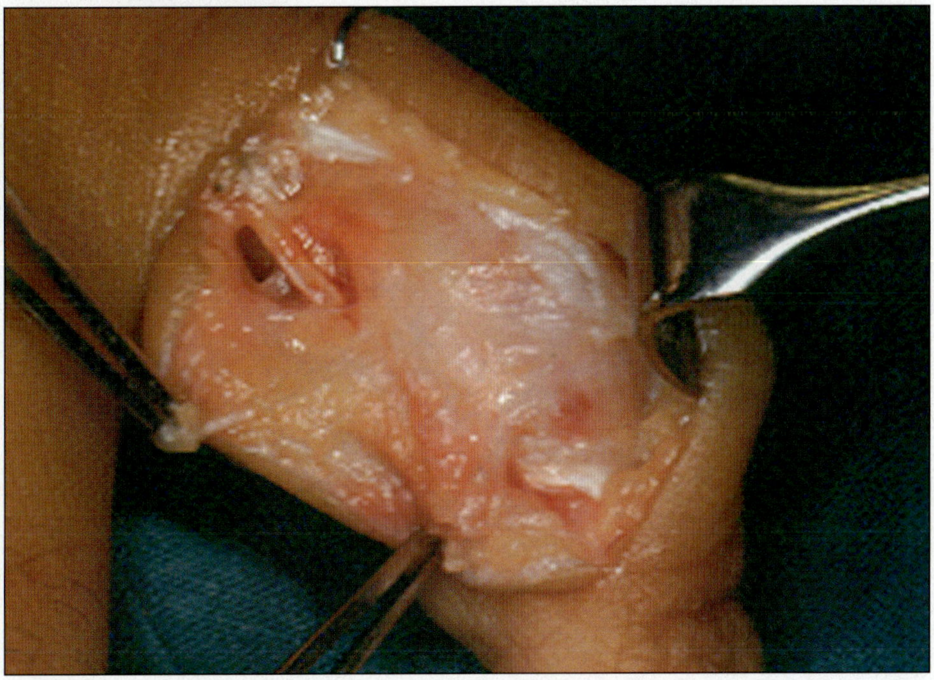

图9

注意事项

- 对于所有的无论是切开还是闭合方法改善PIP关节屈曲的患者，必须保证其指屈肌腱的正常滑动。如果存在指屈肌腱滑膜炎或由于长期指屈肌腱不滑动继发的肌腱粘连，患者术后不能土动屈曲关节。如果是这样，须在指屈肌腱腱鞘近端分离指屈肌腱，并牵拉直至PIP关节屈曲，而且应分别牵拉FDS及FDP，以松解两者之间的粘连。

行分离PIP关节背侧连接中央腱束和侧腱束的结缔组织，使侧腱束能够向掌侧及侧方滑动。通常不需要松解伸肌装置的中央腱束及关节背侧薄弱的关节囊。

步骤3：内在肌松解

- 当MCP伸直、短缩的内在肌妨碍PIP关节屈曲时，应松解内在肌。
- 在近节指骨基底背侧行横行切口。
- 在MCP关节旋转轴之前，近节指骨两侧钝性分离伸肌腱腱帽（图10）。
- 伸肌腱腱帽前缘为内在肌汇入伸肌装置的止点，横行切断直至当MCP关节伸直时PIP关节可以被动屈曲。首先松解尺侧，如果有必要的话再松解桡侧。

步骤4：矫正屈曲挛缩

- 如果患者有MCP关节屈曲挛缩畸形，应同时矫正。如果不矫正此畸形，患者仍会过伸PIP关节以使指尖能伸直到手掌水平。
- 除外MCP关节破坏，MCP关节的屈曲畸形可能源于内在肌缩短。随着时间延长，掌板结构及掌侧皮肤在缩短姿势下会变形。
- 通过掌侧横行切口，显露屈指肌腱腱鞘的近端。钝性分离A1滑车两侧，显露内在肌在近节指骨基底的止点。横行切断肌腱，直至MCP关节可以伸直。如果MCP关节仍无法达到被动的充分伸直，则需要松解掌板结构。

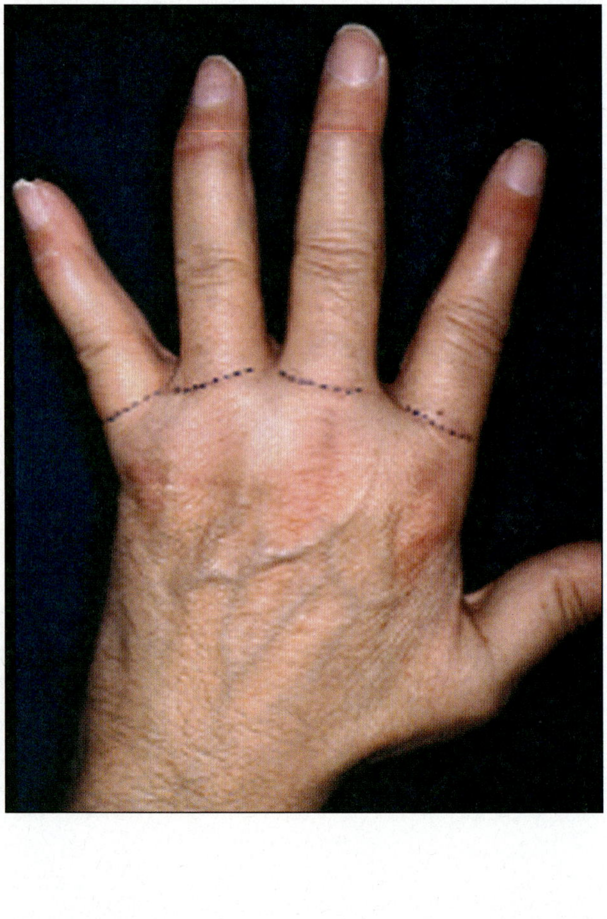

图10

- 长期的鹅颈畸形合并MCP关节屈曲挛缩的患者，掌侧皮肤也会处于挛缩状态，MCP关节伸直后，很难关闭掌侧横行切口。在这种情况下，应同时行皮肤的Z字成形延长，而且应在每一个手指的基底部分行Z字成形（图11）。

步骤5：肌腱固定术

- 为防止PIP关节过伸，最好用一半的指浅屈肌腱束行肌腱固定术。
- 在松解FDS后，将其中一侧的屈指浅肌腱止点切断并与A1滑车固定，保持PIP关节约屈曲30°（图12）。

步骤6：关节融合术

- 严重的不能被动矫正的DIP关节屈曲挛缩（槌状指畸形）应通过关节融合治疗矫正。

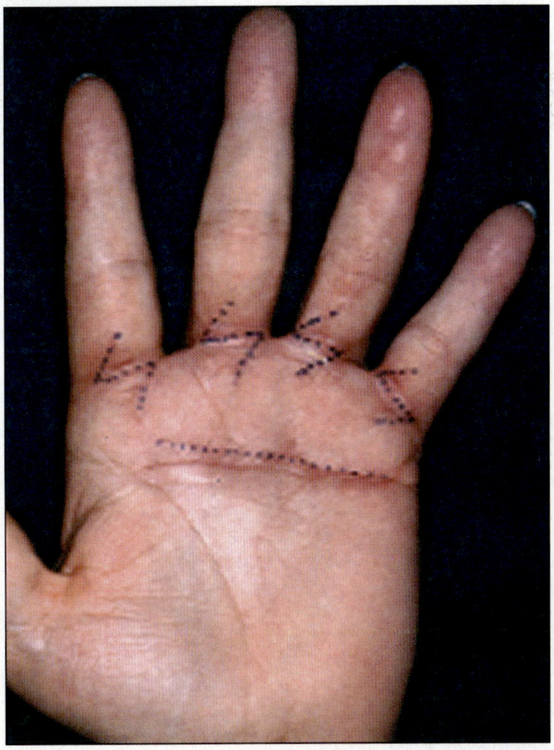

图11

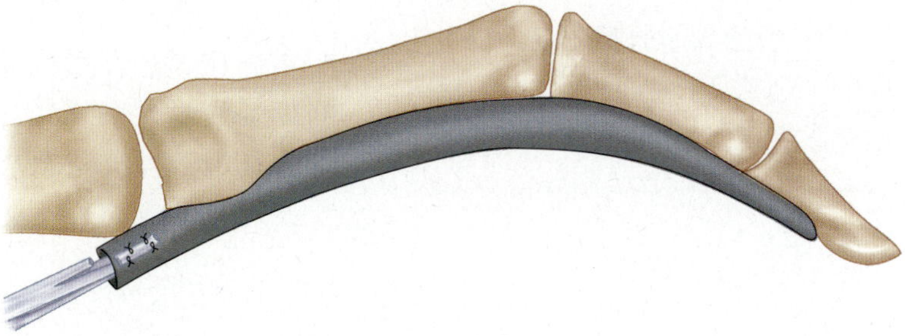

图12

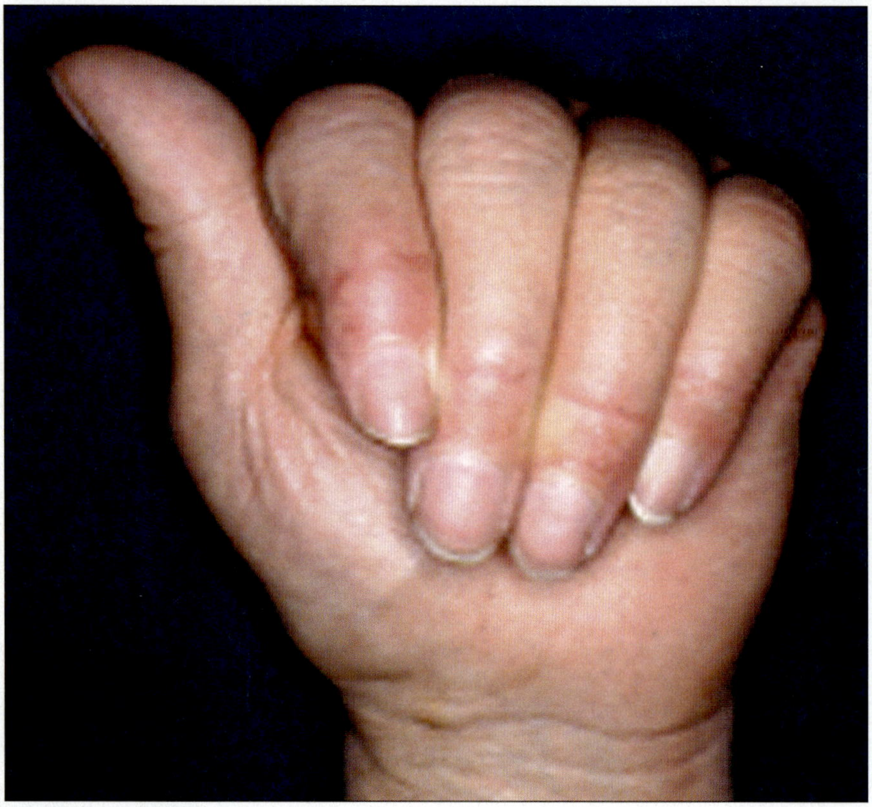
图13

手术要点

- 如果任何一个MCP关节再次复发屈曲畸形，即使通过手术行肌腱固定，PIP关节仍会出现过伸畸形（图14）。

注意事项

- 所有术前的解剖变化都应被矫正：PIP关节伸直受限、内在肌挛缩、屈指肌腱在腱鞘内粘连、MCP关节屈曲挛缩、DIP关节屈曲挛缩。多数病例也需要同时进行PIP关节指浅屈肌腱固定。以上任何一项矫正不满意都会导致鹅颈畸形复发。

- 于DIP关节背侧行横行切口，自中节指骨髁水平横行切断伸肌腱远端及关节囊。
- 首先使用小的咬骨钳咬除中节指骨的关节面及软骨下骨。然后切除伸肌腱在末节指骨背侧的止点。这种术式可便于在直视下切除末节指骨的关节面及软骨下骨。
- 纵行的克氏针自甲下1mm穿入，将关节固定于伸直位，克氏针留于皮下，可以使患者感觉舒适，并防止针道感染（图13）。

术后护理及预期结果

- 术后石膏绷带制动MCP关节于充分伸直位，PIP关节于轻度屈曲位。
- 在行屈指肌腱松解的病例，应鼓励患者在术后4～5天开始PIP关节的主动屈曲锻炼，最好能够更换石膏。掌侧石膏保持MCP关节完全伸直，背侧另加石膏，防止PIP关节伸直超过30°。
- 术后10天，拆除石膏及缝线。
- 如果患者仍然不能主动地完全伸直MCP关节，一般是因为伸肌腱在MCP关节水平半脱位或掌侧组织仍然紧张造成的，应继续使用石膏或动力性夹板固定MCP关节于伸直位（见图14）。

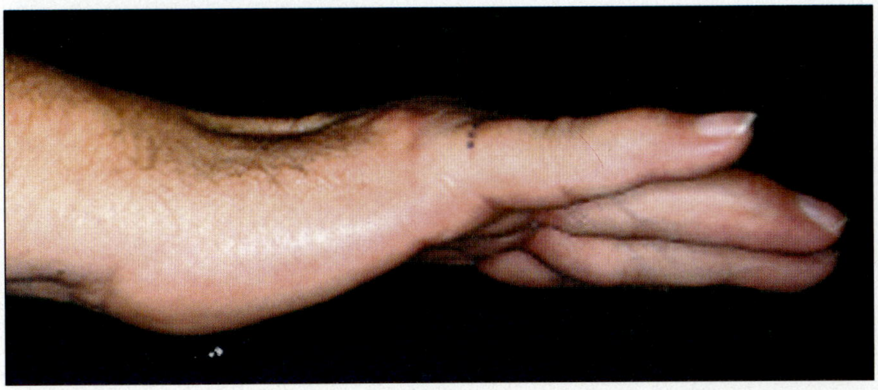
图14

证 据

Nalebuff EA. The rheumatoid swan-neck deformity. Hand Clin. 1989;5:203-14.
没有文献对比矫正鹅颈畸形的不同手术方法的结果，这篇文章描述了公认的鹅颈畸形的分级。（V级证据）

53 钮孔畸形

Alberto Lluch

注意事项

- 如果PIP关节已经存在破坏，不适合行矫正钮孔畸形的手术，推荐行PIP关节融合。

争议

- PIP关节被动活动充分或接近充分，是行伸肌装置重建手术的先决条件。在重建伸肌装置的同时，进行PIP关节掌侧关节囊的松解，常常会因为较长时间的制动而导致关节僵硬。从功能方面考虑，对于患者来说，PIP关节屈曲位要优于伸直位，因为屈曲位可以允许抓握比较小的物品。

适应证

- 改善PIP关节主动伸直功能
- 矫正远侧指间关节（DIP）过伸畸形

临床检查/影像学检查

- 术前必须评估PIP关节被动伸直情况。
- 伸直PIP关节，观察DIP关节的过伸是改善还是加重（图1）。
- 进行X线检查以排除关节破坏，特别是对于关节僵硬的患者（图2）。
- 无需术前进行MRI检查，因为术中可以非常容易地观察到解剖结构的异常。如果已经进行了MRI检查，也可以为术前提供一些信息，如关节滑膜增生的多少、伸肌装置破坏的类型和程度、包括中央腱束以及在中央腱束和侧腱束之间起连接作用的结缔组织的情况（图3）。

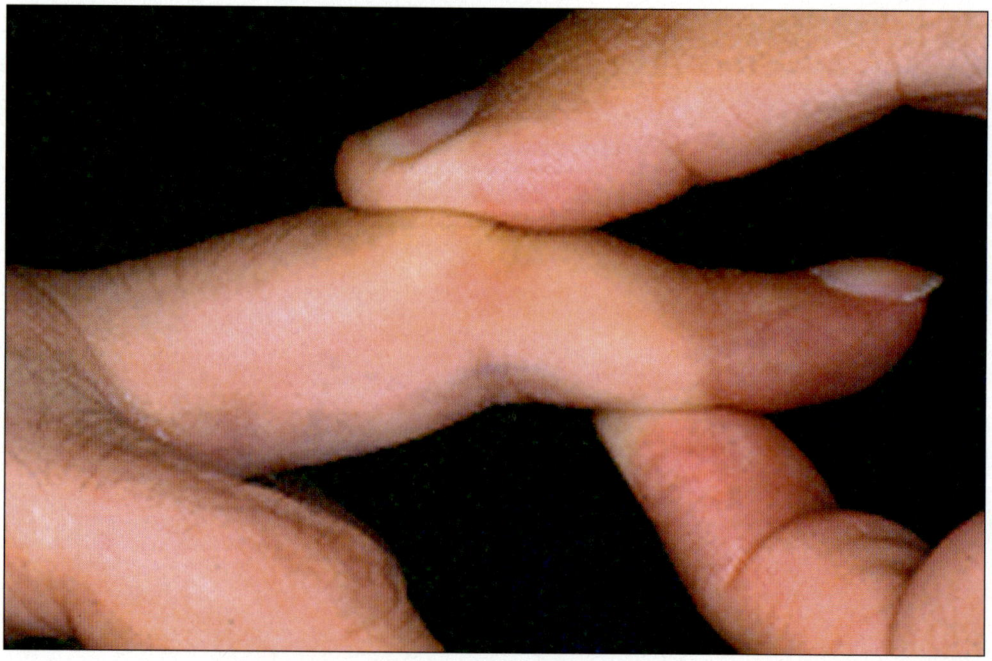

图1

其他治疗方法

- 如果PIP关节无法达到被动完全伸直，可以在术前佩戴夹板矫正，伸直位夹板不必施加太大的外力，但要长时间佩戴。太大外力会引起疼痛、关节软骨损伤及患者的不配合。

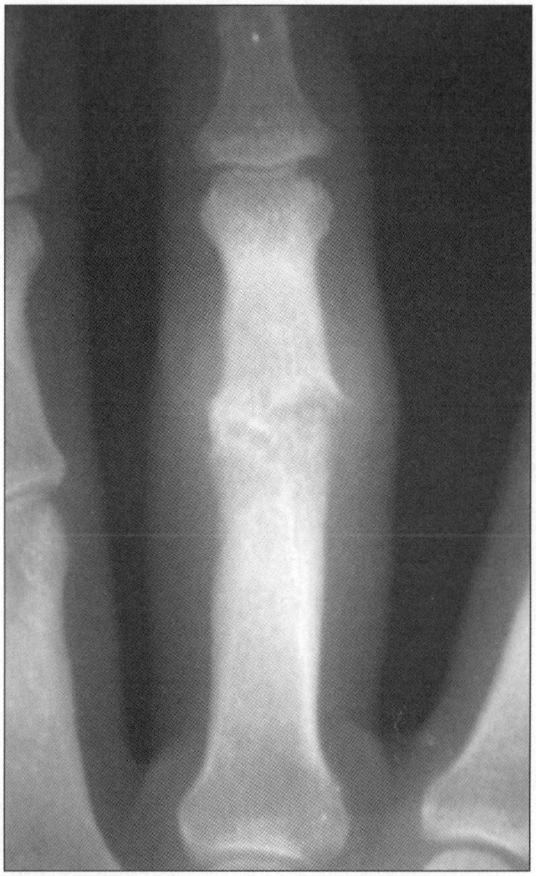

图2

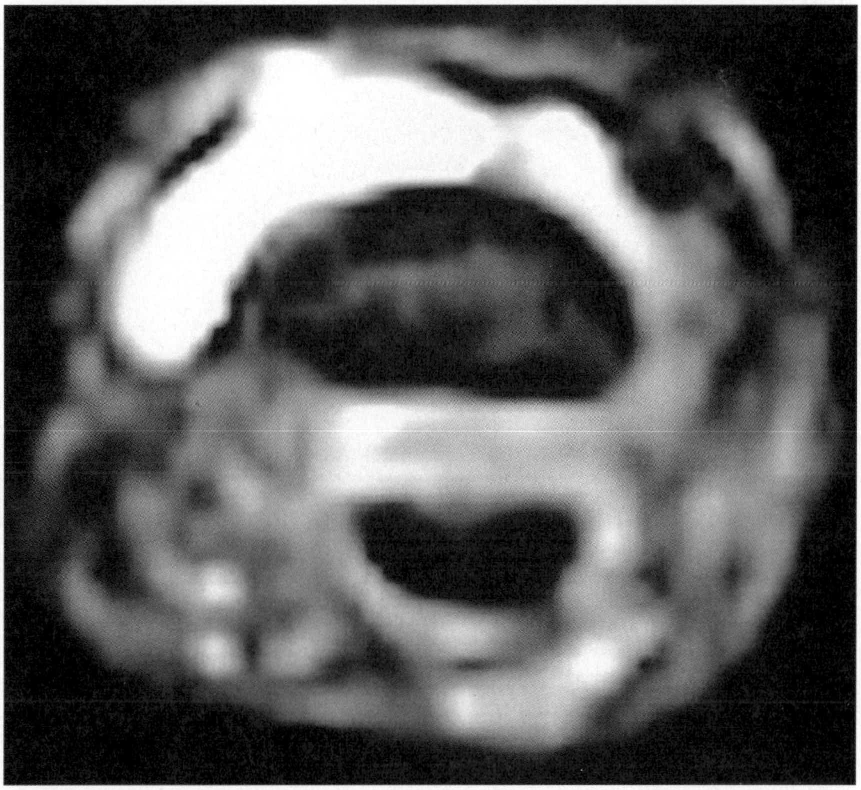

图3

手术要点

- 手术在神经阻滞麻醉下进行，应为患者提供尽可能舒服的条件，特别是颈椎及腰椎，在膝关节下放置枕头可以有效地缓解后背疼痛。

外科解剖

- PIP关节的伸直是由中央腱束和侧腱束完成的，而中央腱束和侧腱束被结缔组织鞘连接在一起，既保证它们的相互联系，又允许单独的横向及纵向滑动。侧腱束的掌背侧移位分别由横行支持带和三角韧带控制（图4）。只有当PIP关节屈曲、侧腱束移位至PIP关节侧方时，DIP关节才能屈曲（图5及6）。
- 钮孔畸形继发于中央腱束延长、侧腱束过度移位至掌侧或两者皆有（图7）。
- 伸肌装置在PIP关节水平向近端移位也会导致DIP关节过伸（图7）。

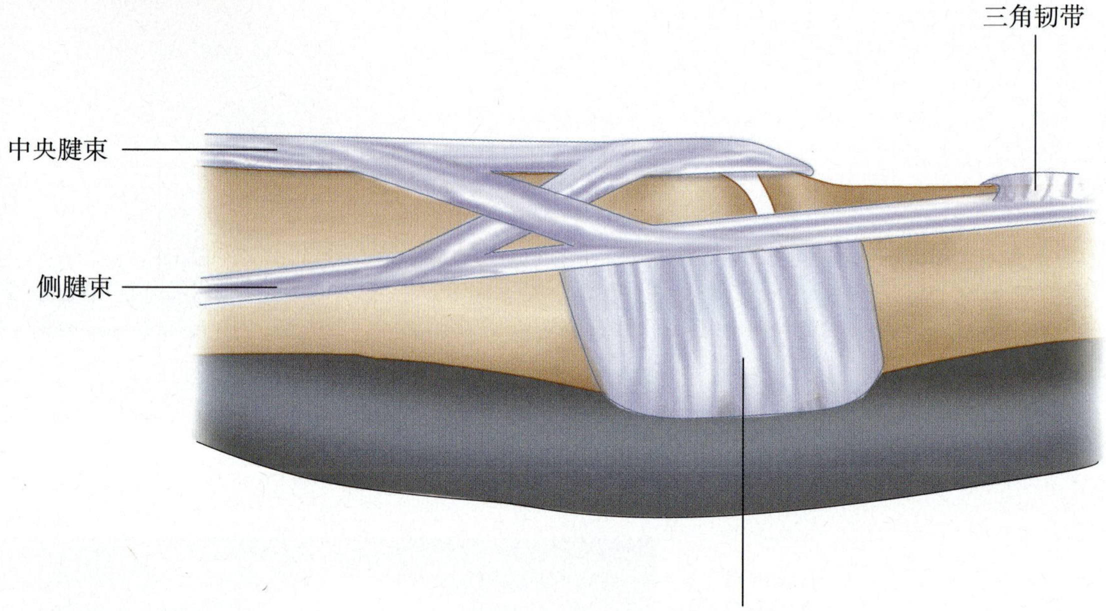

图4

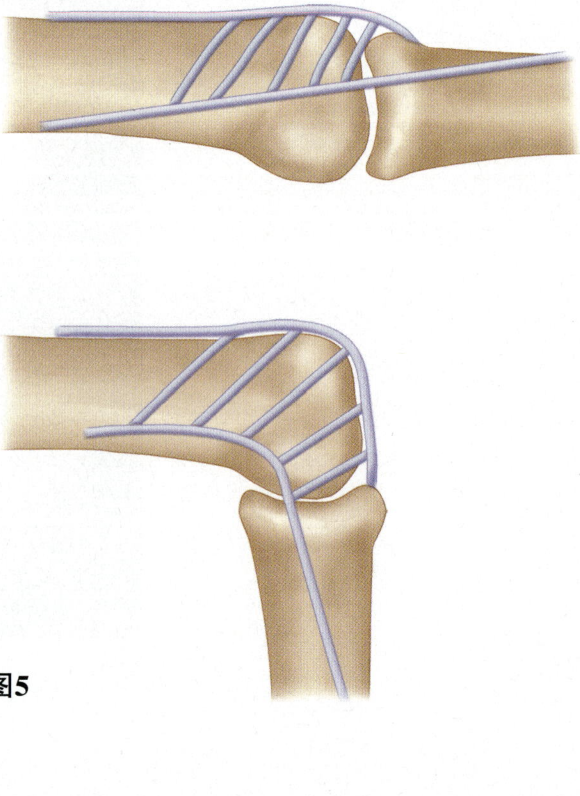

图5

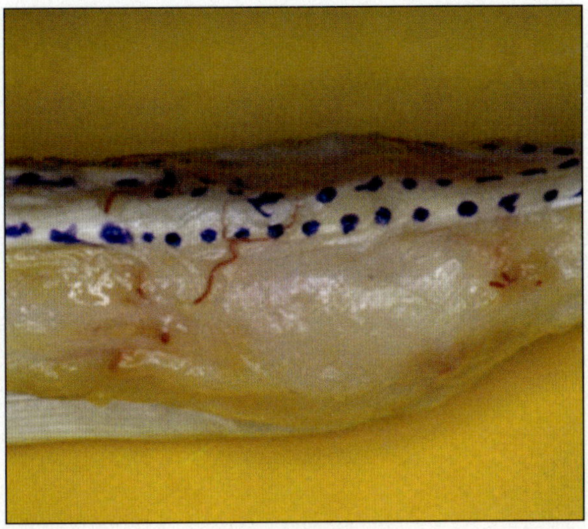

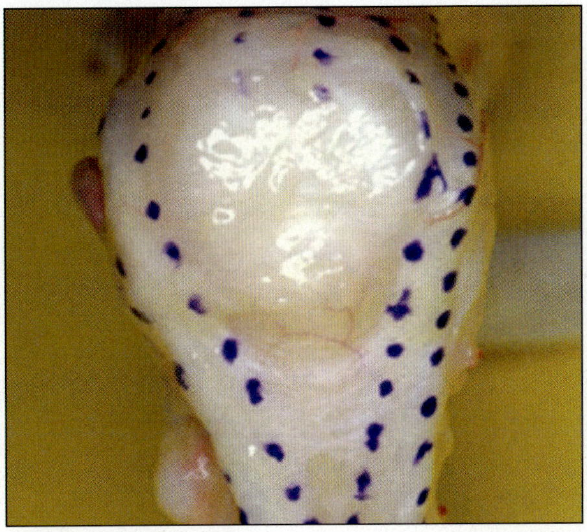

图6

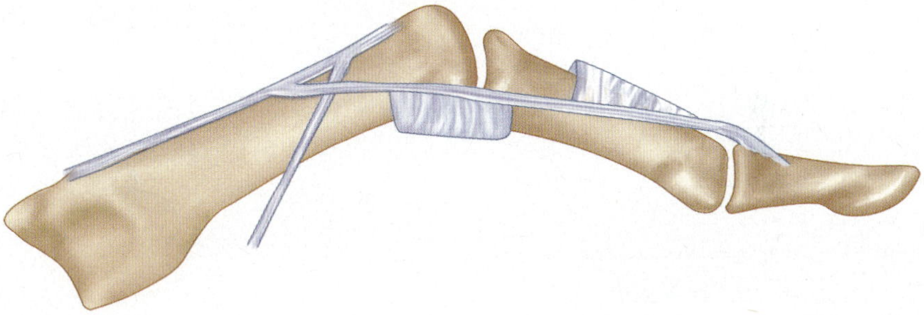

图7

手术要点

- 手术切口的解剖层次应该在伸肌装置腱膜浅层，以保证皮瓣的血液循环。

争议

- 纵行的正中切口理论上具有不损伤PIP关节背侧的小静脉，保护皮肤边缘的血液循环的优点。但是，此切口要显露伸肌装置需要更大的牵拉。

体位

- 患者仰卧位，上臂外展置于上肢手术台上。

入路/显露

- 采用自近节指骨中段至中节指骨基底的背侧“Z”形切口，显露伸肌装置。

手术操作

步骤1

- 分离中央腱束及两侧侧腱束（图8）。

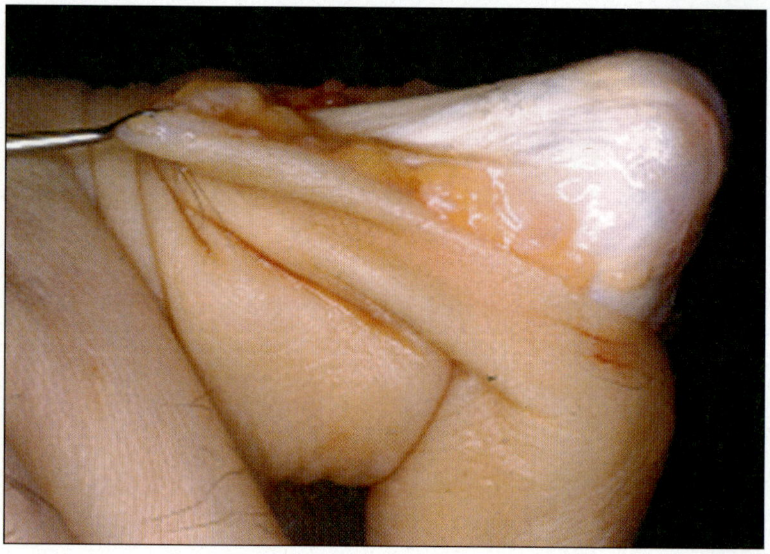
图8

- 纵行切断将侧腱束拉至PIP关节旋转轴下方的横行支持韧带（图9）。
- 使用小剪刀钝性分离，将粘连在PIP关节囊上的侧腱束游离开，使其可以移位至关节背侧。
- 在接近中节指骨水平止点处椭圆形切除部分中央腱束，然后重叠或短缩缝合中央腱束（图10）。

手术要点

- 应该使用可吸收、无色的缝线，比如PDS，这样缝线在手指背侧菲薄的皮肤下才不会十分明显。
- 直径较细的缝线可以更好地固定组织，因此推荐使用5-0的缝线。

注意事项

- 在手指背侧过度地重叠缝合侧腱束会限制PIP和DIP关节的屈曲活动。
- 缝合完毕后，应被动屈曲PIP关节以检查缝合的强度，如果关节屈曲后缝线断裂，应在重叠缝合部分加固缝合。虽然不需要充分屈曲关节，但至少应该达到被动屈曲70°的范围。如果达不到这个要求，原因可能在于中央腱束的过度短缩或侧腱束过度向背侧移位。

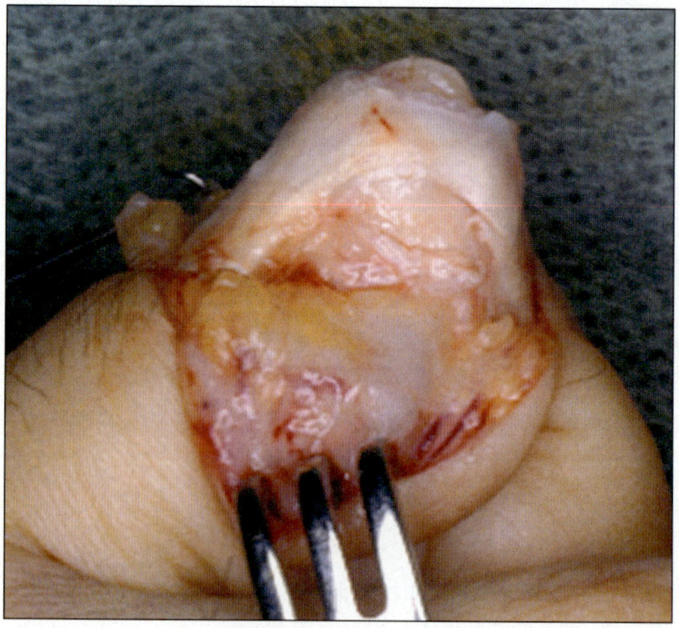
图9

争议

- 中央腱束也可以使用局部肌腱瓣或肌腱移植来重建，但效果并不肯定。原因可能是修复处断裂导致畸形复发，或者是过度增强的肌腱张力导致PIP关节屈曲受限。

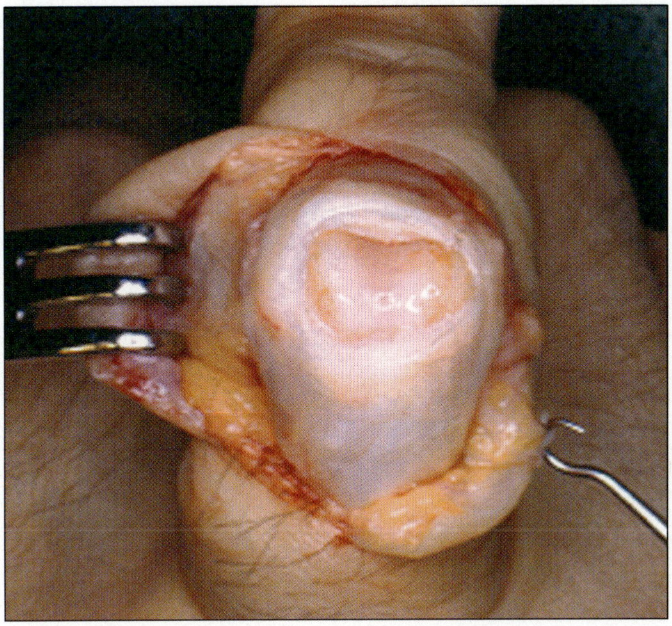

图10

手术要点

- DIP关节长期处于过伸位，背侧的皮肤可能会有挛缩，关节屈曲后，关闭切口比较困难。这种情况下，可以暴露切口二期关闭。但是对于大多数病例来说，即使使用了斜行切口，二期关闭切口还是可以导致DIP关节过伸的复发（图12）。

注意事项

- DIP关节背侧皮肤不能使用Z字成形的办法进行延长，因为没有足够的侧方移动性来转移皮瓣。
- 治疗背侧的皮肤缺损，最好使用横行切口，然后自腕屈曲横纹尺侧取全厚的椭圆形皮片移植于皮肤缺损处。

- 重叠缝合中节指骨背侧的三角韧带，保持侧腱束位于PIP关节背侧；重叠缝合PIP关节背侧将中央腱束和侧腱束把持在一起的薄层结缔组织（图11）。

步骤2

- 矫正DIP关节过伸比较容易，而且患者会很高兴地看到效果，对于多数患者来说，手指明显的畸形即为手术适应证，患者会得到无论功能还是外观上的改善。
- 通过DIP关节近端横行或斜行的切口，松解伸肌腱，直到DIP关节可以被动屈曲。

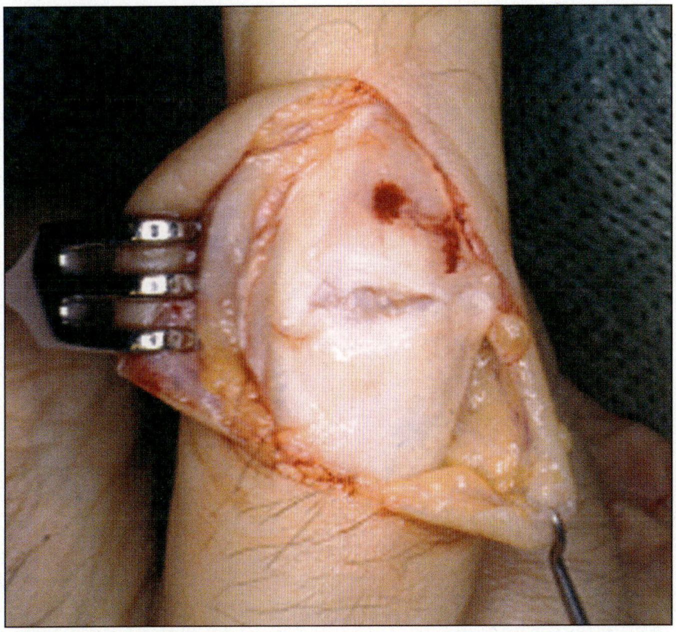

图11

手术要点

- 应告知患者不要太快地练习屈曲活动，否则缝合后较薄的伸肌装置有再断裂的风险。患者应该在主动或被动的辅助屈曲活动之后，再进行主动伸直PIP关节的锻炼。

争议

- PIP关节可以使用斜行的克氏针或铝制的背侧夹板制动。如果使用克氏针，应选择直径小的克氏针，并采用手动置入。如果克氏针的直径过大或置入时使用动力钻，会损伤小关节的软骨。

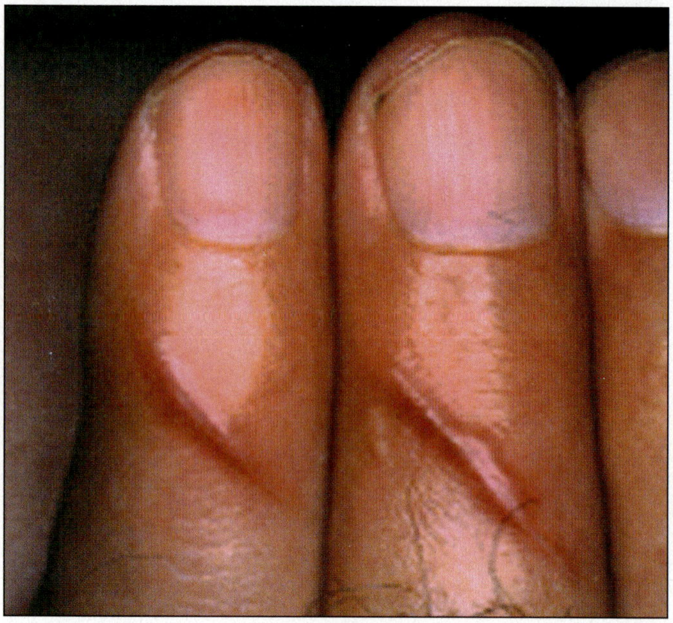

图12

术后护理及预期结果

- PIP关节应制动于完全伸直位4～6周，制动时间取决于肌腱修复的强度。

证据

Nalebuff EA, Millender LH. Surgical treatment of the boutonniere deformity in rheumatoid arthritis. Orthop Clin North Am. 1975;6:753-63.

没有文献对比修复伸肌装置的不同手术方法的结果，这篇文章描述了公认的钮孔畸形的分级。（V级证据）

54 屈肌腱滑膜切除术

Alberto Lluch

注意事项

- 手指如果被动屈曲充分，可以排除指间关节病变导致的手指屈曲受限（图2A）。如果MCP关节伸直时，PIP关节不能被动屈曲，说明内在肌可能存在挛缩（图2B）。这种情况可能发生于长时间的MCP关节屈曲，PIP关节伸直，使内在肌的起点与止点过于接近，从而导致内在肌挛缩。

争议

- 在鹅颈畸形的病例也能见到手指主动屈曲受限（图3）。对于这些患者，医生应该检查有无内在肌挛缩。中度的内在肌挛缩表现为MCP关节伸直时，PIP关节屈曲受限。而重度内在肌挛缩的病例，MCP关节甚至不能被动充分伸直。当然之前应排除MCP关节破坏而导致的关节伸直不能。

适应证

- 不能充分屈曲手指（图1），尤其是长时间不活动后，比如在休息一晚后的清晨。

临床检查/影像学检查

- 术前应常规进行X线检查，以排除由于PIP关节病变导致的关节被动屈曲受限。
- 术前不需要常规进行MRI检查，如果已经进行了MRI检查，可以显示屈指肌腱腱鞘内屈指肌腱的滑膜炎状况。

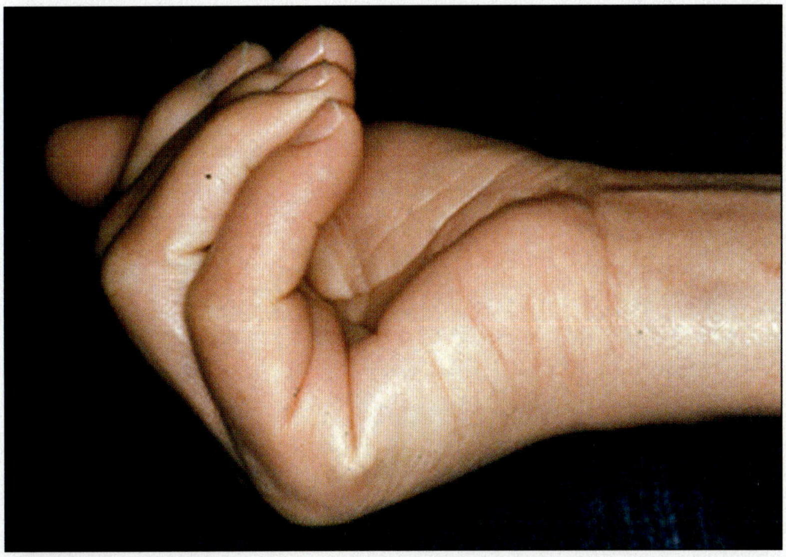

图1

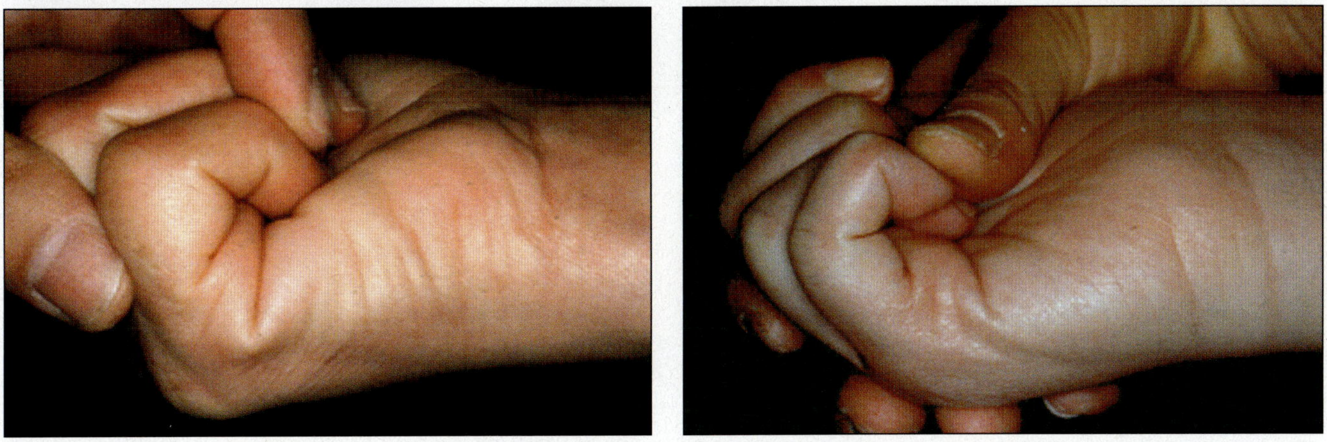

A　B

图2

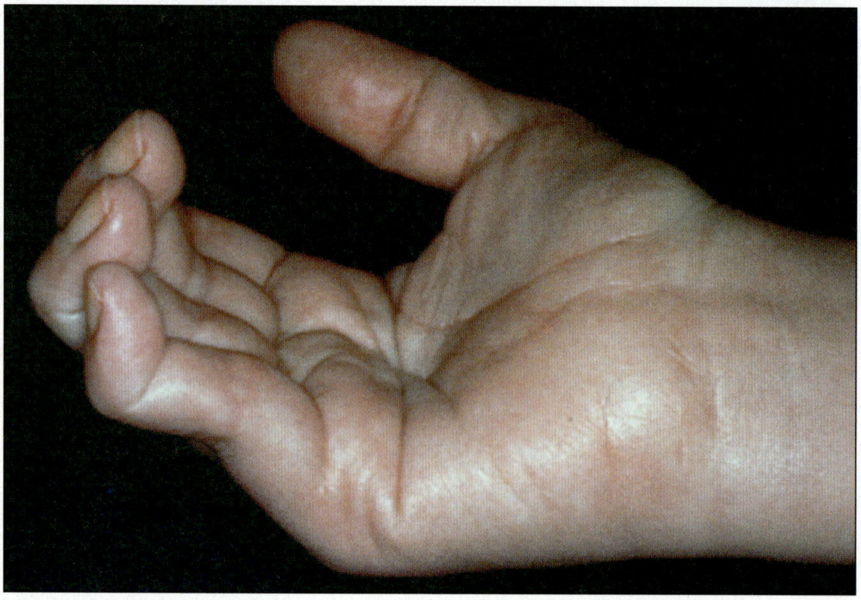

图3

外科解剖

- 屈肌腱滑膜炎发生于屈指肌腱腱鞘内，增生的滑膜充填于A1滑车的近端及PIP关节近端（图4），它会减弱屈指肌腱腱鞘的强度，尤其是减弱十字形滑车的强度。
- 术前应对滑车的解剖知识进行深入的了解，术中应注意保留环形滑车（图5）。

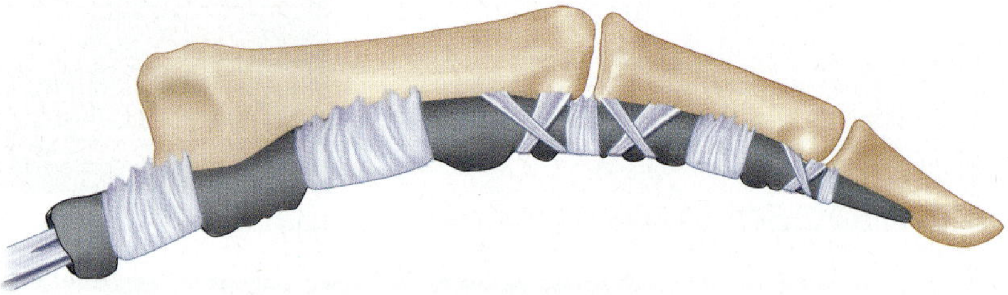

图4

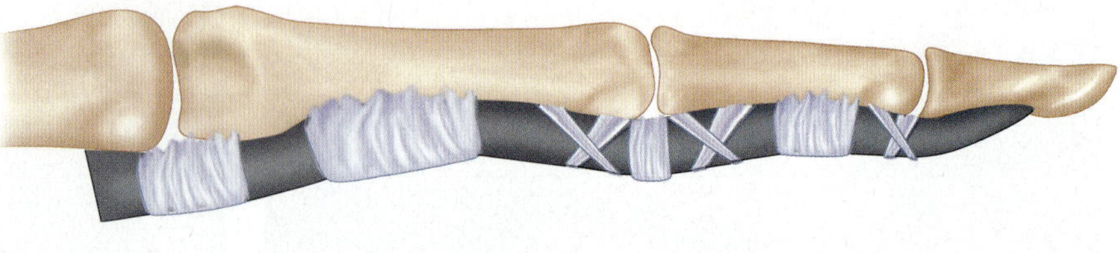

图5

体位

- 患者仰卧位，上臂外展置于上肢手术台上。

入路/显露

- 切口采用掌侧“Z”形切口，自远端掌横纹至远侧指间关节横纹，暴露屈指肌腱腱鞘（图6）。

> **手术要点**
>
> - 跨过指掌横纹时，Z形切口的角度应小于90°，否则容易导致关节部位的瘢痕挛缩。

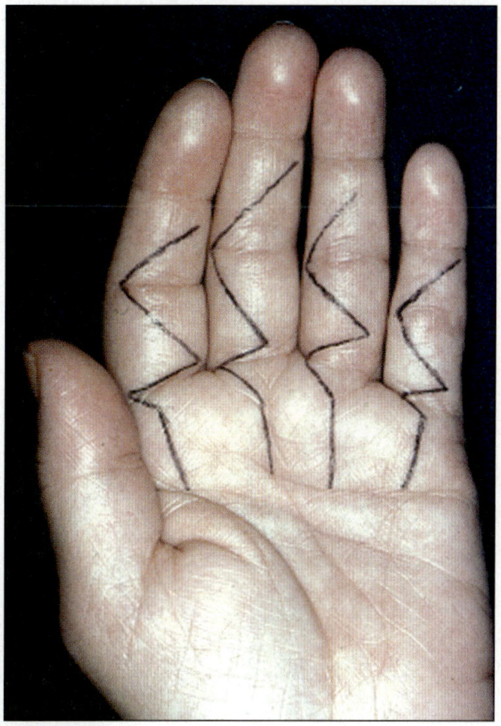

图6

手术操作

步骤1

- 掀起皮瓣至显露整个屈指肌腱腱鞘（图7）。

步骤2

- 逐段切开指屈肌腱腱鞘，保留多数的环形滑车，如A1、A2及A4，显露指屈肌腱。
- 自切开的腱鞘处分别牵拉指浅屈肌腱（FDS）及指深屈肌腱（FDP），并切除指屈肌腱滑膜（图8及9）。
- 环形滑车通常被底层的滑膜组织撑大，使滑膜切除比较容易（图10）。

> **手术要点**
>
> - 手术切开的平面应靠近屈指肌腱腱鞘，以保护皮瓣的血液循环，无需分离指神经，但跨越PIP关节时应特别注意，指神经在此位置更加靠近掌侧，容易被损伤。

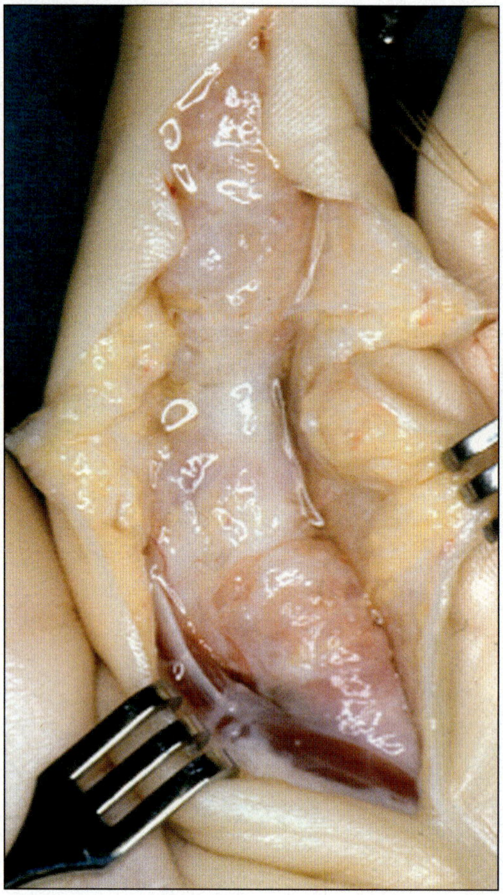

图7

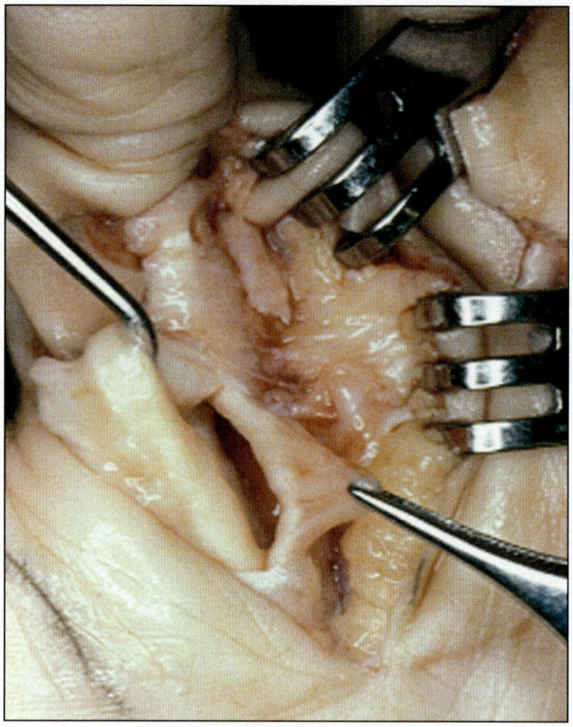

图8

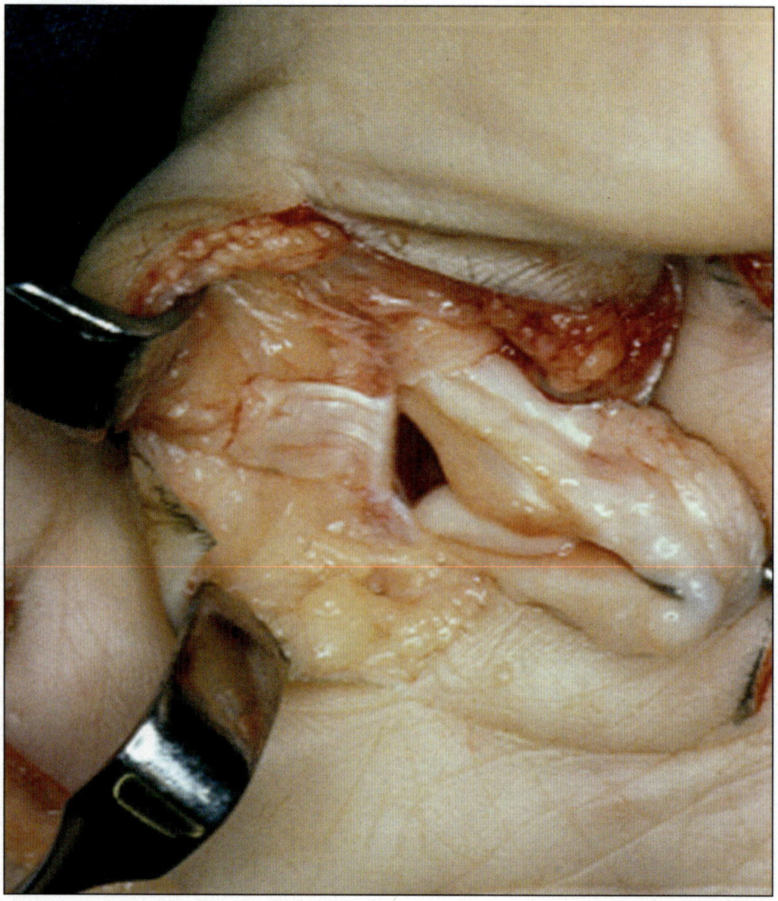

图9

手术要点

- 所有累及的手指均要同时手术，否则未手术的手指会影响术后其他手指的活动。
- 可以使用小的锋利的剪刀或刀进行滑膜切除术，术中应使用止血钳牵拉要被切除的滑膜组织，使用肌腱拉钩将肌腱牵拉至相反方向（见图10）。

注意事项

- 如果FDS肌腱的两个止点部位被滑膜炎侵及，手术医生可能会试图切除FDS肌腱（图11）。FDS肌腱不应被切除，否则PIP关节会丧失其屈曲力量从而导致术后出现鹅颈畸形。

步骤3

- 如果合并内在肌挛缩，应分离松解内在肌在伸肌腱腱帽的止点。
- 在同一掌侧切口，可以在近节指骨基底两侧钝性分离，显露伸肌腱腱帽。
- 保持MCP关节伸直，自掌侧向背侧横行切断一部分伸肌腱腱帽，直至PIP关节可以被动屈曲。

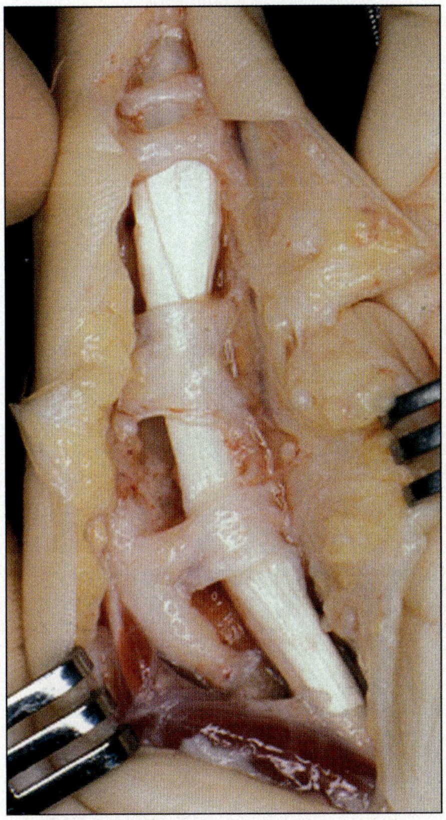

图10

术后护理及预期结果

- 使用筒形石膏夹制动手指于轻度屈曲位，石膏绷带除了提供保护及制动外，还应符合手指掌侧凹形的弧度。
- 如果腕关节疼痛或患者在屈指时有屈腕的倾向，应使用石膏绷带或托手夹（图12A）制动。腕关节于轻度背伸直位制动会使患者比较轻松地主动屈指（图12B）。

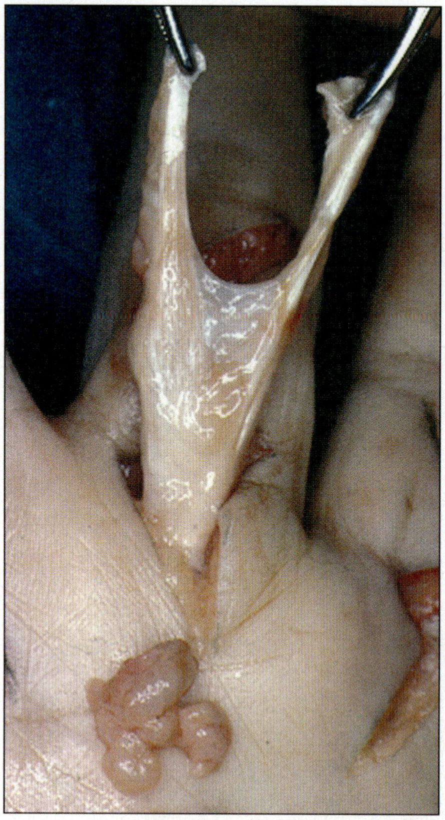

图11

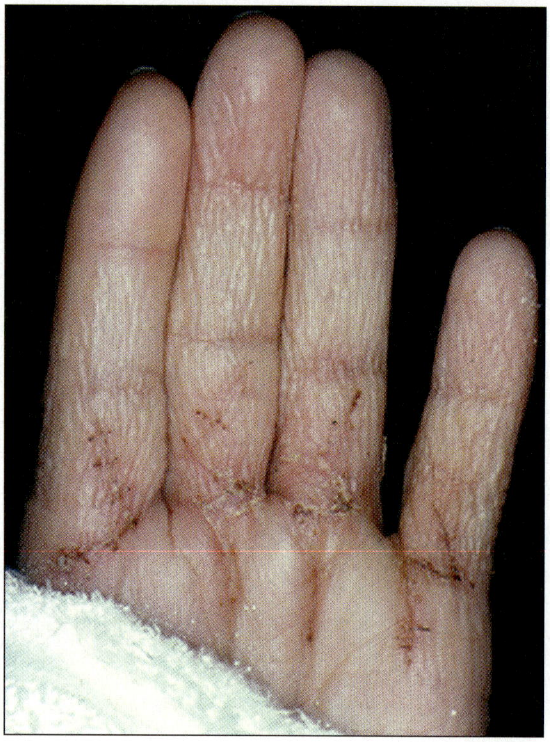

A

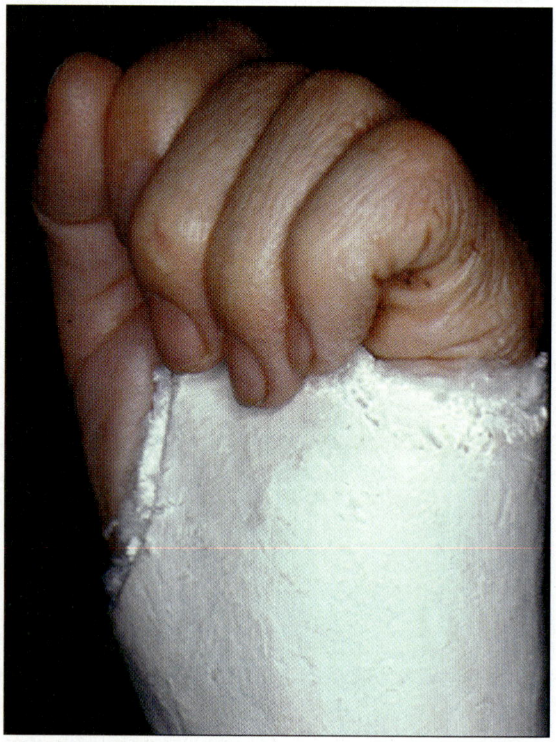

B

图12

手术要点

- 类风湿关节炎患者术后瘢痕会少于创伤后的患者。
- 手术后稍晚几天再开始手指屈曲练习，此时手指炎症反应减轻，主动屈曲的疼痛也较轻（图14）。

争议

- 虽然术后可以马上进行手指的主动屈曲活动，但最好于术后4～7天后再开始功能锻炼。

■ 止血带松开后，应保持患肢抬高。

■ 图13显示图1、2中的患者术后可以充分伸直手指。

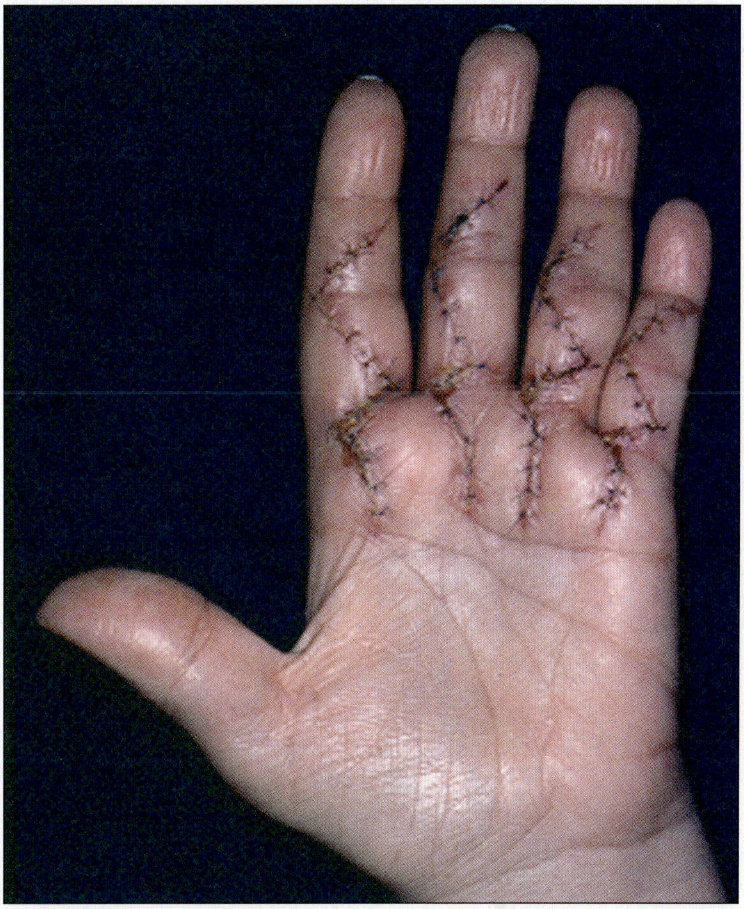

图13

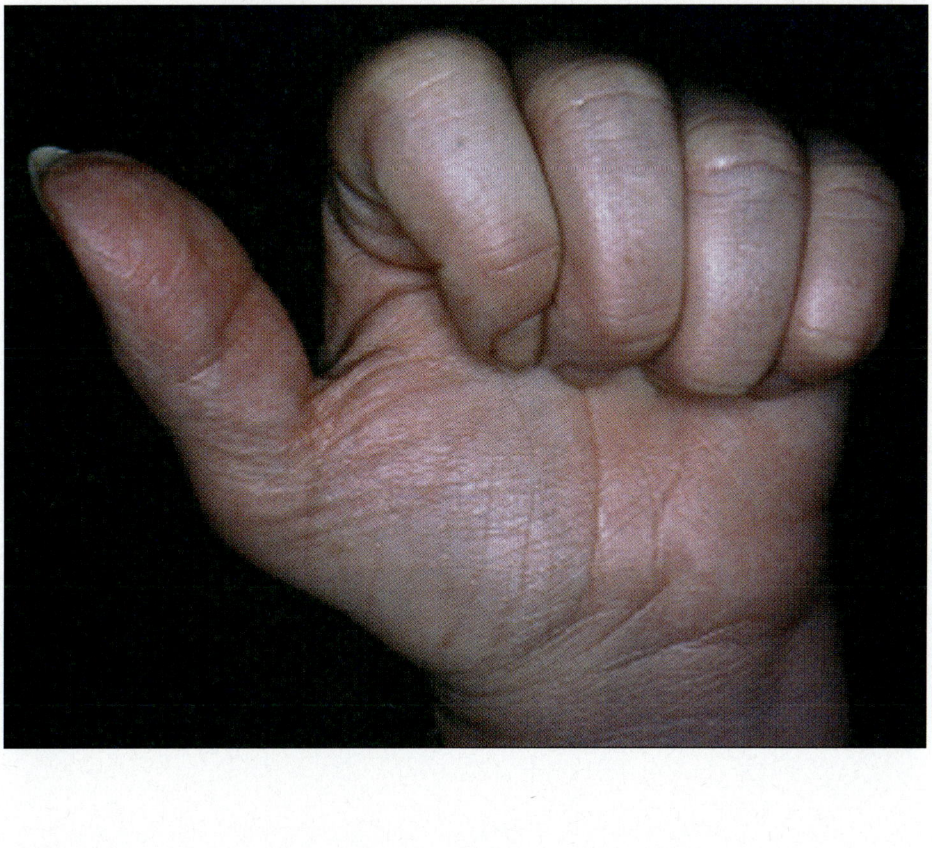

图14

证据

Ferlic DC, Clayton ML. Flexor tenosynovectomy in the rheumatoid finger. J Hand Surg [Am]. 1978;3:364-7.

作者推荐切除一侧的FDS肌腱止点，文章总结了54例手指，结果令人满意，而且作者建议不分离A1滑车，以防止手指的尺侧偏斜。尽管对于示指和中指来说可能存在这个问题，但因为导致手指尺侧偏斜的因素很多，很难证明作者所阐述的这一点。（Ⅳ级证据）

Tolat AR, Stanley JK, Evans RA. Flexor tenosynovectomy and tenolysis in longstanding rheumatoid arthritis. J Hand Surg [Br]. 1996;21:538-43.

作者总结43例患者424例手指的屈指肌腱滑膜切除术，结果不满意的因素很多，最主要的是肌腱断裂（26.8%）及相关的MCP或PIP关节病变（24.4%）。术后手指制动6～8小时，但多数患者此时因为术后疼痛难以屈曲手指。（Ⅳ级证据）

55 掌指关节硅胶假体关节成形术

Kevin C. Chung

其他治疗方法

- 正常手指的运动由MCP关节开始，MCP关节脱位或挛缩会阻碍手指的活动。
- 如果MCP关节没有脱位，只是手指向尺侧偏斜，可以行内在肌移位矫正手指的力线。可以将示指、中指及环指的尺侧侧腱束分别移位于中指、环指及小指的伸肌腱或桡侧侧腱束，增加手指桡侧的牵引力量，以获得较满意的力线。但是示指没有相邻手指的尺侧内在肌可以移位，可以将桡侧侧腱束紧缩缝合固定，使其伸肌腱中央化。
- 在MCP关节慢性半脱位的过程中，关节周围的韧带结构挛缩，不能单纯行软组织手术进行矫正，对于绝大多数这类病例，MCP关节成形是最佳选择。
- 如果拇指的MCP关节松弛，往往在行手指掌指关节硅胶假体成形手术（SMPA）的同时行拇指MCP关节融合。
- 对于合并腕骨塌陷及掌骨桡偏的患者，应首先通过融合或关节成形解决腕关节的问题。否则，掌骨桡偏会导致SMPA术后早期出现手指尺侧半脱位。通过腕关节手术获得掌骨的满意的力线，可以获得更好的SMPA的手术效果。

适应证

- 类风湿关节炎患者掌指关节（MCP）挛缩或半脱位。
- 其他类型风湿性疾患导致的MCP关节挛缩或脱位，如硬皮病或系统性红斑狼疮。

临床检查/影像学检查

- 术前必须拍摄手及腕关节三个平面的X线片，以发现可能也需要手术治疗的骨质破坏部位。

外科解剖

- MCP关节为髁状关节，允许屈曲伸直以及桡偏尺偏活动。
- 桡侧及尺侧矢状束固定伸肌腱于MCP关节的背侧中线，矢状束止于掌板。
- 侧腱束自MCP关节掌侧走向PIP关节背侧，内在肌挛缩时通过侧腱束的作用使MCP关节屈曲、PIP关节伸直（图1）。
- 类风湿关节炎患者MCP关节水平肌腱半脱位的原因是关节的滑膜炎引起关节的韧带结构病变，从而影响其支持功能。增生的滑膜组织使韧带延长，导致桡侧及尺侧矢状束延长。日常抓捏活动进一步增加桡侧矢状束的应力，使桡侧支持功能减弱。
- 伸肌腱渐进性尺侧半脱位导致在类风湿关节炎患者中常见的手指的尺侧偏斜。
- 伸肌腱结构的慢性尺侧半脱位导致尺侧侧腱束挛缩，最终导致尺侧侧腱束的固定挛缩畸形。

入路/显露

- 在掌骨头水平行横行切口，保留背侧的纵行静脉（图2A及2B）。

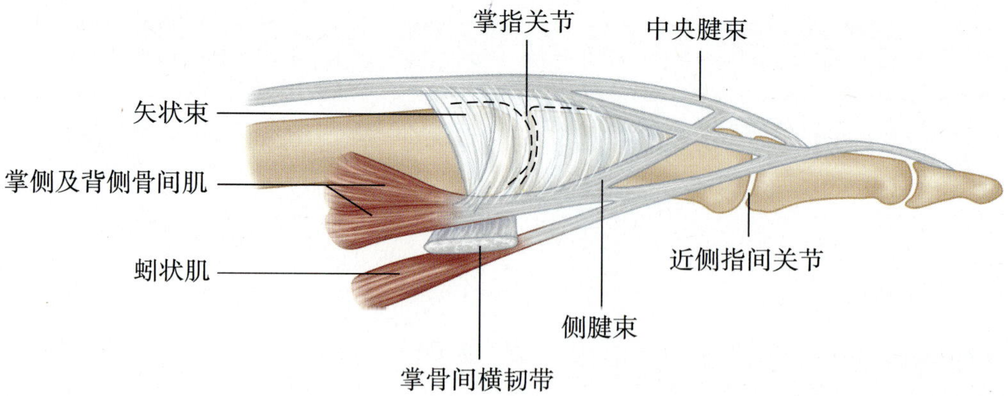

图1

手术要点

- 应特别注意类风湿关节炎患者手部菲薄的皮肤。术中一定要轻柔牵引，避免钳夹皮肤边缘，以免引起术后伤口的并发症。

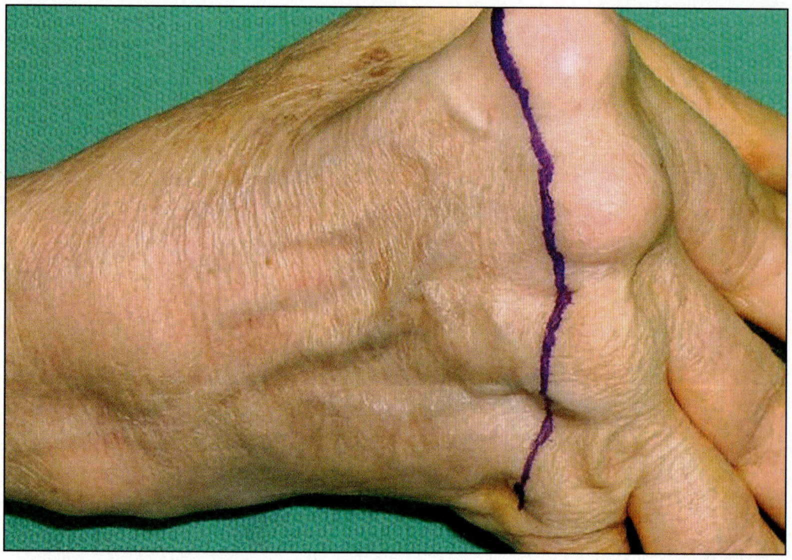

A

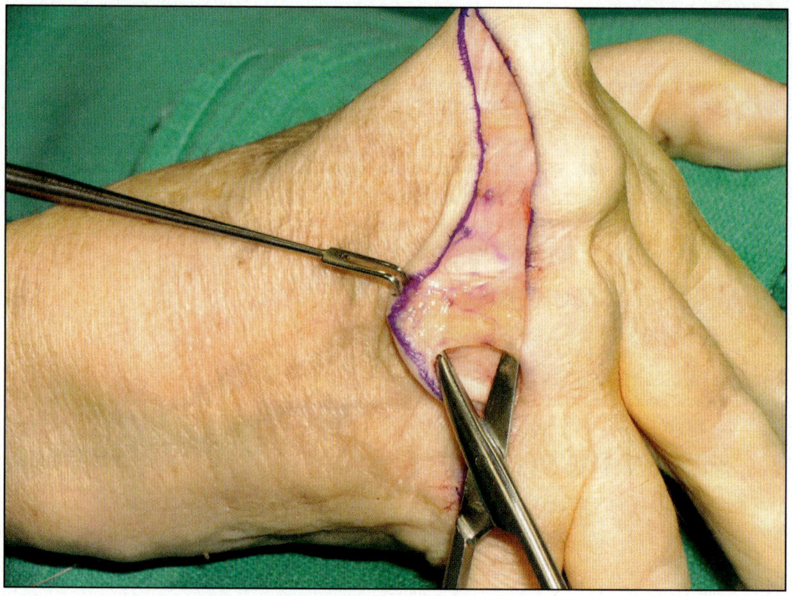

B

图2

- 通过在皮瓣边缘缝置的缝线轻柔地牵引皮肤（图3）。
- 如图4中所示，剪刀指向尺侧半脱位的伸肌腱（位于相邻两个掌骨头之间）。

手术操作

步骤1

- 切断桡侧矢状束暴露MCP关节，切除关节的滑膜组织。

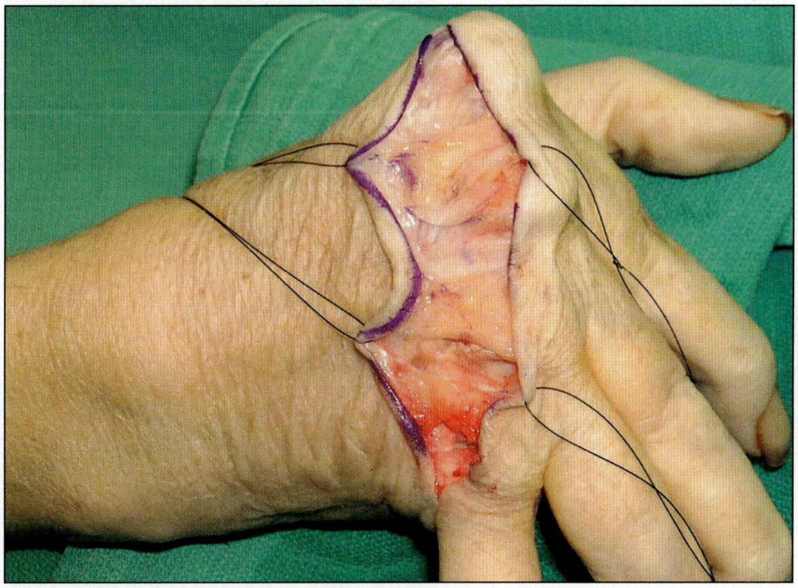

图3

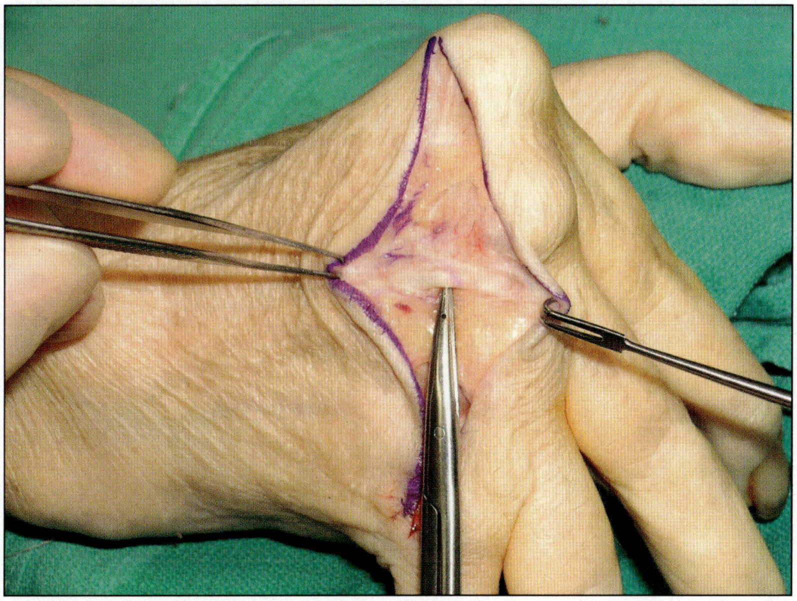

图4

- 使用骨锯在侧副韧带近侧附着点的位置切除掌骨头（图5A及5B）。切除掌骨头后，手指可以恢复正常的力线。
- 如果尺侧侧腱束由于长期的挛缩而张力过大，术中需切断尺侧侧腱束，以消除尺侧致畸的因素（图6A及6B箭头所示）。

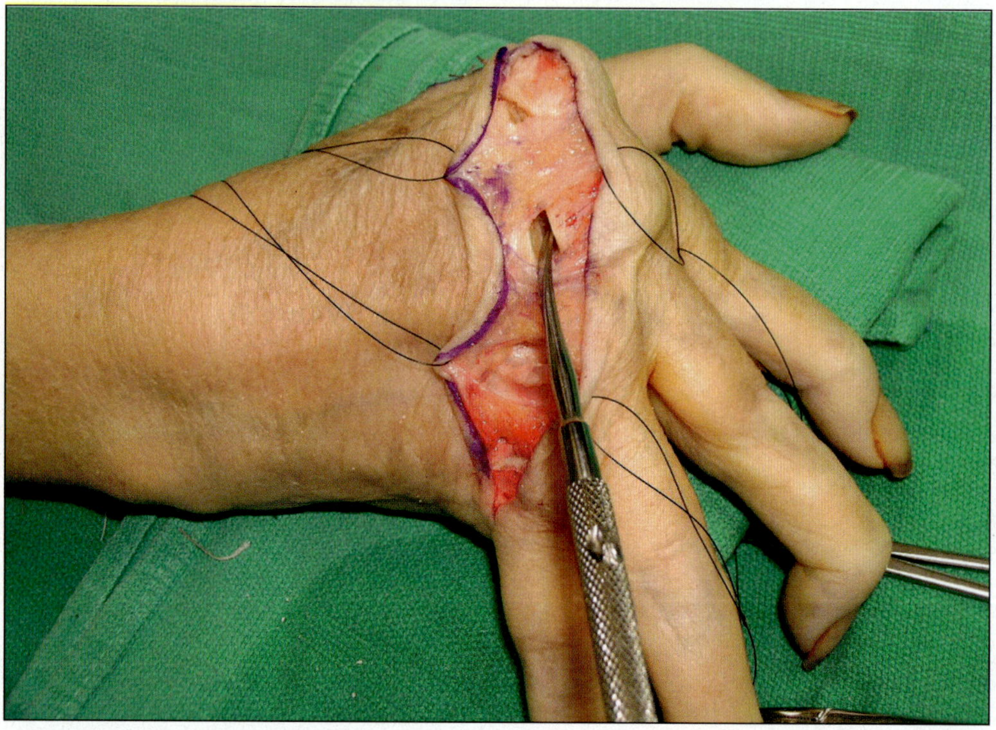

A

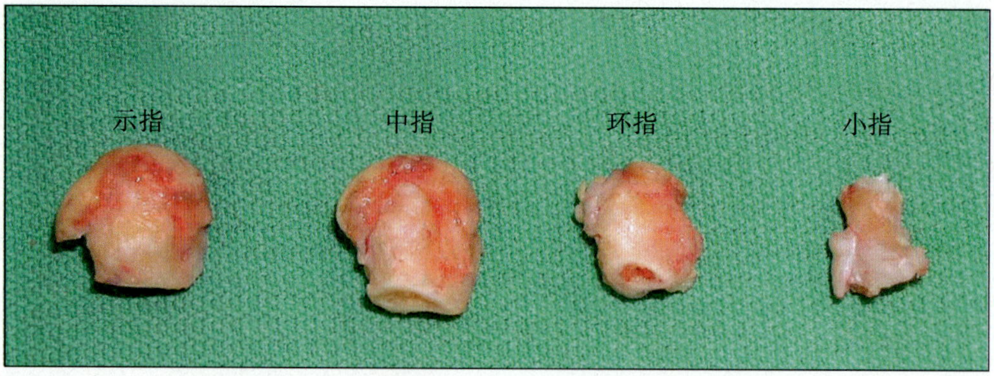

B

图5

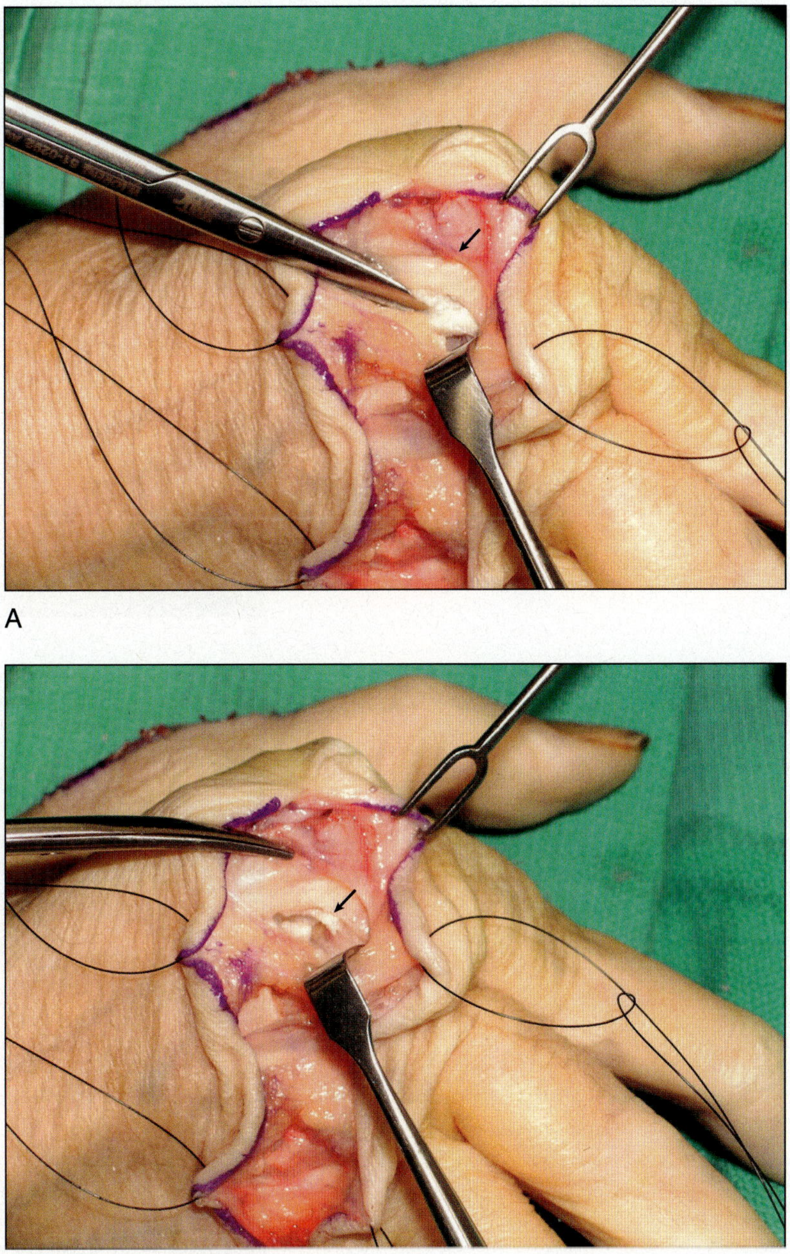

A

B

图6

步骤2

- 使用扩髓器打通髓腔（图7A及7B）。一般来说，掌骨的髓腔比较容易扩开。
- 循序增加扩髓器的直径，扩大髓腔，直至可以置入适合髓腔的最大尺寸的假体。

注意事项

- 近节指骨基底部分可能会有严重的畸形，辨别髓腔位置会比较困难，因此在扩髓时应小心操作，避免穿出皮质。

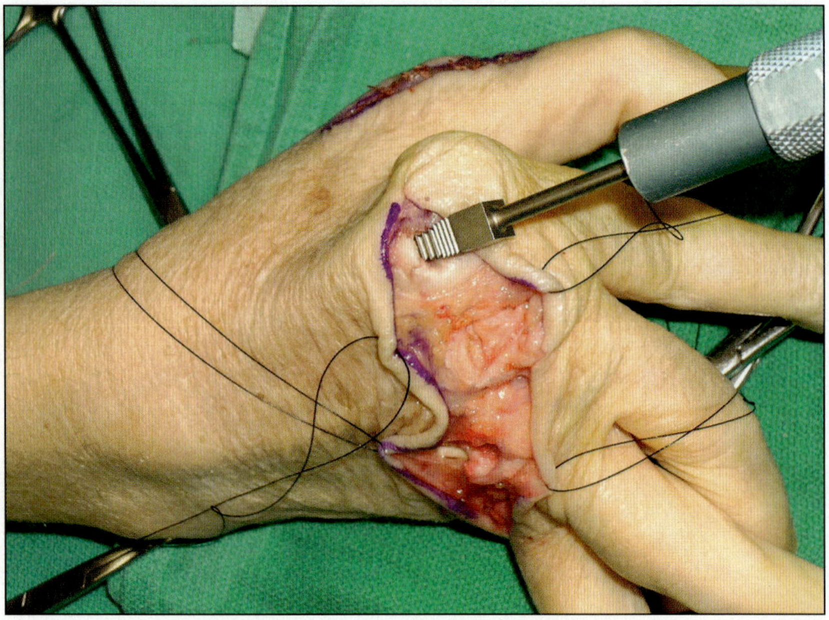

A

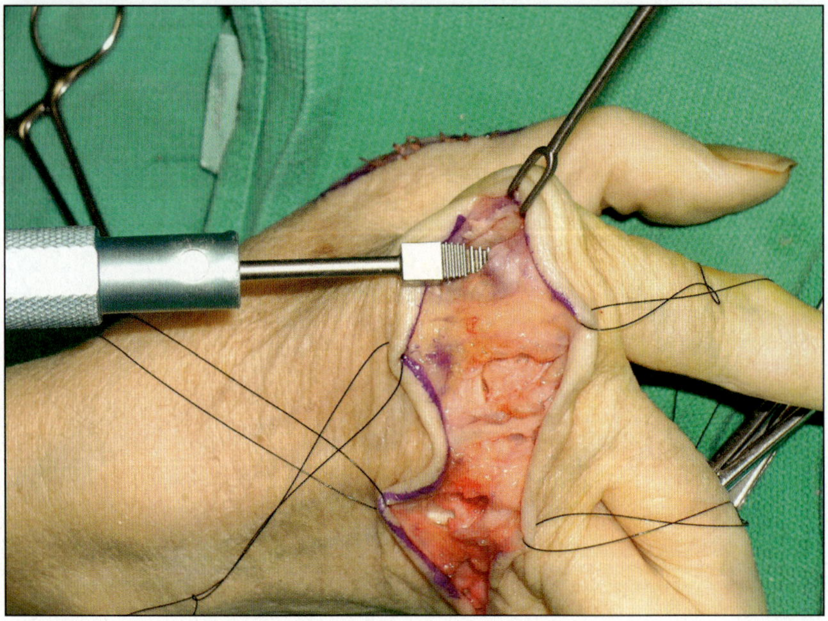

图7 B

■ 使用直径0.8mm克氏针在掌骨桡侧钻两个孔，自钻孔处置入3-0的编织缝线，重叠缝合桡侧副韧带，缝线应在置入假体之前放置完毕（图8A及8B）。

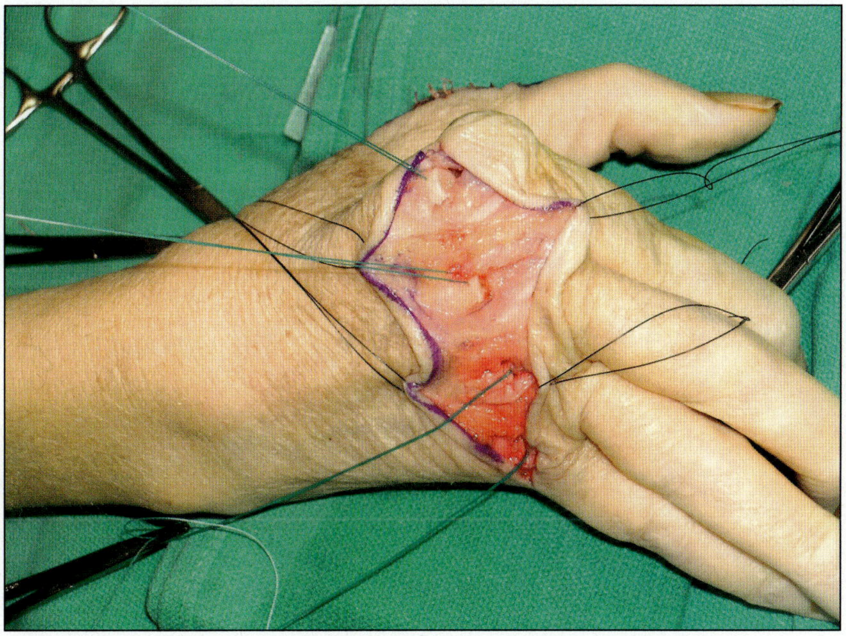

A

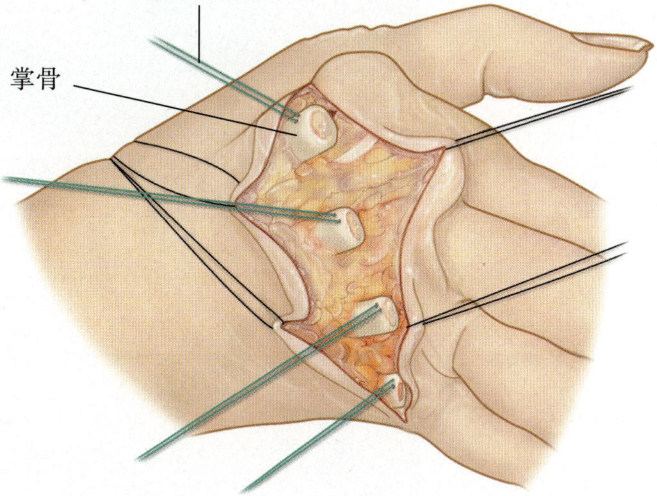

图8　B

手术要点

- 有些病例在切除掌骨头之后，尺侧侧腱束即已经松弛，对于这部分病例无需松解尺侧侧腱束。而如果掌骨头切除后仍存在尺侧侧腱束张力大的情况，则必须松解侧腱束。

步骤3

- 置入假体（图9），利用桡侧事先置入的3-0的编织缝线，缝合固定桡侧副韧带（图10A及10B），调整手指将其置于轻度桡偏位（图10C及10D）。如果开始时不对侧腱束进行手术则松解尺侧侧腱束。

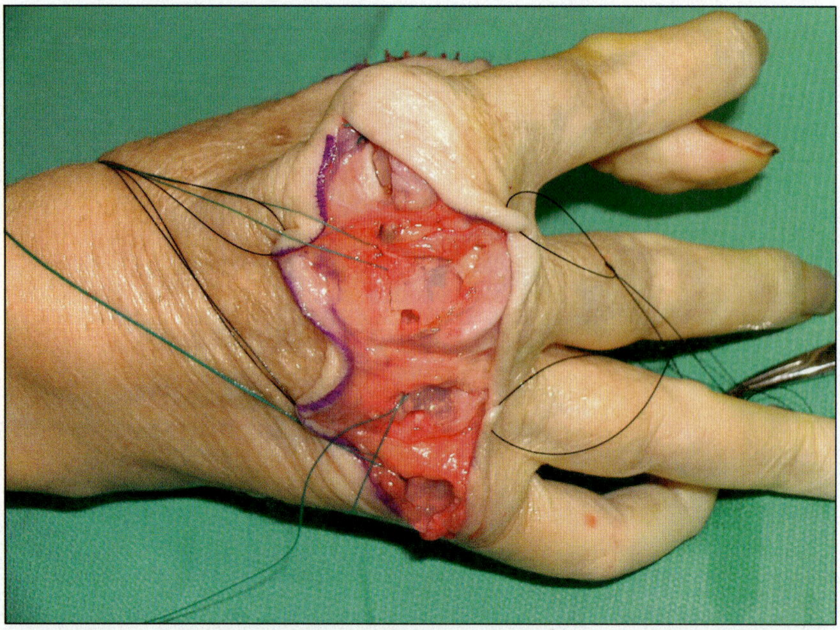

图9

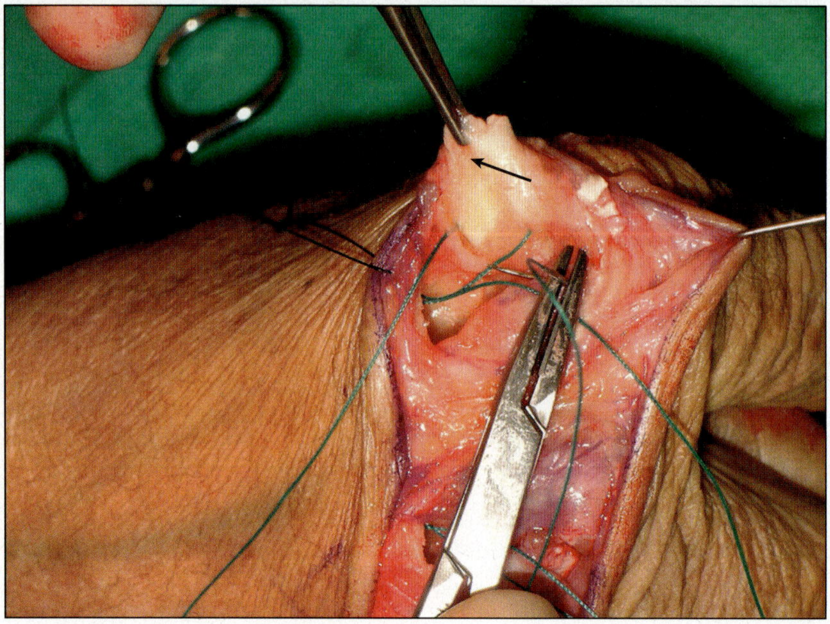

A

图10

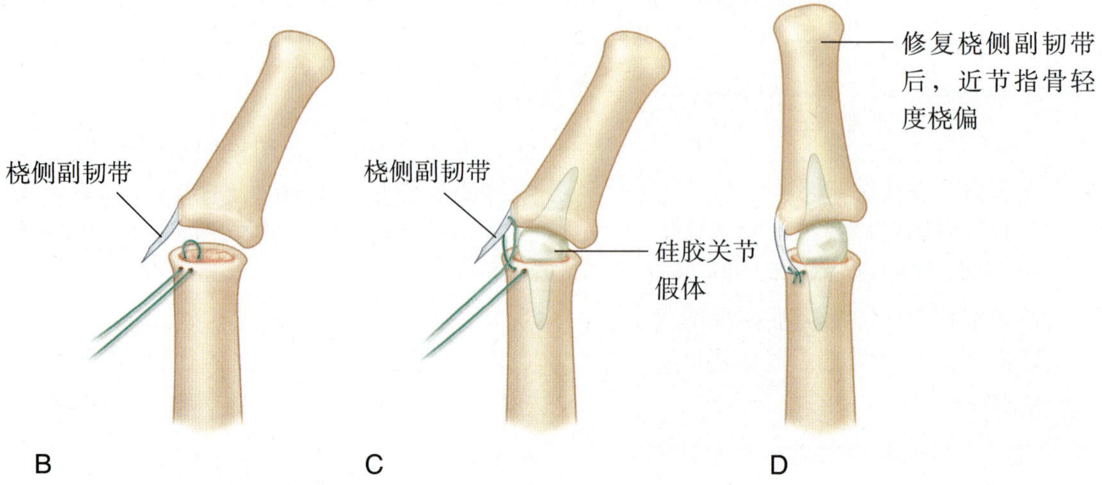

■ 如果由于尺侧矢状束张力过大，以至于中央腱束无法恢复至中心位置，则必须同时松解尺侧矢状束（图11A、11B、12A及12B）。
■ 3-0编织缝线水平褥式重叠缝合桡侧矢状束，恢复手指力线（图13）。
■ 放松止血带止血。是否放置引流视术中情况而定。
■ 用可吸收线连续缝合皮下组织，缝合皮肤时使用4-0尼龙线褥式缝合。

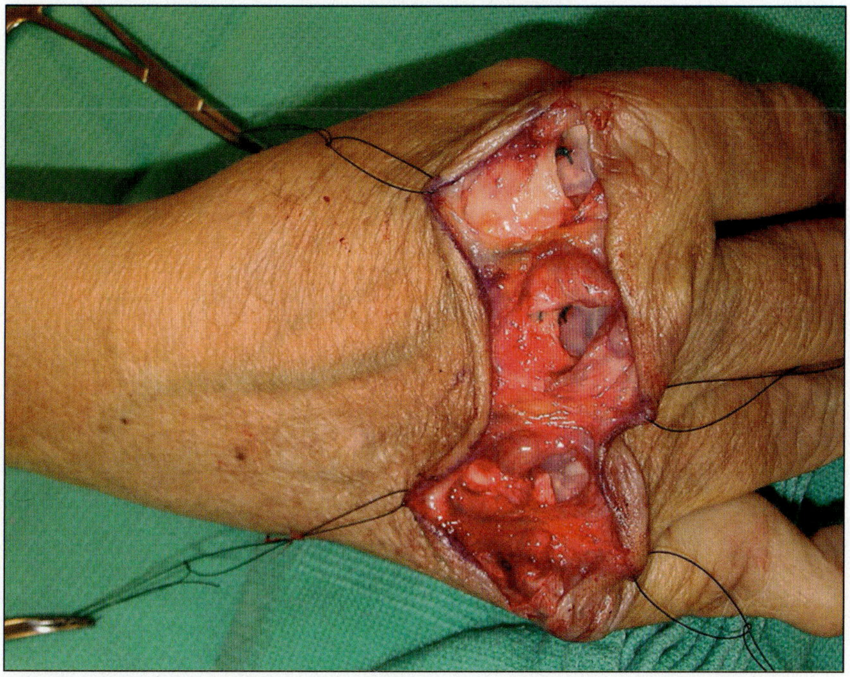
A

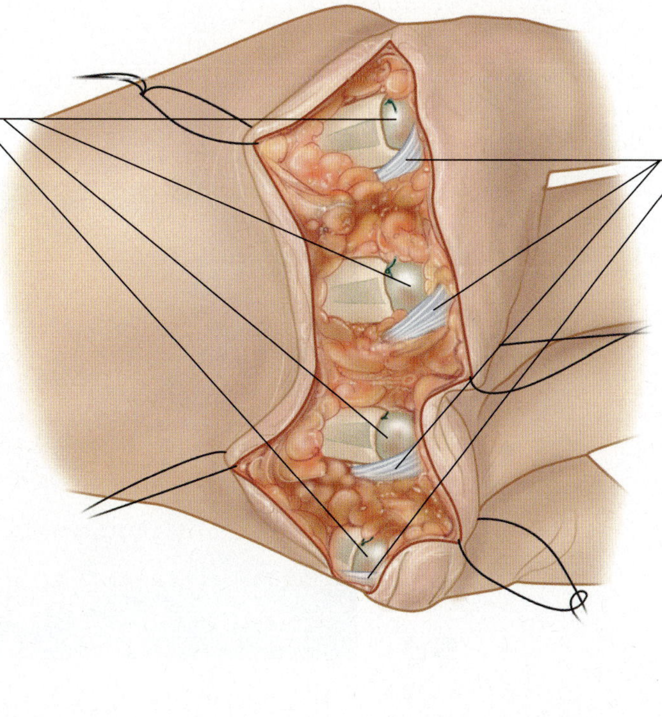

B

图11

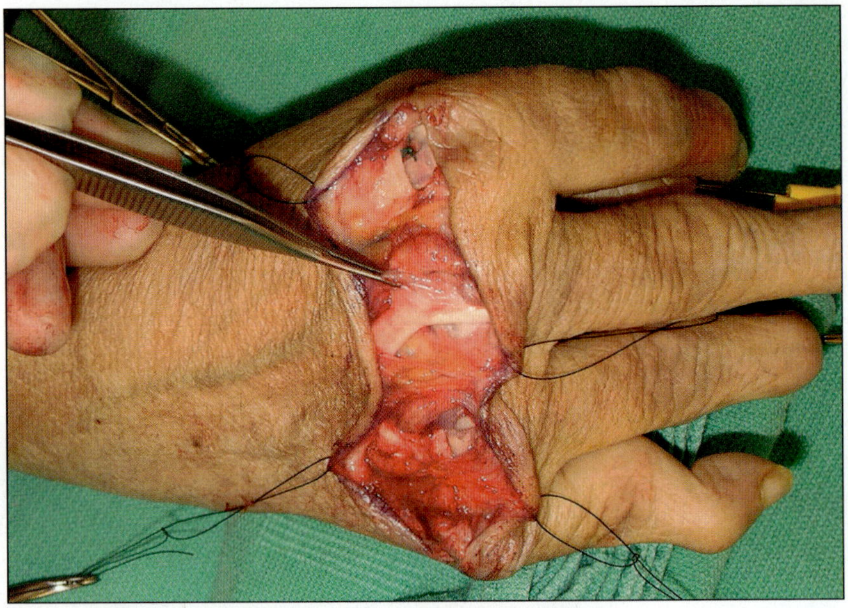

A

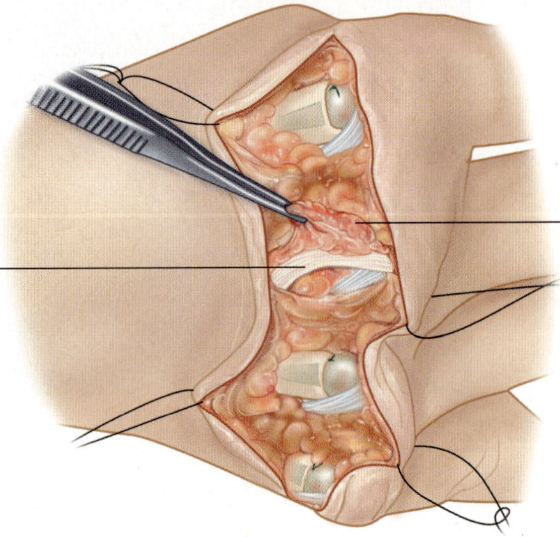

B

图12

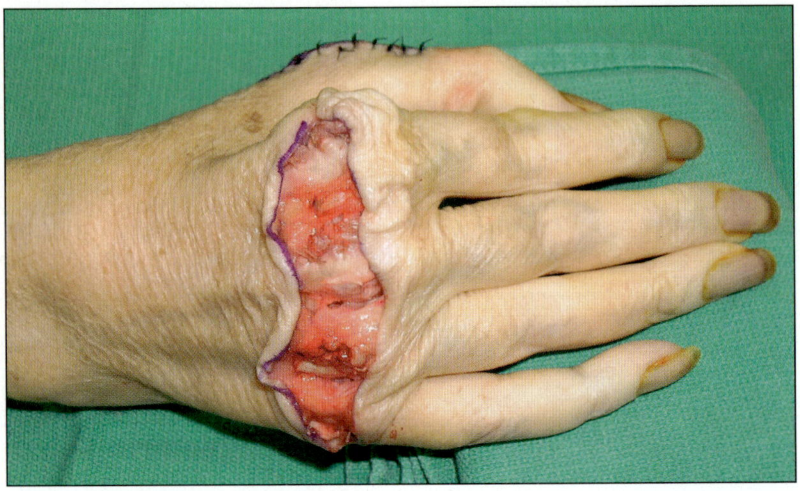

图13

步骤4

- 于拇指MCP关节背侧行纵向切口，行MCP关节融合。如图14所示，增生的滑膜组织自MCP关节内突出。
- 使用交叉克氏针或T形钢板融合拇指MCP关节（图15）。

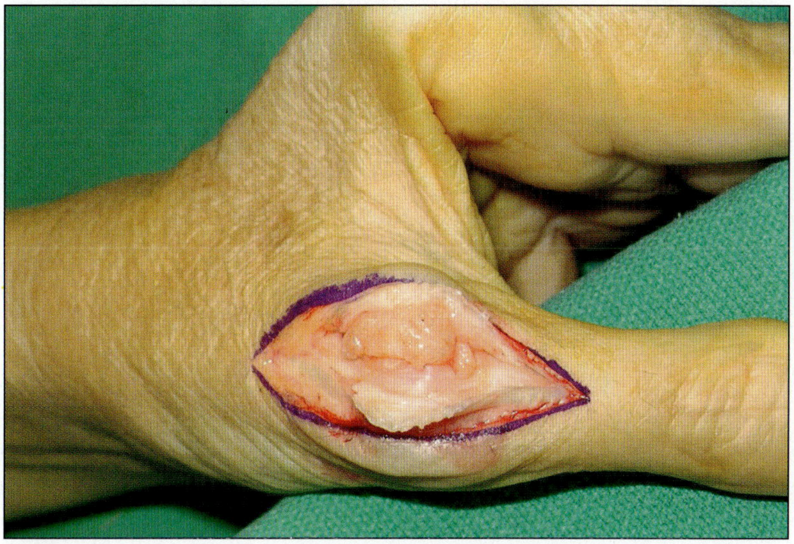

图14

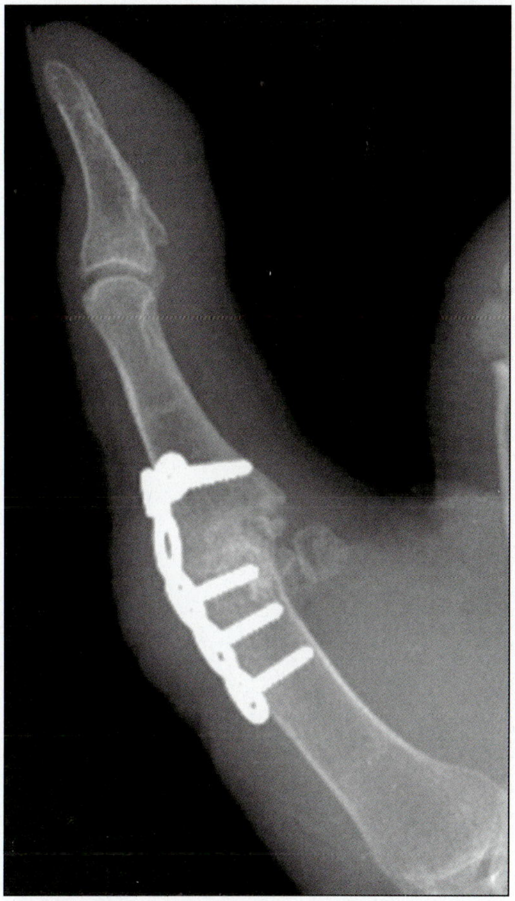

图15

争议

- 虽然有研究显示静态的伸展夹的作用不亚于动态弹性伸展夹，但我们对于这种静态的伸展夹并无经验。患者通常能获得MCP关节30°～40°的主动活动，有利于增加关节活动范围。

术后护理及预期结果

- 术后一周，更换动态弹性伸展夹。6周内，患者佩戴此弹性夹板进行主动屈曲练习。应有专门的手部治疗师每周评估患者的进展，必要时调整夹板以保证维持手指力线。

证据

Chung KC, Kotsis SV, Kim HM. A prospective outcomes study of Swanson metacarpophalangeal joint arthroplasty for the rheumatoid hand. J Hand Surg [Am]. 2004;29:646-53.

此项研究描述了MCP关节重建后6个月和1年的临床结果，包括握力、捏力和Jebson-Taylor试验得到的功能结果与术前相比并无明显改善，而由Michigan手功能调查表（MHQ）得到的主观结果则优于术前，术后1年尺侧偏移明显改善（平均24°），MCP关节活动范围增加，但并不明显，对这部分病例持续随访，可以观察到长期的手术效果。（Ⅲ级证据）

Chung KC, Kotsis SV, Kim HM, Burke FD, Wilgis EFS. Reasons why rheumatoid arthritis patients seek surgical treatment for hand deformities. J Hand Surg [Am]. 2006;31:289-94.

此项研究的目的是找出对于类风湿关节炎患者来说，选择MCP关节置换时，其功能、疼痛和外观因素在其他治疗方法动机中的排位。将由MHQ得到的功能、疼痛及外观因素置于逻辑回归模型中以发现选择手术的相关因子，功能减退和疼痛严重的患者更愿意选择MCP关节置换，而外观因素并不是有显著意义的影响因素。（Ⅲ级证据）

Chung KC, Kowalski CP, Kim HM, Kazmers IS. Patient outcomes following Swanson Silastic metacarpophalangeal arthroplasty in the rheumatoid hand: systematic overview. J Rheumatol. 2000;27:1395-402.

此项研究启动了我们进行的美国国家健康研究院的 RO1研究，观察MCP关节置换的结果。尽管MCP关节置换已经开展30余年，但对于手术的效果，因随访时间、效果的评价标准及研究设计不同，研究结果也大不相同。（Ⅲ级证据）

56 全腕关节置换术

Kevin C. Chung

禁忌证

- 因肌腱不平衡或痉挛性神经疾患导致的腕关节挛缩不适于行全腕关节置换（TWA），因为假体可能经受不正常的应力。
- 腕关节之前有过感染或正处于感染状态的患者不适于全腕关节置换。
- 对腕关节要求较高的患者，如农民或体力劳动者，因其全腕关节置换术后的应力较大，假体失败率高，这些患者更适于行全腕关节融合术。
- 畸形严重的晚期关节炎或骨容量不足的腕关节，可能无法支撑腕关节假体，不能行全腕关节置换（TWA）。
- 由于软组织条件差而导致的腕关节不稳定，术后不能稳定假体，需排除在外。

适应证

- 因类风湿关节炎（RA）、骨关节炎（OA）或创伤导致的腕关节破坏及疼痛。

临床检查/影像学检查

- 术前必须拍摄腕关节三个平面的X线片，以确定腕关节的破坏范围。
- 有时，需要行腕关节的CT扫描以进一步明确破坏程度。
- 腕关节镜检查可以决定是否可以选择局限的腕关节融合。

外科解剖

- 这种假体设计为两部分，腕骨部分由两个螺钉固定（图1）。
- 桡侧部分有15°倾斜的关节面设计，以模拟桡骨远端的解剖结构。
- 远端和近端干的部分是多孔覆盖表面，理论上更有益于假体与骨的结合。
- 术前根据腕关节的X线片可以估计置入的假体的尺寸。

体位

- 患者仰卧位，上肢使用气囊止血带。
- 术中必须使用微型C形臂检查假体的位置。

其他治疗方法

- 桡腕关节尚好的患者应尽量考虑其他保留腕关节活动的手术，如四角融合或近排腕骨切除术。
- 对于类风湿关节炎的患者，如其存在桡腕关节炎而腕中关节尚可，可以考虑行桡月融合或桡舟月融合，以保留腕中关节的活动。
- 此章节讨论的腕关节假体是Universal Ⅱ代假体，是美国境内最常使用的全腕关节置换的假体，还有其他类型的假体，但尚无对比研究或长期随访研究资料显示究竟哪种假体更持久或发生并发症的几率最低。

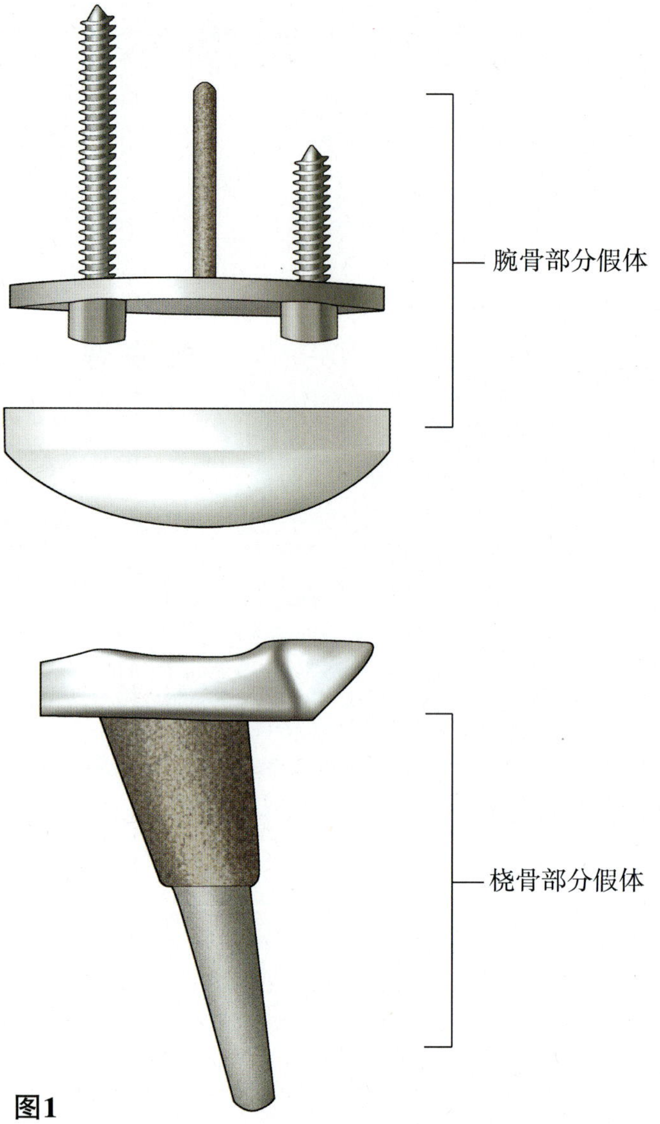

图1

手术要点

- 如果合并桡尺远侧关节关节炎改变，可以同时行Darrach手术，以45°斜行角度（顶点向尺侧）切除尺骨头。类风湿关节炎的患者经常合并桡尺远侧关节疾患，切除尺骨头可以减少术后出现其他问题的可能性；而对于桡腕关节OA的患者，可以保留桡尺远侧关节。

入路/显露

- 腕关节背侧，以第三掌骨为中心，做8cm纵行切口（图2）。
- 掀起桡侧及尺侧皮瓣，暴露伸肌支持带。
- 自第六伸肌腱间室开始，向桡侧掀起伸肌支持带，一直至第一伸肌腱间室附着处。为保持伸肌支持带的完整，切开各间室之间的间隔。掀起伸肌腱支持带的范围一直到第一和第二伸肌腱间室之间处（图3）。
- 牵开伸肌腱，暴露腕关节。

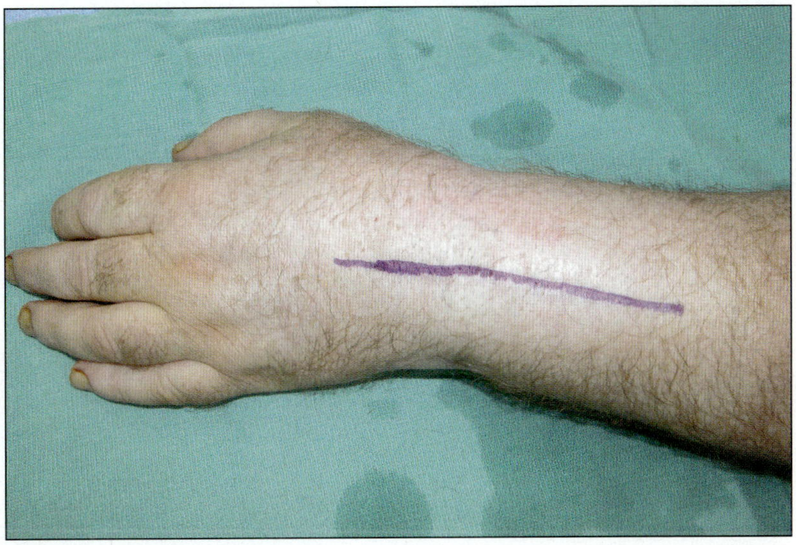

图2

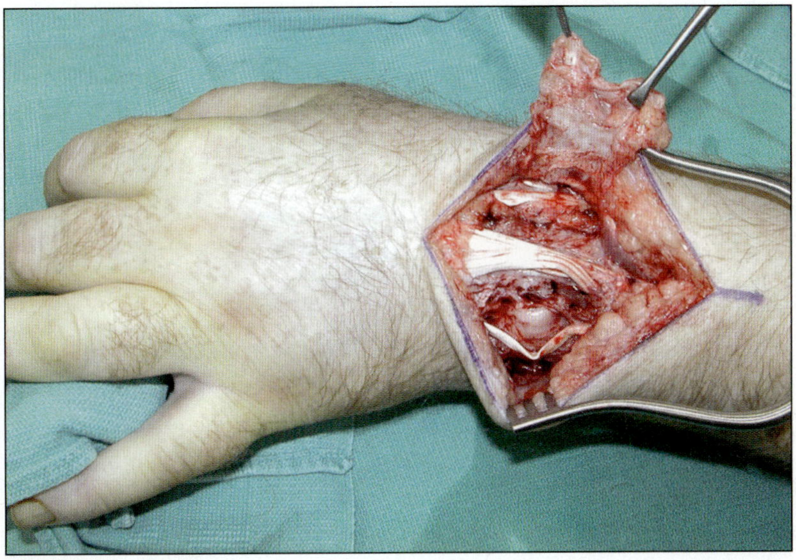

图3

- 将腕关节囊自桡腕关节近端向远端掀起，使关节囊形成以远端为蒂的矩形瓣（图4A及4B）。腕关节囊瓣的用途是覆盖并为假体提供有力的关节囊支持。

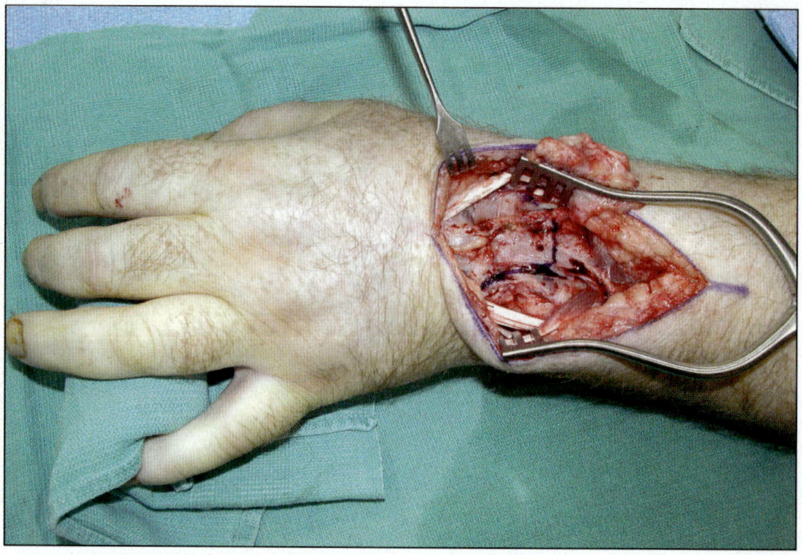

A

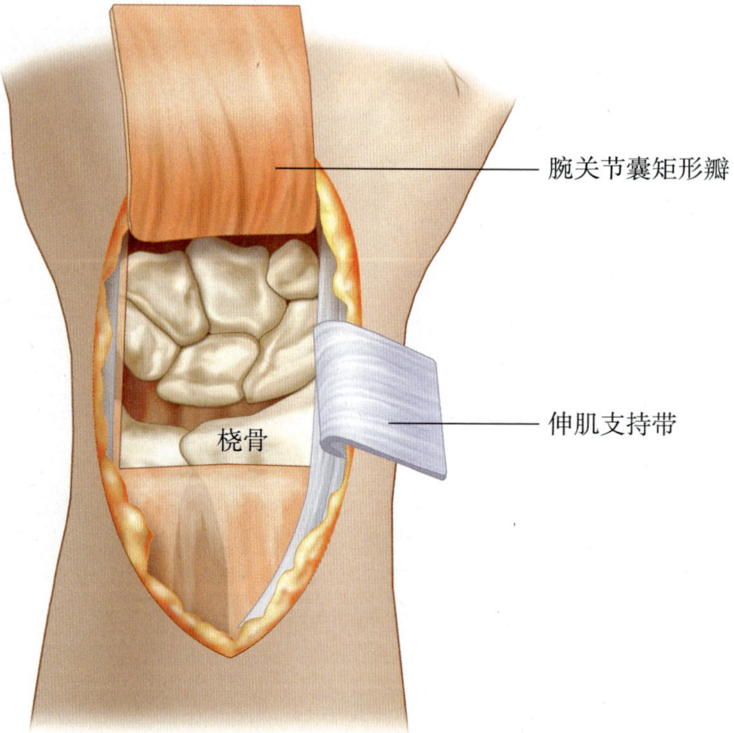

B

图4

手术要点

- 因为屈肌腱紧贴桡骨掌侧皮质，使用骨锯截骨截至掌侧皮质时一定要小心，避免伤及屈肌腱或正中神经。

手术操作

步骤1

- 屈曲腕关节，暴露桡骨远端关节面，自桡骨背侧关节面下5mm处Lister结节桡侧插入骨锥（图5）。
- 骨锥插入髓腔作为桡侧对线的导向，术中透视，确认导向杆在前后位和侧位均位于桡骨中央（图6）。

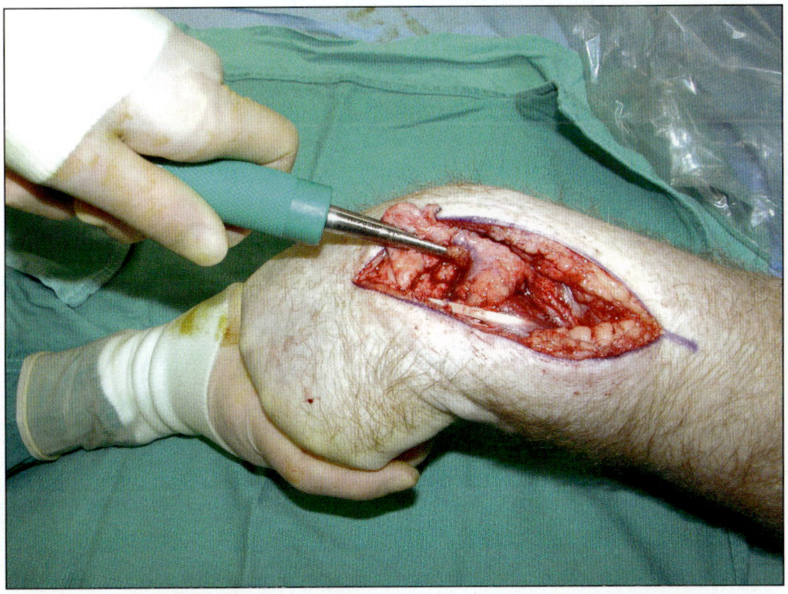

图5

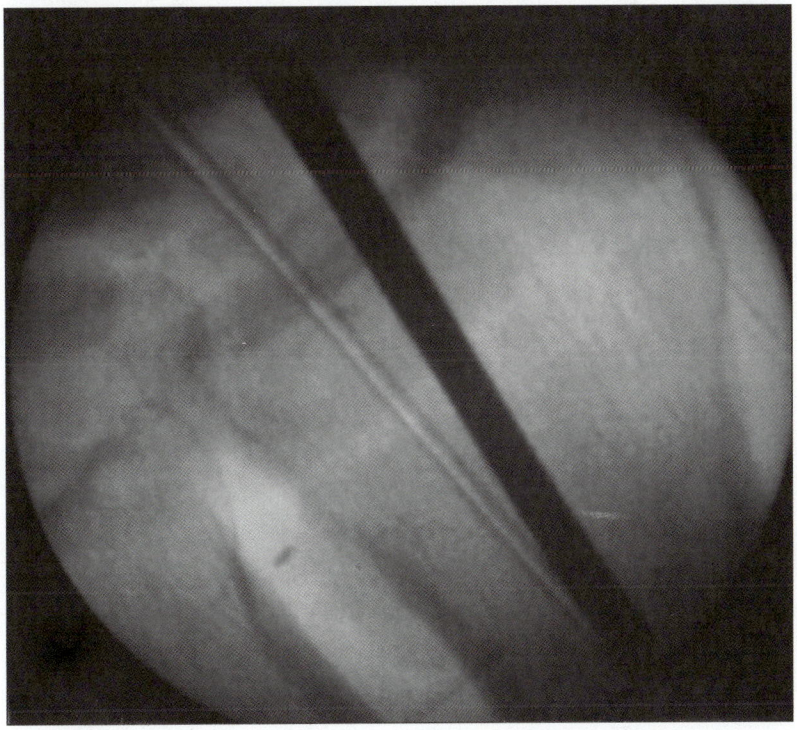

图6

- 确定导向杆的位置后，下一个重要的步骤即为切除桡骨的关节面。将桡骨切除棒沿导向杆滑下，然后以桡骨切除棒为定位器，放置桡骨切除阻块（图7）。这种假体设计需尽量少切除关节面，以保留假体周围的软组织合页的稳定性。
- 使用克氏针固定桡侧切除阻块于桡骨，共有3排克氏针固定孔，每排之间距离2mm。这种设计允许在需要的情况下，放置切除棒在更远端或更近端的位置，使骨切除量更加合适（图8A及8B）。

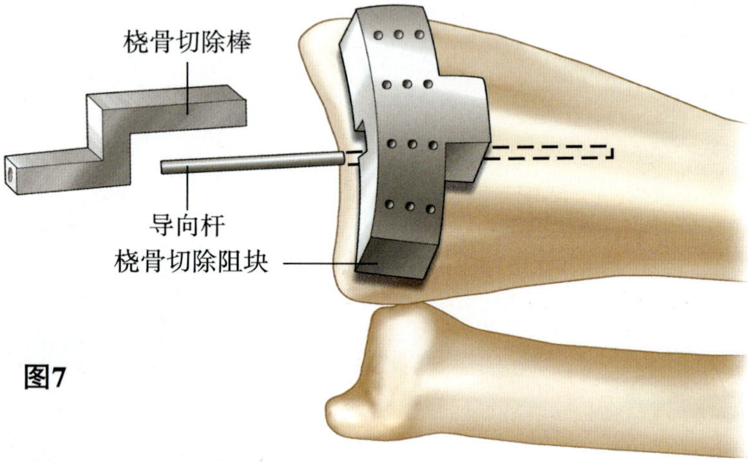

图7

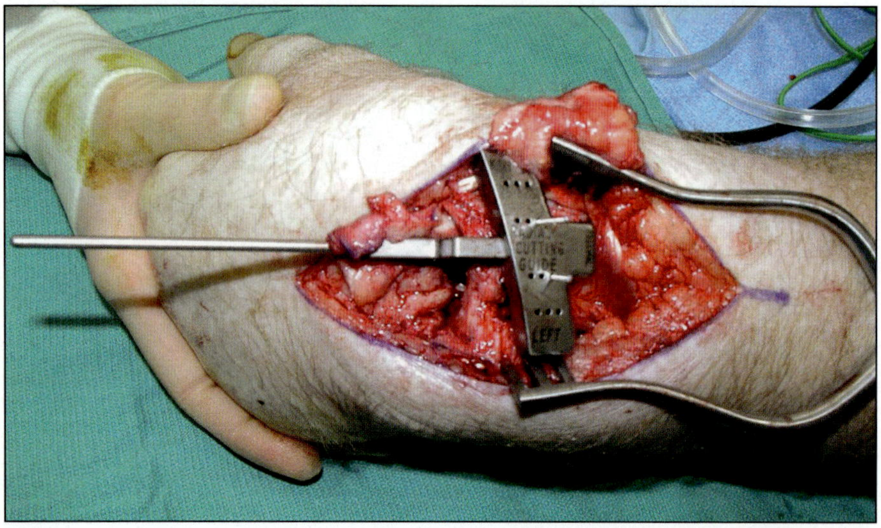

A

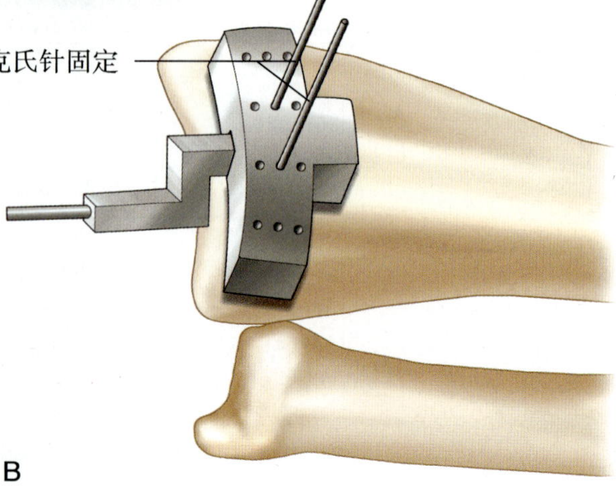

B

图8

- 以骨锯在桡骨背侧进行标记后，移去切除阻块和克氏针，并完成桡骨截骨（图9）。
- 再次将导向棒插入髓腔，使用扩髓器扩髓（图10A及10B）。用锤子将扩髓器打入至与桡骨的截骨面平齐。置入试模，并用击打器

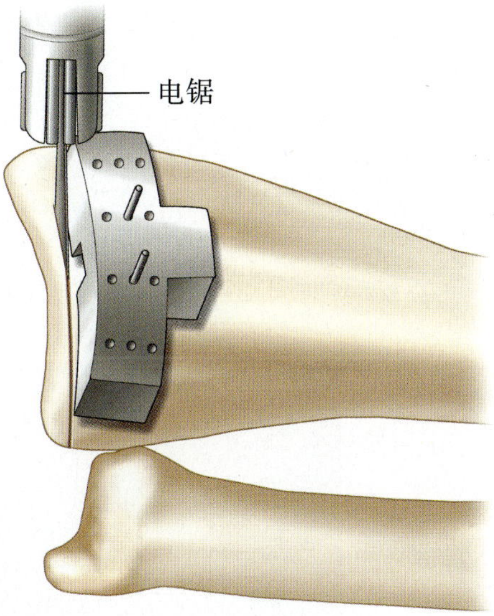

图9

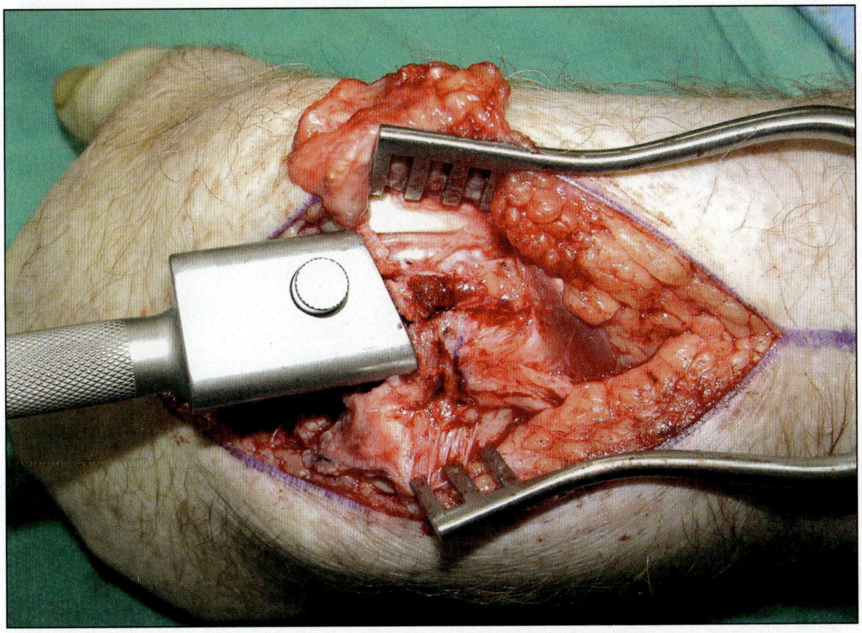

A

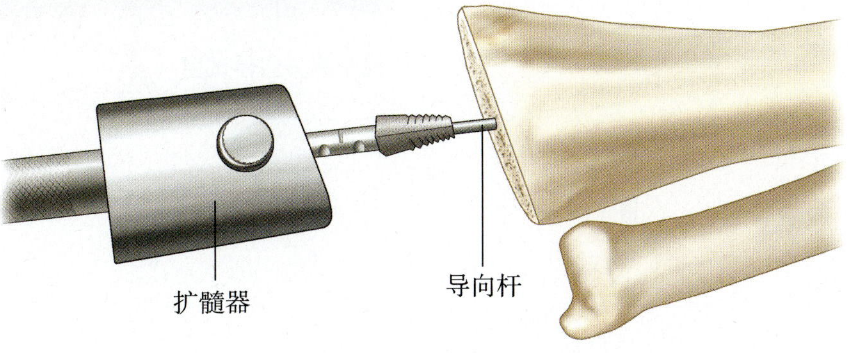

图10

B

将试模完全置入髓腔（图11A及11B）。

- 大多数病例无需使用骨水泥固定假体。一个合适的试模不应超出桡骨远端的桡侧及尺侧角。

步骤2

- 然后进行腕骨部分。尽可能少地切除腕骨是成功放置假体的关键步骤，腕骨截骨是经舟骨和三角骨腰部，切除头骨的一小部分（图12）。
- 腕骨截骨前，应首先去除月骨，如果舟骨和三角骨可移动，用克氏针临时固定这两块腕骨的掌侧皮质，使其在截骨过程中不会发生移动（图13）。

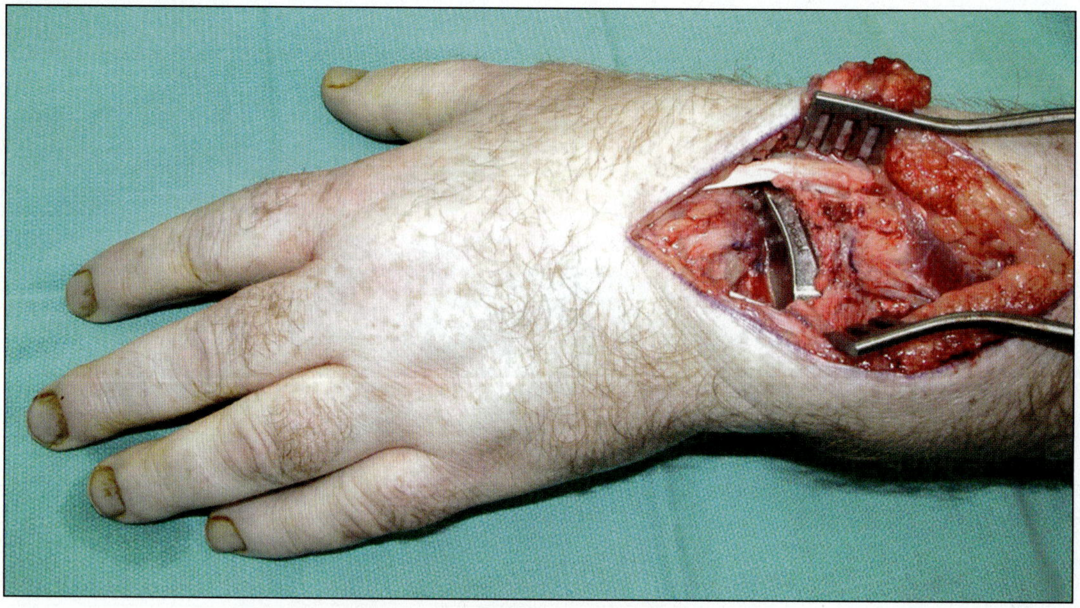

A

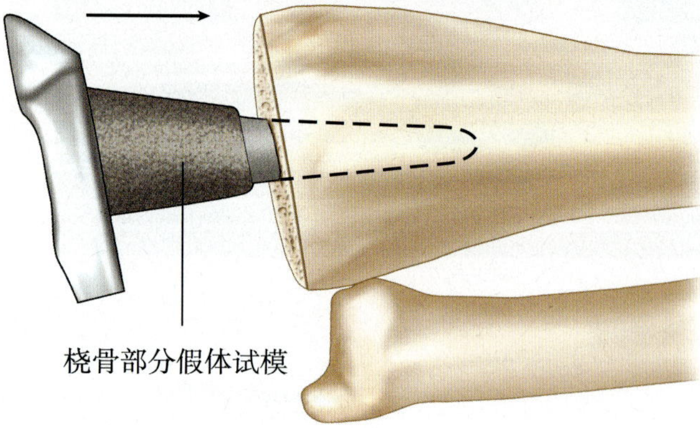

B

图11

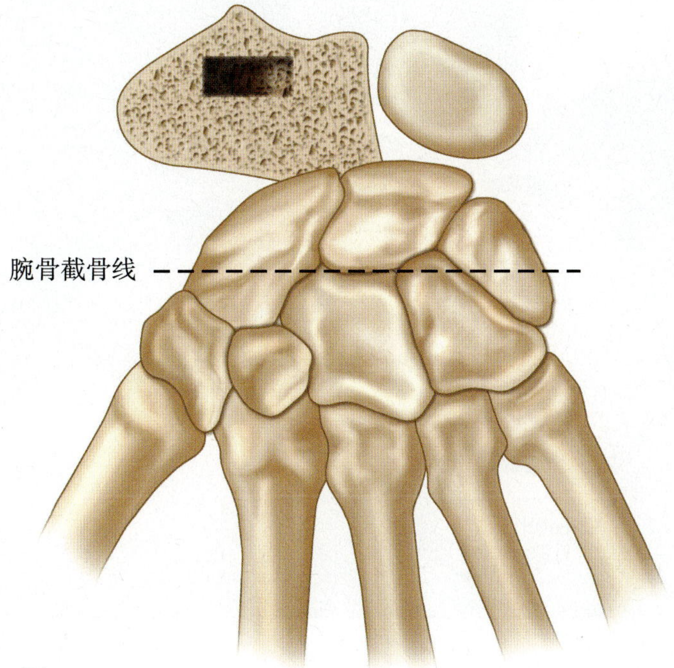

图12

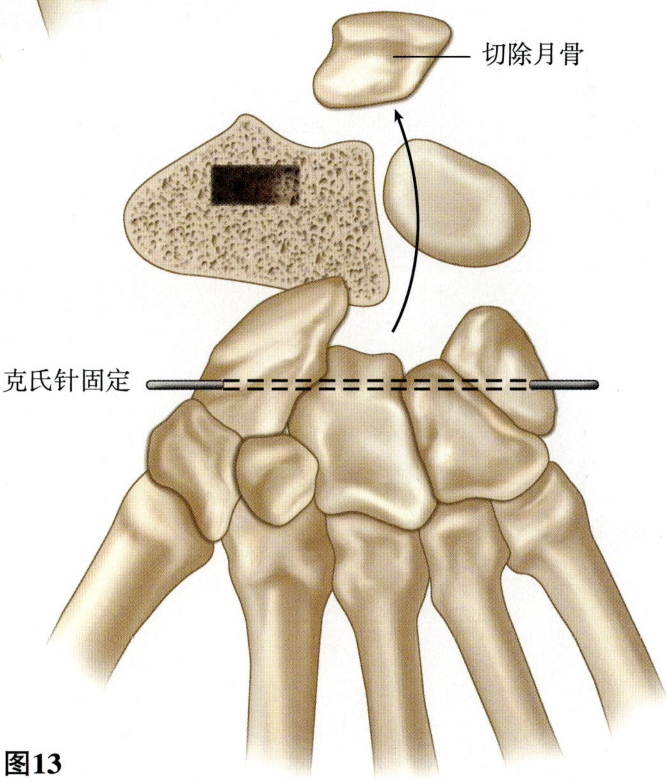

图13

- 克氏针固定于掌侧皮质，防止其影响截骨。
- 根据选择的假体尺寸选择相应的导向钻。将钻头导向器一端放置在第三掌骨上，用2.5mm钻头钻入头骨，钻孔的深度由假体的尺寸决定并标记在钻头上（图14A及14B）。
- 移去导向器，对钻孔进行埋头处理。

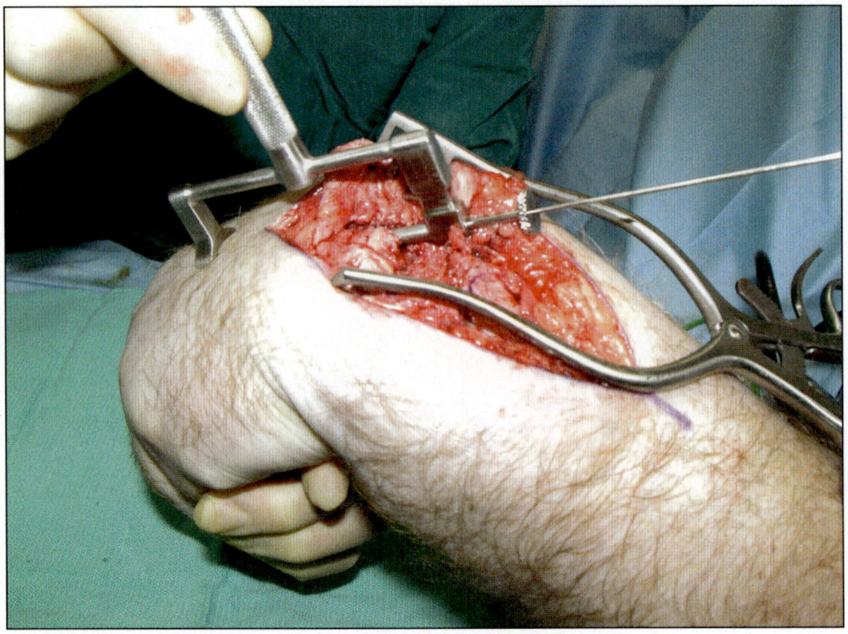

A

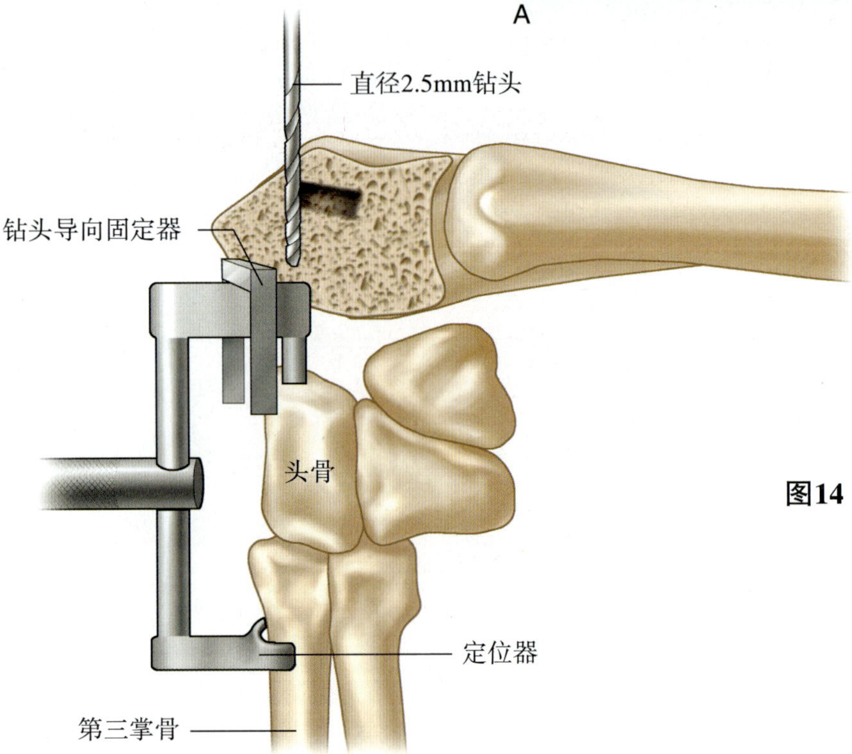

B

图14

- 截骨导向棒插入头骨钻孔中，沿导向棒放置截骨导向阻块（图15）。
- 使用克氏针将截骨导向阻块与腕骨固定于一起，类似于桡骨截骨部分的处理。于头骨稍远侧几毫米处截骨，截骨线沿舟骨腰部及钩骨近端部分进行。
- 假体的腕骨侧试模插入头骨钻孔中，试模的背侧边缘必须紧贴头骨的背侧皮质（图16）。
- 向假体试模的桡侧及尺侧螺孔内拧入螺钉。先在桡侧螺孔处放置钻头导向器，该导向器与一个鞍形凹槽相连接，该凹槽置于第二掌骨以稳定导向器。沿导向器用直径2.5mm的钻头钻出一

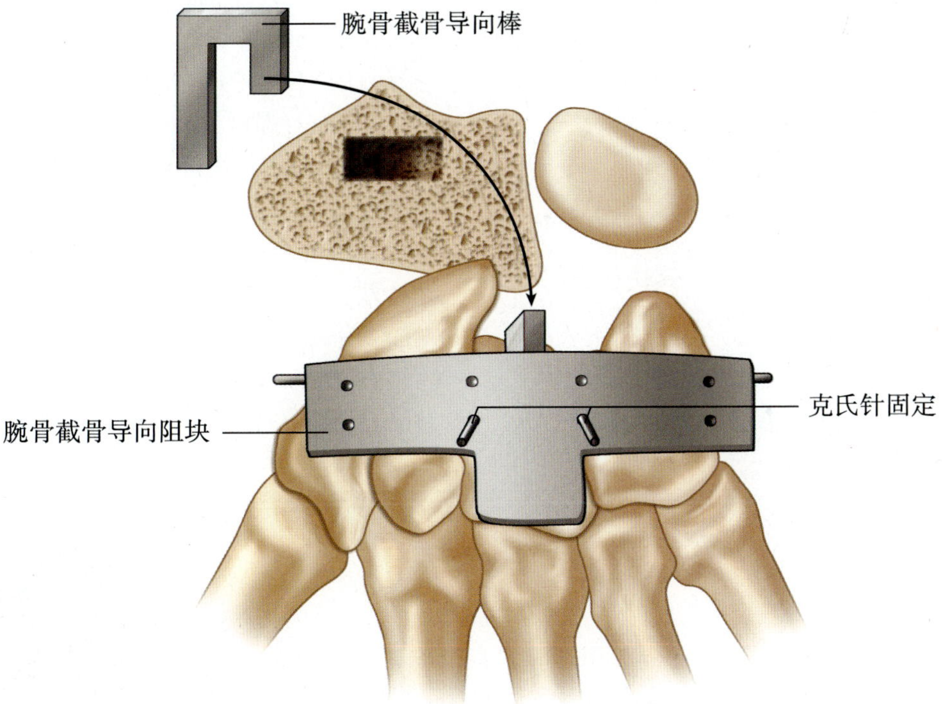
腕骨截骨导向棒
克氏针固定
腕骨截骨导向阻块

图15

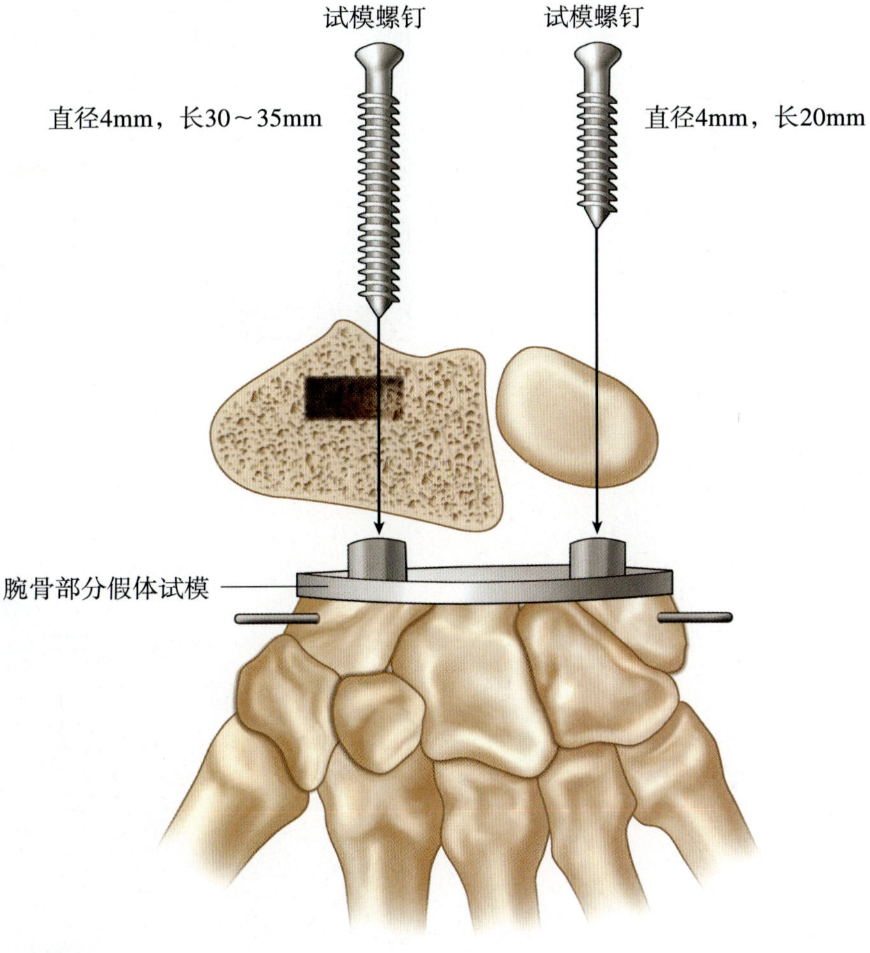
试模螺钉
试模螺钉
直径4mm，长30～35mm
直径4mm，长20mm
腕骨部分假体试模

图16

30～35mm长的通道，经小多角骨穿过第二腕掌关节，然后拧入直径4mm的螺钉。尺侧螺孔也是一样，但钻头不穿过腕掌关节。用2.5mm的钻头钻入三角骨和钩骨，并拧入一枚直径4mm、长20mm的螺钉（图16）。

- 在腕骨试模上安置聚乙烯试模，当安装恰当时，术者应感觉到一种嵌入感（图17）。
- 测试活动范围及稳定性，应具有35°背伸、35°屈曲及10°的桡偏尺偏。如果感觉腕关节松弛，更换较厚的聚乙烯假体试模以增加其稳定性。
- 移去试模，在桡骨背侧皮质处钻孔，并置入3根2-0编织缝线留做修复背侧关节囊用（图18）。

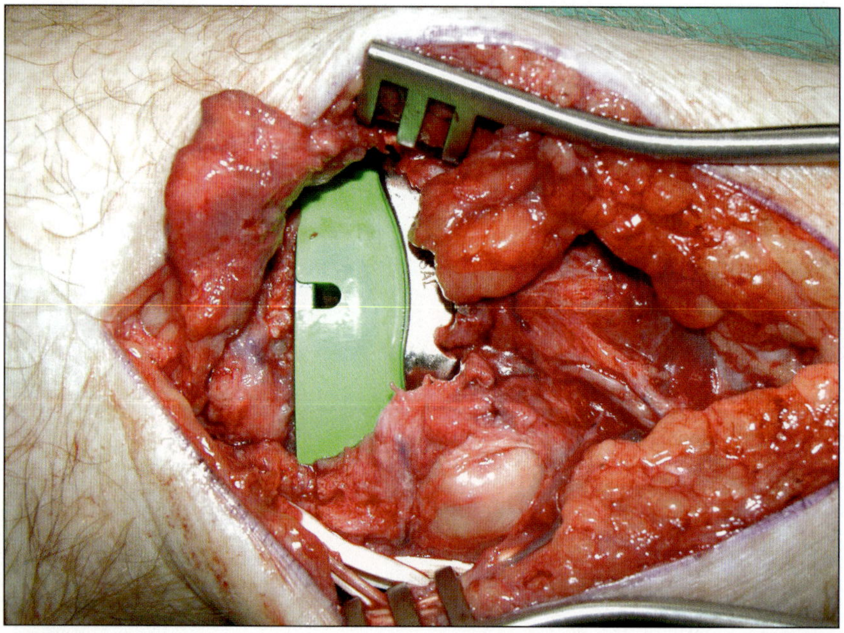
图17

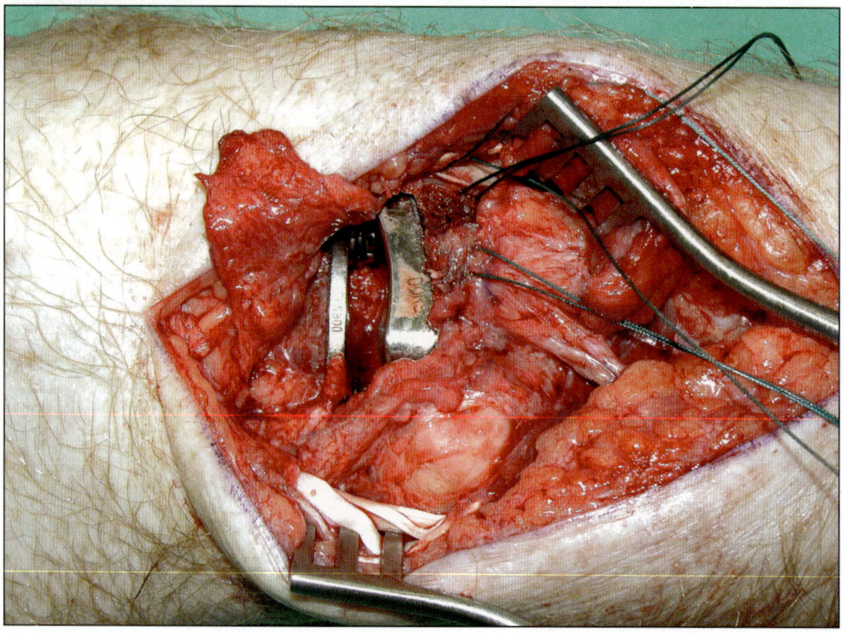
图18

- 将假体的腕骨部分插入头骨中，拧入适当长度的螺钉。
- 将桡骨侧压力匹配型假体打入桡骨。将适宜大小的聚乙烯组件用击打器打入腕骨侧假体（图19）。当聚乙烯组件严密嵌入腕骨假体的凹槽时，术者应感觉到一种明显的嵌入感。如果残留的腕骨间存在相互运动，原因一般是之前腕骨间未经融合，可以使用牙钻去除三角骨、钩骨、头骨、舟骨及小多角骨之间的关节面。取出的骨可作为骨移植物植于腕骨间隙，以达到腕骨间融合的目的。

步骤3

- 缝合背侧关节囊于桡骨远侧缘。
- 将伸肌腱支持带缝合回其尺侧的残端上，覆盖伸肌腱。如果切除了尺骨远端，则在尺骨远端钻孔，将伸肌支持带缝合至尺骨远端。如果背侧关节囊不够坚固，可以将一半伸肌支持带缝至伸肌腱下方，以加固腕关节囊。

并发症

- 全腕关节置换（TWA）的并发症包括感染及假体松动。可能会发生假体脱位，通常可以通过软组织手术加强其稳定性，修补关节囊治疗。另一个选择是改为腕关节融合。

术后护理及预期结果

- 腕关节使用短臂夹板制动2～4周，其时间取决于假体的稳定性，然后更换为可折卸的短臂夹板，继续制动2～4周。
- 制动期间，患者可以开始每天几次的主动屈曲、伸直、旋前及旋后活动，8周后，开始负重活动及被动活动练习，2～3个月后，允许无限制的活动，但患者仍应注意不要进行重复性高强度活动或重体力劳动。

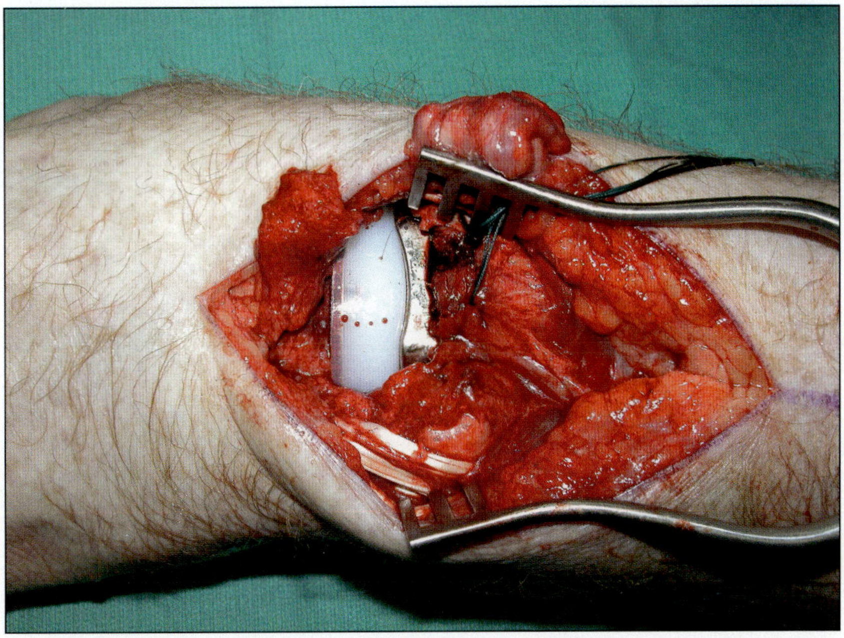

图19

证据

Divelbliss BJ, Sollerman C, Adams BD. Early results of the Universal total wrist arthroplasty in rheumatoid arthritis. J Hand Surg. 2002;27:195-204.

通过随访评价14例术后1年和8例术后2年的UniversalⅠ代假体的临床结果。所有病例均为女性，平均年龄48岁。DASH得分由46降至22。并发症包括3例掌侧脱位，而这3例均有腕关节感染。本文提供了Universal第一代全腕关节置换假体的临床结果。（Ⅳ级证据）

Murphy DM, Khoury JG, Imbriglia JE, Adams BD. Comparison of arthroplasty and arthrodesis for the rheumatoid wrist. J Hand Surg. 2003;28:570-6.

此项回顾性研究对比了24例关节融合术和23例关节置换术的病例。两组病例在年龄及放射学分期上均有可比性，临床结果由DASH和PRWE调查表综合获得。作者总结两组病例结果无明显差别，两组病例满意度一致，并发症的发生率也没有明显差异。（Ⅲ级证据）

Radmer S, Andresen R, Sparmann M. Total wrist arthroplasty in patients with rheumatoid arthritis. J Hand Surg. 2003;28:789-94.

这是作者对于腕关节假体术后结果的二次随访报道。在18个月随访时，作者报道所有病例的临床结果满意，并发症发生率低。而此40例腕关节假体患者在52个月随访时，所有患者并发症严重，因而改行关节融合术，这项研究也提出应对腕关节假体置换进行长期随访，以评估其有效性及并发症。（Ⅳ级证据）

Vicar AJ, Burton RI. Surgical management of the rheumatoid wrist-fusion or arthroplasty. J Hand Surg [Am]. 1986;11:790-7.

此项回顾性研究对比了两组关节融合术和关节置换术的病例，作者发现两组病例结果均令人满意，全腕关节置换组屈曲5°、伸直30°、桡尺偏达到10°，因此作者推荐在双侧腕关节均需手术治疗时，主利手应选择全腕关节置换，非主利手可以融合于中立位。（Ⅲ级证据）

57 类风湿关节炎患者肌腱移位术

Kevin C. Chung

注意事项

- 必须与其他原因导致的伸肌腱断裂相区别。
- 伸掌指关节（MCP）不能的原因还包括：伸肌腱尺侧滑脱、MCP关节脱位、甚至不常见的骨间背侧神经麻痹。
  - 伸直手指的MCP关节，尺侧半脱位的伸肌腱可以将手指维持在伸直位。
  - MCP关节半脱位可以比较容易发现：掌骨头突出，近节指骨位于掌骨下。
  - 骨间背侧神经麻痹的患者仍有肌腱张力，但无法伸直拇指及其他手指。

适应证

- 因背侧伸肌间室滑膜炎导致的伸肌腱断裂，或因于背侧半脱位的尺骨头摩擦导致的肌腱断裂；
- 拇长屈肌腱（FPL）因与掌屈的舟骨摩擦导致的肌腱断裂。

注意事项-续

- 小指固有伸肌腱断裂的患者仍然可以部分伸直小指，这是因为在小指伸肌腱远端和环指伸肌腱之间存在着腱间联合。但是如果要求患者握拳并单独伸直小指时，没有了环指伸肌腱的辅助，也无法伸直小指。
- 要预测患者什么时候会发生伸肌腱断裂是非常困难的，但如果患者患有伸肌腱间室滑膜炎，虽经积极治疗，仍持续超过3～6个月，即应行广泛的滑膜切除术，以防止滑膜组织对肌腱纤维的侵蚀。如果考虑行滑膜切除术，则应告知患者有发现隐性的肌腱断裂及必要时行肌腱重建（重新缝合磨损的肌腱或肌腱移位）的可能性。
- 同样，如果患者尺骨头背侧半脱位，骨面不光滑，旋前及旋后时可触及伸肌腱结构的捻发感，即有可能发生伸肌腱磨损断裂，可以考虑行尺骨头切除，以避免后期的并发症及肌腱移位手术。

临床检查/影像学检查

- 如怀疑伸肌腱断裂，则需要拍摄腕关节X线片，观察桡尺远侧关节（DRUJ）的情况，经常会发现尺骨远端磨损，而且在旋前及旋后时，可以感觉到剩余的伸肌腱在磨损的尺骨头上滑动；同样拇长屈肌腱（FPL）断裂常伴有舟月分离而导致的舟骨掌屈畸形。
- 术前应检查中指和环指指浅屈肌腱的连续性，为多根肌腱断裂的移位重建术做准备。

其他治疗方法

- 小指固有伸肌腱断裂的患者可以选择将小指伸肌腱远端缝合至相邻的环指伸肌腱。
- 环、小指伸肌腱断裂的患者可以选择示指固有伸肌腱移位代环、小指伸肌腱，而尽量不要选择将环、小指伸肌腱与中指伸肌腱缝合在一起，因为移位的肌腱斜行走行会导致小指外展，继而出现功能性问题。
- 如果患者的中、环、小指伸肌腱断裂，也可以考虑移位示指固有伸肌腱重建环、小指伸指功能，而将中指的伸肌腱与示指伸肌腱端侧缝合。
- 如果患者四个手指伸肌腱断裂，应该考虑利用中、环指指浅屈肌腱移位，一个移位给环、小指，另一个移位给示、中指，而且移位皮下隧道的粘连的概率要小于骨间膜隧道。中指的指浅屈肌腱可以自桡侧皮下隧道移位至示、中指，环指的指浅屈肌腱则通过尺侧的皮下隧道移位至环、小指。

外科解剖

- DRUJ滑膜炎时，尺侧腕伸肌腱（ECU）的稳定作用消失，ECU肌腱脱位至尺骨远端掌侧，变为屈腕的力量，更进一步加重了尺骨远端的背侧半脱位（图1）。
- DRUJ进展性滑膜炎可以导致背侧关节面磨损，并进一步慢慢磨损伸肌腱结构，自小指开始，向桡侧进展。如果患者存在小指伸肌腱断裂，高度警示环指伸肌腱损伤断裂的可能性。这个过程呈进展性，直至所有手指的伸肌腱断裂。因此，对于小指伸肌腱断裂的患者，应选择肌腱重建、滑膜切除、尺骨远端切除或以上手术的结合，以防止肌腱的进行性断裂。

入路/显露

- 腕关节背侧，以第三掌骨为中心，纵行6cm切口（图2），掀起两侧皮瓣，显露自第二、三、四、五伸肌腱间室内突出的滑膜组织（图3）。
- 阶梯形切开伸肌支持带，充分暴露伸肌腱结构（图4）。将伸肌支持带远端部分置于伸肌腱下，用于修复加强腕关节囊，剩余的支持带部分仍留做伸肌腱的滑车结构。

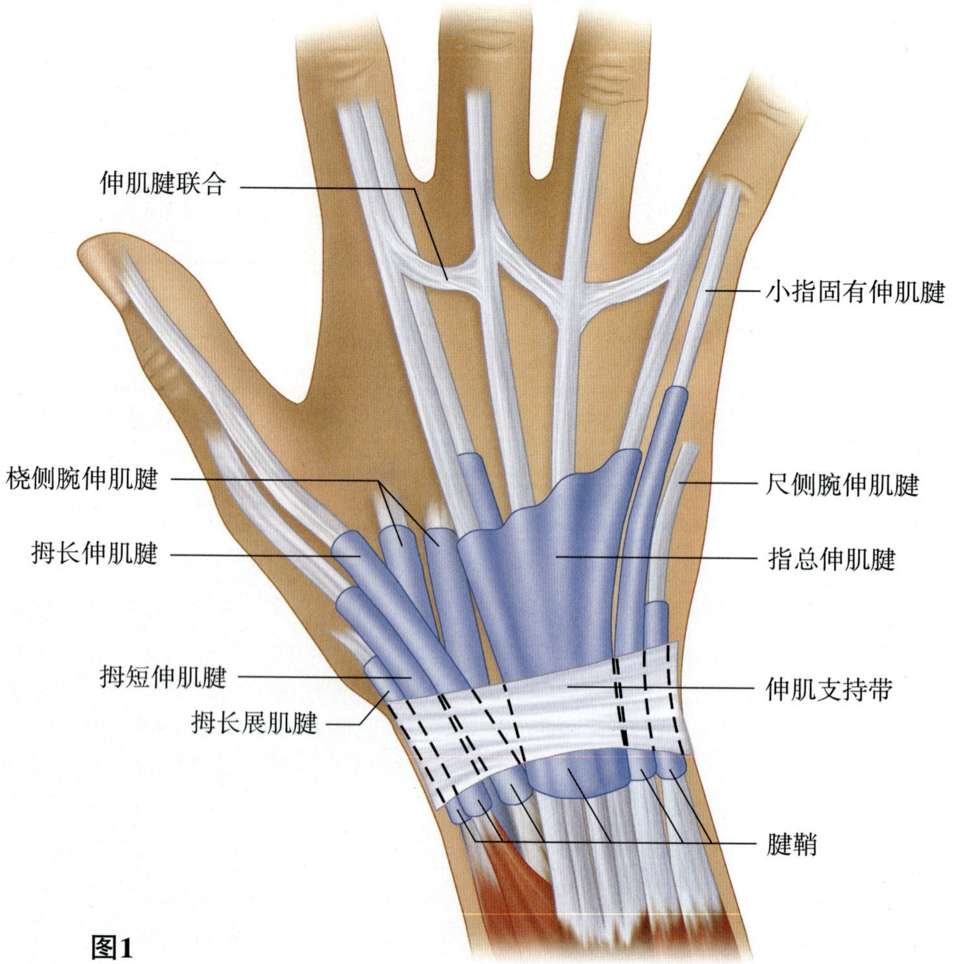

图1

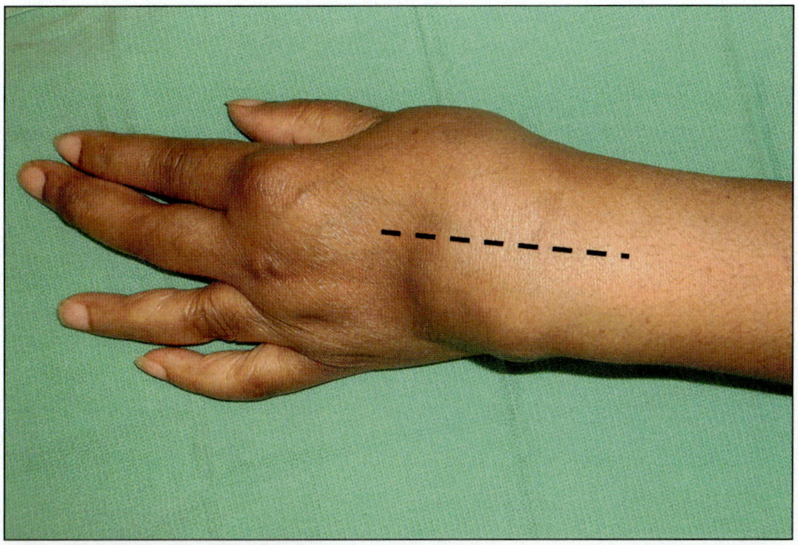

图2

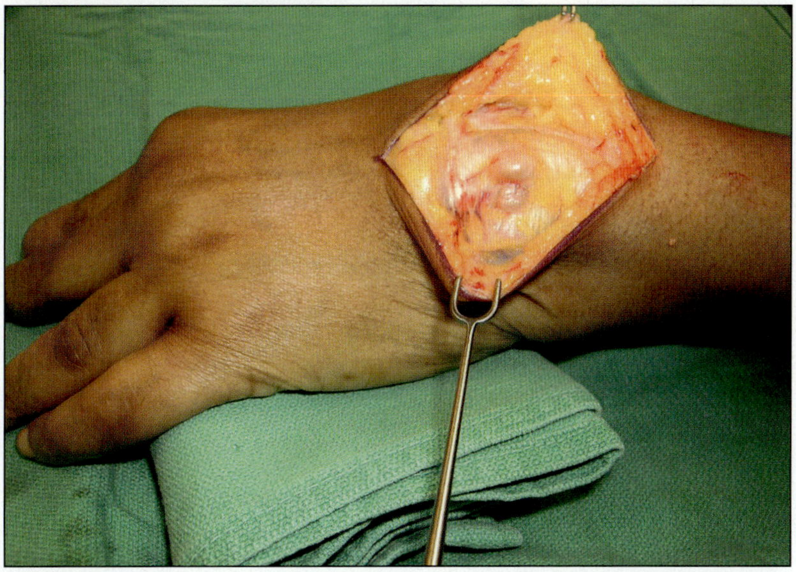

图3

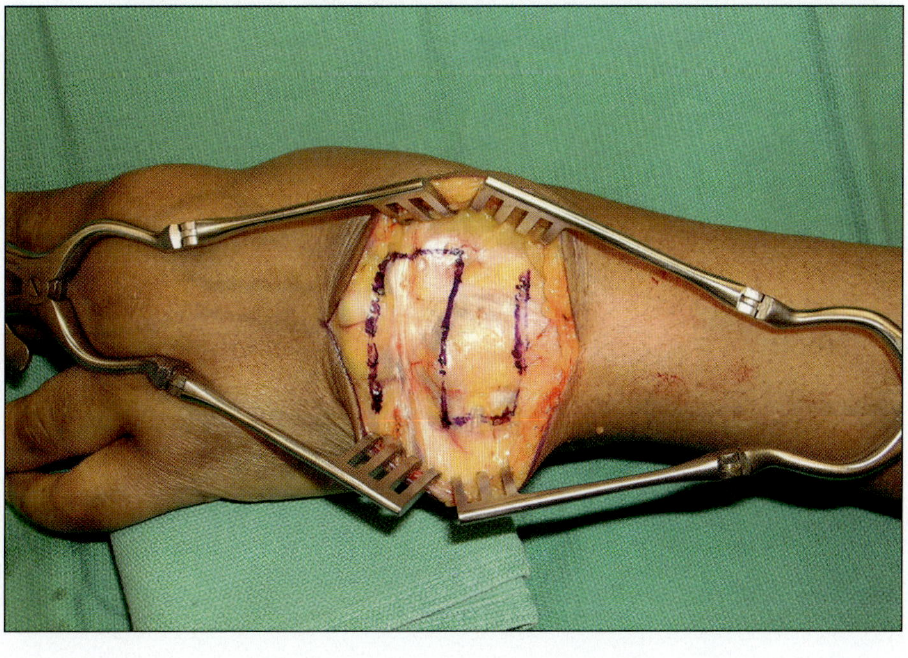

图4

- 可以看到大量的增生的滑膜组织充填于伸肌腱之间（图5A及5B）。

手术操作

步骤1

- 使用新的、锋利的15号刀片切除伸肌腱周围的滑膜组织，被滑膜组织侵及的肌腱也要切除彻底（图6A及6B）。

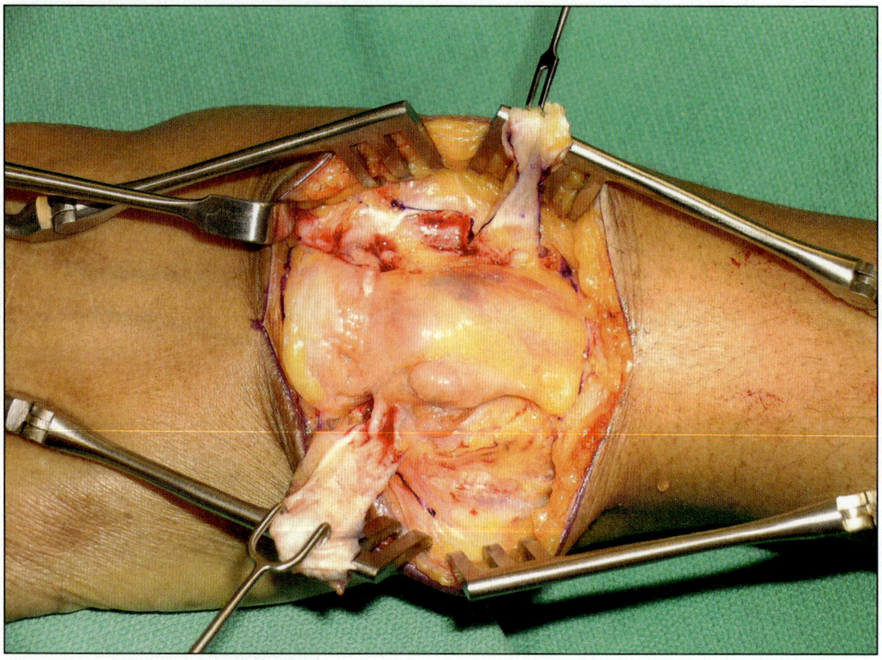

A

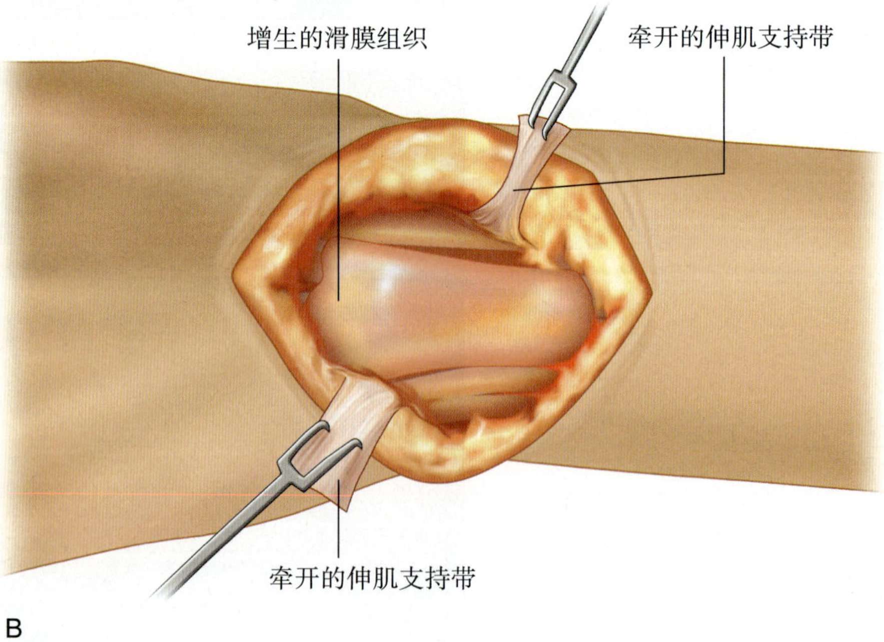

B

图5

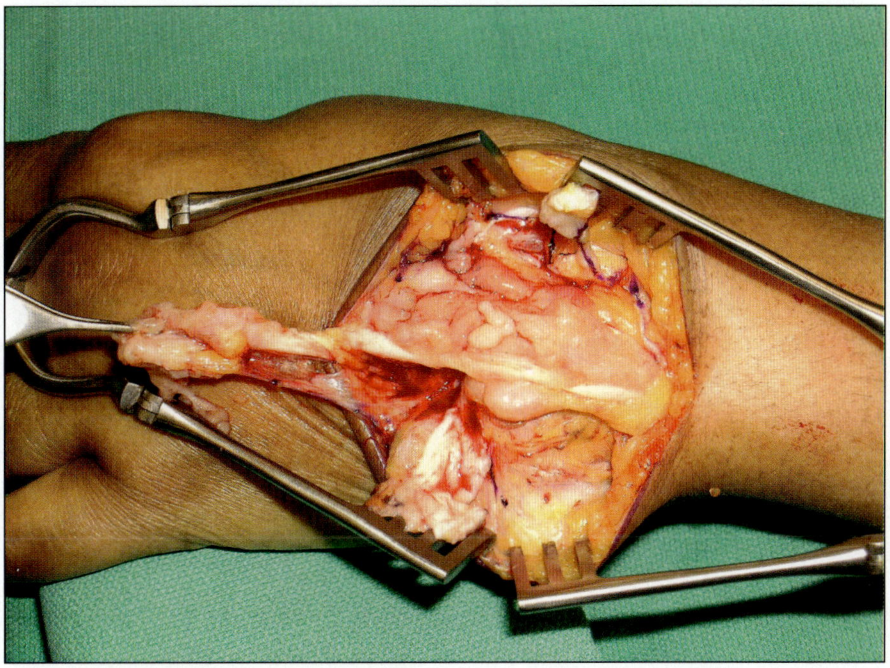

A

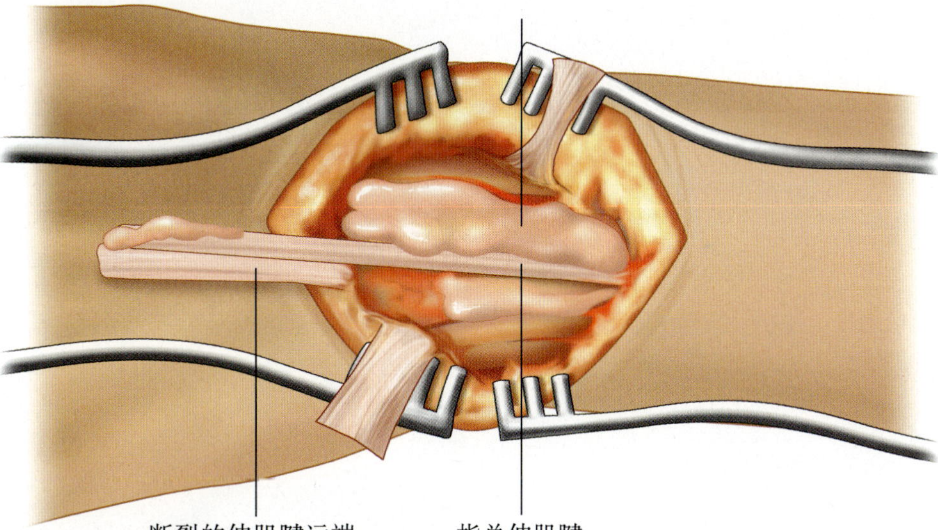

B

图6

- 切除滑膜组织后，可以判断哪些断裂肌腱需要重建（图7A及7B）。
- 在图示病例中，如果在第三伸肌腱间室中无法找到拇长伸肌腱，则需在掌骨水平行单独切口，找到拇长伸肌腱（EPL）的远端（图8）。

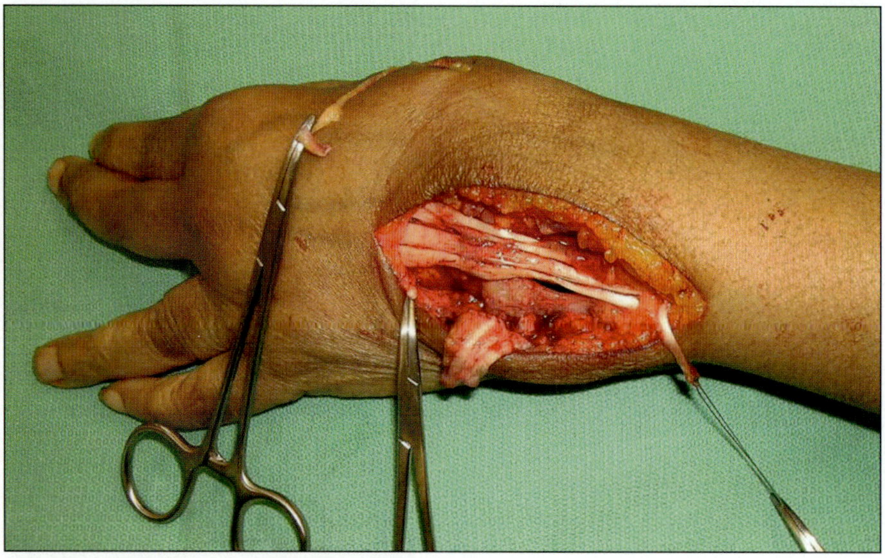

A

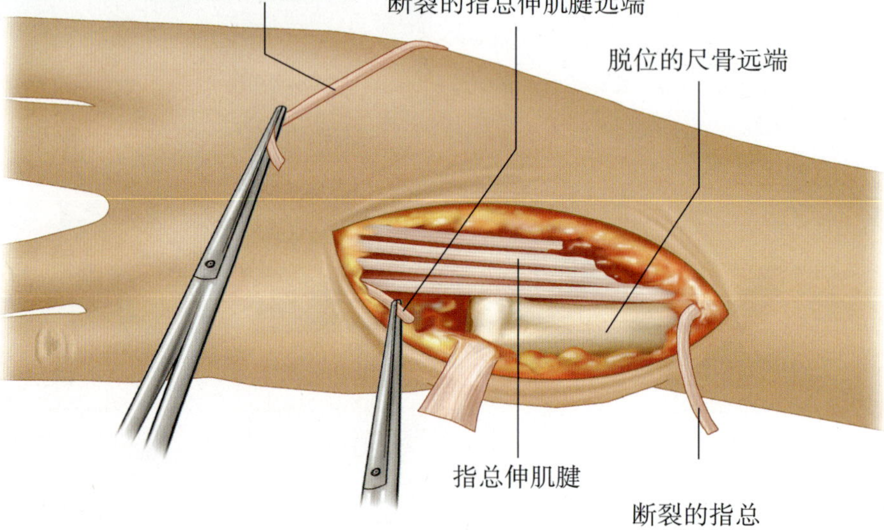

B

图7

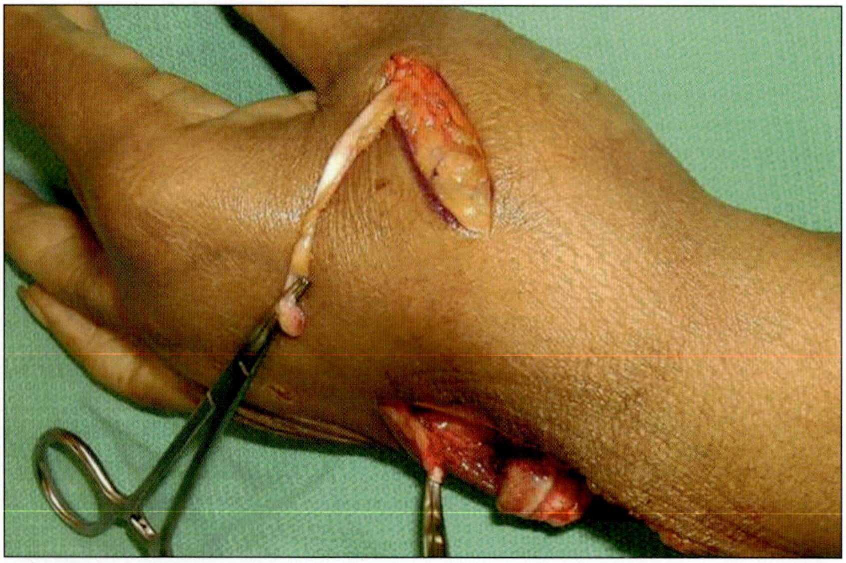

图8

- 肌腱大多有短缩，很难直接修复，常用示指固有伸肌腱移位与拇长伸肌腱编织缝合，重建拇长伸肌腱功能（图9）。

步骤2

- 断裂的小指伸肌腱远端与相邻的环指伸肌腱端侧编织缝合，所有的肌腱缝合处用编织缝线牢固缝合（图10A及10B）。背侧关节囊一般都比较松弛，在暴露尺骨头并行45°斜行截骨后，也使用编织缝线重叠缝合（图11）。
- 前臂置于旋后位，使用3-0编织缝线水平褥式牢固缝合尺骨远端的关节囊。

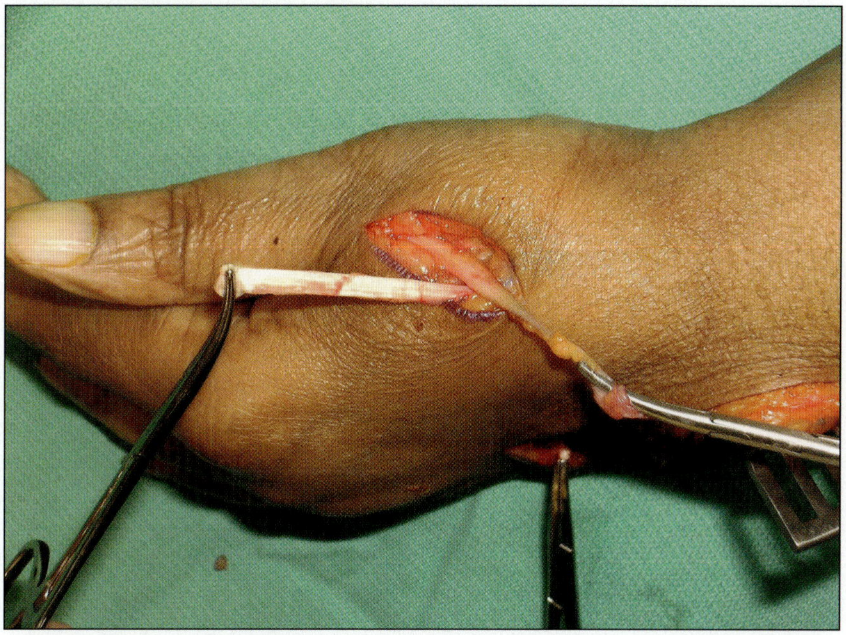

图9

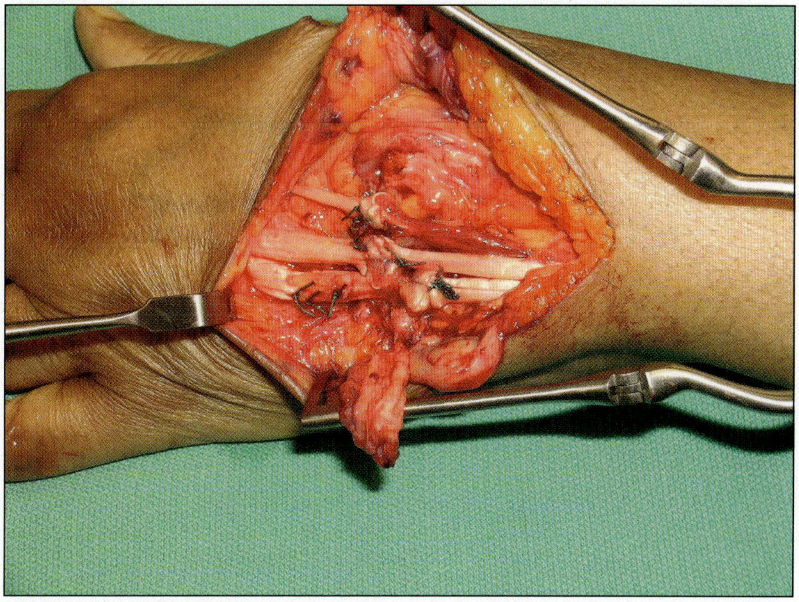

A

图10

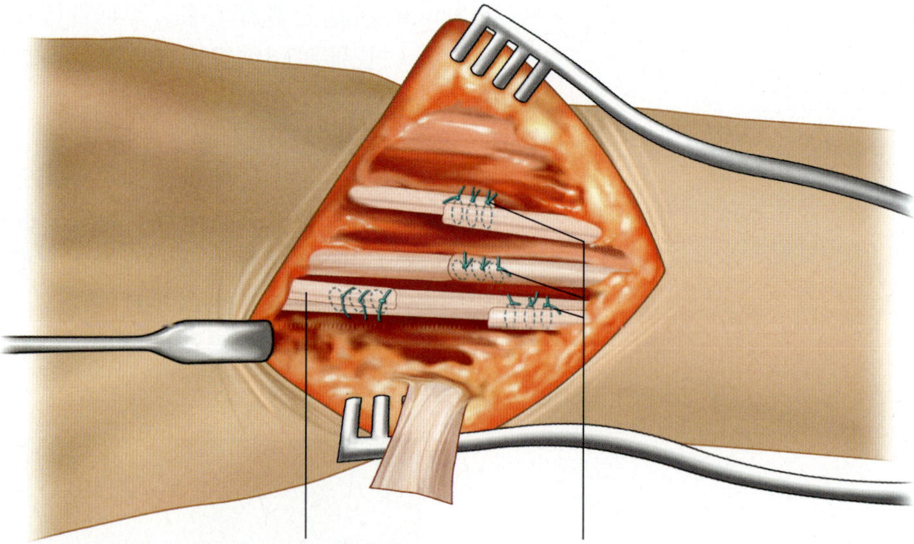

图10 续

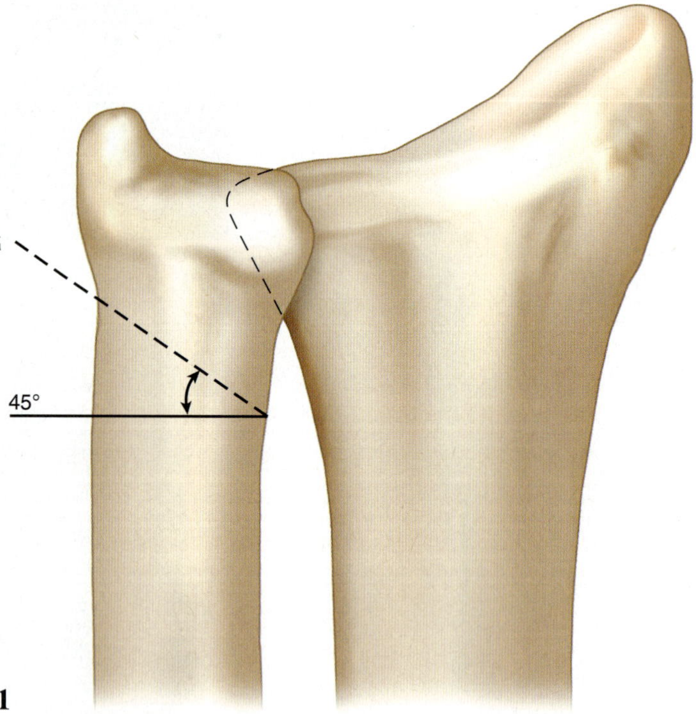

图11

步骤3

- 伸肌支持带远端部分置于伸肌腱下，以加强修复的腕关节囊的强度（图12）。
- 伸肌支持带近段部分重新缝合，重建伸肌腱滑车功能（图13A及13B）。

术后护理及预期结果

- 如果切除了尺骨远端，为了达到背侧关节囊愈合，患者需佩戴旋后位夹板制动4周。

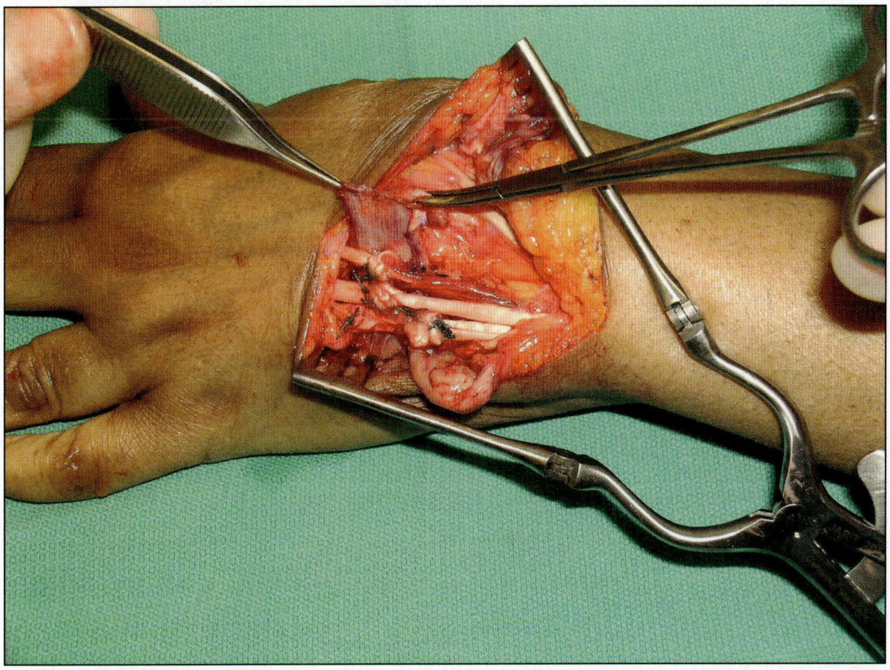

图12

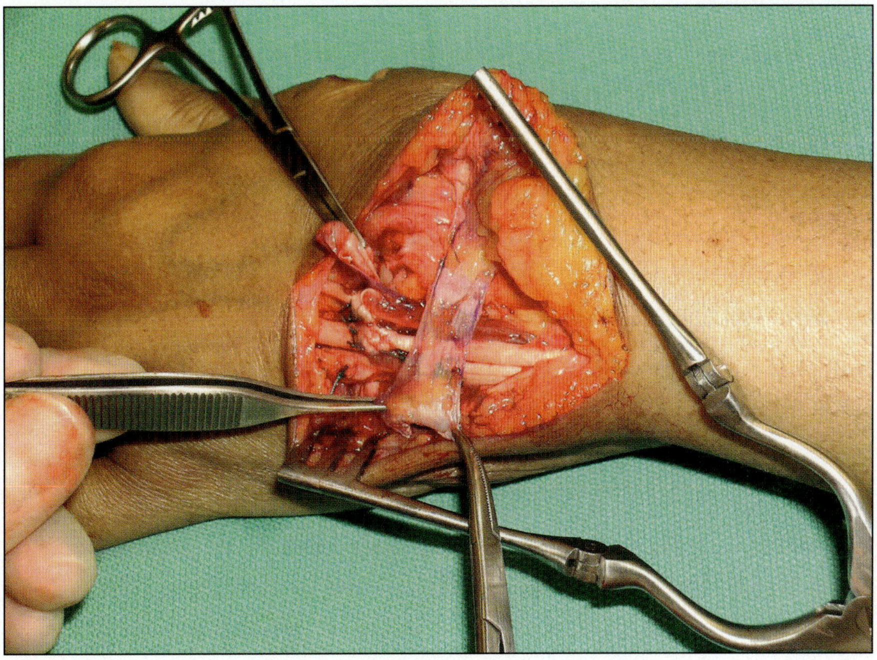

图13 A

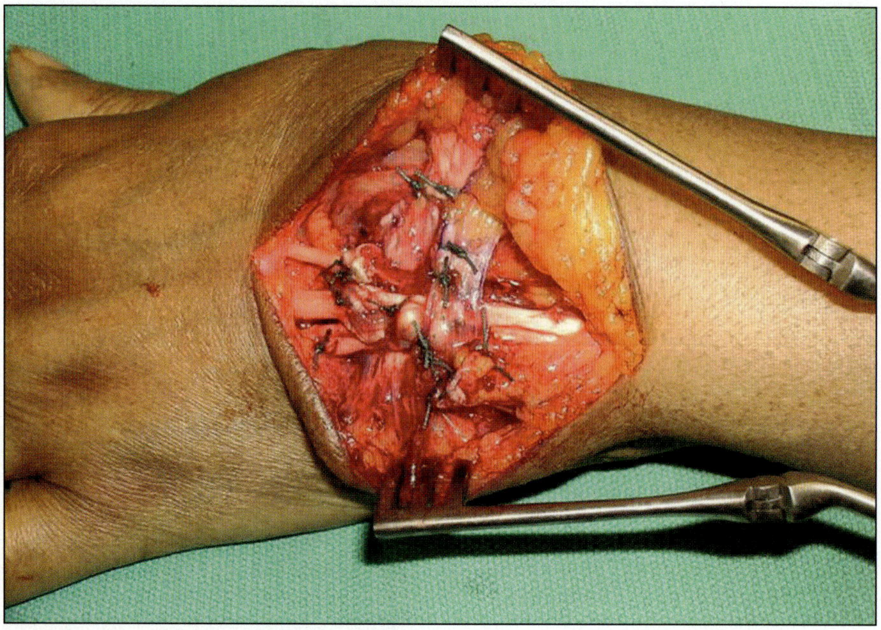

图13续 B

■ 手指应保持在伸直位4周，再开始主动的全范围关节活动，术中应注意调节张力至手指完全伸直位，因为在功能锻炼时会拉长修复的肌腱。

证 据

Ishikawa H, Hanyu T, Tajima T. Rheumatoid wrists treated with synovectomy of the extensor tendons and the wrist joint combined with a Darrach procedure. J Hand Surg [Am]. 1992;17:1109-17.

作者报道了关于伸肌腱和腕关节滑膜切除合并Darrach手术的长期随访结果，平均随访11年。作者总结：与未手术侧相比，疼痛及前臂旋转活动明显改善；但是腕骨塌陷及腕骨掌侧半脱位仍持续进展，与未手术侧相同。作者建议除了以上治疗之外，应再早些考虑桡月融合等增加腕关节稳定性的手术加上肌腱移位以平衡腕关节。（Ⅳ级证据）

Mannerfelt LG. Tendon transfers in surgery of the rheumatoid hand. Hand Clin. 1988;4:309-16.

作者阐述了大量关于类风湿关节炎患者行肌腱移位术的经验，应加强对肌腱移位术的原则的认识。（Ⅴ级证据）

Moore JR, Weiland AJ, Valdata L. Tendon ruptures in the rheumatoid hand: analysis of treatment and functional results in 60 patients. J Hand Surg [Am]. 1987;12:9-14.

作者还是提倡对伸肌腱滑膜炎和桡尺远侧关节疾病的早期治疗，以预防伸肌腱断裂，并讨论了屈肌腱和伸肌腱断裂重建的方法。（Ⅳ级证据）

Nalebuff EA, Patel MR. Flexor digitorum sublimis transfer for multiple extensor tendon ruptures in rheumatoid arthritis. Plast Reconstr Surg. 1973;52:530-3.

本文讨论了利用指浅屈肌腱移位治疗多根伸肌腱断裂。在没有其他肌腱供体重建伸肌腱断裂的情况下，可以使用指浅屈肌腱，在探查指浅屈肌腱术前，必须预先检查中、环指指浅屈肌腱的连续性。（Ⅳ级证据）

Williams SC, Feldon P. Extensor tendon ruptures in rheumatoid arthritis. Hand Clin. 1995;11:449-59.

本文详细描述了类风湿关节炎伸肌腱断裂的情况，作者强调预防是避免肌腱断裂的关键，风湿学家应该与手外科医生合作，为手外科医生治疗背侧的肌腱滑膜炎、预防即将发生的肌腱断裂留出充裕的时间。（Ⅳ级证据）

第八部分

皮瓣与显微外科

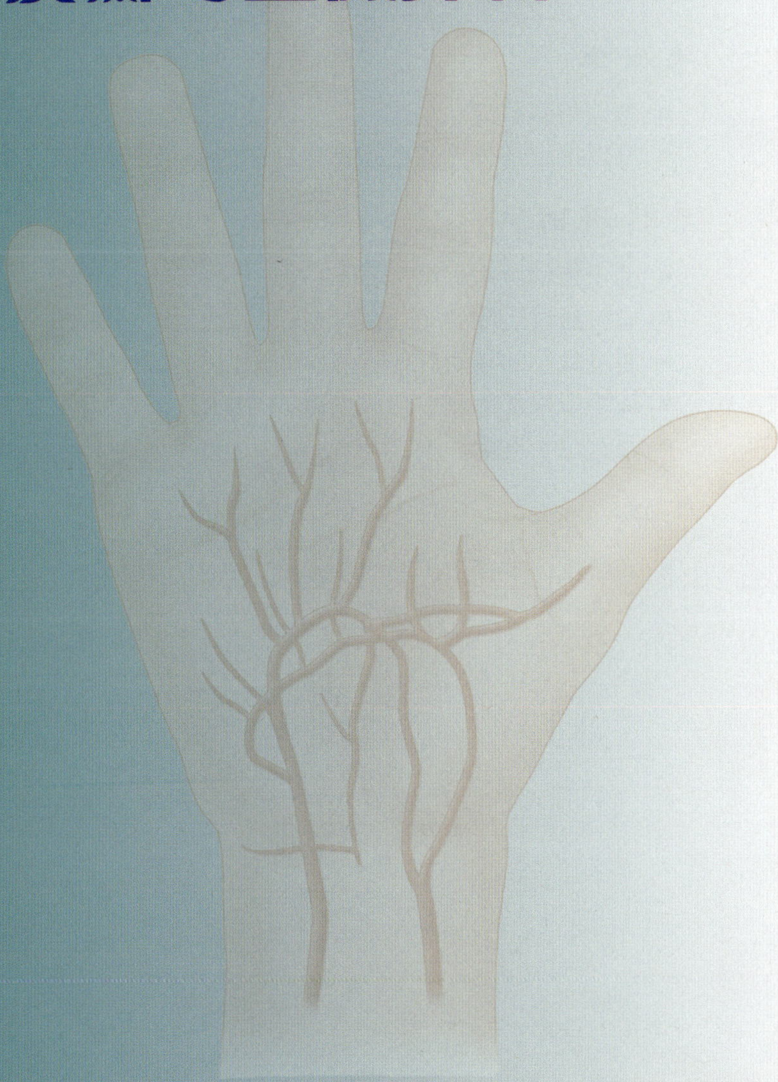

58 手内局部皮瓣：指动脉岛状皮瓣

William C. Pederson

注意事项

- 不要损伤蒂部的静脉。
- 要有足够长的蒂部，使得皮瓣能够旋转180°到达指尖。
- 避免过紧的缝合，以免影响皮瓣成活。

其他治疗方法

- 全厚植皮
- 其他带蒂皮瓣覆盖指尖缺损

适应证

- 覆盖指腹缺损
- 可以携带部分侧腱束来重建远侧的伸肌腱缺损

外科解剖

- 基于指动脉来解剖 （图1A）。
- 血供通过远侧的交通血管逆行获得。
- 通过微小的指动脉伴行静脉回流。
- 从手指根部的侧方切取皮瓣 （图1B）。
- 蒂部位于皮瓣远端。

体位

- 仰卧位，手置于扩展的手术桌上。

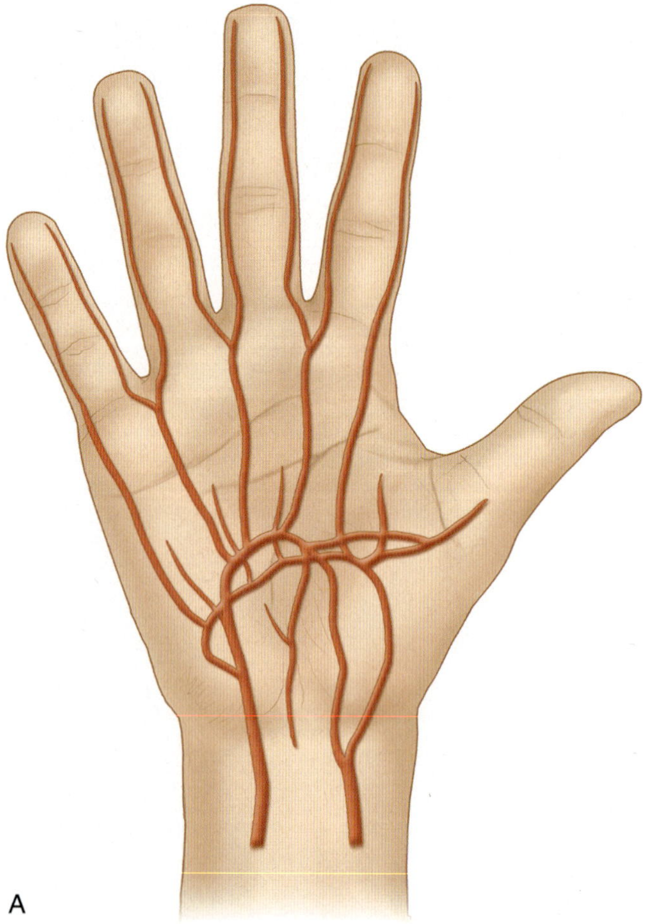
A

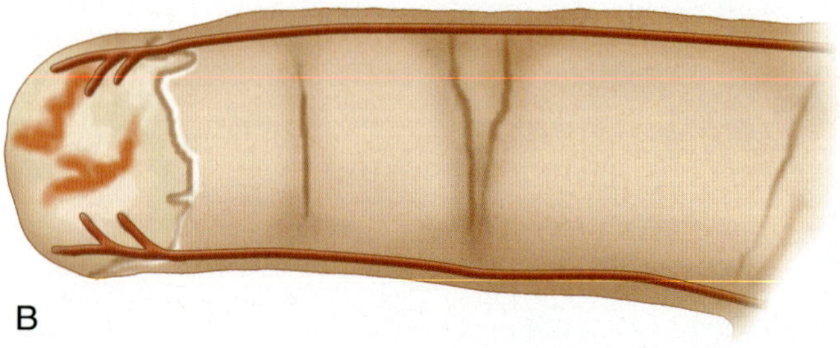
B

图1

手术要点

- 避开指蹼。
- 不要太靠掌侧切取皮瓣。

注意事项

- 尽量靠近侧切取皮瓣，确认皮瓣旋转时蒂部没有扭转。

手术操作

步骤1

- 在手指根部侧方的指动脉表面画出皮瓣轮廓（图2）。沿指血管神经束表面向远侧画出切口线（图2虚线部分）。
- 如果不确定，可以利用多普勒超声来确认动脉是否位于中轴线上。
- 先做远侧的切口直至指腹水平，以显露血管。

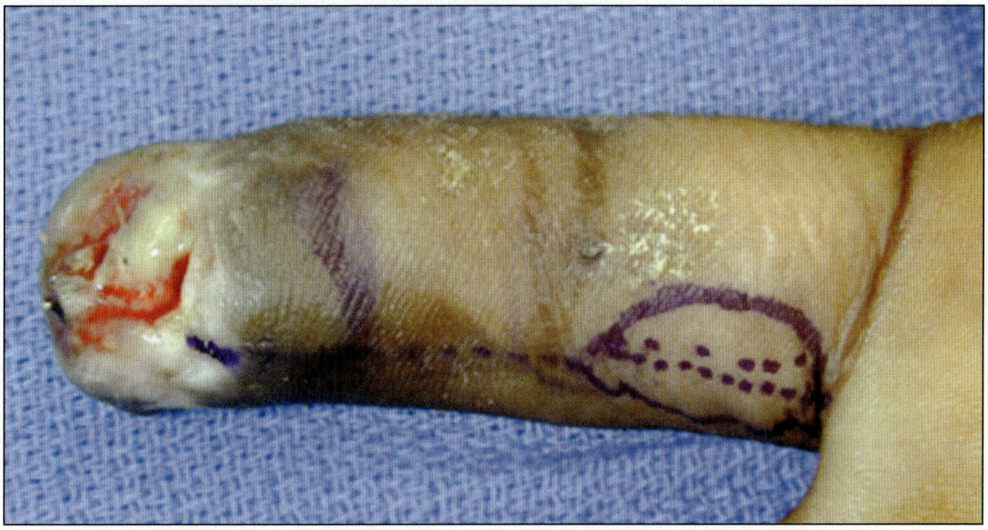

图2

手术要点

- 手术技巧是先找到指动脉，从掌侧将指动脉周围的其他组织分离，避免损伤到静脉。

注意事项

- 分离指动脉时损伤伴行静脉。

器械/植入物

- 手术在放大镜下操作。
- 最好使用显微器械分离血管。

手术要点

- 切取层面在深筋膜层。

步骤 2

- 然后，将指神经从血管神经束中分离出来（图3）。
- 保留动脉周围的组织，不要剥离得太彻底。
- 连带动脉周围的组织，切到深筋膜层。

步骤3

- 蒂部切取结束后，做皮瓣背侧的切口。
- 一直切到腱周组织，将皮瓣从腱周组织上掀起。
- 切取蒂部时要十分仔细（图3）。
- 做皮瓣掌侧的切口，将皮瓣与指神经分离开。

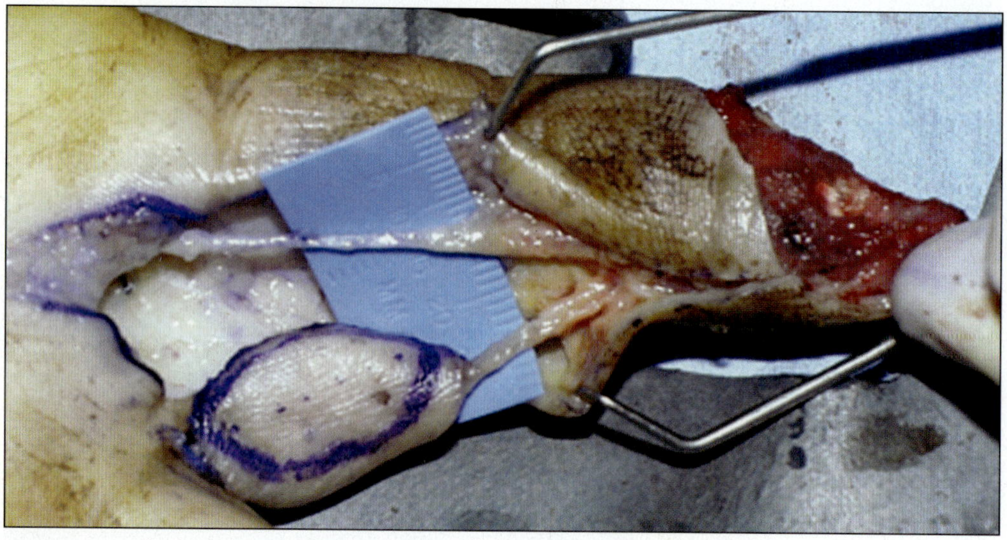

图3

手术要点

- 缝合切口时不要过紧，在蒂部植皮更安全。

步骤4

- 将皮瓣旋转，覆盖缺损处（图4）。
- 疏松地缝合皮瓣。
- 缺损部位的皮缘可能需要做一定的游离，以利于皮瓣嵌入。
- 直接缝合指神经表面的切口。有时为了避免直接缝合导致蒂部受压，需要在蒂部旋转处植皮。
- 大部分皮瓣供区可以直接缝合。但仍有可能需要小范围的植皮。

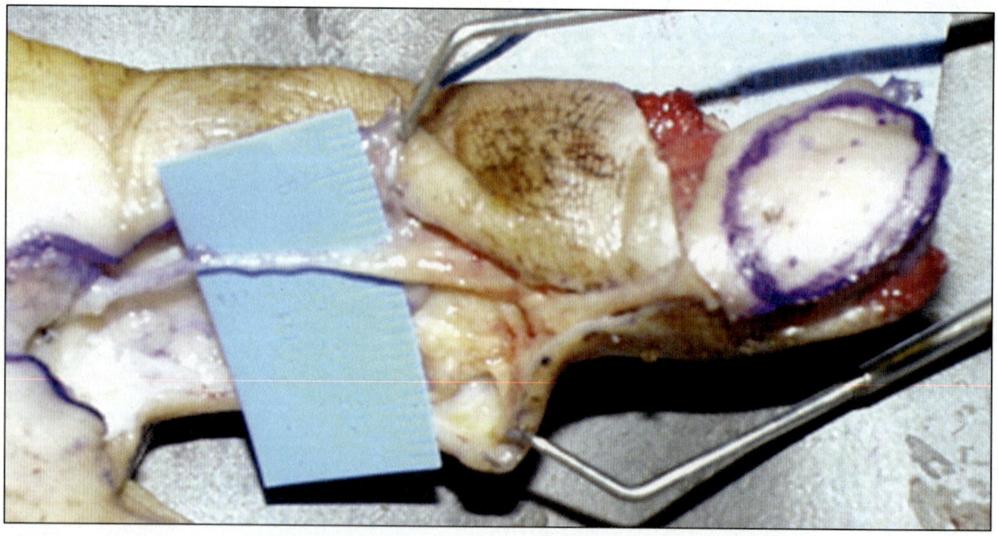

图4

术后护理及预期结果

- 一般要制动。
- 抬高患肢。

证据

Foucher G, Khouri RK. Digital reconstruction with island flaps. Clin Plast Surg. 1997;24:1-32.

非常好地描述了指动脉岛状皮瓣的多种改型以及切取的手术技术 。（Ⅴ级证据）

Han SK, Lee BI, Kim WK. The reverse digital artery island flap: clinical experience in 120 fingers. Plast Reconstr Surg. 1998;101:1006-11.

最大宗的指动脉岛状皮瓣临床应用报道 。（Ⅳ级证据）

59 手内局部皮瓣：风筝皮瓣（第一掌骨背动脉皮瓣）

William C. Pederson

注意事项

- 虎口背侧一定是未受损伤的。
- 皮瓣很难达到拇指掌指关节以远的掌侧。

其他治疗方法

- 其他局部皮瓣
- 断层或全厚植皮

适应证

- 覆盖拇指皮肤缺损（主要是背侧）
- 覆盖拇指掌指关节水平截指后的创面

临床检查/影像学检查

- 利用多普勒超声来确认虎口背侧的动脉是否出现。

外科解剖

- 第一掌骨背动脉（图1）
- 虎口处的浅静脉
- 桡神经浅感觉支
- 基于第二掌骨远端和掌指关节桡背侧的皮瓣

体位

- 仰卧位，手置于扩展的手术桌上。

手术操作

手术要点

- 利用多普勒超声探测，在皮肤表面画出动脉位置。这能指导皮瓣的设计和切取。

步骤1

- 探测走行在虎口的第一掌骨背动脉。
- 动脉从第一腕掌关节近侧发出，沿第一背侧骨间肌走行，至第二掌指关节外侧。
- 画出第二掌骨头和掌指关节表面的皮瓣轮廓（图2）。
- 依照多普勒超声探测，画出第一掌骨背动脉的走行（图2）。

步骤2

- 做第一掌骨背动脉表面的切口。
- 在浅静脉表面掀起皮肤。
- 将静脉保留在蒂部。
- 向动脉走行线的两侧分别掀起0.75cm的皮肤。
- 切开皮瓣周缘至筋膜层。
- 从矢状束和腱周组织表面，由远至近掀起皮瓣。

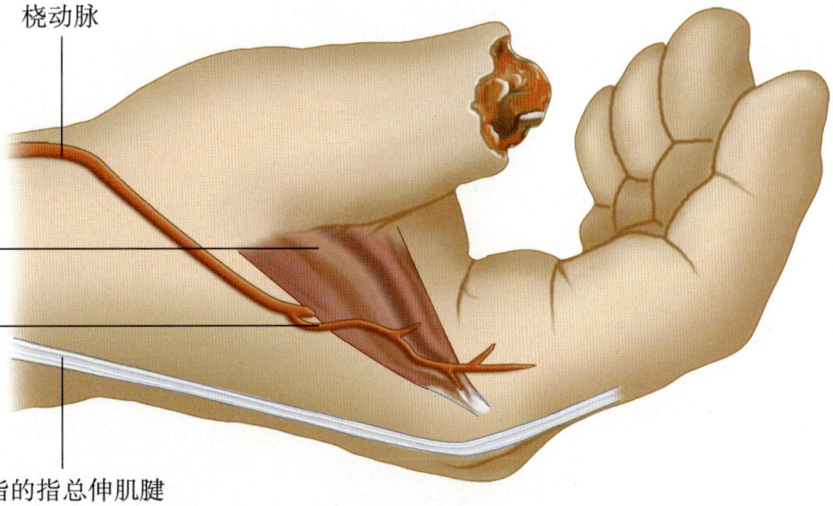

图1

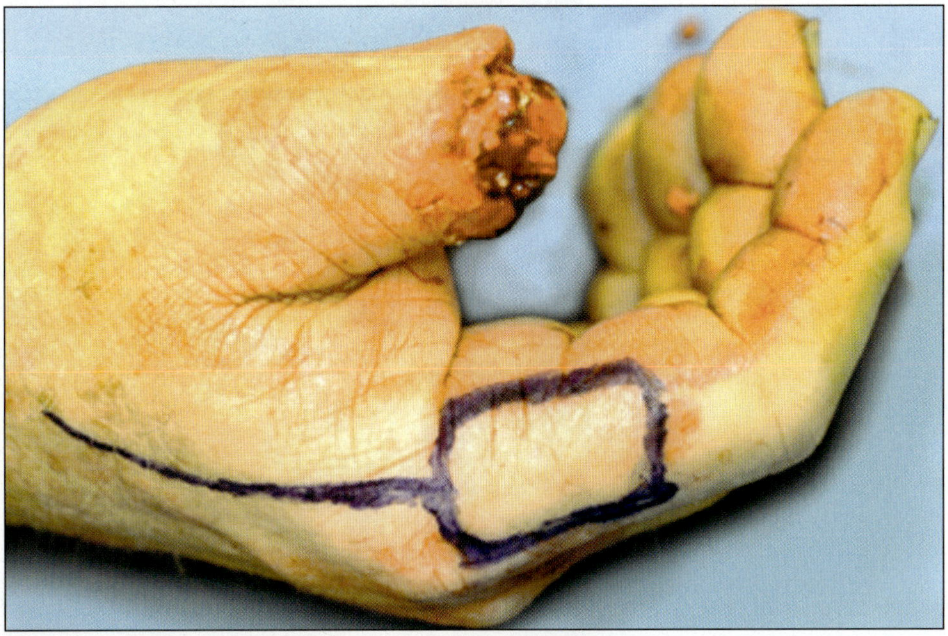

图2

手术要点

- 连同第一掌骨背动脉周围的筋膜、浅静脉和脂肪一起掀起，以免损伤动脉和回流静脉。
- 分离过程中可能看不见动脉，直到分离至第一背侧骨间肌基底时。

注意事项

- 不要试图游离出动脉，在动脉和浅静脉周围携带宽的组织袖。

步骤3

- 从肌腱表面掀起皮瓣及其蒂部（图3）。
- 由远至近地掀起第一背侧骨间肌肌膜，肌膜保留在蒂部。
- 继续向第一背侧骨间肌基底分离。
- 此处应该可以看到动脉。继续向第一掌骨背动脉从桡动脉的发出点分离。

步骤4

- 从虎口的皮瓣蒂部向拇指皮肤缺损处做皮下隧道 （图4)。
- 隧道要足够宽，至少能容纳一个手指。以免穿过隧道时皮瓣和蒂部撕脱。
- 将皮瓣与受区缝合。

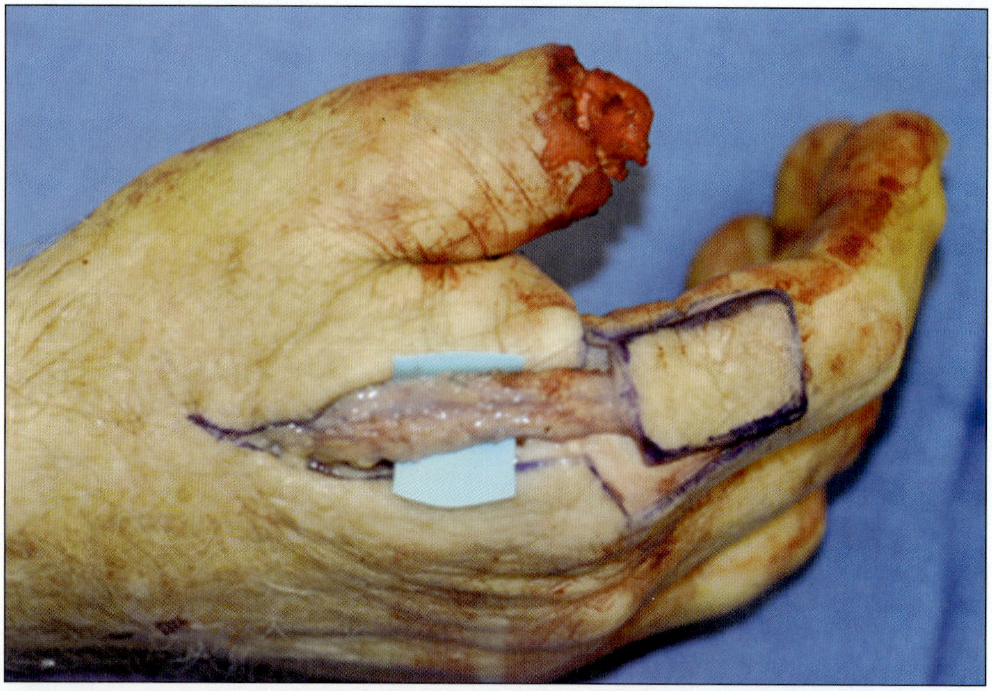
图3

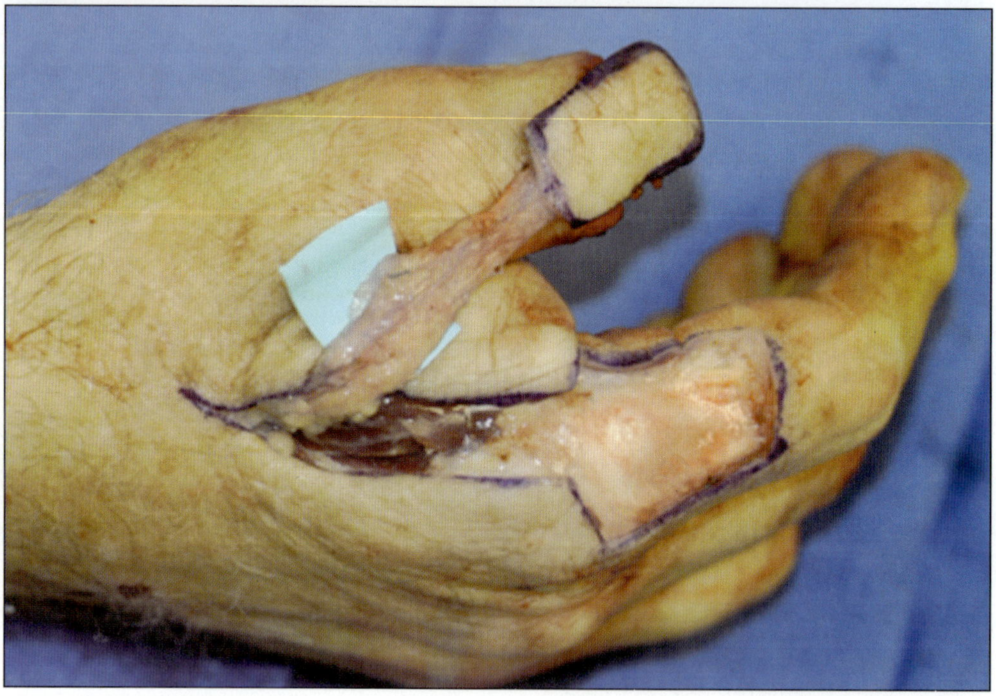
图4

■ 皮瓣供区植皮，最好是全厚植皮。可以从前臂掌侧或其他供区取皮（图5）。游离植皮区打包加压，然后包扎。

手术要点

- 由于皮瓣供区处植皮较难成活，作者喜欢维持全厚植皮的打包缝合至3周，以获得皮肤与皮瓣供区更好的贴合。需要夹板制动，一般没有并发症。

术后护理及预期结果

■ 拇指人字形夹板制动，夹板与手之间做好衬垫。
■ 抬高患肢。
■ 术后三个月，皮瓣供区和拇指外形美观，皮瓣愈合良好（图6）。

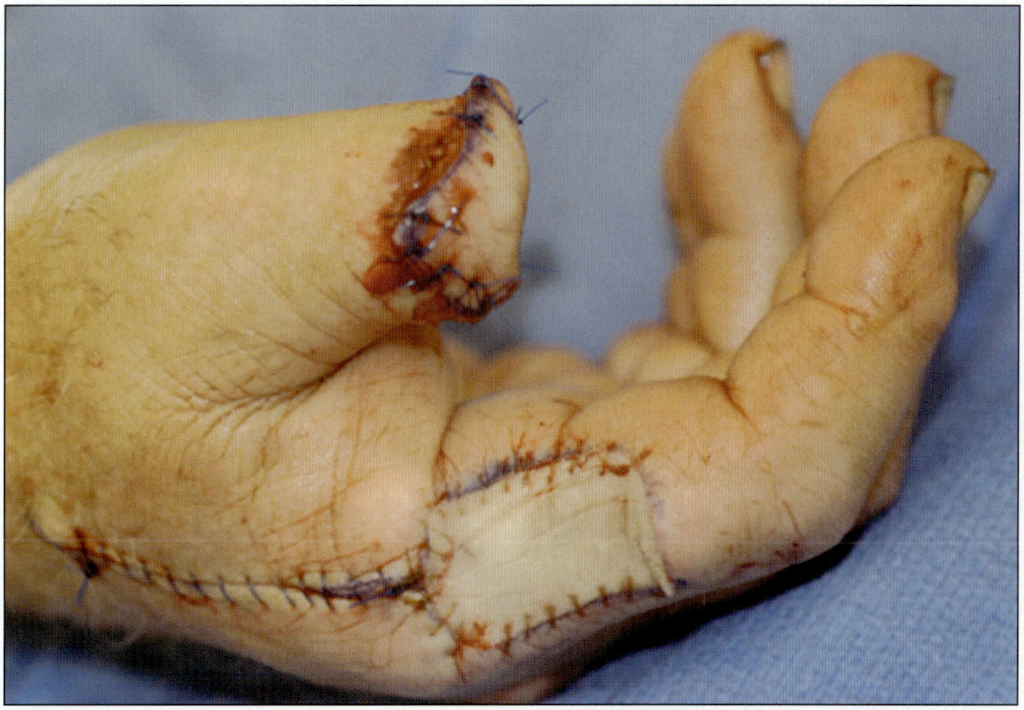

图5

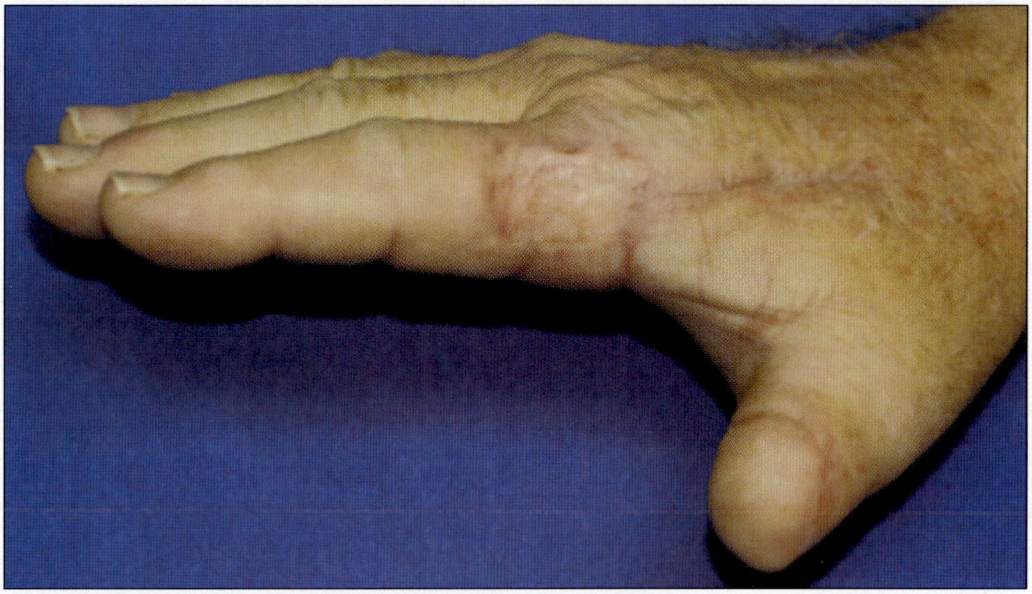

图6

证据

Foucher G, Braun JB. A new island flap transfer from the dorsum of the index to the thumb. Plast Reconstr Surg. 1979;63:344-9.

第一掌骨背动脉皮瓣的英文原始记载，是学习这种皮瓣应用的良好起点。（Ⅳ级证据）

Sherif MM. First dorsal metacarpal artery flap in hand reconstruction. II. Clinical application. J Hand Surg. 1994;19:32-8.

23例结果的随访，显示皮瓣的切取比较灵活，可以做成筋膜瓣、筋膜皮瓣和携带肌腱和/或骨膜的皮瓣。（Ⅳ级证据）

60 尺动脉血栓的血供重建术

William C. Pederson

争议

- 可能所有尺动脉血栓的患者都不需要做血供重建手术。
- 对于胶原性血管病的患者，无法保证手术后的长期通畅性。

其他治疗方法

- 抗血小板或抗凝剂，结合钙通道阻滞剂治疗
- 单独采用周围交感神经切断术

适应证

- 小鱼际锤打综合征
- 有症状的非创伤性尺动脉闭塞

临床检查/影像学检查

- 多普勒超声检查，包括
  - 桡动脉、尺动脉、手掌动脉弓、各指腹。
  - 动态检查——分别阻断桡动脉和尺动脉，进行手掌动脉弓听诊。
- 血管造影
  - 可以显示尺动脉闭塞情况。如图1所示，尺动脉血栓形成在尺骨远端近侧水平、尺动脉发出背侧支之前。
  - 有条件时，可以选择核磁动脉成像或CT动脉成像（图2）。

外科解剖

- 尺动脉在前臂尺侧腕屈肌腱桡侧或深层走行（图3）。
- 尺动脉在Guyon管中位于豆状骨桡侧。
- 尺动脉位于尺神经桡侧浅层。
- 尺动脉发出深支与尺神经运动支伴行。
- 尺动脉远端延续为掌浅弓和第四指蹼的指总动脉。

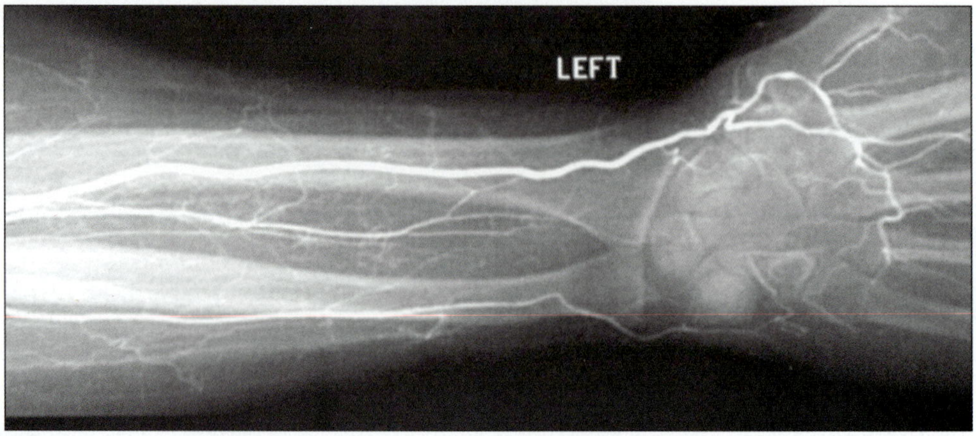

图1

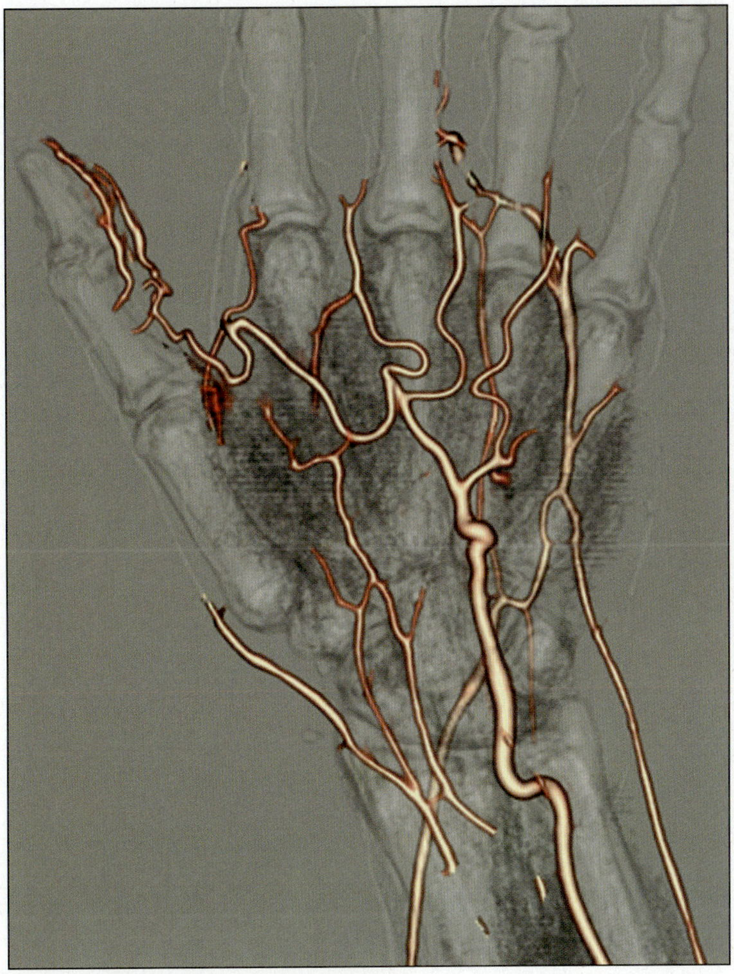

图2

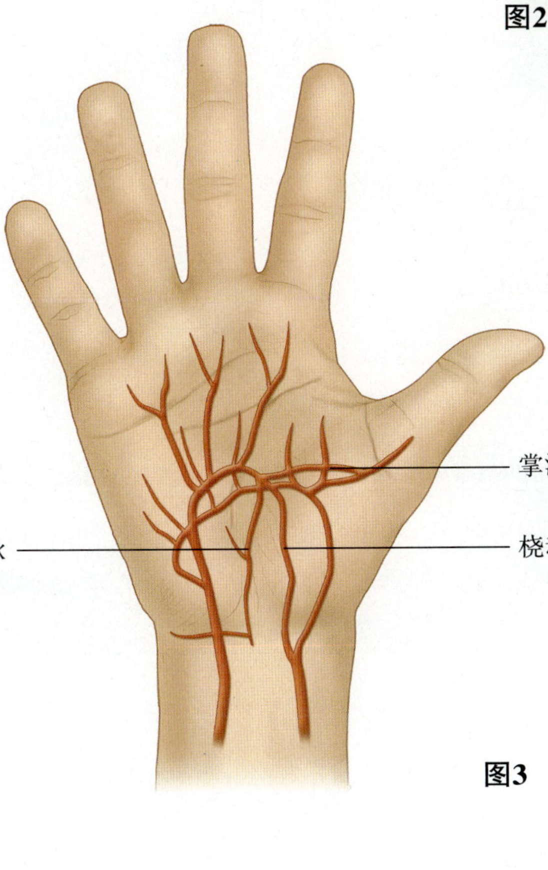

图3

器械

- 手术分离时需要上止血带。

手术要点

- 驱血前先标记出静脉，或者采用低位止血带。
- 切口自腕关节近侧到掌动脉弓，通常要4cm左右。

手术要点

- 动脉血栓的近侧边界通常位于相邻的第一个分支处，即尺动脉深支或腕关节近侧的背侧支。
- 动脉血栓的远侧、掌浅弓和第四指蹼指总动脉通常是通畅的（图4）。

体位

- 仰卧位，上臂外展置于手术桌上。

手术操作

步骤1

- 自前臂远端到手掌，在尺动脉表面标记出Brunner切口。
- 在驱血和上止血带之前标记出静脉，以备桥接修复动脉之用。
- 上止血带，做皮肤切口。

步骤2

- 分离出尺动脉
- 非常小的分支可以用双极电凝处理，稍大一些的用小血管夹处理。
- 血栓的部位通常很明显，即使没有血流通过（图 4）。
- 分离出动脉后，松止血带确认血流情况。

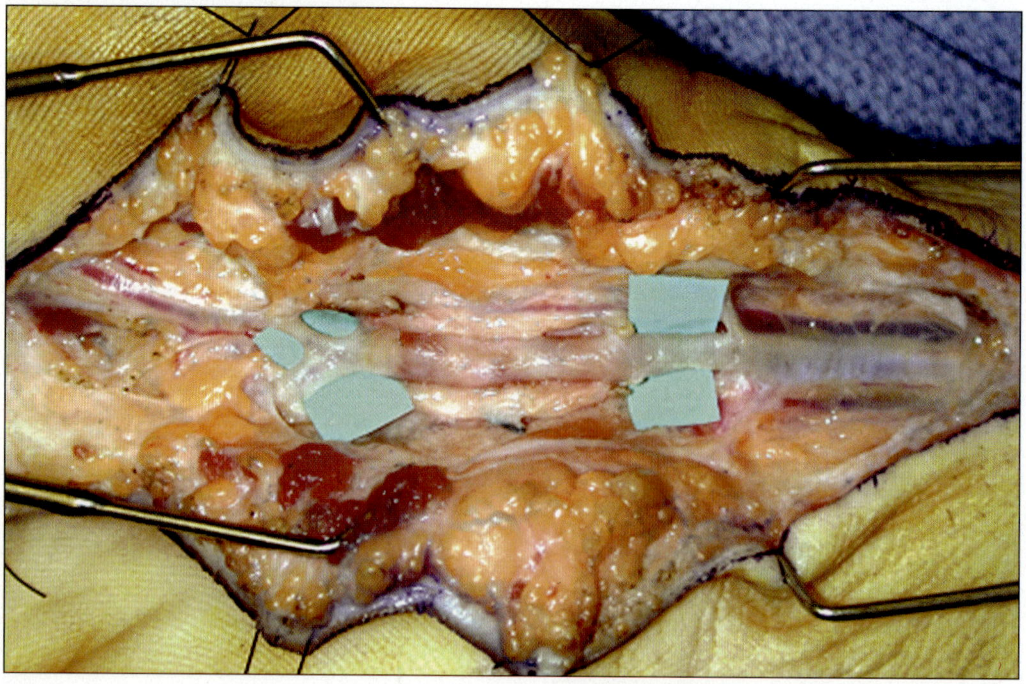

图4

> **手术要点**
>
> - 在测量动脉缺损长度之前，先确认尺动脉近侧有无充足的血流。一般尺动脉近侧需要切除的长度比想象的要大。

> **手术要点**
>
> - 一般不需要应用全身性抗凝治疗。
> - 作者采用每日一片阿司匹林治疗方法。
> - 手指症状完全缓解需要4～6周。

步骤3

- 切除尺动脉的受累节段。
- 血管两侧以小血管夹控制出血。
- 松止血带，检查剩余血管的通畅性和血流是否充足。
- 测量缺损长度，切取同侧前臂的头静脉或贵要静脉。

步骤4

- 切取静脉后，颠倒操作顺序，先做尺动脉近侧的吻合。
- 吻合完成后，移除血管夹，使移植静脉充血，避免扭曲。
- 测量所需的静脉长度，重新上止血夹，做远侧的吻合（图5）。
- 移除血管夹。
- 关闭供区和手掌切口。

术后护理及预期结果

- 膨松包扎患手。
- 抬高患肢。

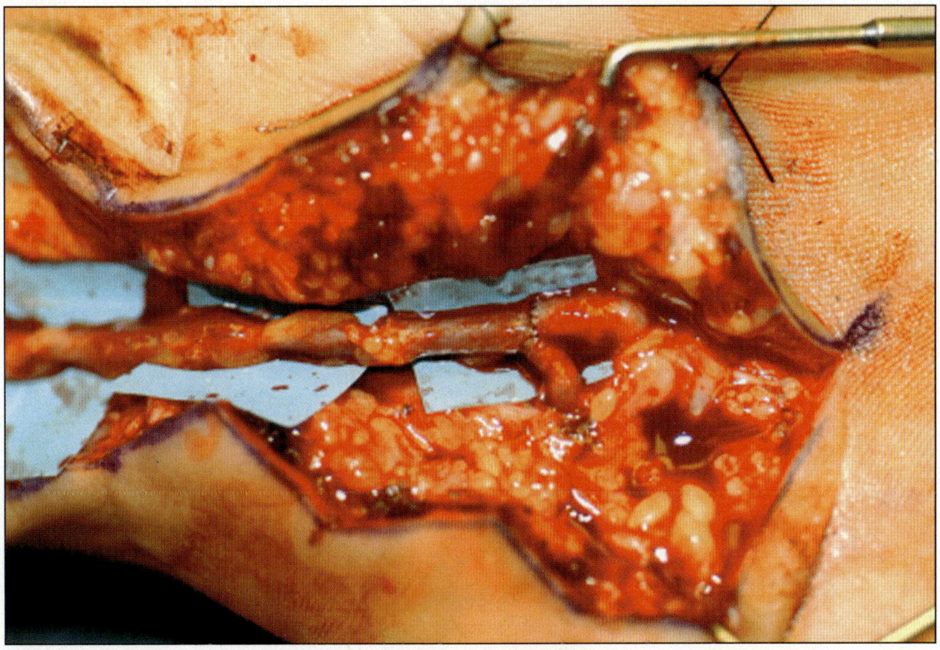

图5

证据

Dethmers RS, Houpt P. Surgical management of hypothenar and thenar hammer syndromes: a retrospective study of 31 instances in 28 patients. J Hand Surg [Br]. 2005;30:419-23.
一组很好的回顾性病例。（Ⅳ级证据）

Koman LA, Ruch DS, Aldridge M, Smith BP, Holden MB, Fulcher M. Arterial reconstruction in the ischemic hand and wrist: effects on microvascular physiology and health-related quality of life. J Hand Surg [Am]. 1998;23:773-82.
一个关于手部缺血的血供重建方面的全面探讨。（Ⅳ级证据）

61 前臂桡动脉带蒂皮瓣

William C. Pederson

注意事项

- 在切取桡动脉为供血动脉的皮瓣之前，一定要确认尺动脉对手的血供充足。
- 当供区需植皮覆盖时，术后的外观不好。

争议

- 由于供区外观差，同时为了避免损失桡动脉的血供，许多医生不做这种皮瓣。

其他治疗方法

- 植皮
- 其他带蒂皮瓣
- 游离皮瓣

适应证

- 覆盖手部创面
- 可以携带筋膜、皮肤、肌腱（掌长肌）和骨（桡骨掌侧）
- 曾被誉为重建方面的“变色龙”

临床检查/影像学检查

- 手术前必须要做Allen试验，或者桡、尺动脉的多普勒超声检查。

外科解剖

- 桡动脉位于肱桡肌和桡侧腕屈肌腱之间（图1）。
- 皮瓣的静脉回流依靠桡动脉的两个伴行静脉。
- 基于桡动脉的皮瓣可以携带前臂大部分皮肤。

体位

- 仰卧位，手置于手术桌上。
- 止血带下切取皮瓣。

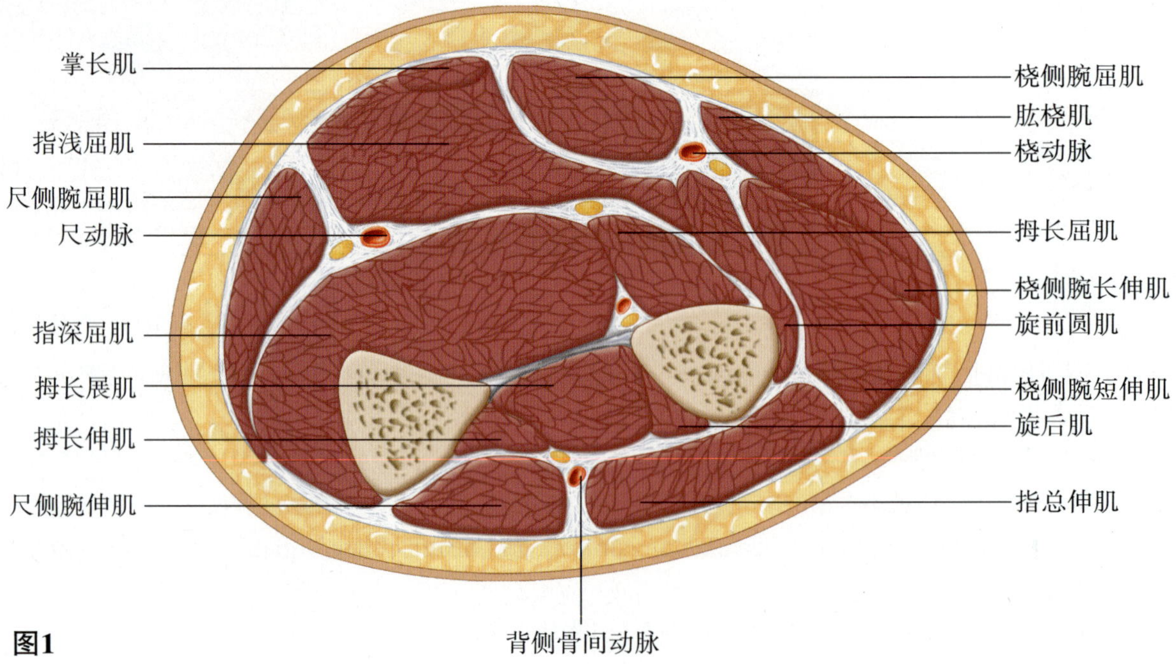

图1

手术要点

- 蒂部要足够长，以免翻转时扭转
- 皮瓣设计应比实际缺损大10%～15%
- 切取时保持蒂部完整
  - 不要将伴行静脉与动脉分离
  - 保留动静脉周围的筋膜
  - 防止静脉扭转

注意事项

- 皮瓣不要设计得过小，要扩大10%～15%。
- 蒂部不要过于短袖。

手术操作

步骤1

- 清创，判断软组织缺损情况。图2显示手掌和虎口枪伤清创后的创面。拇指指神经缺损。
- 依照手部软组织缺损的情况标记出皮瓣外形 （图3）。标记出从蒂部到手部创面的皮下隧道（图3虚线）。
- 蒂部要足够长，以使皮瓣能够达到缺损部位。
- 首先切取蒂部，然后切取皮瓣——确认皮瓣能够覆盖血管。

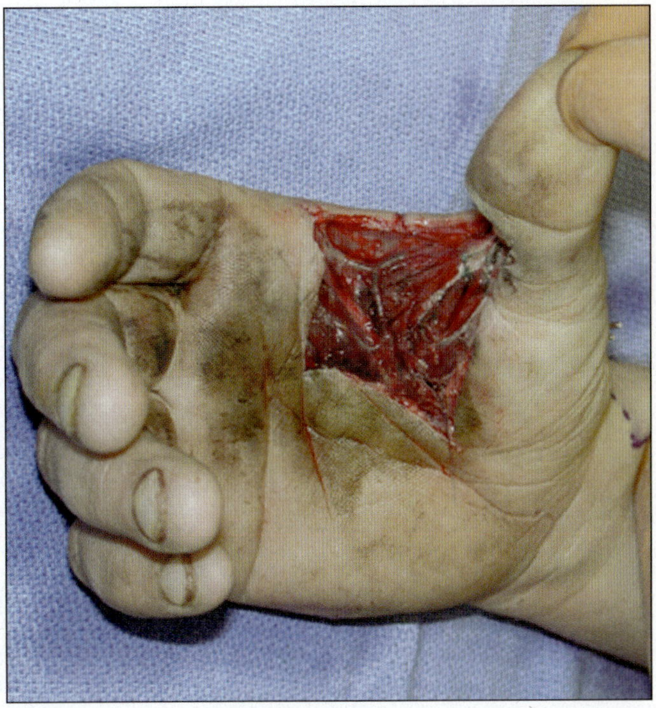

图2

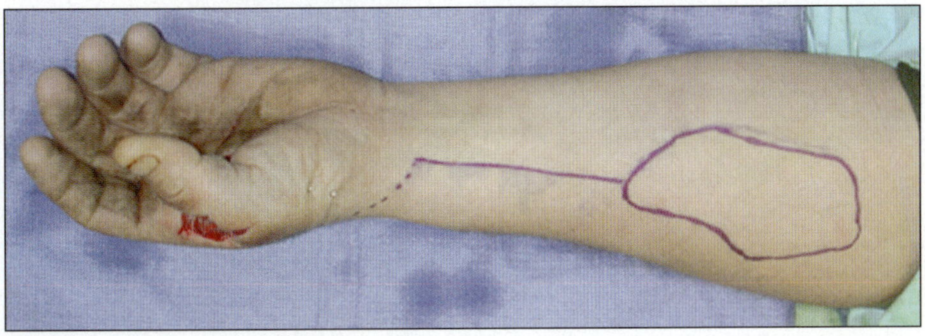

图3

手术要点

- 从尺侧开始切取皮瓣更安全，可以完成大部分的皮瓣切取工作。
- 沿肱桡肌由近及远完成最后的切取，保持蒂部永远在直视下。

注意事项

- 在肱桡肌表面切取时，可能损伤桡神经感觉支。

器械/植入物

- 手术放大镜

手术要点

- 皮瓣翻转时，注意蒂部不要扭转受压

注意事项

- 蒂部不要扭转

争议

- 可以只切取筋膜，不切取皮肤。虽然这样对手术技术要求更高，但供区外观更好。筋膜覆盖受区后，在筋膜上植皮。
- 偶尔，当深层的伴行静脉回流不充分时，尽量长地保留皮瓣中浅静脉。将静脉的近端与受区的静脉吻合以增加静脉回流。

步骤2

- 从皮瓣尺侧开始，从肌肉表面掀起皮瓣。
- 将肌膜包含在皮瓣内。
- 于蒂部下方向肱桡肌深层分离。
- 之后，做皮瓣桡侧切口。
- 完成皮瓣和蒂部的切取后，皮瓣就可以穿过腕关节桡背侧的皮下隧道到达受区缺损处（图 4）。
- 从肱桡肌上切取皮下组织时要十分小心。可以切取血供基于穿支动脉和肌间隔的皮瓣。

步骤3

- 做皮下隧道 （必要时），翻转皮瓣以覆盖手部缺损。
- 确认蒂部没有扭转受压。
- 皮瓣与受区缝合（图5）。

步骤4

- 必要时用部分指浅屈肌肌腹覆盖桡侧腕屈肌腱。
- 供区断层植皮。
- 作者习惯植皮打包缝合。

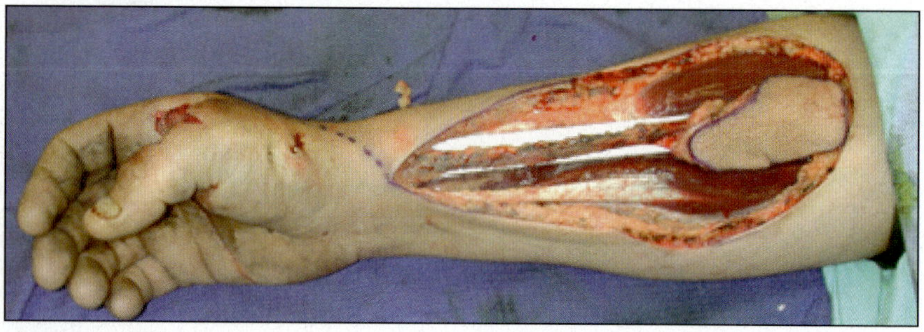

图4

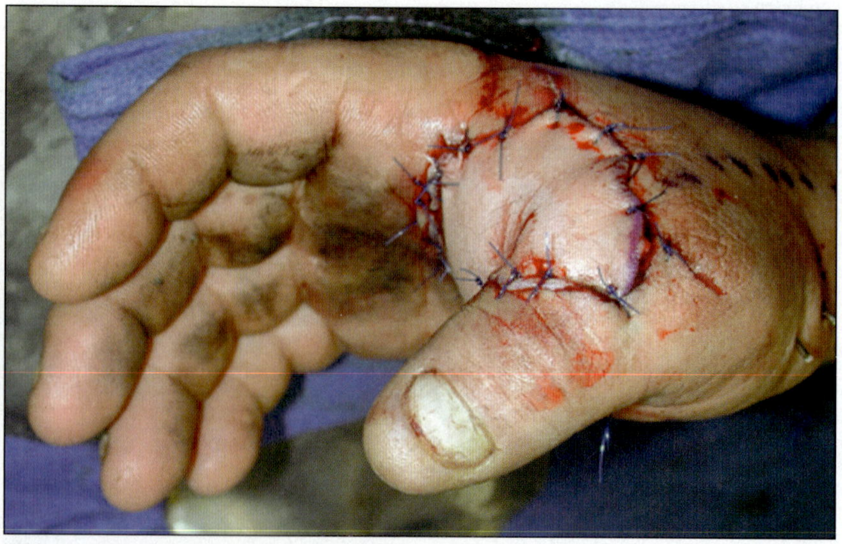

图5

手术要点

- 为了使皮肤贴附得更好，打包缝合可以保留3周。

术后护理及预期结果

- 手需要夹板制动。
- 抬高患肢。
- 打包缝合保留3周。
- 术后三个月，供区和皮瓣愈合良好（图6）。图7显示皮瓣修薄和边缘Z字成形术后6个月时的情况。

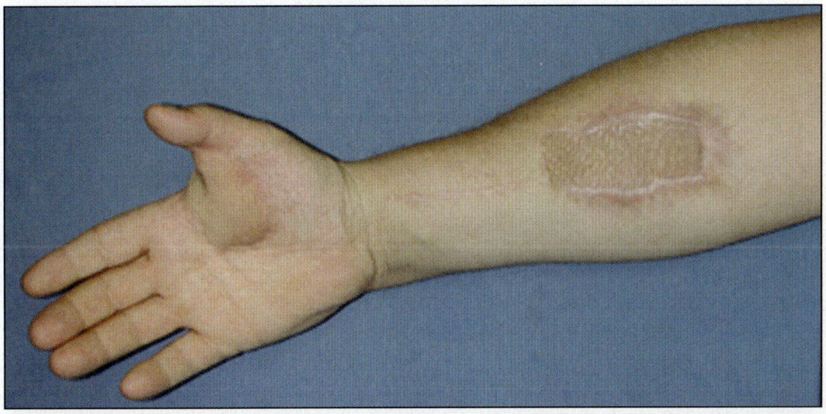

图6

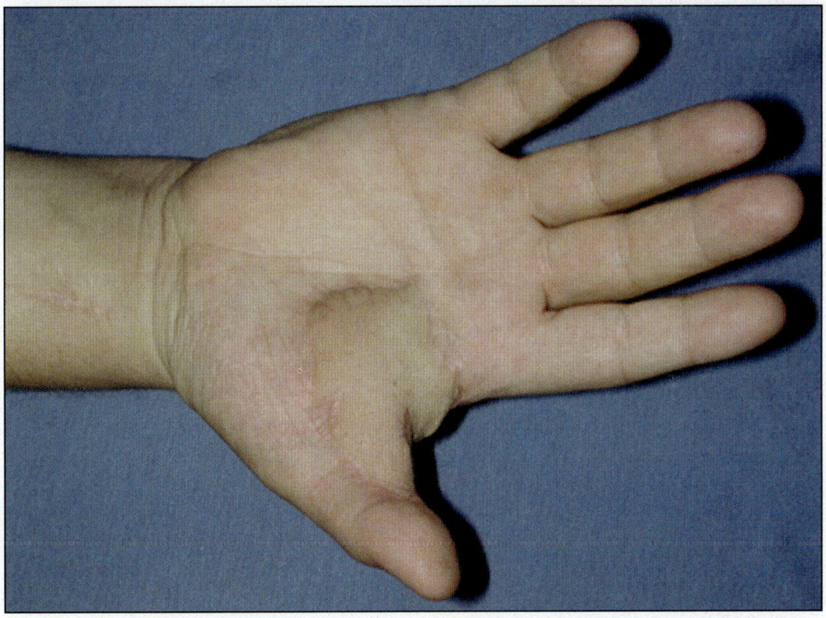

图7

证据

Jeng SF, Wei FC. The distally based forearm island flap in hand reconstruction. Plast Reconstr Surg. 1998;102:400-6.
桡动脉皮瓣的各种应用。（Ⅳ级证据）

Kaufam MR, Jones NF. The reverse radial forearm flap for soft tissue reconstruction of the wrist and hand. Tech Hand Upper Extremity Surg. 2005;9:47-51.
讨论桡动脉皮瓣及其各种改型的切取技术。（Ⅴ级证据）

Soutar DS, Tanner NS. The radial forearm flap in the management of soft tissue injuries of the hand. Br J Plast Surg. 1984;37:18-26.
带蒂桡动脉皮瓣的个人经验总结。（Ⅳ级证据）

62 （吻合血管的）第二足趾游离移植再造拇指

Seong Eon Kim and Kevin C. Chung

其他治疗方法

- 踇趾移植
  - 踇趾移植是一种传统的再造方法。
  - 保留踇趾跖骨头以维持其在行走时的向前推进作用。
  - 如果不去除骨和软组织，踇趾较拇指的体积大得多，因此重建后外观不理想，并且供区的外形也让一些患者很难接受。
- 第二足趾移植
  - 第二足趾移植的缺点是外观。第二足趾呈屈曲状，其爪形外观与拇指外形有很大差距。优点是供区损伤较小。
  - 权威专家对第一足趾和第二足趾移植进行了对比性研究，结果显示其功能差异不明显。对于拇指在掌指关节水平离断的患者，进行足趾移植比不进行足趾移植在功能上有明显的改善。
  - 对于儿童患者，由于第二足趾移植失败率相对较低同时其具有生长潜力，因此更适合采用第二足趾移植。

适应证

- 创伤后拇指缺损

临床检查/影像学检查

- 进行足趾游离移植拇指再造时，应首先考虑拇指的缺损水平。
  - 缺损水平位于指间关节时，由于拇指保留了足够的长度，通常不需进行再造。
  - 缺损水平接近或位于掌指关节时，需进行再造。
  - 缺损水平位于指间关节和掌指关节之间时，通过趾-拇再造可改善拇指外观，但是也可以通过加深“虎口”增加长度来改善功能。
  - 若拇指缺损包括了腕掌关节，则需要进行示指拇化，尤其是在示指也受损的情况下。这种近端的损伤，即使进行足趾移植，也可能因为缺少鱼际肌而影响功能。鱼际肌及腕掌关节的缺失使得足趾移植的主要目的是为了改善其感觉功能。
- 由于踇趾跖骨头对于行走时向前推进的功能至关重要，因此一旦确定进行足趾移植，则首选第二足趾。

外科解剖

足趾的特点

- 踇趾：踇趾的周径、长度以及趾甲的宽度都比拇指的相应部位大。
- 第二足趾：与手指相比，第二趾指呈矩形，而手指呈圆形，其尖端呈球状，趾体较短。

足部的动脉血供

- 胫前动脉走行于伸肌支持带下方，出伸肌支持带后成为足背动脉（图1）。足背动脉走行于踇长伸肌腱外侧，在第一跖骨下方分成第一跖背动脉（FDMA）和跖底深支（图2）。
- 第一跖背动脉在第一跖骨间隙向远端走行，分成踇趾的外侧趾动脉和第二足趾的内侧趾动脉，并于跖骨间深韧带的背侧发出分支与第一跖底动脉构成交通支。
- 第一跖背动脉的解剖学变异：根据第一跖背动脉与第一跖骨间背侧肌和跖骨间深横韧带的关系，有三种变异存在：

其他治疗方法一续

- 修整后的足趾移植
  - 修整踇趾内侧（胫侧）以减小其体积，使其与拇指大小相匹配同时保留其趾间关节。该手术适用于关心重建后拇指外观的患者以及踇趾与拇指体积相差较大的患者。
- 踇甲瓣
  - 踇趾的趾甲、软组织以及皮肤联合髂骨复合移植可再造出外形较满意的拇指。该方法重建的拇指虽然美观，但是移植的髂骨有吸收和骨折的风险。

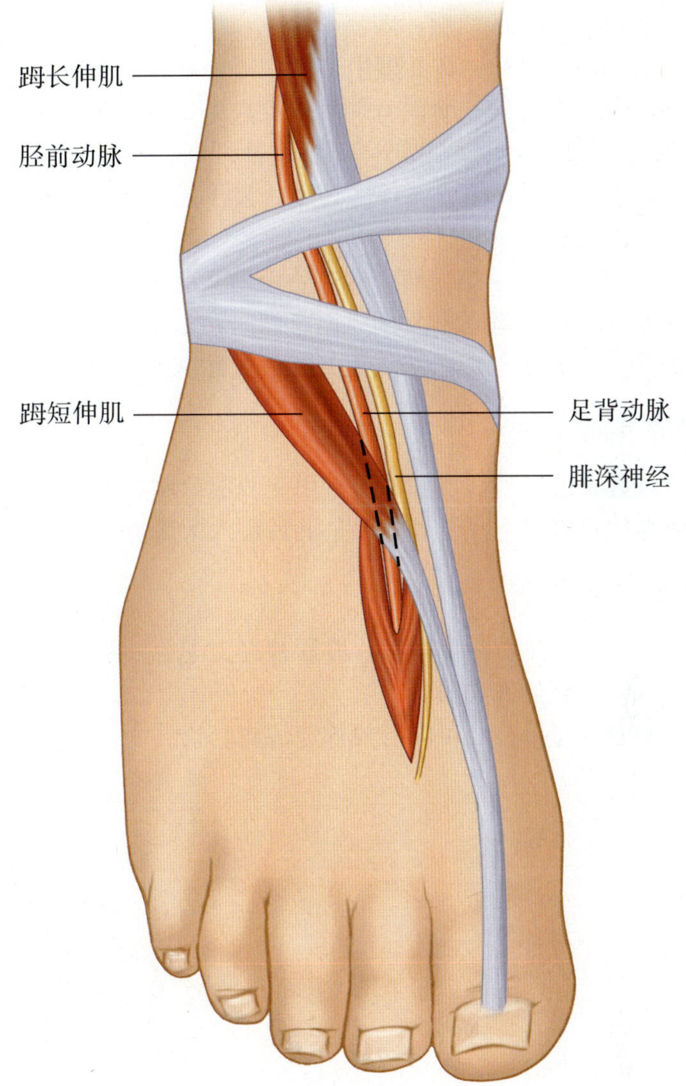

图1

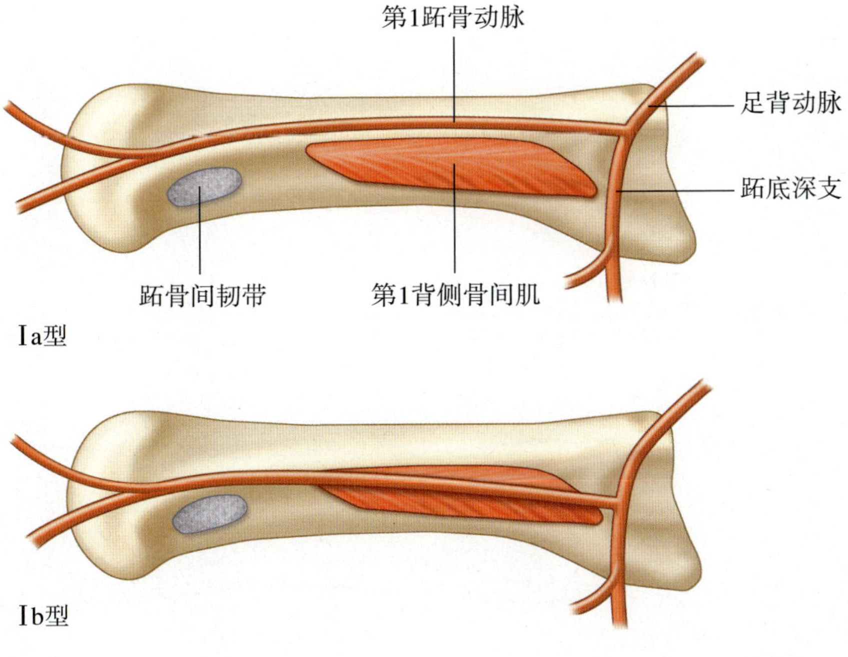

图2

- Ⅰa 和 Ⅰb（见图2）：Ⅰa型，第一跖背动脉位于第一骨间背侧肌的表面。Ⅰb型，第一跖背动脉位于第一骨间背侧肌的浅层，容易分离。
- Ⅱa和Ⅱb（图3）：在Ⅱ型中，第一跖背动脉位于第一骨间背侧肌的深层，其远端位于跖骨间深横韧带的浅层。若在第一骨间背侧肌内存在由足背动脉发出的浅层分支，则为Ⅱa型，否则为Ⅱb型。
- Ⅲ型（图4）：Ⅲ型的第一跖背动脉纤细，仅供应足趾，不发出到跖底的分支。而第一跖底动脉较粗大，其在跖骨间深韧带下方走行，发出跖底交通支至足趾。

■ 第一跖底动脉
- 第一跖底动脉于第二跖骨基底处由足背动脉发出，走行于跖骨间深韧带的下方（见图4）。
- 分离第一跖底动脉非常困难而且费时，需将第二跖骨移走才能到达跖底系统。因此，另外的选择即为分离出一根足够粗的跖底血管，通过静脉移植延长其长度。

足背静脉系统

■ 足背静脉系统包括浅层和深层。由于浅层静脉足够粗大并且易于切取，因此一般不用深层静脉。
■ 足趾背侧静脉汇入足背静脉弓，此后汇入大隐静脉和小隐静脉。

足背侧的神经支配

■ 腓浅神经支配足背内侧皮肤，腓深神经支配第一趾蹼区皮肤。
■ 胫后神经支配足底皮肤。
■ 腓浅神经或腓深神经可以与桡神经浅支吻合。

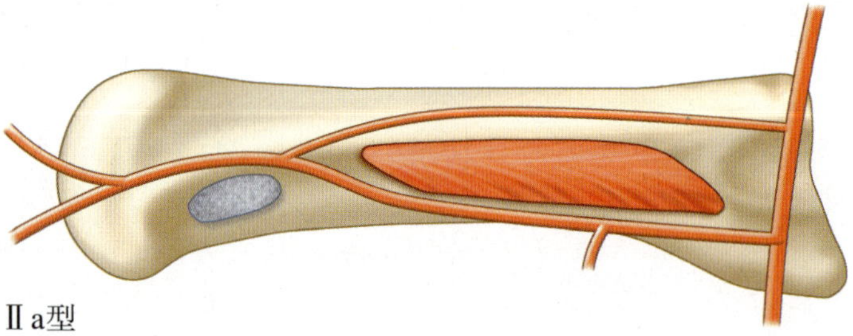
Ⅱa型

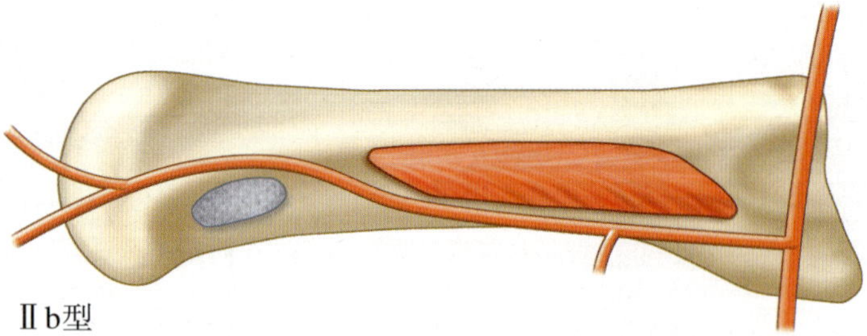
Ⅱb型

图3

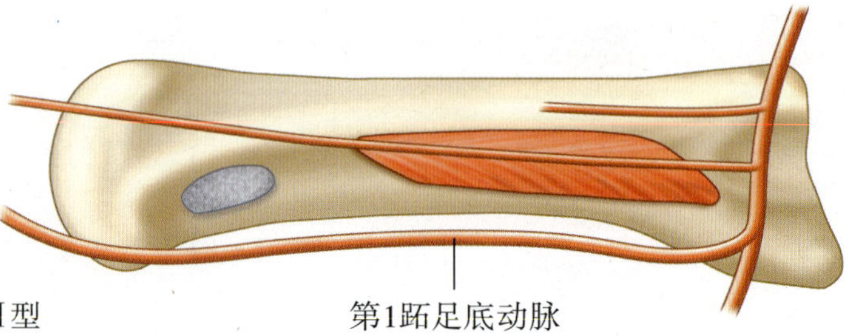

Ⅲ型

图4

体位

- 通常选择切取对侧的第二足趾进行趾-拇再造，以便于移位后第一跖背动脉与鼻烟窝处的桡动脉吻合。
- 分别于上臂和大腿处放置止血带。
- 最好两组人员同时手术。第一组剥离足趾，第二组准备受区。但要协作进行，以便确定肌腱、血管和神经的长度。

> **手术要点**
>
> - 趾-拇指移植的重点是保证拇指处有足够的皮肤覆盖。足部的皮肤并非十分充足，因此当游离足趾时，应尽可能少地切取足部皮肤。若切取的皮肤太多会引起足部伤口延期愈合和长时间的行走困难。因此，如果从足部切取的皮量无法满足供区的要求时，则需要额外进行远位软组织的覆盖，通常选择腹股沟皮瓣。通常不建议使用邻位的软组织覆盖拇指缺损，因为这样会造成拇指周围额外的瘢痕形成，不利于拇指的重建。

入路/显露

足部的显露

- 应用超声多普勒确定足背动脉和第一跖背动脉的位置。于足内侧标记出足背静脉至大隐静脉的走行。
- 于足背侧（图5A）和跖侧（图5B）分别设计曲线型切口。跖底的切口应远离第一跖骨头，在非受力区设计。
- 为了使足背侧静脉更加清晰，可在上止血带之前抬高下肢2分钟。

手部的显露

- 进行拇指再造时需解剖出以下结构：鼻咽窝处的桡动脉、头静脉、桡神经浅支、拇长伸肌、拇长屈肌和双侧的指神经。
- 通过拇指残端纵行切开，Z字形延长切口至鼻咽窝（图6）。

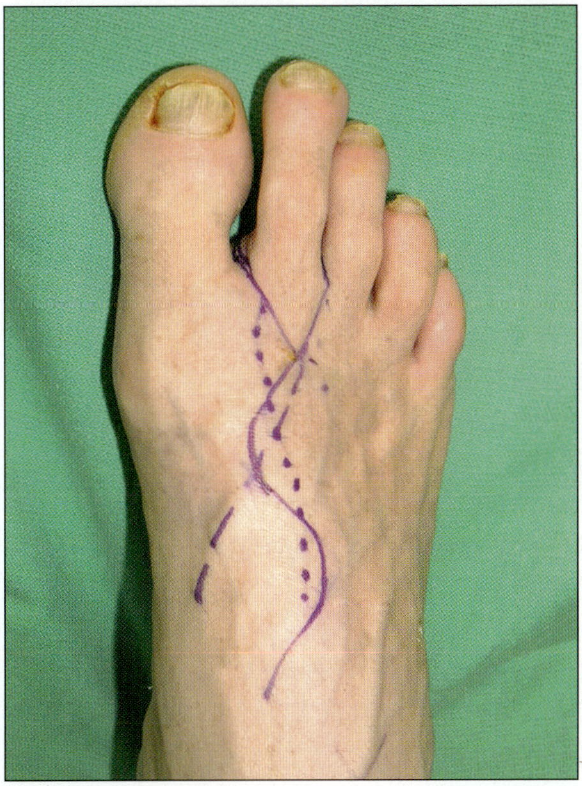

A

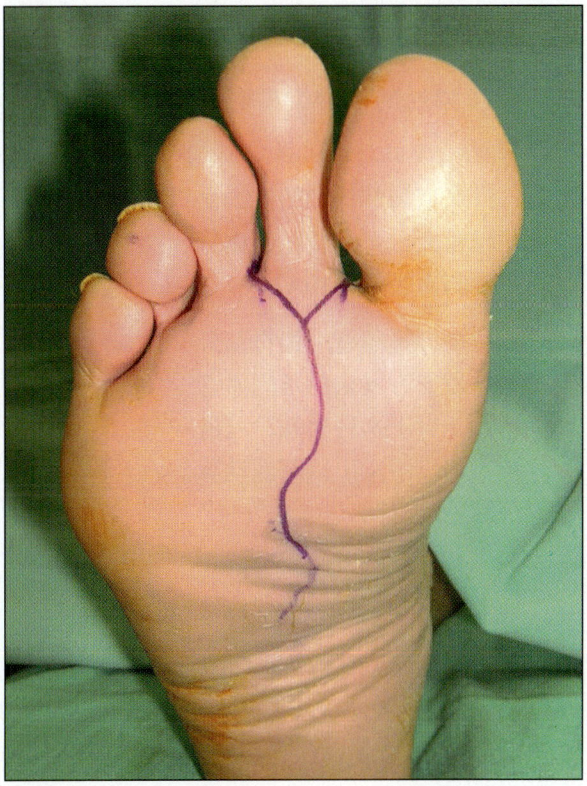

B

图5

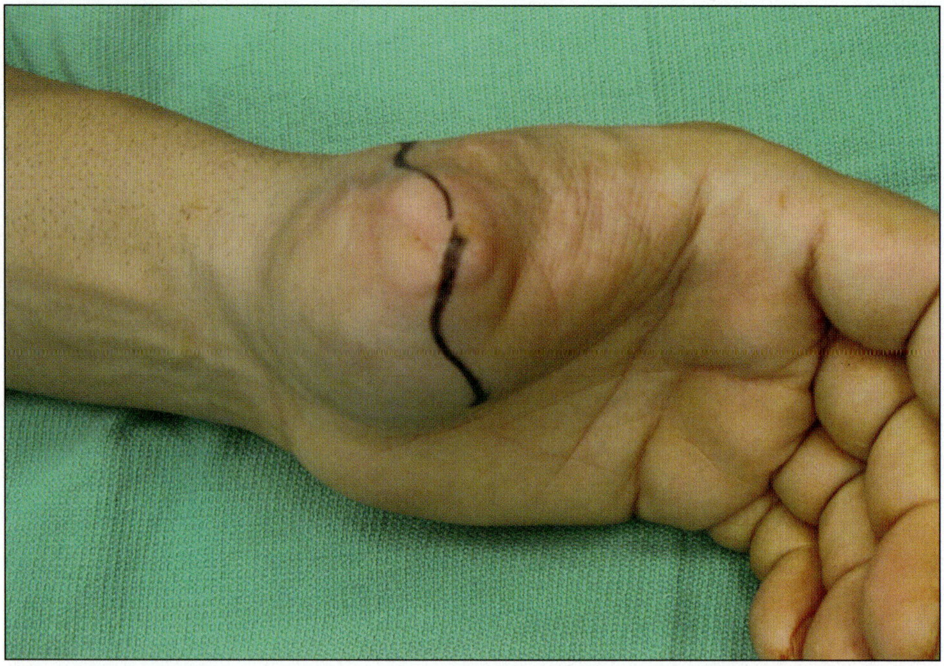
图6

手术要点

- 于第一跖骨间隙逆行分离第一跖背动脉有利于快速区分动脉的类型。通过该切口，术者可以辨认出第一跖背动脉、第一跖背动脉与足底动脉的交通支、踇趾腓侧趾动脉和第二足趾胫侧趾动脉。
- 在跖骨间隙处的血管类型有以下两种。
  - 第一种类型为掌侧和跖侧的血管均较粗大，可结扎跖侧血管利用背侧血管（图10A）。
  - 第二种类型是仅有一根自跖骨间深韧带下方发出的跖侧血管较粗大。对于这种类型，可通过跖底切口游离出以跖底动脉为蒂的足趾（图10B）。
- 对于以跖底血管为主导的病例，向近端分离血管仅能到达跖骨头水平。进一步的向跖骨头近端分离血管非常困难，极易损伤到跖骨间韧带。因此，我们更喜欢采取静脉移植的方法来延长动脉蒂的长度。

手术操作

步骤1

- 于第一跖背间隙设计切口，逆向分离，以确认第一跖背动脉的血管类型。
  - 对于以跖背动脉系统为主的病例，向近端分离跖背动脉，结扎第一跖背动脉的足底动脉分支（图7A和7B）。
  - 若以跖底动脉系统为主导的病例，分离跖骨间深韧带，将跖底动脉向近端分离（图8A和8B）。
- 延长背侧切口以显露背侧静脉、腓浅神经和腓深神经以及伸肌腱。于跖侧曲线型切开，显露出趾浅屈肌腱、趾深屈肌腱和双侧趾神经。用细线（例如6-0普理灵缝线）分别对以上解剖结构进行标记以便于分辨。
- 于预先设计处水平截骨，注意保护神经血管束和肌腱。根据健侧拇指的长度确定移植足趾的长度。为了保持掌指关节的稳定，可行掌指关节融合。
- 确认足趾组织的合适长度后，仅切断肌腱和神经。
- 松开止血带，观察足趾血流灌注情况。通常在足趾恢复充足的血液灌注之前，需要热敷足趾5分钟。
- 确定第二足趾血流灌注正常后，切断足背动脉（图9）。

步骤2

- 分离出桡动脉、手背静脉、桡神经浅支。对于先天性拇指缺如患者进行拇指重建时，应首先切开供区以确认所有潜在的血管、神经等组织结构的畸形。
- 切取拇长伸肌腱并将其与周围软组织分离以获得充分滑动。若拇长伸肌腱不适合，可以用示指固有伸肌腱移位。

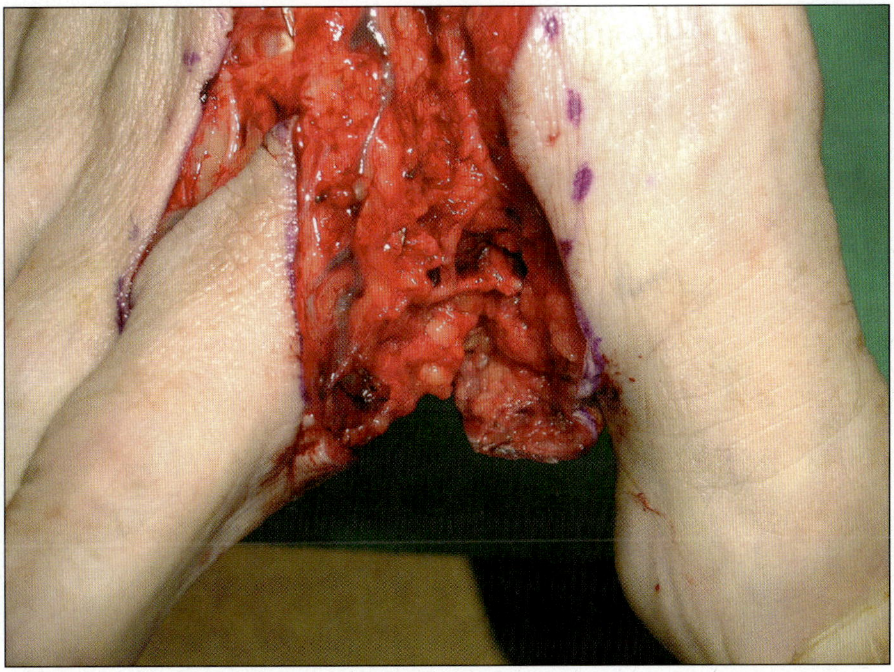

A

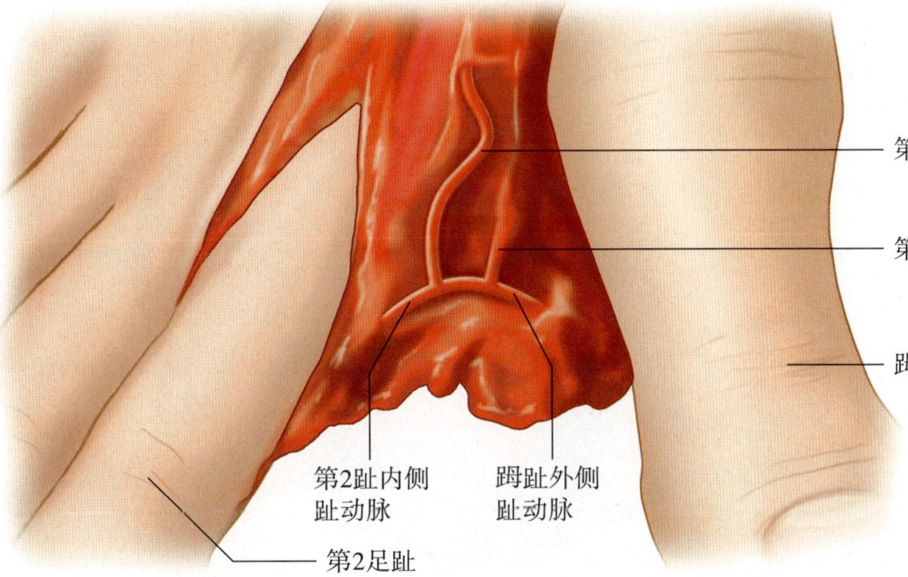

B

图7

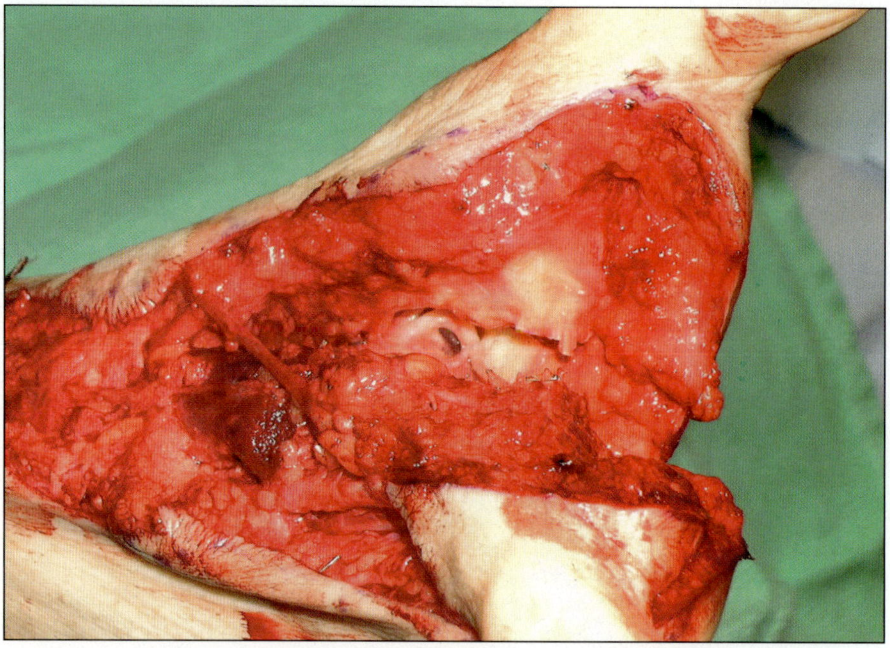

A

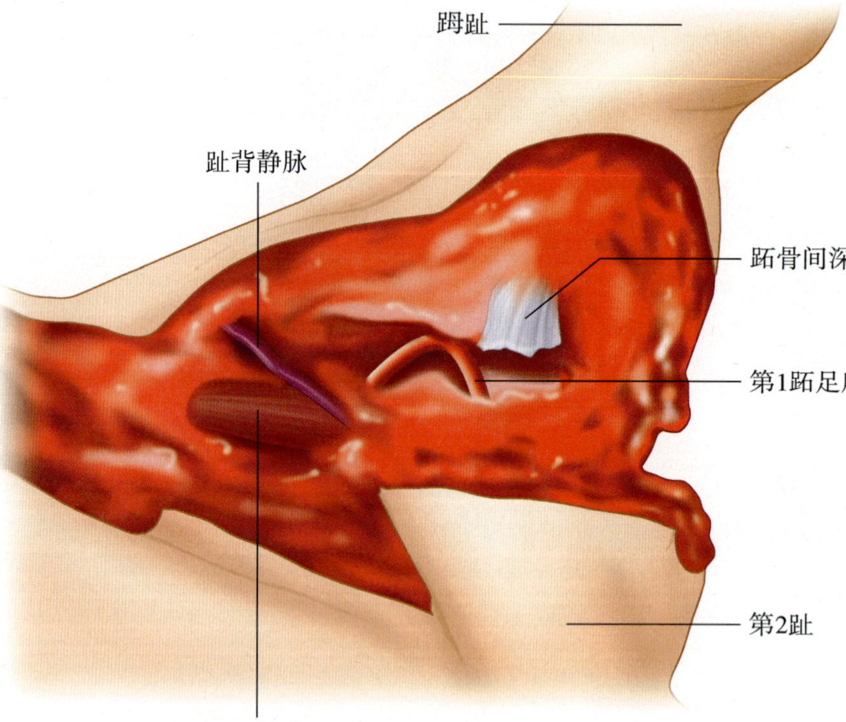

B

图8

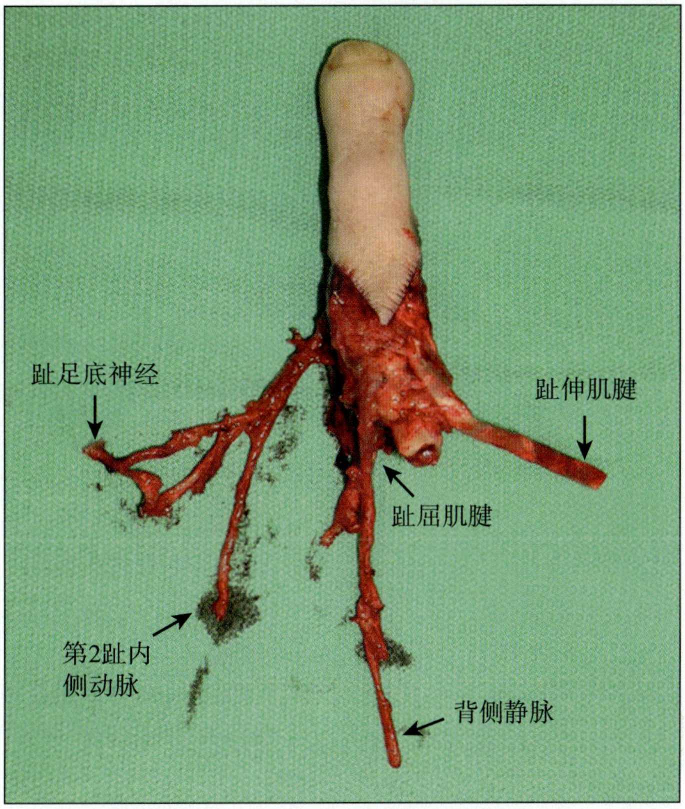
趾足底神经
趾伸肌腱
趾屈肌腱
第2趾内
侧动脉
背侧静脉

图9

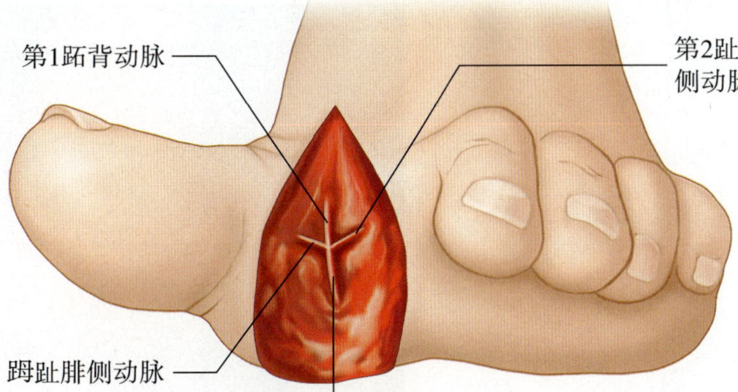
第1跖背动脉
第2趾胫
侧动脉
踇趾腓侧动脉
第1跖足底动脉交通支

A

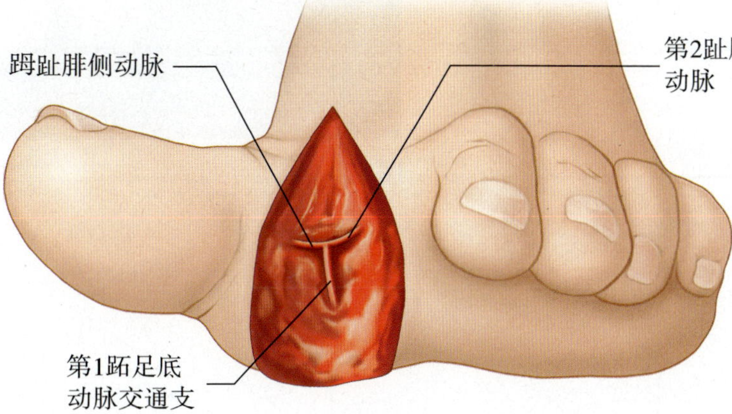
踇趾腓侧动脉
第2趾胫侧
动脉
第1跖足底
动脉交通支

图10 B

- 将拇指双侧指神经向近端分离，直至显露出正常的神经束。分离出拇长屈肌腱，同时充分松解。
- 清理骨质断端的关节或瘢痕残留组织，必须保护鱼际肌在掌骨的附着处。

步骤3：足趾移植

- 克氏针和髓内针可用于骨折的固定，而微型钢板可提供坚强的内固定。
- 通常在鼻咽窝处将供区动脉与桡动脉进行端侧吻合（推荐）或端端吻合。之后进行静脉的端端吻合。此后进行其他组织的修复，这样可以使足趾的缺血时间最短。
- 足趾的趾伸肌腱与拇长伸肌腱编织缝合，使趾关节充分伸直。
- 腓浅神经或腓深神经与桡神经浅支相吻合。
- 足趾的趾深屈肌腱与拇长屈肌腱缝合。
- 将拇指指神经的最远端与足趾的趾神经吻合，以便尽早恢复感觉功能。
- 妥善关闭伤口，避免压迫血管。
- 修补跖骨间韧带，关闭足部切口（图11）。

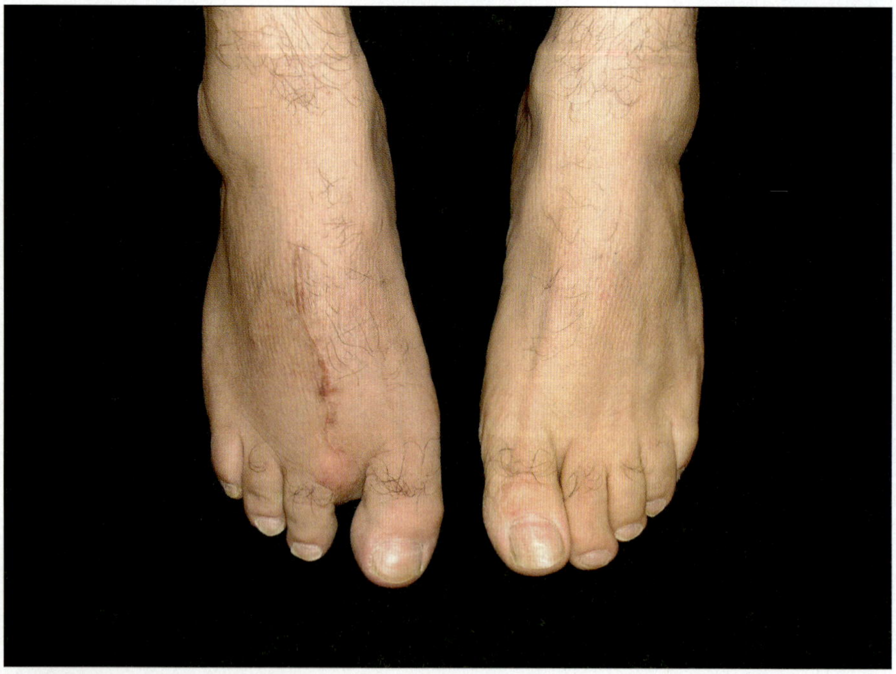

图11

术后护理及预期结果

病例1

- 一位50岁男性患者，左手拇指套脱伤。
- 患者于外院应用带蒂腹股沟皮瓣覆盖创面（图12A和12B），6个月后应用第二足趾移植重建拇指（图13A和13B）。
- 在第二足趾移植六个月后，手的功能得到恢复（图14A～14D）。

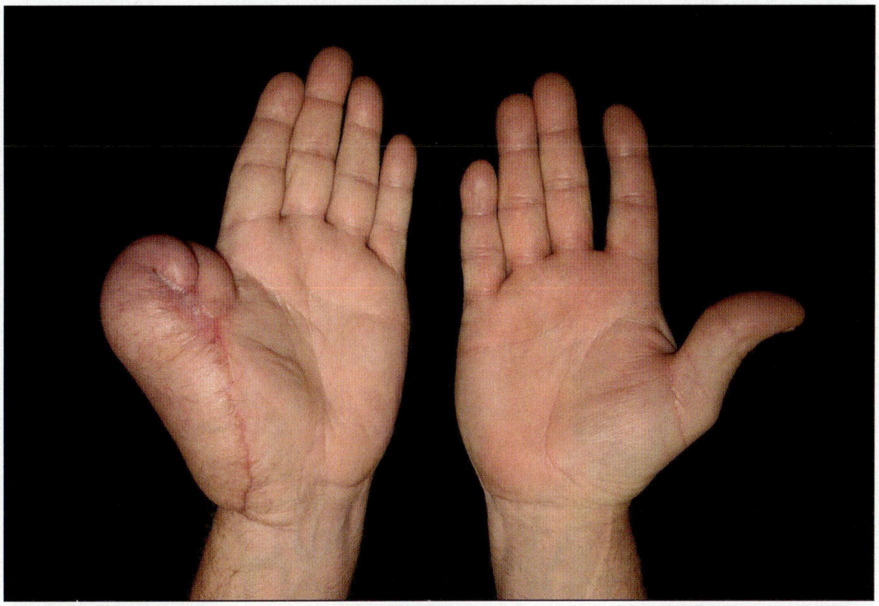

A

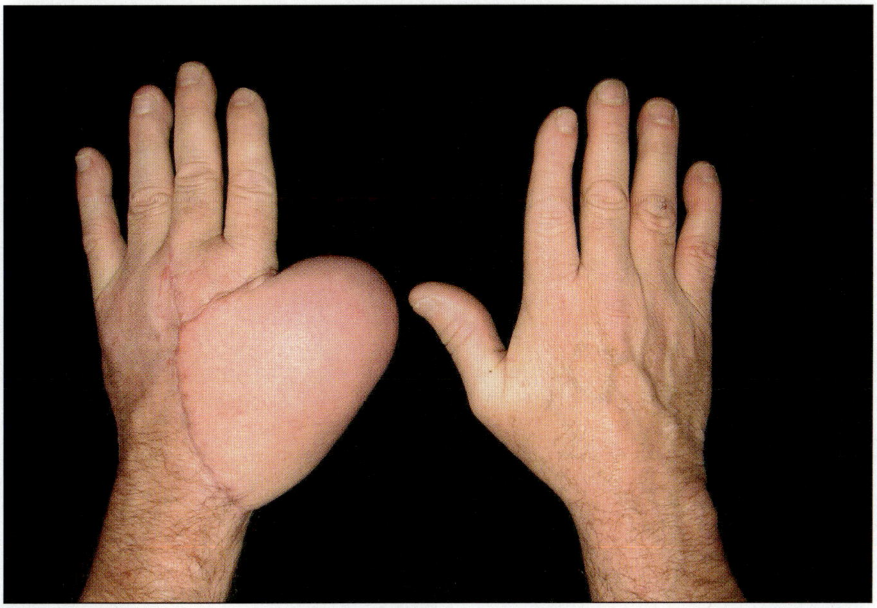

B

图12

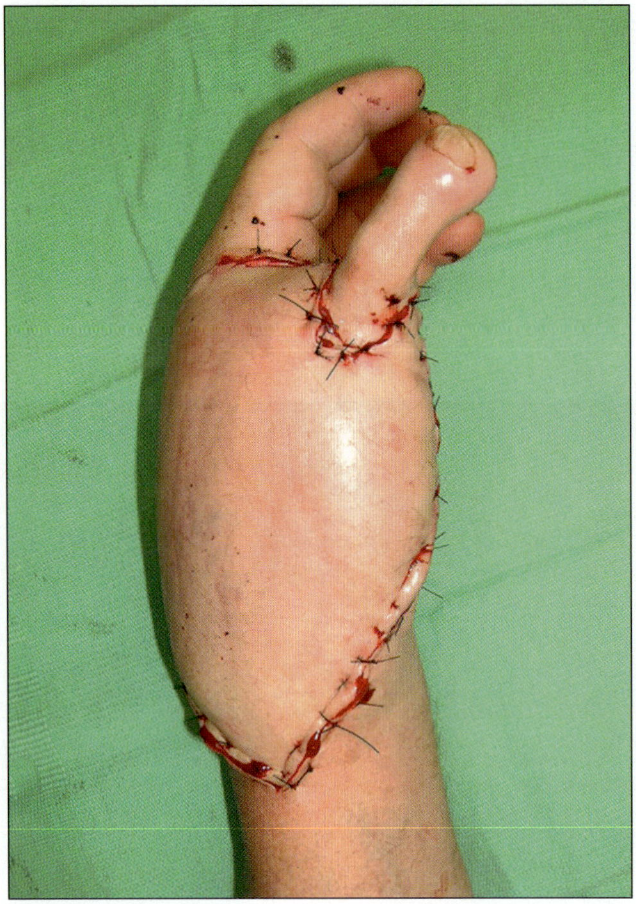
A

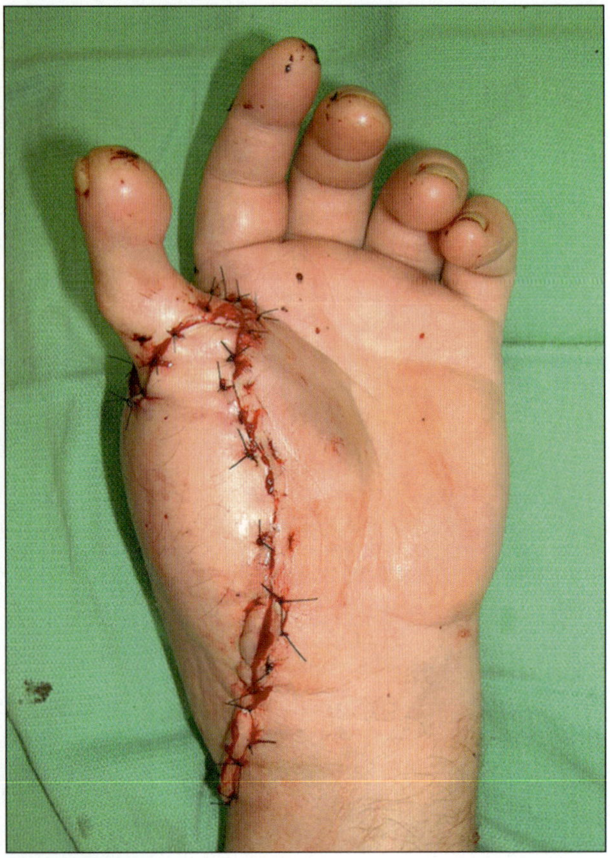
B

图13

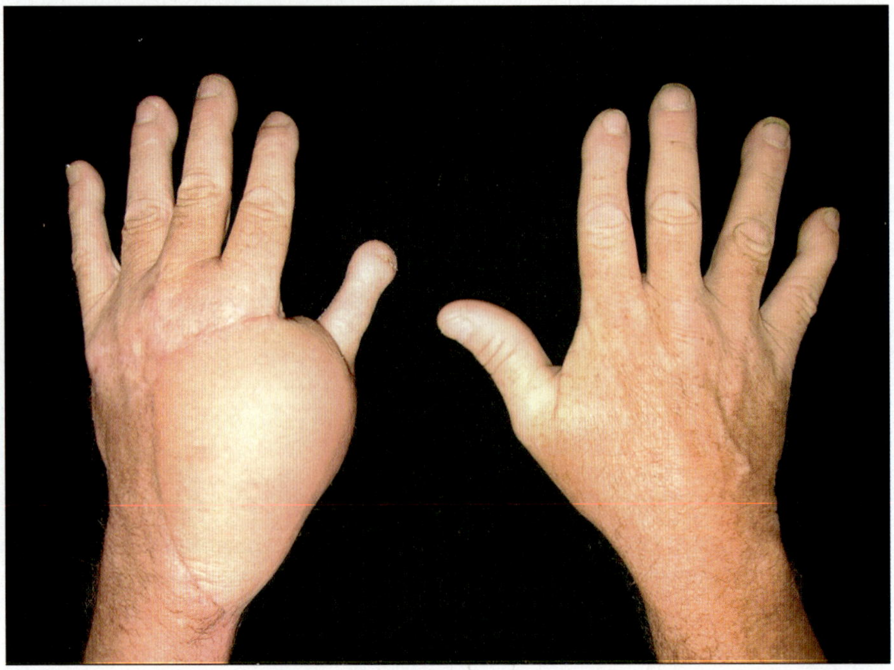

图14　A

图14 续

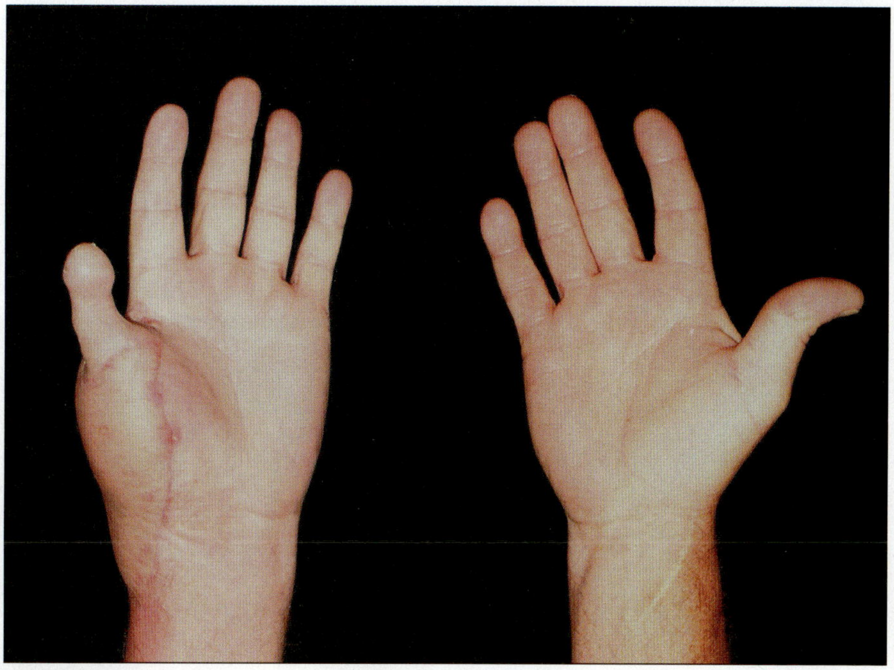
B

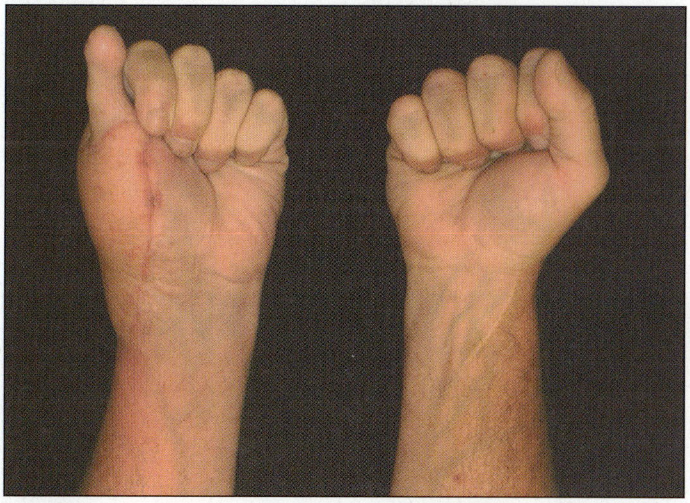
C

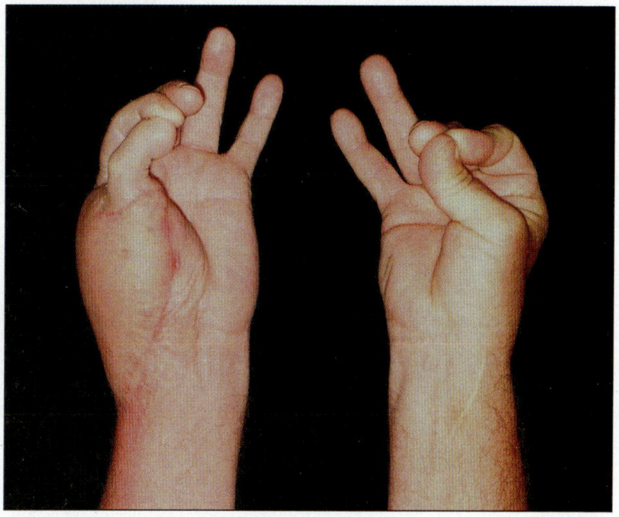
D

病例2

- 另一位接受第二足趾移植术的患者术后6个月的表现（图15A~15C）。
- 第二足趾移植术后常出现爪形手畸形。若该畸形影响功能，可进行指间关节融合（图16A和16B）。

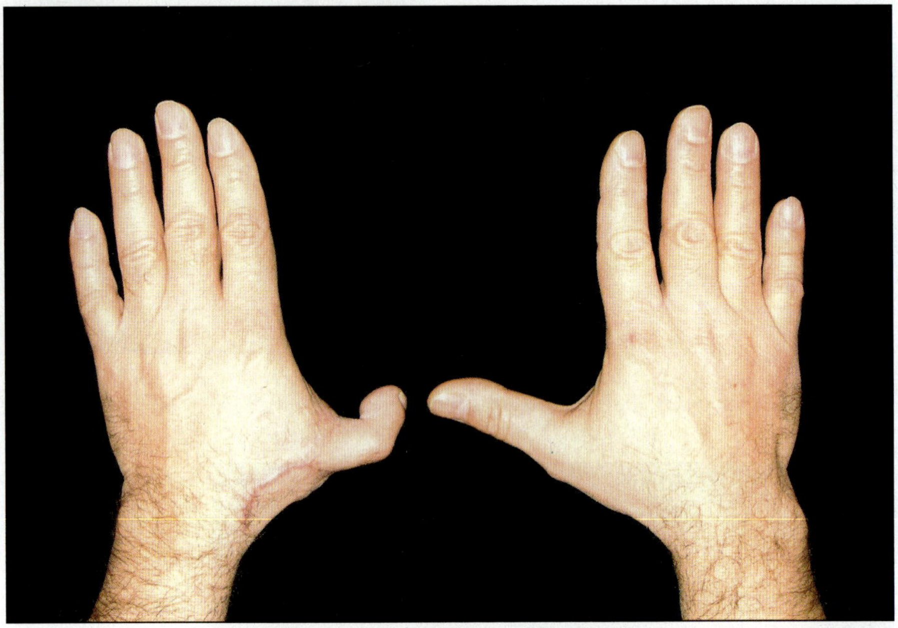

A

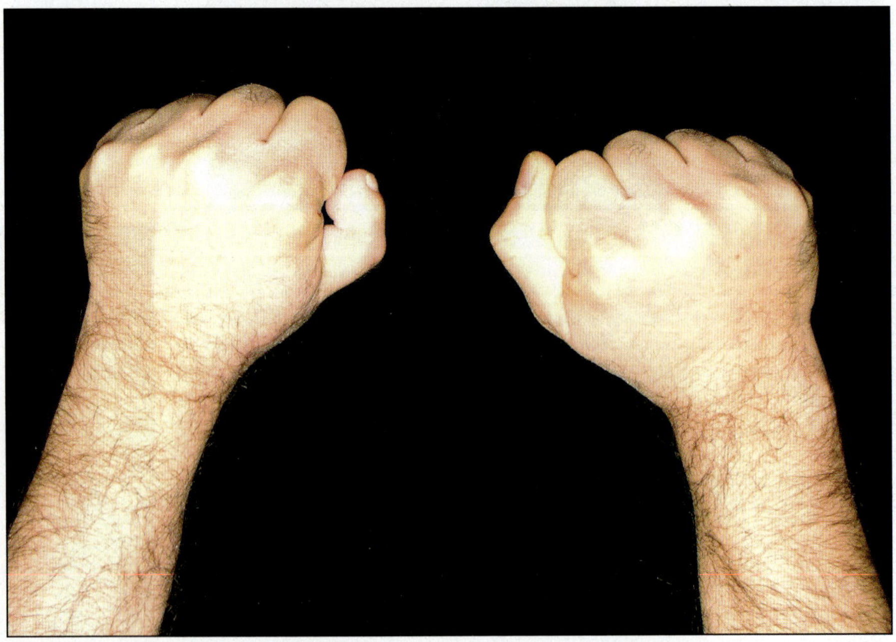

B

图15

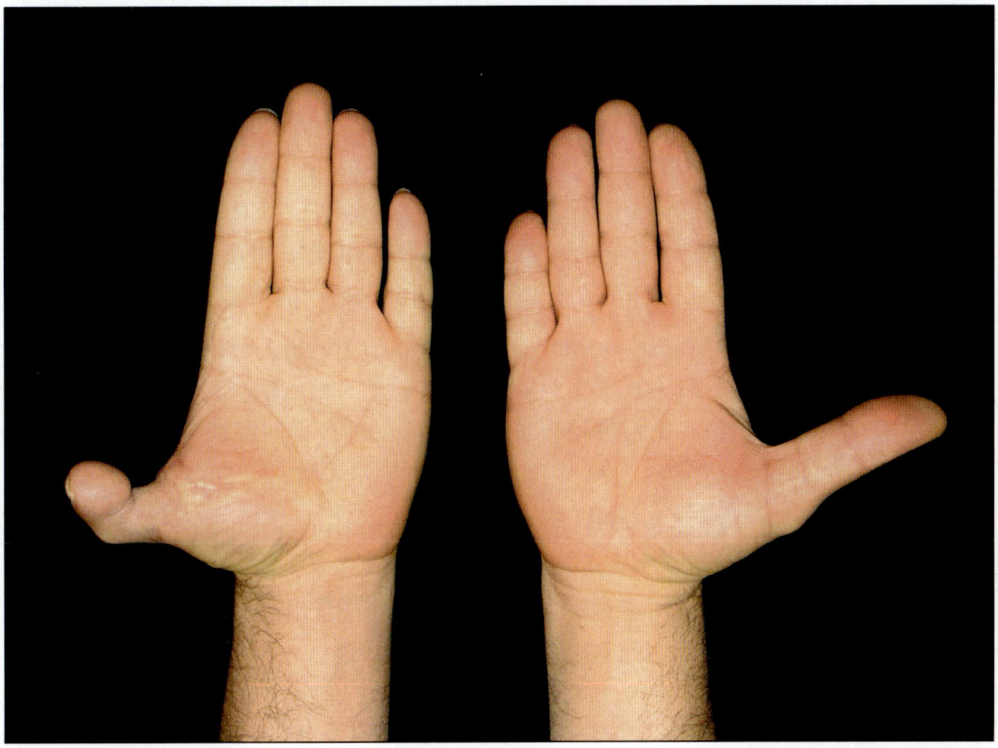

C

图15　续

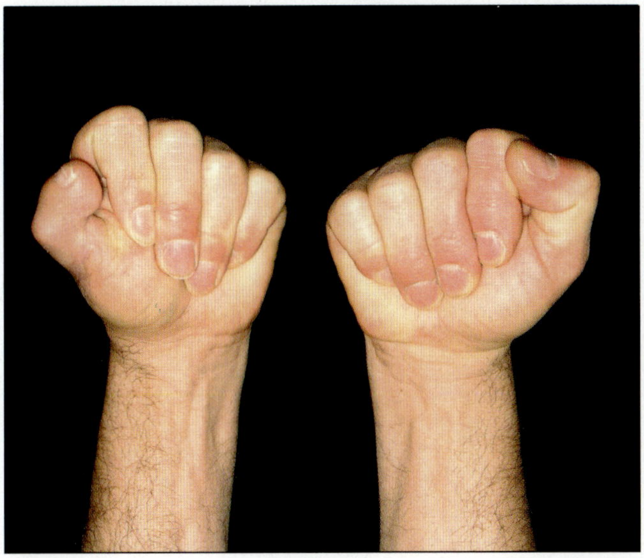

A

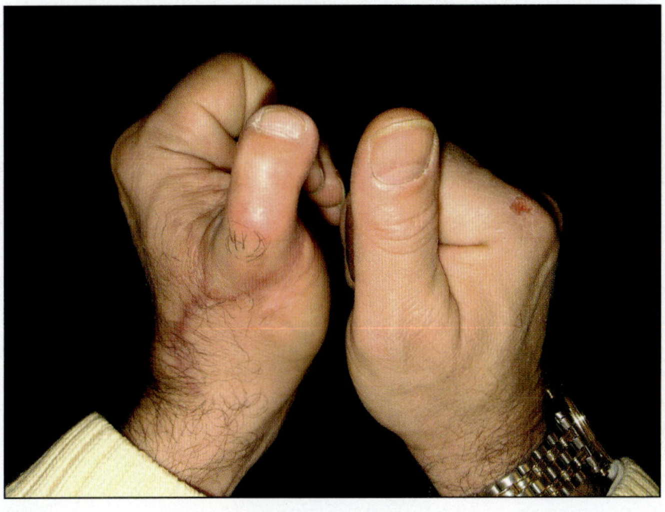

B

图16

证据

Chung KC, Wei FC. An outcome study of thumb reconstruction using microvascular toe transfer. J Hand Surg [Am]. 2000;25:651-8.

该回顾性研究对16例掌指关节离断接受足趾移植的患者（踇趾和第二足趾移植）和5例掌指关节离断而未接受重建手术的患者的手部功能进行了比较。平均随访时间为7.2年。通过MCH问卷对疗效进行评判。结果显示：接受足趾移植的患者在手功能的恢复、日常生活、工作、外形及满意度等方面显著优于未重建的患者。供区损伤差异不显著。第一足趾和第二足趾移植患者的术后功能恢复无明显差异。（Ⅲ级证据）

Foucher G, Moss LH. Microvascular second toe to finger transfer: a statistical analysis of 55 transfers. Br J Plast Surg. 1991;44:87-90.

该文章对42例应用第二足趾移植再造手指的患者进行了回顾性分析。两点辨别觉为8mm，屈曲的平均活动度为33°，伸直的平均活动度为34.5°。本组有4例手术失败。（Ⅳ 级证据）

Wei FC, Silverman RT, Hsu WM. Retrograde dissection of the vascular pedicle in toe harvest. Plast Reconstr Surg. 1995;96:1211-4.

该文讨论了足趾移植手术时顺第一跖骨间隙逆行切开的问题。作者概述了这种切开方式在快速辨认足趾供应血管分类方面的优势。（Ⅳ级证据）

63 指动脉交感神经剥离术

Wyndell H. Merritt and Kevin C. Chung

注意事项

- 对于因患雷诺综合征而表现为手指缺血的患者，应该首先采用药物治疗扩张血管，改善手指的血液循环。
- 对于正规药物治疗失败、有不愈合的疼痛性缺血性溃疡的患者，这种手术可以作为最后的手段。
- 由于动脉硬化性疾病导致的缺血性溃疡不适合指交感神经剥离术。
- 偶尔，对于腕关节水平的尺动脉或桡动脉闭塞，可以同时行血供重建手术和指交感神经剥离术。
- 有的医生也做腕关节水平的尺动脉或桡动脉的交感神经剥离术来预防血管闭塞。

适应证

- 混合性结缔组织病或硬皮病引起的手指缺血。

临床检查/影像学检查

- 动脉造影可以有效地判断近侧血管是否有闭塞，如果有闭塞就需要做旁路重建手术。
- 做Allen试验判断掌动脉弓的通畅性。
- 行多普勒超声检查，判断手部动脉情况。
- 记录动脉波形和压力值可以用来定量地评价手指的血供。
- 有人采用手掌注射局麻药这样的化学性交感神经阻滞的方法，来预计指动脉交感神经剥离术是否有效。如果神经阻滞有效，预计手术后可改善症状，提高手指的血压。
- 对于那些即使手指将要坏死也要继续吸烟的患者，指动脉交感神经剥离术不会有效。

外科解剖

- 动脉平滑肌的功能是收缩血管。指神经发出交感神经纤维进入指动脉壁（图1）。切断这些联系，并且剥离指动脉外膜可以减少指动脉的交感神经支配，防止血管收缩。
- 在掌浅弓和指总动脉交界处、指总动脉和指固有动脉交界处的交感神经纤维十分丰富。这些交感神经纤维位于血管的外膜层。
- 指动脉交感神经剥离术可以解除手术区域的交感神经支配（图2）。这样可以减少远侧的交感神经活动，而不改变手术区域近侧的交感神经活动。

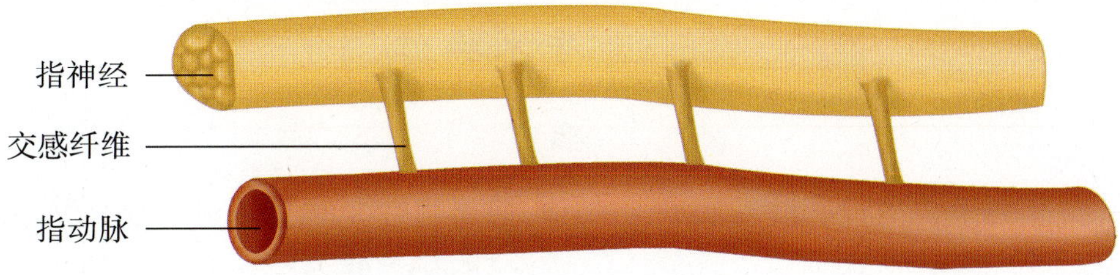

图1

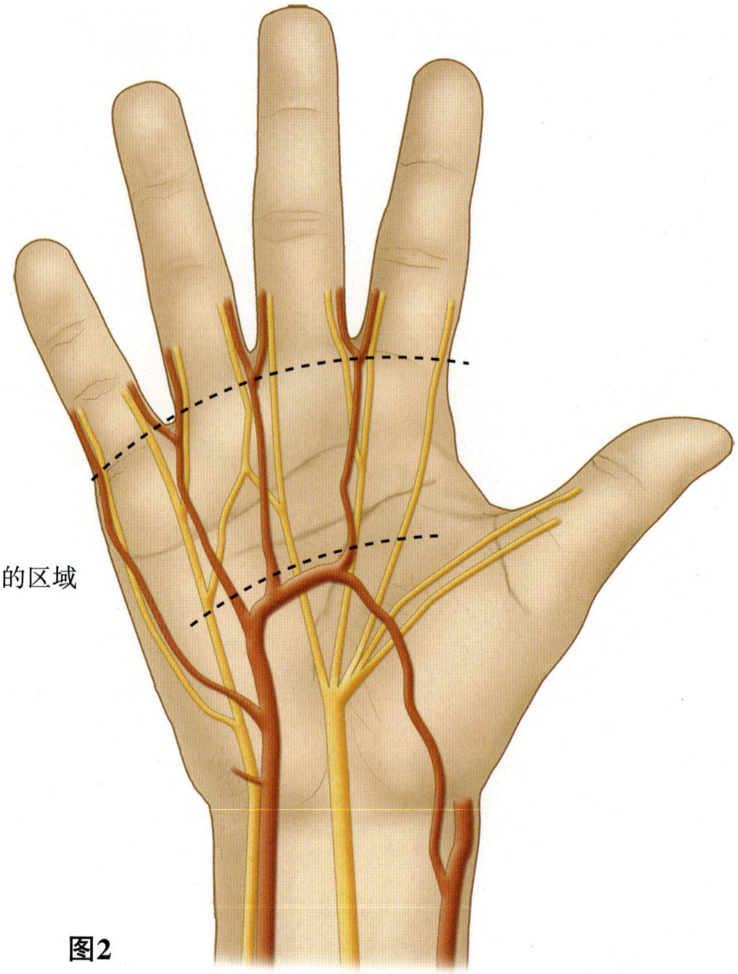

图2

- 交感神经剥离术一般在指总动脉到指固有动脉之间的水平操作，长度约为2～3cm。更激进的交感神经剥离术可以扩展到掌浅弓（图3）。对于某些病例，手术的近端甚至可以扩展到腕关节水平的尺动脉和鼻烟窝水平的桡动脉。

体位

- 止血带下操作。
- 需要显微镜。

手术操作

病史

- 患者男性，30岁，患有混合型结缔组织病。3个月前中指坏死（图4A～4C）。

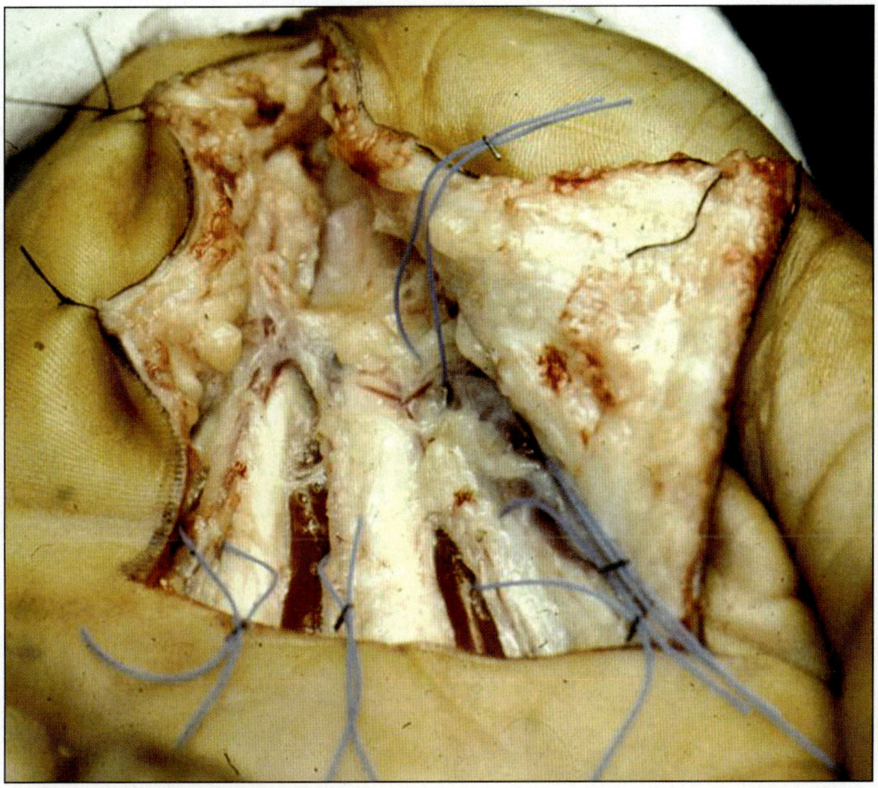
图3

- 血管造影（图A）显示腕关节水平的桡动脉和尺动脉显影良好，掌浅弓通畅但变细。中指的指动脉狭窄（图5B），指动脉波形表明中指血液循环减少。其他手指没有缺血症状。
- 尽管接受了3个月的正规药物治疗，患者仍然有缺血性疼痛，并且中指有组织缺损。在中指DIP关节水平截指后，拟行指动脉交感神经剥离术，以增加手指残端的血供。

手术技术

- 在DIP关节水平做鱼口样切口。手掌Z形切口，显露进入中指的指总动脉（图 6A和6B）。
- 显微镜下手术操作，将指总动脉与指神经分离（图7）。
- 剥离3cm左右的指总动脉外膜，切除由指神经进入指动脉壁的所有分支。
- 注意不要损伤指动脉，否则可能导致血管痉挛。小的动脉分支可以用9-0尼龙线结扎。
- 进行更广泛的指动脉交感神经剥离术时，可以采用手掌横行切口显露指总动脉和掌浅弓。

手术要点

- 作者发现行鼻烟窝水平的桡动脉和腕关节水平的尺动脉交感神经剥离术可以预防这些血管的闭塞。如果手术前动脉造影发现近侧血管的闭塞，需要取前臂静脉移植重建血供，同时行交感神经剥离术。

术后护理及预期结果

- 一般手术后患者会感觉手指温度升高，疼痛减轻。
- 术后10天拆线，一般恢复效果好。

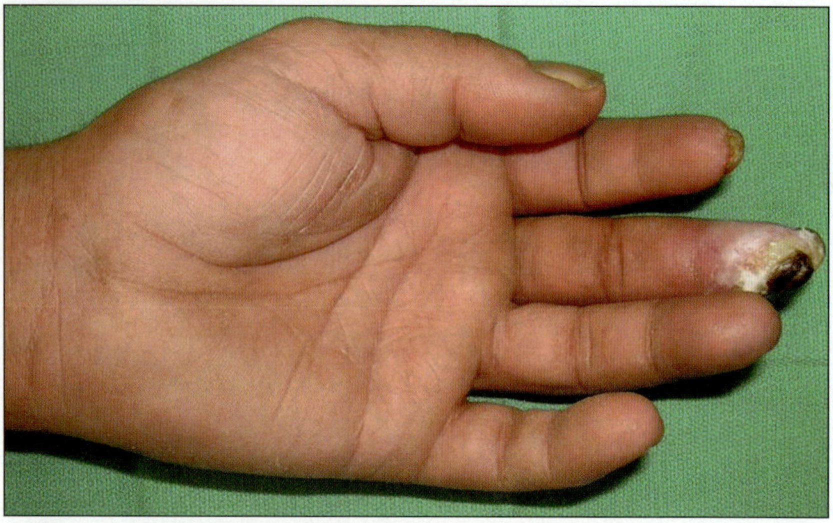

A

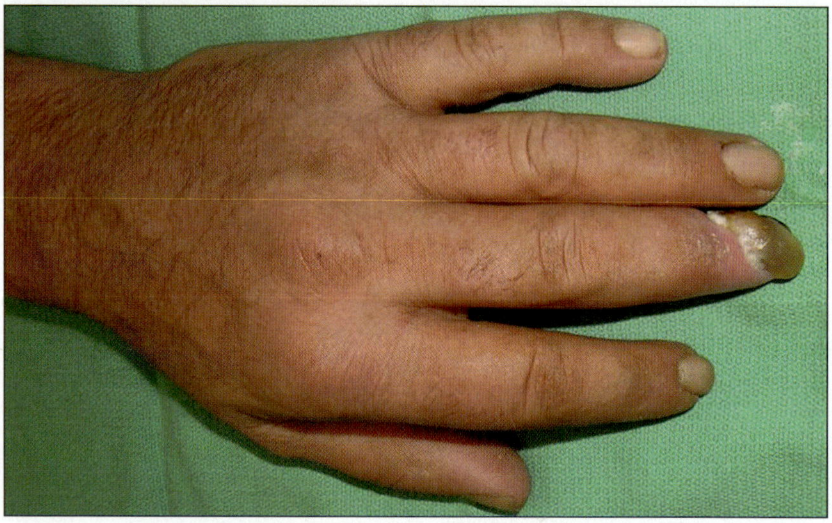

B

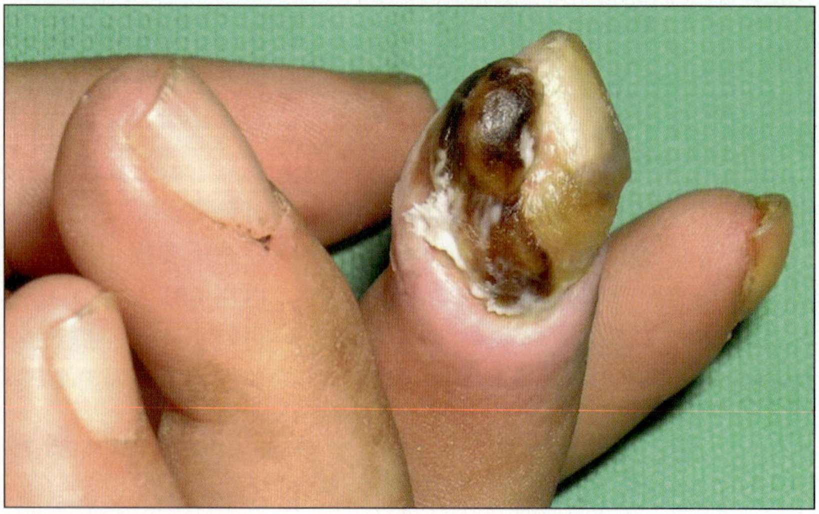

C

图4

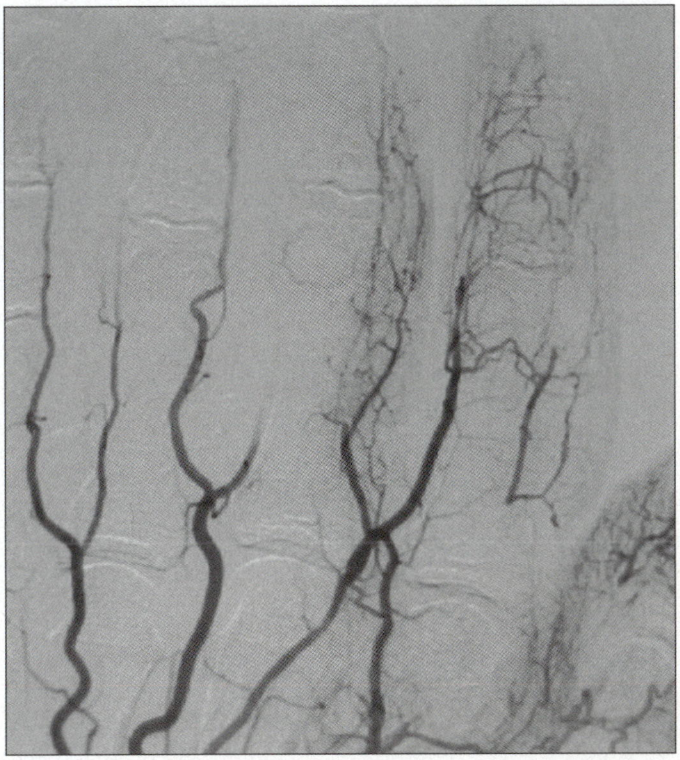
A

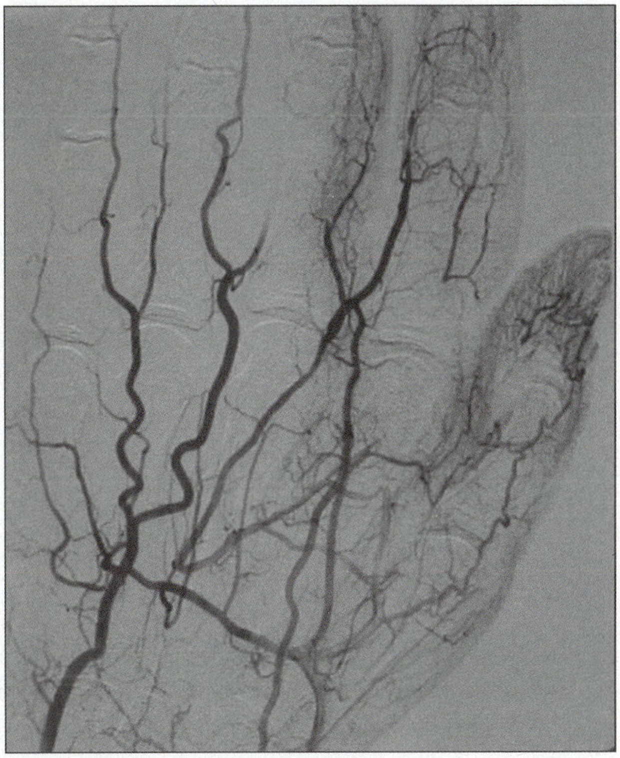
B

图**5**

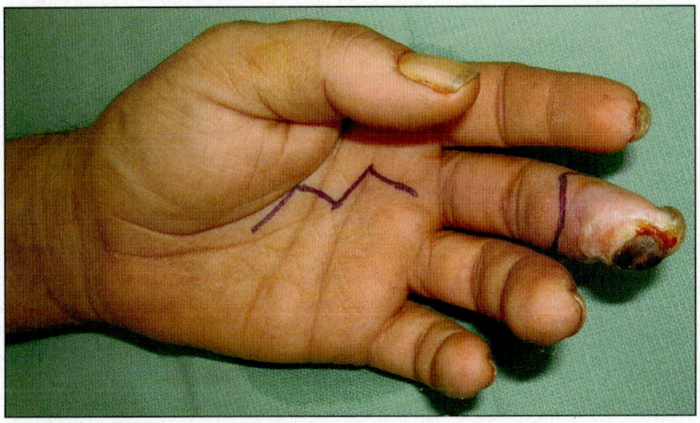
A

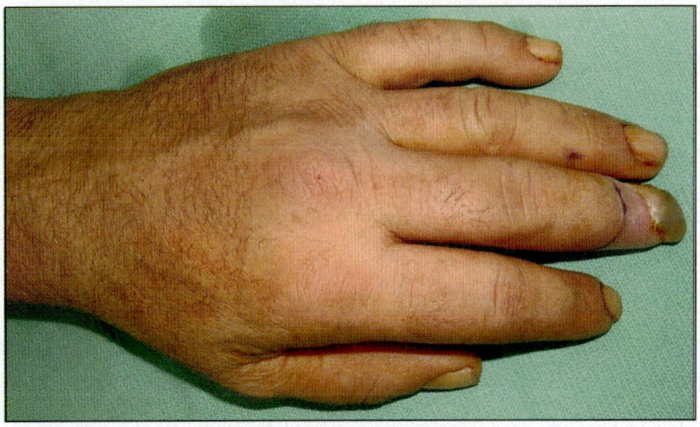
B

图**6**

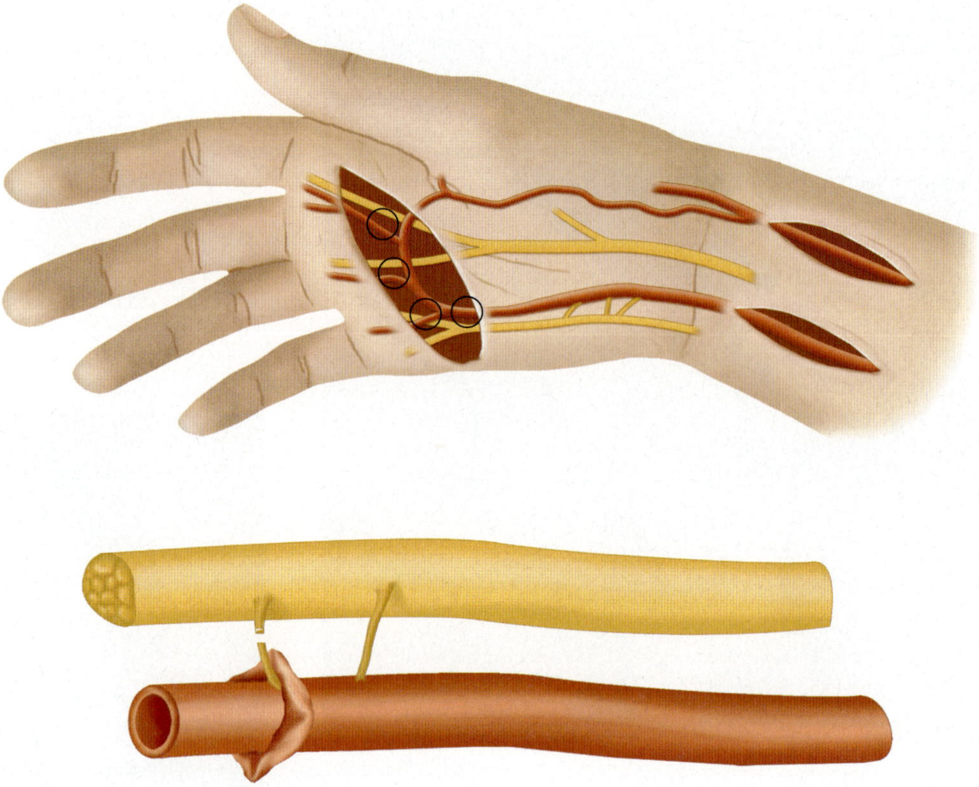

图7

证据

Kotsis SV, Chung KC. A systematic review of the outcomes of digital sympathectomy for treatment of chronic digital ischemia. J Rheumatol. 2003;30:1788-92.

系统性地回顾了指动脉交感神经剥离术的效果。手术技术的多样性、手指缺血的原因不同、测量评估结果的方法不同，使得人们很难比较各种手术效果之间的差异。建议以后进行前瞻性研究，并且建立标准化的术前和术后评估、准确的疾病诊断和分期、一致的术后随访间期等。（III 级证据）

64 再植术

Seong Eon Kim and Kevin C. Chung

注意事项

- 某些特定情况下不适合再植，但也有例外。例如，单个手指二区离断的患者，如果能够积极配合治疗，也能获得满意的疗效。
- 进行再植手术前应考虑很多因素，包括患者年龄、职业、受损手是否为主利手以及神经损伤情况等。
- 再植术的绝对禁忌证包括：存在危及生命的损伤、受伤区域严重污染以及多段损伤（神经恢复的可能性很小）。

其他治疗方法

- 对于多指离断的患者，应将成功率最大的断指再植于拇指处。
- 对于非常远端的指尖离断的患者，无法进行血管重建，应将断指与手指缝合固定，剥离部分皮肤。然后将再植的手指埋藏于腹部皮下，以利于血管重建。

适应证

- 拇指离断（图1）
- 多指离断
- 儿童患者肢体离断
- 手和前臂中部离断

临床检查/影像学检查

- 通过X线检查手部（图2A）和断指（图2B）以评价骨的损伤程度。

外科解剖

- Grayson韧带位于神经血管束的掌侧，Cleland韧带位于其背侧（图3）。
- 在手指，动脉位于神经的背侧；而在手掌，指总动脉在指总神经的掌侧（图4）。
- 指背静脉位于手背侧的皮下组织层（见图4）。

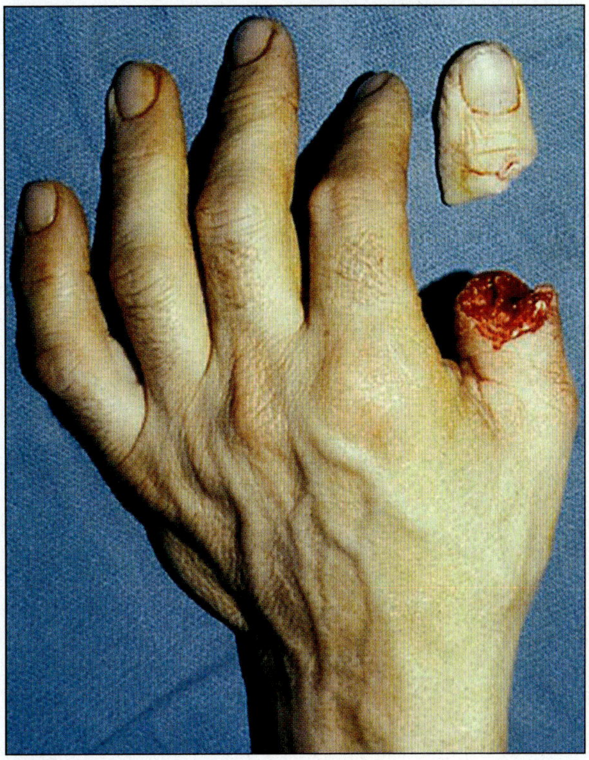

图1

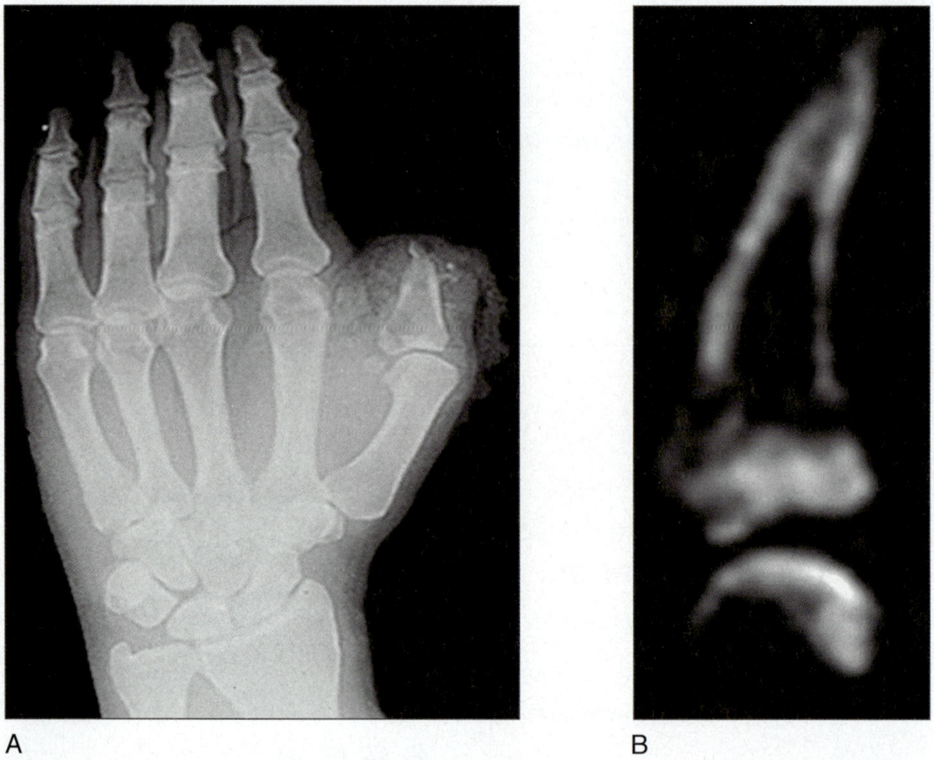

图2

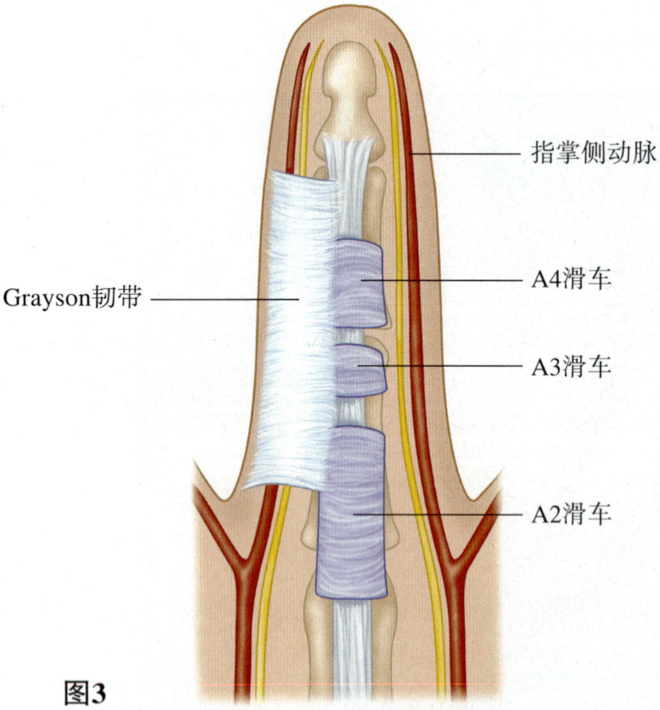

图3

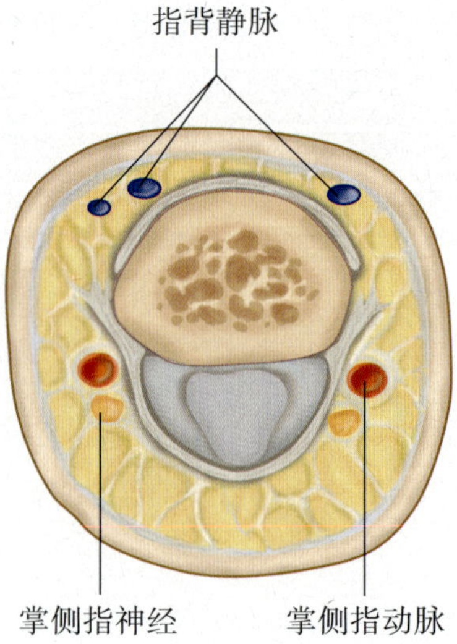

图4

手术入路/显露

- 正中切口可以快速并清晰地显露指背静脉和神经血管束（图5A和5B）。

手术操作

概论

- 拇指的再植很有挑战性。由于拇指与其余四指呈90度角，因此通过掌侧入路很难暴露血管。建议于背侧进行动脉的修复。
- 再植的顺序应为：骨、屈肌腱、指动脉、指神经、关闭掌侧切口、伸肌腱、指背静脉、关闭背侧切口。
- 骨折固定后，根据组织类型进行掌侧修复（图6）。例如，先在显微镜下修复屈肌腱，然后吻合动脉、神经。
- 关闭掌侧伤口后，进行背侧的修复（图7）。
- 对于多指离断的患者，为了方便起见，应首先进行骨折的固定，通常用克氏针进行固定以节省时间。在美国，一般来说，一个转诊中心只有一名医生负责再植手术，而术者的疲劳是影响手术效果的关键因素，因此对于这种复杂的再植手术，就需要尽量缩短手术时间。

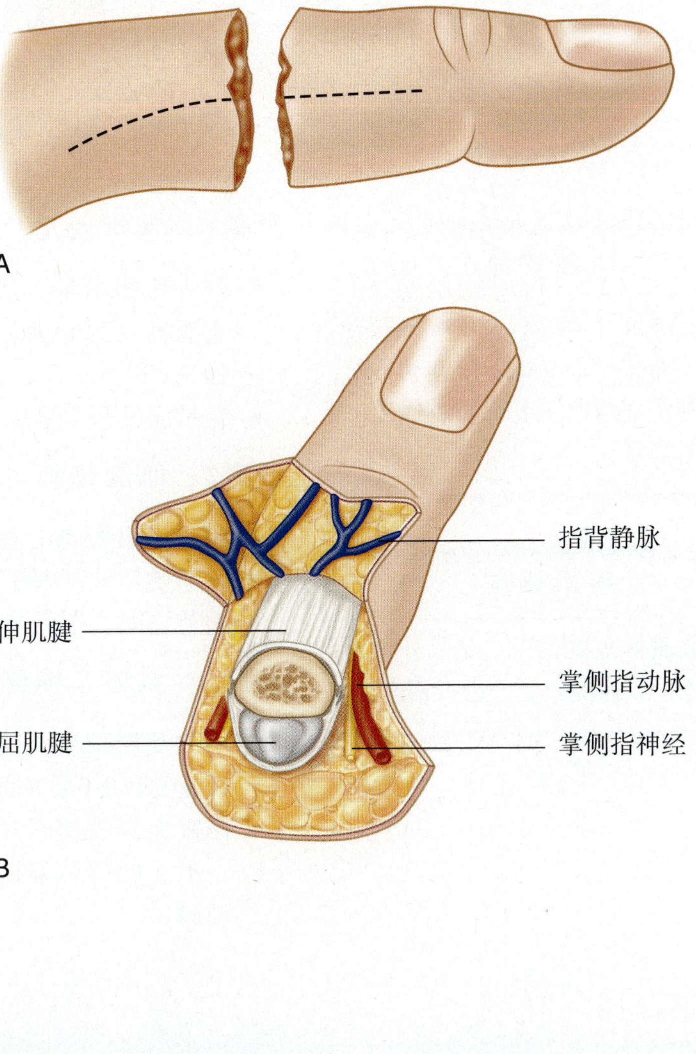

图5

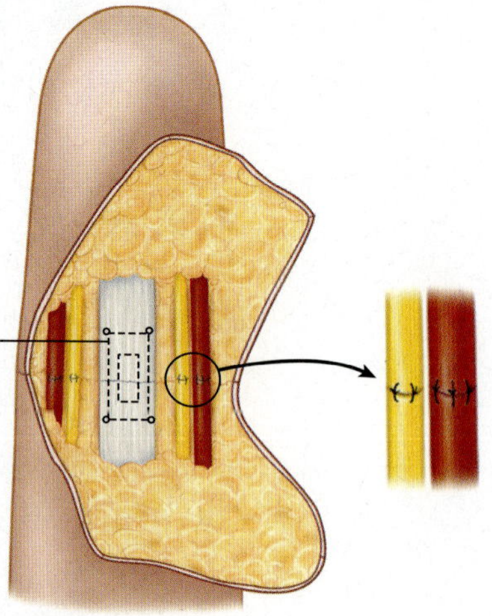

图6

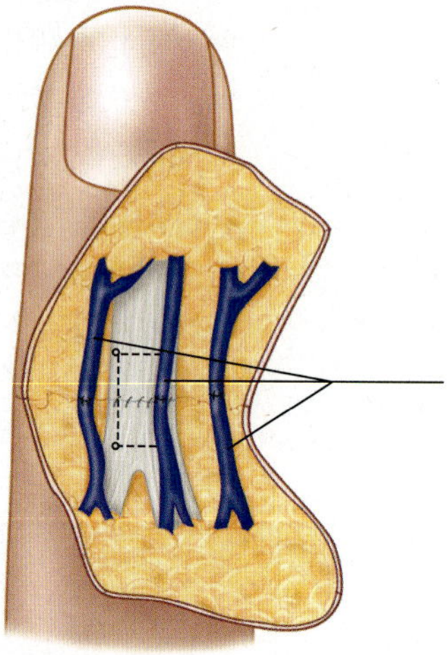

图7

手术要点

- 骨短缩的长度取决于损伤的程度。通常，短缩0.5～1.0cm的骨质即可完成肌腱和血管神经束的一期修复。

手术要点

- 伸肌腱修复的位置尽量避开骨折表面，以避免肌腱与骨折粘连。

步骤1：骨折固定

- 首先短缩指骨，然后进行骨折的固定。固定方法很多，包括：克氏针（图8A和8B）、髓内针（图9）以及微型钢板和螺钉（图10）。
- 骨折应进行坚强固定，只有这样才能在早期进行积极的理疗。

步骤2：肌腱修复

- 用3-0编织线缝合修复指深屈肌腱。指浅屈肌腱无需修复。
- 伸肌腱以水平褥式缝合。如果离断面位于近侧指间关节与掌指关节之间，则需修复侧腱束。

步骤3：血管、神经修复

- 切除受损指动脉残端，直至动脉喷血良好为止。在显微镜下，以9-0或10-0尼龙线吻合动脉。通常于腕部掌侧切取静脉，移植修复血管缺损。对于拇指再植的患者，尤其是撕脱离断者，用一根长的静脉移植，以连接拇指的尺侧指动脉与鼻咽窝处的桡动脉。

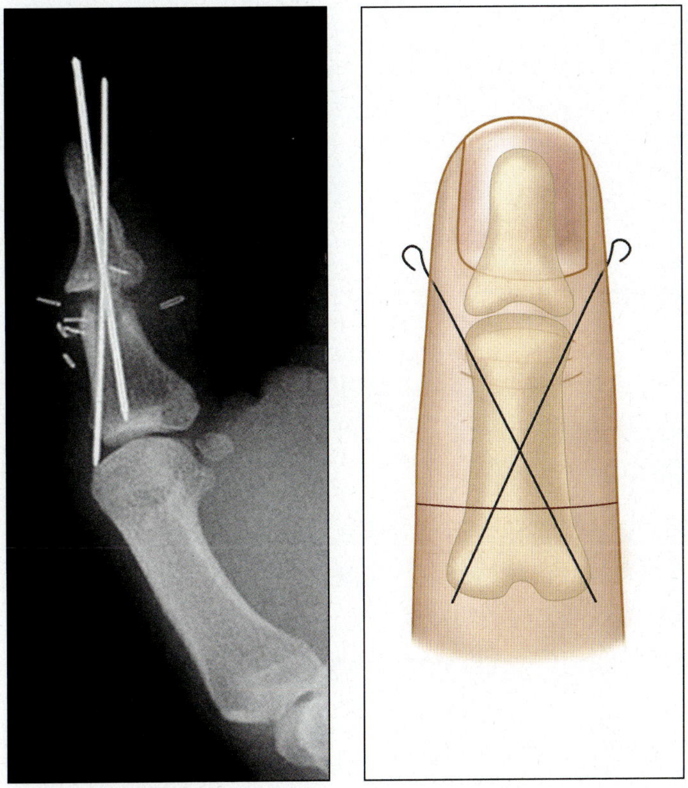

图8　A　B

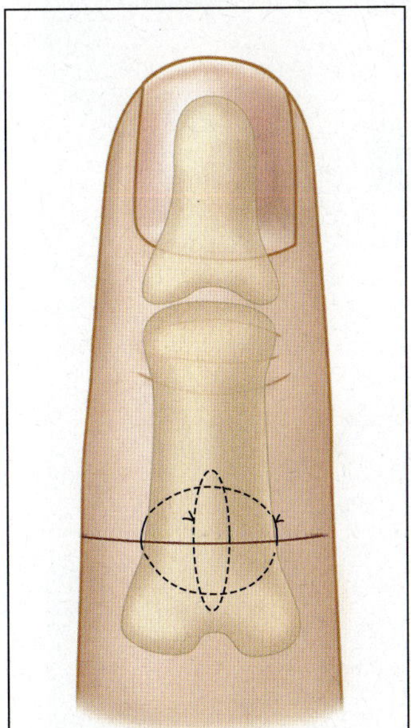

图9

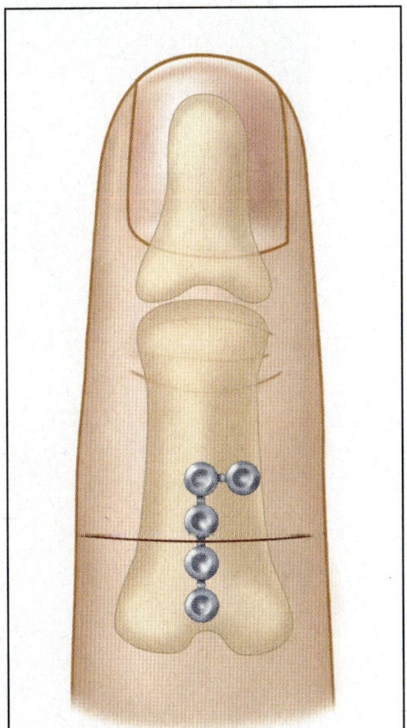

图10

- 动脉血流灌注恢复后静脉扩张，吻合更加容易。指背静脉较掌侧静脉粗大，更适合用于修复。偶尔，一些远端离断的患者，指背静脉无法修复，此时可吻合较细小的掌侧静脉。通常，动静脉吻合的比例是1：2。
- 神经修复也很重要。感觉功能的恢复是再植成功与否的关键因素。切除挫伤的神经远端，无张力下修复神经。可应用神经导管和神经移植来减少神经吻合处的张力。

步骤4：关闭切口

- 血肿的形成会阻碍再植成功，因此应严格止血。
- 关闭背侧皮肤时，可以通过一个或两个Z字来减少伤口张力（图11A和11B）。

术后护理及预期结果

- 我们的治疗标准是在松掉动脉夹前，静脉给予5000单位肝素。以25ml/h的速度给予右旋糖酐（D40）5天。
- 在骨折牢固固定的基础上，术后第10天开始进行康复治疗。
- 功能恢复情况见图12A～12C。

手术要点

- 拇指与其余手指呈90°。从掌侧入路很难修复尺侧指动脉，可从背侧入路进行操作。
- 为了更快地重建血运，应从腕掌侧切取静脉，桥接修复于尺侧指动脉与鼻咽窝处的桡动脉之间。

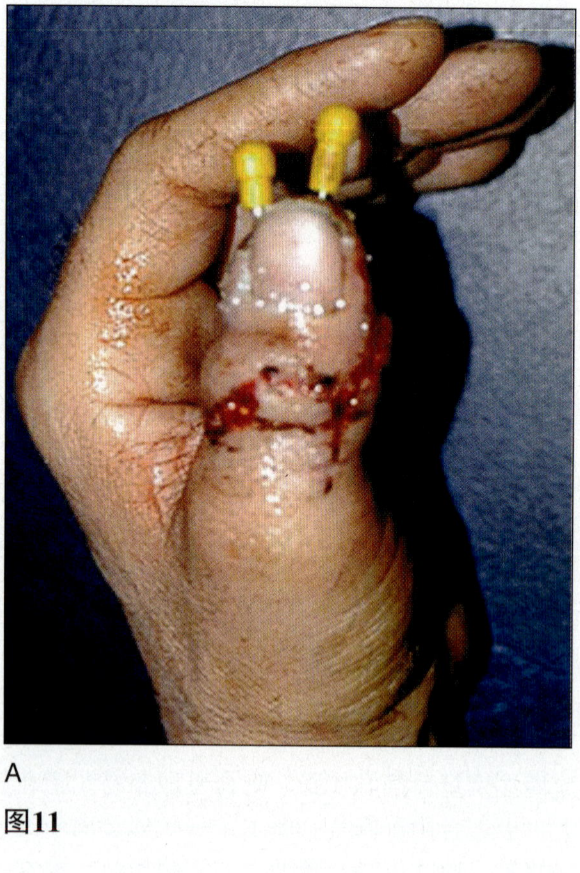

A

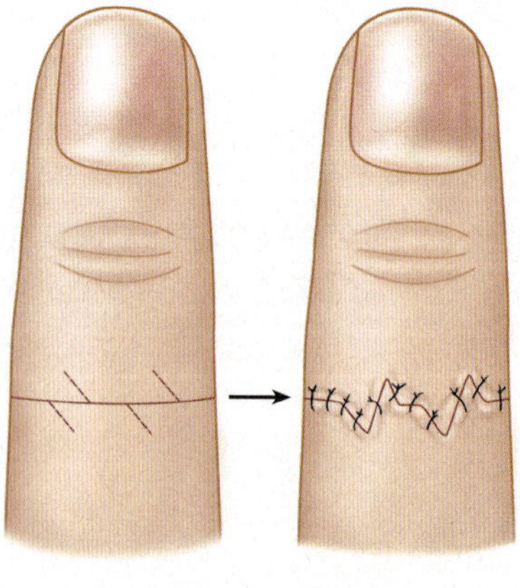

Z字成形闭合背侧皮肤

B

图11

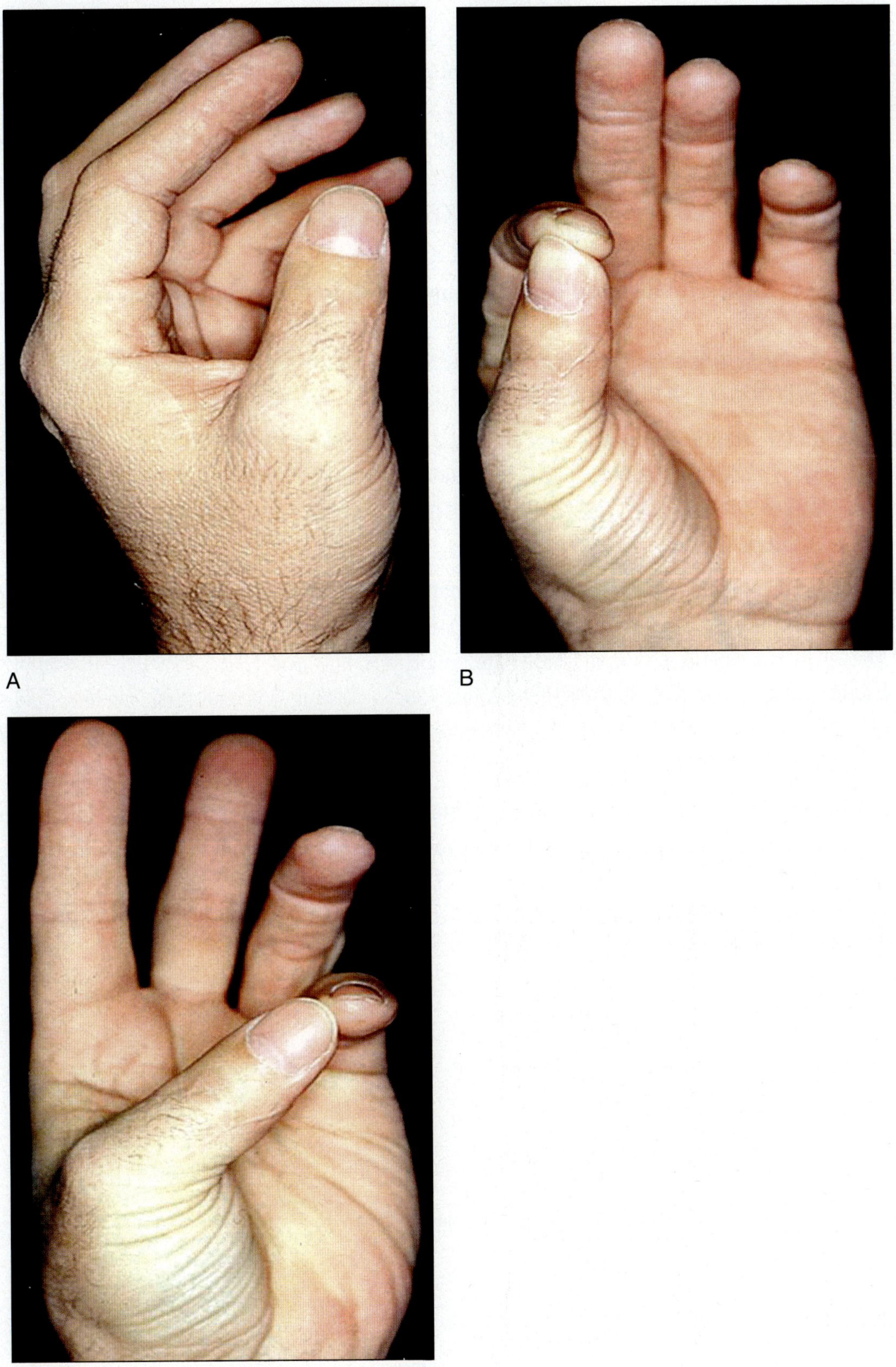

A B C

图12

证据

Chung KC, Kowalski CP, Walters MR. Finger replantation in the United States: rates and resource use from the 1996 healthcare cost utilization project. J Hand Surg [Am]. 2001;25:1038-42.

该文通过国家数据库研究了美国各州施行手指再植术的比例。结果显示各州之间进行手指再植术的比例差异很大。在1996年，超过50%的开展再植手术的医院在当年施行的再植术平均不到一例。由于再植术的手术操作较复杂，小的中心经验少很难开展该手术。该文建议跨区合作，在相对较大的中心指导下完成这一复杂手术。（Ⅱ级证据）

Komatsu S, Tamai S. Successful replantation of a completely cut-off thumb: case report. Plast Reconstr Surg. 1973;52:476-89.

该文献报道宣告临床应用手指再植术时代的来临。该患者于1965年7月27日拇指掌指关节水平完全离断。作者以7-0丝线吻合两根指动脉，并以8-0尼龙线吻合两根指背静脉。（Ⅴ级证据）

Malt RA, McKhann CF. Replantation of severed arms. JAMA. 1964;189:114-20.

在1962年5月23日，马塞诸塞总医院的住院总医师Malt成功地完成了一例肩关节离断的再植。一年后，他又完成了一例上臂肱骨中部离断的再植。这两例患者的再植肢体都恢复了一定的功能。这两例是世界上最早的再植成功的病例。（Ⅴ级证据）

Urbaniak JR, Roth JH, Nunley JA, Goldner RD, Koman LA. The results of replantation after amputation of a single finger. J Bone Joint Surg [Am]. 1985;67:611-9.

Duke大学在再植术方面的诸多经验对于确定再植术的适应证和禁忌证有很大的帮助。在本组病例中，指浅屈肌腱止点以远的再植，手指近指间关节的平均活动度是82°；而该止点近端的再植，手指近指间关节的平均活动度是35°。故作者认为，2区的单一手指再植的患者，其近节指间关节活动受限，从而影响全手的功能，因此不应进行再植术。（Ⅳ级证据）

Weiland AJ, Villareal-Rios A, Kleinert HE, Kutz J, Atasoy E, Lister G. Replantation of the digits and hands: analysis of the surgical techniques and functional results in 71 patients with 86 replantations. J Hand Surg [Am]. 1977;2:1-12.

作者提出了关于再植术的路易斯维尔经验。由于医务人员经验的增长以及对患者的选择更加严格，再植术的成功率从最早的69%上升至最近的90%。（Ⅳ级证据）

第九部分

先天性疾病

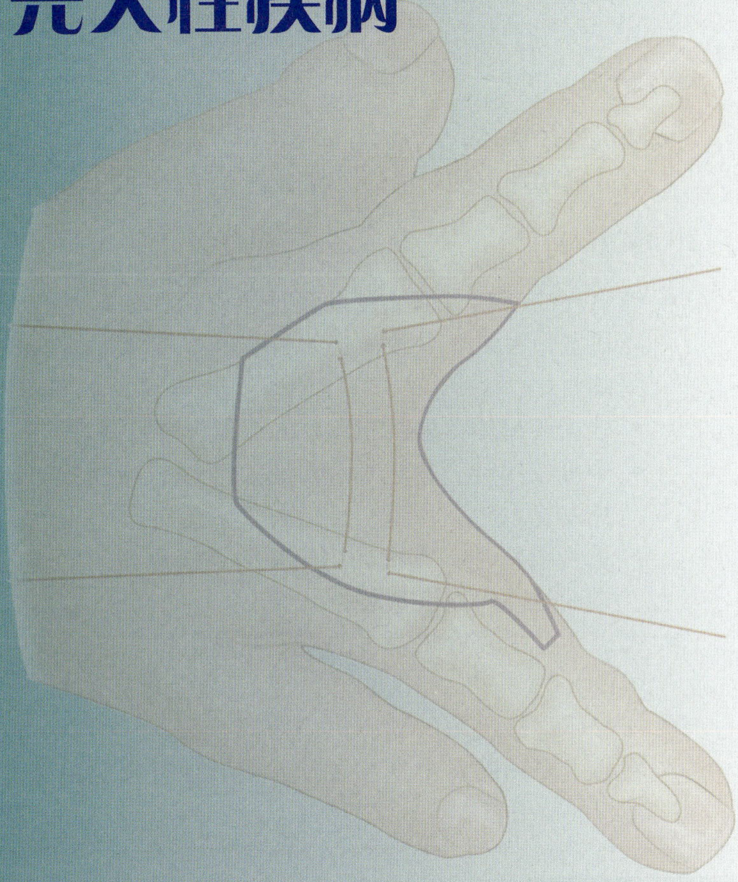

65 先天性绞窄环的矫正

Kevin C. Chung and Seong Eon Kim

注意事项

- 存在淋巴水肿表明缺乏足够的皮下组织层来完成淋巴回流，绞窄环矫正后数月内多数淋巴水肿会逐渐减轻。

争议

- 在肢体近端，深层的动、静脉不容易损伤，可以环切绞窄环进行一期矫正。对手指绞窄环进行分期矫正更安全，手指的一期矫正容易损伤静脉从而加重远端的血运障碍。

适应证

- 单纯性绞窄环
- 合并远端畸形的绞窄环（伴有或不伴有淋巴水肿）

外科解剖

- 绞窄环的深度可以从皮肤延伸至骨组织，可能累及淋巴管、神经和血管系统，导致淋巴水肿、神经症状，甚至截肢（图1A、图1B）。
  - 轻度绞窄环：皮肤和部分皮下脂肪被累及。
  - 中度绞窄环：淋巴管中断但血管系统未受损，绞窄环远端可见淋巴水肿。
  - 重度绞窄环：绞窄环阻断血管系统以至于危害手指血供。远端血运障碍而被截肢。
- 绞窄环远端或近端过多的皮下脂肪组织应该予以切除（图1A、图1B）。
- 绞窄环远端组织的动脉供应来源于穿支（图2），这些穿支从深层的主要动脉发出，主要动脉及其伴行静脉完好可以确保这些组织的血供。

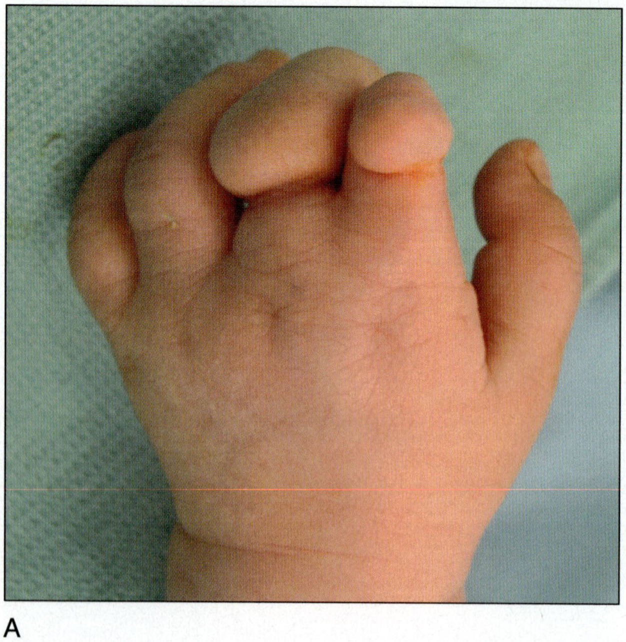

A

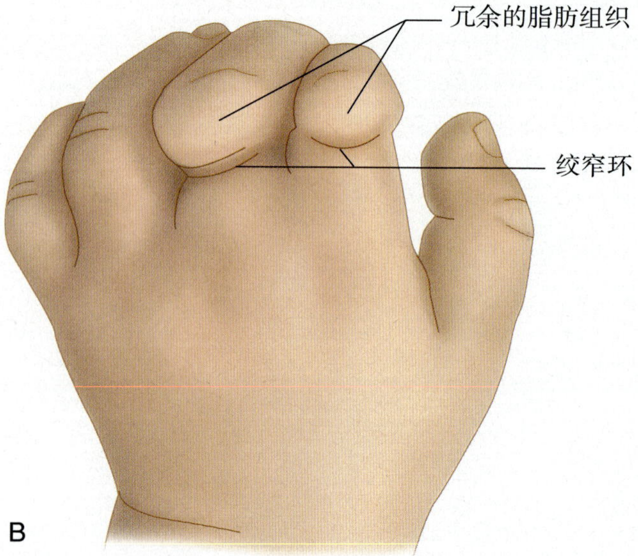

B

图1

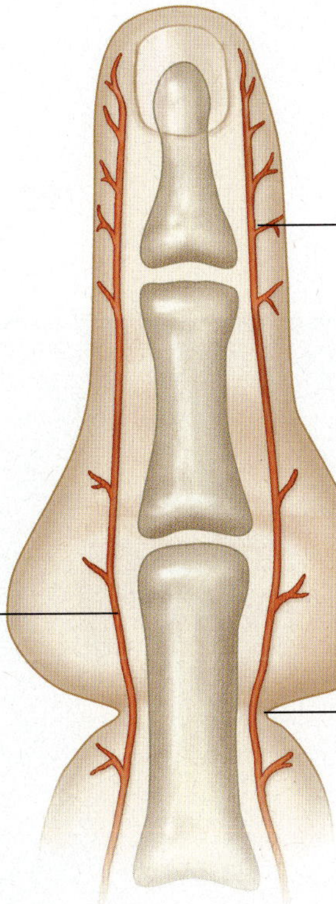

图2

入路/显露

- 在绞窄环的两侧设计Z形或W形切口（图3A、3B）。
- 切除绞窄环，掀起皮瓣（图4A、4B）。

手术要点

- Z字成形可以设计在背侧（图3A）或手指侧中线（图3B），也可以设计在手指的两侧侧中线。

注意事项

- 要避免切除绞窄环后引起背侧皮肤缺损，影响切口闭合。

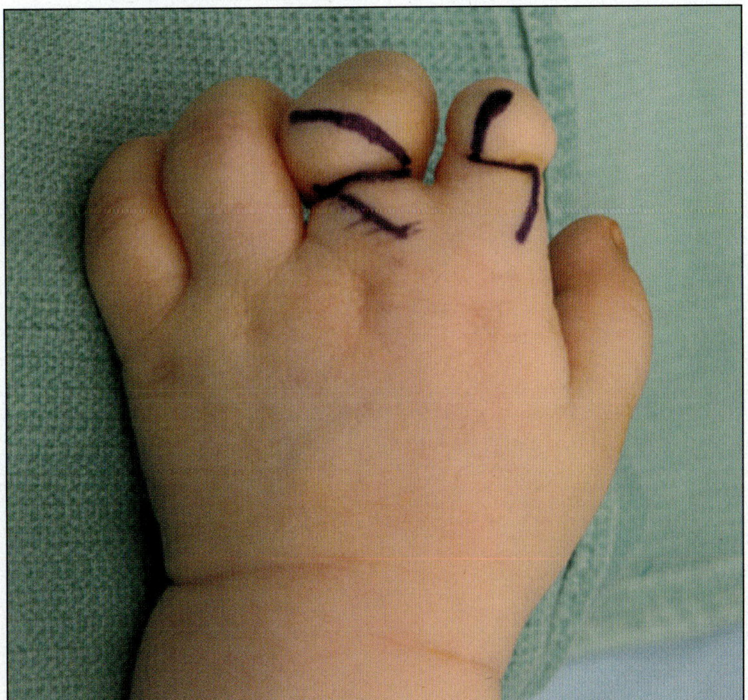

图3　A

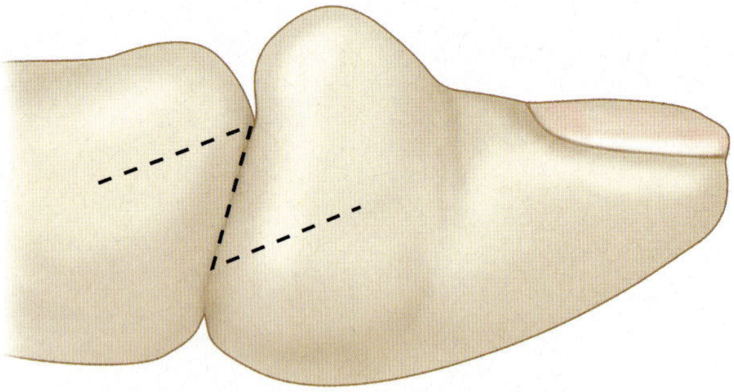

B

图3　续

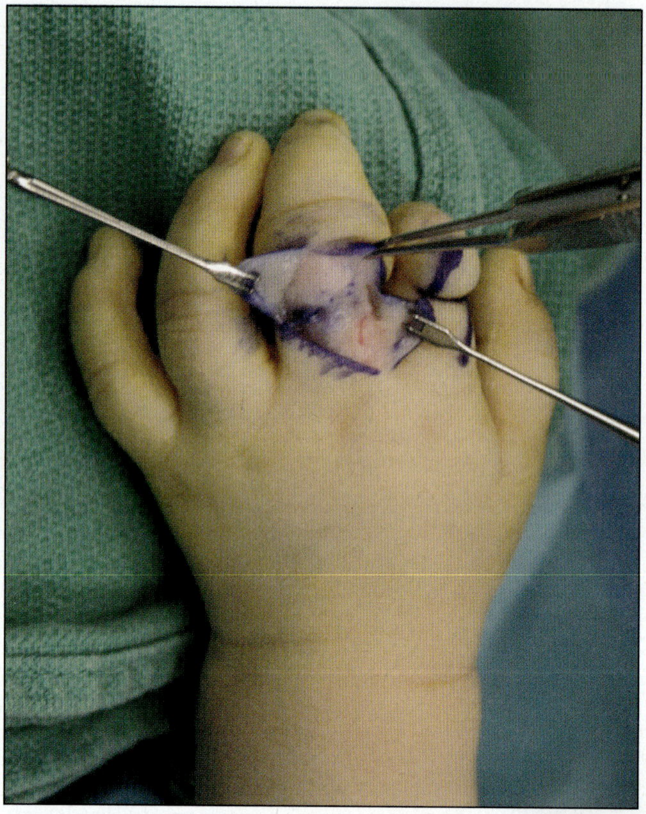

A

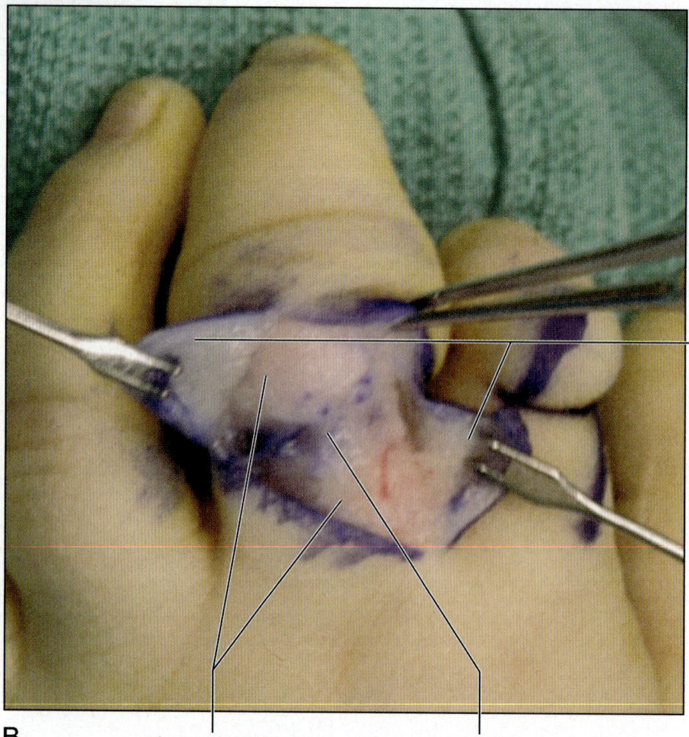

B

图4

> **手术要点**
>
> - 应在显微镜下操作，保留一到两根静脉。

手术操作

步骤1

- 背侧多余脂肪常常位于绞窄环远端，应该切除以矫正隆起畸形（图5A、5B）。

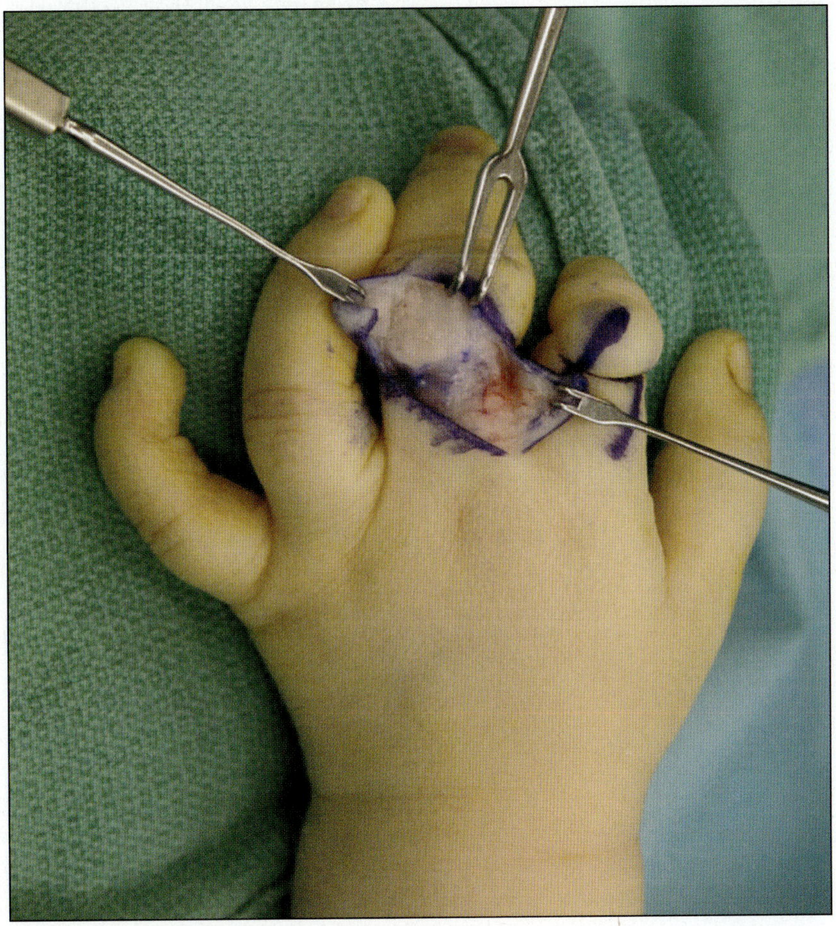

A

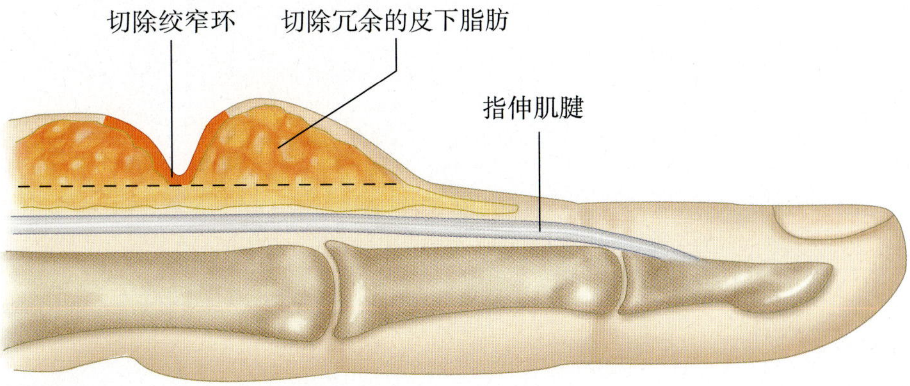

B

图5

步骤2

- 在绞窄环的远端和近端分别掀起一脂肪筋膜瓣（图6）。
- 将远、近端的脂肪筋膜瓣缝合以充填绞窄的区域（图7）。

步骤3

- 将Z形或M形皮瓣交叉对位后缝合。
- 修整皮肤猫耳后关闭所有切口（图8A、8B）。

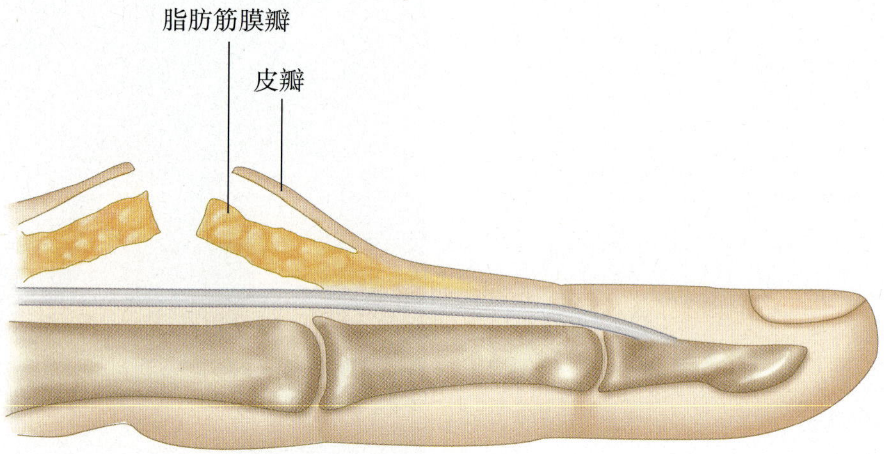

图6

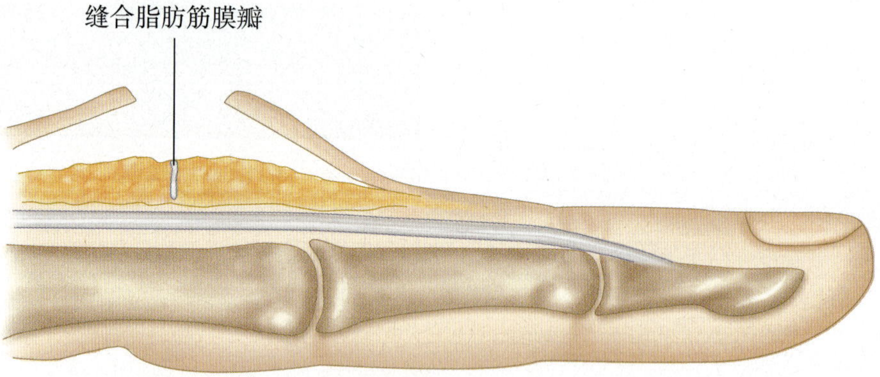

图7

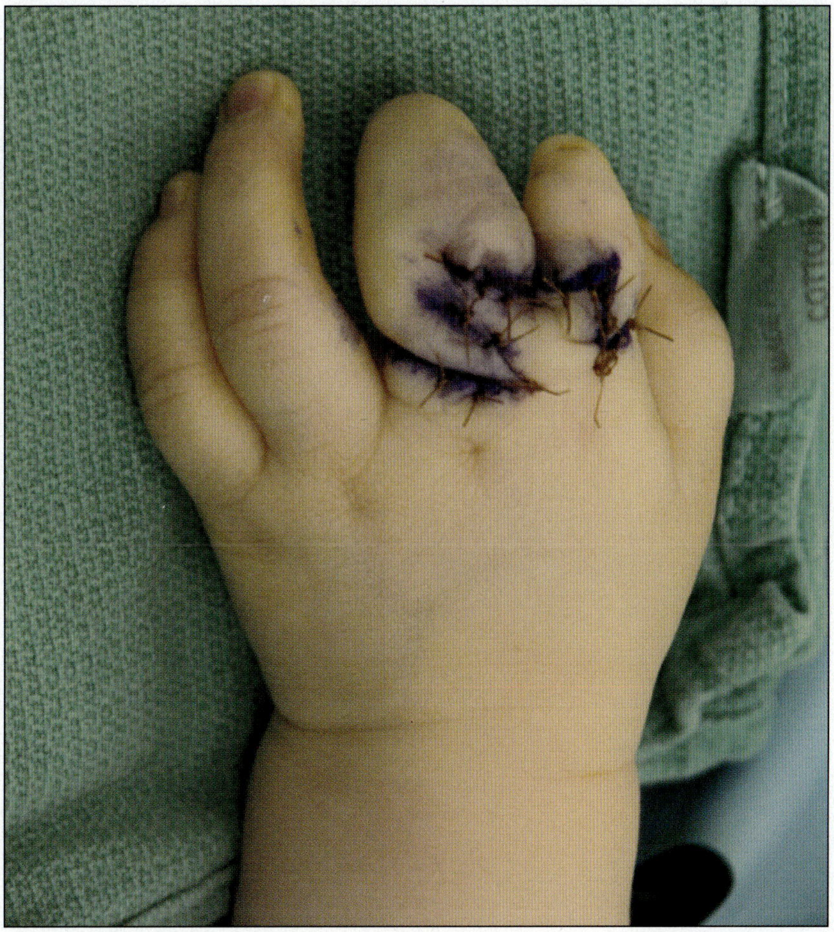

A

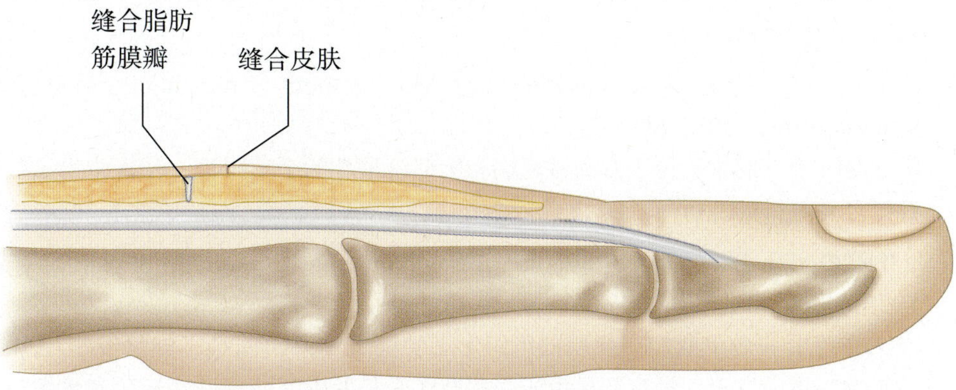

B

图8

术后护理及预期结果

■ 图9为术后1年时手部背侧观。

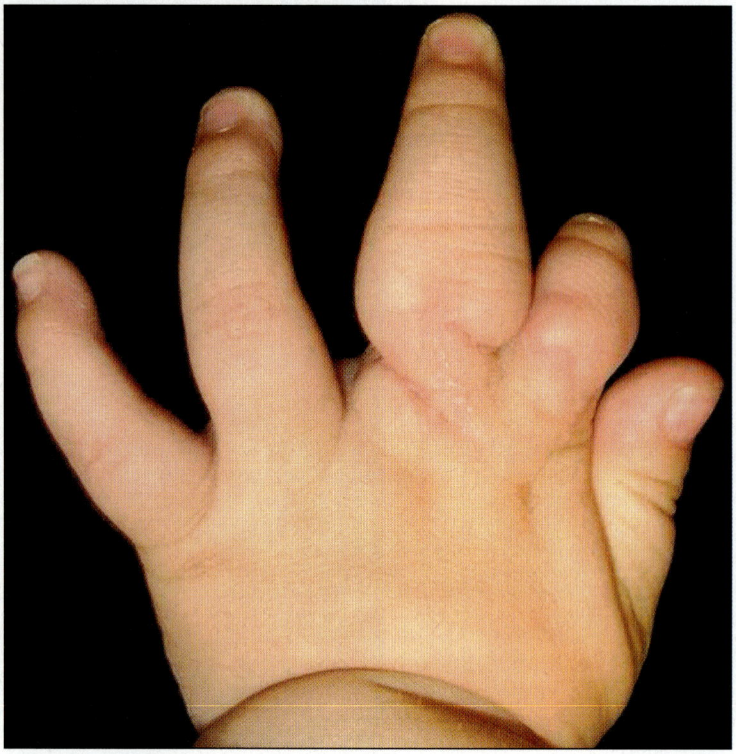

图9

证据

DiMeo L, Mercer DH. Single stage correction of constriction ring syndrome. Ann Plast Surg. 1987;19:469-74.

本文描述了使用环形切除和多个Z字成形对先天性绞窄环进行一期矫正。作者报告了4例位于腕、踝和小腿的绞窄环。(Ⅴ级证据)

Hall EJ, Johnson-Giebink R, Vasconez LO. Management of the ring constriction syndrome: a reappraisal. Plast Reconstr Surg. 1982;69:532-6.

本文是一个一期矫正位于右前臂远端和腕部绞窄环的个案报道。作者指出只要保留深层的血管系统，一期矫正绞窄环是可行的。(Ⅳ级证据)

Light TR, Ogden JA. Congenital constriction band syndrome pathophysiology and treatment. Yale J Biol Med. 1993;66:143-55.

本文介绍了一个孕期27周死胎的组织形态学检查结果，回顾了88例绞窄环患者的临床表现和治疗。从对死胎检查的结果中发现，绞窄环是由于受累肢体生长的中断及残肢变形而产生的。对临床病例的回顾中，他们发现有手指绞窄环（88例患者中有81例共109指)、并指（88例中有46例)以及截肢（88例中75例)。手指受累多于足趾，中央三指多于拇指和小指。他们进行了分期矫正。(Ⅳ级证据)

Patterson TJS. Congenital ring-constrictions. Br J Plast Surg. 1961;14:1-31.

本文将绞窄环分为4型：单纯性绞窄环、合并远端畸形的绞窄环（伴或不伴淋巴水肿)、合并并指畸形的绞窄环、先天性截肢。(Ⅳ级证据)

Upton J, Tan C. Correction of constriction rings. J Hand Surg [Am]. 1991;16:947-53.

本文介绍了一种使用皮下脂肪筋膜瓣矫正绞窄环的新方法。与传统的不做脂肪筋膜瓣的方法进行对比，平均长达7年的随访结果显示这种方法对皮肤隆起畸形矫正的效果更好。(Ⅳ级证据)

66 并指分指术

Seong Eon Kim and Kevin C. Chung

适应证

- 合并的手指限制了单个手指的功能。
- 由先天性、烧伤或创伤等因素引起。

临床检查/影像学检查

- 手部X线平片可以判断是否有骨或关节的融合。
- 单纯并指仅涉及软组织，骨结构在X线平片中显示正常（图1）。
- 复杂并指的特征是包含骨结构畸形。Apert综合征是以颅面畸形和手足并指（趾）为特点的复杂并指畸形（图2）。

外科解剖

- 正常的指蹼呈U形，从掌骨头延伸至近节指骨中段形成一个45°斜坡（图3）。

体位

- 止血带下手术。
- 腹股沟区消毒，以备术中切取全厚皮片移植。

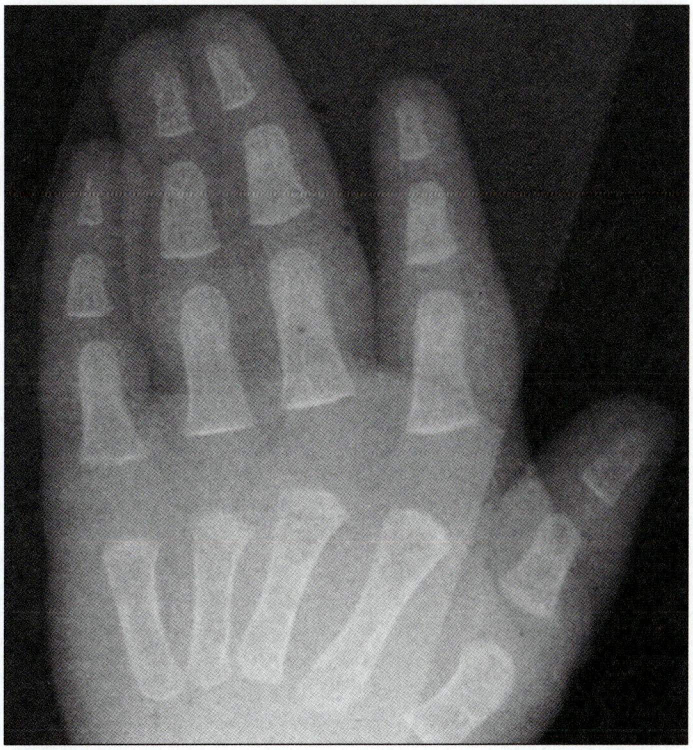

图1

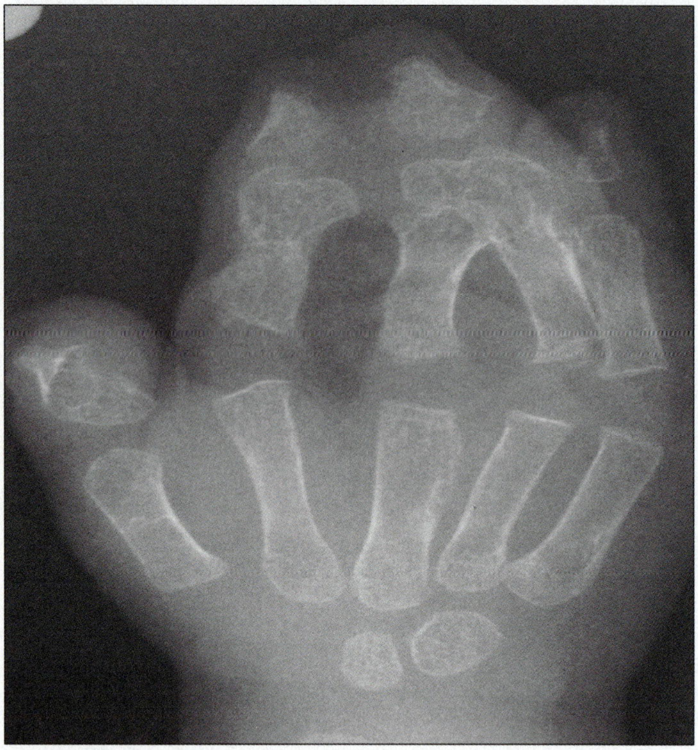

图2

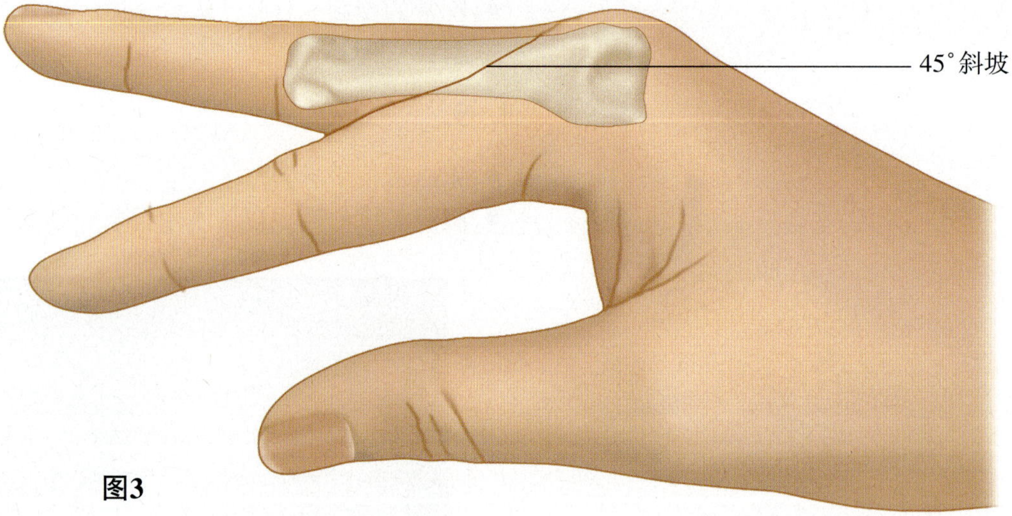

图3

手术操作

并指分指——基本原则

- 手术最重要的部分是用皮瓣重建指蹼，设计一个近端为基底的背侧皮瓣，从掌骨头延伸至近节指骨中端（图4）。对儿童要做一个较正常更深的指蹼，以弥补生长过程中指蹼皮肤向远端的蔓延。
- 在掌侧设计一个矩形皮瓣覆盖环指桡侧（图5）。并指畸形最常发生的部位是中、环指，确保环指充分的皮肤覆盖可以使佩戴戒指更舒适。

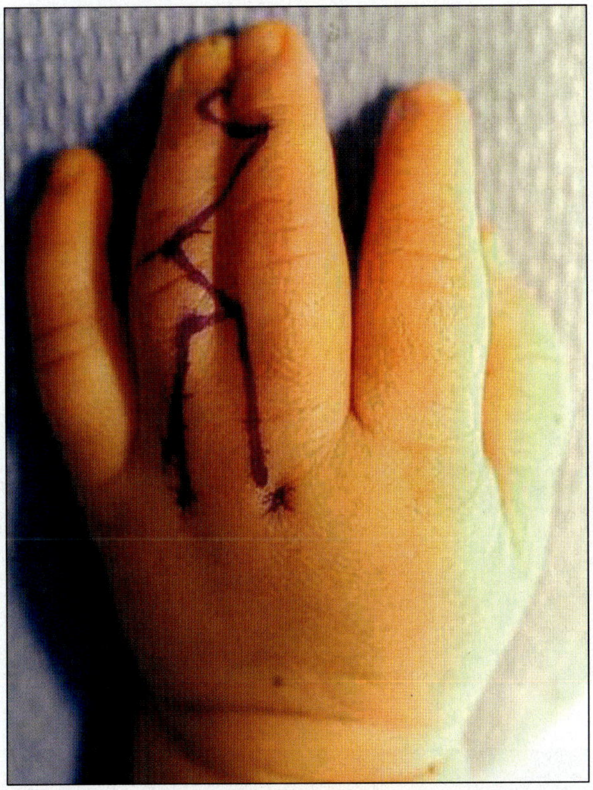

图4

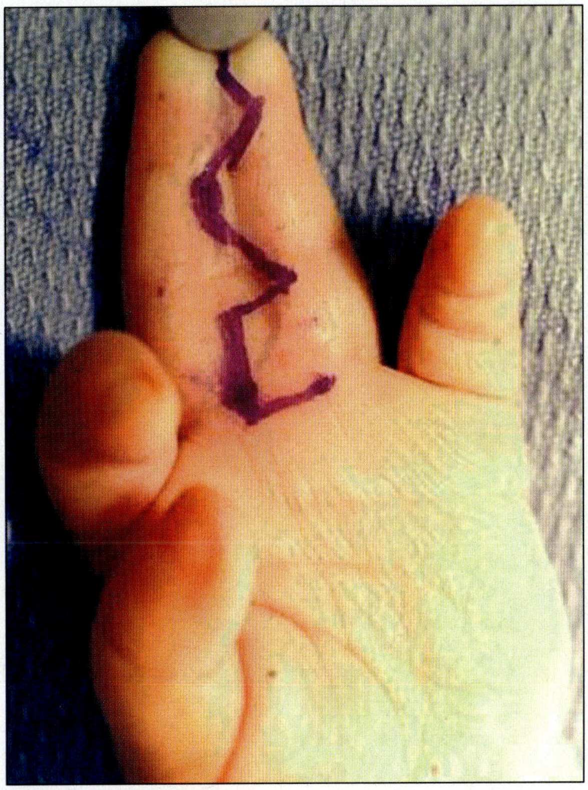

图5

- 手指的指间关节要用交叉皮瓣的尖端覆盖，手指侧方交叉皮瓣覆盖后遗留的皮肤缺损区由全厚游离皮片覆盖（图6）。用注射器针头在背侧皮瓣基底中央穿向掌侧，以确定掌侧皮瓣尖端的位置（图7）。
- 掀起皮瓣后，用剪刀分离手指间横行的纤维组织，注意分辨并保护纵行的神经血管束（图8）。
- 在腹股沟处使用配有肾上腺素的局麻药进行麻醉，以减少出血和术后不适感。切取一椭圆形的皮肤，要注意避开有毛发的部位。去除所切取皮肤上的脂肪，在手指皮肤缺损部位进行游离植皮。

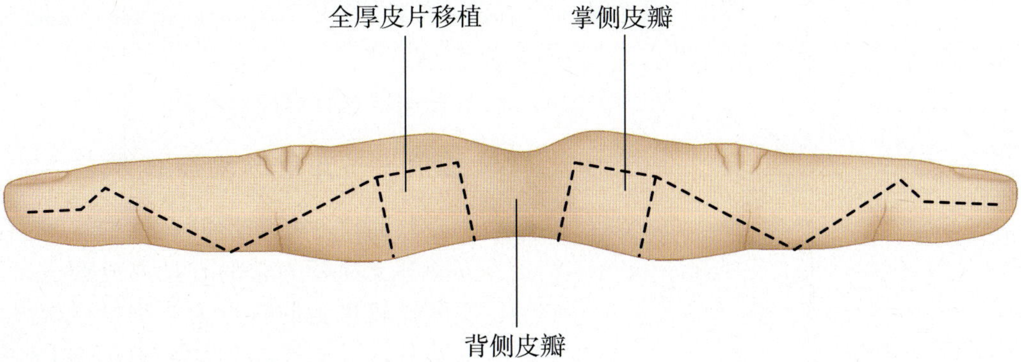

图6

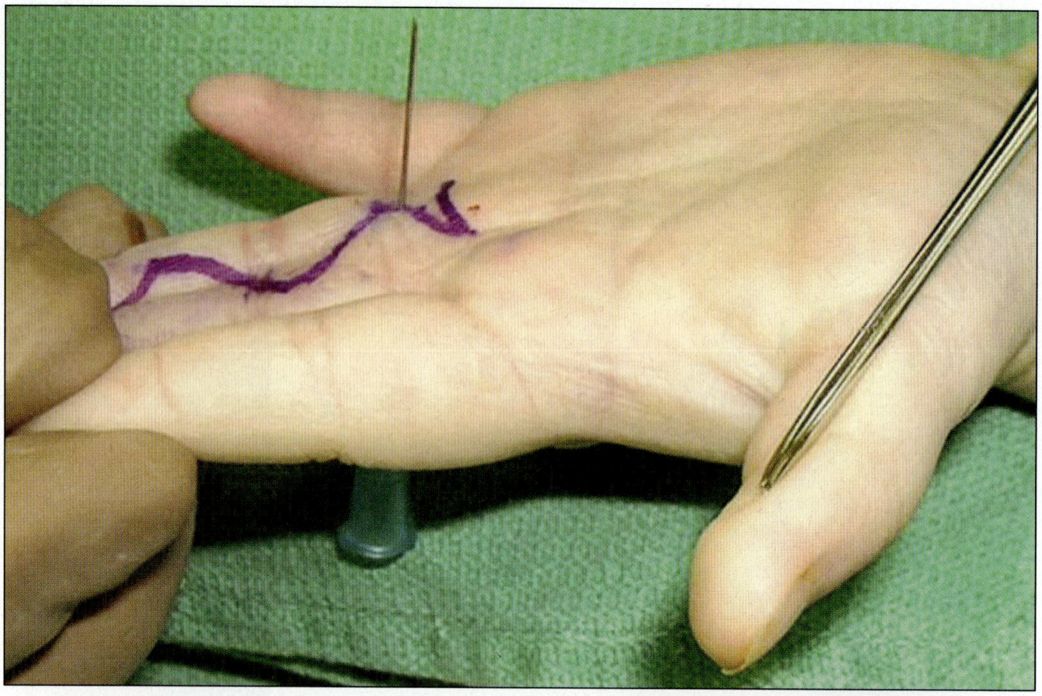

图7

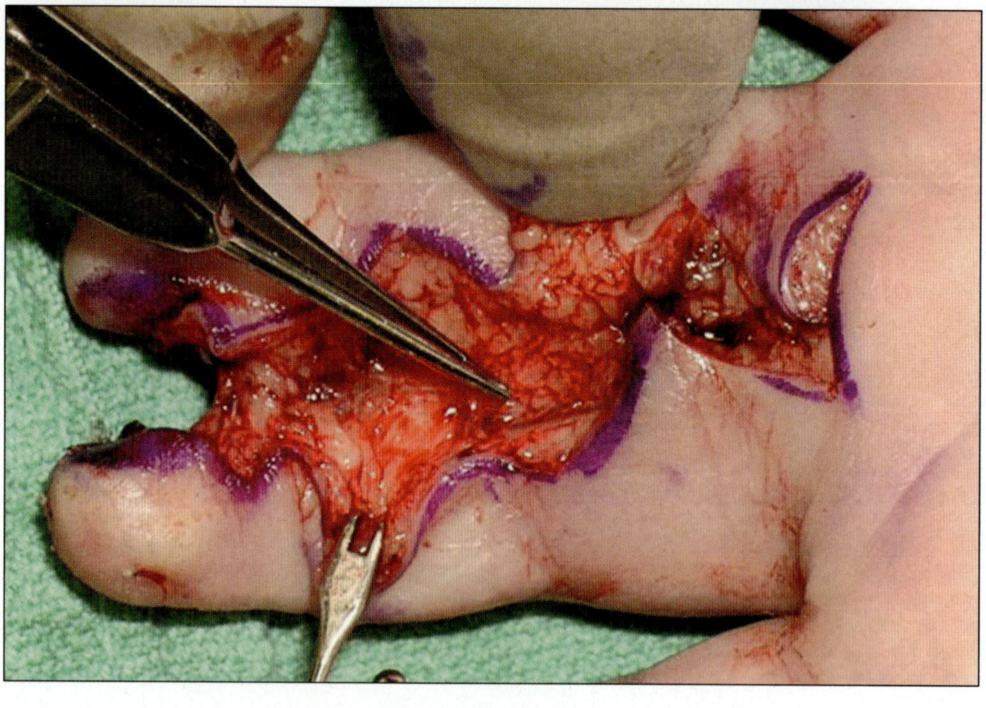

图8

可使用可吸收缝线缝合切口。

简单并指——五角形皮瓣技术

- 在一些简单并指畸形的病例中，我们可以设计应用一种以掌骨头间穿支血管为蒂的五角形皮瓣进行治疗。这种方法利用手背皮肤比较松弛的特点为指蹼提供额外的皮肤供给，以使更多的皮肤可以用于覆盖手指侧方的伤口。皮瓣的近端设计成V形，可以一期关闭切口，掌骨头远端2mm处设计弧形切口与指蹼掌侧的弧形切口匹配（图9）。

- 切开五角形皮瓣，用剪刀分离附着于基底的隔膜，以增加皮瓣的活动度（图10）。细小的交通静脉应予以保留，不需刻意分辨掌骨头间的穿支。推移并缝合皮瓣于指蹼的掌侧。推移皮瓣时可能发现皮瓣张力较大，小的缺损可以慢慢愈合（图11）。

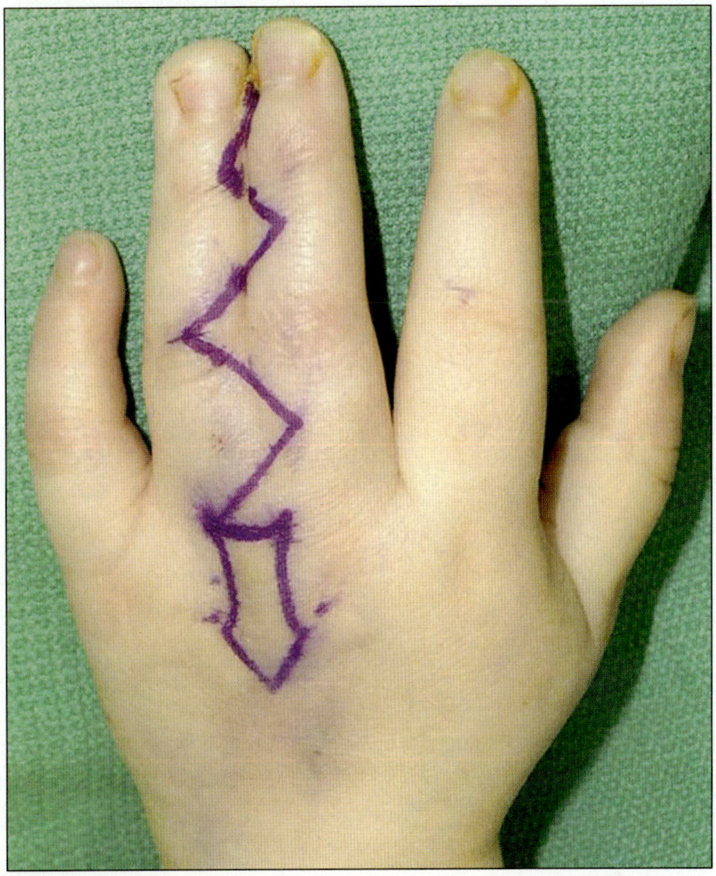

图9

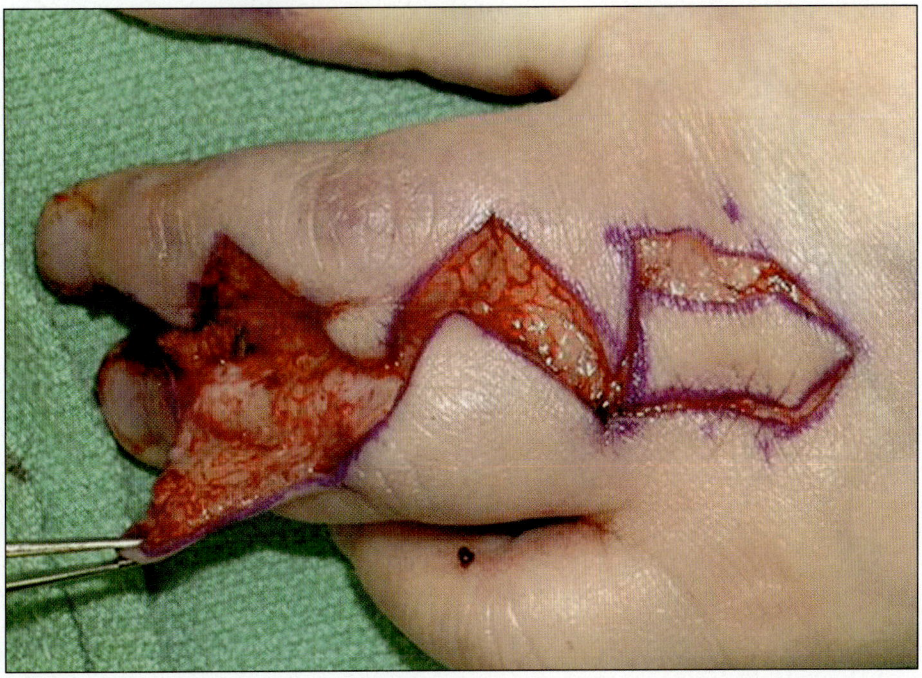

图10

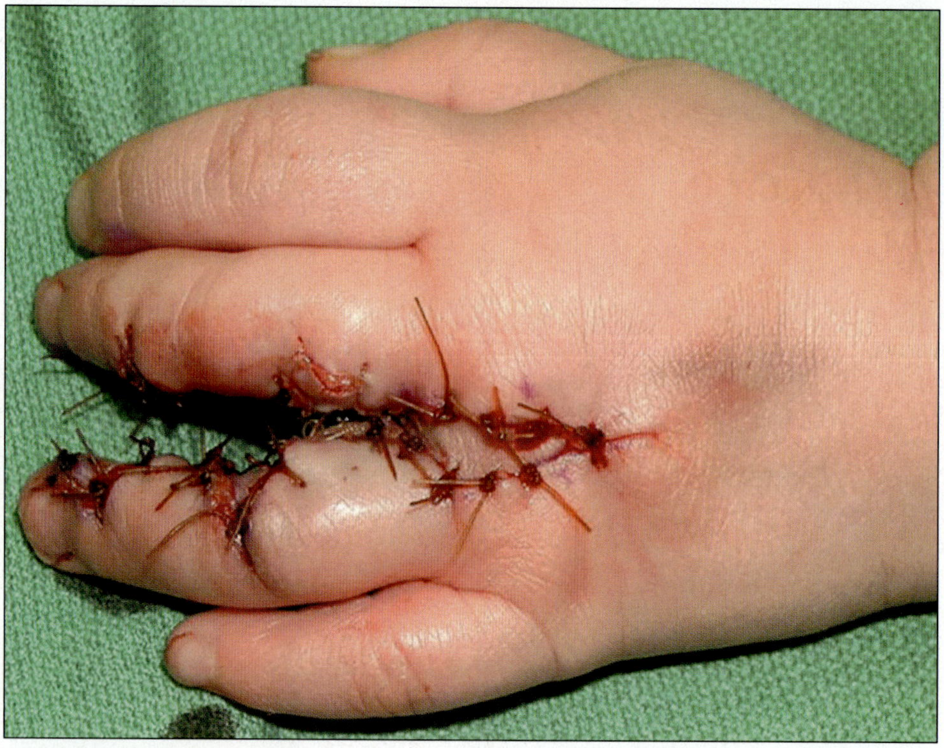

图11

- 这种方法的优点是减少了手术时间，因为可能不再需要进行皮肤移植。缺点是手背的皮肤瘢痕可能比较明显。

复杂并指

- 图12所示的为Apert综合征患儿的手。第一次手术对边缘手指（拇、示指和环、小指）进行分指，以恢复患儿手指三点捏握的功能。

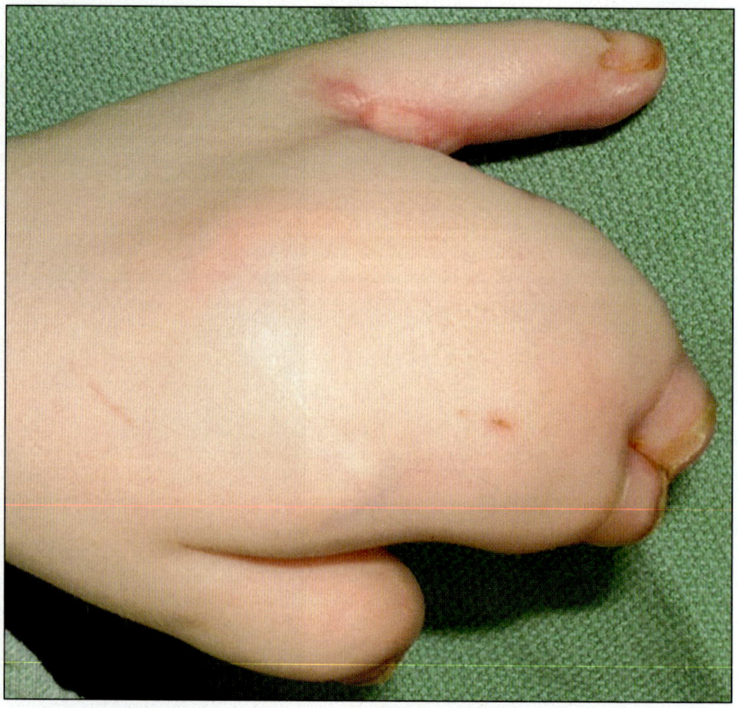

图12

- 对中央手指分指时，可以随意选用皮肤移植进行创面覆盖，但为了重建甲皱襞，需要设计指端皮瓣修复分指所造成的甲皱襞缺损（图13）。
- 掀起皮瓣（图14），缝合于甲床上（图15A、15B）。

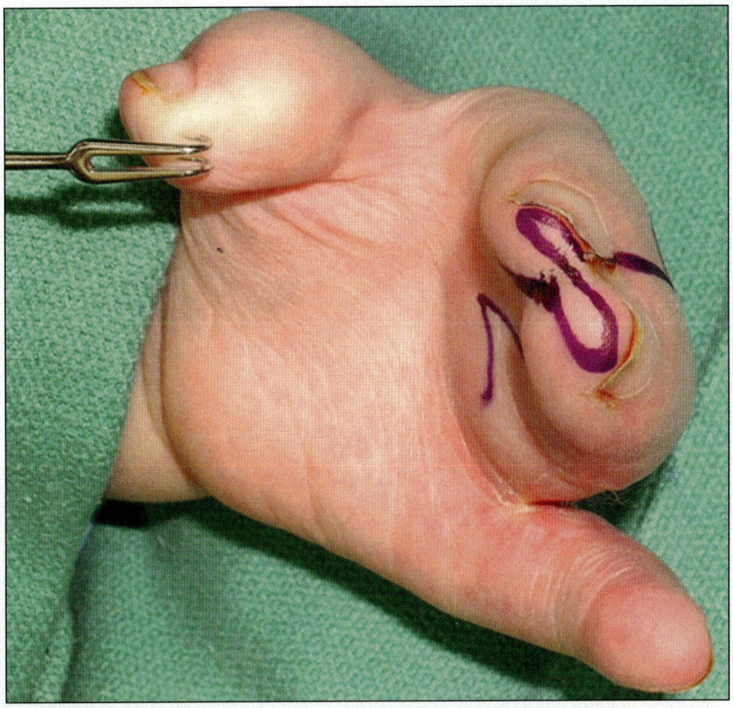

图13

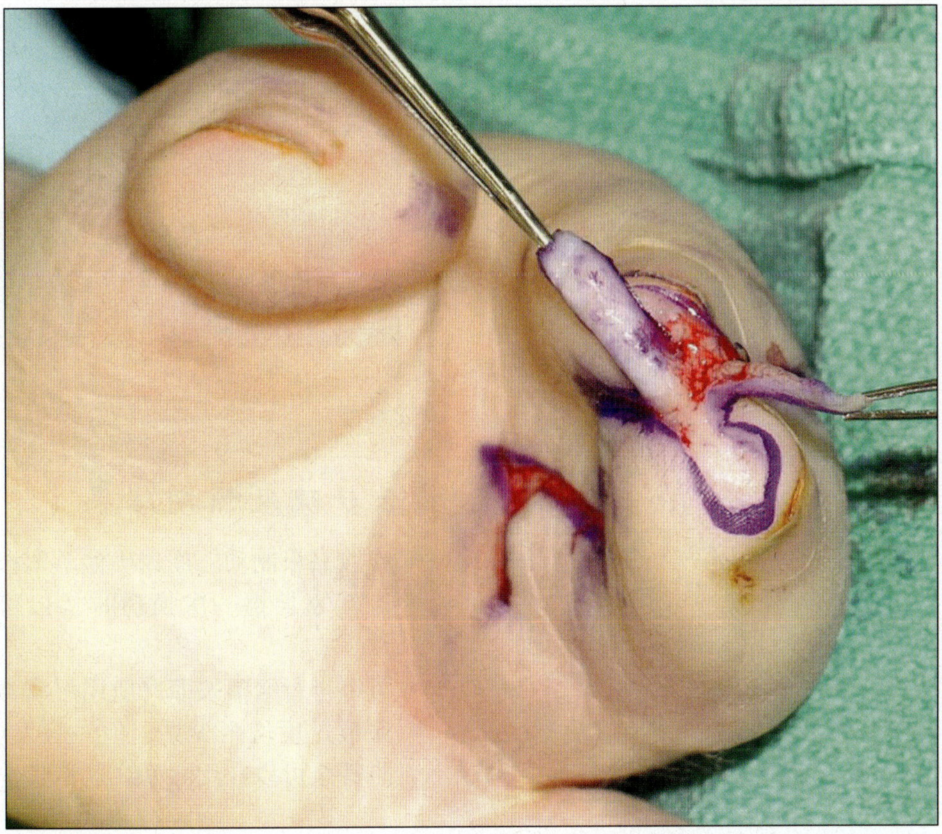

图14

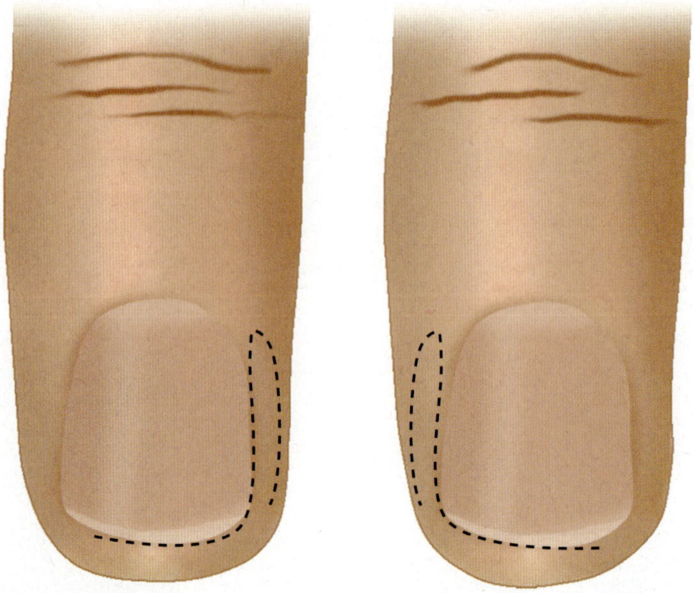

A

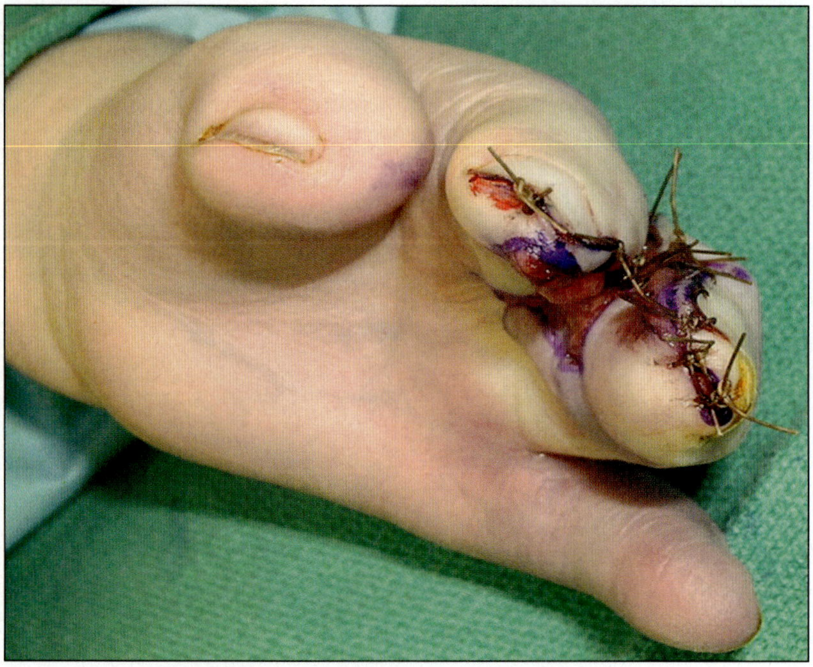

图15 B

术后护理及预期结果

- 患肢夹板制动三周以确保游离移植的皮片充分愈合。
- 告知家长第一次换药时伤口可能有浸泡感，几周后就可以正常。
- 可以进行瘢痕按摩并应用湿润膏数月直到瘢痕软化。
- 瘢痕过度增生少见，但一旦发生，应积极治疗，包括加压，偶尔甚至可以应用激素注射治疗。

证据

Cronin TD. Syndactylism （results of zig-zag incision to prevent post-operative contracture）. Plast Reconstr Surg. 1956;18:460-8.

这是将Z字切口用于并指畸形矫正，避免直切口导致挛缩发生的最早文献之一。这一技术已被广泛接受并用于并指畸形分指术。(Ⅳ级证据)

Sherif MM. V-Y dorsal metacarpal flap: a new technique for the correction of syndactyly without skin graft. Plast Reconstr Surg. 1998;101:1861-6.

作者描述使用一种五角形皮瓣以V-Y推进的方式覆盖指蹼的方法。使用这种方法重建21个指蹼。作者认为这种方法可以减少手术时间，因为可能不再需要游离植皮。(Ⅳ级证据)

67 多拇指畸形重建手术

Kevin C. Chung

争议

- 这个手术重点是美容而非功能重建，即使不进行矫正，患有多拇指畸形的儿童也有很好的功能，但当患儿步入社会时依然带有一个没有矫正的畸形是难以接受的。这一先天畸形必须在患儿入学前予以矫正。
- 目前对于手术时机的选择并无定论，但在2岁时进行有选择的畸形矫正是合理的。

其他治疗方法

- 把两个拇指合并成一个是一件有趣的事情，所谓的Bilhaut-Cloquet手术就是切除两个拇指的中间部分，然后合二为一（图1A、1B）。理论上讲很容易，但实际操作中重建一个外形很好的拇指相当困难，甲皱襞的不匹配很常见，拇指中央的裂缝也比较明显。目前大多数医生宁愿选择保留其中一个拇指，尽管这个拇指比正常小，但可以利用被切除拇指上的部分软组织来增加保留拇指的体积。

手术要点

- 骨骼的矫正要先于肌腱和韧带的重建，这是手外科的一个重要原则。

注意事项

- 线状瘢痕挛缩会导致拇指术后发生偏斜畸形。

适应证

- 对儿童的多拇指畸形进行矫正要力争获得一个可接受的外形。

临床检查/影像学检查

- 多拇指的分型是基于多指的水平，从远节指骨不完全分裂的1型，到掌骨完全分裂的6型，7型是伴有各式先天畸形的三节指骨拇指。
- 应对拇指进行放射学检查以明确骨骼重复的程度。
- 除了三节指骨拇指畸形外，其他多拇指畸形没有遗传学病因的证据，因此遗传学方面的调查并非必须。

外科解剖

- 因为尺侧侧副韧带对维持拇指捏物的稳定性很重要，因此一般选择保留尺侧拇指。切除桡侧拇指时，要从桡侧侧副韧带附着处切取一骨膜瓣，以做韧带重建之用。
- 将切除拇指上的伸肌腱移位到尺侧，以做肌力平衡之用。

体位

- 患者仰卧位，止血带下手术。

手术操作1：4型多拇指畸形

- 4型多拇指畸形患儿，2岁，远节指骨和近节指骨均重复（图2），是多拇指畸形最常见的类型。术后常见的并发症之一是“之”字畸形，其原因部分是由于肌力不对称造成的。
- 选用弧形切口（图3A、3B），可以从切除的拇指上保留较多的软组织，以便关闭切口时可以用Z字成形或弧形皮瓣关闭伤口，避免出现线形瘢痕。切口需延长至甲皱襞以切除指甲和指骨。
- 切除指骨。需要在切除的指骨桡侧侧副韧带附着处进行骨膜下剥离，以便对桡侧侧副韧带进行缝合重建，加强保留拇指的桡侧结构（图4A、4B）。
- 因为掌骨头由两个拇指分享（见图4A），部分切除桡侧掌骨头可以减小桡侧的隆起。使用手术刀可以很容易切除尚未骨化的掌骨头。
- 保持拇指的远节指骨和近节指骨呈一直线，并纵行穿一1mm克氏针固定。

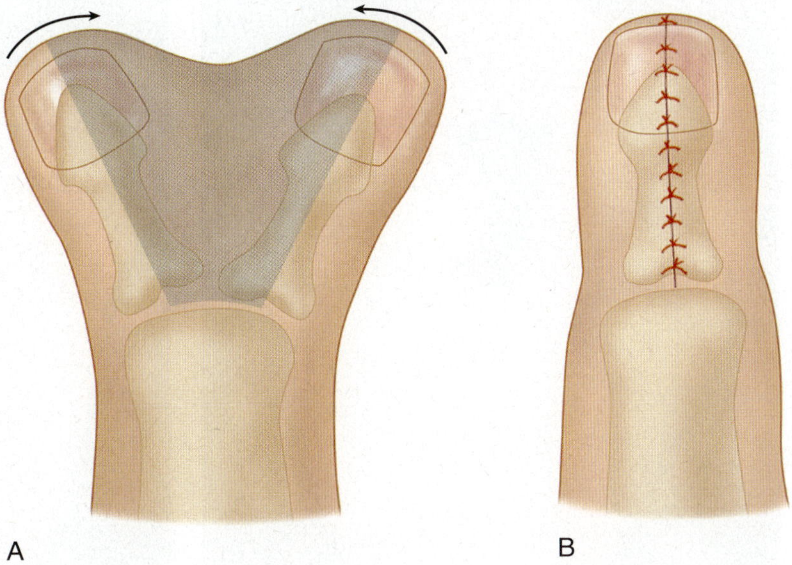

图1

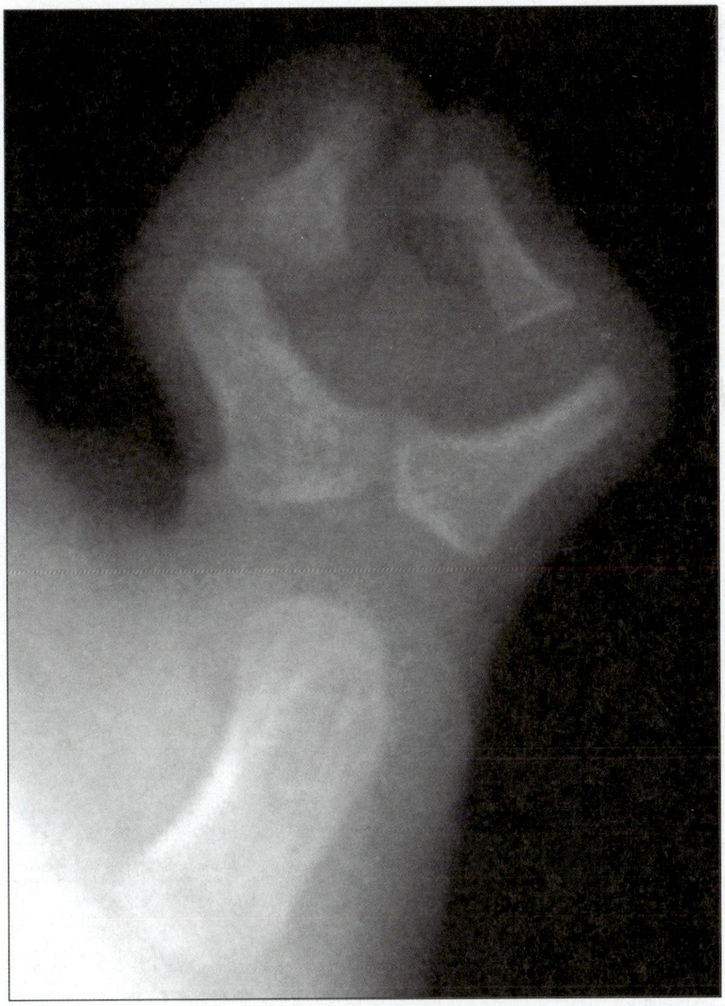

图2

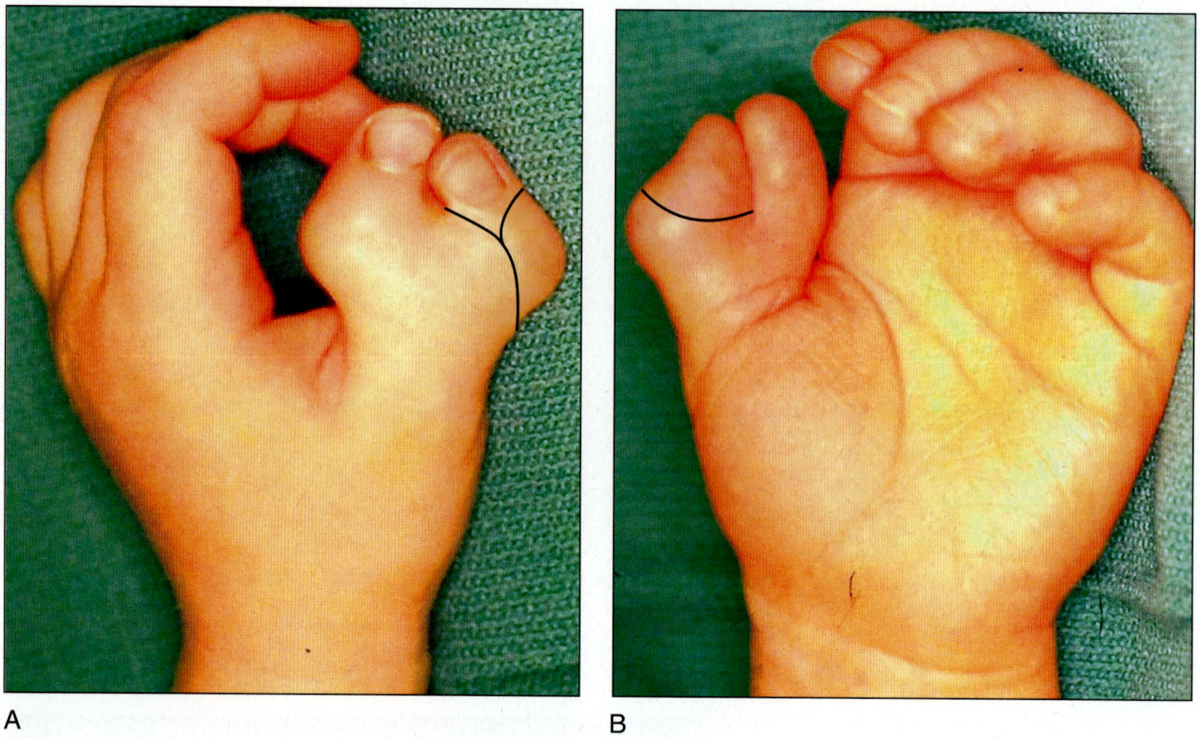

图3

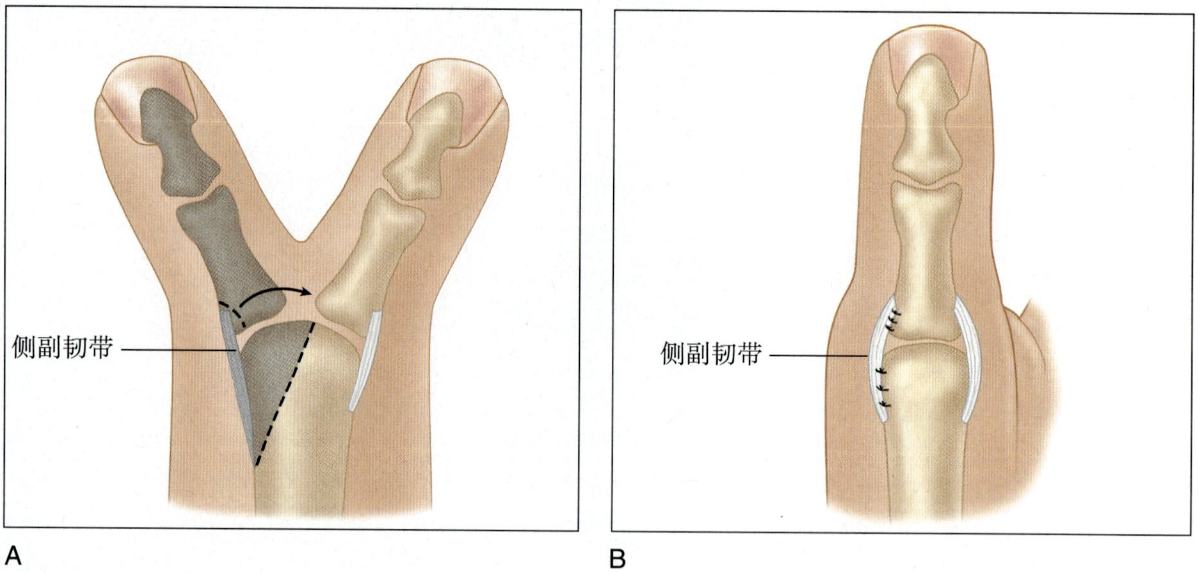

图4

- 用不可吸收的编织线缝合侧副韧带于近节指骨（见图4B）。
- 来自被切除拇指的伸肌腱从皮下穿过，缝合于远节指骨尺侧以平衡拇指（图5A～5C）。图5A显示用蚊式钳将切除拇指上的伸肌腱经尺侧的切口送至向桡侧偏斜的远节指骨，伸肌腱将缝合于远节指骨尺侧以对抗导致桡侧偏斜的力量。
- 去除多余的软组织后，关闭弧形切口。也可以使用Z字成形关闭切口。

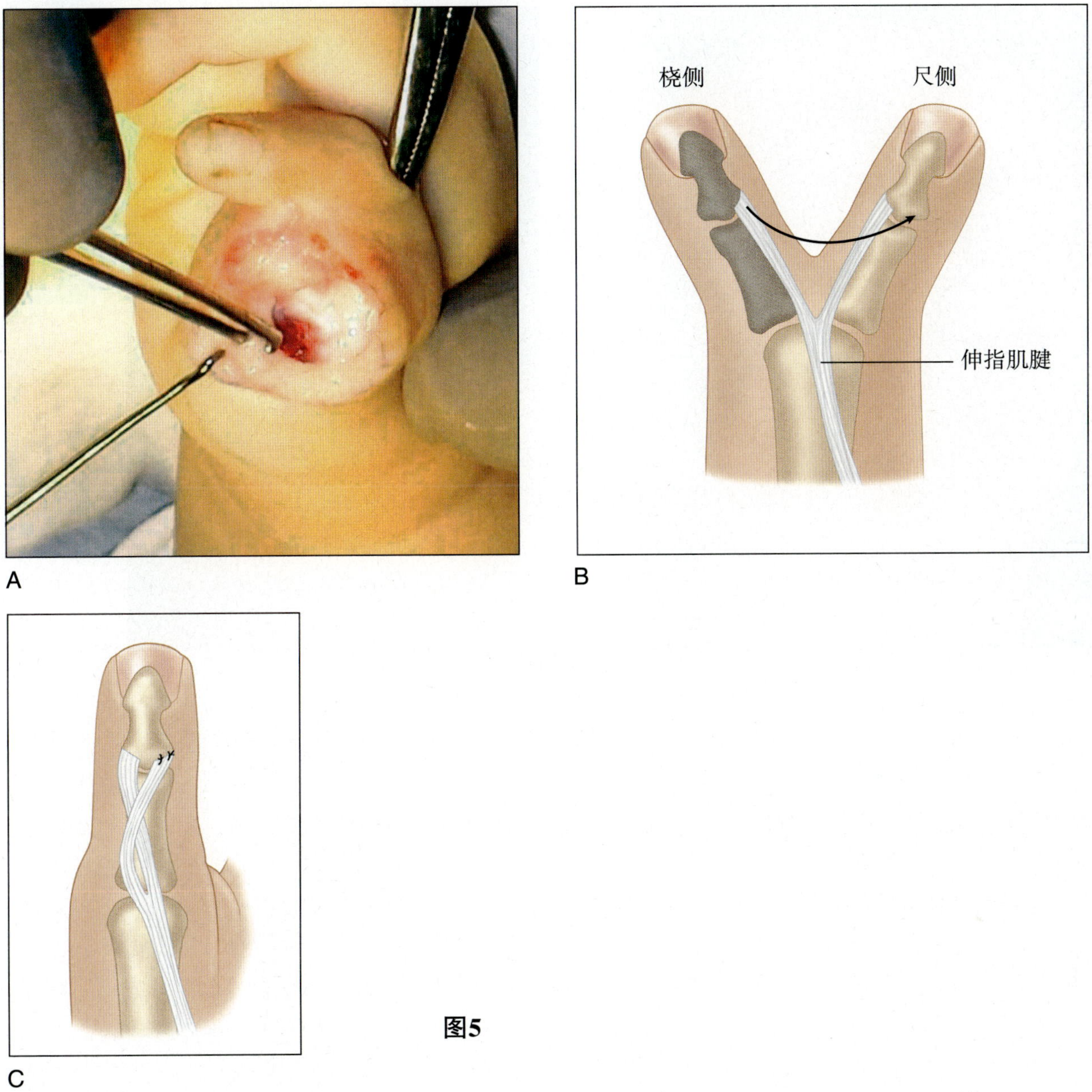

图5

手术操作2：2型多拇指畸形

- 对于1型或2型多拇指畸形而言，畸形矫正相对容易。手术方法与上述4型类似，但因为保留的远节指骨与近节指骨形成的关节更加稳定，偏斜畸形常常并不明显，手术因此更为简单。
- 第2例患儿为一2岁女孩，为2型多拇指畸形，远节指骨重复，完全分裂（图6A、6B）。
- 切除桡侧拇指，保留大部分桡侧拇指的皮肤。切除近节指骨头桡侧多余部分，但保留桡侧侧副韧带近端附着点（图7）。
- 从切除拇指上剥离桡侧侧副韧带，用3-0编织线缝合重建于保留的拇指上（图8）。

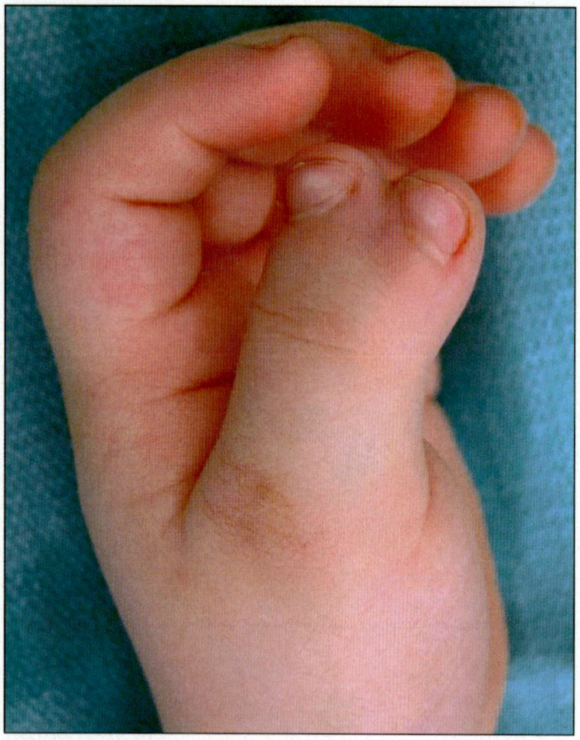

A

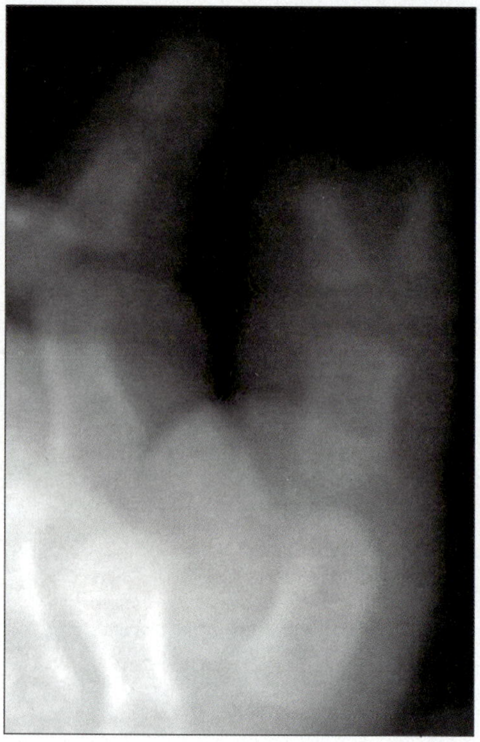

B

图6

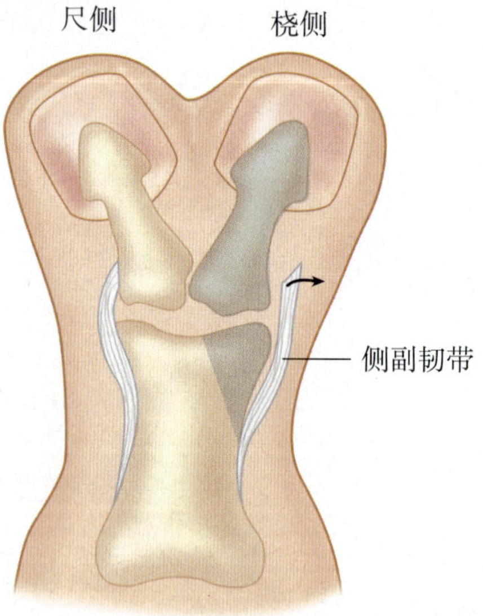

图7

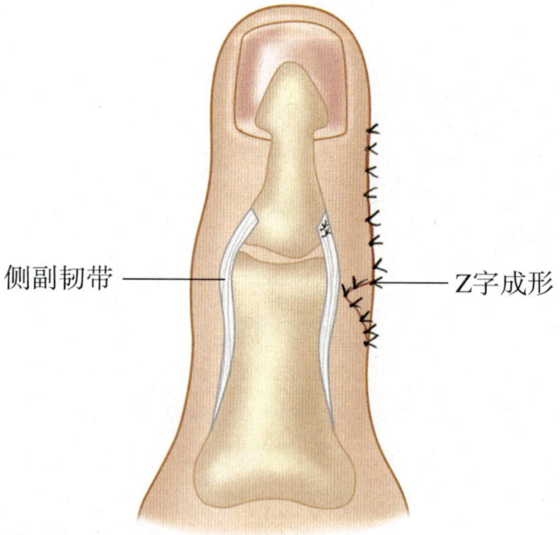

图8

- Z字成形关闭桡侧切口（图9A、9B）。

术后护理及预期结果

- 术后6周去除克氏针。
- 第2例患儿术后1年随访所示，发育过程中偏斜畸形的进一步发展并不少见（图10A～10C）。这些患儿应长期随访，一旦发现进展性偏斜畸形，应及时截骨矫形。

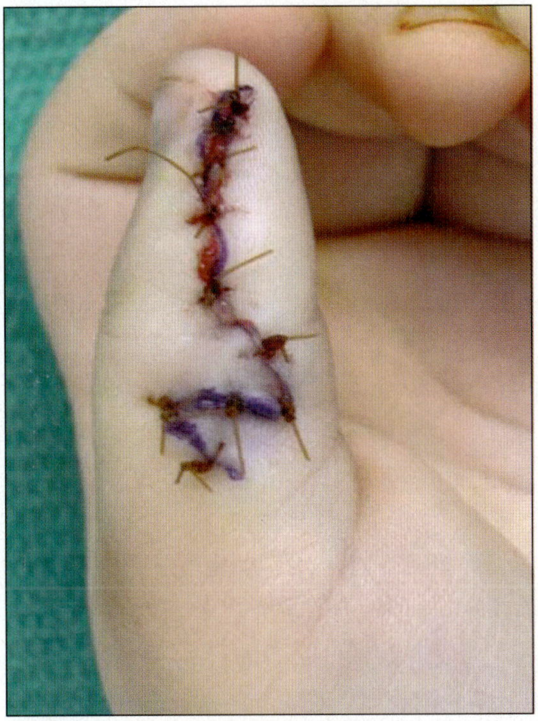

A

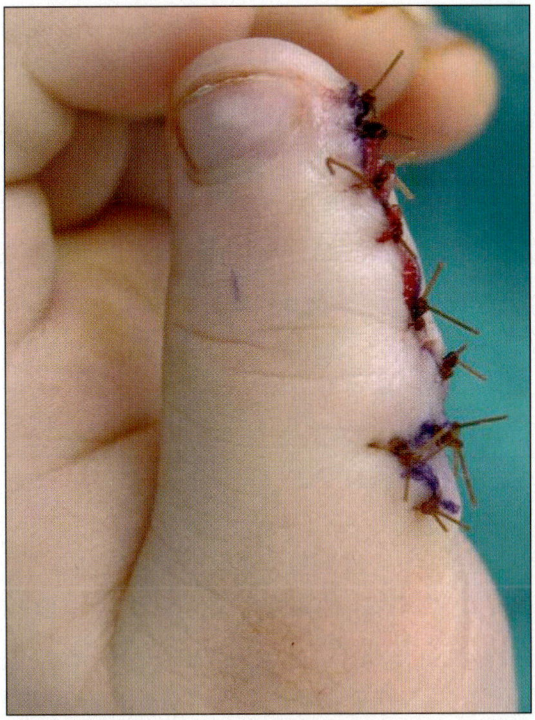

B

图9

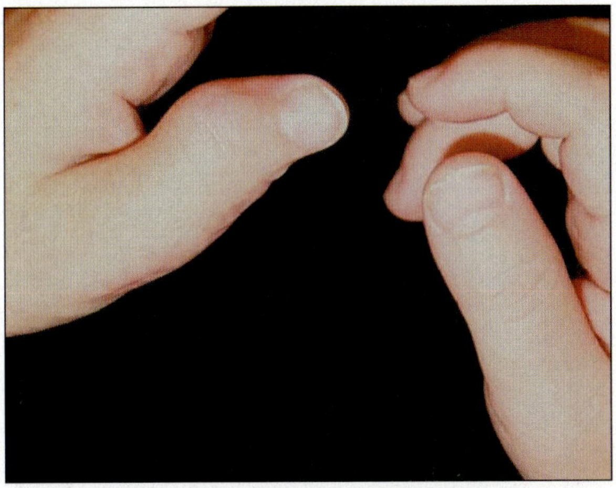

A

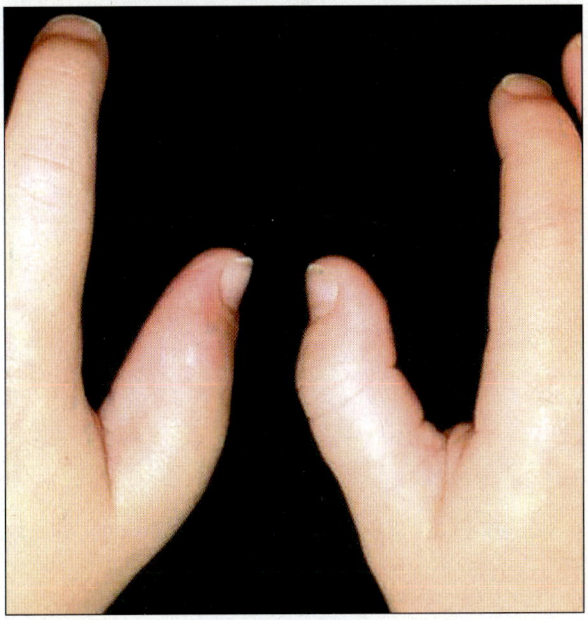

B

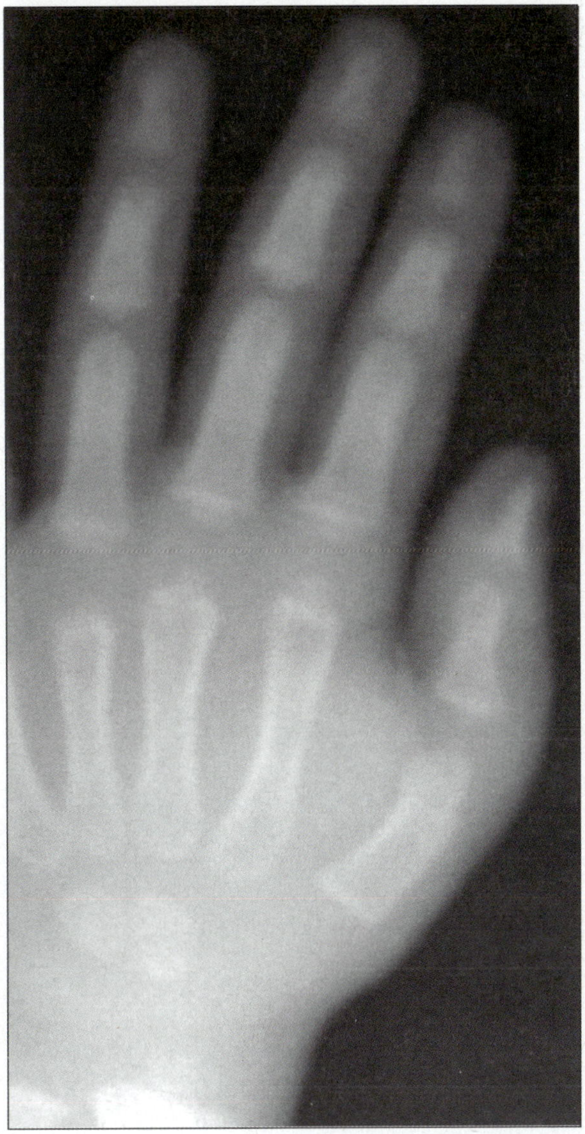

C

图10

证据

Manske PR. Treatment of duplicated thumb using a ligamentous/periosteal flap. J Hand Surg [Am]. 1989;14:728-33.

作者描述了一种从切除骨上切取韧带/骨膜瓣重建侧副韧带以使拇指中央化的手术方法。作者同时也施行截骨术矫正近端骨过于粗大的畸形。文中描述的方法与本章相似。(Ⅳ级证据)

Miura T. An appropriate treatment for postoperative z-formed deformity of the duplicated thumb. J Hand Surg [Am]. 1977;2:380-6.

本文重点讨论多拇指畸形手术后出现的发育性偏斜畸形。屈肌腱和伸肌腱的偏心性附着点被重置以对抗导致畸形的应力，使拇指受力平衡。(Ⅳ级证据)

Ogino T, Ishii S, Takahata S, Kato H. Long term results of surgical treatment of thumb polydactyly. J Hand Surg [Am]. 1996;21:478-86.

本文是多拇指畸形的大宗病例报告之一，共109例患者，其中107例切除桡侧拇指，2例切除尺侧拇指。作者指出大部分患儿的结果满意，他认为术者的手术技术是获得良好功能和满意外形的一个重要因素。(Ⅳ级证据)

Wassel HD. The results of surgery for polydactyly of the thumb: a review. Clin Orthop. 1969;64:175-93.

与Adrian Flatt医生合作在爱荷华州立大学提出Wassel分型，与其他分型系统相比，这一分型系统更容易使用，被广泛接受。(Ⅴ级证据)

68 裂手畸形重建手术

Kevin C. Chung

注意事项

- 手术矫正并非必须，不闭合裂手，患儿一样可以有较好的功能。大部分小儿手外科医生认为合并裂手主要是基于改善外形，消除一个明显的“污点”。

争议

- 对于并发虎口狭窄的中央裂手畸形，需要在闭合分裂部分的同时，将多余的组织用于覆盖开大后的虎口皮肤缺损处，术后外形和功能都将有明显的改善，这可能是裂手合并的最强指征。对于单独的中央裂手畸形，闭合手术主要是改善外观，但也不能造成额外的功能障碍，对于这类患儿，术前要与家长充分讨论手术方案。

适应证

- 闭合分裂部分以改善手的外形和功能。

临床检查/影像学检查

- 放射学检查范围应包括整个上肢，以判断是否合并其他部位的畸形。
- 裂手畸形有明显的遗传因素，因此进行遗传调查是有益的。

体位

- 患者仰卧位，止血带下施术。

入路/显露

- 合并裂手时，在指蹼处重建一个“光滑的斜坡”非常重要。
- 远端为蒂的矩形皮瓣是重建指蹼的适当选择，注意指蹼应延伸至近节指骨中近段。
- 在手背做平行切口，形成及掌侧为蒂的皮瓣，由于没有掌侧筋膜的附着，皮瓣很容易掀起。显露掌骨头后，通过缝合掌骨头而闭合裂隙。如果虎口狭小，多余的软组织可以转移至虎口处。

手术操作：病例1

- 患儿2岁，男性，示、中指间中央裂（图1A、1B）合并虎口狭小。

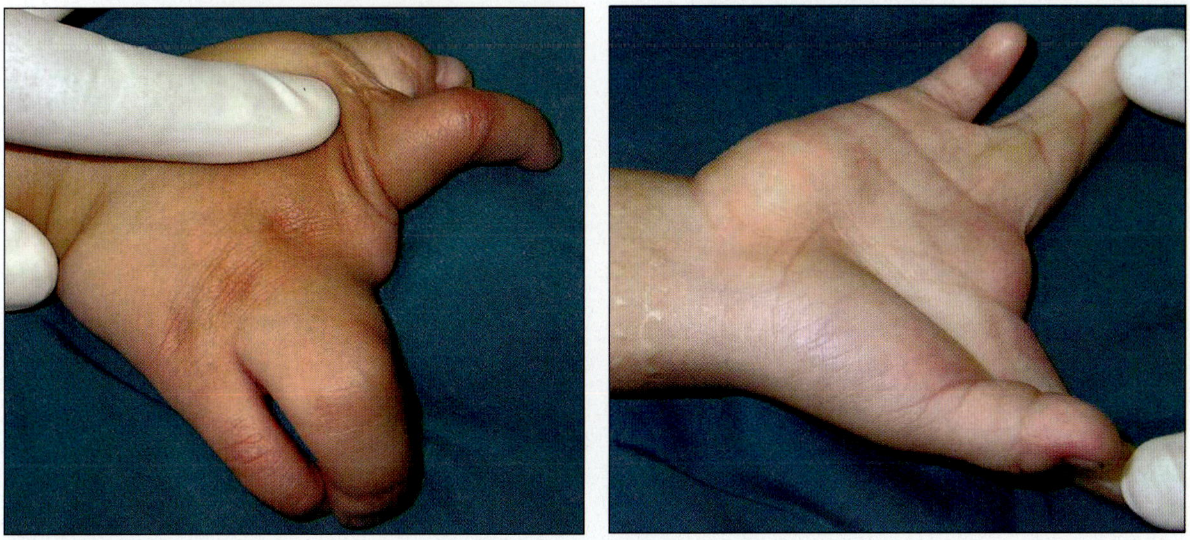

A　B　**图1**

本章描述的2例手术由作者在越南胡志明市第一儿童医院进行访问时完成。

■ 患儿同时合并中、环指完全性复杂并指（图2）。并指需要通过再次手术分离。

步骤1

■ 手背侧平行切口，设计一掌侧为蒂的皮瓣（图3A、3B、4A、4B）。

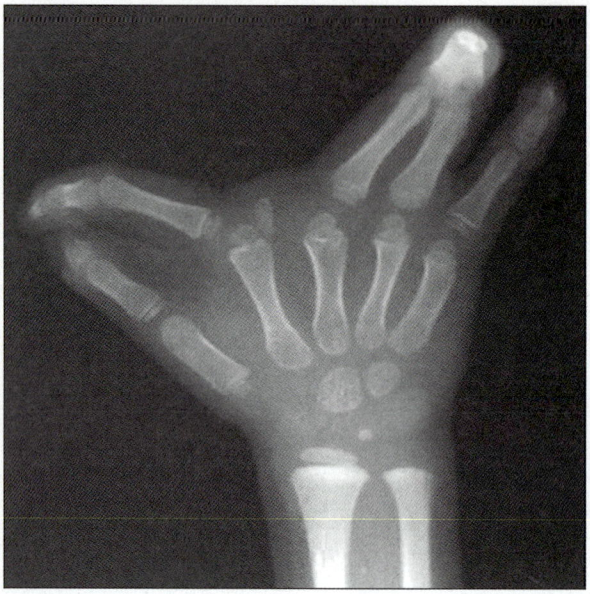

图2

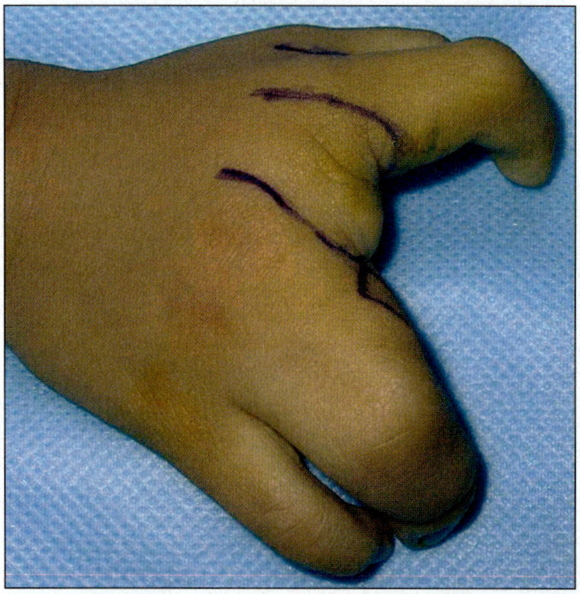

A

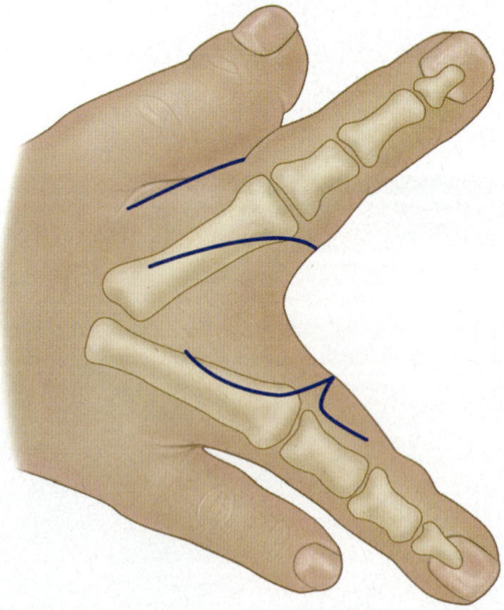

B

图3

- 在环指上设计一远端为蒂的矩形皮瓣，用于缝合到示指以关闭裂缺，重建指蹼（图5）。
- 拇、示指间纵行切开，松解挛缩的虎口，掌侧为蒂的皮瓣移位后用于覆盖虎口开大后遗留的皮肤缺损。
- 从背侧切口掀起伸肌装置表面的皮肤（图6）。保护神经血管束，切断限制皮瓣转移的掌侧筋膜。

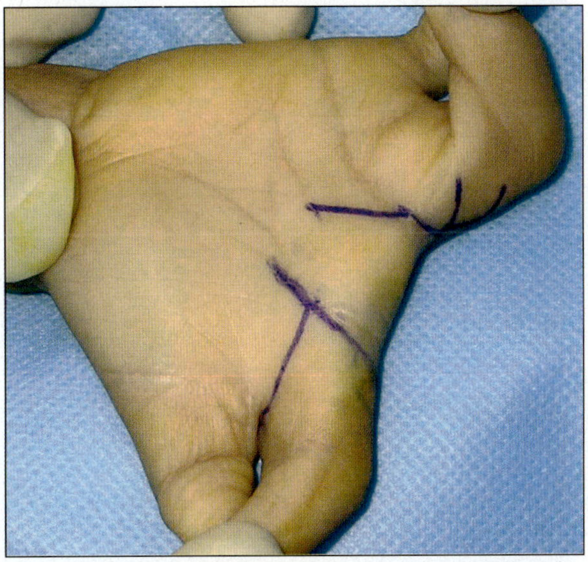

A

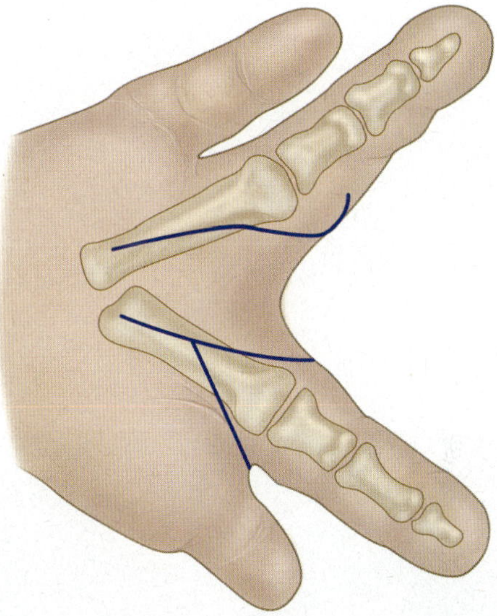

B

图4

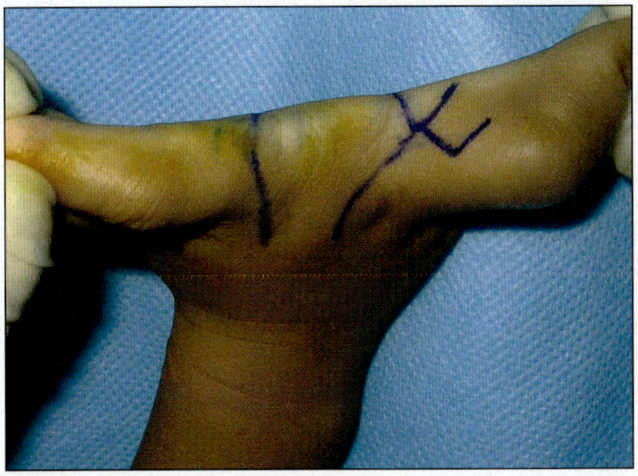

图5

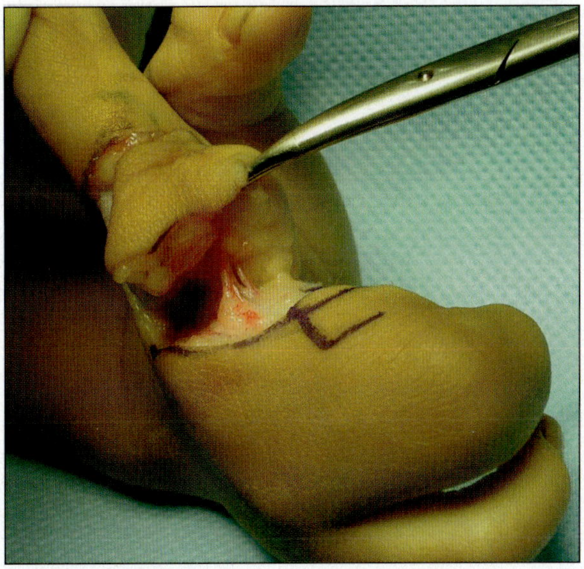

图6

- 切断附着在掌侧的纤维可以使掌侧为蒂的皮瓣容易移位并覆盖虎口（图7）。注意，为了开大虎口，掀起了部分拇内收肌起点。
- 显露掌骨头（图8A～8C）。

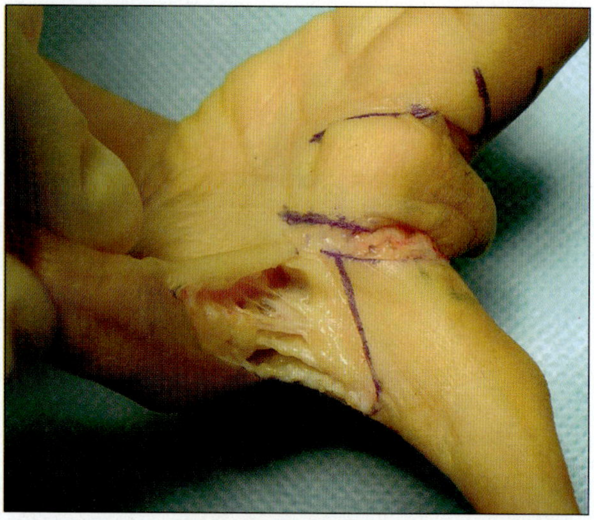

图7

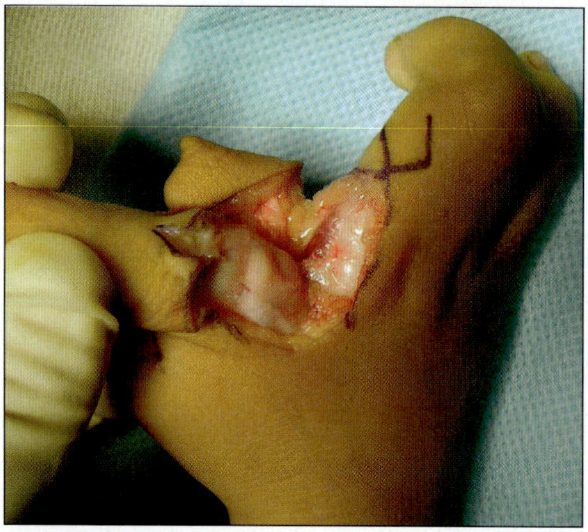

A

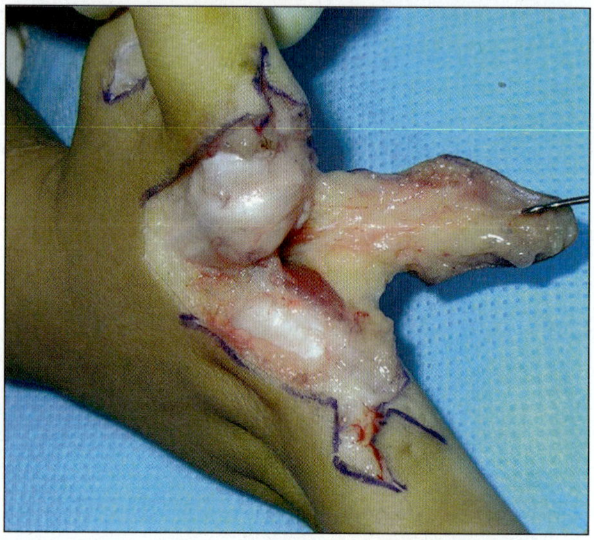

C

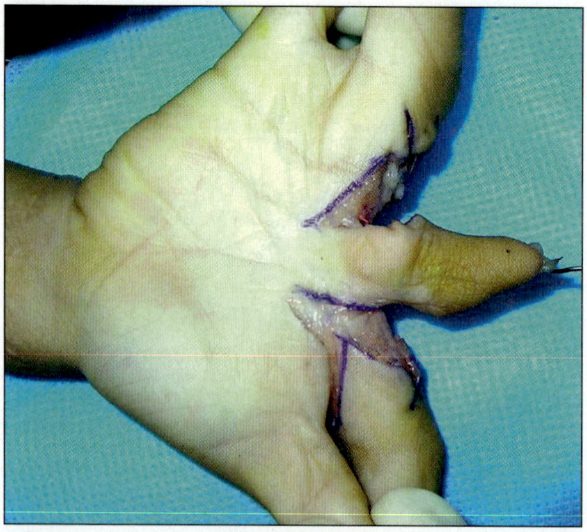

B

图8

步骤2

- 用不可吸收缝线穿过掌骨头并将之合拢（图9A、9B）
- 由于掌骨尚未完全骨化，穿入缝线比较容易。缝合张力应调节适度，避免过紧出现手指的剪刀样畸形（图10）。
- 掌侧为蒂的皮瓣转移嵌入虎口皮肤缺损处（图11）。

步骤3

- 由于没有更合适的缝线，我们选用Vicryl缝合线缝合伤口（图12A、12B、13A、13B）。因为铬制羊肠线容易吸收且不需拆线，所以其是更好的选择。如图13A和13B所示，闭合裂缝后用矩形皮瓣重建的指蹼形成一个小斜坡。
- 缝合远端为蒂的皮瓣形成斜坡状的指蹼（图14A～14C）。

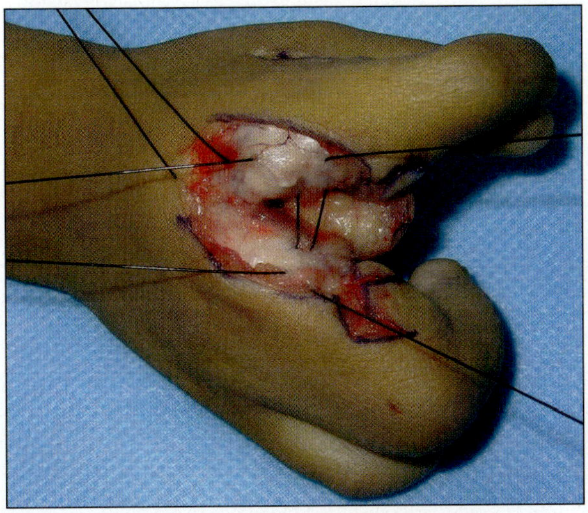

A

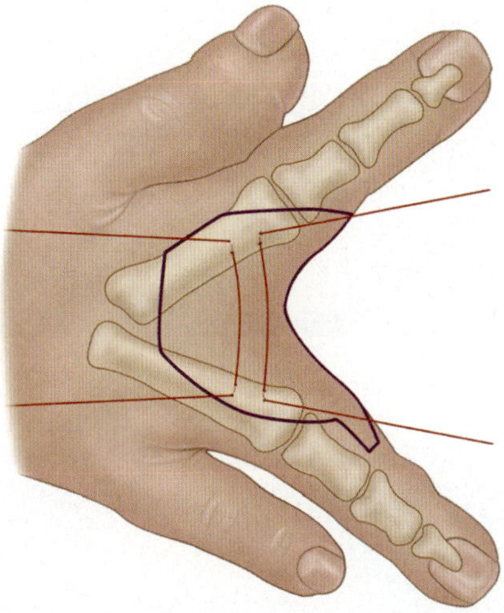

B

图9

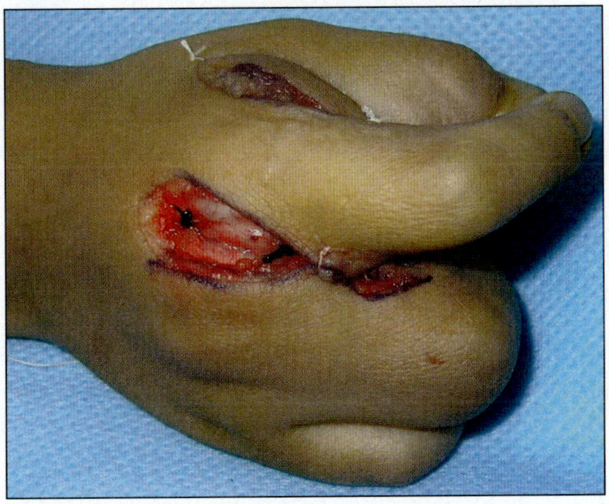

图10

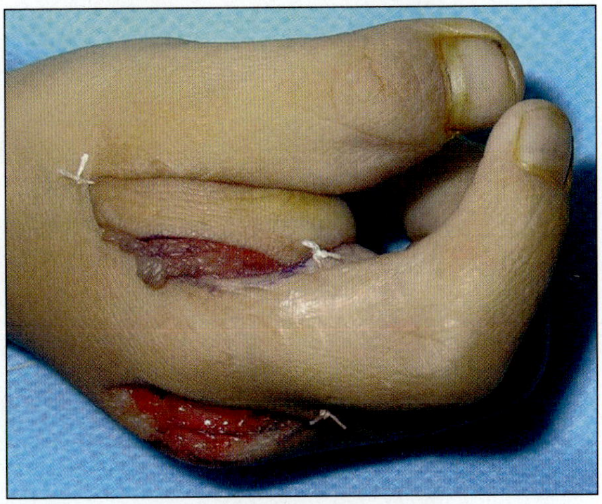

图11

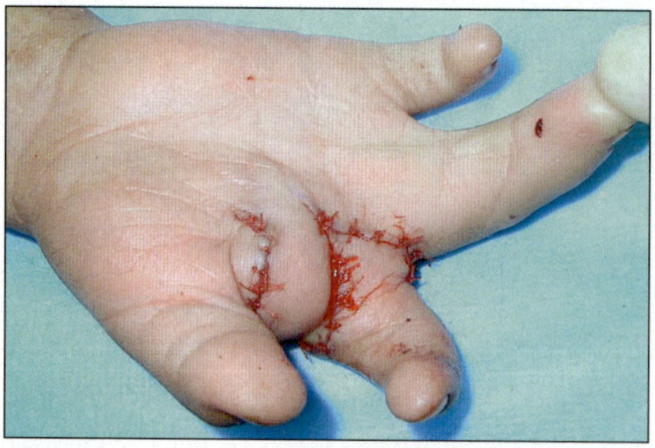
A

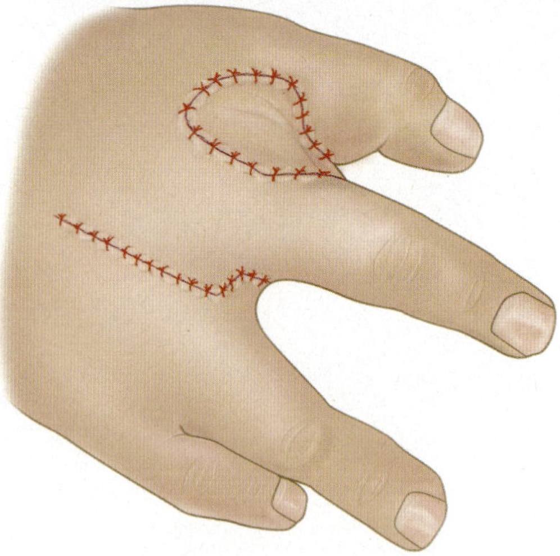
B

图12

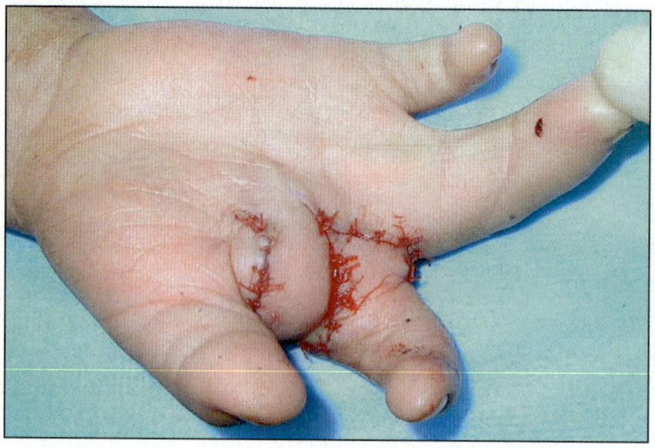
A

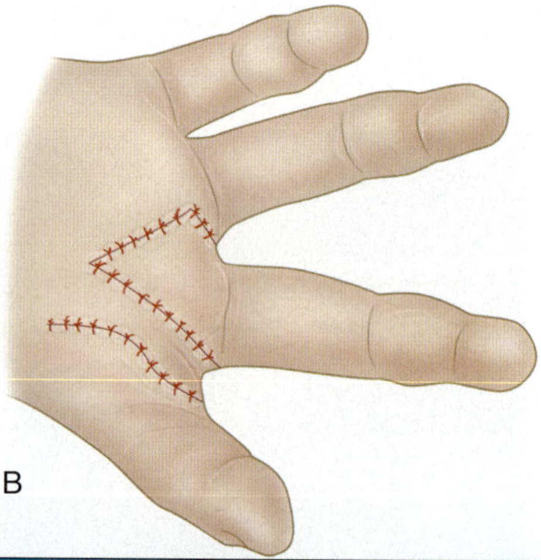
B

图13

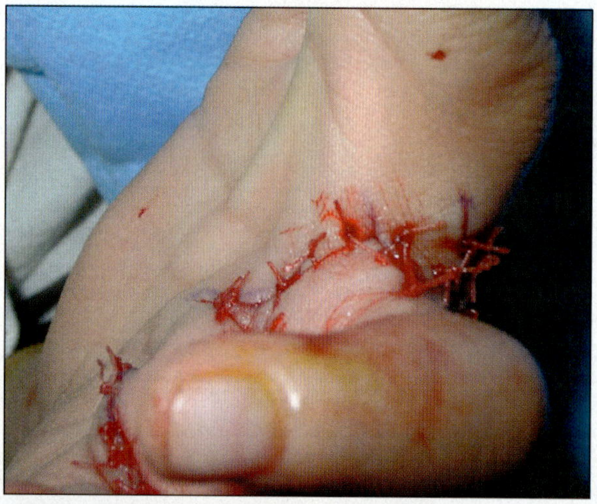
A

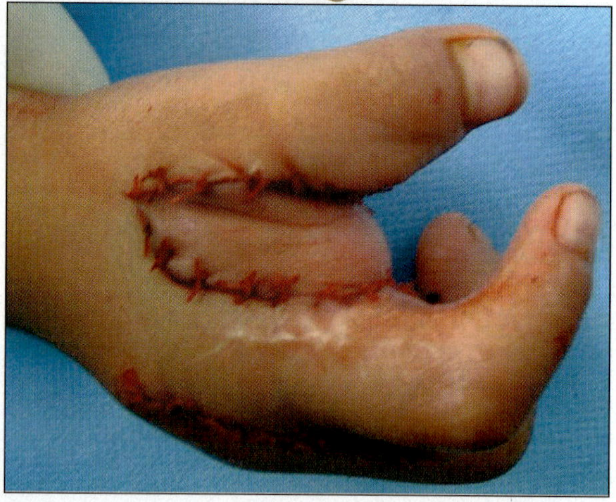
B

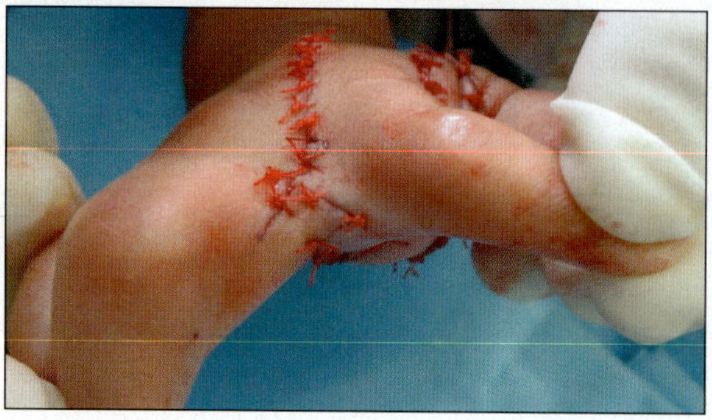
C

图14

手术操作：病例2

- 2岁患儿，男性，中、环指分裂手合并示、中指不全并指畸形（图15）。
- 小指附着于环指近节指骨，没有功能。

步骤1

- 手术设计：切除无功能的小指，利用不同的皮瓣来成形指蹼，分开示、中指，闭合中、环指。
- 设计远端为蒂的矩形皮瓣闭合裂缝，重建指蹼（图16A、16B）。
- 不完全并指分指后用背侧为蒂的皮瓣成形指蹼。利用Z字形切口，交叉缝合覆盖手指侧方（图17）。

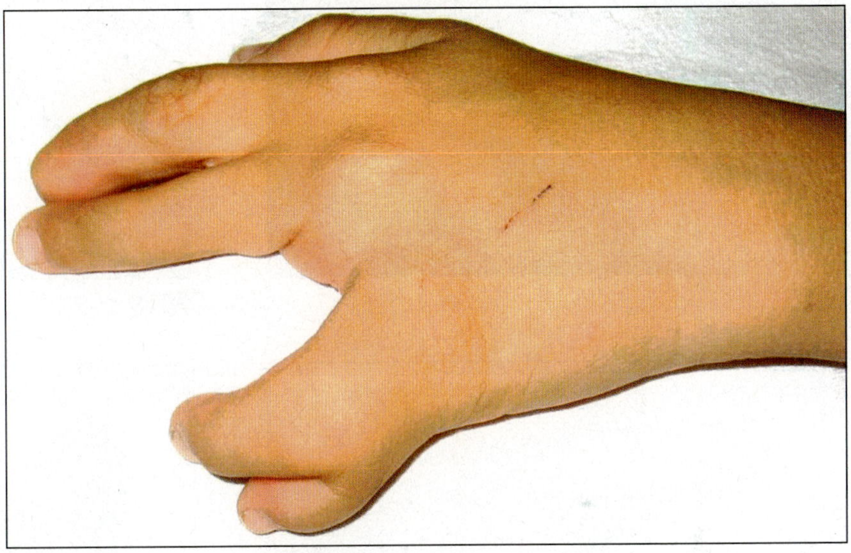

图15

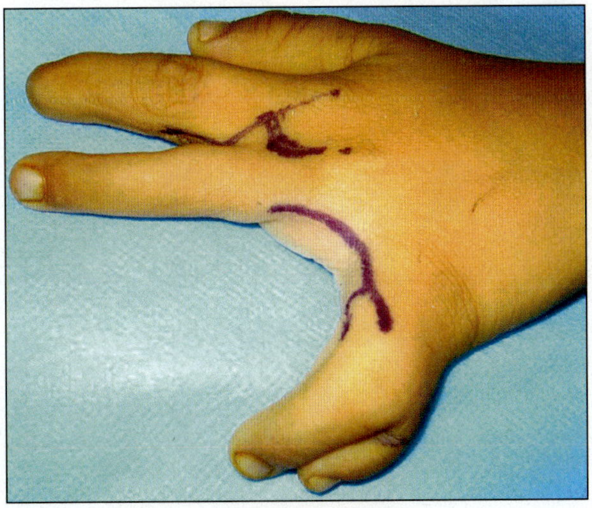

A

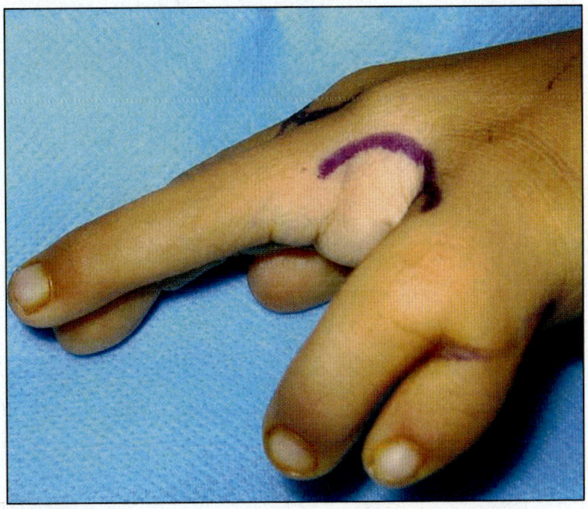

B

图16

- 显露掌骨头，用缝线合拢缝合（图18）。

步骤2

- 缝合切口（图19），矩形皮瓣缝合到相对缘处重建指蹼（图20）。
- 图21所示为示、中指分指后的掌侧情况。

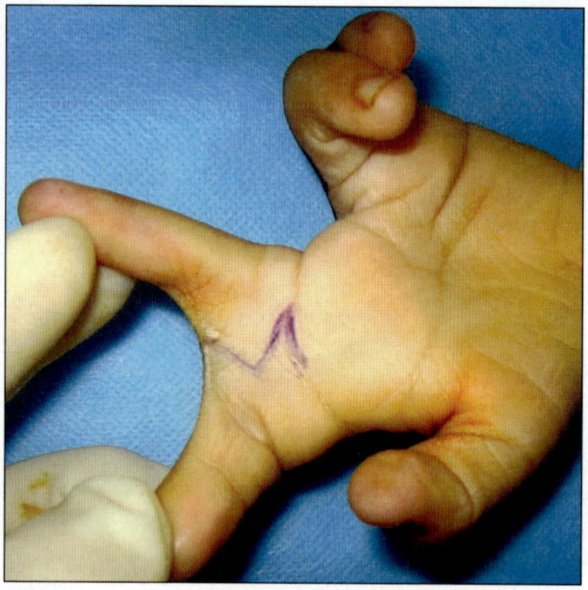

图17

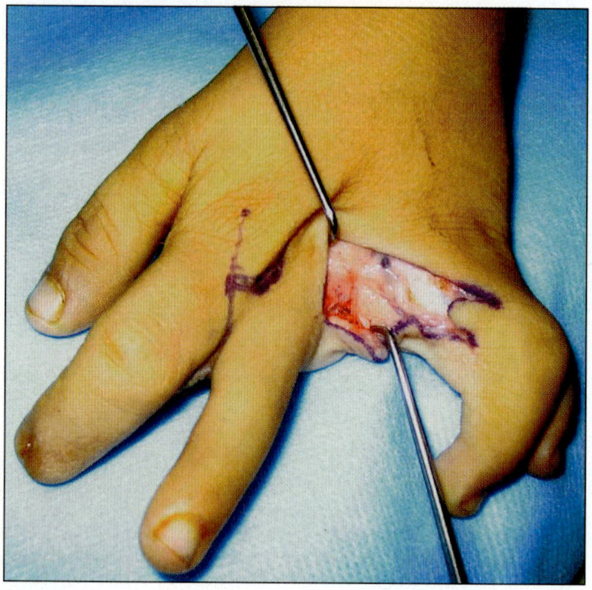

图18

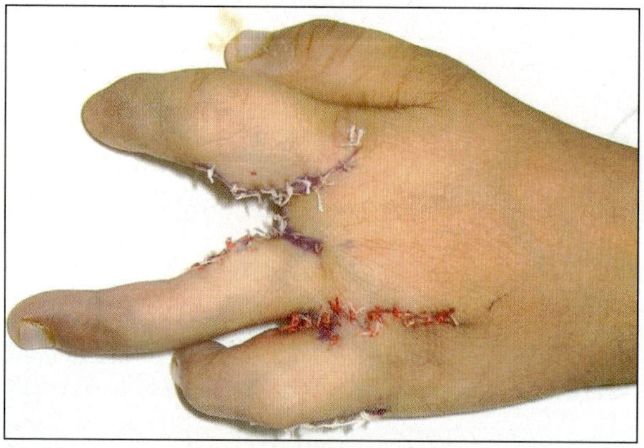

图19

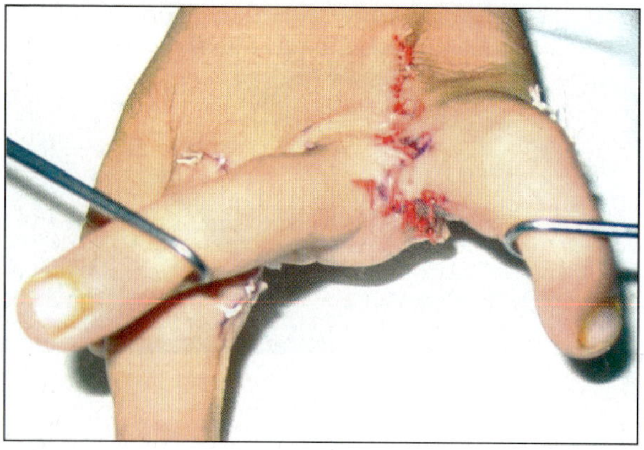

图20

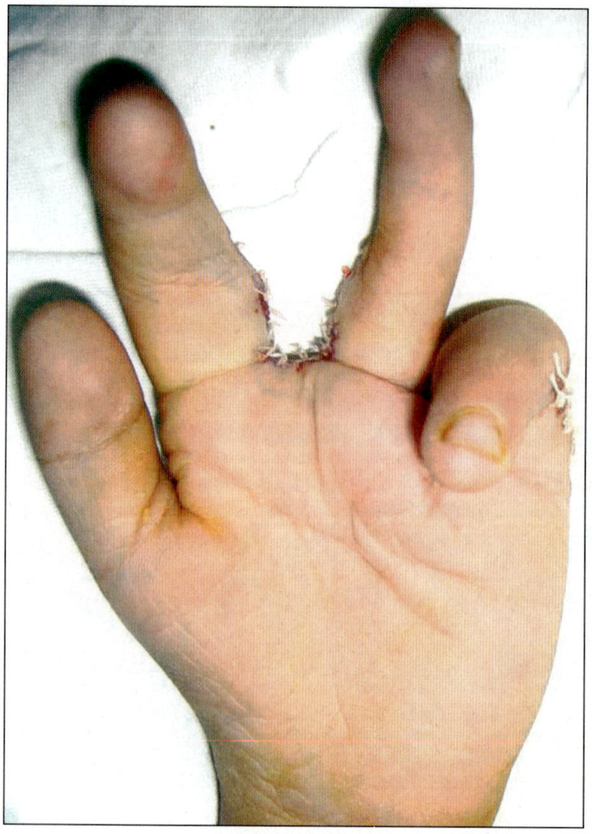

图21

手术要点

- 裂手修复术后，指蹼向远端“爬行”并非少见，为改善功能及外形可能需要再次手术松解以加深指蹼。

术后护理及预期结果

- 夹板制动4周以确保合拢缝合的掌骨愈合。
- 去除制动后不需特殊的治疗，需长期随访患儿以及时评估患手的生长发育状况。

证据

Rider MA, Grinder SI, Tomkin MA, Wood VE. An experience of the Snow-Littler procedure. J Hand Surg [Br]. 2000;25:376-81.

作者回顾了12例使用Snow-Littler手术修复裂手畸形的病例。手术方法与本章描述的方法相似。他们认为这种手术可以改善患儿裂手的外形和功能。（Ⅳ级证据）

69 桡侧纵列缺如的中央化

Scott H. Kozin

注意事项

- 手术干预的禁忌证为患儿生命预期短、对手有足够支撑的轻度畸形（Ⅰ型桡侧纵列缺如）、肘关节伸侧挛缩使手无法触及嘴以及已经适应畸形的成年人。
- 中央化之前，需要使用连续矫形石膏和/或撑开牵引装置，牵拉延长紧张的桡侧软组织结构，支具要根据情况逐渐调整。除非腕骨可以在前后位及侧位上均能置于尺骨末端，否则不应手术。
- 常常需要预先应用外固定或撑开牵引术以有效延长紧张的桡侧和掌侧软组织结构。这一步骤不仅可以矫正软组织挛缩，也可以避免中央化手术时切除部分腕骨。矫正后，持续应用外固定直至中央化手术时为止（图2）。
- 伴有固定畸形的较大儿童或畸形复发翻修时常常需要预先延长软组织。

争议

- 中央化手术的手术时机以及术后可以获得多少功能改善仍有争议。目前，手术一般在1岁时实施。
- 遗憾的是，没有一种可靠的方法可以永久改善桡偏畸形、平衡腕关节并且不影响前臂发育。

适应证

- Ⅲ或Ⅳ型桡侧纵列缺如（桡骨部分或完全缺如）（图1）。

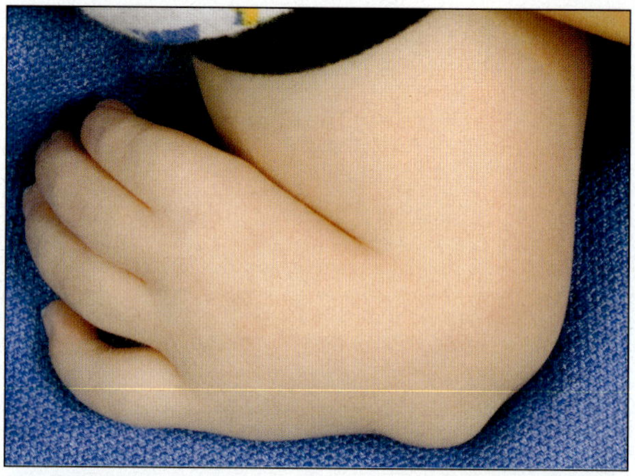

图1

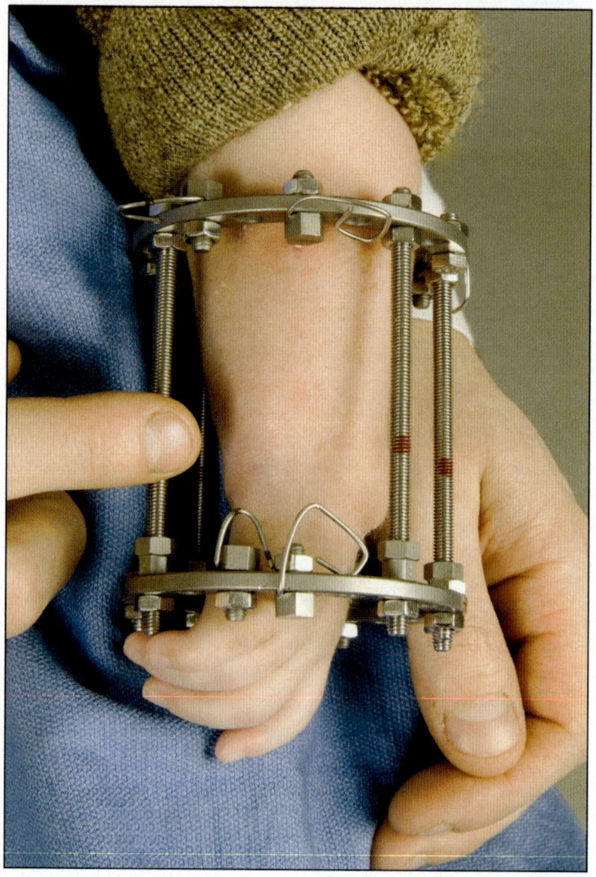

图2

其他治疗方法

- 使用或不使用夹板的非手术治疗可以维持腕关节的位置，未加干涉的本病的自然病程可以导致腕关节90°～100°的桡偏（图5）。
- 许多技术改良和进展使我们可以矫正腕关节至较好的位置，包括弓形尺骨的矫正、尺骨桡侧化或过度矫正腕骨、肌腱移位、关节囊重叠缝合以及延长内固定时间等。
- 一些医生建议使用游离足趾移植，因为这种方法可以提供具有发育潜能的腕关节桡侧支撑（图6）。将足趾的近节趾骨与第二掌骨基底融合，近端的跖骨固定于尺骨的桡侧。这一移位的关节与尺骨以相近的比例生长。这种技术理论上合理，但技术要求较高。

临床检查/影像学检查

- 需检查双侧手和前臂的X线平片（图3）。
- X线平片可以用于评估牵引后腕关节的位置（图4）。
- 评估残留的桡骨以及尺骨的长度和形状。尺骨成角大于30°往往需要在中央化时进行截骨矫形。
- 术前测量并记录手指和腕关节的主动、被动活动度。
- 伴有拇指发育不良者应同时予以评估。
- 进一步的影像学检查并无必要。

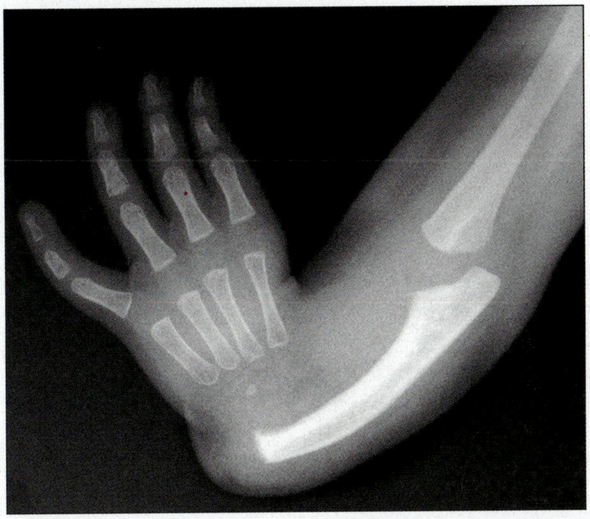

图3

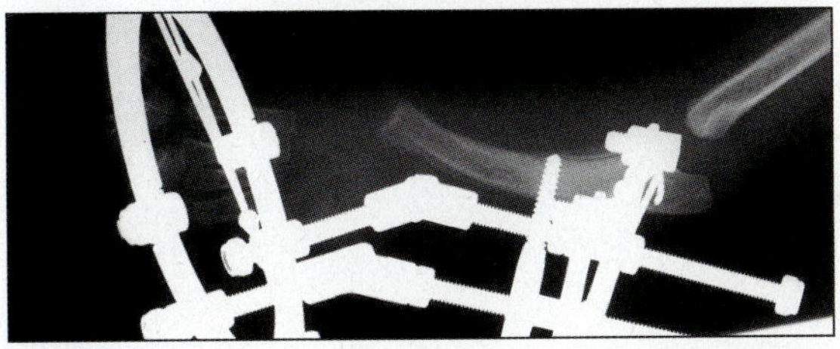

图4

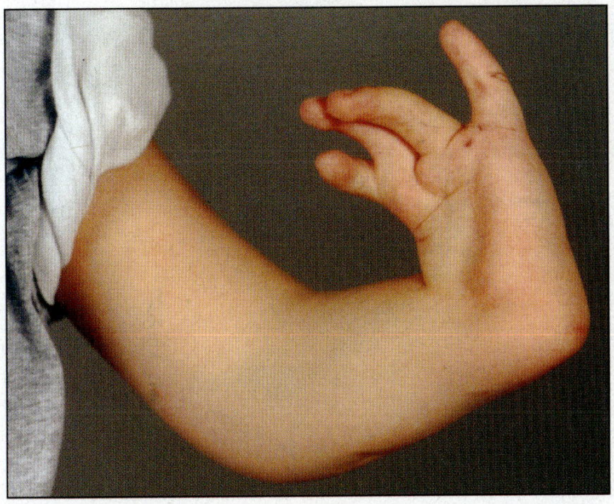

图5

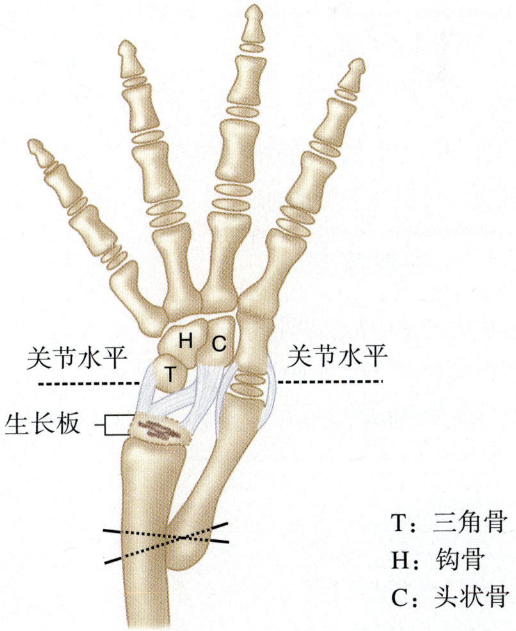

图6

外科解剖

- 从肩关节到手往往均可发现解剖异常，然而前臂和腕关节畸形最为严重。
- 前臂短小，出生时尺骨约为正常长度的60%，这一差距存在于整个生长阶段。尺骨粗大，往往呈弓形，顶点向后，弓弦部朝向缺如的桡骨。
- 腕骨和尺骨不能形成正常的关节。通常是形成纤维连接，但表面可为透明软骨覆盖。
- 起、止于桡骨的肌肉如旋前圆肌、桡侧腕屈肌、掌长肌、拇长屈肌、旋前方肌以及旋后肌均异常。桡侧腕长伸肌和桡侧腕短伸肌常常缺如或合二为一。手指的外在屈肌和伸肌起、止点异常。尺侧腕伸或腕屈肌、骨间肌、蚓状肌和小鱼际肌一般正常。
- 尺神经正常，桡神经常常终于肘部（图7）。增粗的正中神经替代其发出较大的背侧支支配手桡侧的感觉，这一分支走行于腕和前臂之间的皮下皱褶，沿桡侧做切口时容易损伤。
- 肱动脉和尺动脉正常，桡动脉常缺如，作为代偿，骨间动脉发育好。

体位

- 仰卧位，上肢外展置于手术桌上。
- 止血带捆绑于患肢的高位。

入路/显露

- 通过牵引、系列石膏管型制动或预先使用外固定和撑开牵引延长已解决了桡侧软组织挛缩的问题，因此一个切口即可完成手术。
- 横行切口始于尺骨远端中线处（图8）。切口向尺侧延长形成椭圆形切口，以便中央化手术后切除多余的皮肤和皮下组织。切口止于掌侧中线处。

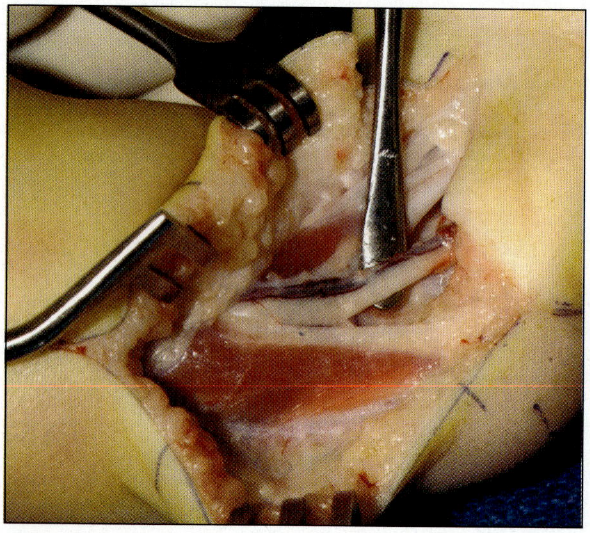

图7

手术要点

- 使用儿童止血带，这种止血带可以增加手术区域并避免止血带激惹肘窝。

手术要点

- 预先使用外固定可以简化中央化手术。选用可万向调节的外固定系统以使复位可以在多个平面进行。

注意事项

- 注意粗大的正中神经背侧分支替代缺如的桡神经支配手部桡侧。这一分支位于腕和前臂的皮下肘褶。

争议

- 当桡侧结构仍然很紧时需做双切口。额外的桡侧Z字切口延长桡侧皮肤是必要的。
- 也可以选择掌侧切口进行中央化手术（图9）。

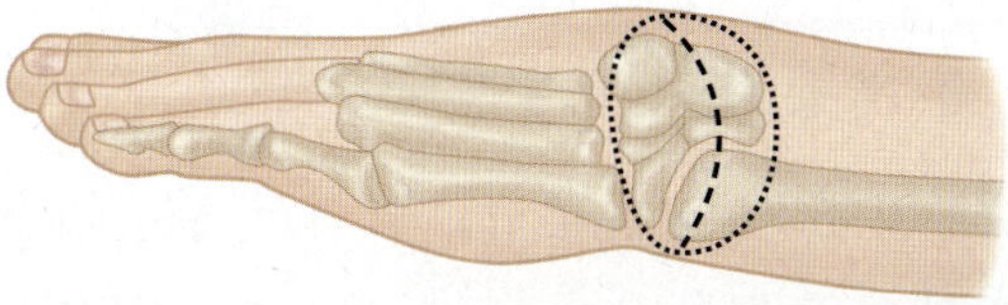

图8

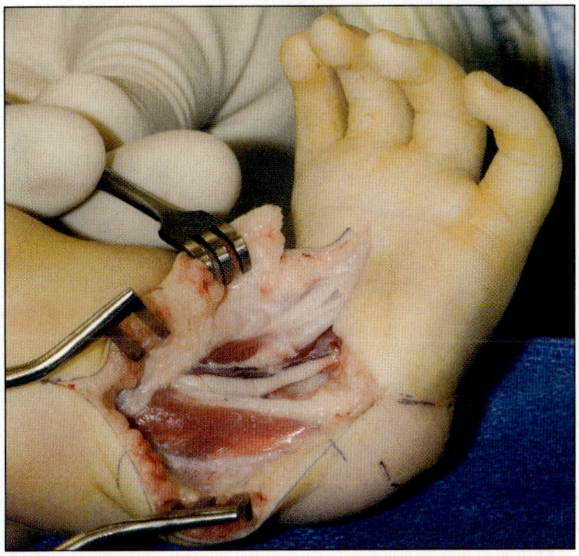

图9

手术要点

- 在尺骨水平辨别尺侧腕伸肌比较困难，在伸肌支持带远端比较容易发现。

注意事项

- 切开关节前保护尺侧腕伸肌和尺神经背侧皮支。

手术操作

步骤1

- 分离保护尺神经背侧皮支，显露伸肌支持带。找到尺侧腕伸肌并在第五掌骨基底处将其止点掀起（图10）。在伸肌支持带上掀起一个组织瓣并牵向桡侧，找到伸肌腱并将其牵向桡侧。
- 桡侧腕伸肌常常缺如或虽有腱性结构附着于背侧关节囊，但近端肌肉组织发育不良。

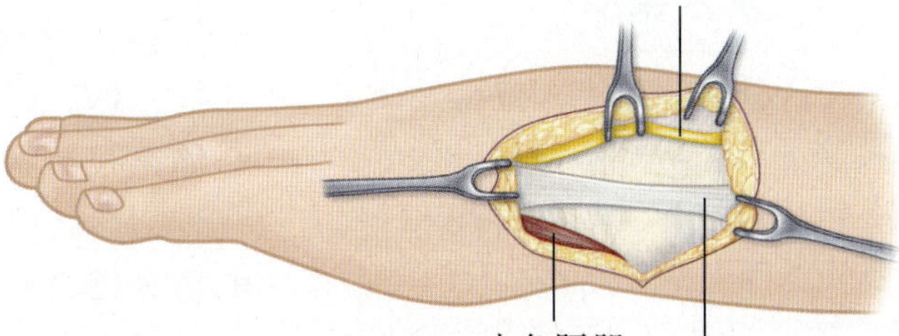

图10

手术要点

- 术中透视有利于定位尺腕关节，必须避免通过骺板的“关节切开”。

注意事项

- 避免在不能复位的尺腕关节上手术，应预先使用外固定架和牵引治疗。
- 不要削切尺骨，以免伤及骺板。
- 避免切除腕骨。

步骤2

- 在尺腕关节处横行切开关节囊，显露尺骨远端（图11）。腕骨常位于尺骨远端掌侧和桡侧。
- 剥离附着于骨骺远端的软组织，游离尺骨。从掌侧关节囊上游离腕骨，切除尺腕关节中多余的软组织，复位腕骨至尺骨远端。
- 复位失败一般发生于不可复性尺腕关节和/或没有预先使用外固定牵引的情况。此时，再次检查桡侧是否存在紧张的软组织结构。对于仍然不能充分复位的患者，需要采取其他处理措施。
- 包括腕骨切除术或切除少许尺骨远端，但注意不要损伤生长板。
- 另外的选择是使用外固定架牵引，延期中央化。

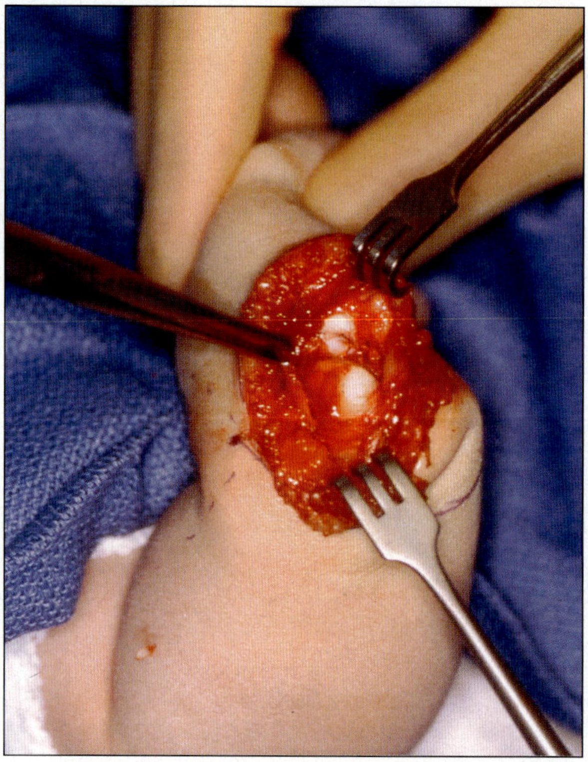

图11

手术要点

- 如果克氏针可以稳定固定重建后的尺腕关节，但却不能穿过截骨面，可以从尺骨鹰嘴处再打入一根克氏针固定截骨处。

注意事项

- 方向不正确的克氏针不能提供可靠的固定并可能损伤周围的组织。

步骤3

- 用克氏针维持复位的腕骨，从腕骨向第二或第三掌骨顺行穿针，然后再逆行穿入尺骨干（图12）。
- 如果尺骨成角大于30°，可以在畸形的顶点处进行闭合楔形截骨，然后把克氏针继续穿过截骨面进行固定。
- 重叠缝合腕关节囊，将尺侧腕伸肌腱止点前移以增加尺侧的软组织张力。如果存在桡侧腕伸肌，应将其移位至尺侧腕伸肌。
- 伸肌支持带组织瓣从伸指肌腱下穿过缝合加强腕关节囊。
- 切除冗余的皮肤和皮下组织。
- 用可吸收缝线缝合皮肤（图13）。

器械/植入物

- 根据儿童年龄和骨骼情况选用克氏针（1mm）或斯氏针（1.5mm）或小金属棒固定。
- 如果尺骨成角超过30°用薄刃锯片进行截骨。

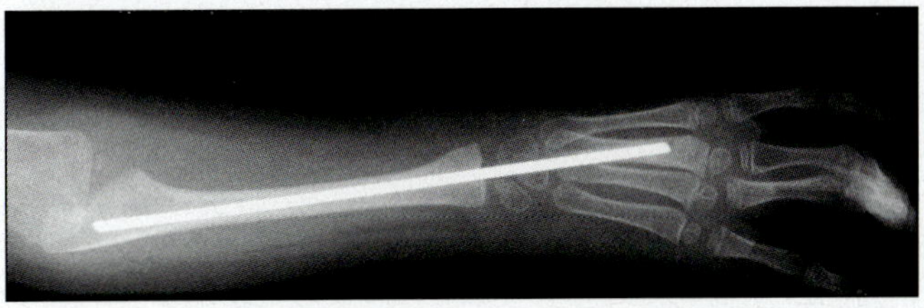

图12

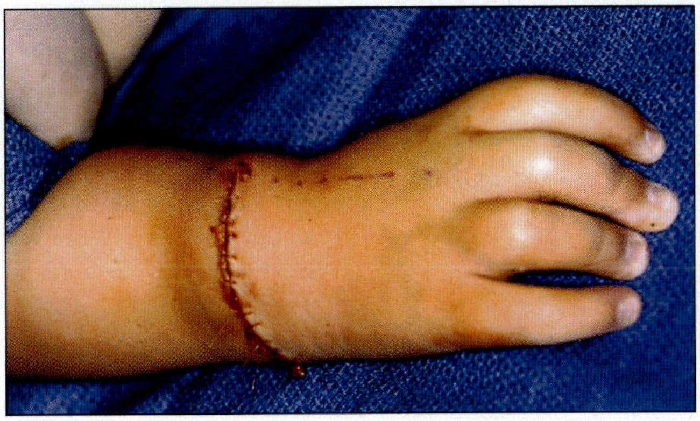

图13

手术要点

- 年幼儿童术后应用长臂夹板固定，肘关节屈曲超过90°以防止石膏滑脱。

注意事项

- 复发率较高的原因之一是早期固定针移位，使得尺腕关节丧失固定。

争议

- 针固定时间的长短。
- 术后夹板固定时间的长短。

术后护理及预期结果

- 术后包扎非常关键，一定要采用标准的手部包扎方法。肘关节屈曲大于100°的长臂夹板可以减少夹板的意外滑脱。
- 肢体制动至少8周，克氏针尽量长时间固定。
- 长臂矫形塑料夹板维持腕关节位置，持续佩戴3个月，然后改为夜间使用直至骨骼成熟。
- 目前，维持腕骨于尺骨远端而不损失腕关节活动度和前臂的生长仍然是一个难以企及的目标。要么腕关节对线矫正僵硬，要么可以活动但偏斜。延长克氏针固定时间并长期使用夹板对于减少复发是必需的。
- 复发是中央化手术失败的最常见并发症，原因是多方面的（图14）。手术因素包括术中没有充分矫正畸形、桡侧软组织松解不彻底以及平衡桡侧的应力失效等。术后因素包括克氏针早期移位、术后使用夹板不当以及因为前臂肢短而在做手触口动作时腕关节有自然桡偏的趋势等。
- 即使一个成功的中央化手术后仍然会因为尺骨生长较慢（正常的60%）而导致前臂短缩。短缩的前臂对于患病的青少年来讲不仅影响美观也会影响功能。可以应用单向或万向调节的外固定系统延长尺骨（图15）。尽管并发症也比较常见，但成功的延长可以明显改善功能。适应证、手术时的年龄以及延长长度等问题仍需要深入讨论和研究。

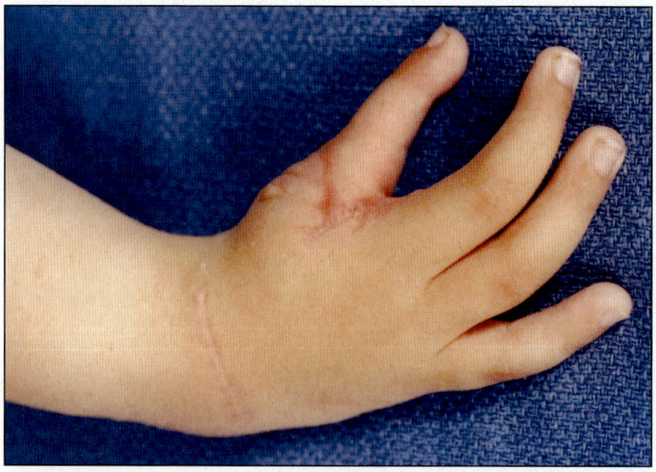

图14

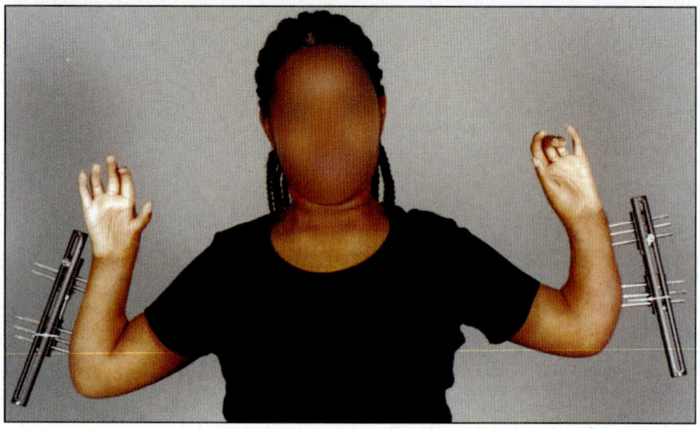

图15

证据

Damore E, Kozin SH, Thoder JJ, Porter S. The recurrence of deformity after surgical centralization for radial clubhand. J Hand Surg [Am]. 2000;25:745-51.

使用术前、术后和随访的X线片评价14例儿童患者（19侧桡侧纵列缺如）的初始畸形、手术矫正和复发的程度。术前的平均成角为83°。中央化矫正58°，术后即刻成角平均为25°。最终随访时丧失38°，平均成角增加至平均63°。(Ⅳ级证据)

Geck MJ, Dorey F, Lawrence JF, Johnson MK. Congenital radius deficiency: radiographic outcome and survivorship analysis. J Hand Surg [Am]. 1999;24:1132-44.

23例29侧肢体被确诊，平均随访50个月。用于评价的放射学参数包括手–前臂角度、手–前臂位置和弓形尺骨的程度。最终结果桡偏程度与改良的中央化手术后相似。尺骨截骨是矫正尺骨畸形的有效方法。使用需再次翻修术作为终点的生存率分析，5年的生存率为67%。翻修术的危险因素包括手–前臂桡侧（或正向）成角以及手术时年龄小。术前畸形、是否施行尺骨截骨以及Bayne分型并非翻修术的危险因素。这些数据为以下假说提供了依据：尽量使腕关节向尺

侧移位和尺侧成角是减小畸形复发和翻修的方法。(Ⅳ级证据)

Goldfarb CA, Klepps SJ, Dailey LA, Manske PR. Functional outcome after centralization for radius dysplasia. J Hand Surg [Am]. 2002;27:118-24.

21例(25腕)患者术后随访平均20年。使用一种手功能评分方法——Jebsen-Taylor评分进行评估，其分值明显改变，平均48分(正常平均30分，增加62%)。DASH调查量表显示仅有18%的轻度功能障碍。这些长期随访数据显示手功能依然明显受损而上肢功能影响较轻。腕关节对线的改善和尺骨长度的增加与上肢功能的改善不相关。(Ⅳ级证据)

Nanchahal J, Tonkin MA. Pre-operative distraction lengthening for radial longitudinal deficiency. J Hand Surg [Br]. 1996;21:103-7.

对12例患者中央化矫正畸形后进行评估。在经预先牵引的6例中5例可以实施腕骨桡侧移位术矫正畸形，而未做预先牵引的仅有1例可以进行腕骨桡侧移位。 预先牵引组桡侧成角的改善平均为38°而未牵引组仅19°。(Ⅳ级证据)

Pickford MA, Scheker LR. Distraction lengthening of the ulna in radial club hand using the Ilizarov technique. J Hand Surg [Br]. 1998;23:186-91.

6名患有桡侧纵列缺如的患儿(平均年龄10岁)通过牵引延长尺骨。平均延长4.7cm(尺骨初始长度的46%)。并发症包括夜间痛、针道感染、截骨处再骨折或迟延愈合。尺骨延长可以改善日常生活能力如清洁会阴或开车，但并发症比较常见。(Ⅳ级证据)

Smith AA, Greene TL. Preliminary soft tissue distraction in congenital forearm deficiency. J Hand Surg [Am]. 1995;20:420-4.

4例(5侧肢体)患有桡侧或尺侧纵列缺如的患者通过预先软组织牵引进行治疗。桡侧纵列缺如患者的软组织牵引持续进行，直到手可以被动矫正，通过单纯背侧正中切口可以进行中央化手术。尺侧纵列缺如患者中，软组织牵引至桡骨截骨处可以到残留尺骨远端，可以实施单骨前臂成形手术。所有的桡侧纵列缺如肢体平均随访14个月后行中央化手术。(Ⅳ级证据)

Vilkki SK. Distraction and microvascular epiphysis transfer for radial club hand. J Hand Surg [Br]. 1998;23:445-52.

本文描述了治疗桡侧纵列缺如的一种显微外科手术。通过显微外科手术对关节进行移位重建腕关节缺如的部分，目的是在保留纵向长度的前提下改善腕关节活动度和稳定性。在包含完整跖骨的第二跖趾关节移位前，需预先牵引软组织，使手可以被动地置于尺骨上并呈一直线。报道了12例患者，最初的9例有平均随访6年的详细数据。有轻微的复发趋势，但移植关节的持续生长迹象明显。这一技术值得推荐但技术要求较高。(Ⅳ级证据)

70 示指拇化术

Scott H. Kozin

注意事项

- 示指拇化术是治疗ⅢB、Ⅳ或Ⅴ型拇指发育不良的可选术式。
- 拇指重建术是治疗具有稳定腕掌关节的Ⅰ、Ⅱ和ⅢA型拇指发育不良的可选术式。

争议

- 示指拇化术的手术时机依然存在争议，目前倾向于早期手术（6个月到1岁）。这是基于拇化术应在对捏动作发展之前完成的理论。早期的手术介入可以避免发展为代偿性的相邻手指侧捏。
- ⅢB和Ⅳ型拇指发育不良患者使用显微外科技术移位重建CMC关节的术式亦有报道。目前，与示指拇化术相比结果一般，但对技术要求较高。

其他治疗方法

- 一些家长难以接受示指拇化的概念，可以通过训练等非手术治疗改善四指手的功能。

适应证

- ⅢB、Ⅳ或Ⅴ 型拇指发育不良（图1A、1B）。

临床检查/影像学检查

- 评估示指的活动度和示、中指指蹼的完整性，活动度较好的示指拇化后功能较好。
- 进行系列检查明确拇指发育不良的类型，区别ⅢA或ⅢB是非常必要的，因为腕掌关节的具备与否非常关键，存在腕掌关节可以进行拇指再造，相反则切除拇指并示指拇化是更佳选择。
- ⅢB和Ⅳ型拇指发育不良的X线平片可以表现为缺乏基底的锥形掌骨。X线平片往往不能用以显示大多角骨和小多角骨，因为其骨化中心在5～6岁才能出现。
- 进一步的影像学检查并不必要。

外科解剖

- 发育不良的拇指往往仅有单一的神经血管束。
- 一些拇指缺如的病例中，桡动脉发至示指的分支可能缺如。
- 示、中指的指总动脉是拇化后示指的主要供血血管。

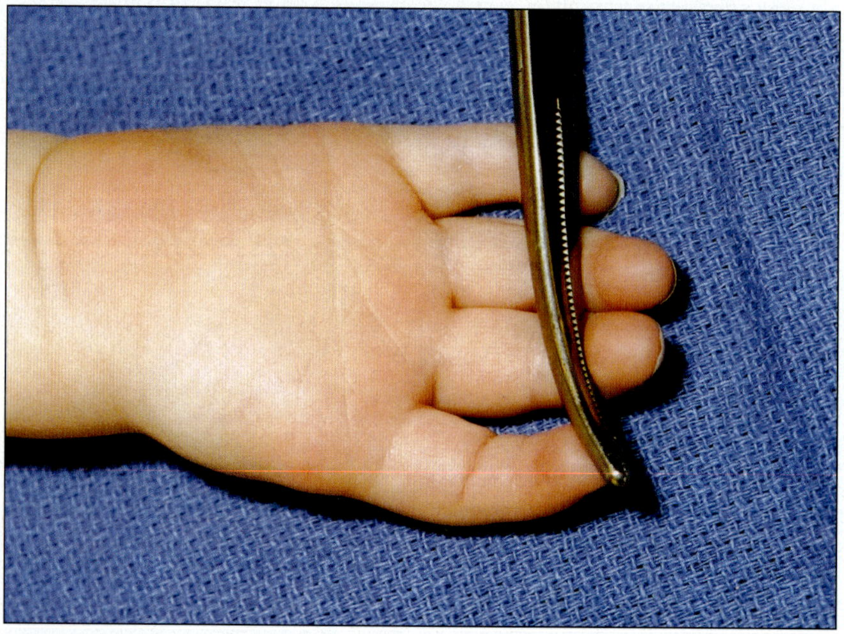

图1 A

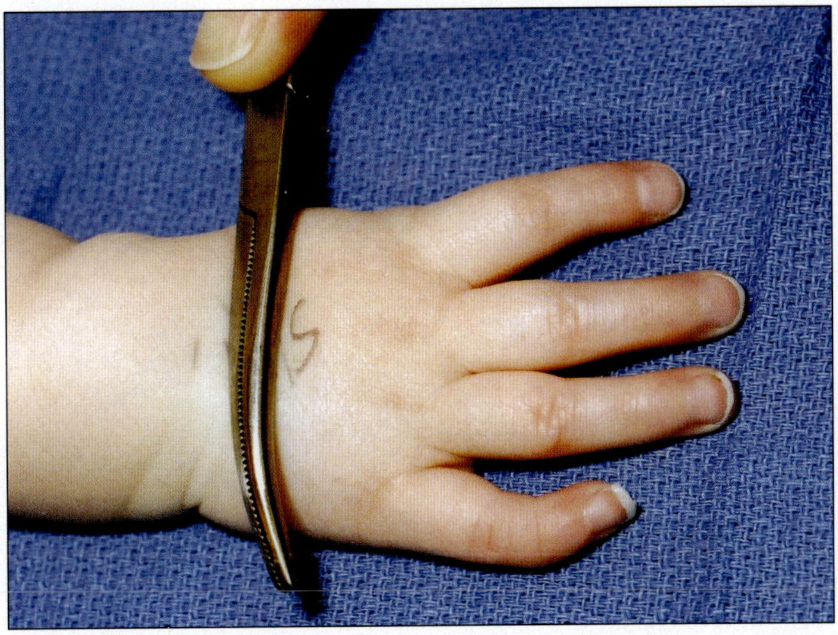

图1续　B

手术要点

- 用儿童止血带束缚在上臂靠上的位置，可以增加手术可操作区域并避免止血带激惹肘前窝内的组织。

手术要点

- Ⅲ或Ⅳ度拇指发育不良中，向近端追溯血管至发出示指桡侧指动脉分叉处。

注意事项

- 注意到示指桡侧和/或尺侧的血管可能发自掌深弓，需要仔细剥离避免损伤。

体位

- 仰卧位，上肢平放在手术桌上。
- 止血带捆绑于患肢高位。

入路/显露

- 我们使用改良的由Ezaki和Carter设计的入路（个人沟通），这种设计可以在拇化后为掌侧提供更多的没有毛发的皮肤（图2A、2B）。
- 轻微驱血，有利于辨别血管系统的走行。
- 首先切开掌侧皮肤，找到桡侧神经血管束。在尺侧进行解剖找到至示、中指指蹼的指总动脉。沿血管向远端分离，显露到示指尺侧和中指桡侧的指固有动脉（图3）。
- 邻近的神经由远端向近端追溯，并用显微器械分离指总神经以使示指拇化时不会产生张力（图4）。
- 到中指的指固有动脉需要在分叉远端结扎，拇化的示指以指总动脉和桡侧指动脉为蒂（图5）。

器械

- 用血管夹标记动脉端，在整个操作过程中血管夹保持可视状态以防不小心误伤动脉。

争议

- 有多种皮肤切口可供选择。所有的切口设计目的均为重建具有充足的皮肤覆盖的拇指以及足够大且没有瘢痕的虎口。

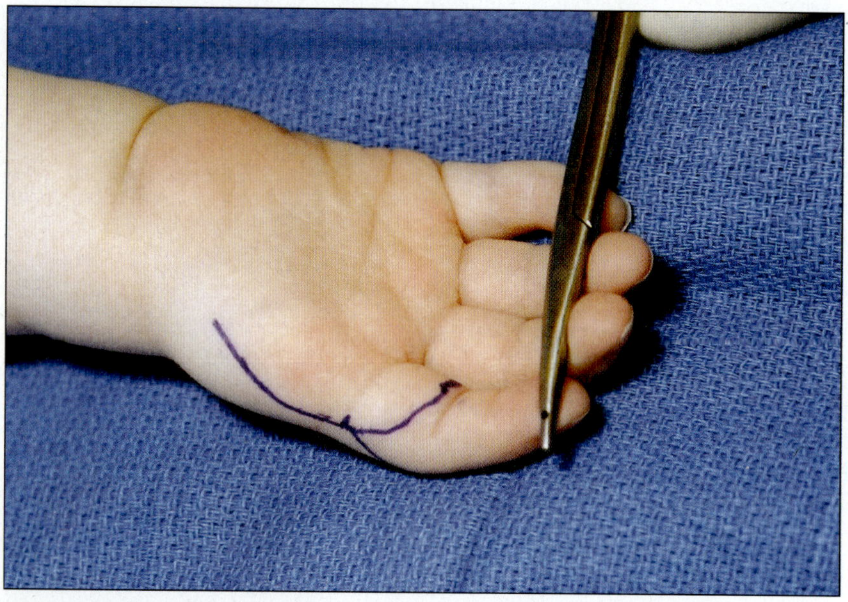
A

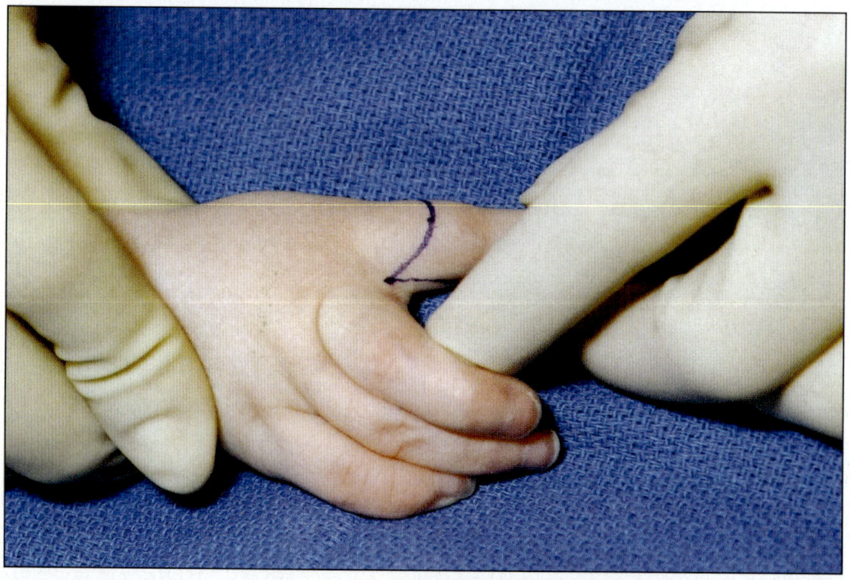
图2 B

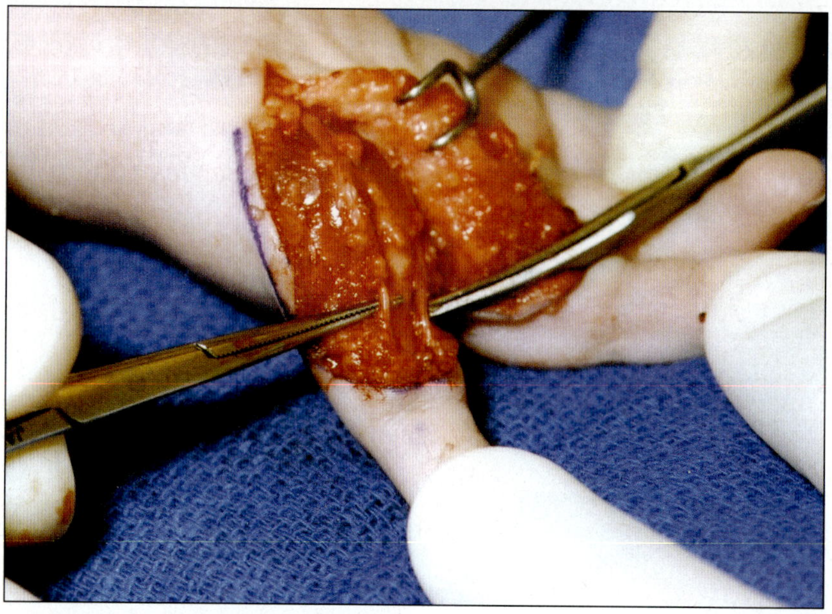
图3

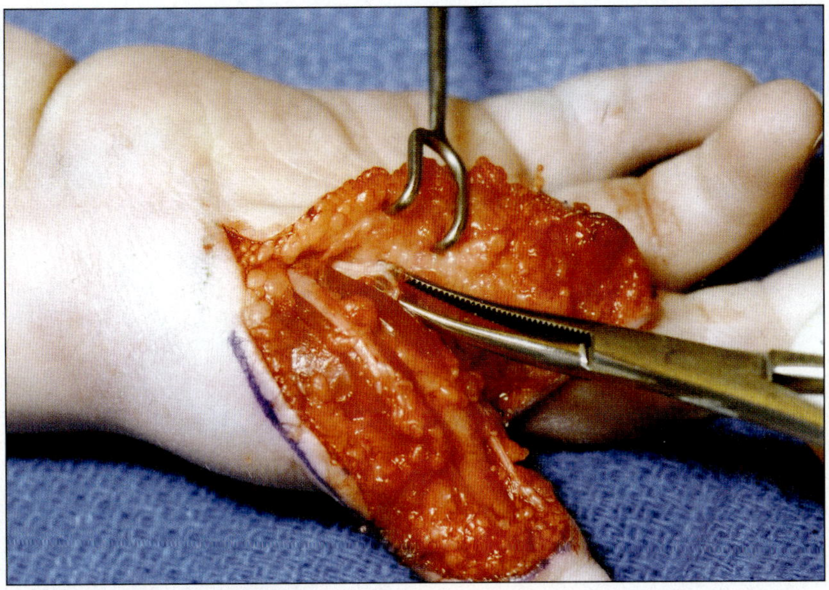
图4

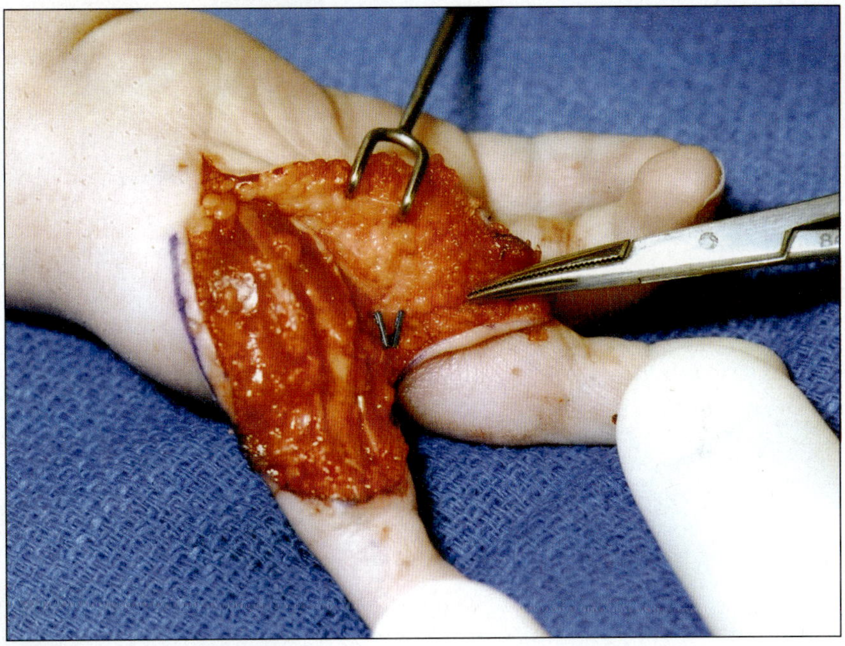
图5

手术要点

- 掌侧剥离后再掀起背侧皮肤，静脉保持适度充盈以使显露更容易。

注意事项

- 在分离掌骨间韧带时注意保护指总神经血管束。

手术操作

步骤1

- 切开示指的A2滑车以免屈肌腱发生嵌顿（图6）。
- 在指总血管深层切断掌骨间韧带。
- 掀起背侧皮肤，保留尽可能多的静脉血管（图7）。
- 探查并切断所有对示指伸肌腱造成牵拉的腱联合（图8）。

争议

- 一些医生对指伸肌腱进行切断短缩。我们没有短缩伸肌腱或屈肌腱，因为这些肌腱会随着时间自然挛缩。

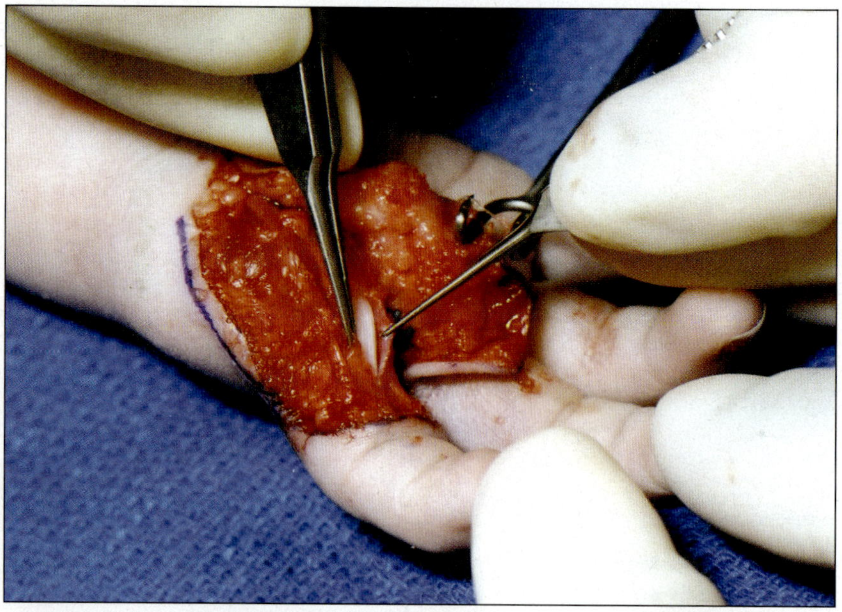
图6

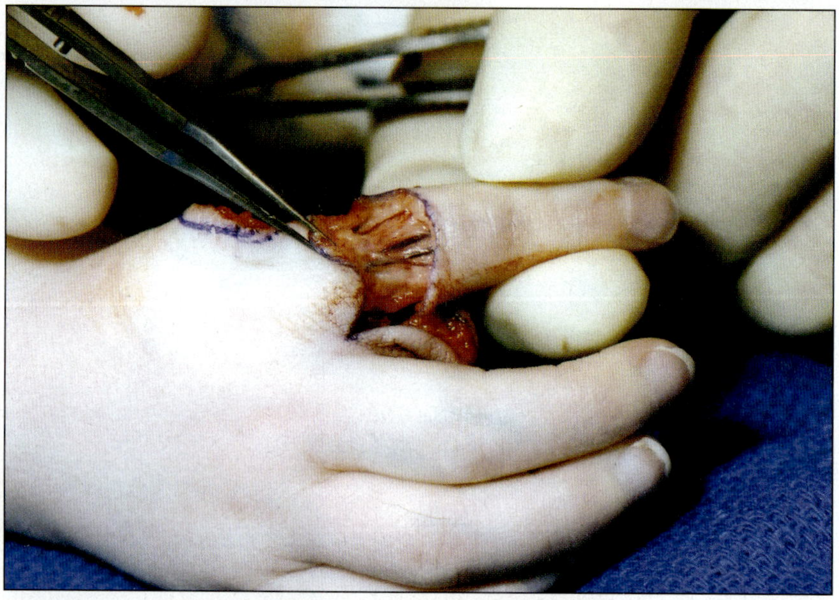
图7

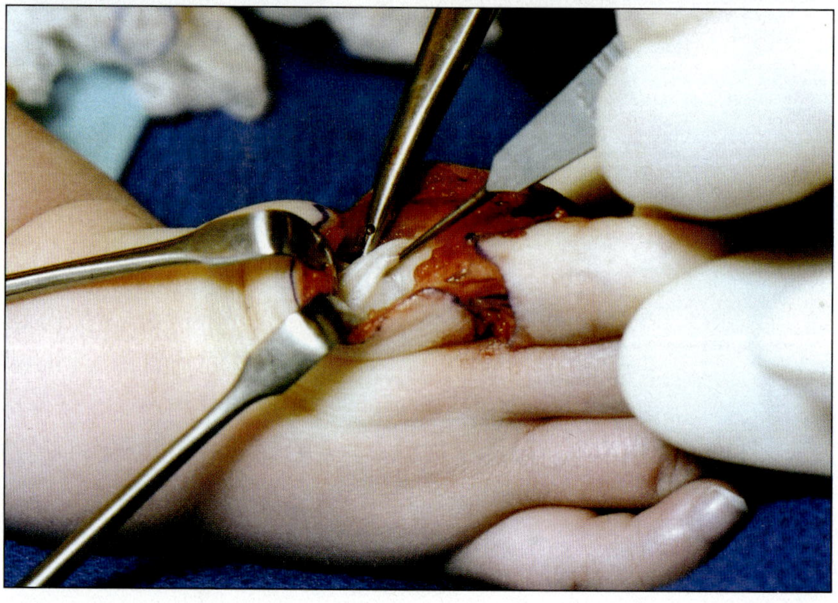
图8

手术要点

- 在剥离第一背侧骨间肌时必须注意保护桡侧神经血管束，游离第一掌侧骨间肌时要注意保护尺侧神经血管束。
- 示指桡侧指动脉缺如并非罕见，借由尺侧指动脉的灌注，手术依然可以进行。

注意事项

- 剥离骨间肌时应避免切断掌指关节侧副韧带。

步骤2

- 从第二掌骨和掌指关节上剥离背侧和掌侧的肌肉。沿伸肌腱帽追溯肌腱至其止点，在腱帽处进行松解，延长肌腱，为移位做准备（图9）。
- 分离显露骨间肌在近指间关节处的止点时要注意保护周围的静脉，于第一背侧和掌侧肌腱上分别预制缝线，以留待手指移位后重建止点（图10）。

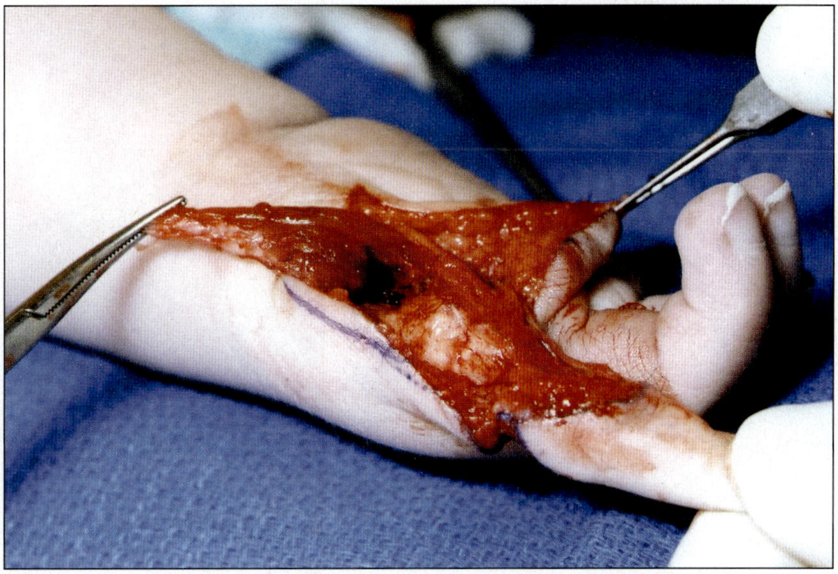

图9

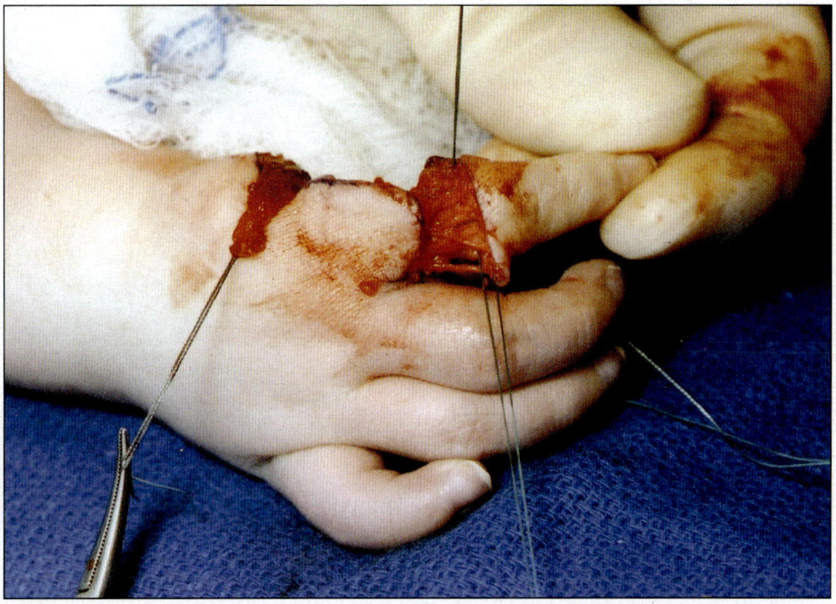

图10

注意事项

- 掌骨骨骺阻滞失败会导致掌骨持续生长，形成一个过长的拇指。

器械/植入物

- 切断掌骨时需要使用薄锯片。
- 可以用剔骨机作为替代，但要小心以防劈裂掌骨。

步骤3

- 切除第二掌骨，保留基底和骨骺。骨膜剥离器保护第二掌骨基底周围组织（图11），用薄锯片在干骺端以垂直方向切断掌骨。
- 用骨折固定夹固定骨干。从近端向远端锐性切开掌骨至骺板。在远端剥离时注意保护邻近的侧副韧带。骨骺阻滞（骺骨干固定术）避免拇化示指的过度生长（图12）。清除手术区内的碎骨屑。

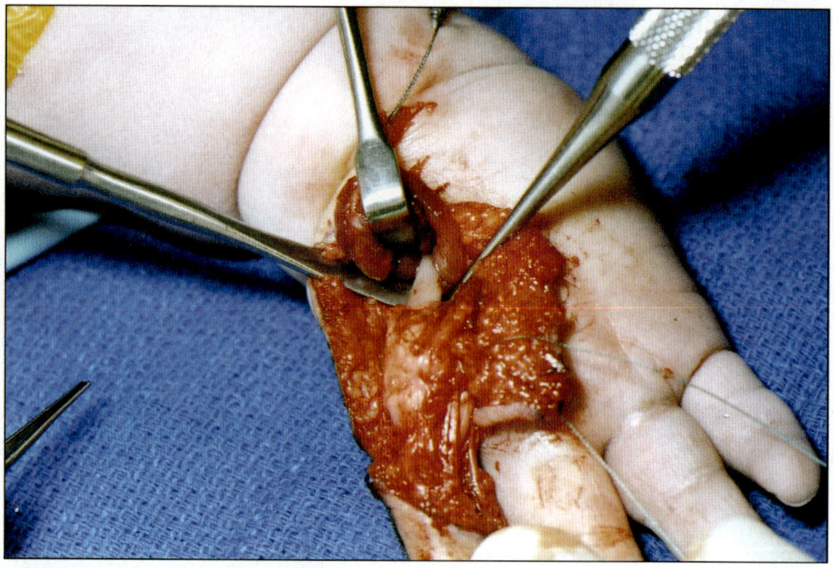

图11

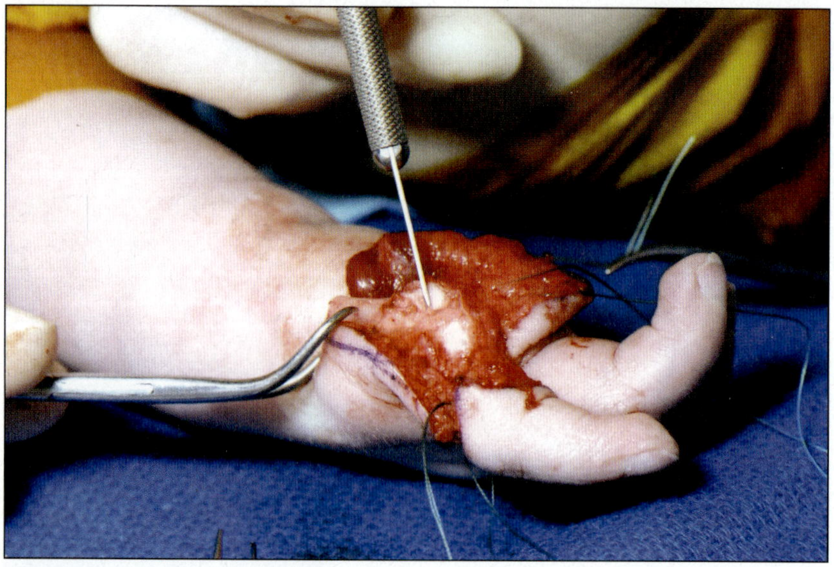

图11

手术要点

- 正常的示指掌指关节可以过伸，而正常的拇指腕掌关节不能过伸。这一差异必须矫正，以免重建的拇指不能很好地和相邻手指对捏。在移位至拇指位置前将示指掌指关节预先置于过伸位就是为了避免这一问题。

争议

- 另外一种维持拇指位置的方法是自拇指指尖逆行用1mm克氏针纵行固定。

步骤4

- 用不可吸收缝线穿过骨骺和背侧关节囊，将示指掌指关节缝于过伸位（图13A、13B）。
- 保持第二掌骨骨骺与基底对线良好，将移位后的示指置于外展45°、旋前100°～120°位，以重建一个对线良好的拇指（图14）。
- 骨骺和基底对好位后，用不可吸收缝线穿过骨质缝合掌骨基底和骨骺。
- 将第一背侧骨间肌移位至伸肌腱桡侧束，第一掌侧骨间肌移位至尺侧束，进一步增加稳定性（图15）。

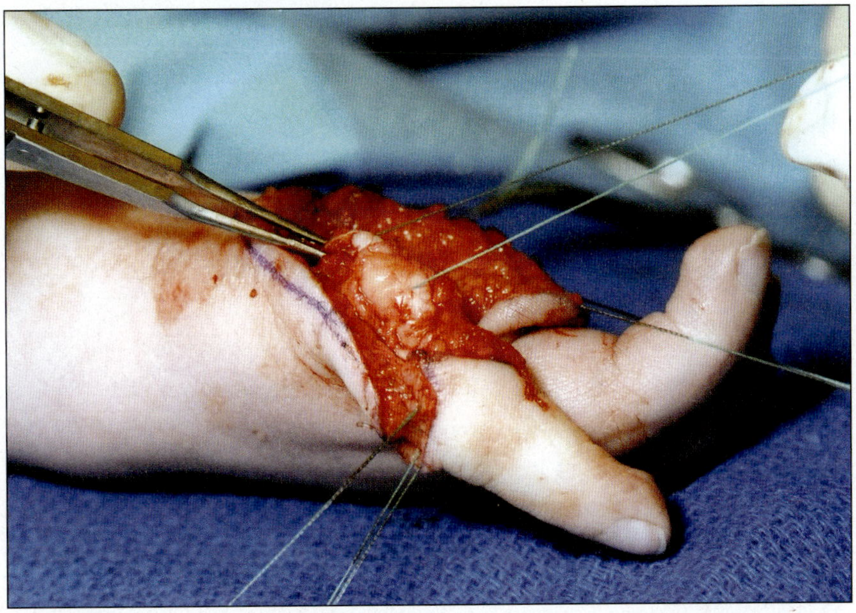

A

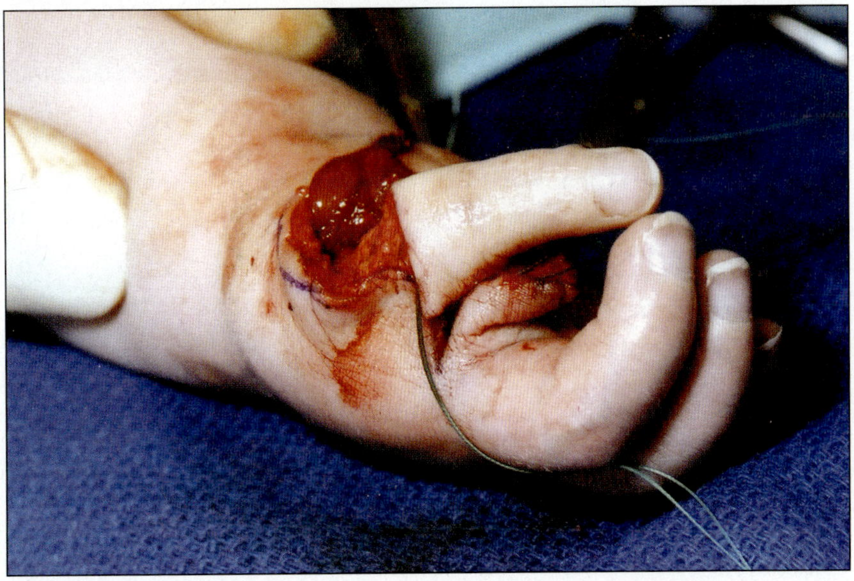

B

图13

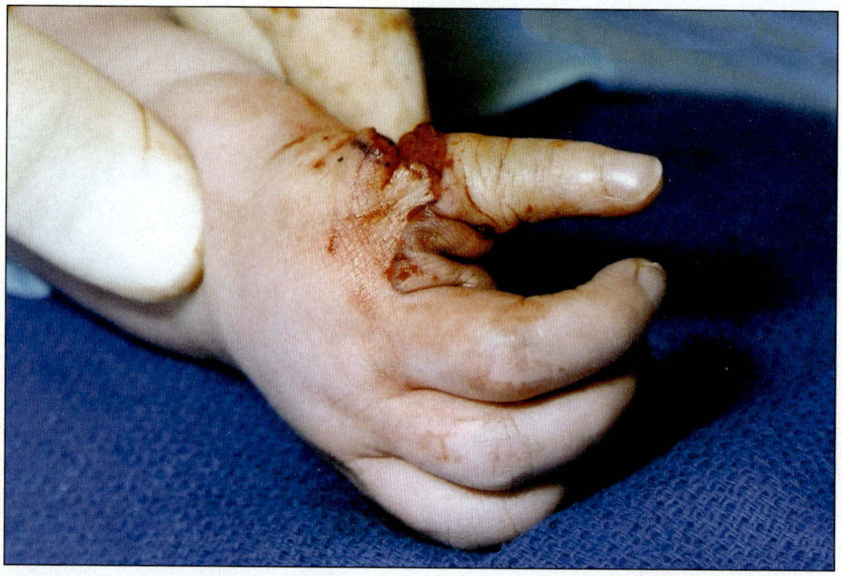

图14

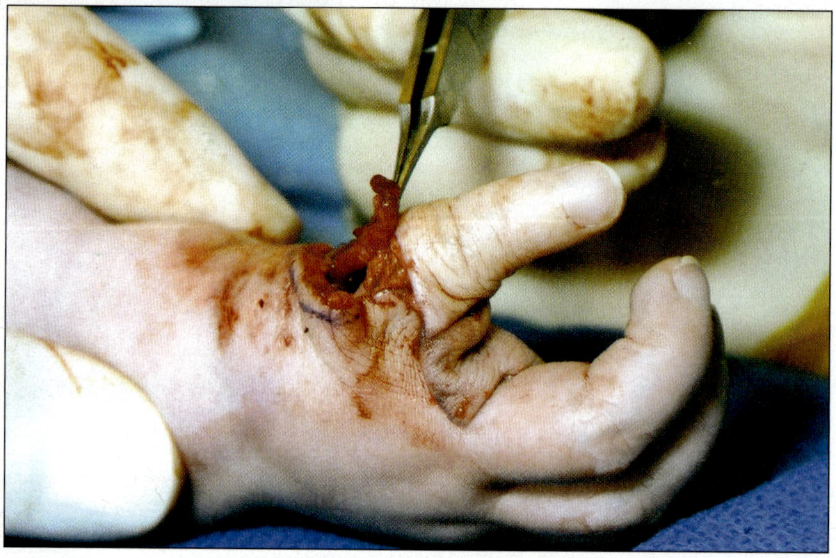

图15

手术要点

- 缝合时避免张力。

器械/植入物

- 使用可吸收缝线。

步骤5

- 缝合皮肤。先缝合掌侧切口，注意避免伤及神经血管束。然后修整背侧皮肤，缝合背侧切口（图16）。

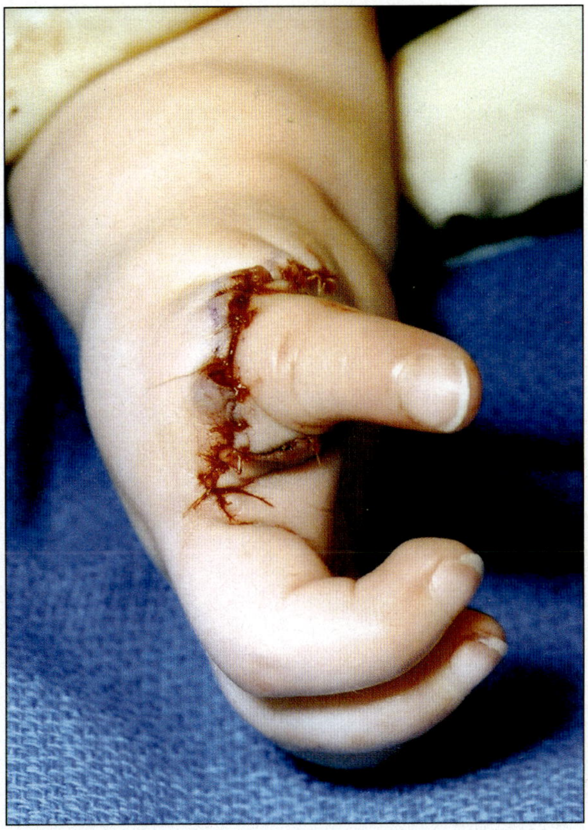
图16

手术要点

- 年幼患儿需要长臂夹板固定，肘关节屈曲超过90°，以免夹板滑脱。

注意事项

- 拇指发紫需要及时处理，包括严格的抬高患肢、松解背侧敷料以及抽出血肿等。仔细监测拇指，直至丰富的动脉供血和静脉回流建立。

争议

- 制动时间长短。

术后护理及预期结果

- 缝合掌侧切口后松止血带，尽管可能存在血管痉挛，血循环仍可以很快恢复。温盐水浸泡、耐心等待是解决血管痉挛的方法。持续缺血则需要探查。幸运的是，很少需要探查。
- 术后包扎很关键，应遵循标准的手部包扎规范。长臂夹板制动肘关节于屈曲大于100°位可以减少滑脱的可能性。
- 患肢抬高以促进静脉回流，夜间应对患者进行持续监测。
- 术后4~5周去除敷料开始理疗。改为短臂拇人字形夹板继续保护。
- 拇化术的疗效与转移示指及其周围肌肉的条件直接相关。一个活动度良好的移位示指可以提供稳定的握持功能和灵活的对指功能。反之，僵硬的示指可以提供稳定的握持，但不能灵活对指。儿童期早期的良好功能可以维持至成年期（图17）。

证据

Buck-Gramcko D. Pollicization of the index finger: method and results in aplasia and hypoplasia of the thumb. J Bone Joint Surg [Am]. 1971;53:1605-17.

描述拇化术细节的经典文献。Buck-Gramcko描述了拇化术的治疗细节，这是其在治疗因镇静剂导致的大量畸形患者中获得的经验。（Ⅳ级证据）

Clark DI, Chell J, Davis TR. Pollicisation of the index finger: a 27-

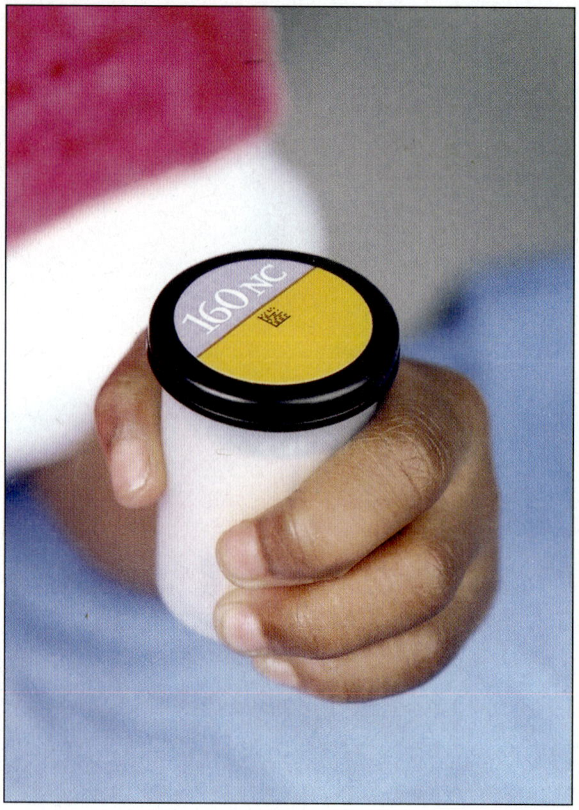

图17

year follow-up study. J Bone Joint Surg [Br]. 1998;80:631-5.
11例示指拇化患者20~38年的长期随访。结果6例优，3例良，2例中，4例差；结果为差的病例中的3例伴有桡侧纵列缺如。15侧转移拇指中10侧可以正常使用，5侧仍然有功能障碍。（Ⅳ级证据）

Foucher G, Medina J, Navarro R. Microsurgical reconstruction of the hypoplastic thumb, type IIIB. J Reconstr Microsurg. 2001;17:9-15.
5例IIIB型拇指发育不良患者用吻合血管的游离跖趾关节移植+标准肌腱移位进行治疗。平均随访7.8年。重建拇指仍有明显发育不良，对指功能受限。示指拇化是更好的选择。（Ⅳ级证据）

Kozin SH, Weiss AA, Webber JB, Betz RR, Clancy M, Steel HH. Index finger pollicization for congenital aplasia or hypoplasia of the thumb. J Hand Surg [Am]. 1992;17:880-4.
对示指拇化后的14侧手（10例患者）进行评价。单侧拇化的患者与对侧正常手对比，握力平均为67%，侧捏60%，指腹对捏56%，三指对夹39%。以正常标准为对照，灵活性为70%。然而55%的患者在紧张时使用侧捏。这些使用侧捏的患者为正常人功能的54%，为使用指腹对捏患者功能的93%。（Ⅳ级证据）

Manske PR, Rotman MB, Dailey LA. Long-term functional results after pollicization for the congenitally deficient thumb. J Hand Surg [Am]. 1992;17:1064-72.
28例示指拇化患者，拇化示指的总主动活动度平均为98°（约为正常的50%），平均握力为正常值的21%；侧捏、三点对夹和指腹对捏的力量为正常值的22%～26%。在14种定义的动作中，拇化示指以正常模式或改良方式完成的占84%，使用较大物体时增加为92%，使用较小物体时则下降为77%。完成动作所需时间与正常手相比增加了22%。合并桡侧拐棒手、五指手、镜影手的功能明显较差。（Ⅳ级证据）

McCarroll HR. Congenital anomalies: a 25-year overview. J Hand Surg [Am]. 2000;25;1007-37.
讨论过去25年先天性手畸形手术进展的综述。详细阐述了对于示指拇化术和拇指发育不良重建术当前的知识、治疗原则和预期疗效。（Ⅴ级证据）

71 肌腱移位重建拇对掌功能治疗拇指发育不良

Scott H. Kozin

注意事项

- 避免重建具有不稳定腕掌关节的ⅢB 和 Ⅳ型发育不良拇指。示指拇化是治疗此类型拇指的合适方法。
- 虎口和尺侧副韧带常常需要同期进行处理。
  - 评估虎口情况（图2）。
  - 评估腕掌关节尺侧副韧带的完整性（图3）。

争论

- 手术时机选择仍有争议。一般推荐1～2岁时手术，此时是正常拇指功能进行发育的时期。
- 供区肌腱的选择和滑车重建仍有争议。作者一般选用环指指浅屈肌腱，此肌腱有足够长度可以同时完成肌腱移位和尺侧侧副韧带的重建。然而，桡侧纵列缺如严重时指浅屈肌腱可能异常和/或缺如，此时需要使用其他的供区肌腱（如小指外展肌）。

其他治疗方法

- 非手术治疗和夹板稳定掌指关节。
- 其他可供选择的供区肌腱，如小指外展肌或示指固有伸肌腱等。

适应证

- 具有稳定腕掌关节的Ⅱ或ⅢA型拇指发育不良（图1）。

临床检查/影像学检查

- 评估虎口和拇指尺侧副韧带的情况。
- 评估指浅屈肌腱及其独立于指深屈肌腱的功能。
- 通过系列检查鉴别ⅢA与 ⅢB型拇指发育不良是非常必要的，其区别在于拇指是否存在腕掌关节。对于后者，通过切除发育不良的拇指和示指拇化术进行治疗更为适当。

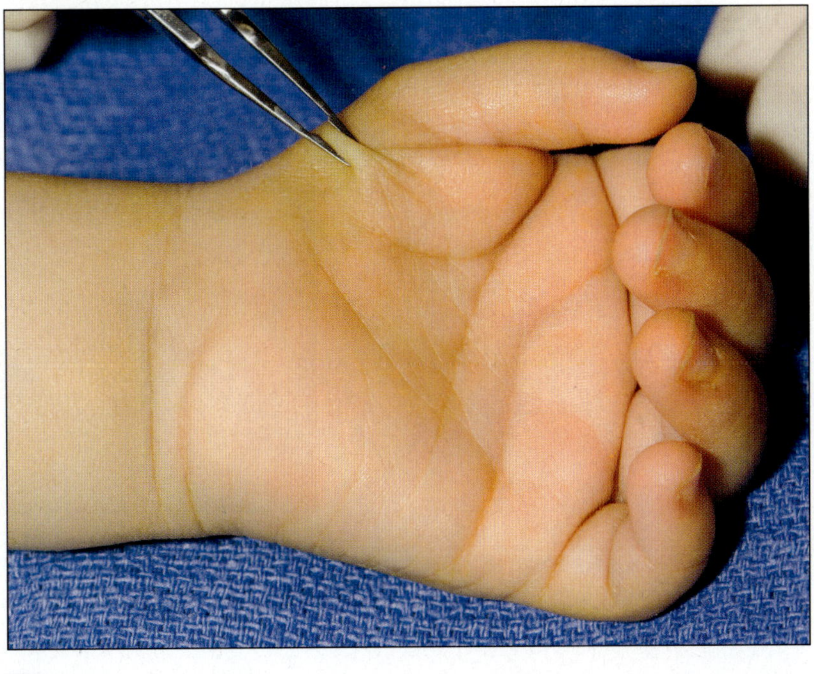

图1

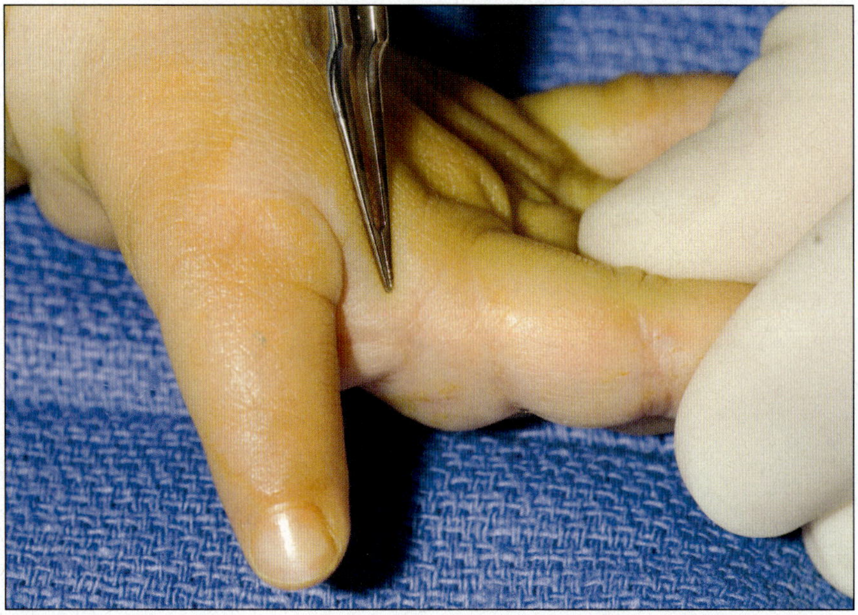

图2

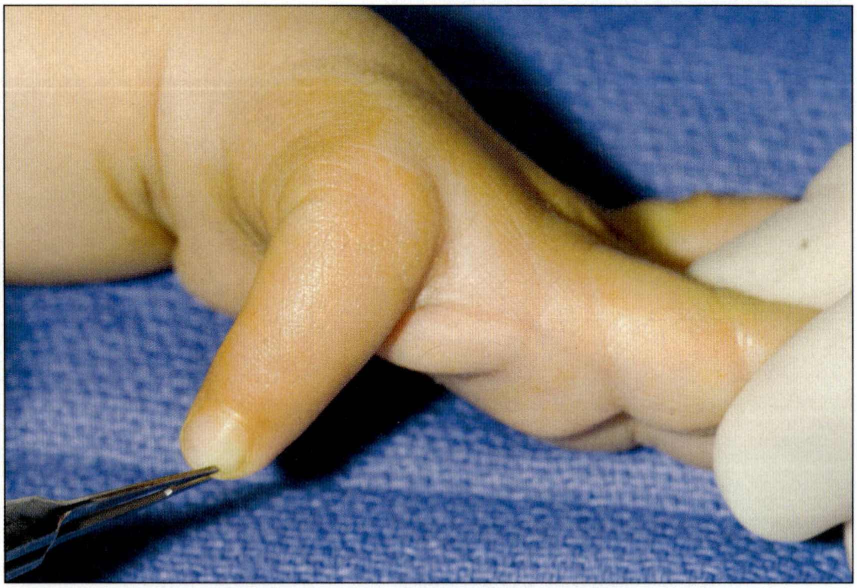

图3

- X线平片显示掌骨呈锥形，基底缺如，这可以判断为ⅢB型拇指发育不良。然而X线平片往往不能用来显示大多角骨和小多角骨，因为其骨化中心在5～6岁才能出现（图4）。
- 一般不需要进一步的影像学检查。

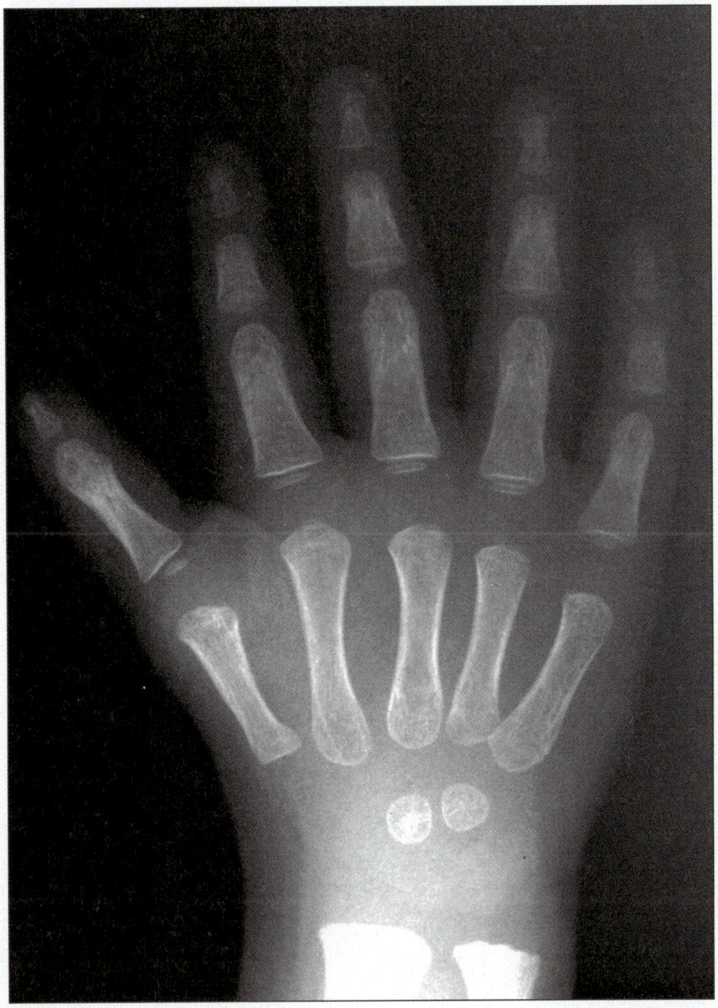

图4

外科解剖

- 大鱼际肌往往缺如或严重发育不良。
- 许多发育不良的拇指在拇长屈肌腱和拇长伸肌腱之间存在异常的联接（也称之为拇指展肌）（图5）。随时间推移，拇指展肌可以削弱尺侧侧副韧带的功能，影响指间关节的主动运动。手术时需要对这一异常结构进行松解。
- 随着桡侧纵裂缺如程度的不同，内在肌和外在肌的肌肉–肌腱系统的异常程度也有差异。单纯拇指发育不良较伴有拇指缺如或发育不良的桡侧纵裂缺如的变异程度小。

体位

- 仰卧位，在上肢手术桌上施术。
- 于上臂近端绑缚气止血带。

手术要点

- 将儿童止血带尽量束缚在上臂靠上的位置，可以增加手术的可操作区域并避免止血带激惹肘前窝内的组织。

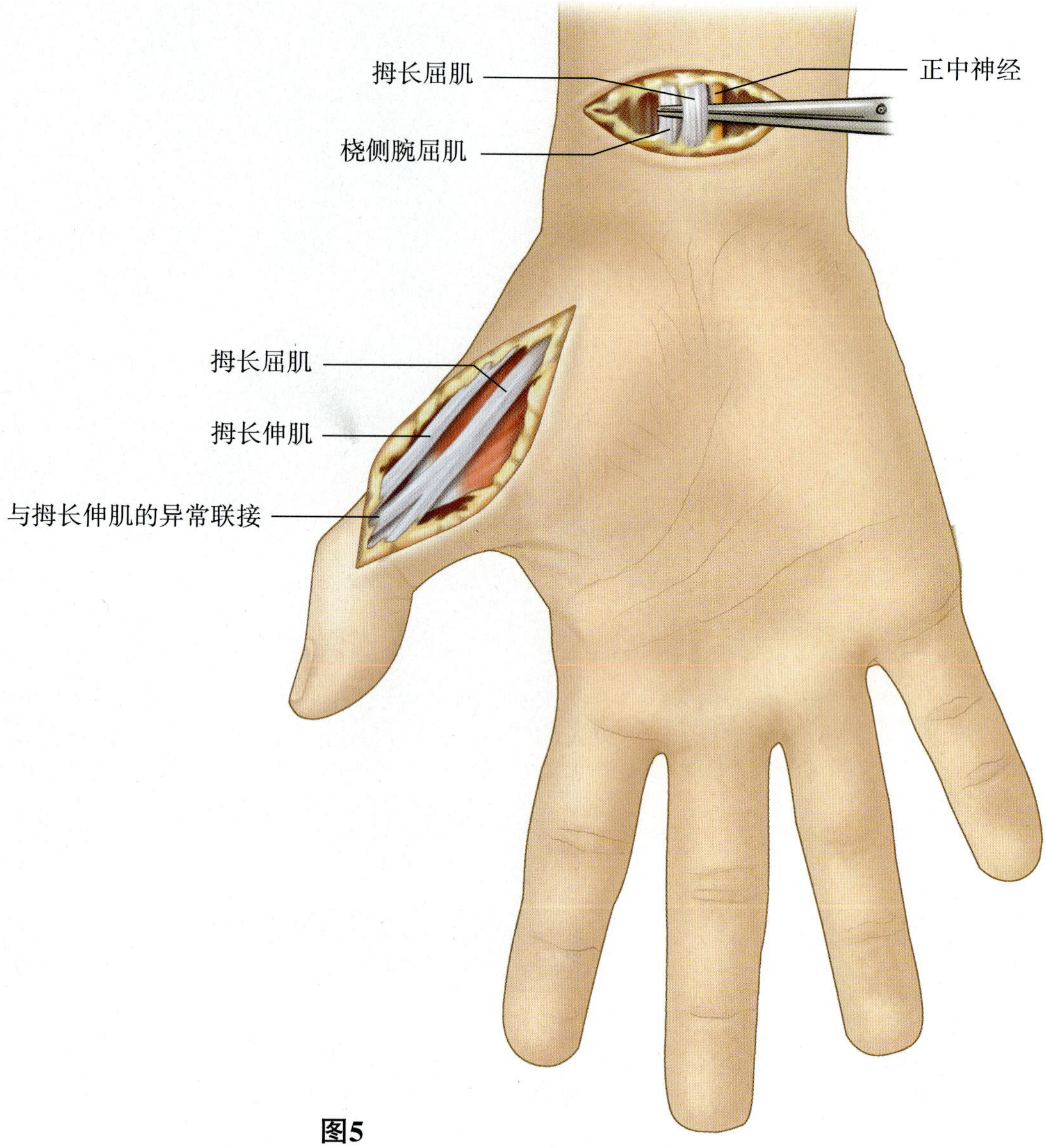

图5

手术要点

- 环指指浅屈肌腱在前臂远端位于示指和小指指浅屈肌腱浅层。
- 在所有屈肌中，尺侧腕屈肌腱腹交界区最靠近远端。

注意事项

- 尺神经和血管在尺侧腕屈肌深层，注意避免损伤。

入路/显露

- 需要同时解决虎口狭窄。常用方法是“四瓣”Z字成形。Z字成形切口的桡侧部分可以用于显露掌指关节的尺侧副韧带（图6）。
- 在环指基底和前臂远端游离指浅屈肌腱：在环指基底做一短斜形切口，自豌豆骨开始沿前臂掌尺侧做一Z字形切口，游离指浅屈肌腱和尺侧腕屈肌腱（图7）。
- 沿拇指掌指关节桡侧另做一切口显露肌腱附着点。

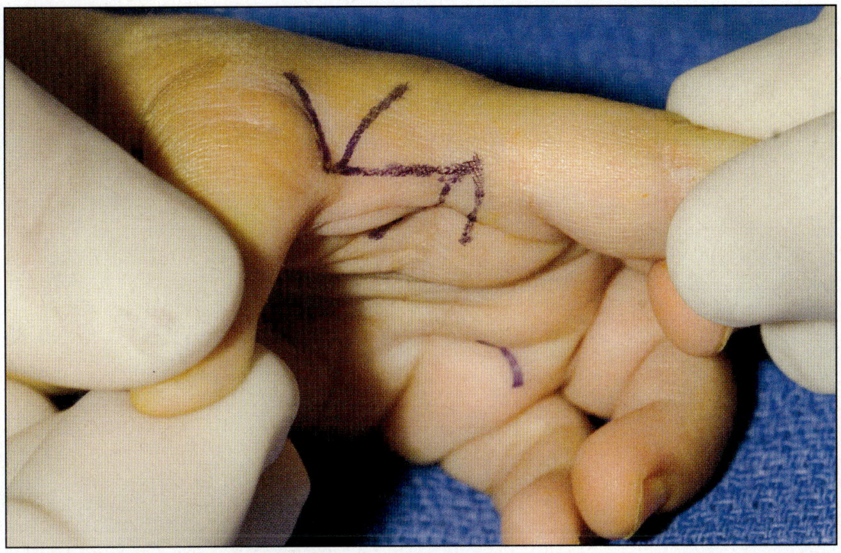

图6

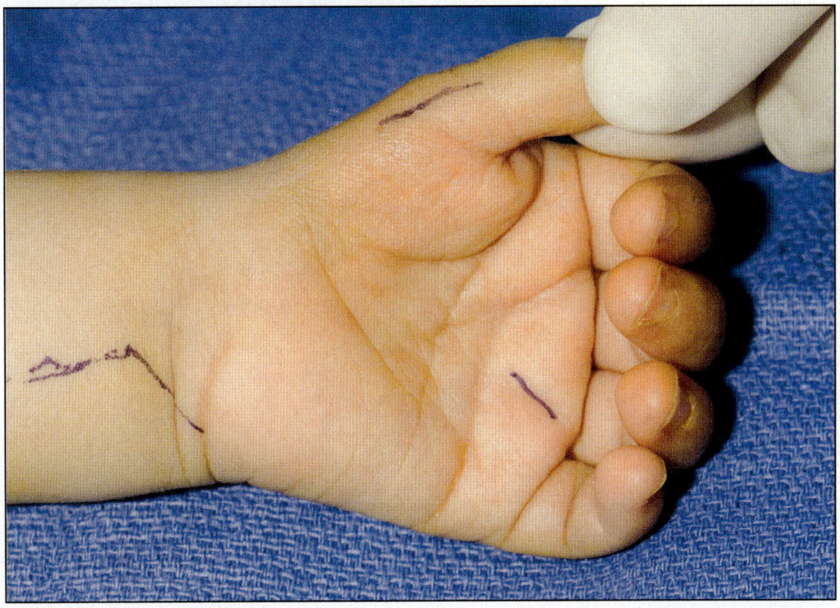

图7

手术要点

- 通过腕管抽出环指指浅屈肌腱可能并不容易，在抽出肌腱前用缝线标记肌腱断端，以备重复操作。
- 切断指浅屈肌腱时保护指深屈肌腱。

注意事项

- 避免切断指深屈肌腱。

手术操作

步骤1

- 在环指基底将指浅屈肌腱和指深屈肌腱游离（图8），切断指浅屈肌腱，用缝线标记，在前臂远端切口内将其抽出（图9）。

器械/植入物

- 使用Allis组织钳（Jarit，Hawthorne，NY）自腕管内抽出指浅屈肌腱。

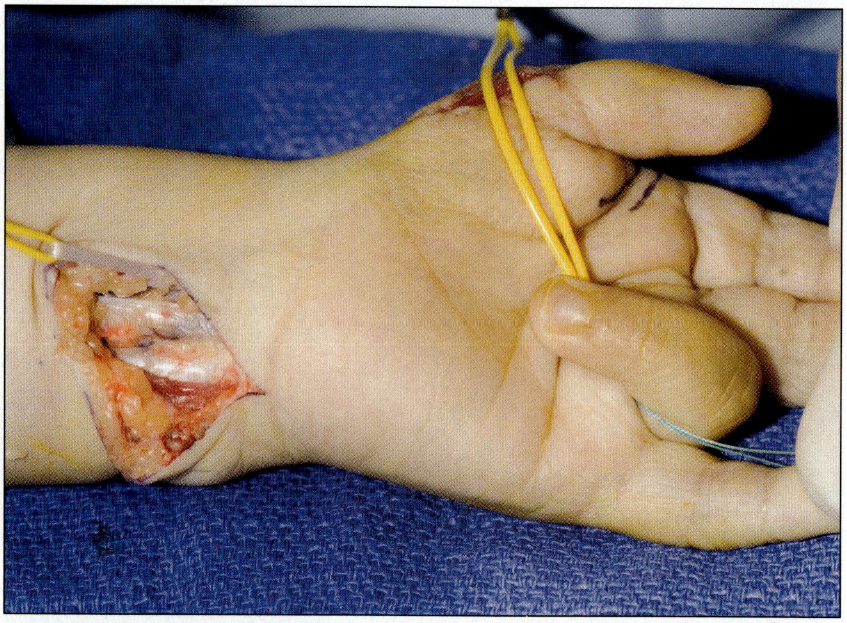

图8

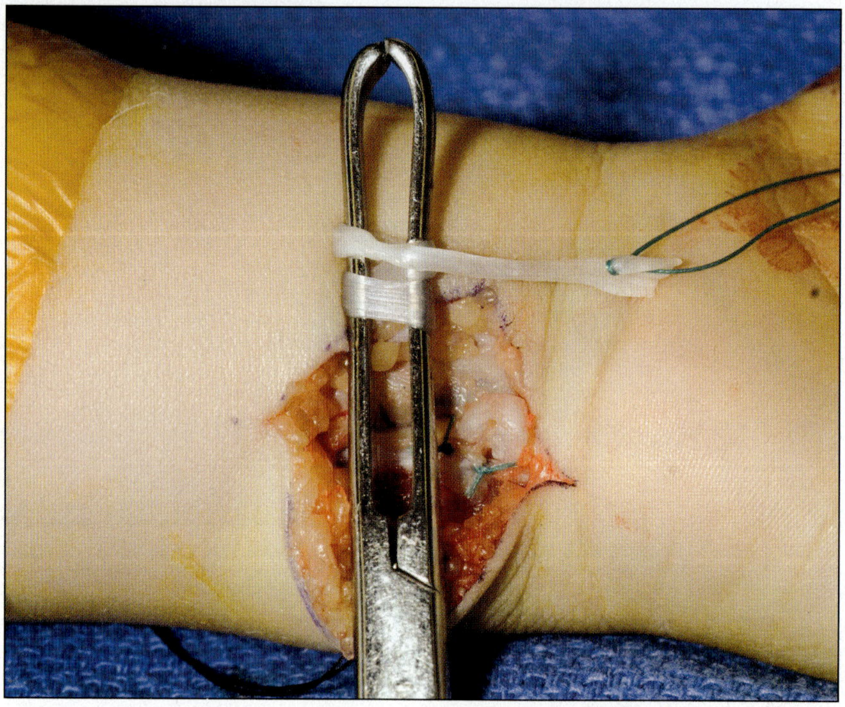

图9

注意事项

- 避免做成的襻过紧。

步骤2

- 用尺侧腕屈肌腱重建滑车。游离2～3cm尺侧腕屈肌腱，切取一半肌腱，但保留远端附着点（图10A）。编织获取的一半肌腱，穿过豌豆骨上剩余的尺侧腕屈肌腱形成一个襻。用不可吸收编织缝线缝合肌腱（图10B）。
- 将环指指浅屈肌腱穿过尺侧腕屈肌腱襻（图11）。

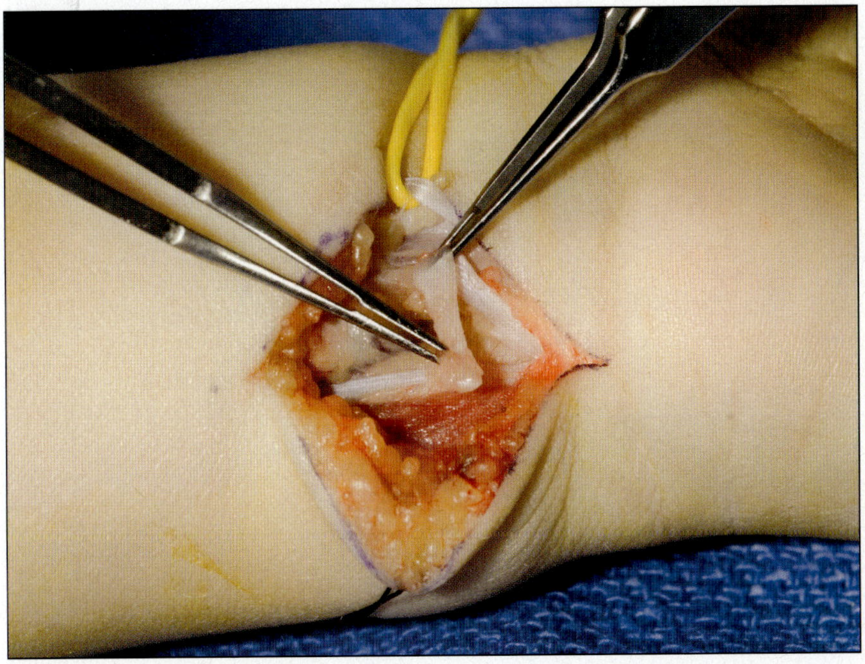

A

图10

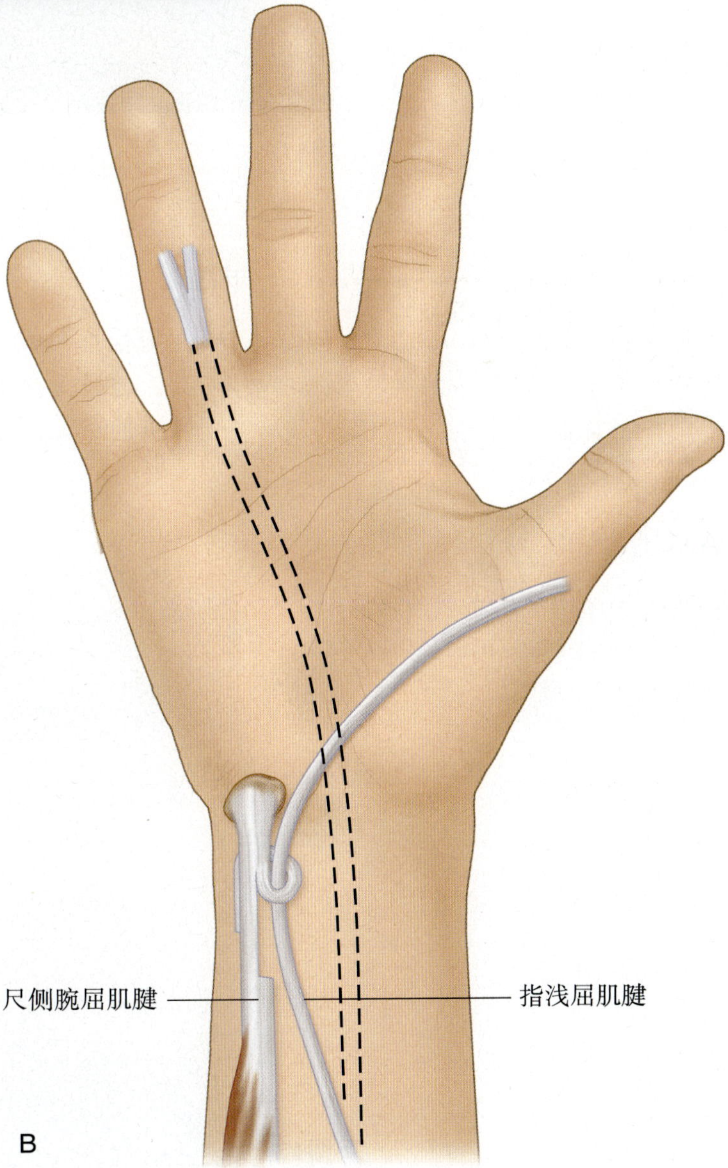

B

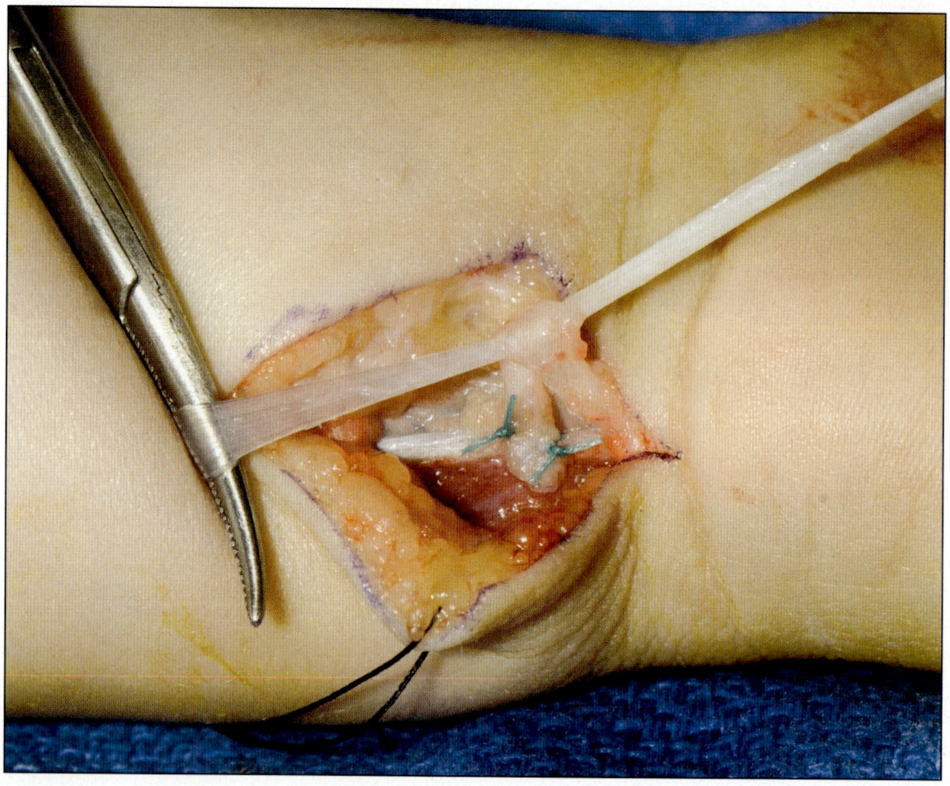

图11

注意事项

- 皮下隧道过窄将增加肌腱粘连的机会。

器械/植入物

- 使用Carroll肌腱牵引器（Jarit, Hawthorne, NY）可以使肌腱更容易通过皮下隧道。

步骤3

- 在拇指桡侧和前臂掌侧做皮下隧道，以备穿过环指指浅屈肌腱。通过拇指桡侧切口显露拇指外展肌并松解异常结构。指浅屈肌腱经皮下隧道穿至拇指桡侧（图12）。

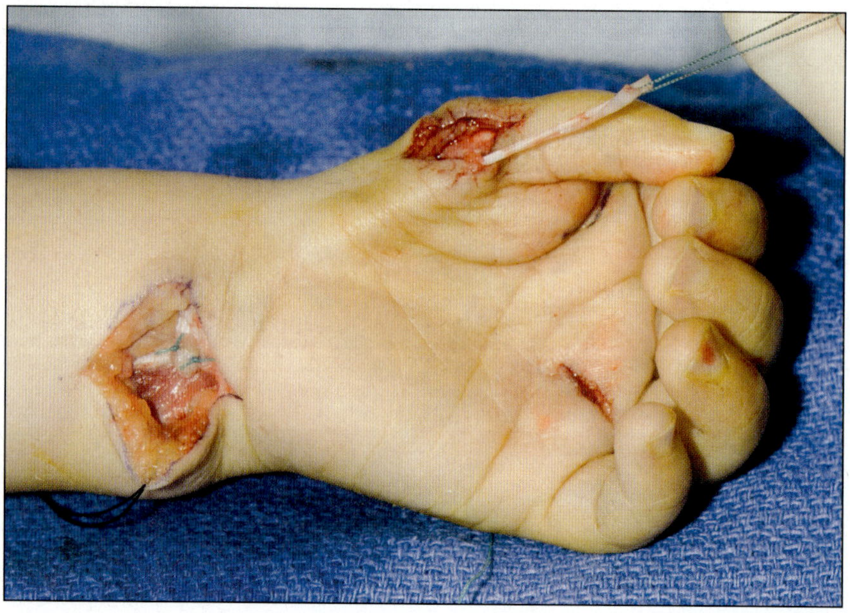

图12

手术要点

- 微型透视仪有助于判断克氏针正确的位置和方向。
- 从掌骨桡掌侧向尺背侧的骨道可以使拇指旋前。

注意事项

- 避免纵行固定关节的克氏针穿过指浅屈肌腱。

争议

- 尺侧副韧带稳定的病例，不需要将肌腱穿过骨隧道重建尺侧副韧带。将环指指浅屈肌腱缝合于残留的拇短展肌腱止点或其周围组织即可。

步骤4

- 准备肌腱移位和韧带重建的掌骨。平行于关节面在掌骨头上用1mm克氏针钻一骨孔（图13）。克氏针从掌骨的桡掌侧穿向尺背侧。用小钻头扩大骨孔使之可以容纳指浅屈肌腱，将肌腱穿过骨隧道引至拇指尺侧（图14）。
- 用1mm克氏针从拇指指尖逆行固定掌指关节以确保拇指力线和关节对位。避免克氏针穿过骨道中的指浅屈肌腱。

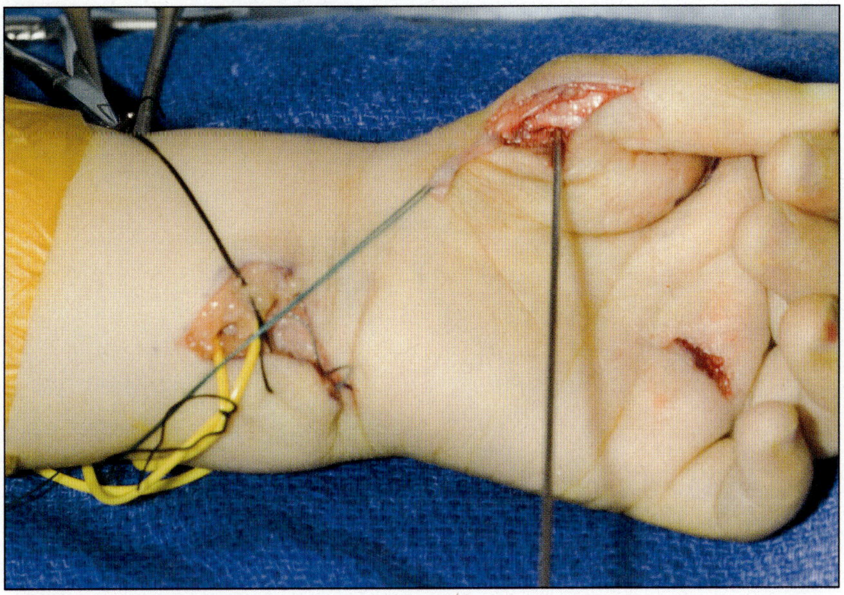

图13

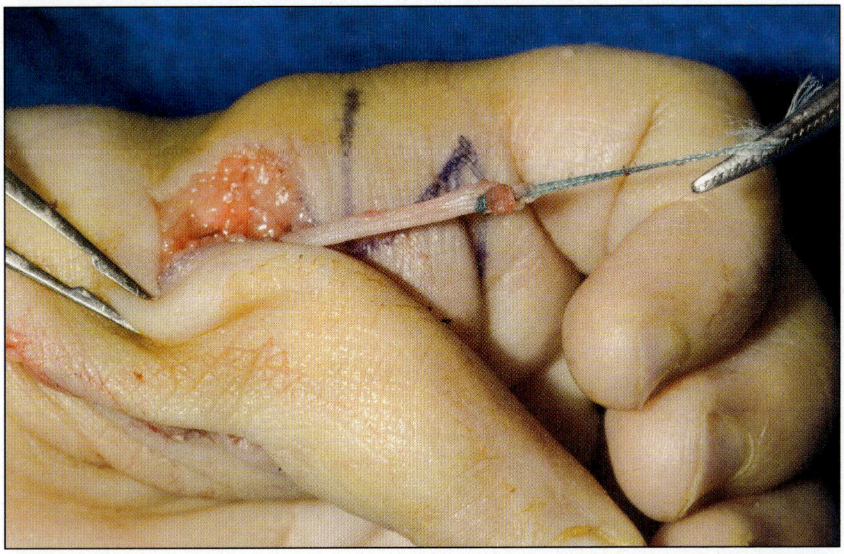

图14

争议

- 有些学者建议使用尺侧副韧带前移技术，而非肌腱移植尺侧韧带技术。

步骤5

- 将腕关节置于轻度背伸位，拉紧指浅屈肌腱直至拇指处于对掌位。用不可吸收缝线编织缝合肌腱于拇指桡侧的骨、骨膜及周围组织。
- 拇指尺侧剩余的肌腱用于重建尺侧侧副韧带。将肌腱引至近节指骨基底并直接缝合于骨上，继而反折肌腱与其自身缝合加强缝合强度（图15）。

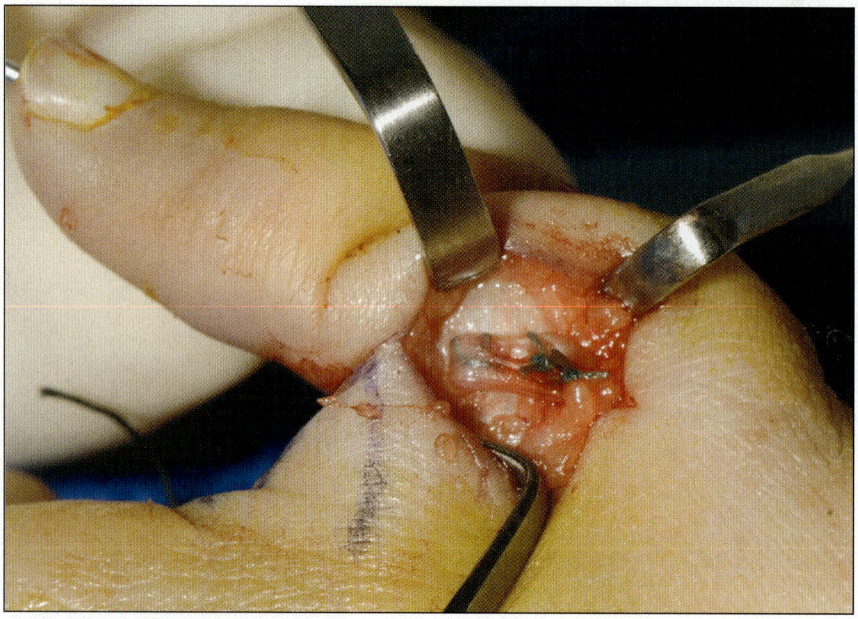
图15

手术要点

- 年幼患儿需要过肘的长臂夹板固定于屈肘大于90°位，以免夹板滑脱。

注意事项

- 过度制动可能导致肌腱粘连，尤其在尺侧腕屈肌襻处。

术后护理及预期结果

- 使用长臂拇指人字夹板制动患肢3周，之后更换为短臂拇指人字夹板，并开始主动功能锻炼。
- 肌腱移位的训练和日常活动配合进行。
- 如果使用纵行固定关节的克氏针，应于4周时拔除。
- 拇指发育不良重建术的疗效较好，但患者和术者的评价存在差异。虽然，发育不良拇指的大小、程度和异常肌腱的结构不尽相同，但是我们仍然可以预期手术将改善拇指的握、捏功能。

争议

- 制动时间的长短。

证据

Cooney WP, Linscheid RL, An KN. Opposition of the thumb: an anatomic and biomechanical study of tendon transfers. J Hand Surg [Am]. 1984;9:777-86.

这是一篇评价肌腱移位重建对掌功能的最佳动力肌腱的生物力学文章。新鲜尸体标本上测量前臂和手部肌肉的体积、肌纤维平均长度和交联区，从肌力上判定缺如的鱼际肌的最佳替代品。在一组单独的标本上，测算第一掌骨外展和屈曲的有效力矩和力臂，判断8种肌腱移位方法的效果。结果显示中指指浅屈肌和尺侧腕伸肌与缺如的鱼际肌肌力最匹配，可以提供拇指最大的外展和近乎充分的旋转。桡侧腕长伸肌和环指指浅屈肌移位的肌力分别可达正常鱼际肌力的60%和40%。掌长肌效应最差。

Graham TJ, Louis DS. A comprehensive approach to surgical management of the type IIIA hypoplastic thumb. J Hand Surg [Am]. 1998;23:3-13.

对14例IIIA型拇指发育不良患者的全面临床评估和手术治疗。拇长屈肌腱和拇长伸肌腱之间的联接（也称之为拇指展肌）常见。另外，肌肉肌腱单位的重复、拇指和示指之间出现异常肌肉、异常的肌肉止点或沿肌腱直至前臂近端的广泛粘连均可见到。成功的功能重建需要从手指到前臂的可延伸切口。手术包括异常联接的切断、肌腱方向的调整和粘连的松解。当具备适应证时需做虎口开大和尺侧侧副韧带重建。术后功能和外形获得改善。（Ⅳ级证据）

Latimer J, Shah M, Kay S. Abductor digiti minimi transfer for the restoration of opposition in children. J Hand Surg [Am]. 1988;13:874-9.

20例儿童患者实施小指外展肌移位。移位后拇指外展功能恢复，但拇指对掌时旋转功能恢复较差。（Ⅳ级证据）

Manske PR, McCarroll HR Jr, James MA. Type III-A hypoplastic thumb. J Hand Surg [Am]. 1995;20:246-53.

13例IIIA型拇指发育不良，其虎口狭小、鱼际肌发育不良、掌指关节不稳定，同时合并外在肌腱异常。所有患者腕掌关节均稳定。外在肌腱异常包括拇长伸肌腱缺如、拇长屈肌腱缺如或异常、拇长屈肌腱和掌腱膜间异常联接。12例拇指进行手术重建。（Ⅳ级证据）

Ogino T, Minami A, Fukuda K. Abductor digiti minimi opponensplasty in hypoplastic thumb. J Hand Surg [Br]. 1986;11:372-7.

10例拇指发育不良患者用小指外展肌移位治疗。8例需要多个Z字成形或旋转皮瓣以矫正狭小的虎口。6例使用示指固有伸肌腱移位稳定拇指掌指关节。所有患者的小指外展肌均足够强大可以完成拇指外展，功能和外形均满意。

72 腕骨楔形截骨治疗关节挛缩症

Scott H. Kozin

注意事项

- 避免对已适应腕关节体位和利用腕关节屈曲作为代偿的大龄儿童实施手术。制定手术时必须考虑到已适应的动作并确保手术不会影响其功能。
- 如果手指不能伸直应避免手术，因为此时腕关节屈曲是手指伸直的必要条件。

争议

- 手术时机的选择仍有争议。一般建议学龄前（4或5岁）手术以尽可能发展正常功能而减少代偿性动作。
- 理想的腕关节体位仍有争议，因为不同的工作对腕关节体位的要求不同。术前由职业理疗师进行评估有助于个性化确定患儿的功能缺陷和理想的腕关节体位。
- 可能需要将上、下肢手术同时进行，以减少手术次数。

其他治疗方法

- 非手术治疗和辅助工具可以帮助训练患儿完成日常生活所需的动作。
- 多种手术方法被推荐，包括近排腕骨切除、桡骨远端背侧斜行截骨、Ilizarov手术和关节融合。

适应证

- 持续的腕关节屈曲物理治疗效果差，严重影响日常生活（图1）。

临床检查/影像学检查

- 评估上肢的主、被动活动。
- 评估腕关节屈曲和伸直状态下手指屈伸活动的能力。
- 触诊尺侧腕伸肌的功能和位置。
- X线平片对于诊治常常没有太大作用。
- 不需要进一步的影像学检查。

外科解剖

- 拇指和其他手指的伸肌腱纤细，需要加以确认。
- 桡侧腕伸肌腱可能存在，但近端的肌肉部分经常缺如。
- 尺侧腕伸肌往往是最大的独立肌腱，可能位于掌侧。
- 腕关节屈肌腱往往异常，需要切断或延长。

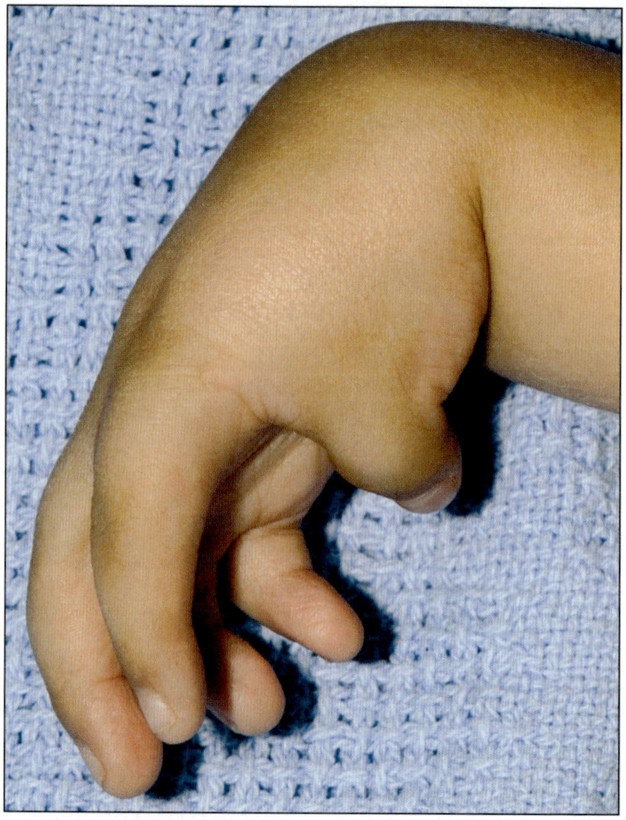

图1

手术要点

- 使用儿童止血带束缚在上臂靠上的位置，可以增加手术可操作区域并避免止血带激惹肘前窝内的组织。

注意事项

- 肘关节的姿势和活动度可能影响手术时上肢的体位。

手术要点

- 在中线开始进行解剖并辨明伸肌支持带。
- 在伸肌支持带远端找到伸肌腱。
- 从伸肌支持带上直接掀起包含桡神经和尺神经感觉支的皮肤和软组织瓣。

注意事项

- 肌腱纤细，避免医源性损伤，尤其是拇长伸肌腱。

体位

- 仰卧位，上肢外展置于手术桌上。
- 止血带捆绑于患肢高位。

入路/显露

- 沿腕中关节从桡骨茎突至尺骨茎突的背侧做横椭圆形切口，多余的背侧皮肤予以切除（图2）。
- 辨明不同的伸肌鞘管（图3）。

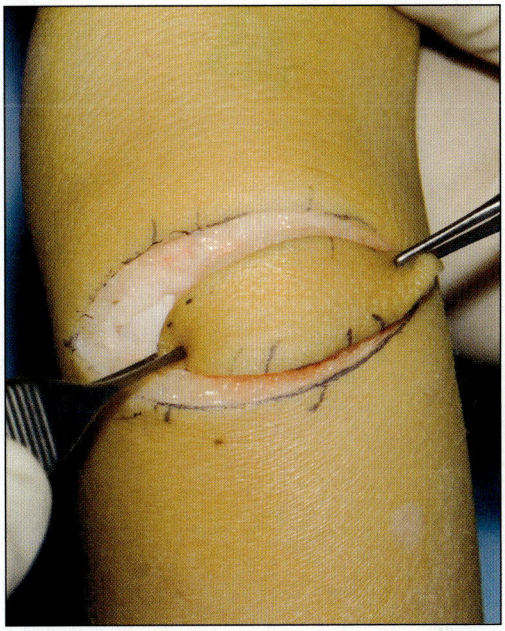

图2

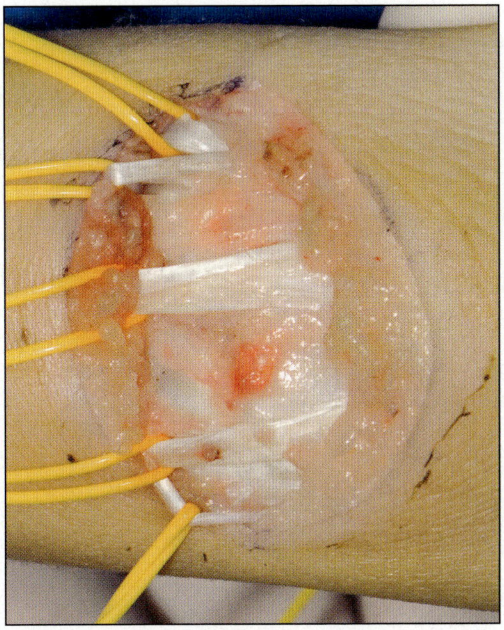

图3

手术操作

步骤1

- 从第五掌骨上游离尺侧腕伸肌腱（图4）。
- 打开第3、4、5腕背鞘管。牵开拇长伸肌腱、指总伸肌腱、示指固有伸肌腱和小指固有伸肌腱，显露关节囊。

手术要点

- 两条桡侧腕伸肌腱在止点处独立，常常附着于背侧关节囊，近端肌肉组织缺如。

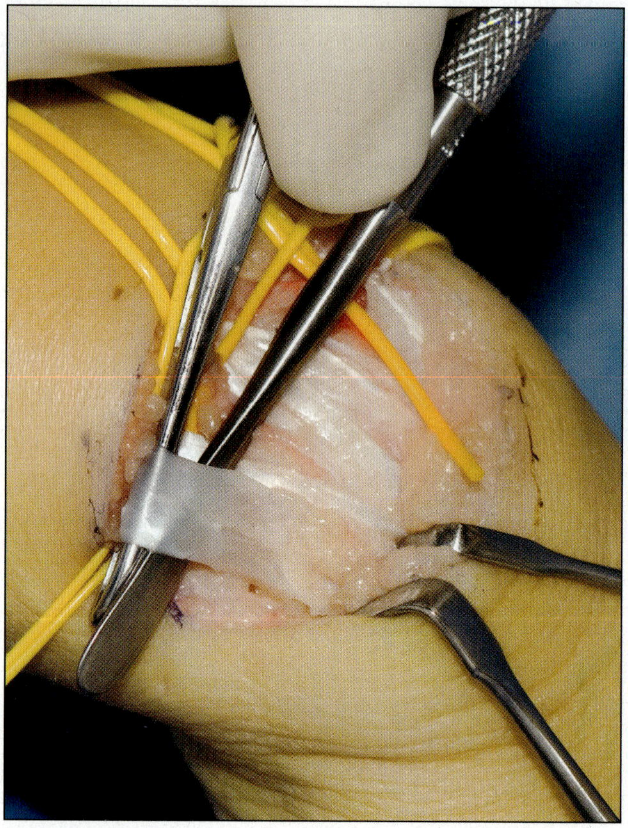

图4

步骤2

- 在腕中关节背侧横行切开关节囊。掀开关节囊显露近排腕骨背侧脊和远排腕骨（图5）。
- 设计楔形截骨矫正腕关节于轻度背伸位。楔形截骨块宽边位于桡背侧（图6A），大小取决于术前畸形的程度。近端截骨面与前臂长轴垂直，远端截骨面与掌骨垂直（图6B）。

手术要点

- 术中透视有助于判断腕骨和截骨的位置。然而年幼患儿可能因腕骨没有骨化而不显影。
- 预先将克氏针固定于腕骨并使用术中透视有助于确定楔形截骨的平面，特别是对于大龄儿童。

注意事项

- 确保楔形截骨跨越腕中关节而非桡腕关节。
- 避免损伤腕关节掌侧关节囊。

器械/植入物

- 依据患儿的年龄决定选用手术刀、骨刀或薄锯片进行楔形截骨。
- 用咬骨钳取出掌侧骨块以避免损伤掌侧关节囊。

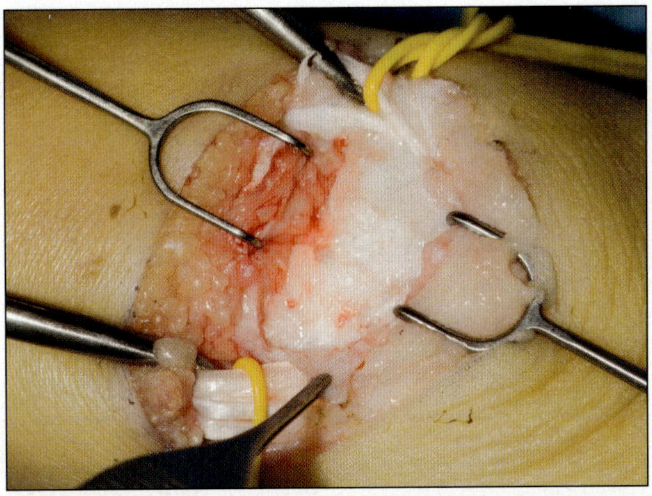

图5

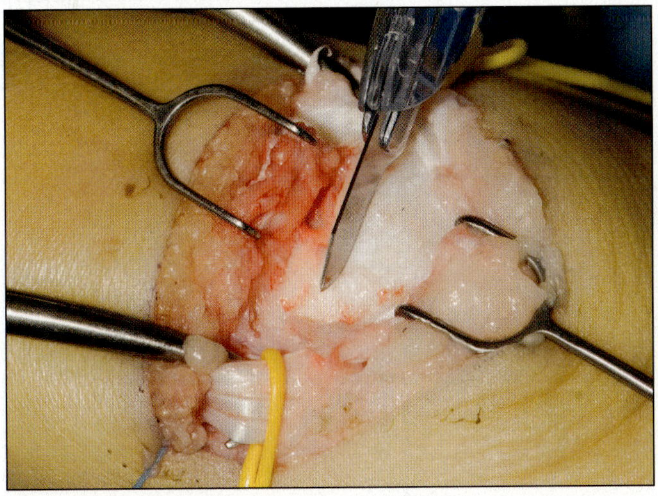

A

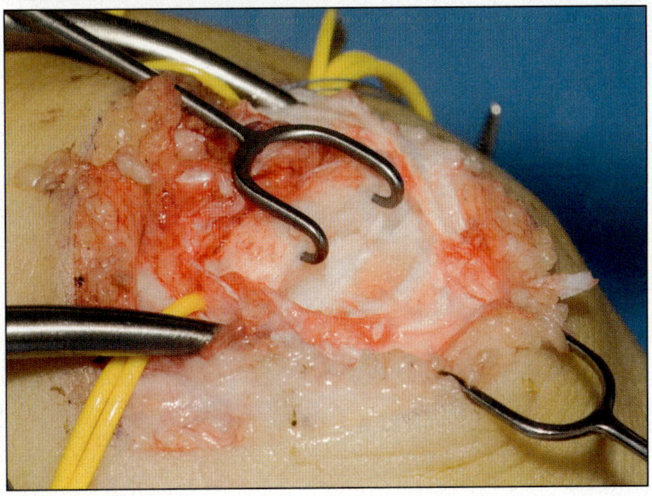

B

图6

手术要点

- 仔细调整斯氏针的位置使之可以在复位后固定截骨面和桡腕关节。
- 如果腕关节不能置于背伸位，需要探查前臂掌侧紧张和/或异常的屈腕肌（图8）。
- 如果使用缝线，复位前在腕骨上预置不可吸收编织线（图9）。
- 术中透视有助于评估斯氏针位置。

注意事项

- 位置不当的斯氏针不能提供有效的固定，甚至可能损伤周围的结构。

步骤3

- 背伸腕关节使截骨端对和，骨间使用针线缝合和/或经皮斯氏针固定。如果使用斯氏针，顺行依次穿过截骨面、掌骨之间和皮肤（图7）。
- 对合截骨面，再逆穿斯氏针固定截骨。斯氏针应穿过截骨面和桡腕关节。

步骤4

- 缝合背侧关节囊。在腕关节近端5cm处做横行切口游离尺侧腕伸肌腱，经皮下隧道将肌腱引至桡侧腕伸肌腱处，编织缝合，完成肌腱移位以使腕关节背伸（图10）。
- 评估腕关节体位（图11A），拍X线片证实截骨复位情况、腕关节位置和固定针的位置（图11B）。

器械/植入物

- 选用2-0或3-0不可吸收编织线缝合截骨面。
- 1.5mm斯氏针是最常用的固定材料。

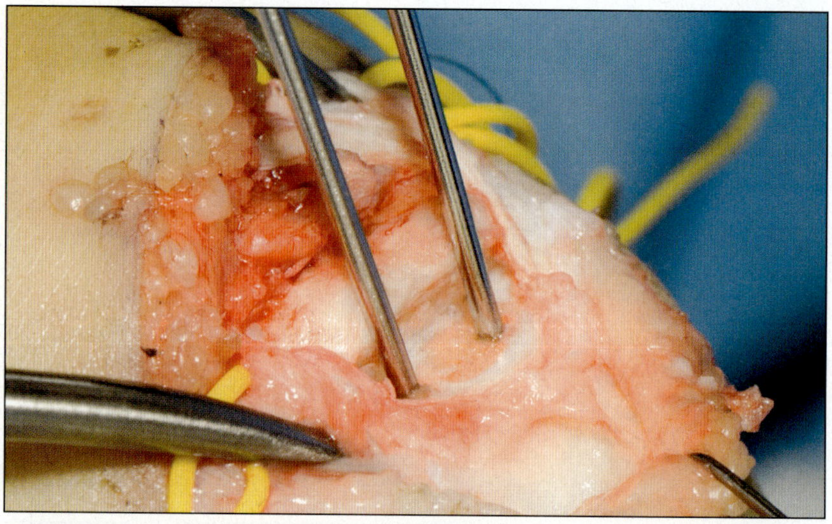
图7

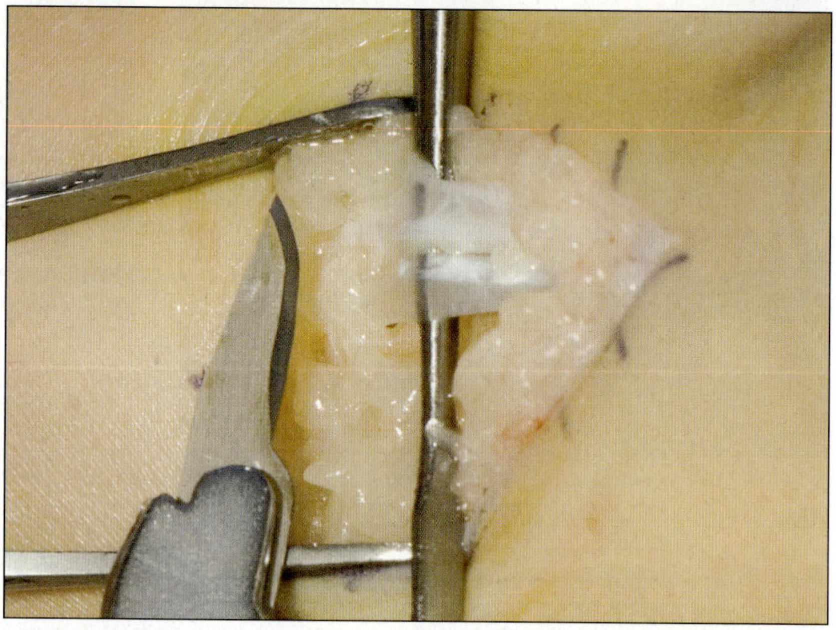
图8

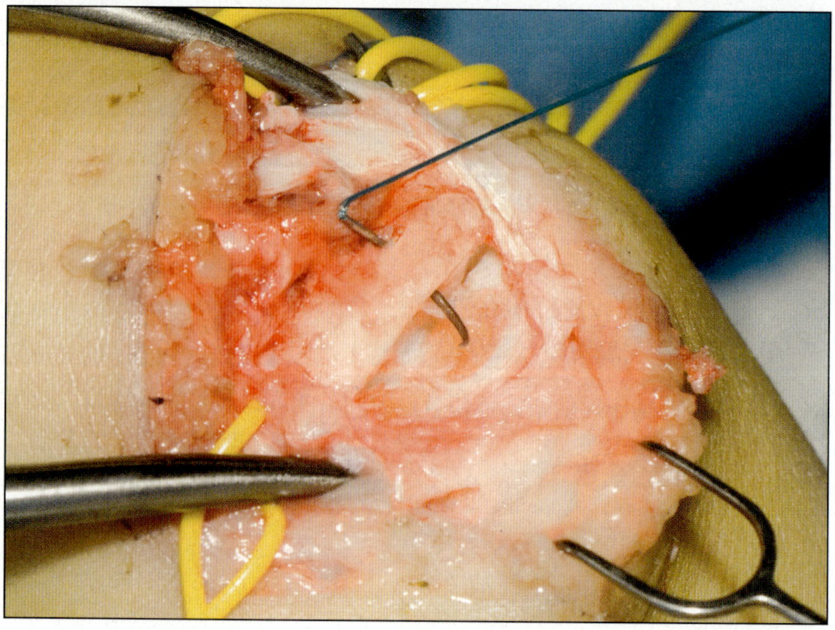
图9

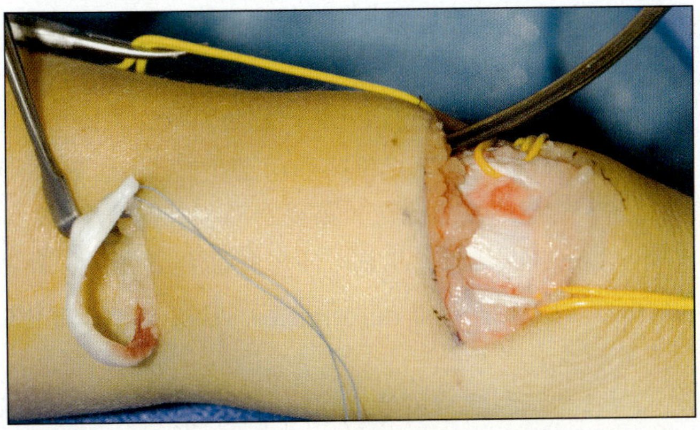

图10

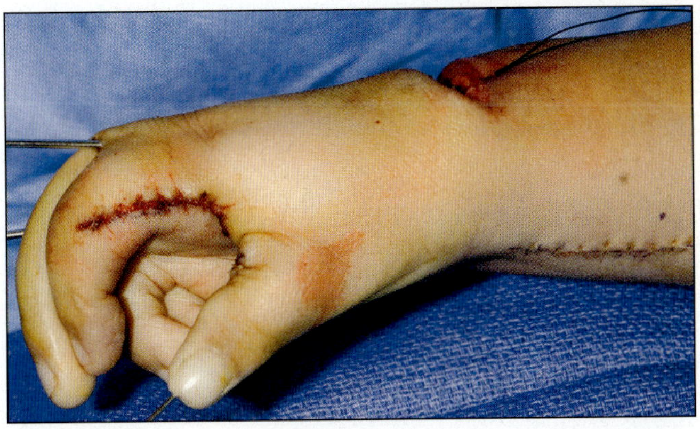

A

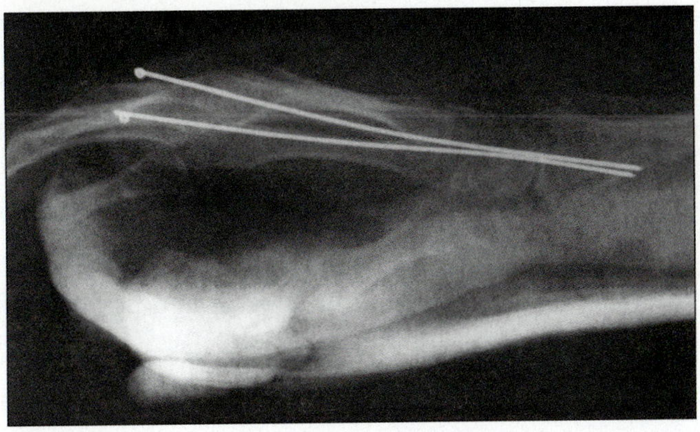

B

图11

手术要点

- 仅在皮下和皮肤缝合时使用可吸收缝线。

争议

- 使用X线平片评价腕中关节截骨不愈合并不可靠，尤其是年幼患儿。

术后护理及预期结果

- 长臂夹板制动患肢6周，然后更换夹板并开始主动功能练习。
- 如果使用克氏针，在更换夹板时应将其拔除。继续佩戴夹板保护截骨部位3个月。
- 早期即可在管型内开始手指活动；患儿一般可以自行适应腕关节体位的变化。
- 大龄儿童适应相对困难，正式理疗对其是有益的。
- 手术使腕关节位置发生变动，从而改善患者握力。对日常生活的改善程度与肢体畸形的程度和患儿整体情况有关。

证据

Bennett JB, Hansen PE, Granberry WM, Cain TE. Surgical management of arthrogryposis of the upper extremity. J Pediatr Orthop. 1985;5:281-6.

25例患者施行56次手术矫正上肢的关节挛缩。75%的病例主观评价功能获得改善。(Ⅳ级证据)

Ezaki M. Treatment of the upper limb in the child with arthrogryposis. Hand Clin. 2000;16:703-11.

总结儿童上肢关节挛缩的治疗。论文讨论了保留肘关节和腕关节活动度的必要性，详细介绍了包括肱三头肌成形术的肘关节后侧松解

技术。讨论腕中关节楔形截骨的细节、手术操作和术后治疗。（Ⅴ级证据）

Sells JM, Jaffe KM, Hall JG. Amyoplasia, the most common type of arthrogryposis: the potential for good outcome. Pediatrics. 1996;97:225-31.

回顾38例关节弯曲患儿的出生情况、物理治疗情况和功能疗效。84%患儿对称发病，累及四肢。平均每个患儿实施5.7次手术，患肢需要多个管型或夹板固定，需要物理和职业治疗。5岁时，85%不需卧床，大部分可以部分或完全生活自理。大部分儿童可以与同龄儿童一样在普通学校上学。（Ⅳ级证据）

Smith DW, Drennan JC. Arthrogryposis wrist deformities: results of infantile serial casting. J Pediatr Orthop. 2002;22:44-7.

使用被动牵引、连续矫正石膏和定制的腕关节矫形器治疗17例新生儿腕关节屈曲挛缩畸形。患儿分为两组，典型关节弯曲和远端关节弯曲。两组均在第一次去除管型后获得最明显的腕关节活动度改善。远端关节弯曲患儿被动活动改善更明显，与最终随访时功能无关，畸形没有复发。典型关节弯曲患儿有固定的屈曲挛缩，75%畸形复发。（Ⅳ级证据）

Van Heest A, Waters PM, Simmons BP. Surgical treatment of arthrogryposis of the elbow. J Hand Surg [Am]. 1998;23:1063-70.

14例关节弯曲患儿行18次肌腱移位术重建肘关节屈曲功能，平均随访4年（1~14年）。18次肌腱移位术中包括9侧肢体的9次肱三头肌至肱二头肌移位，（7例优良，1例中等，1例差），4侧肢体的5次胸大肌至肱二头肌移位（1例优良，3例中等，1例差），3侧肢体的4次背阔肌至肱二头肌移位（2例优良，2例中等）。（Ⅳ级证据）

73 前臂旋转截骨治疗先天性桡尺骨融合

Scott H. Kozin

注意事项

- 避免试图通过手术恢复前臂旋转功能。
- 避免单纯因为改善外形而手术，因为手术风险大于收益。
- 常因不相关的小创伤使家长发现前臂旋转功能障碍而发现该病。

争议

- 前臂理想的旋转体位仍有争议，因为不同的工作对体位要求不同。术前由职业理疗师进行评估有助于个性化确定患儿的功能缺陷和理想的前臂旋转体位。
- 双侧受累患儿建议放置优势侧前臂于旋前10°～20°位，非优势侧前臂于旋转中立位。
- 单侧受累患儿建议前臂轻度旋前，因为30°旋前是书写和使用小件物体的最佳体位。

其他治疗方法

- 非手术治疗和辅助工具可以帮助训练患儿完成日常生活所需的动作。
- 过度旋前和旋后影响功能是手术指征。
- 过度的旋转畸形可以使用Ilizarov技术进行逐步矫正。
- 桡骨和尺骨干旋转截骨是矫正畸形的另一选择。

适应证

- 过度旋前或旋后，影响日常生活（图1）。

临床检查/影像学检查

- 以桡骨茎突和尺骨头（桡尺远侧关节）为标记评估前臂旋转功能，避免以腕关节的旋转代替前臂旋转。
- 拍摄肘关节前后位和侧位X线平片。骨性联接几乎均位于近端（图2）。年幼患儿最初为软骨联接，之后骨化形成骨性联接。可能伴随桡骨头脱位。
- 一般不需要进一步的影像学检查。

外科解剖

- 骨性联接的长度常有差异，这一差异可能与先天性桡骨头脱位相关。
- 骨间背侧神经位于骨性联接的前方。
- 尺神经位于骨性联接的内侧。

体位

- 仰卧位，将上肢置于手术桌上（图3）。
- 止血带捆绑于患肢的高位。

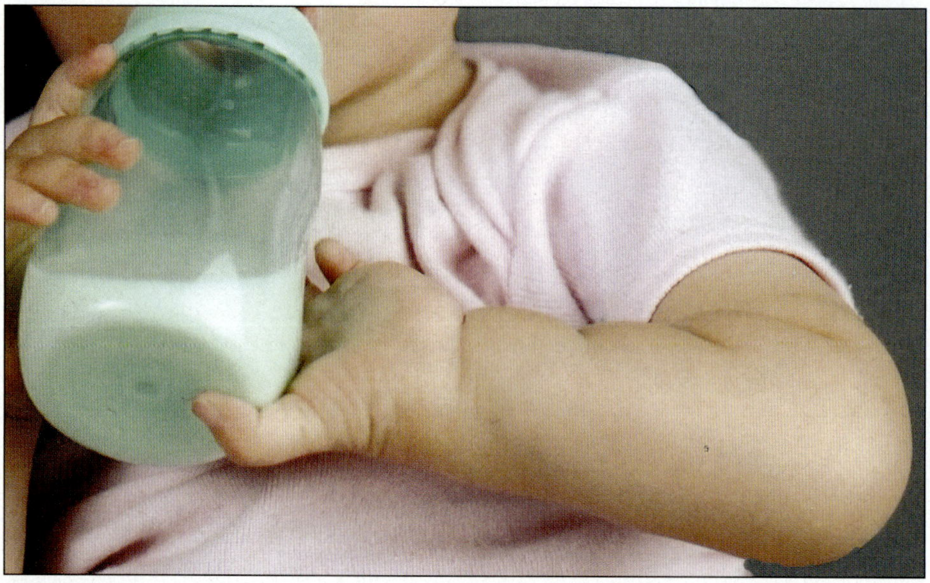
图1

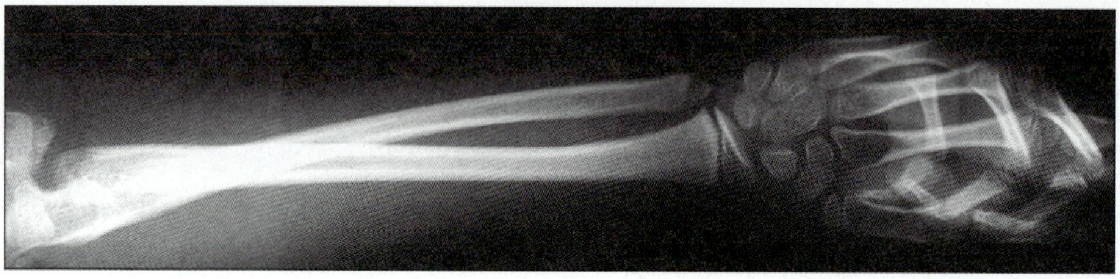
图2

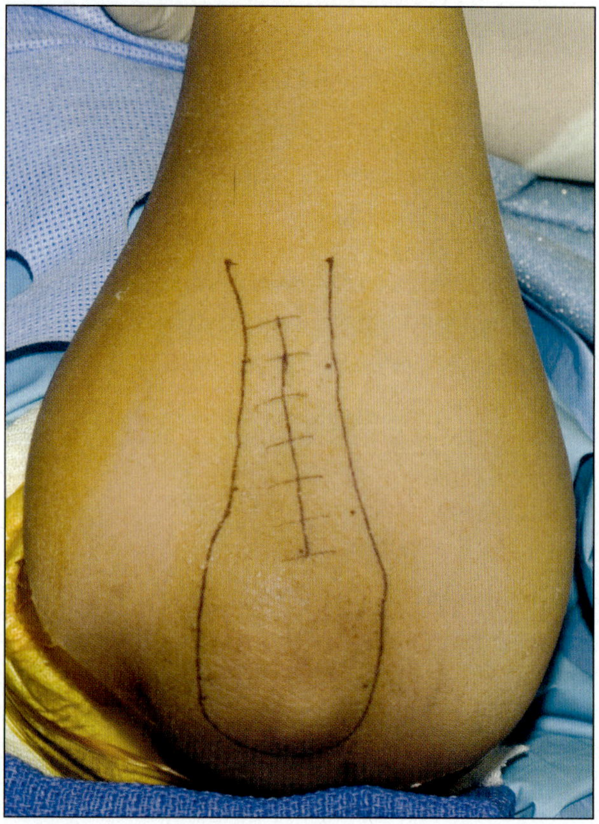
图3

手术要点

- 尽可能在高位束缚儿童止血带，这样可以使肱骨上髁轴线在术区内，有助于准确测量前臂旋转，并避免止血带激惹肘前窝内的软组织。

注意事项

- 如果没有将肘关节和肱骨上髁充分暴露在术区内，可能不能测量出正确的前臂旋转角度。

手术要点

- 术中透视有助于判断骨性联接的位置和程度。
- 术中透视也有助于确定截骨位置。

入路/显露

- 在背侧沿尺骨缘在尺侧腕屈肌和尺侧腕伸肌之间做纵形切口显露骨性联接，锐性剥离至骨性联接（图4）。

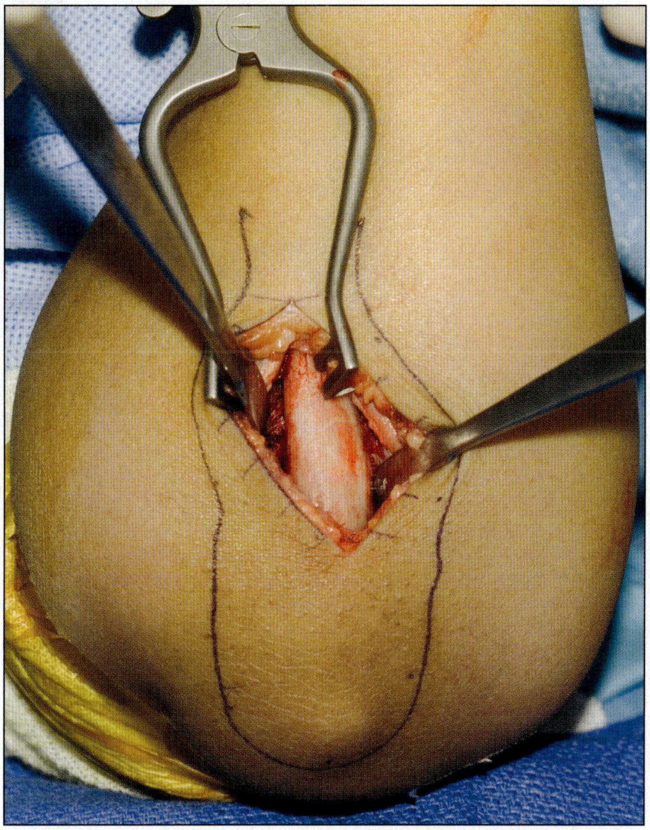

图4

注意事项

- 显露过于靠近近端可能进入肘关节。
- 显露过于靠近远端可能错过骨性联接。
- 牵引器牵拉过度可能损伤骨间背侧神经和/或尺神经。

手术操作

步骤1

- 在骨性联接周围进行骨膜下剥离（图5）。
- 将反转的或弯的可塑形牵引器放置于骨性联接周围进行软组织牵引。

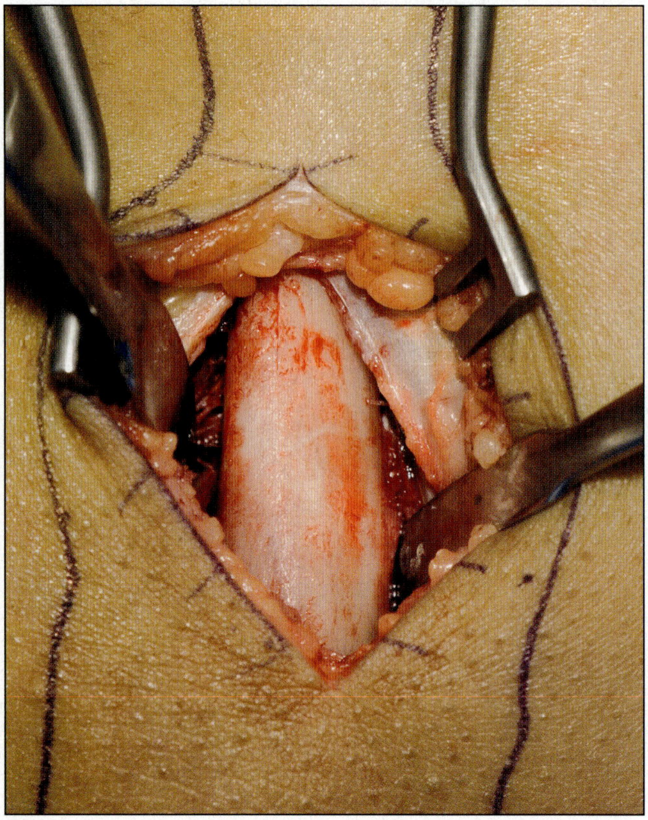

图5

手术要点

- 使用术中透视确保针位置无误。拍前后位和侧位X线平片。

注意事项

- 针位置不当可能将不能穿过截骨面。

器械/植入物

- 钢针打入器要优于动力钻，前者可以更好地控制斯氏针。

步骤2

- 在透视引导下将一根斯氏针（1.5mm）经皮下、尺骨鹰嘴骺穿入尺骨骨髓腔（图6）。
- 针的尖端位于计划截骨平面的稍近端。

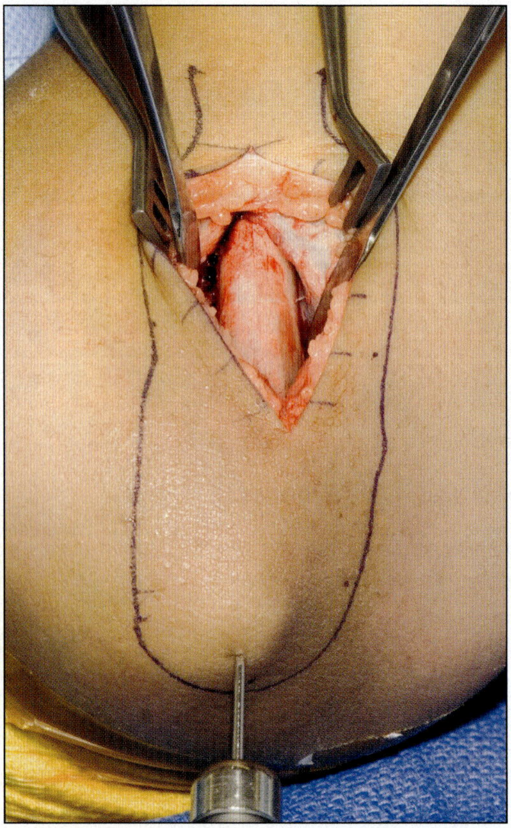

图6

手术要点

- 在截骨前标记前臂纵轴线以评估截骨后旋转的角度。

注意事项

- 截骨定位不准将影响截骨的准确性。
- 截骨不完全可能遗留一个骨刺，影响旋转后骨面对合。

器械/植入物

- 使用薄锯片有利于截骨。

器械/植入物

- 使用复位钳有利于控制远端的旋转。

步骤3

- 直视下用摆锯在骨性融合区横行截骨，截骨过程中及时使用盐水降温（图7）。

步骤4

- 将前臂旋转至设计的位置，斯氏针纵行穿过截骨面固定。用另一根克氏针斜行经皮穿过截骨面控制旋转（图8）。

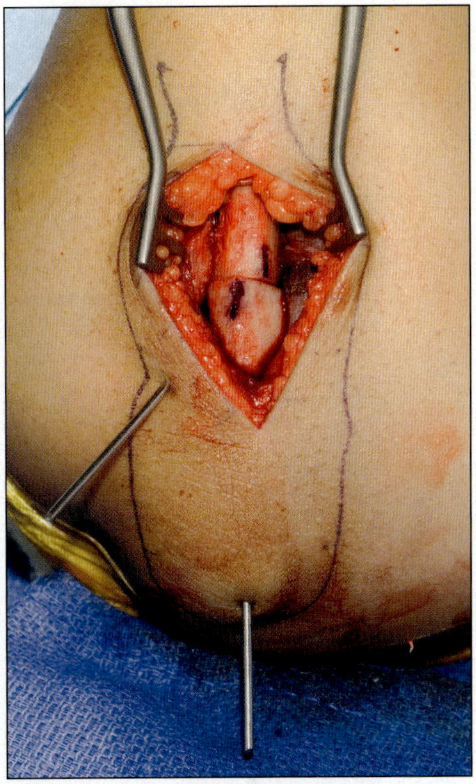

图7

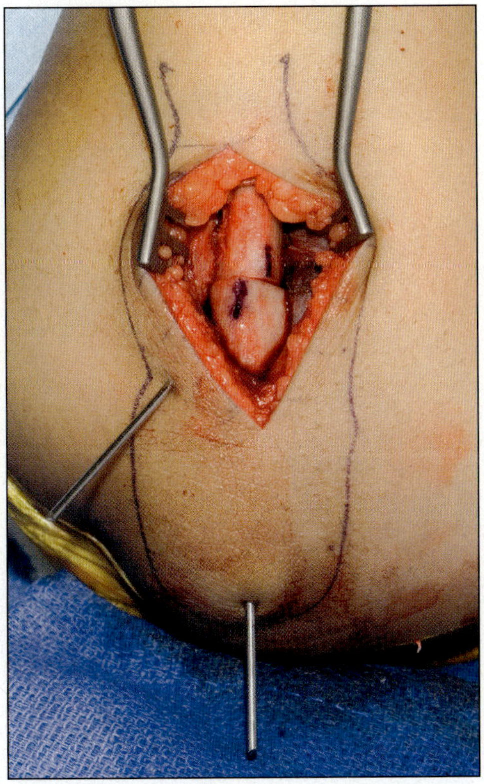

图8

手术要点

- 使用可吸收缝线，仅缝合皮下和皮肤。
- 术后评估神经血管情况，尤其骨间背侧神经功能。这种评估对于儿童而言并不容易。

注意事项

- 不要缝合筋膜层，以免增加骨筋膜室综合征的风险。

术后护理及预期结果

- 关闭切口后，肘关节屈曲90°用长臂石膏管型或夹板制动。
- 术后复查X线平片确认截骨面复位和固定可靠（图9）。
- 患者住院，当夜严格肢体抬高，对患肢神经血管进行监测。
- 骨愈合后去除石膏和固定针，骨愈合时间一般为术后6周。
- 通过早期功能锻炼，患儿不需要理疗即可恢复肢体功能，并自发适应前臂新的体位（图10）。
- 手术可靠，可以有效改善日常生活能力。

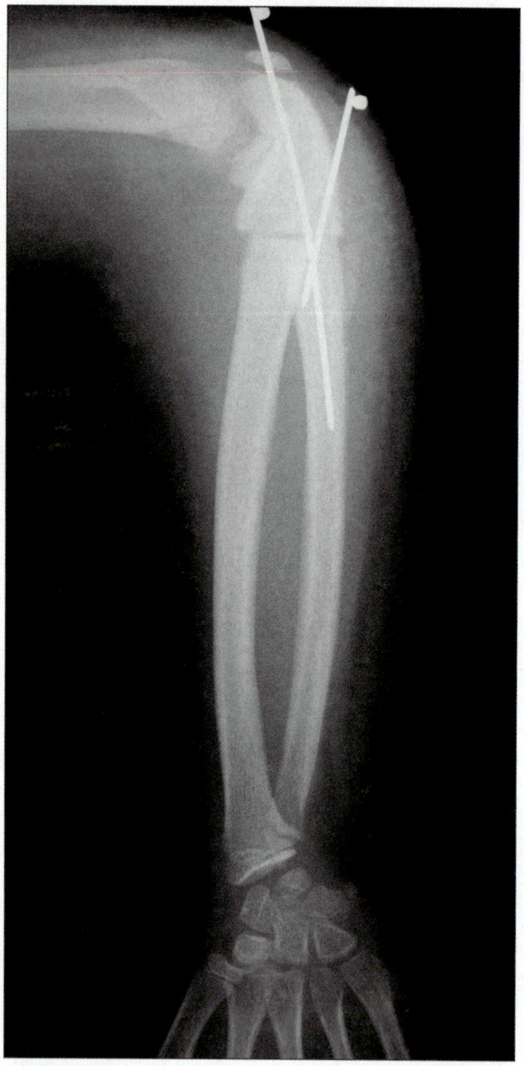

图9

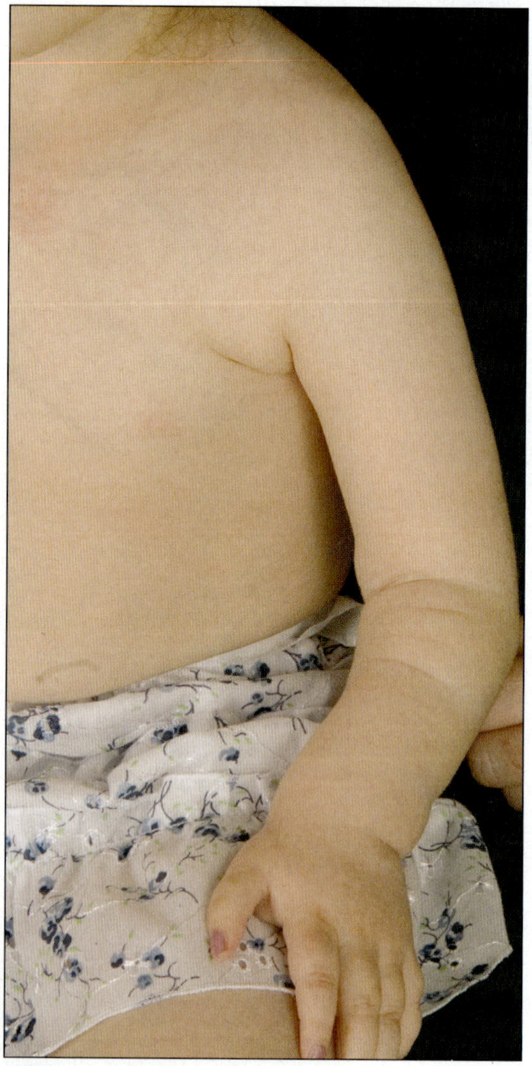

图10

证据

Bolano LE. Congenital proximal radioulnar synostosis: treatment with the Ilizarov method. J Hand Surg [Am]. 1994;19:977-8.

本文描述了使用Ilizarov法矫正严重旋转畸形的方法。（Ⅳ级证据）

Cleary JE, Omer GE, Omer GE Jr. Congenital proximal radio-ulnar synostosis: natural history and functional assessment. J Bone Joint Surg [Am]. 1985;67:539-45.

作者回顾了23例36侧桡、尺骨近段骨性联接的手术治疗结果。末次检查的平均年龄为22岁，前臂固定于平均旋前30°位，大部分患者仅有很少或没有功能限制，可以从事对前臂功能要求较高的工作。（Ⅳ级证据）

Green WT, Mital MA. Congenital radio-ulnar synostosis: surgical treatment. J Bone Joint Surg [Am]. 1979;61:738-43.

回顾13例桡、尺骨骨性联接的手术治疗结果。作者认为双侧受累患者一侧手应置于20°～35°旋后位，而另一侧置于较大角度的旋前位。然而，如果存在极度的旋前和功能障碍，患肢应置于30°～45°旋前位。（Ⅳ级证据）

Murase T, Tada K, Yoshida T, Moritomo H. Derotational osteotomy at the shafts of the radius and ulna for congenital radioulnar synostosis. J Hand Surg [Am]. 2003;28:133-7.

本文描述了另外一种矫正术。在桡骨远端1/3和尺骨近端1/3处截骨，髓内克氏针固定桡、尺骨，前臂旋转于设计的角度。4例患者平均矫正65°，术后8周骨愈合，没有其他并发症。（Ⅳ级证据）

Ogino T, Hikino K. Congenital radio-ulnar synostosis: compensatory rotation around the wrist and rotation osteotomy. J Hand Surg [Br]. 1987;12:173-8.

这篇临床研究探讨了影响功能的旋转角度。影响日常生活的平均旋前角度为60.7°，没有影响的角度为21.2°。在腕关节发现有代偿运动，平均活动弧为旋前76.3°至旋后42.9°。13例患者通过骨性联接区的旋转截骨进行治疗，功能获得改善。（Ⅳ级证据）

Simmons BP, Southmayd WW, Riseborough EJ. Congenital radioulnar synostosis. J Hand Surg [Am]. 1983;8:829-38.

本文为33例患者的病例报告（17例双侧、7例单侧），手术为旋转截骨，大部分通过骨性联接处截骨。82%患者疗效为优良，有8例出现并发症，其中4例损伤神经血管束。（Ⅳ级证据）

第十部分

痉挛性疾病

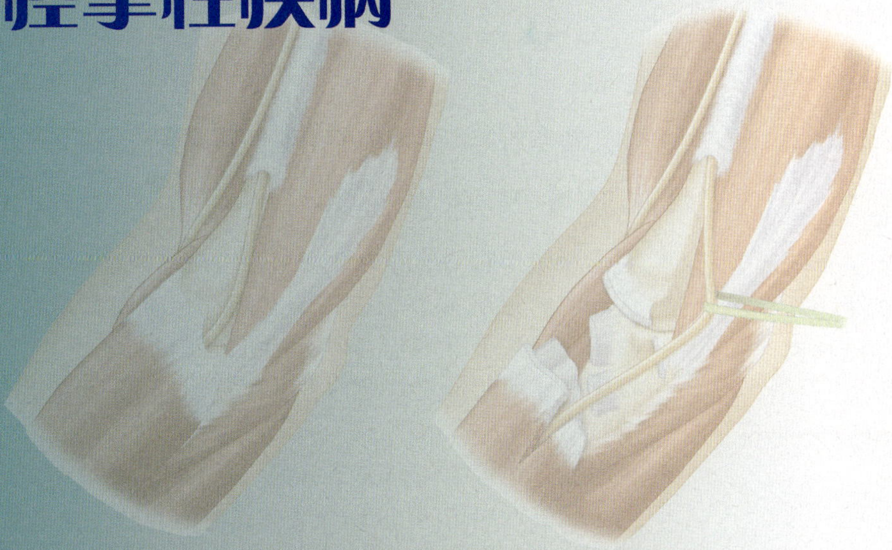

74 屈肌腱部分延长术

Ann E. Van Heest

注意事项

- 屈肌延长手术本身可以产生15%～20%的延长效果。如果需要更有效的延长，可以选择“浅代深”的肌腱移位。如果不需要这样效果的延长，可以选择肉毒毒素注射或分期石膏。

争议

- 肌肉延长术后肌力和肌张力会减弱。患者应该被告知这一点。适应证选择适当的时候，肌张力下降是有益的，即术前有过大的肌张力，我们希望手术后肌张力能够降低一些。然而，有时患者恰恰是利用了肌张力才能完成抓握功能，这样的情况下，如果手术，可能会导致丧失抓握功能，因此这种情况是手术禁忌证。

其他治疗方法

- 肌腱延长、肌腱移位、肌腱松解、关节融合。

适应证

- 由于痉挛肌肉产生挛缩而引起的腕或指的屈曲畸形。

临床检查/影像学检查

- 要诊断屈指肌腱的静力性挛缩，术前检查是非常重要的。
- 指屈肌跨过腕关节和指关节。当存在肌肉挛缩时，在腕关节屈曲位比腕关节伸直位可以更容易地被动伸直手指。图1的患者在腕关节屈曲时能更好地伸直手指（图1A），而腕关节伸直时则较差（图1B）。
- 有时会存在近端指间关节挛缩（图1A），单纯做指屈肌腱延长后仍会残留近端指间（PIP）关节屈曲的问题。如果想要PIP关节更好的伸直，就需要做关节松解。或者，在屈肌腱延长的同时，做近端指间关节麻醉下闭合手法松解、穿针固定。
- 如果屈曲畸形以PIP关节为主（图1B），说明指浅屈肌腱挛缩更严重。指深屈肌腱挛缩为主时，会同时出现包括远端指间关节挛缩的手指屈曲畸形。
- 虽然图1B显示以指浅屈肌腱挛缩为主，但当指浅屈肌腱延长后，才能显现出指深屈肌腱的挛缩，也需要延长。

外科解剖

- 相关解剖包括前臂掌侧的所有结构
  - 屈曲旋前肌群：旋前圆肌、桡侧腕屈肌、掌长肌、指浅屈肌、尺侧腕屈肌、指深屈肌、旋前方肌。
  - 尺神经、尺动脉、正中神经、桡动脉。

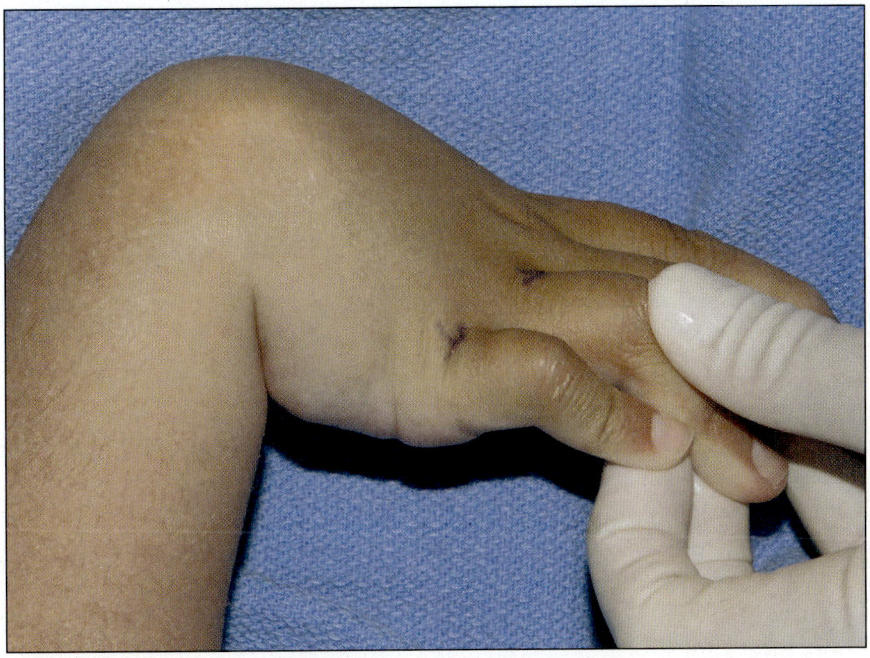

A

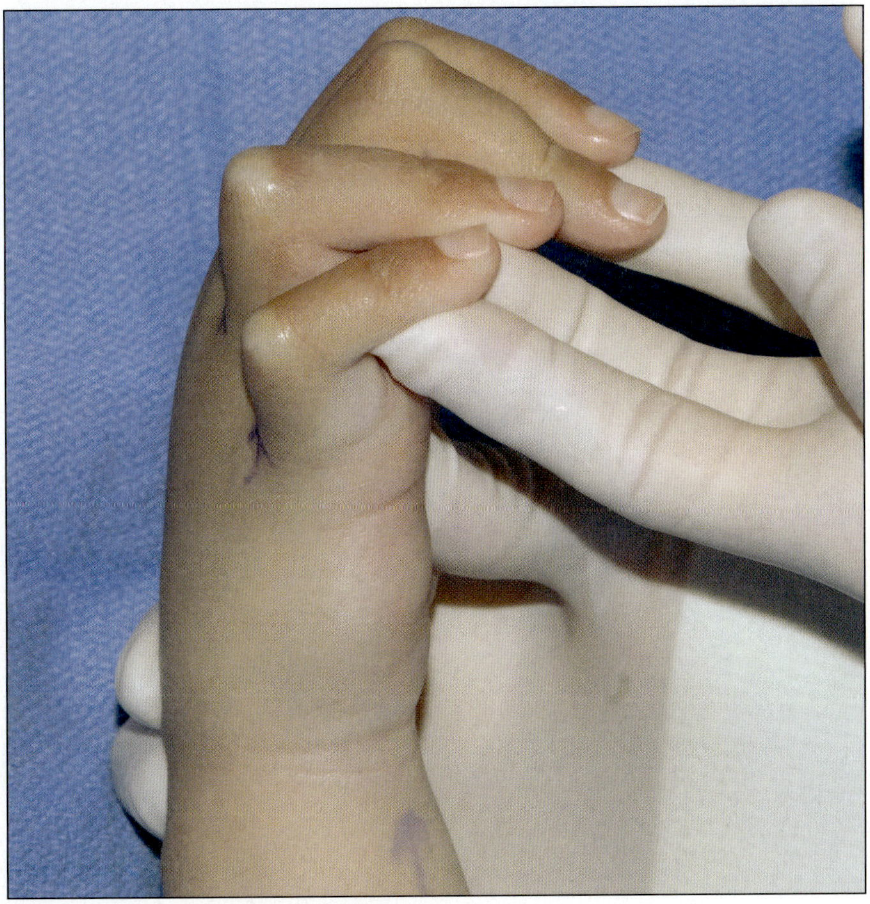

B

图1

手术要点

- 采用上臂近端止血带，方便在无血条件下显露各个解剖结构。

手术要点

- 要小心分离和保护正中神经、尺神经、尺动脉，避免过度牵拉神经血管结构。

注意事项

- 在肌肉腱腹移行区显露屈肌腱。切口不要过远，这样会直接切断肌腱。要保持肌肉纤维仍然与远侧的肌腱相连续，切断肌腱后并不丧失整个肌肉肌腱结构的连续性。

体位

- 仰卧位，患肢置于手术桌上。

入路/显露

- 采用前臂掌侧入路（从前臂中点到远1/3处），显露肌肉的腱腹移行区（图2）。

手术操作

步骤1

- 辨认腱腹移行区的肌腱部分，确认肌肉部分仍然与远侧肌腱相连续（图3）。

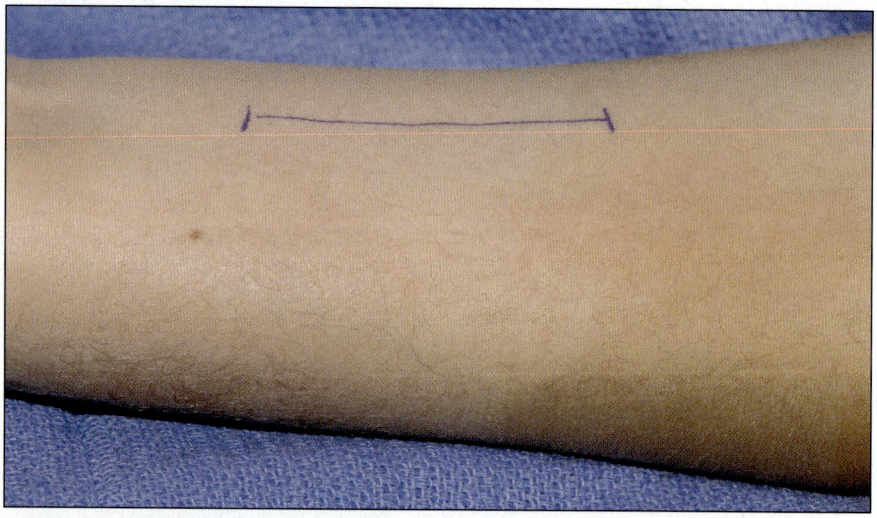

图2

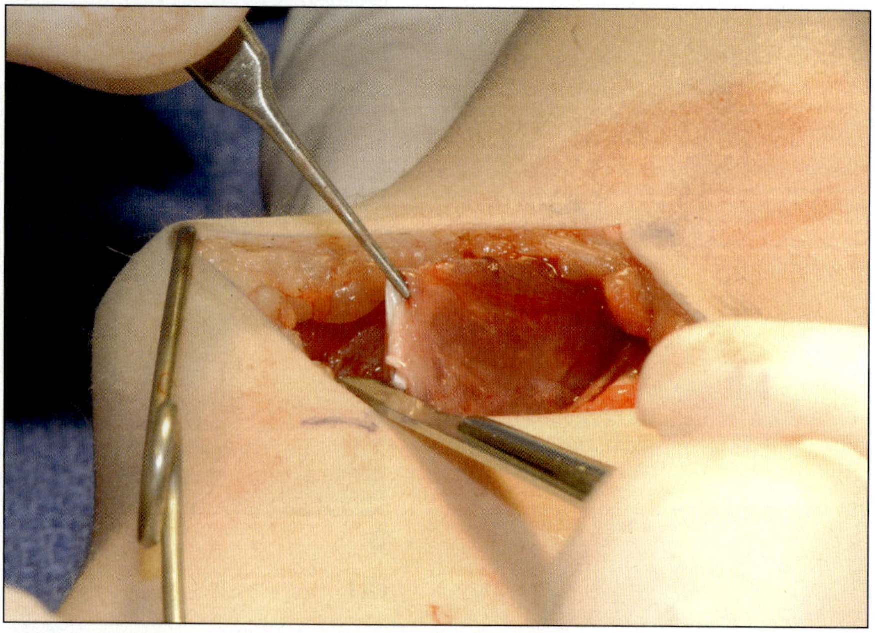

图3

- 切断肌腱，保留肌肉纤维，这样，肌肉得以延长并且不失去连续性。

步骤2

- 当指浅屈肌腱部分切断时，肌肉纤维仍然连续（图 4）。
- 手指被动伸直，可以看到在肌腱断端产生2～3cm的间隙（图5）。肌腱断端间分离的间隙就是获得延长的距离。

步骤3

- 逐一切断各个指浅屈肌的部分腱结构，以获得各个手指的适当延长（图6）。
- 切断后会产生肌腱断端的分离（图 7）。

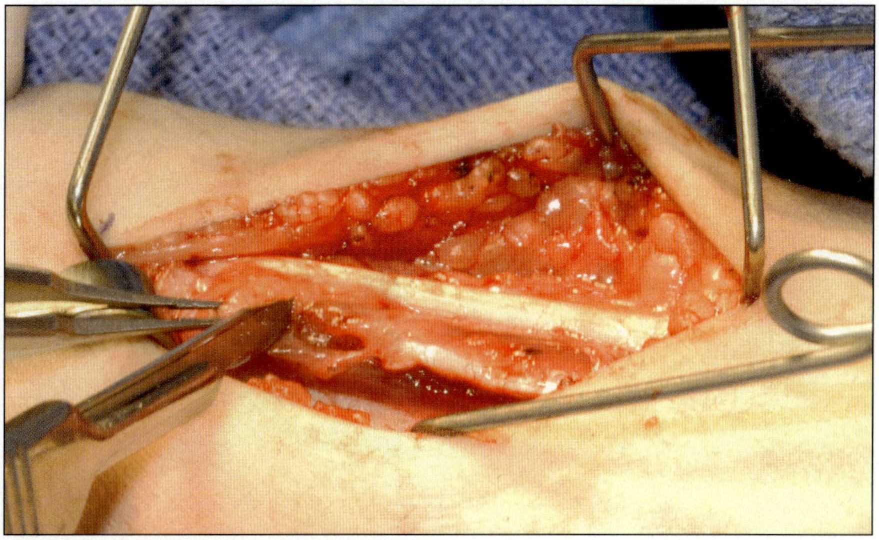

图4

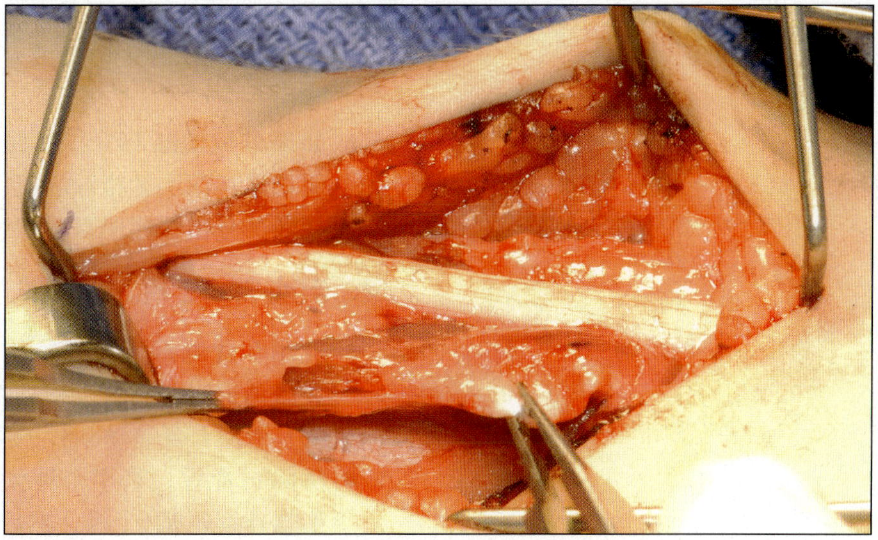

图5

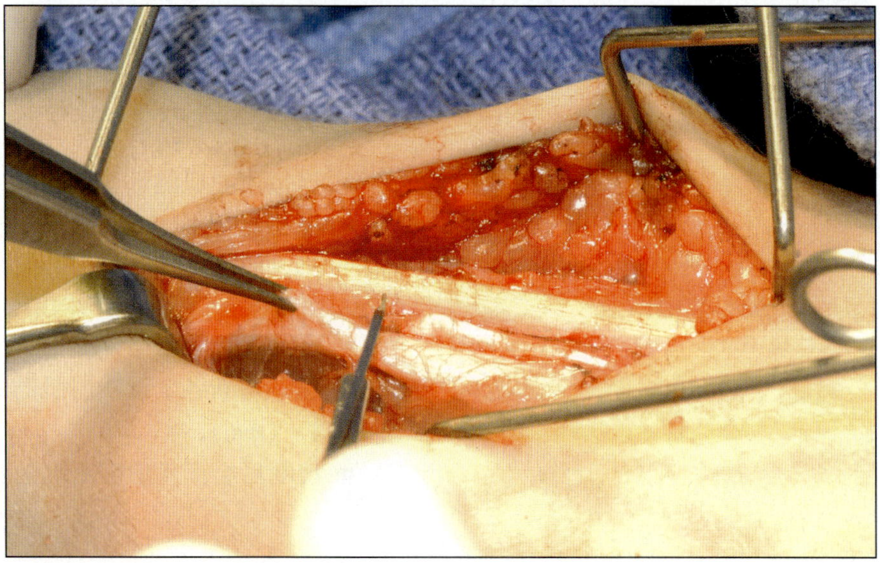

图6

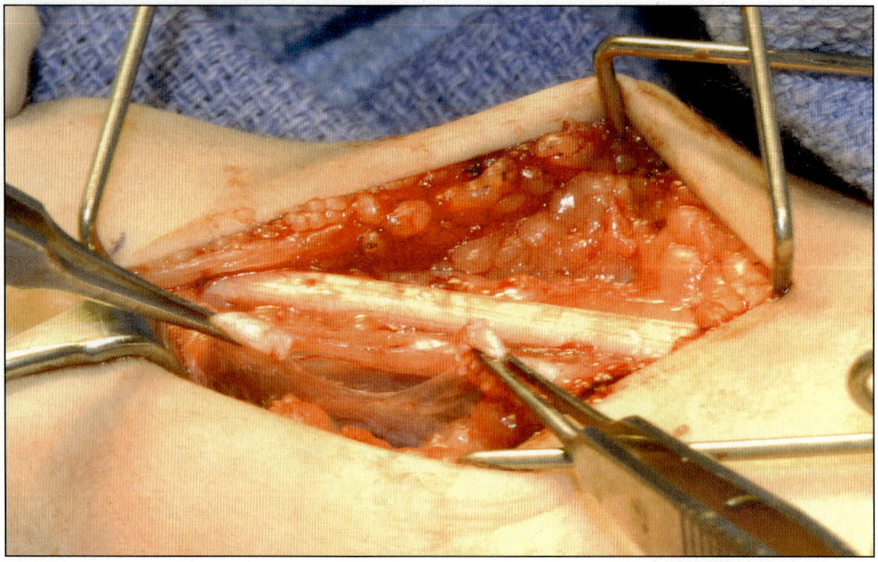

图7

步骤4

- 如果单纯切断部分指浅屈肌腱不能获得足够的延长效果，则需要显露其深层的指深屈肌（图8）。
- 切断部分指深屈肌腱，保留肌肉纤维连续，矫正挛缩（图9）。

术后处理及预期结果

- 应用掌背侧石膏夹板，使腕关节和手指充分伸直。术后3～5天肿胀消退时，石膏夹板外可缠绕玻璃纤维材料的绷带制成管形石膏，管形石膏制动4周，使肌肉肌腱结构在延长的位置上愈合。
- 拆除石膏后，利用个性化的腕手矫形器维持于被动伸展位。矫形器连续佩戴1个月，然后改为夜间夹板，固定3～6个月。
- 腕和手的被动伸直可以得到矫正。

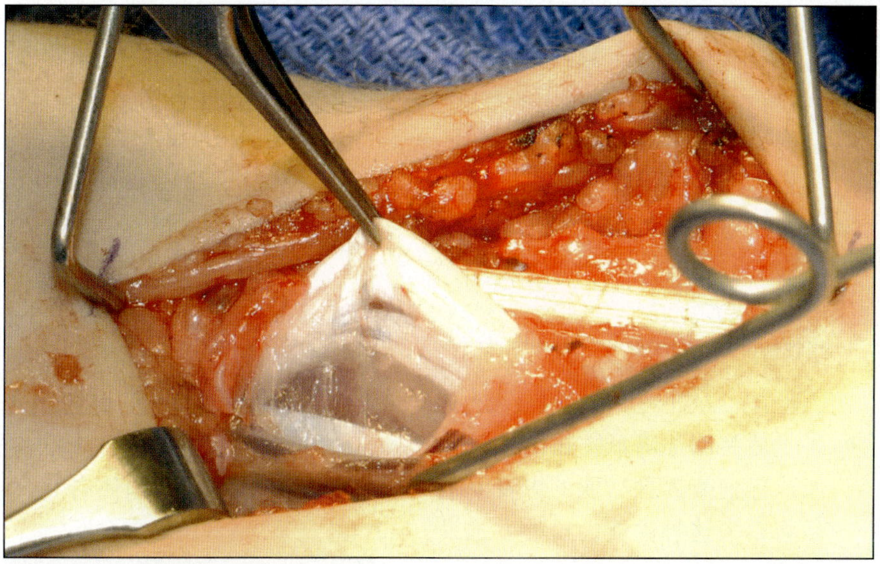

图8

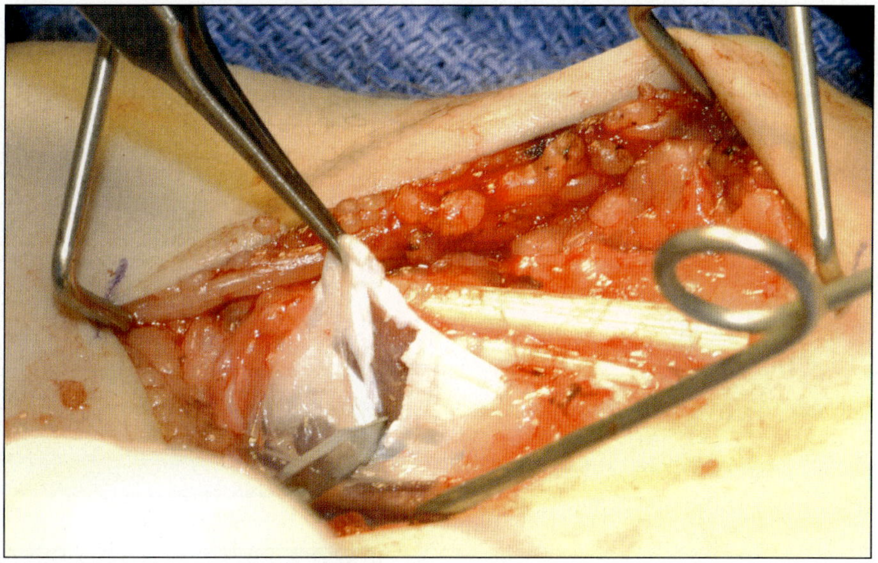

图9

证 据

Trumble TE, Van Heest A. Stroke, traumatic brain injury, and cerebral palsy. In Trumble TE（ed）：Principles of Hand Surgery and Therapy. Philadelphia: WB Saunders, 2001:Ch 20.

这个章节是关于屈肌腱延长术在中风、创伤性脑损伤和脑瘫患者的整体治疗中的地位的。

75 “浅代深”肌腱移位术

Ann E. Van Heest

注意事项

- 手术后将明显降低抓握的力量，所以任何有抓握功能的患者手术后将丧失这种功能。这种手术只适用于需要改善卫生条件的患者。与患者和照顾患者的人沟通，告诉他们手术后手指可以更好地伸展，但抓握功能会丧失。

适应证

- 指深、指浅屈肌腱的痉挛和挛缩（图1B）可以造成手指的屈曲畸形，带来严重的皮肤浸渍等卫生问题（图1A）。这大多与脑瘫、中风或脑创伤有关。

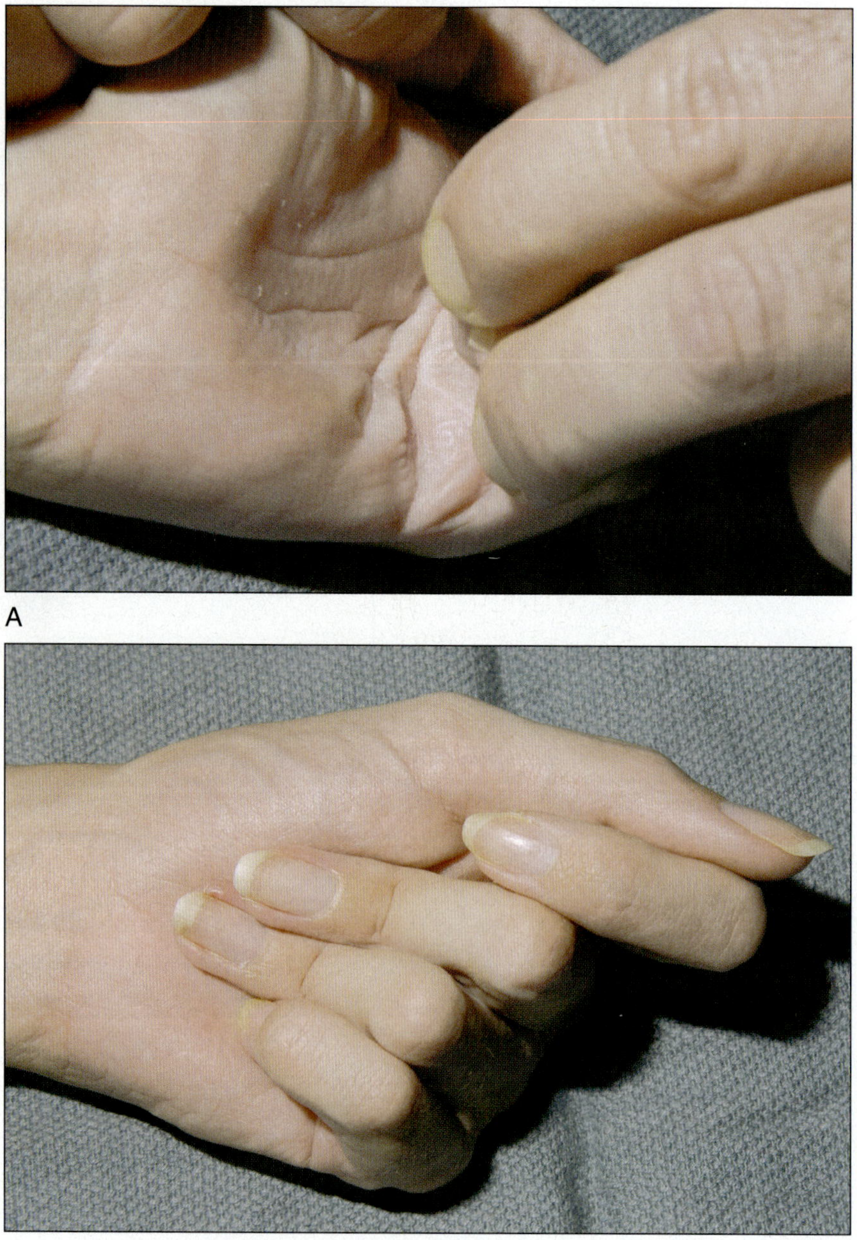

A

B

图1

其他治疗方法

- 对于手功能比较好的患者，可以采用指屈肌腱部分延长术。如果还不能产生足够的延长效果，可以切除近排腕骨和/或腕关节融合，缩短骨支架长度，以维持抓握功能。

临床检查/影像学检查

- 在腕关节最大屈曲位时，检查手指的主动和被动伸直功能。然后，在腕关节最大伸直位时再检查一次。因为指屈肌腱是跨两个关节的，它们的功能会受到腕关节位置的影响。
  - 如果是由于指深屈肌腱或指浅屈肌腱的痉挛而引起的挛缩，当腕关节背伸时，会加增加指屈肌的张力，加重手指的屈曲畸形（图2A）。
  - 当腕关节屈曲时，减少了指屈肌的张力，手指的屈曲畸形会减轻（图2B）。

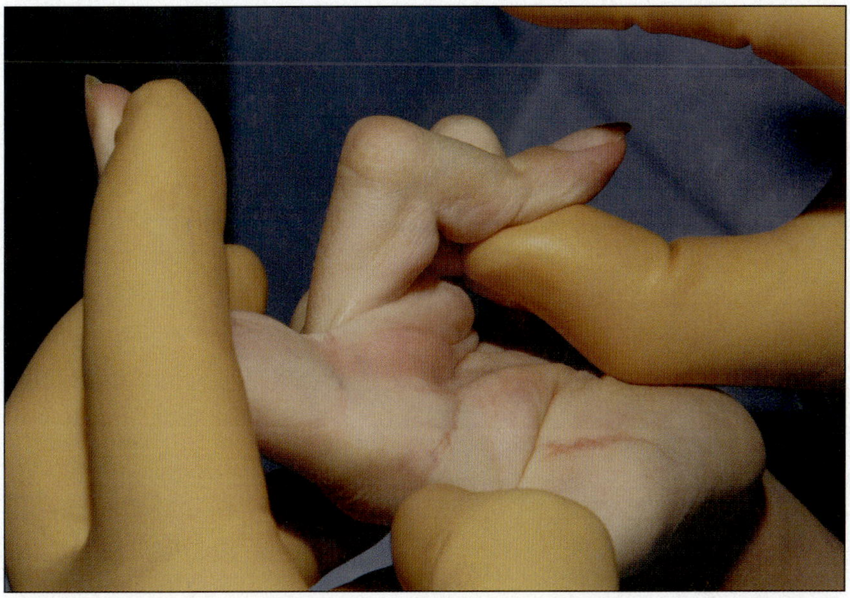

A

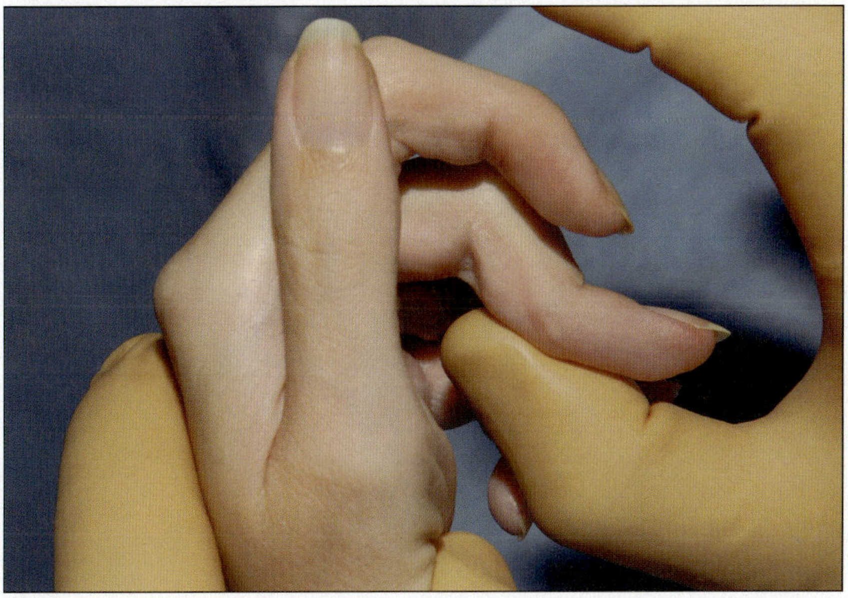

图2 B

手术要点

- 如果患者有明显的肘关节屈曲挛缩，需要将手术巾卷垫在前臂和腕关节下方，稳定前臂和腕关节以利手术。如果同时需要做肘关节的肌腱延长，应该先做肘关节手术，这样会为前臂的手术提供方便。

手术要点

- 仔细辨别和保护正中神经、尺神经、尺动脉，避免过度牵拉。

注意事项

- 需要做从腱腹移行区到腕管起始部水平的切口来显露指浅、指深屈肌腱。如果显露不好，可以延长切口。

手术要点

- 在切断指浅屈肌腱之前，需要尽量屈曲手指，使肌腱滑动至手术野，以便有效地利用肌腱的长度。

- 如果屈曲畸形长期存在，就可以发生指间关节固定的屈曲挛缩。这样，需要同时处理指间关节（闭合手法松解、关节囊切开松解或关节融合手术）。

外科解剖

- 参见第74章。

体位

- 仰卧位，患肢外展置于手术桌上。

入路/显露

- 前臂掌侧入路，从前臂中段到近侧腕横纹水平。

手术操作

步骤1

- 辨认清楚指浅、指深屈肌腱的腱腹移行区至进入腕管的水平。
- 调整手指处于正常的阶梯状序列，将各个指浅屈肌腱远端缝合在一起，使得各个肌腱之间张力协调一致（图3）。一直保持这个缝合，就不会形成某个肌腱缝合时张力过大或过小的情况。
- 尽量靠远侧切断指浅屈肌腱（图4）。
- 同样的道理，在手指正常阶梯状屈曲序列的情况下，在指深屈肌腱的近端做缝合（图5），维持肌腱相对位置。
- 尽量靠近侧切断指深屈肌腱（图6），这样就可以将指浅屈肌腱的近端与指深屈肌腱的远端交互缝合了。

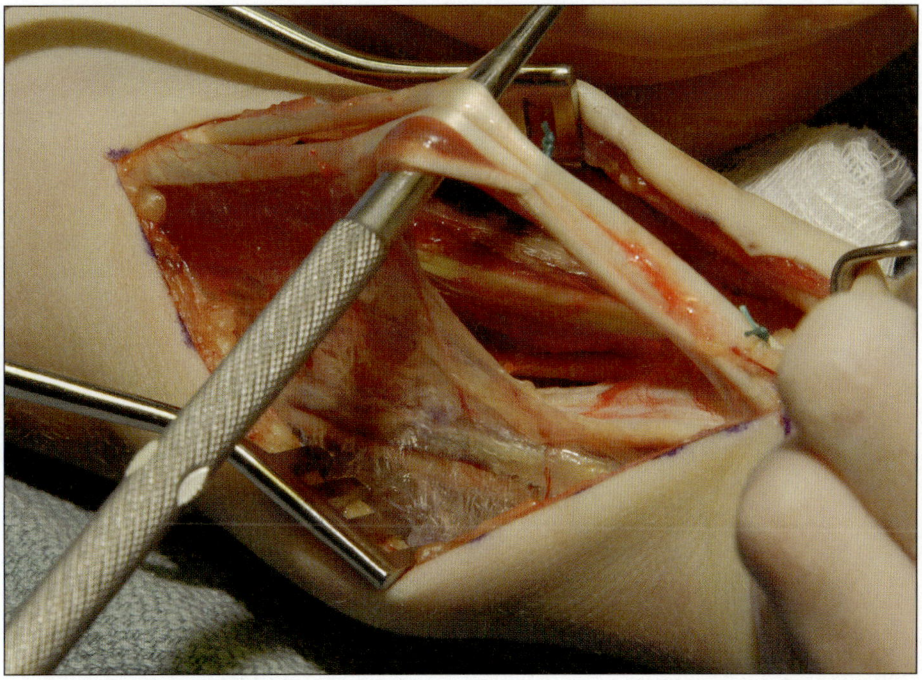
图3

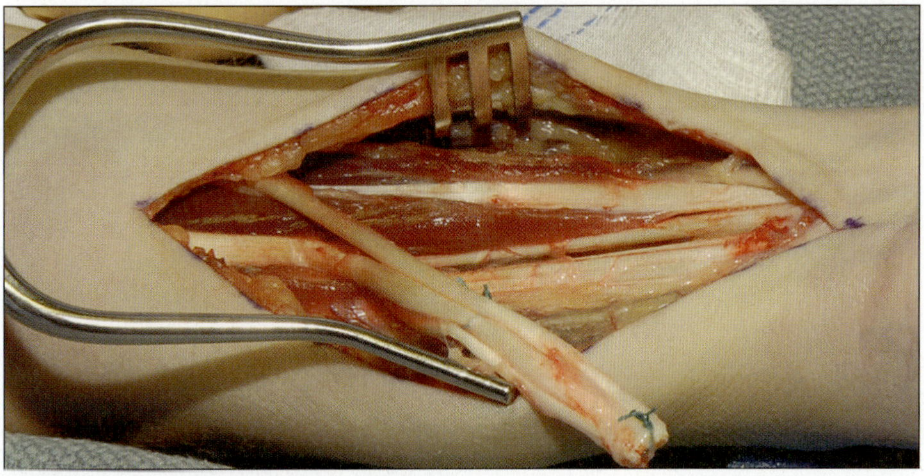
图4

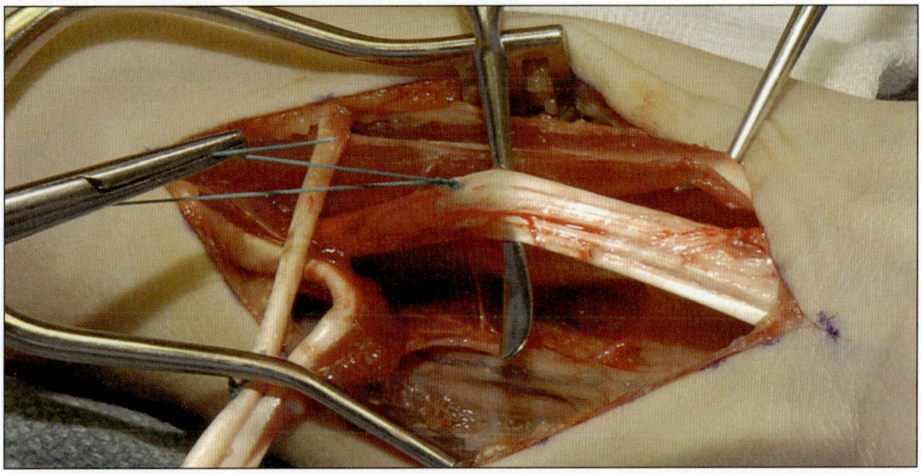
图5

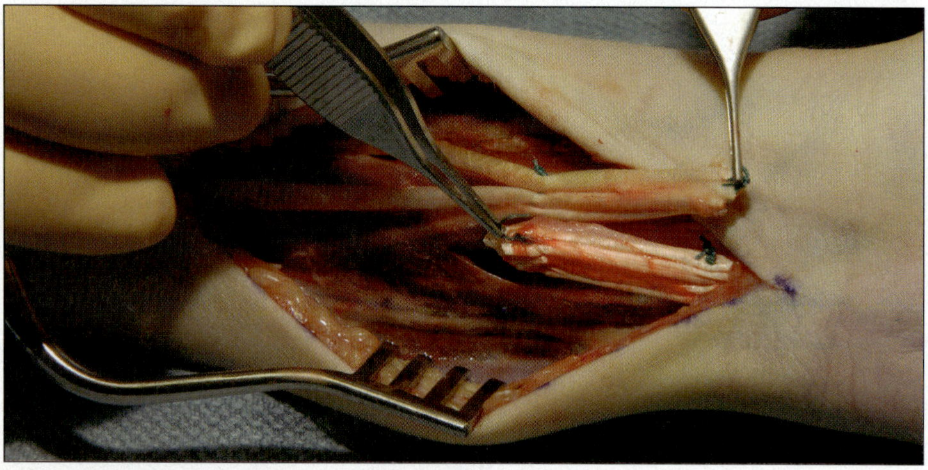

图6

注意事项

- 维持手指正常的阶梯状屈曲序列。

步骤2

- 将浅肌腱的远断端和深肌腱近断端缝合。
- 可以做Pulvertaft编织缝合，或用掌长肌腱移植来完成编织缝合（图7A和7B）。
- 在腕关节和手指处于最大伸直位时做肌腱移位手术。
- 检查手指的位置，确认手指伸直满意时（图8）松止血带，止血，关闭伤口。

术后处理及预期结果

- 术后掌背侧夹板固定，维持腕关节和手指接近最大伸直位。肿胀消退后，夹板可缠绕石膏绷带制成管型，或依据患者的配合度换成石膏管型固定。
- 石膏制动一个月，然后换成腕关节和手指伸直的全时夹板。洗澡时可以摘下。此外，每天摘下三次，练习手指活动。
- 全时佩戴夹板一个月后，换成夜间佩戴夹板。骨骼成熟的患者，术后可以佩戴夹板至3～6个月。

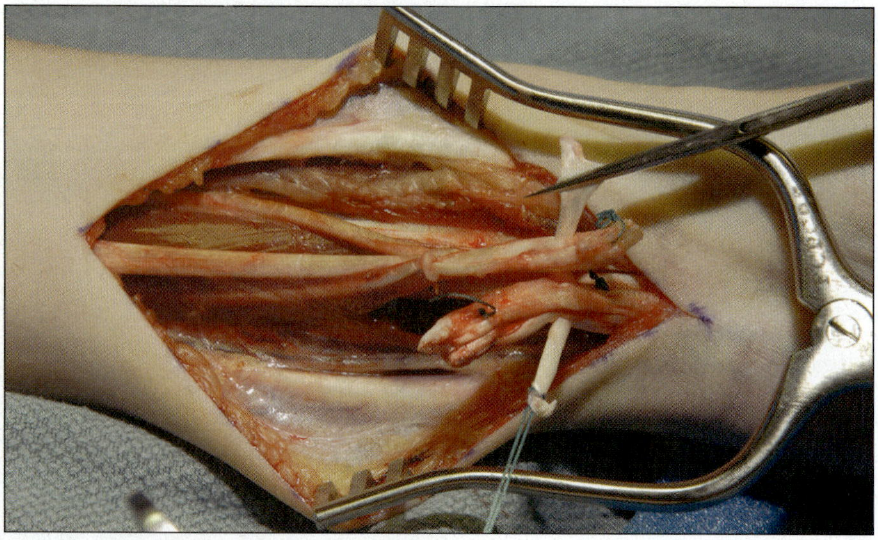

图7　A

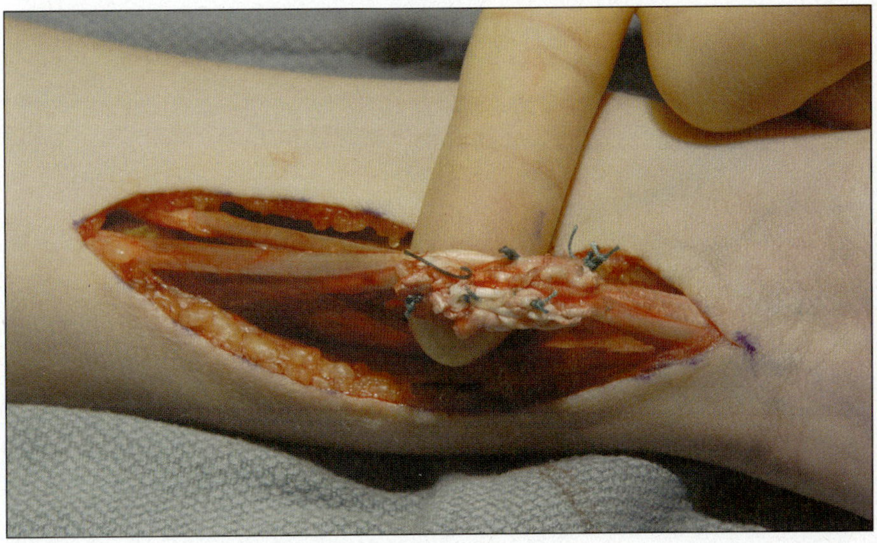

图7续 B

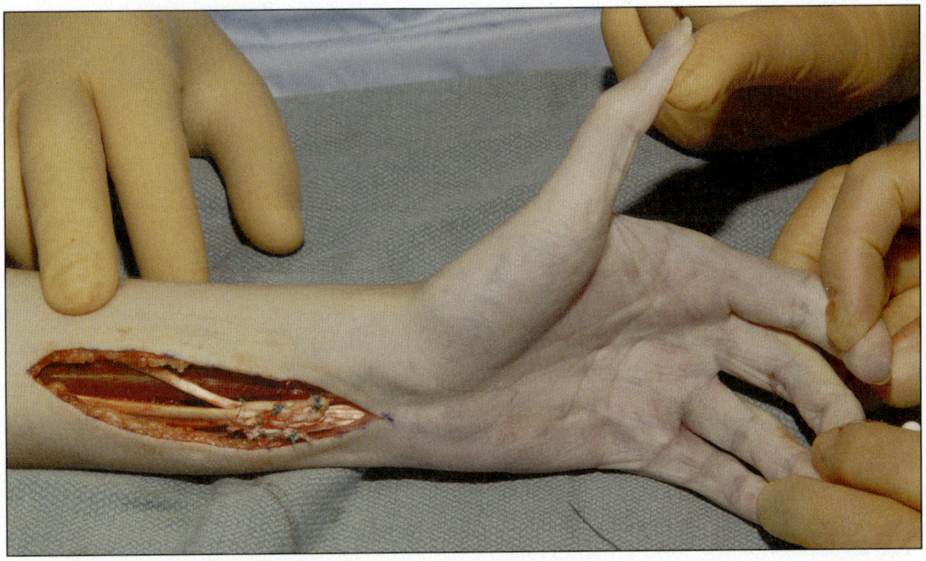

图8

证据

Braun RM, Vise GT, Roper B. Preliminary experience with superficialis to profundus tendon transfer in the hemiplegic upper extremity. J Bone Joint Surg [Am]. 1974;56:466-72.

Palma D, Fuller D, Keenan MA. Superficialis to profundus tendon transfer. Hand Clin. 2002;7:153-62.

这两篇文章提供了"浅代深"肌腱移位手术治疗痉挛性偏瘫和脑瘫的手部挛缩的背景。手术可以改善外观和卫生条件。(IV 级证据［病例报告］)

76 旋前屈曲肌群起点前移术

Ann E. Van Heest

注意事项

- 患者必须有足够的旋后、伸腕和伸指来对抗痉挛的旋前圆肌、腕屈肌和指屈肌。如果旋后、伸腕和伸指的肌力不足，可以考虑肌腱移位手术。

其他治疗方法

- 肌腱移位、肌腱延长、腕关节融合。

适应证

- 该术式的适应证为：痉挛的旋前屈曲肌群造成前臂旋前、腕关节和手指屈曲畸形、手功能受限者。大多与脑瘫、中风或脑创伤有关。

临床检查/影像学检查

- 在患肢使用过程中检查，可以显示患肢的不良位置影响手的抓握和展开的功能。这种不良位置包括痉挛造成的前臂旋前、腕关节屈曲和手指屈曲。
- 拟行手术的患者在活动状态下行电生理检测，显示旋后肌、腕伸肌和指伸肌可以自主控制。

体位

- 仰卧位，上肢伸展置于手术桌上。
- 于上臂近端捆绑止血带，以免妨碍肘关节内侧手术视野。

入路/显露

- 肘关节前内侧切口（图1）。
- 浅层分离时，分离并保护前臂内侧皮神经。显露旋前屈曲肌群。

手术操作

步骤1

- 术区前面，在旋前圆肌桡侧切开前臂筋膜。后面，从肘管内松解出尺神经并加以保护。
- 将旋前屈曲肌群从肱骨内上髁起点处整体剥离（图2）。
- 将尺侧腕屈肌从内上髁和尺骨起点处剥离。在其桡侧，剥离指浅屈肌、掌长肌和桡侧腕屈肌。切断旋前圆肌的桡侧止点，可以发现并保护正中神经。
- 剥离深层肌肉的起点，注意保护肘关节内侧侧副韧带，不要进入关节内。

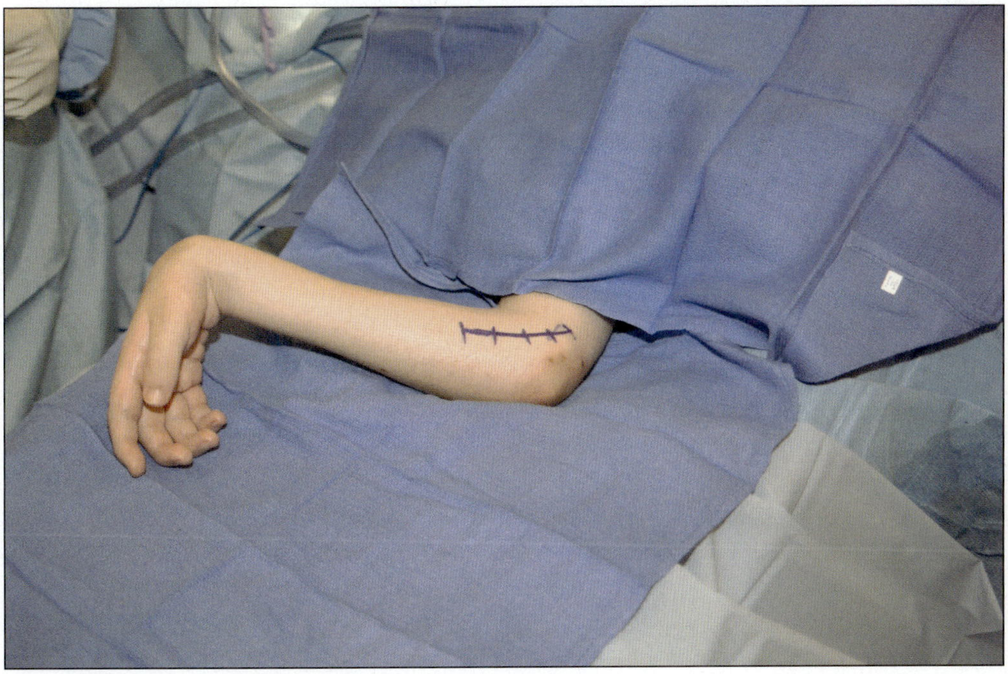

图1

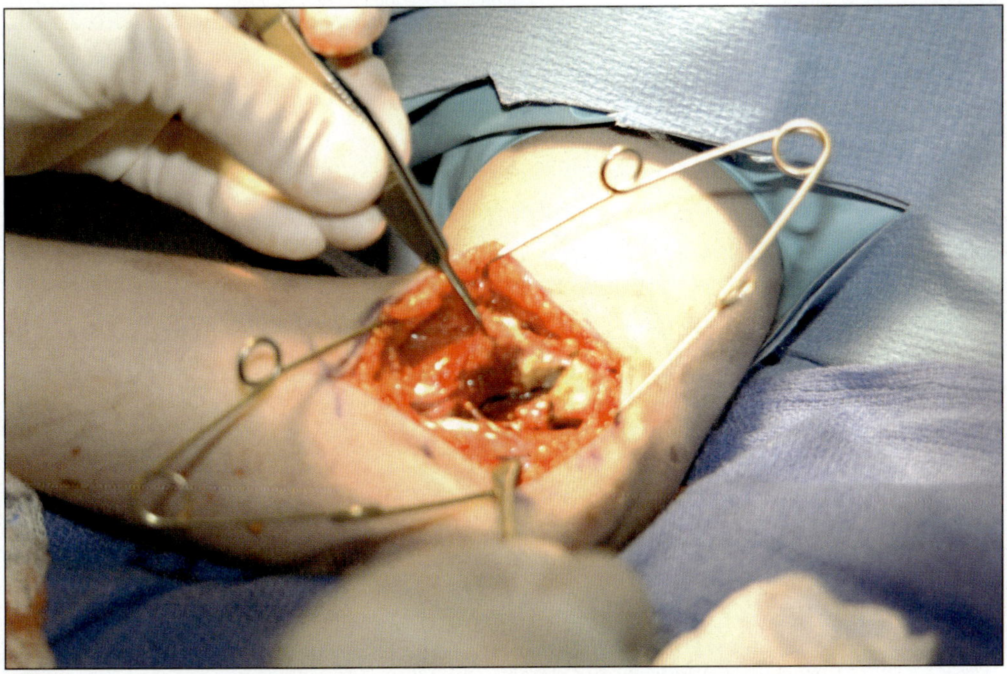

图2

步骤2

- 松解的结果是，整个旋前屈曲肌群的起点向远侧“滑移”（图3A和3B）。
- 这种滑移有效地松弛了肌肉，改善了旋后、伸腕和伸指功能（图4）。

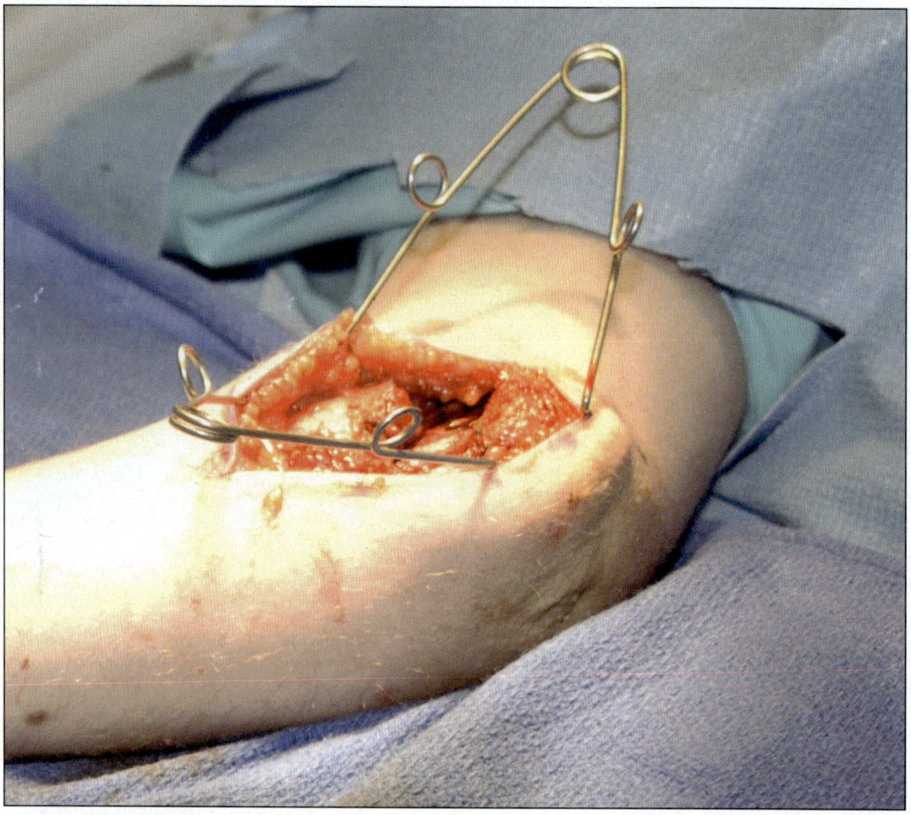

A

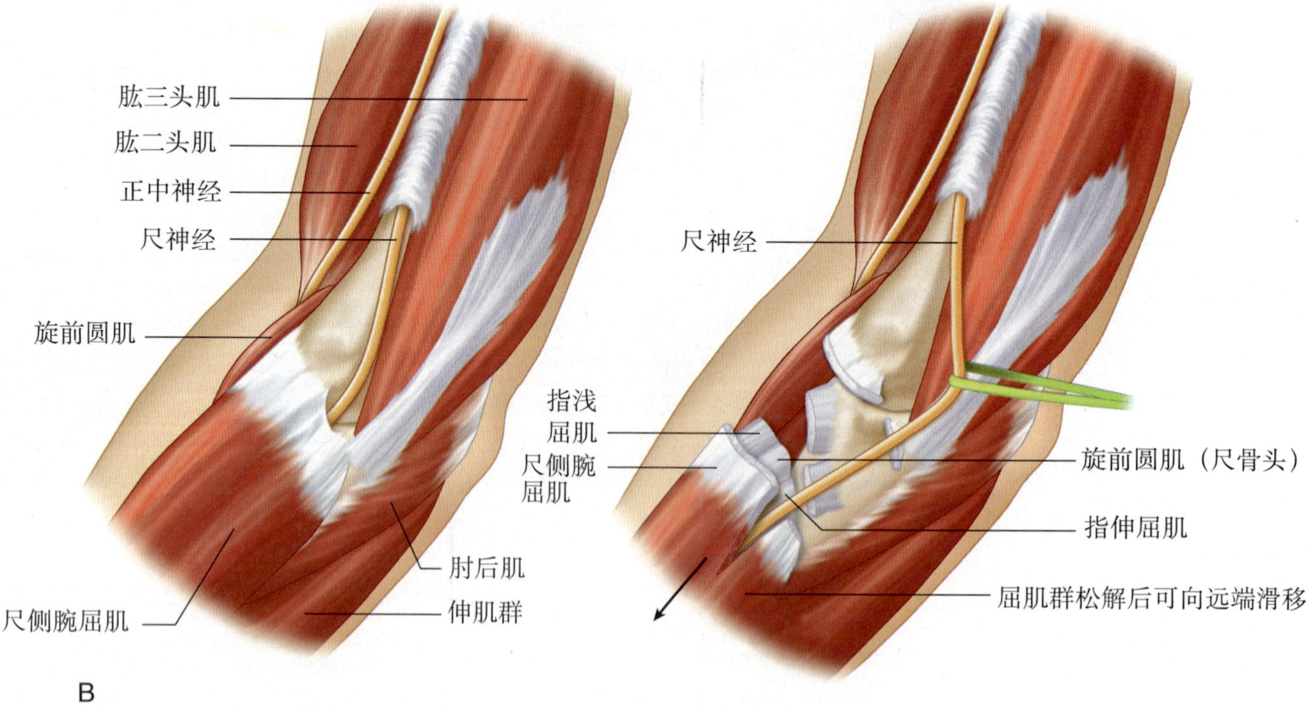
肱三头肌
肱二头肌
正中神经
尺神经
旋前圆肌
尺侧腕屈肌
肘后肌
伸肌群
尺神经
指浅
屈肌
尺侧腕
屈肌
旋前圆肌（尺骨头）
指伸屈肌
屈肌群松解后可向远端滑移

B

图3

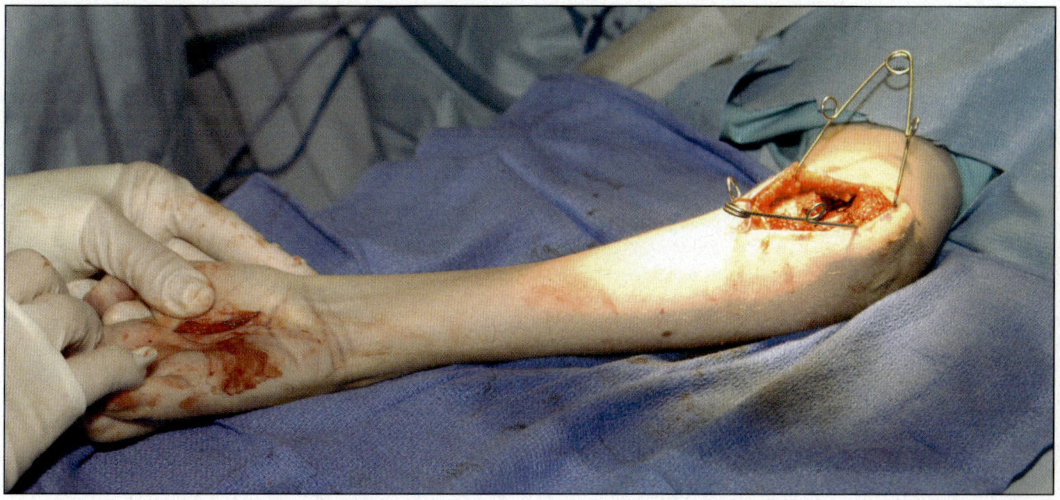
图4

术后处理及预期结果

- 术后长臂掌背侧夹板固定，维持腕关节和手指接近最大伸直位，同时肘关节伸直、前臂旋后。肿胀消退后，夹板外缠绕石膏绷带制成管型，或依据患者的依从性换成管型固定。
- 固定一个月，然后改为腕关节和手指伸直的全时夹板。洗澡时可以摘下，此外，每天摘下三次，练习手指活动。
- 全时佩戴夹板一个月后，换成夜间夹板。骨骼成熟的患者，术后可以佩戴夹板至3～6个月。

证据

Inglis AE, Cooper W. Release of the flexor-pronator origin for flexion deformities of the hand and wrist in spastic paralysis. J Bone Joint Surg [Am]. 1966;48:847-57.
这篇经典的文献描述了旋前屈曲肌群起点松解术可以有效地延长起自肱骨内上髁的肌肉。介绍了不同的手术方法和结果。（Ⅳ 级证据）

Van Heest A. Surgical management of wrist and finger deformity. Hand Clin. 2003;19:657-65.
文章将旋前屈肌群起点前移术作为脑瘫后腕和手部治疗的一系列手术方案之一并做了描述。（Ⅴ 级证据）

77 拇指内收畸形的内在肌松解术

Ann E. Van Heest

注意事项

- 如果拇指背伸和外展力量和/或控制不够充分，而仅仅试图依靠松解拇收肌来解决“掌心拇指”畸形是不够的。这种情况下，可能需要同时做肌腱移位手术以加强拇指的背伸和/或外展。
- 如果合并拇指掌指关节的屈曲畸形，需要松解挛缩的拇短屈肌。
- 如果合并拇指指间关节的屈曲畸形，需要延长挛缩的拇长屈肌腱。
- 如果拇指掌指关节呈过伸畸形，需要做稳定掌板的手术或关节融合。

争议

- 在松解拇收肌的同时，可以行大鱼际肌群、拇长屈肌腱的松解，伸肌腱移位和关节固定手术。但是是否同期进行多种手术，目前尚存争议。

适应证

- 拇收肌痉挛和挛缩引起“掌心拇指”（拇指内收）畸形，即第一掌骨明显地内收至掌心位置。

临床检查/影像学检查

- 拇指处于内收位，穿过掌心。需要评估是否有需要治疗的前面所述的其他畸形。
- 通常情况下，拇收肌松解是作为复合重建手术的一部分来完成的，就像本节所述的患者，表现为既有“掌心拇指”畸形又有腕关节和手指的屈曲畸形，需要同时做旋前屈曲肌群起点前移手术。

外科解剖

- 相关解剖包括手掌的所有结构：
  - 正中神经及其各个指总神经分支
  - 掌浅弓、掌深弓及其各个指总动脉分支
  - 屈肌腱鞘、蚓状肌、拇内收肌、骨间肌

体位

- 仰卧位，患肢伸展置于手术桌上（图1）。

入路/显露

- 在中指桡侧的延长线上做纵向切口，从大鱼际纹的中部到远侧掌横纹（图2）。
- 纵行切开掌腱膜之后，辨认中指的屈肌腱鞘。
- 蚓状肌位于指深屈肌腱的桡侧，小心地牵开蚓状肌及其掌侧的指总神经和指总动脉。
- 蚓状肌的深层是拇收肌的横行纤维（图3）。

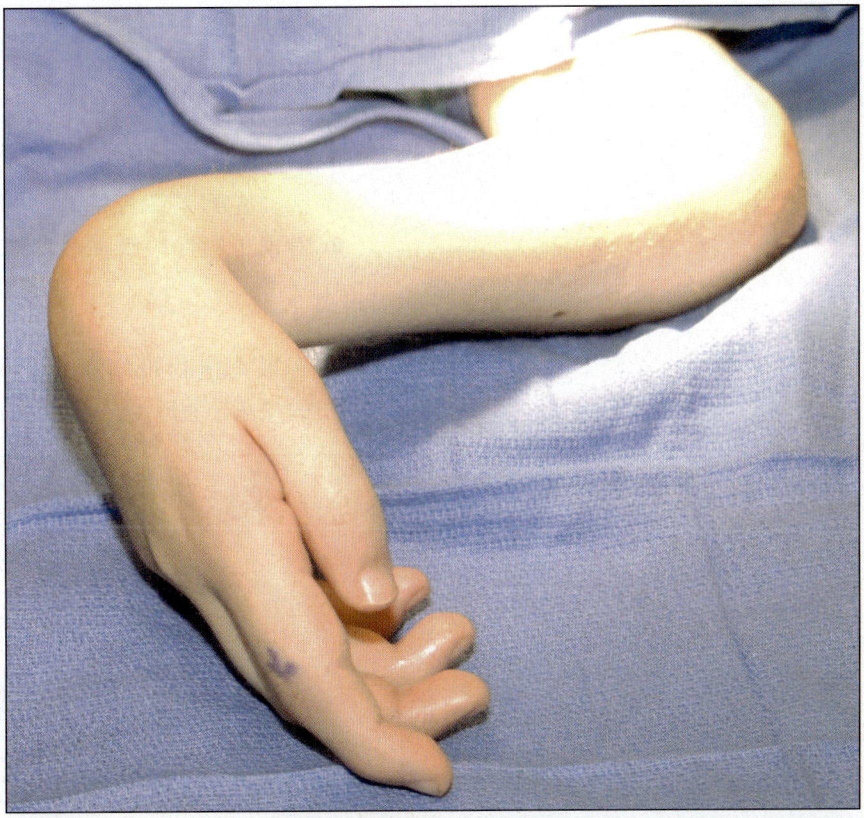
图1

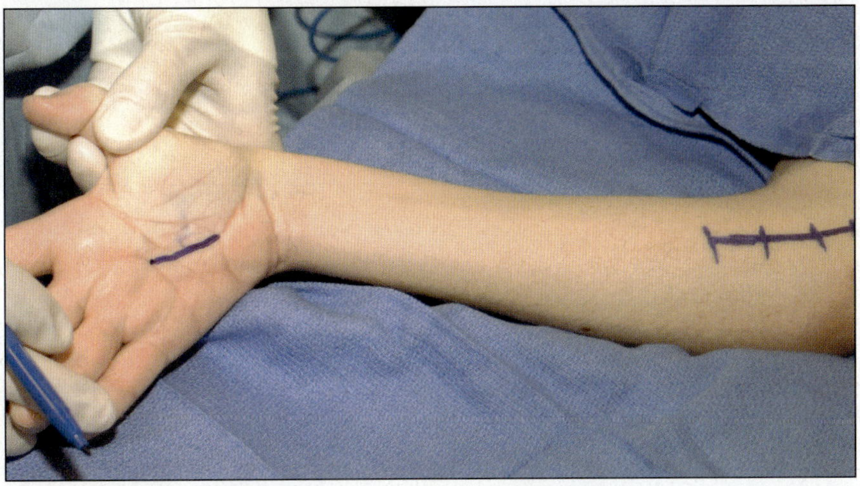
图2

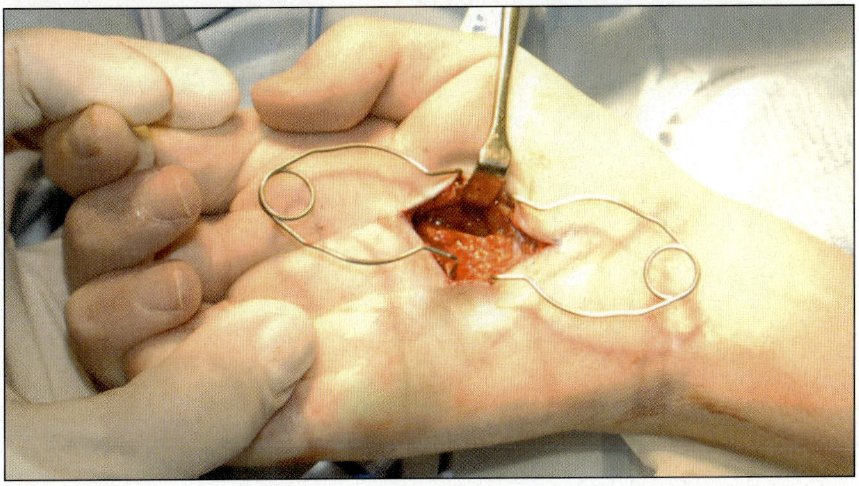
图3

手术操作

步骤1

- 向术野尺侧钝性牵开蚓状肌及其表面的指总神经、指总动脉后，在第三掌骨桡侧缘辨认拇收肌的起点（图 4)。
- 直视下锐性松解拇收肌起点，小心地保护周围组织。

步骤2

- 如果大鱼际肌痉挛或挛缩影响了拇指功能，可以同时做鱼际肌的松解（图5）。

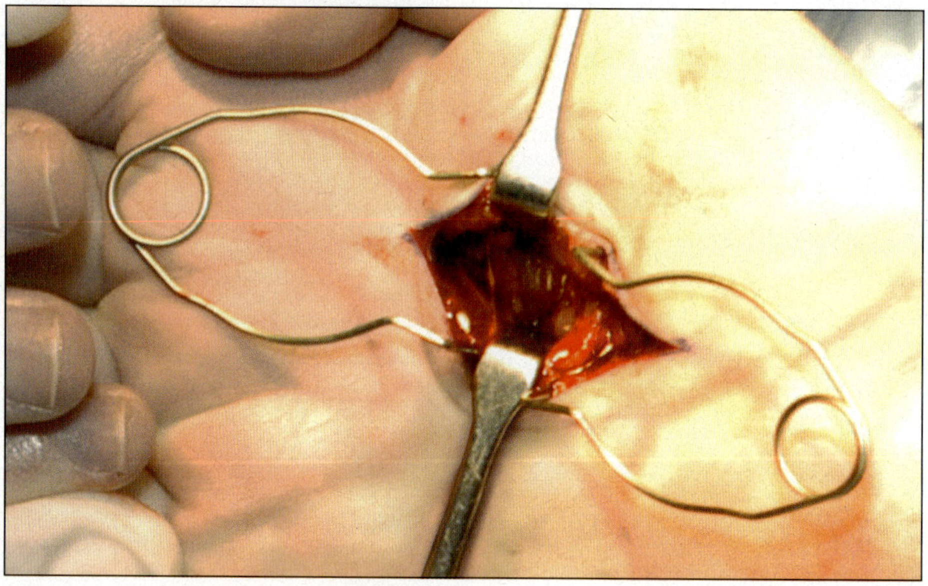

图4

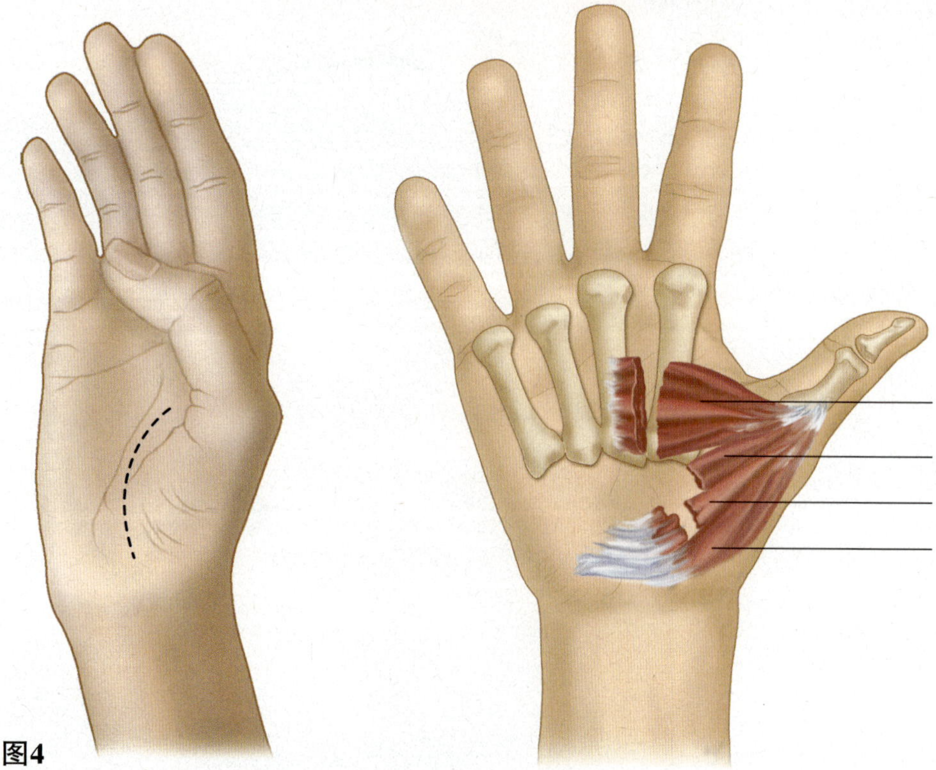

图4

步骤3

- 被动伸展拇指至外展位，拇收肌的横行纤维会被牵向桡侧，从术野消失（图6），说明松解彻底。

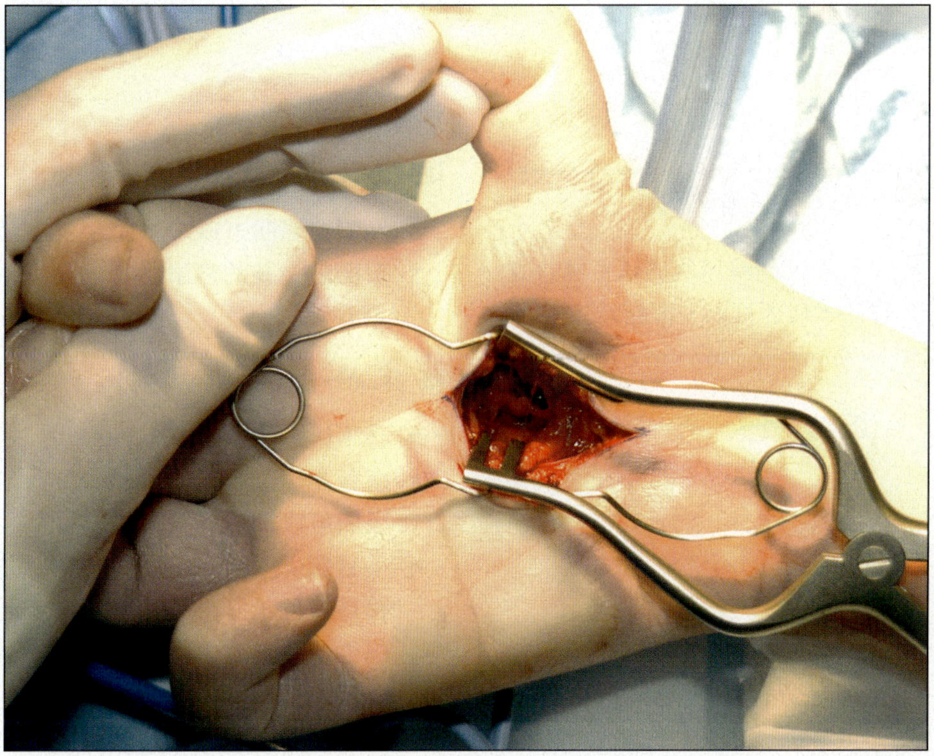

图6

术后处理及预期结果

- 夹板固定4周，维持第一掌骨于伸直外展位，使肌肉在延长之后的位置上愈合。
- 一个月之后换为全时夹板固定，维持拇指于伸直外展位。洗澡和练习活动时可以摘下夹板。
- 一个月之后，改为夜间夹板。在患者骨骼成熟的条件下，夹板可以佩戴至术后3～6个月。

证据

House J, Gwathmey F, Fidler M. A dynamic approach to the thumb-in-palm deformity in cerebral palsy. J Bone Joint Surg [Am]. 1981;63:216-25.

这篇经典的文章描述了脑瘫之后的“掌心拇指”畸形。同时强调了采用上肢功能分型来评价手术后效果。（Ⅳ 级证据）

Matev I. Surgical treatment of spastic “thumb-in-palm” deformity. J Bone Joint Surg [Br]. 1963;45:703-8.

这篇文章描述了治疗“掌心拇指”畸形的拇收肌和鱼际肌松解技术。（Ⅳ 级证据）

78 尺侧腕屈肌至桡侧腕短伸肌移位术

Kevin C. Chung

注意事项

- 患者的尺侧腕屈肌应该正常，这样手术后才可以平衡腕关节。

适应证

- 尺侧腕屈肌（FCU）至桡侧腕短伸肌（ECRB） 移位术的最常见指征是上肢的痉挛状态。常见于脑瘫患儿FCU肌张力过强而伸腕无力者。

临床检查/影像学检查

- 必须检查尺侧腕屈肌的肌力。
- 多数患者有腕关节屈曲畸形，这样就抵消了一部分屈肌张力，因而可以部分伸直手指（图1）。
- 一旦腕关节能够伸直，指屈肌就会显得非常紧张，需要行腱腹移行区的松解或屈肌腱的Z字延长。手术医生应该随时准备好在腕关节伸直后根据需要松解指屈肌腱（图2A 和2B）。

外科解剖

- 尺侧腕屈肌的止点非常靠远侧，肌肉附着于尺骨（图3 和 4）。需要向近侧充分游离，以获得更多的滑程，通过皮下隧道移位至腕关节背侧。

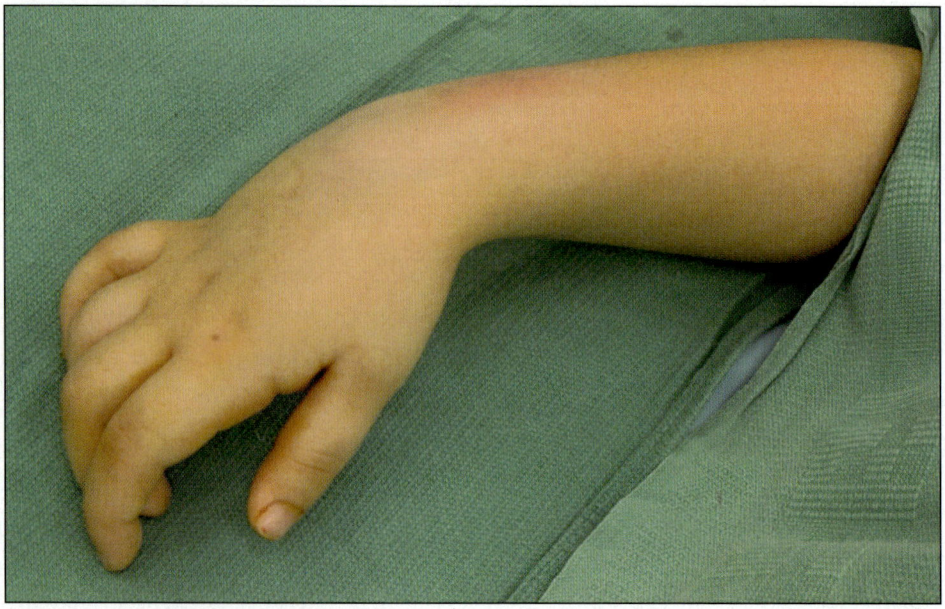

图1

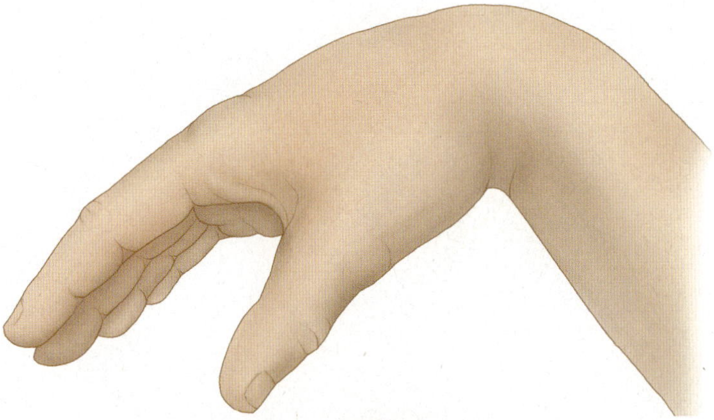
A

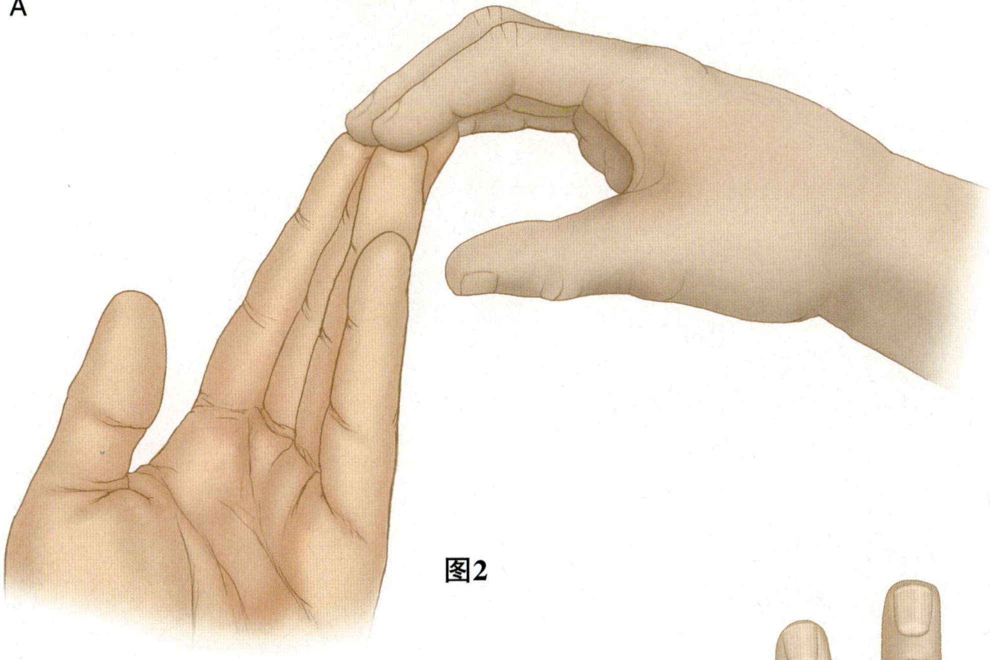
B

图2

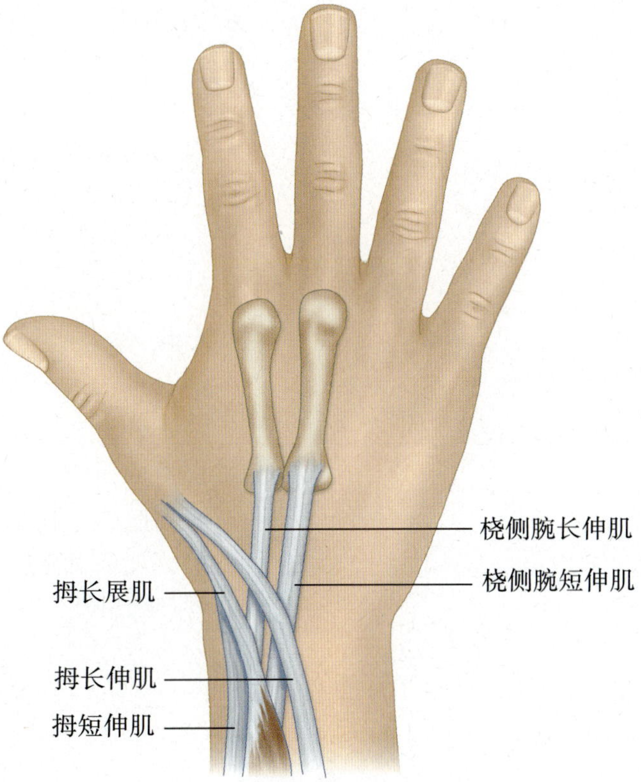

图3

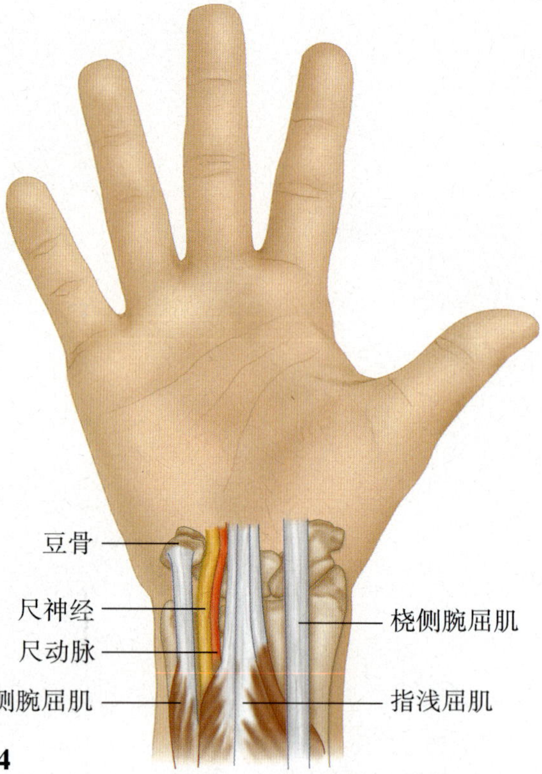

图4

体位

- 仰卧位。止血带下操作。

入路/显露

- 以尺侧腕屈肌在豆骨的止点为中心，在前臂尺侧做4cm的切口（图5）。
- 以第三掌骨为中心线，在腕背侧做5cm切口，显露桡侧腕短伸肌（图6）。

手术操作

步骤1

- 做尺侧切口，从豆骨的止点处切断尺侧腕屈肌腱。尽量向近侧游离肌肉，松解其附着于尺骨的筋膜，以获得足够的滑程（图7）。要注意保护尺侧腕屈肌深层的尺动脉和尺神经。一般在血管神经束外面都包被有筋膜组织，不要损伤。

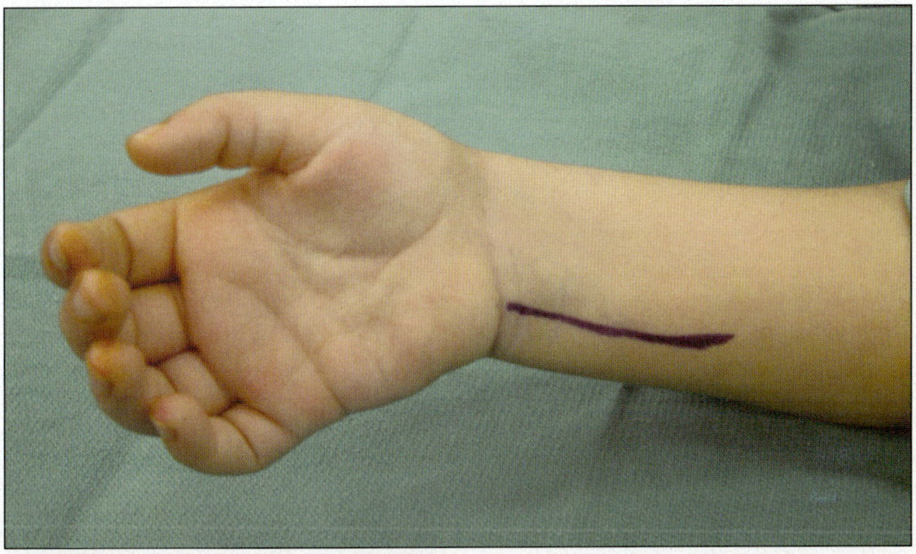
图5

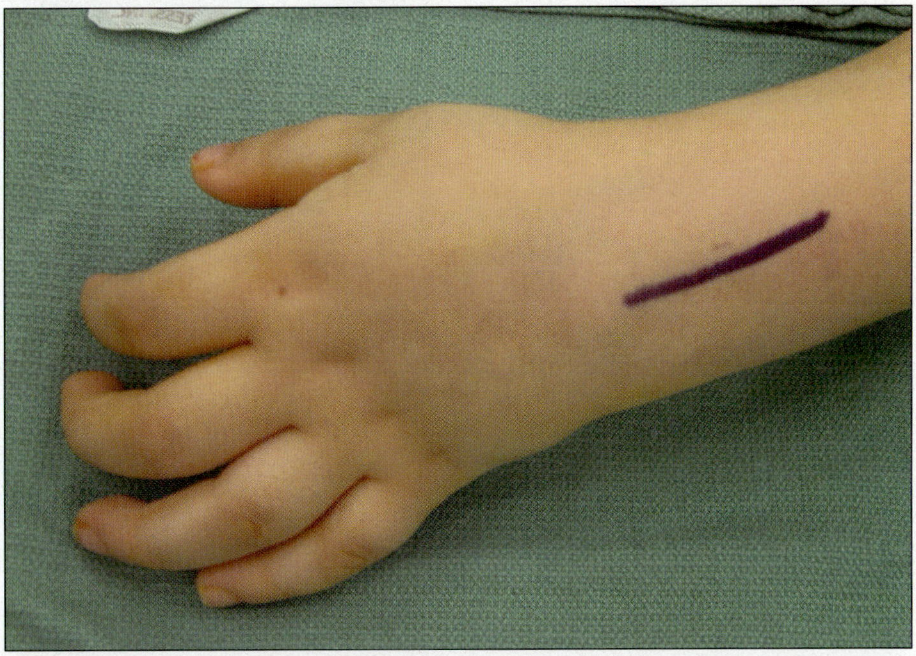
图6

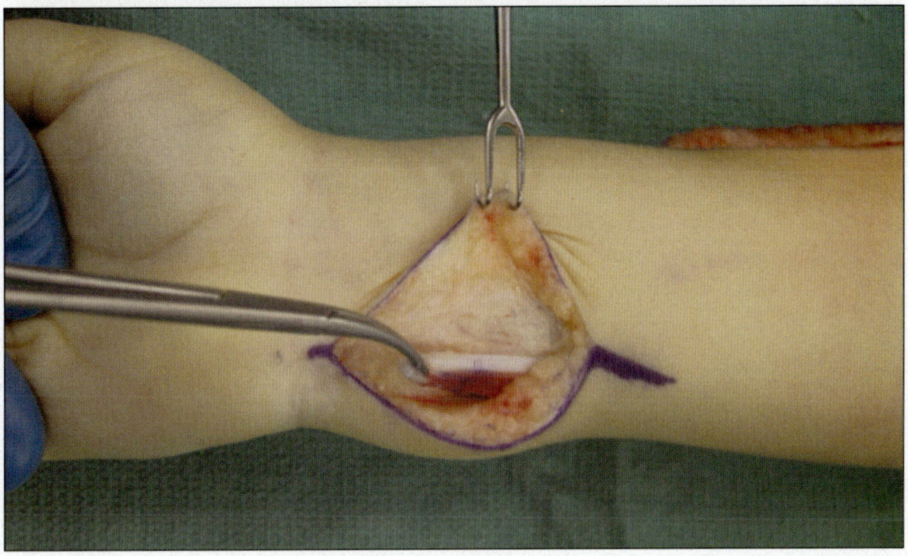
图7

注意事项

- 大多数患者适应了在屈腕时伸指。如果肌腱移位的张力过大，可能导致手指无法充分伸展，无法张开手来抓东西。

步骤2

- 做背侧切口，打开第二鞘管的伸肌支持带，显露桡侧腕长、短伸肌腱（图8）。
- 将尺侧腕屈肌腱与桡侧腕短伸肌腱编织缝合，重建伸腕功能。

步骤3

- 尺侧腕屈肌腱与桡侧腕短伸肌腱之间采用Pulvertaft编织缝合（图9A 和9B）。
- 张力调节至腕关节屈曲10°～20°。不要为了获得腕关节的背伸而把张力调节得过大，患者本来伸指肌力就不是很强，如果失去了腱固定效应，则可能无法完成伸指（图10）。

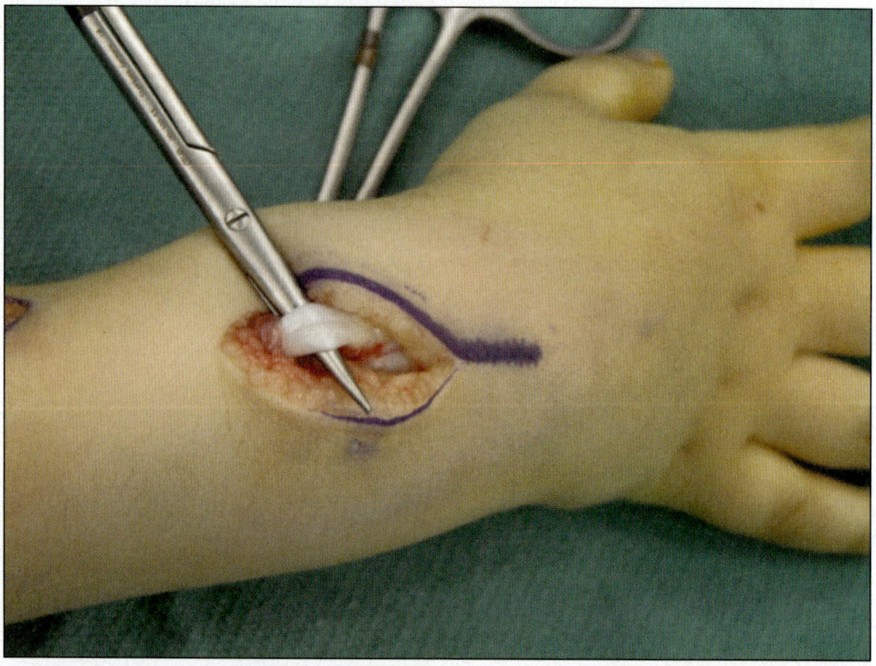

图8

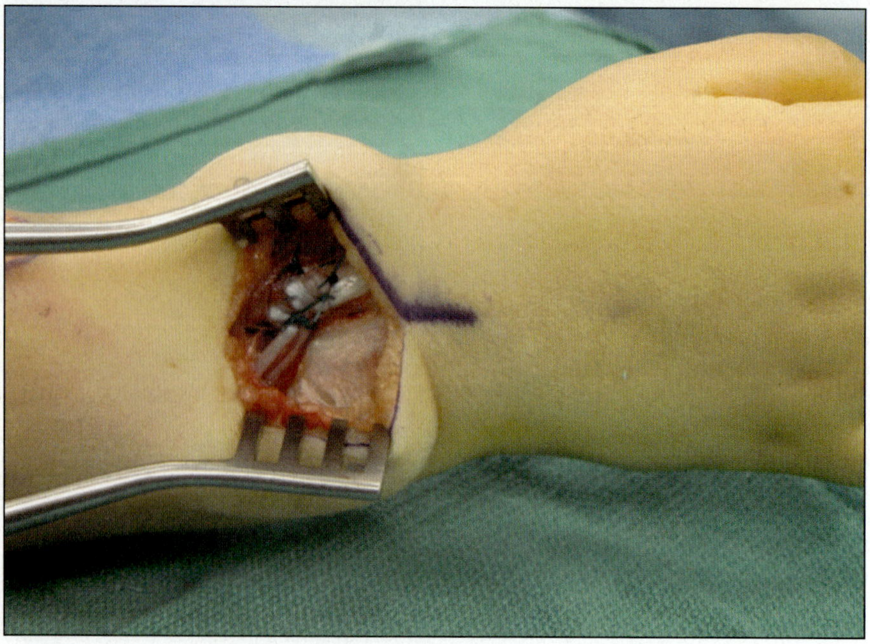

图9 A

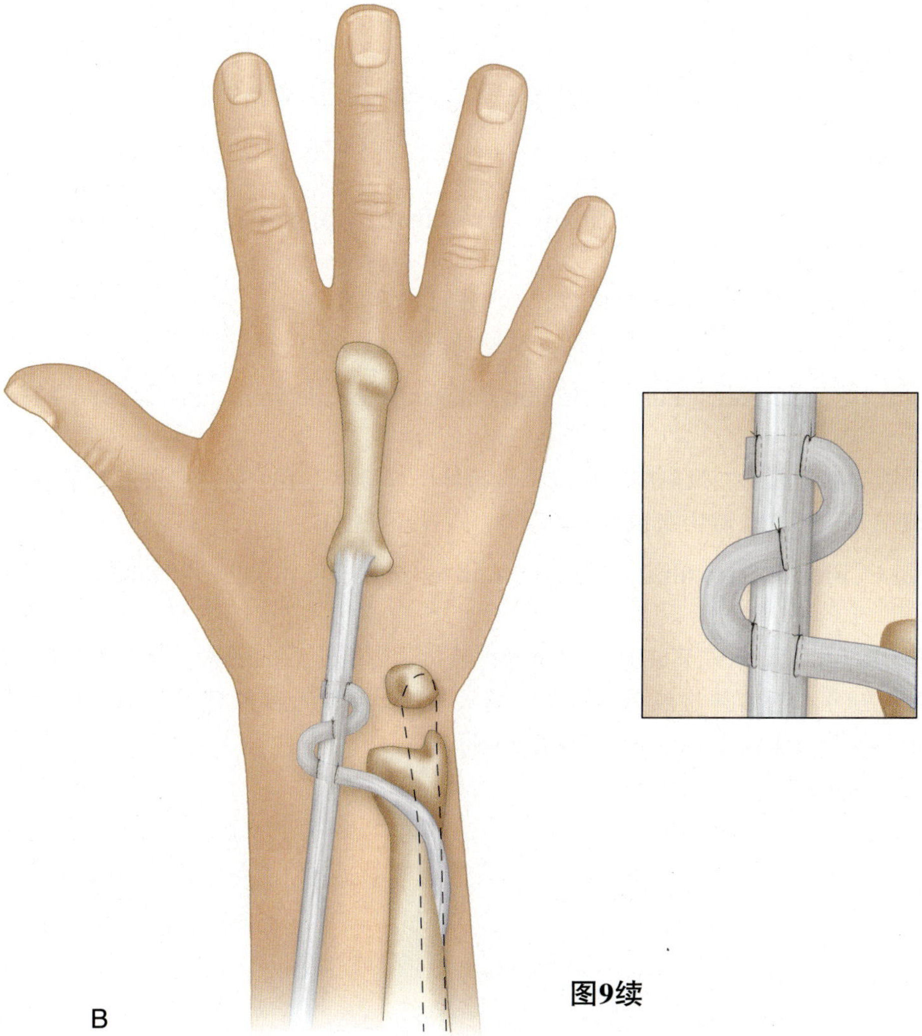

B

图9续

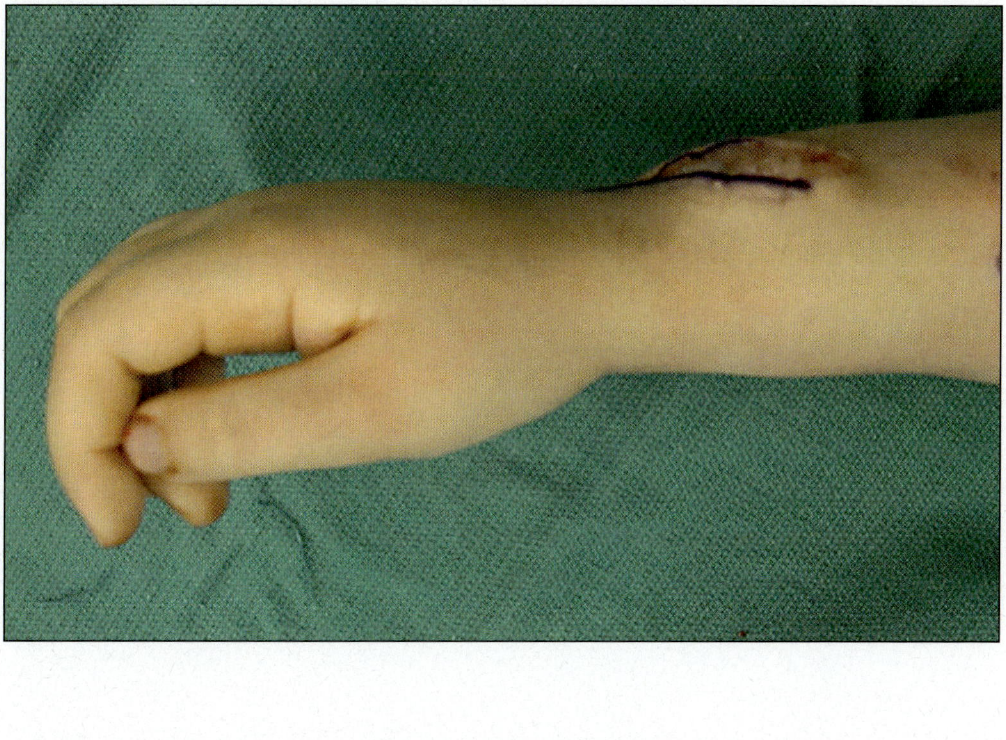

图10

术后处理及预期结果

- 腕关节中立位夹板固定4周。然后进行活动训练。
- 多数患者可以主动伸直腕关节，但如果没有解决痉挛的问题，腕关节挛缩可能会复发。

证据

Thometz JG, Tachdjian M. Long term follow up of the flexor carpi ulnaris transfer in spastic hemiplegic children. J Pediatr Orthop.1988;8:407-12.

回顾性报道了25例脑瘫患者行尺侧腕屈肌到腕伸肌的移位。平均随访8年零1个月。腕关节主动背伸平均44.2°，掌屈平均19.0°。术后疗效满意，尽管腕关节丧失了部分掌屈功能。（Ⅳ级证据）

Tonkin M, Gschwind C. Surgery for cerebral palsy. Part 2: flexion deformity of the wrist and fingers. J Hand Surg [Br]. 1992;17:396-400.

作者采用屈肌腱膜松解术、尺侧腕屈肌切断术、尺侧腕屈肌至桡侧腕伸肌移位术、旋前屈曲肌群起点前移术和近排腕骨切除术治疗了34例脑瘫患者。30例获得功能和外观的改善。（Ⅳ级证据）

Wolf TM, Clinkscales CM, Hamlin C. Flexor carpi ulnaris tendon transfer in cerebral palsy. J Hand Surg [Br]. 1998;23:340-3.

回顾了16例脑瘫后腕关节屈曲挛缩的患者，研究其腕关节的姿势，分析了影响预后的因素、尺侧腕屈肌移位术后的主观和客观评价。平均随访4年，患者休息位得到改善，腕关节的运动弧旋前改善了6°，伸直改善了9°。作者认为影响预后的最重要因素是患者伸指的能力。（Ⅳ级证据）

79 旋前圆肌止点重置术

Kevin C. Chung

注意事项

- 旋前方肌 （PQ）应该仍然有功能。屈曲肘关节，放松旋前圆肌的张力，如果仍能旋前，提示旋前方肌功能尚好。

其他治疗方法

- 固定的旋前畸形时，可以行桡骨旋转截骨，将前臂置于旋转中立位。然而，这种截骨矫形只是将前臂固定在中立位，无法增加旋转弧度。
- 可以从止点松解旋前圆肌或旋前方肌，以减少旋前力量。但应该保留其中之一，防止旋后畸形。

适应证

- 脑瘫患者的旋前圆肌（PT） 肌张力过大妨碍前臂的旋后功能。如果患者前臂被动旋后良好，可以行旋前圆肌止点重置术来加强旋后作用。
- 将肌张力过大的旋前圆肌止点从桡骨掌侧移位至桡骨背侧，加强前臂的旋后作用。

临床检查/影像学检查

- 应该确认患者有充分的前臂被动旋后功能，以便肌肉移位后能发挥作用。
- 如果患者有固定的前臂旋前畸形，需要旋后功能，可以行截骨矫形手术，将前臂置于中立位。慎重选择这种手术。一般将固定的旋后畸形矫正为有功能的旋前位。

外科解剖

- 在前臂中段、肱桡肌下方找到旋前圆肌止点。
- 分离并保护走行在肱桡肌下方的桡神经浅支。
- 旋前圆肌起自肱骨内上髁，通过筋膜附着止于桡骨掌侧面 （图1）。

体位

- 仰卧位。

入路/显露

- 前臂中段做6cm的手术切口（图2），找到肱桡肌 （图3A和3B）。

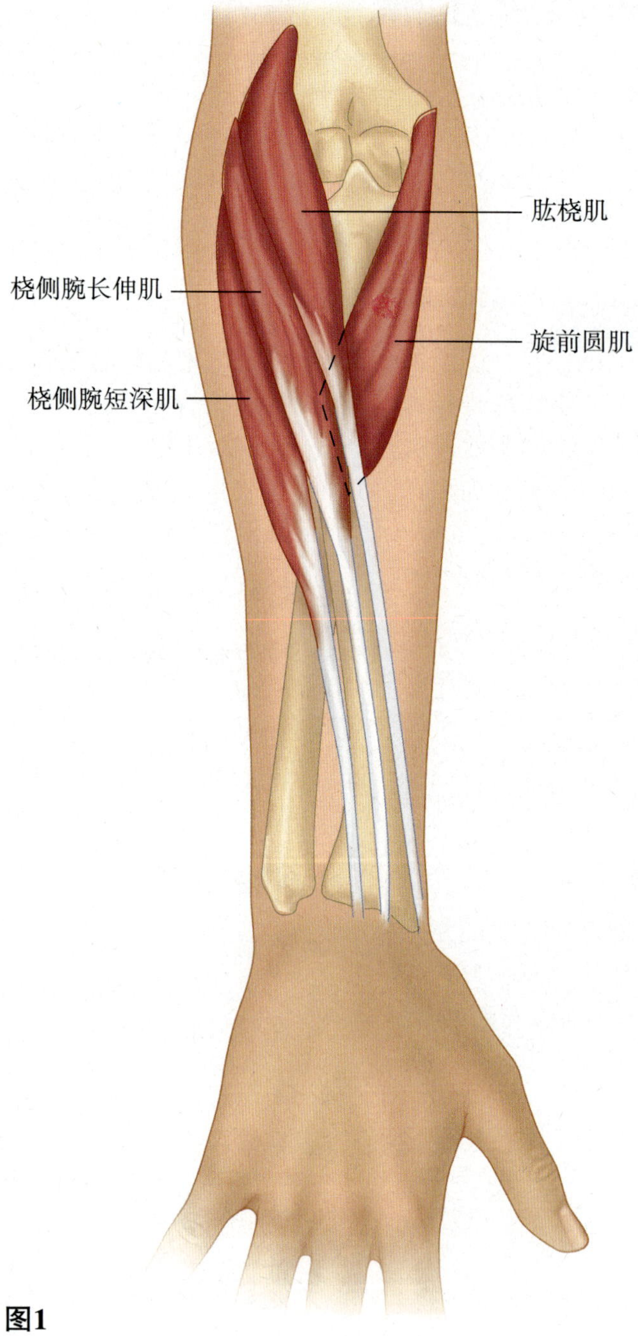

图1

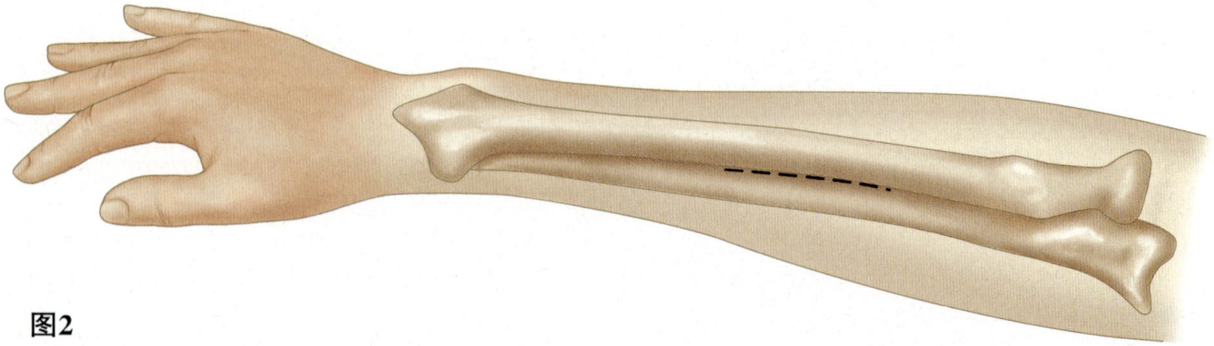

图2

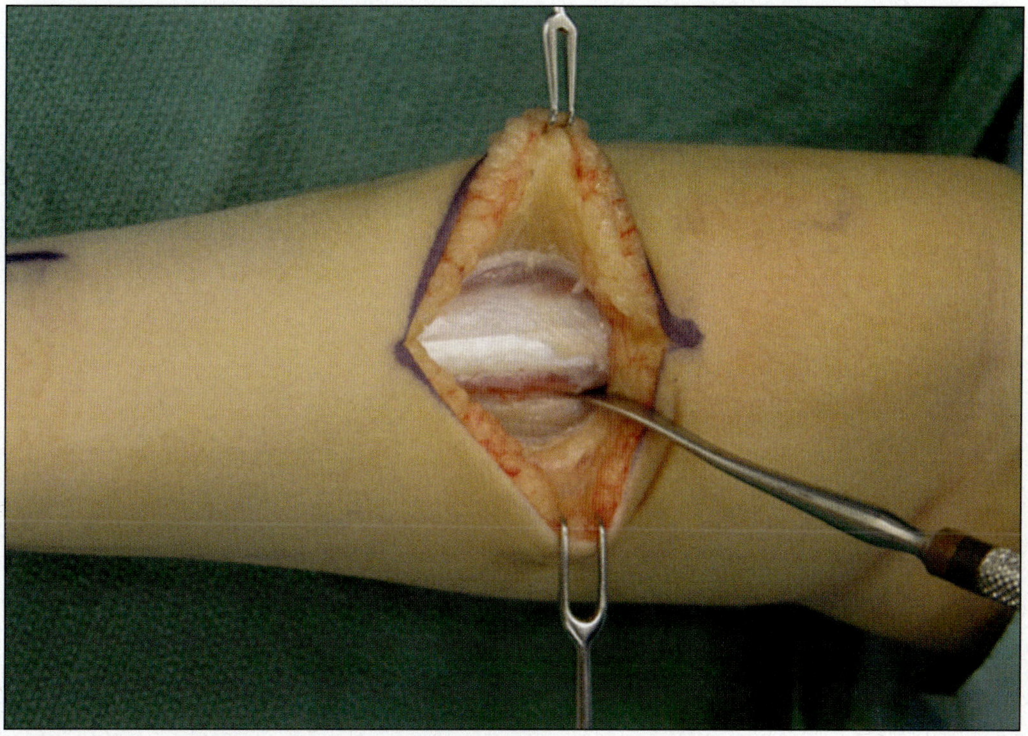

A

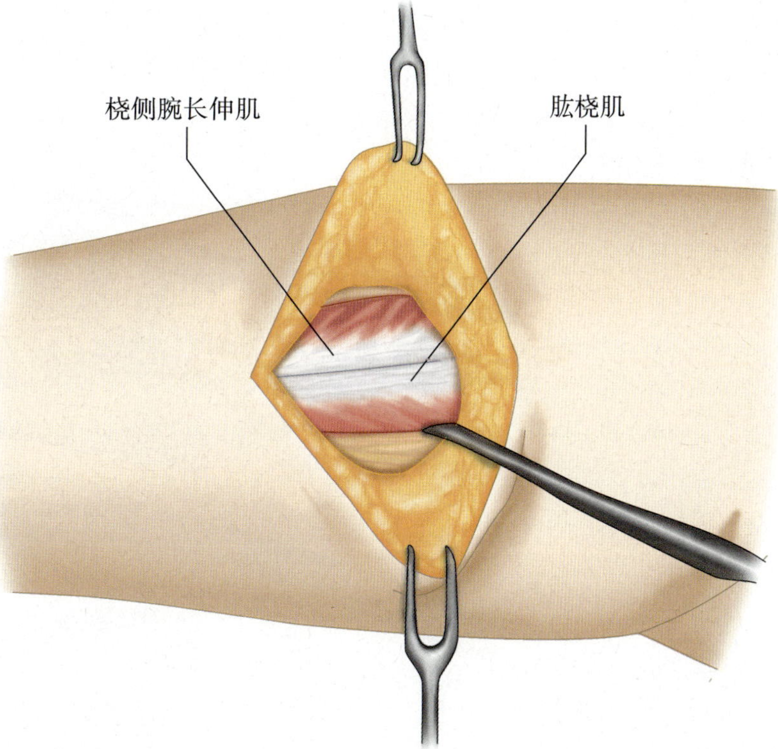

B

图3

- 向掌侧牵开肱桡肌，可以看到桡神经浅支。
- 保护桡神经浅支，找到旋前圆肌止点（图4A和4B箭头标记）。

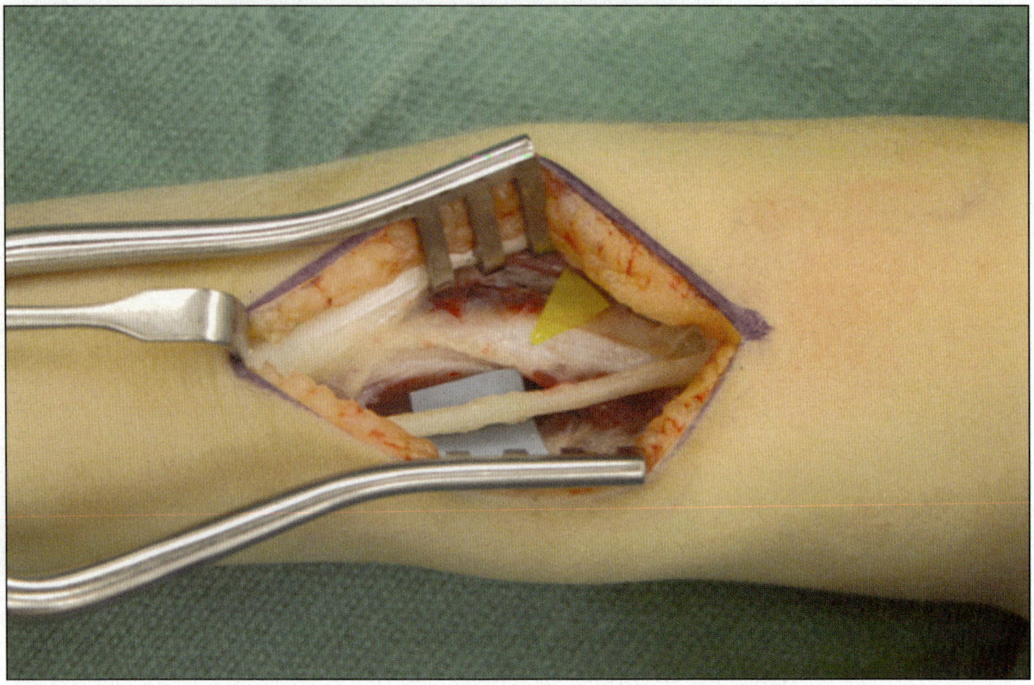

A

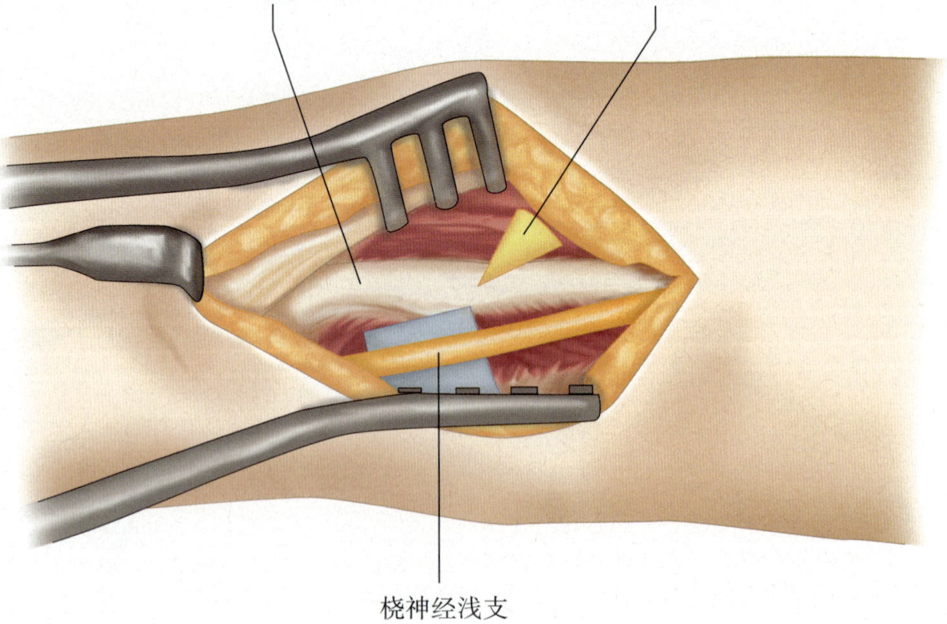

B

图4

手术操作

步骤1

- 骨膜下剥离旋前圆肌在桡骨上的止点，向近侧剥离，松解肌肉的全部筋膜止点和周围结构。
- 牵拉旋前圆肌应该可以容易地获得肌肉滑动（图5A和5B）。

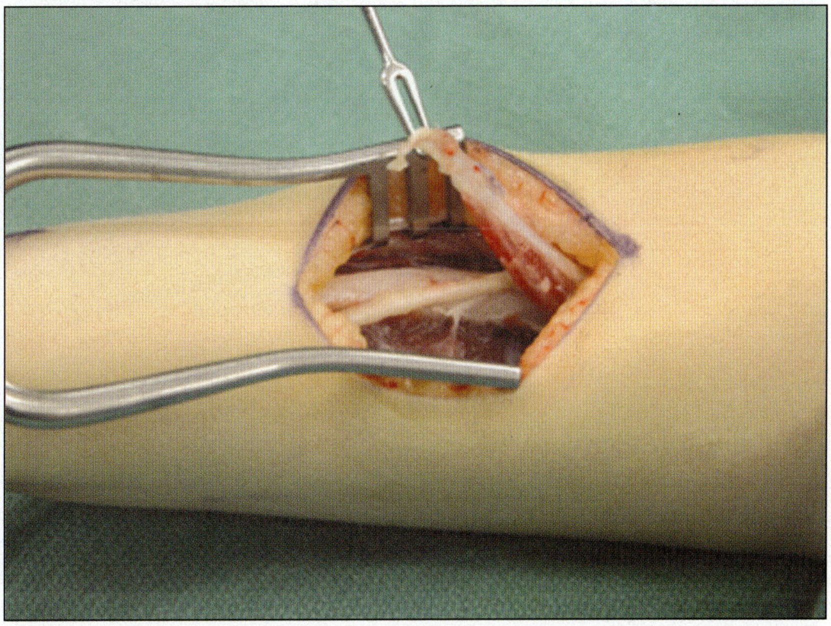

A

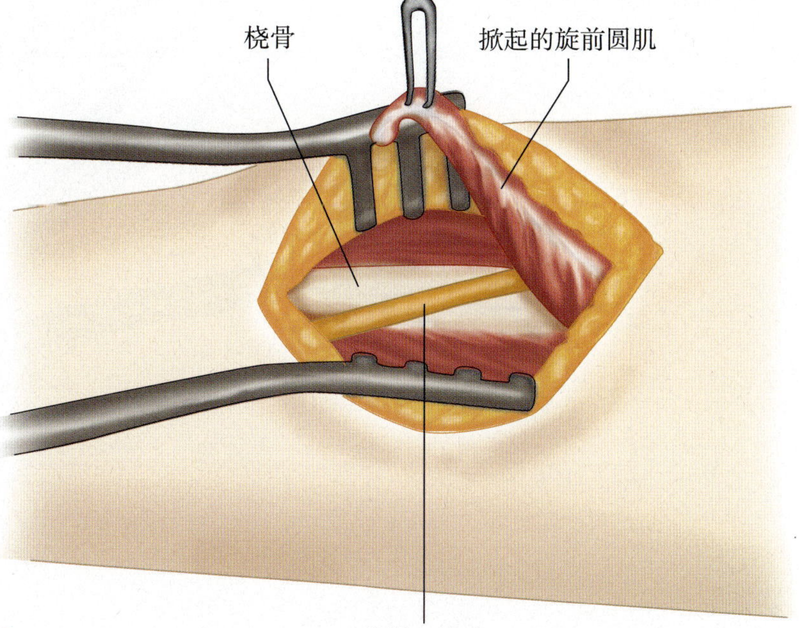

B

图5

步骤2

- 用3-0 Ethibond缝线以Bunnell方法缝合筋膜和肌腱。这种缝合方法可以编织住肌腱，防止缝线脱掉。
- 从桡骨背侧穿过直角钳，接住旋前圆肌（图6A和6B）。

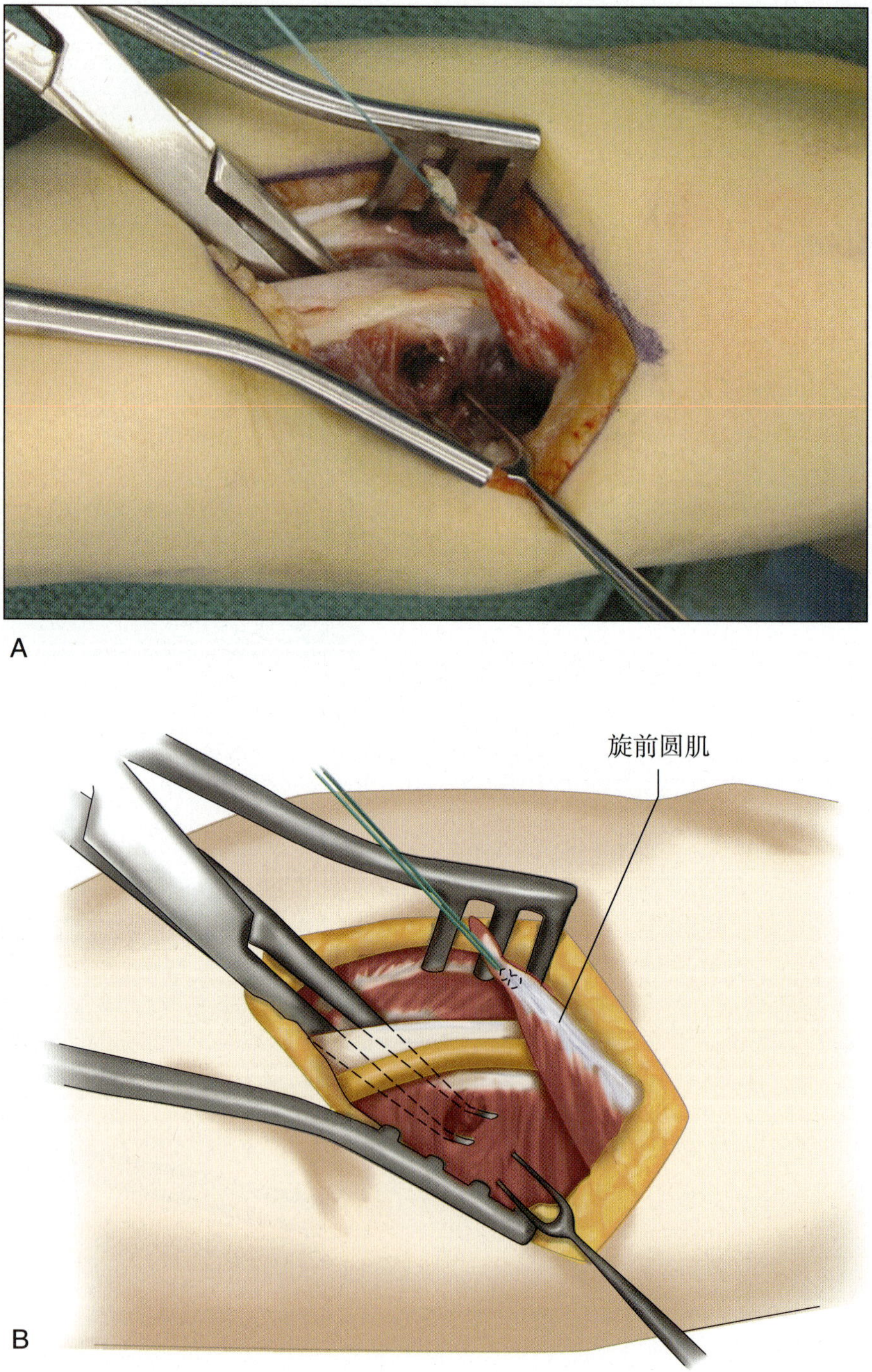

图6

- 这样，旋前圆肌就从桡骨的背侧绕过去了。当收缩时，可以使前臂旋后（图7A和7B）。

步骤3

- 重建旋前圆肌止点的方法有几种。可以在桡骨背侧植入Mitek微型骨锚来提供止点的缝合。

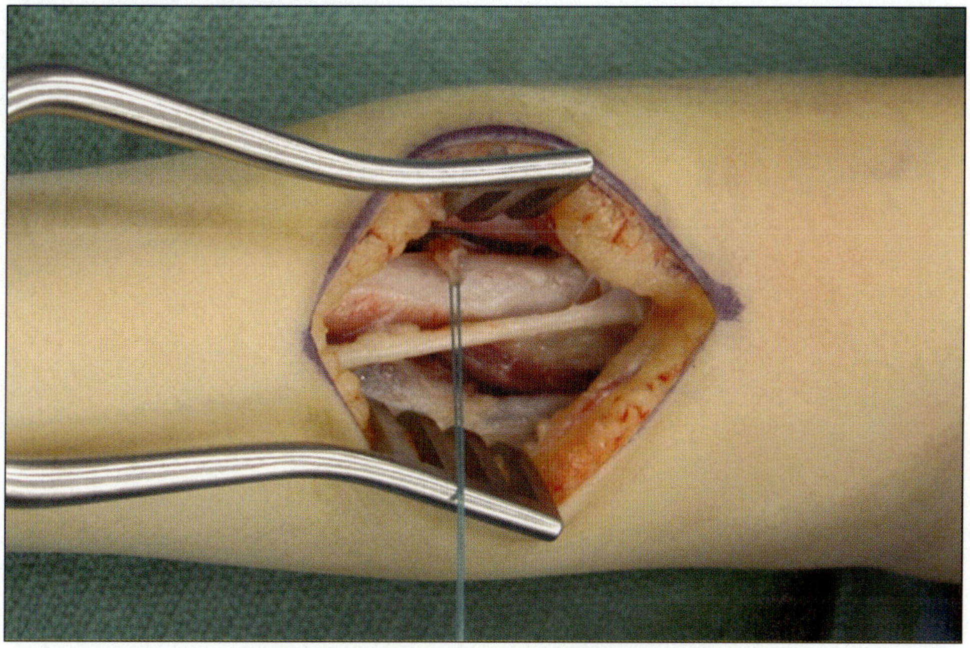

A

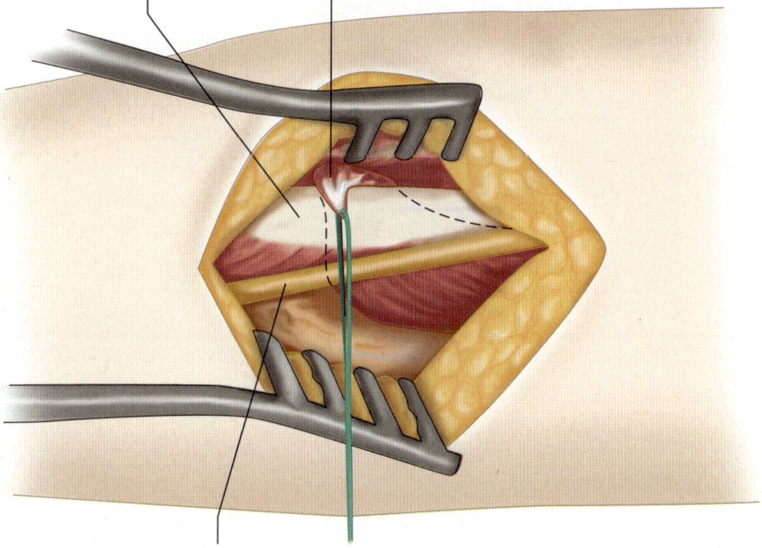

B

图7

- 作者喜欢用克氏针在桡骨上钻两个骨孔，将缝线从中穿过，在对侧的皮质处打结。这样重建的止点很结实。前臂中立位时系紧缝线（图8A～8C）。
- 打结牢靠后关闭伤口（图9A和9B）。

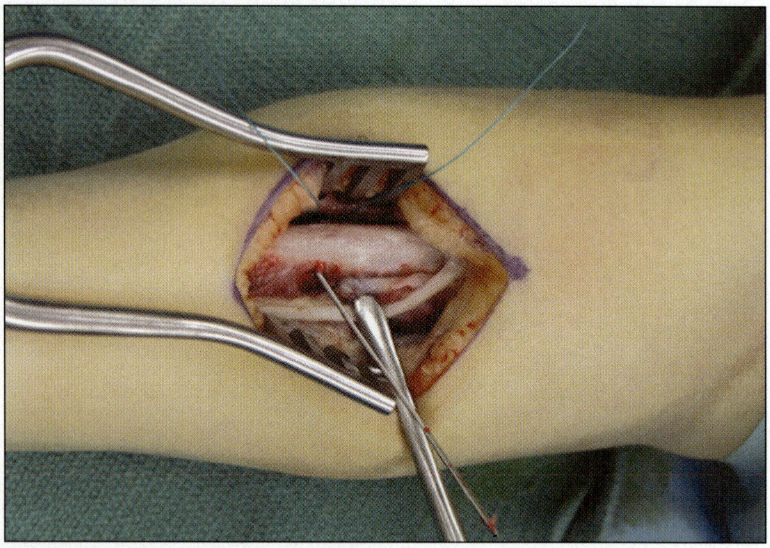

A

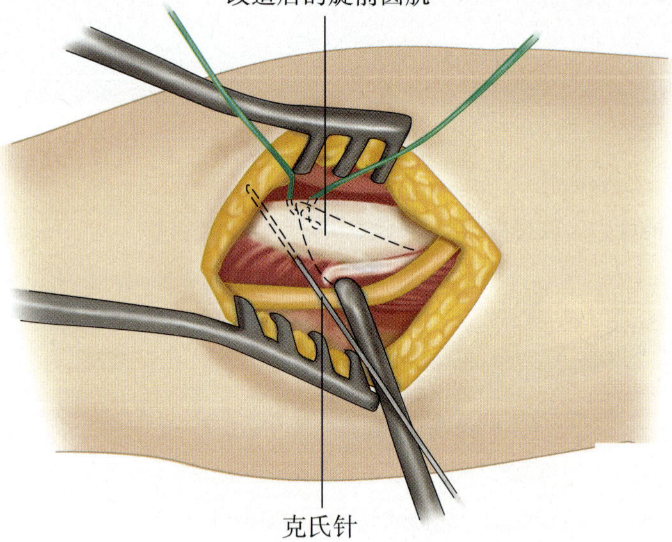

B

图8

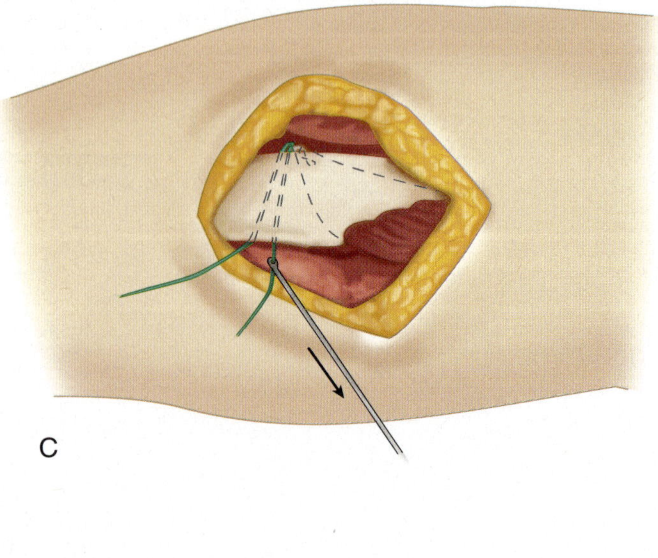

C

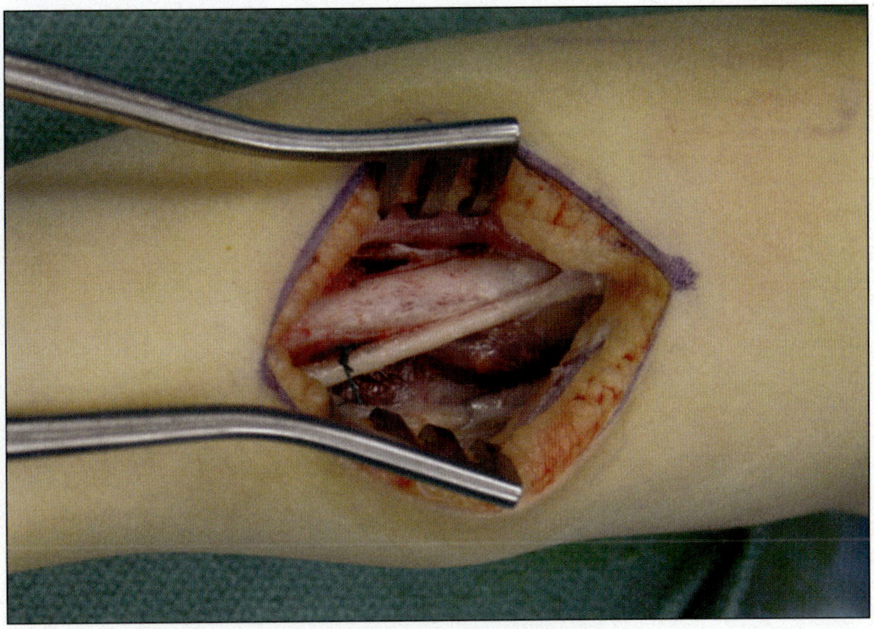

A

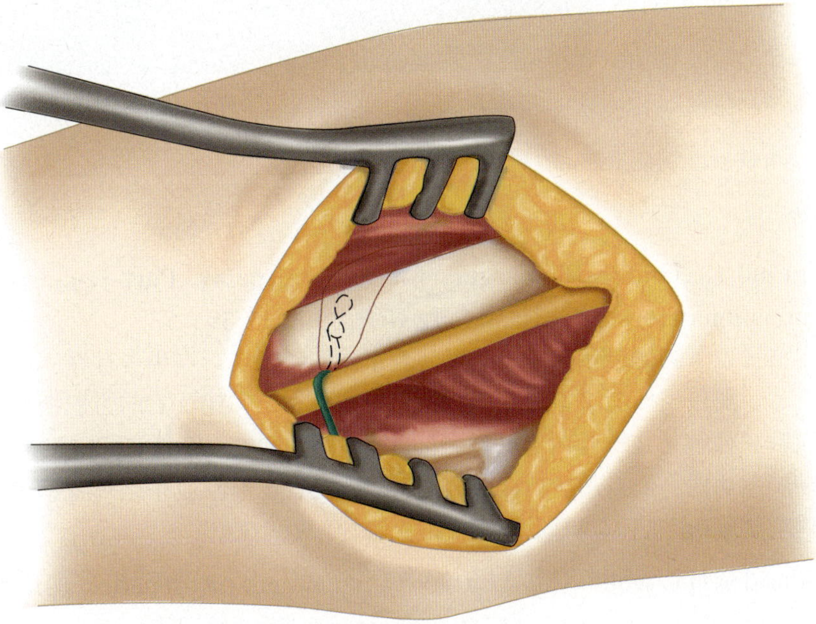

图9　B

术后处理及预期结果

- 长臂夹板固定制动6周，前臂充分旋后，以利止点愈合（图10）。
- 6周后可以无限制地活动。
- 一般情况下，患者可以学习自行使用移位后的肌肉来旋后，不需要理疗。旋前圆肌止点重置术还有另一个好处，就是减少了旋前圆肌的张力（弱的屈肘肌）后，有利于肘关节伸直。

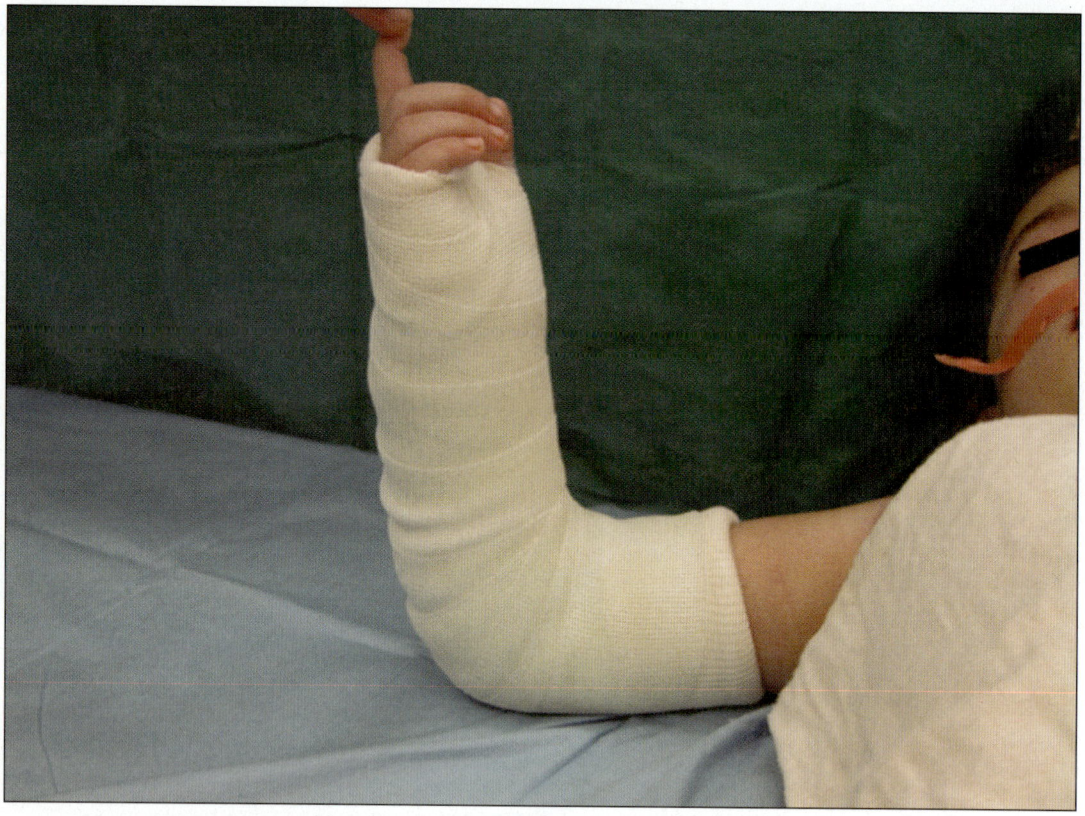

图10

证据

Gschwind C, Tonkin M. Surgery for cerebral palsy. Part 1: classification and operative procedures for pronation deformity. J Hand Surg [Br]. 1992;17:391-5.

本文讨论了脑瘫患者的旋前畸形的矫正。作者发现，当患者存在主动旋后功能、并且能超过中立位时，不需要手术。如果虽然能够主动旋后、但只能到中立位，建议旋前方肌松解，也可以选择同时进行屈肌腱膜松解。屈肌腱膜松解是在肱骨内上髁远侧6cm处横向切除2cm长的前臂腱膜，目的是松解挛缩的前臂筋膜。对于没有主动旋后功能、但被动活动良好的患者，建议行旋前圆肌止点重置手术。对于主动和被动旋后都不好的患者，建议松解旋前方肌，同时做屈肌腱膜松解。（Ⅳ级证据）

Sakellarides HT, Mital MA, Lenzi WD. Treatment of pronation contractures of the forearm in cerebral palsy by changing the insertion of the pronator radii teres. J Bone Jont Surg [Am]. 1981;63:645-52.

作者报道了22例旋前挛缩的脑瘫患者采用旋前圆肌止点重置术治疗。82%的患者结果优良，主动旋后比术前增加了46°。（Ⅳ级证据）

Strecker WB, Emanuel JP, Daily L, Manske PR. Comparison of pronator tenotomy and pronator re-routing in children with spastic cerebral palsy. J Hand Surg [Am]. 1988;13:540-3.

脑瘫患者的对照研究。41例行旋前圆肌止点重置术，16例行旋前方肌切断术。前者旋后平均改善了78°，后者改善了54°。（Ⅲ级证据）

80 肱二头肌腱和肱肌腱延长术

Kevin C. Chung

注意事项

- 有时肱桡肌也会挛缩，需要松解。

适应证

- 肱二头肌和肱肌挛缩，肘关节屈曲畸形超过60°，有功能障碍。

外科解剖

- 肘窝内侧为旋前圆肌，外侧为肱桡肌，肘窝内结构有前臂外侧皮神经、肱二头肌腱、肱动脉和正中神经。肱动脉和正中神经走行在肱二头肌内侧，而前臂外侧皮神经走行在其外侧（图1）。
- 肱二头肌腱膜远侧与前臂深筋膜相延续（图1）。

体位

- 仰卧位。
- 尽量靠近腋部上气囊止血带，以免干扰手术。

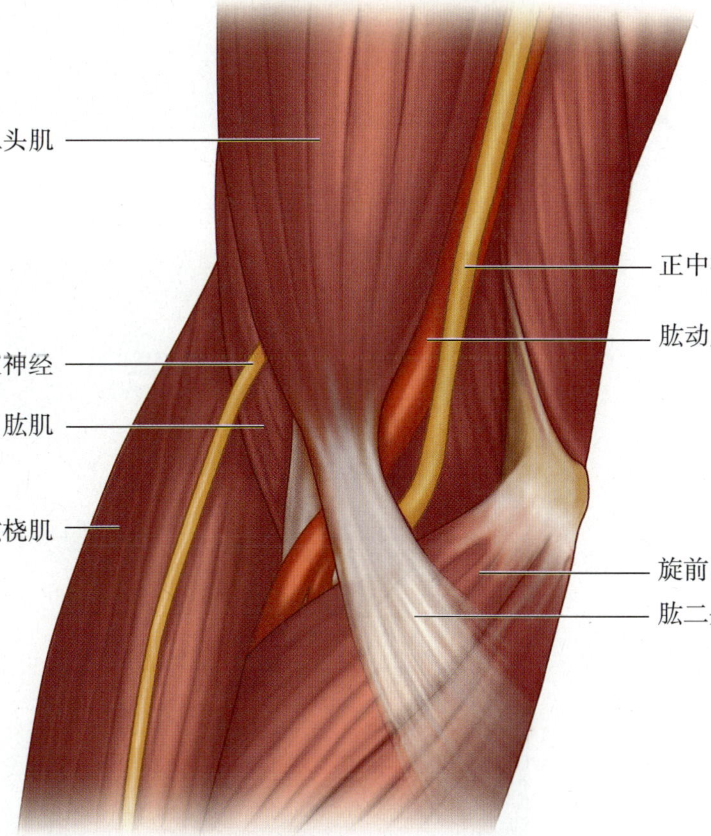

图1

入路/显露

- 肘前侧行平缓的S形切口，显露充分，易于关闭伤口（图2）。
- 分别向两侧进行皮下分离，显露肘窝内结构。辨认肱二头肌腱及其腱膜。

手术要点

- 有的患者肱二头肌腱膜增厚，引起肘关节挛缩。

手术操作

步骤1

- 切断全部肱二头肌内侧的腱膜（图3A和3B）。

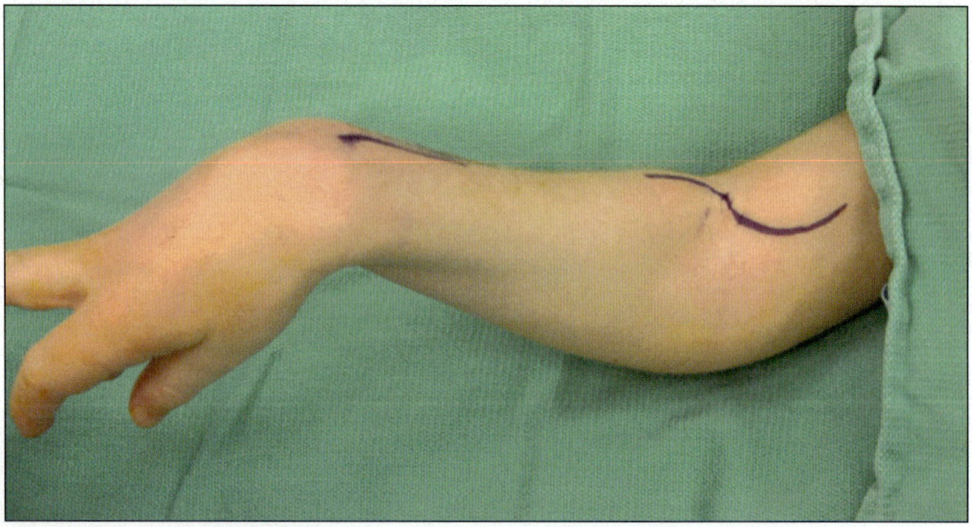

图2

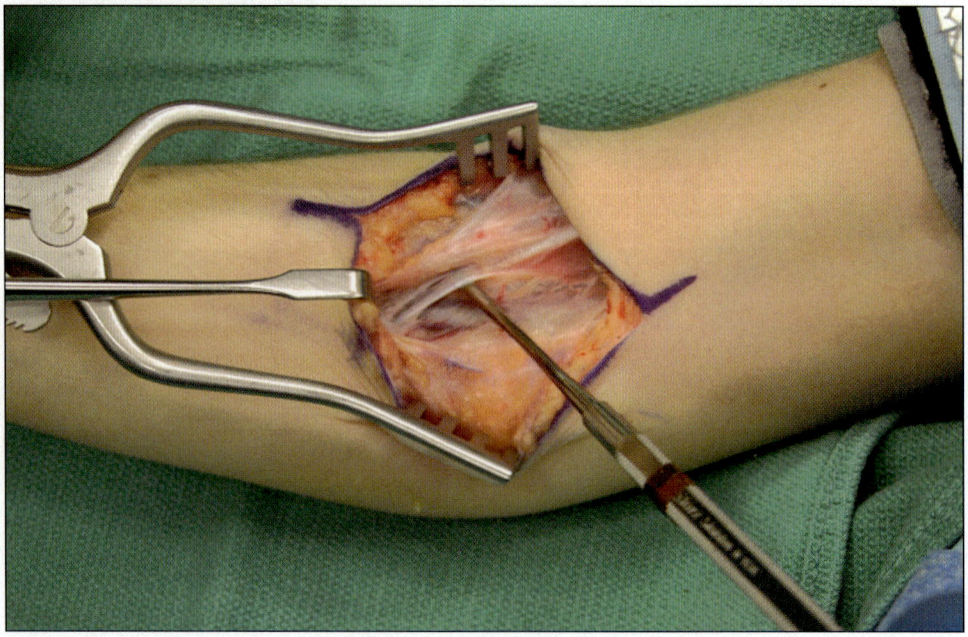

图3　A

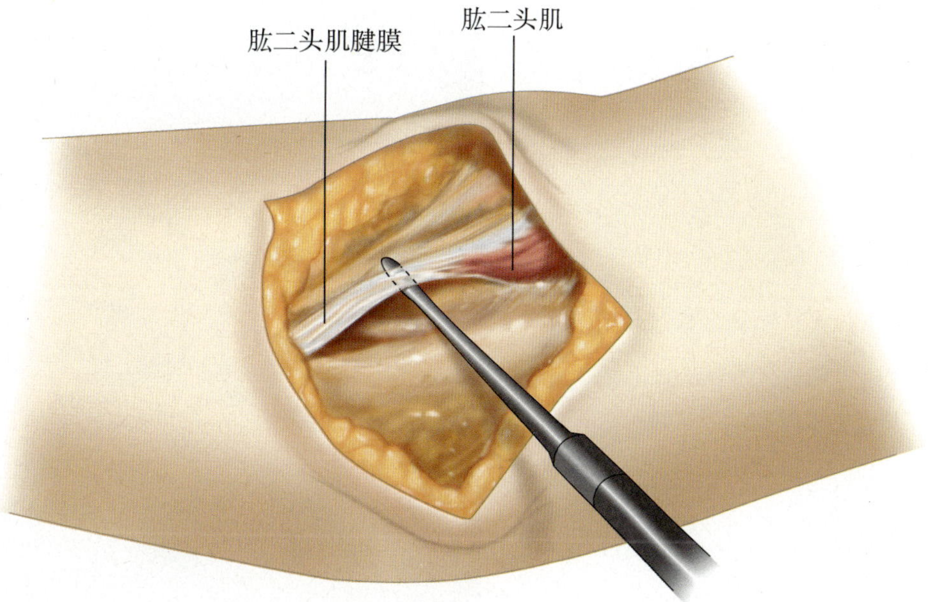

B

图3续

手术要点

- 如果需要局限性松解，部分切断与肌肉相连的肌腱可以获得数厘米的肌肉延长。
- 然而，如果需要更广泛的松解，就需要肌腱的Z字延长，获得需要的长度后，将断端重新缝合，采用端-端或端-侧缝合。

步骤2

- 辨认并保护位于肱肌和肱二头肌之间的前臂外侧皮神经。
- 显露肱二头肌，直至其止点处（图4）。
- 为了彻底松解肘关节，需要Z字延长肌腱（图5）。

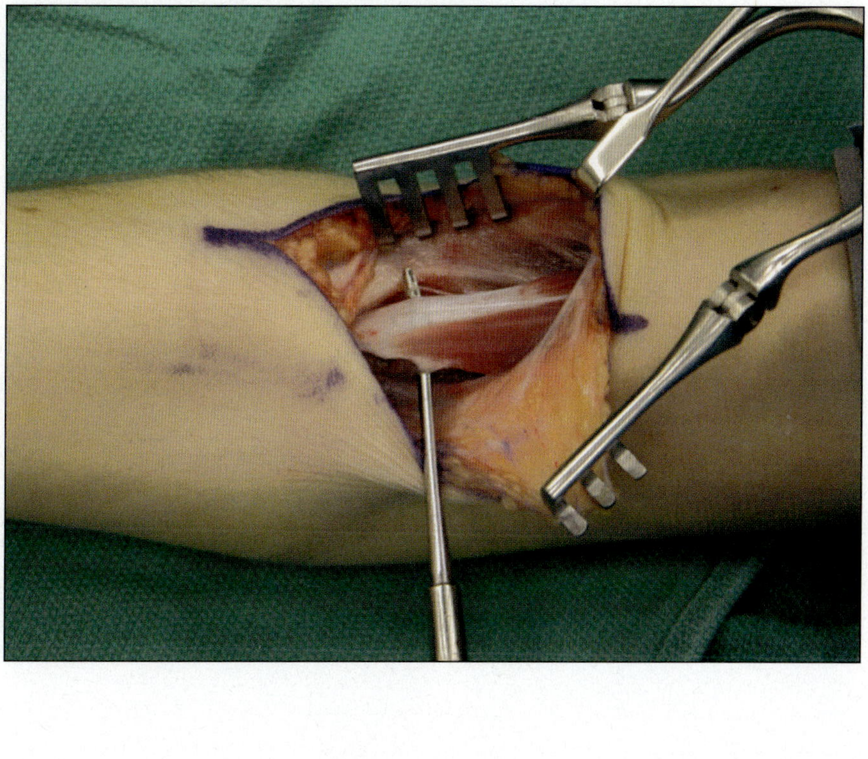

图4

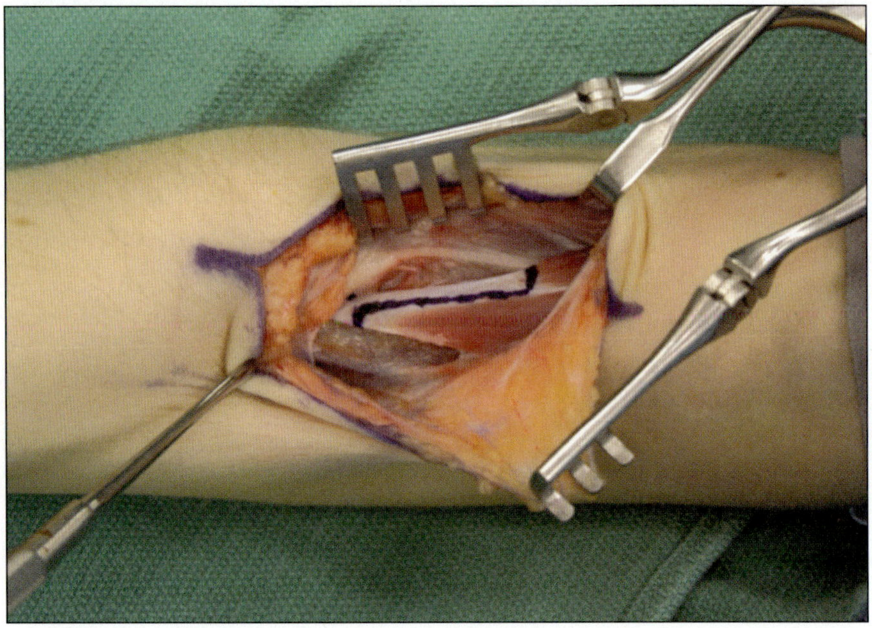

图5

手术要点

- 松解肱肌时，可以做两个水平的腱膜切断。应先靠近侧切断腱膜。如果先靠远侧切断腱膜，肌肉会向近侧回缩，这样会显露不充分，为再做下一处切断制造困难。

步骤3

- 逐步延长肱二头肌之后，显露挛缩的肱肌。切断肱肌的腱膜部分可以获得部分延长（图6A和6B）。

步骤4

- 用3-0 Ethibond缝线缝合肱二头肌腱（图7）。
- 选择S形切口可以向两侧掀开皮肤，缝合时伤口张力不会很大。

术后处理及预期结果

- 术后肘关节屈曲30°位夹板固定5周左右。

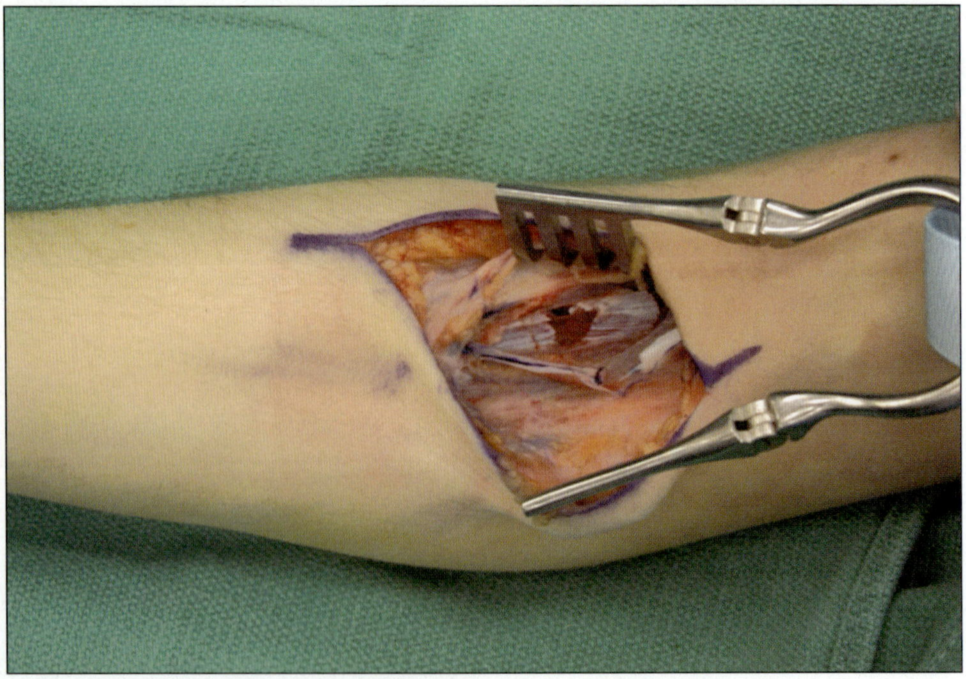

图6　A

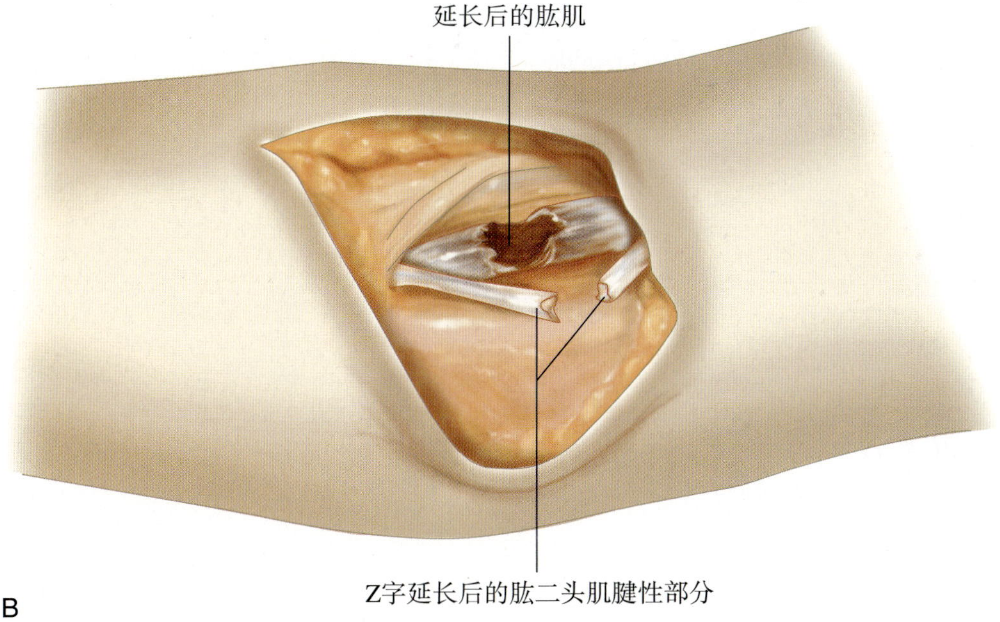

图6续

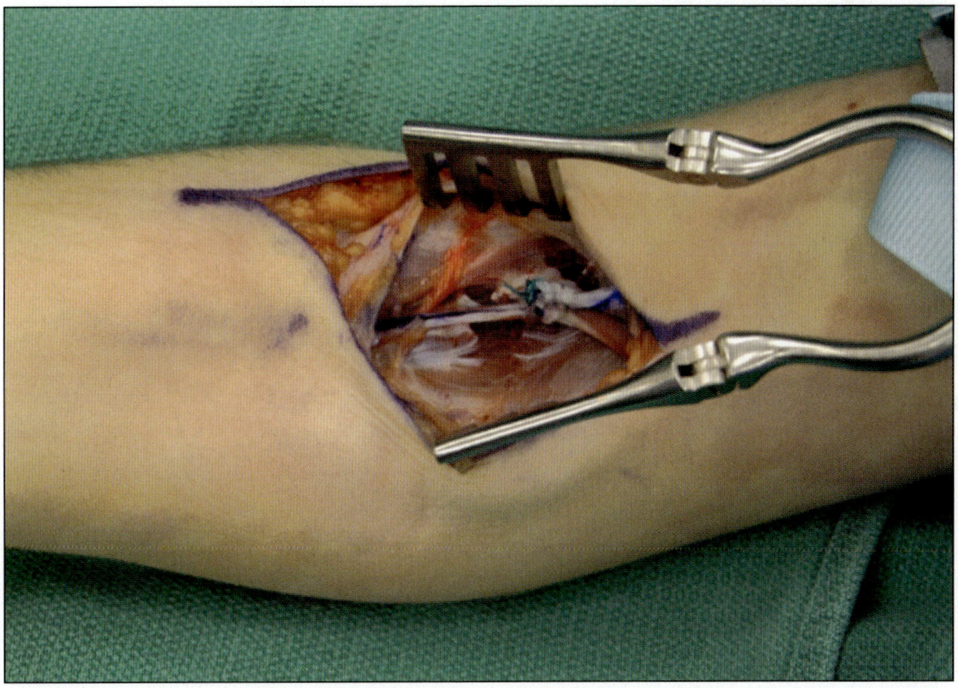

图7

- 5周后开始练习主动和被动活动。
- 在手术中不要强求肘关节完全伸直，因为对于患者来说，完全松解之后带来的屈肘无力是更大的功能障碍。

证据

Mital MA. Lengthening of the elbow flexors in the cerebral palsy. J Bone Joint Surg [Am]. 1979;61:515-22.
描述了26名脑瘫患儿32例肘关节屈曲挛缩，采用肱二头肌Z字延长、肱肌腱膜横行切断术进行松解。伸直平均改善40°。（Ⅳ级证据）

第十一部分

掌腱膜挛缩症及其他

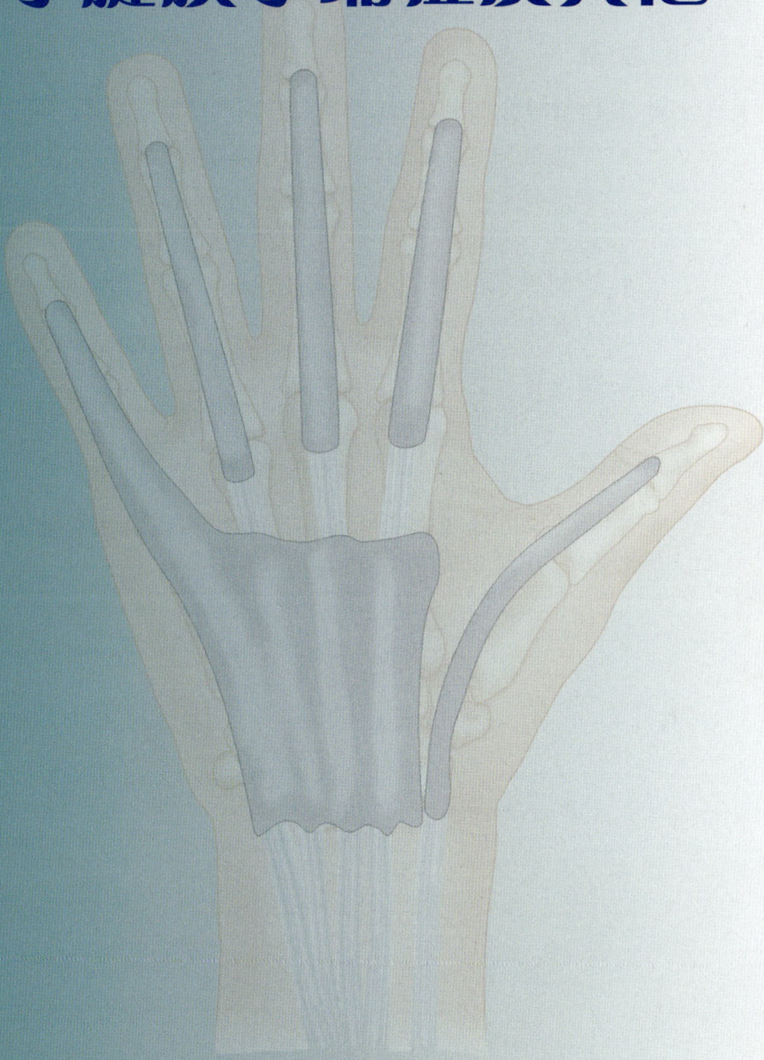

81 掌腱膜挛缩症的手术治疗

Kevin C. Chung and Seong Eon Kim

注意事项

- 大多数MCP关节挛缩可以完全矫正。但PIP关节很难松解完全，有时需要做PIP掌侧关节囊关节切开。MCP关节挛缩时还可以允许一段时间等待手术，而一旦PIP关节挛缩则应在形成固定的畸形之前尽快手术解决。
- 当患者存在掌腱膜挛缩特质（年轻，有家族史）时，可以选择Hueston提出的皮肤筋膜切除术，即将掌腱膜连同表面的皮肤一同切除。缺损处全厚植皮。

适应证

- 下列情况时需要手术:
  - “桌面试验”阳性——当试图将手按平在桌子上时，手指的挛缩使得手掌无法触到桌面。提示掌指关节（MCP）挛缩超过30°～40°。
  - 指间关节（PIP）挛缩超过30°——但此时手术，术后也可能引起更严重的挛缩。

外科解剖

正常解剖

- 手掌筋膜可分成大鱼际筋膜、小鱼际筋膜和掌腱膜。多数掌腱膜挛缩症只累及掌腱膜（PA）（图1）。

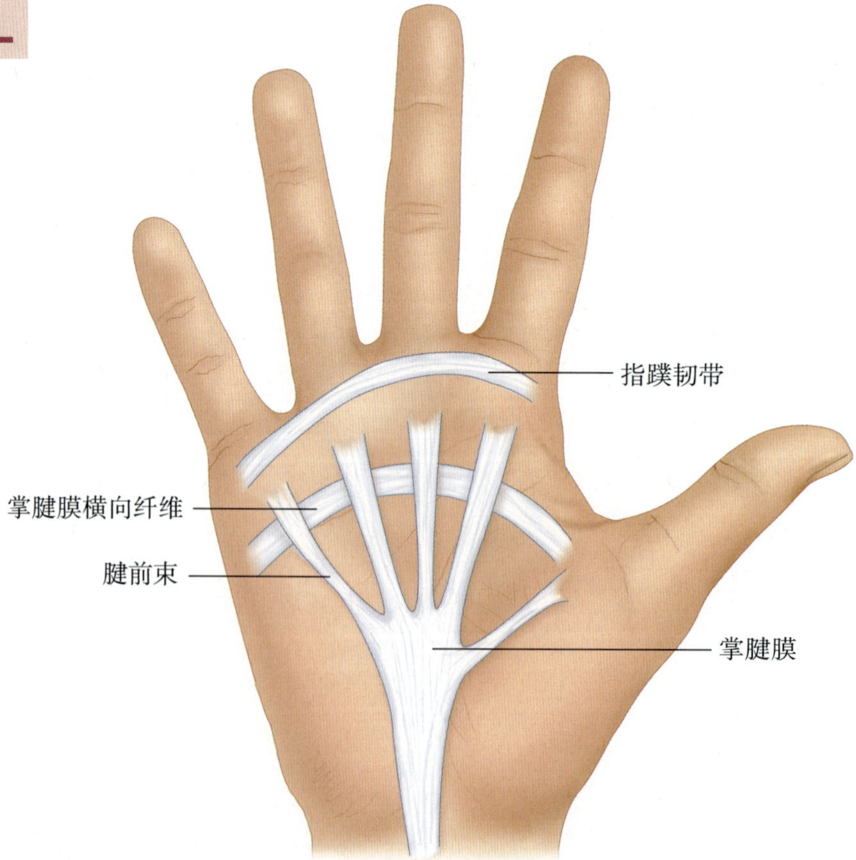

图1

其他治疗方法

- 腱膜切断术。做一个或多个小切口，只切断挛缩的腱膜。适用于轻度的MCP挛缩，或高龄、虚弱而挛缩严重的患者，做部分松解。胶原酶局部注射正在做三期临床试验，可能是简单有效的方法。
- 局限性腱膜切除术。切除病变的筋膜，正常的腱膜不切除。彻底切除病变的筋膜是不可能的，但这种方法却是最被广泛使用的，因为其结果可靠，并发症率低。
- 扩大性腱膜切除术。切除所有腱膜结构，包括正常腱膜，以防止复发。然而，广泛地剥离会导致瘢痕增生、挛缩和较高的并发症率。目前并没有被广泛接受。
- 皮肤筋膜切除植皮术。切除病变的筋膜及其表面的皮肤，缺损处全厚植皮。有人发现全厚植皮之下很少有挛缩复发，但是有可能发生血肿、长期制动手指僵硬和植皮区感觉障碍等并发症。
- 挛缩复发，同时伴有严重的屈曲畸形和血管神经损伤时，可以选择截指。

■ 掌腱膜（PA）

- PA为一层厚的、三角形的筋膜，近侧有掌长肌附着。远端分为四束分别止于各个手指，称为腱前束。（图1）
- PA由纵向纤维、横向纤维和垂直纤维组成（图2）。
- PA的纵向纤维
  - 纵向纤维在手掌远侧分为三层。
  - 第一层为浅层，止于掌指关节远端的皮肤。
  - 第二层为深层，在指蹼韧带和血管神经束深层向远侧走行，形成螺旋束。在手指处，延续为手指侧方筋膜。
  - 第三层为最深层，垂直向下止于屈肌腱鞘和掌指关节。
- PA的横向纤维
  - 在远侧掌横纹水平找到掌浅横韧带，该韧带位于腱前束深层，掌腱膜挛缩时不受累。
  - 指蹼间存在横向的指蹼韧带，起维持指蹼形态的作用。还有一些纤维在远处加入手指侧方筋膜和其他手指筋膜。
- PA的垂直纤维
  - 表浅的垂直纤维是由许多纤细而坚强的纤维组成，穿过皮下脂肪止于手掌皮肤。
  - 深层垂直纤维位于PA深层，形成容纳屈肌腱和指总神经血管束的间隔。

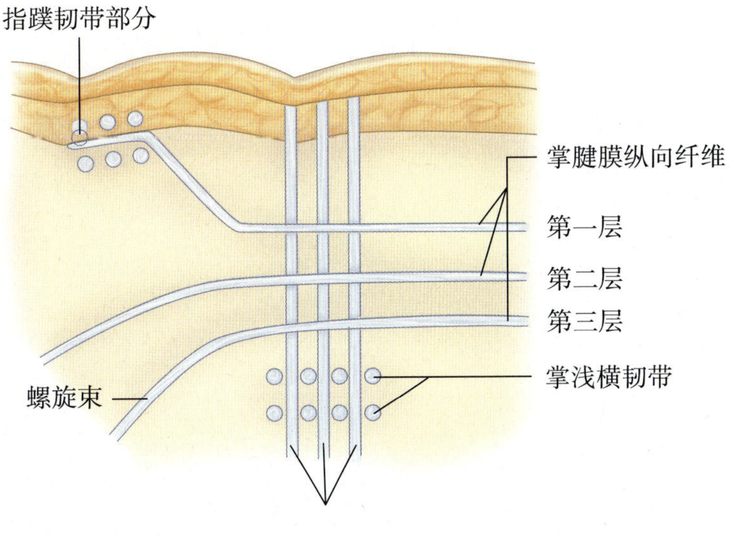

图2 掌腱膜垂直纤维

- 手指筋膜
  - Grayson韧带位于血管神经束掌侧。
  - Cleland韧带位于血管神经束背侧。
  - 手指侧方筋膜由来自于指蹼韧带和螺旋束的纤维组成，位于血管神经束的外侧（图3）。
- 掌腱膜挛缩症不受累的筋膜结构包括:
  - PA的横向纤维
  - Cleland韧带
  - Landsmeer斜支持韧带

病理解剖

- 使用结节和条索来描述病变的筋膜。
- 结节是掌腱膜挛缩的特征，可以出现在手掌或手指，无痛，与皮肤和掌腱膜粘连紧密。结节位于腱前束掌侧，通常出现在环指的远侧掌横纹水平。结节是掌腱膜挛缩的最常见表现。
- 条索
  - 最常见的是腱前索，由正常掌腱膜的腱前束病变而来。由于其止点在手掌远侧的皮肤，故常引起掌指关节挛缩。
  - 螺旋索起源于正常的腱前束、螺旋束、手指侧方腱膜和Grayson韧带。常与腱前索远端相延续，然后走行在神经血管束后侧。在手指部，螺旋索位于神经血管束外侧。螺旋索止于中节指骨水平，此时位于神经血管束浅层。由于螺旋索缠绕神经血管束，因此当它发生挛缩时可以产生神经血管束的移位。

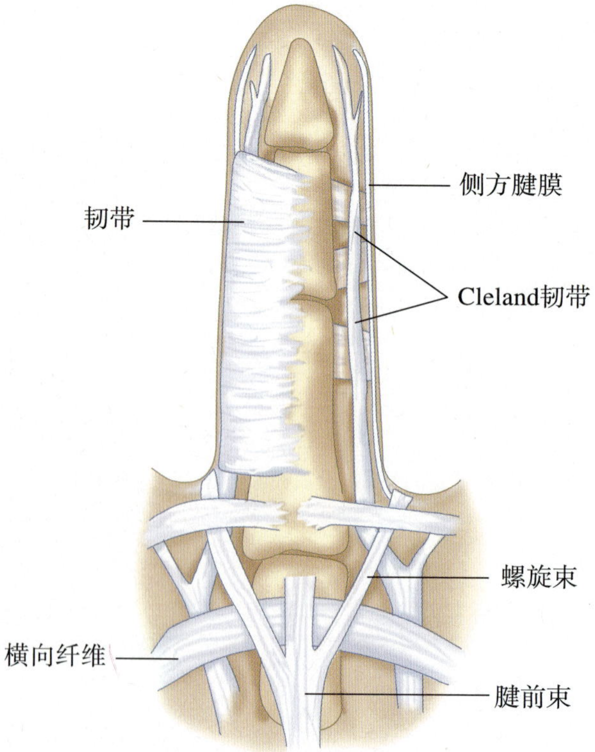

图3

- 指蹼索起源于指蹼韧带的远侧部分。当指蹼索挛缩时，指蹼由U形变为V形，手指外展困难。
- 中央索是腱前束远侧的延续，不会引起神经血管束移位。
- 侧索起源于手指侧方筋膜，可以导致PIP关节挛缩和神经血管束移位。
- 小指外展肌索位于手指，不与其他条索相连。位于尺侧，与小指外展肌腱相连，会引起血管神经束向中线移位。
- 血管后索起源于纵向的血管后腱膜，可以导致DIP关节（而不是PIP关节）挛缩。有时，残留的血管后索可以妨碍PIP关节完全伸直。
- 可以引起PIP关节挛缩的条索包括螺旋索、中央索和侧索。

■ 指节垫（图4）

- 指节垫是手指MCP和PIP关节背侧增厚的无痛性结节，有时也出现在拇指。
- 指节垫本身不挛缩，但常预示手掌或手指的腱膜更容易挛缩。

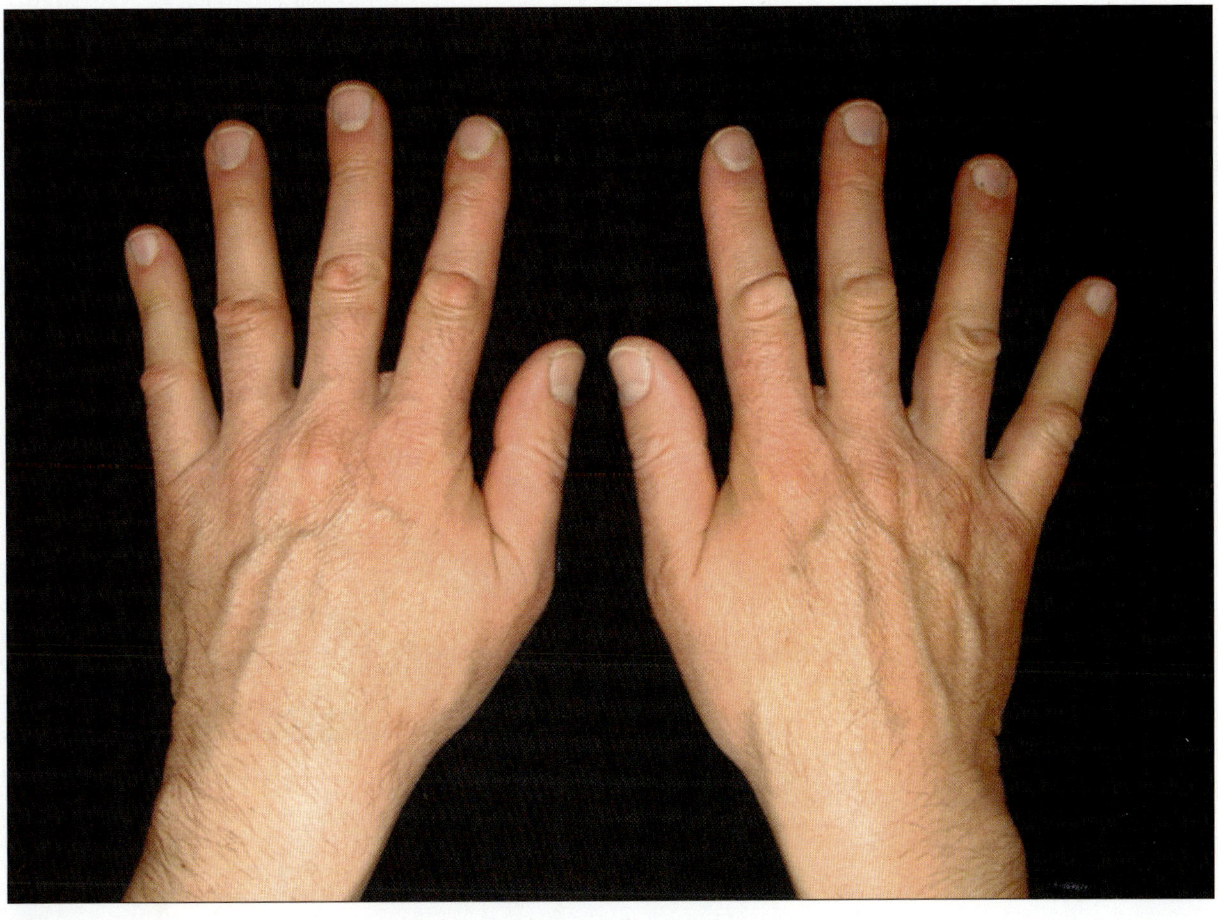

图4

- 掌腱膜挛缩特质
  - 包括几个与遗传病因相关的临床表现
  - 查体可以发现
    - 发病早，20～30岁发病。而一般掌腱膜挛缩症多为50岁左右发病。
    - 双侧均受累。
    - 条索侵袭性强，多指（三个以上）同时受累。
    - 家族史
    - 其他部位病变：指节垫 （图4）、足底纤维瘤病和Peyronie病
  - 有掌腱膜挛缩特质的患者复发率高，预后差。

入路/显露

- 手掌
  - 沿远侧掌横纹做横行切口 （图5）。
  - 沿手指正中线做纵向切口，从手掌延续至手指（图 5）。
  - 掀起皮肤，寻找神经血管束。脂肪区的皮肤没有必要掀起，以保护进入皮肤的血管穿支。
  - 找到血管神经束，切除所有病变的条索（图A和6B）。
- 手指
  - 纵向切口，在PIP关节水平做V形延长。在手指基底做Z字成形以打断线性切口，防止线性挛缩（图5）。

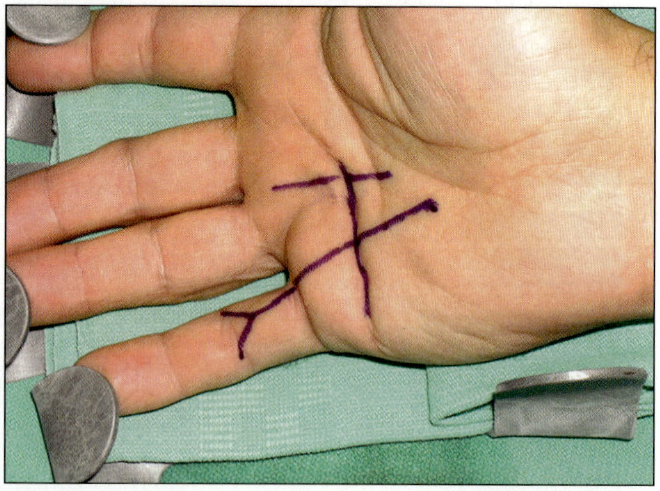

图5

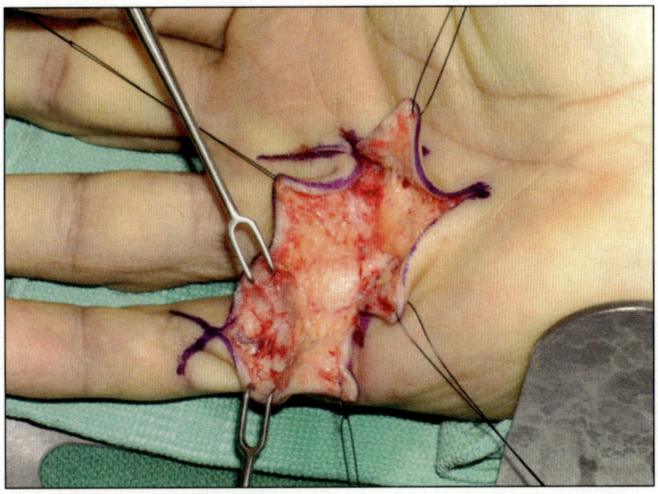

A

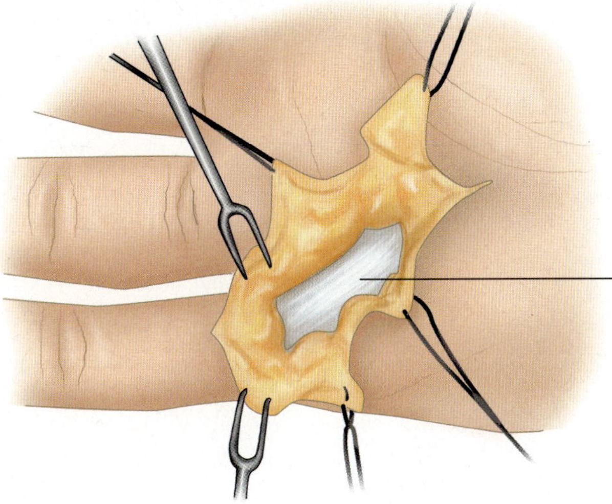

B

图6

手术要点

- 掌腱膜横向纤维位于手掌神经血管束的掌侧。如果保持留横向纤维，则不会损伤神经血管束。
- 掌腱膜横向纤维在小指尺侧不明显，在此处分离时，应先暴露神经血管束。

手术操作

步骤1

- 先在PIP水平显露神经血管束，要从相对正常的疏松组织中开始分离。MCP关节挛缩严重时，可以先从手掌部分切除中央索，松解挛缩，以利于显露。但是要注意此处的指神经，有时指神经可以移位到中央索内。
- 确认好神经血管束的走行，分离出腱前索。松解其皮肤止点之后，切除腱前索，保留未受累的掌浅横韧带（图7A 和7B）。切下引起MCP挛缩的腱前索（图8）。

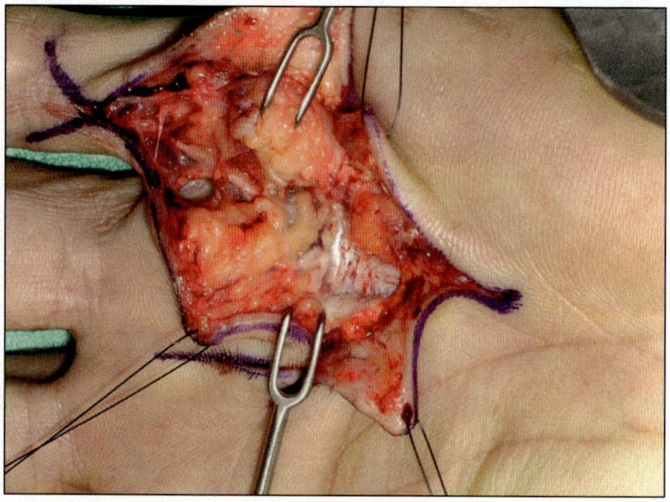

A

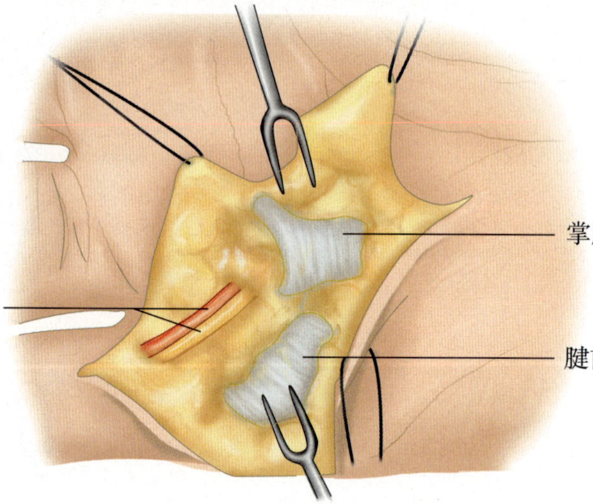

图7 B

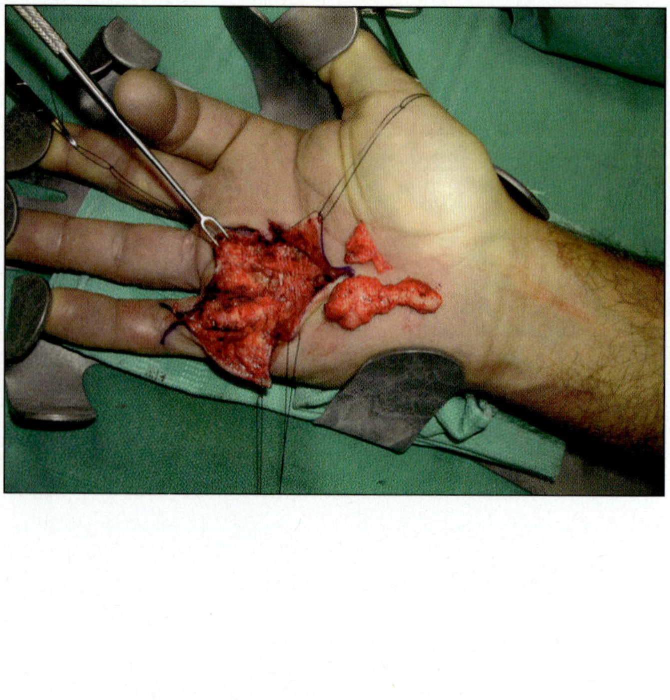

图8

手术要点

- 对手指神经血管束操作粗暴可能引起动脉血栓，此时需要显微外科修复。因此，对血管和神经要轻柔操作。

步骤2

- 在手指部位，保护神经血管束是很费力气的。因为大部分手指部分的条索都与神经血管束关系密切，有时神经血管束会因此产生移位（图9A 和9B，图10）。将条索与神经血管束全长分离（图11A和11B）。

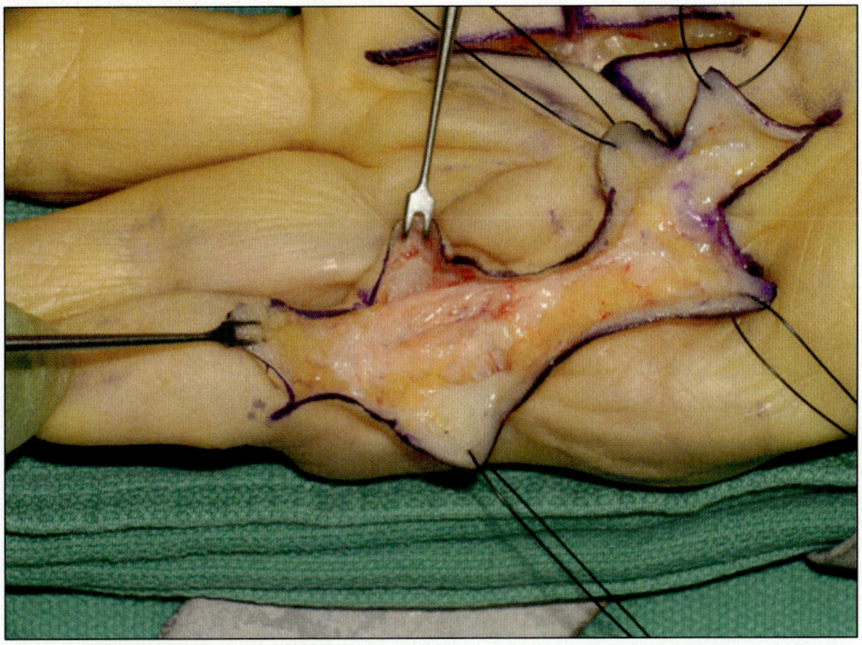

A

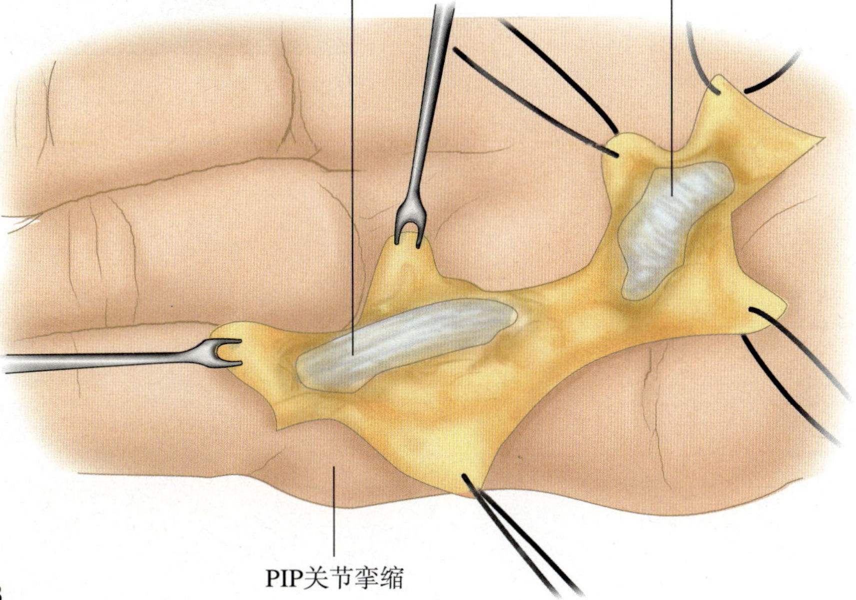

B

图9

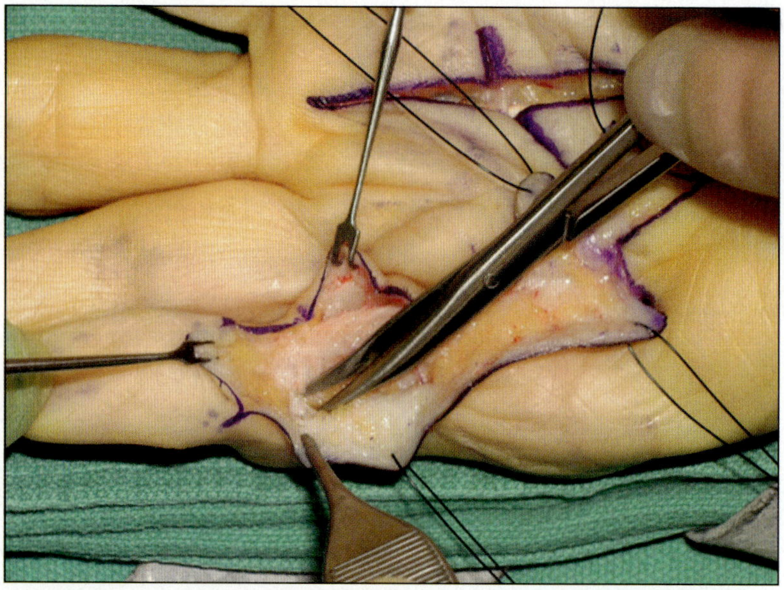

图10

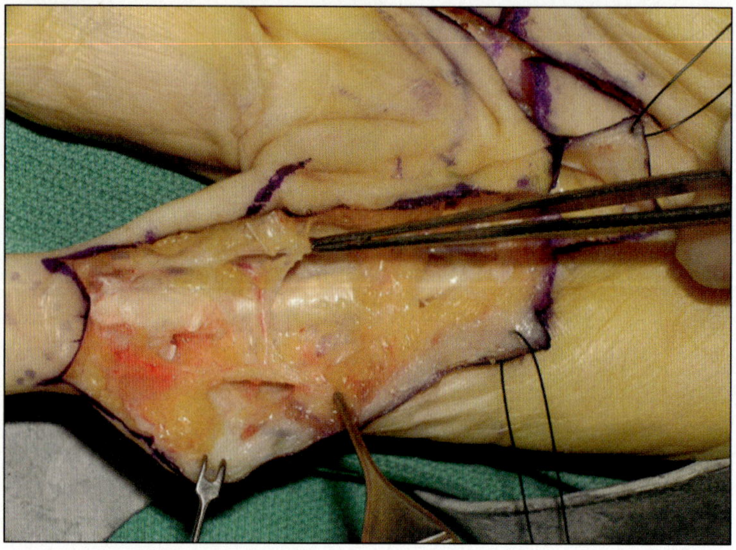

A

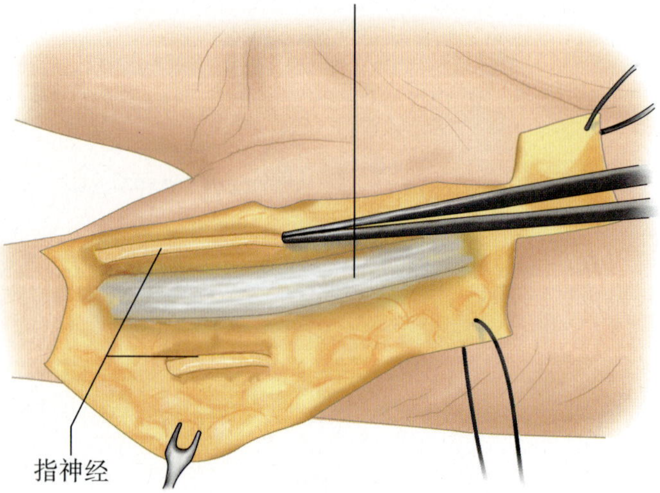

图11 B

手术要点

- 关节松解术后强力纠正PIP关节挛缩，可能会引起神经血管束损伤，应该避免。

步骤3

- 如果条索切除后，PIP关节仍有屈曲挛缩，应该松解掌板（图12）。
- 掌侧关节囊切开术
  - 切开A3滑车，牵开屈指肌腱。活动PIP关节，判断掌板的近侧止点。
  - 切断燕尾状的缰绳韧带，PIP关节长期挛缩时此韧带会增厚。轻柔地伸直PIP关节，可能会发现关节弹跳的感觉。
  - 关节弹跳感是侧副韧带的掌侧部分在指骨头上滑过时引起的。可以将侧副韧带的掌侧部分切断（图13）。
- PIP关节彻底松解后可以被动伸直（图14）。

步骤4

- 血肿是掌腱膜挛缩症手术最常见的并发症之一。为了避免血肿，必须要松开止血带，仔细电凝止血。皮肤稀疏缝合，允许血液渗出。
- 掌侧切口处理方式
  - 直接缝合（有或无局部皮瓣重置）：切除病变的筋膜后皮肤比较松弛，大多数患者可以直接缝合（图15）。

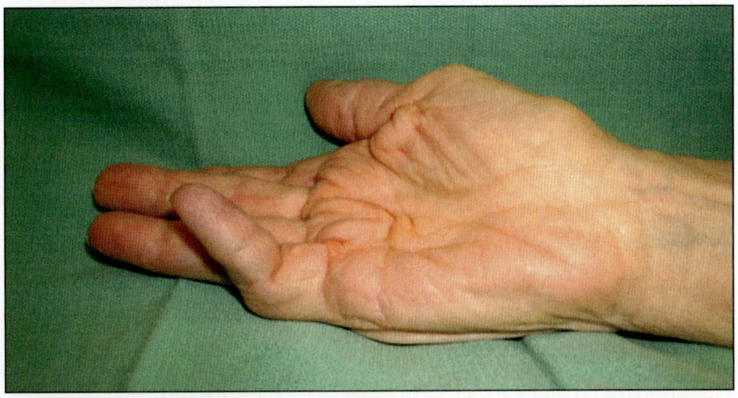

图12

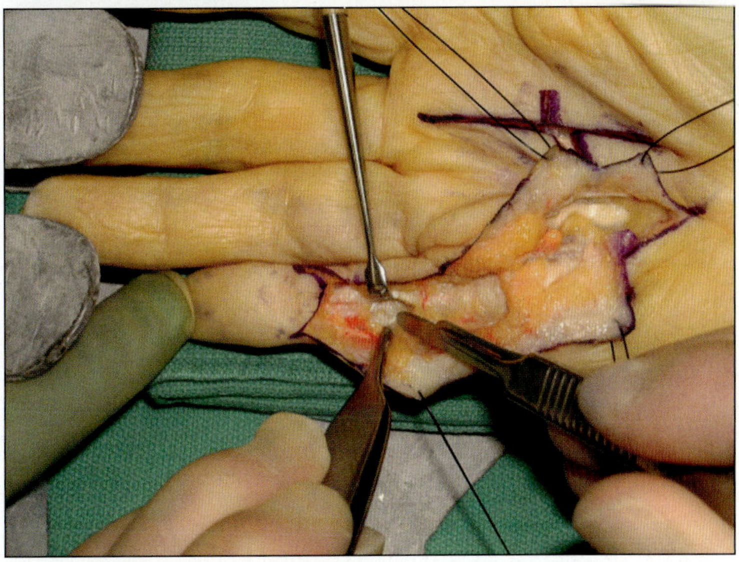

图13

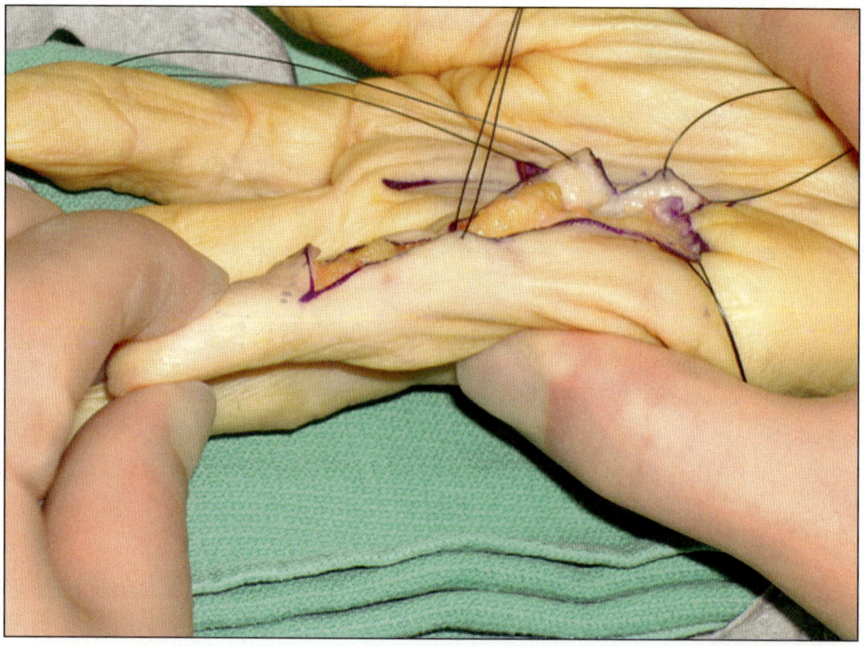

图14

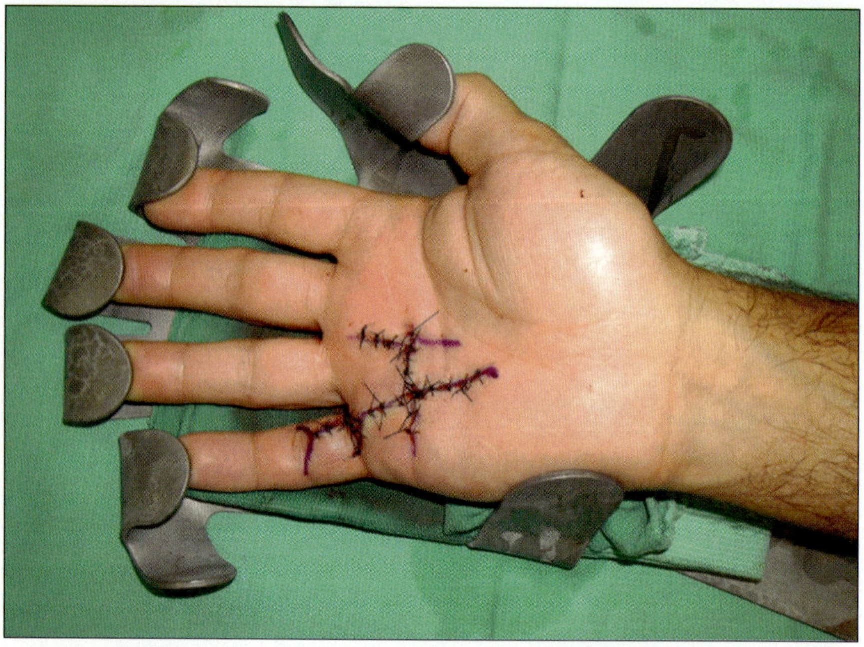

图15

- 全厚植皮：行皮肤筋膜切除术后，需要全厚植皮。
- 伤口开放技术：不缝合手掌横行的伤口，让其二期愈合。虽然伤口愈合需要数周的时间，但血肿和皮肤坏死等并发症的发生率明显减低。伤口愈合后的外形十分满意。

术后处理及预期结果

- 手术后，轻轻加压包扎。使用掌侧伸展夹。
- 术后一周，去除夹板，开始活动范围的练习。接下来的6周，教会患者持续被动伸直手指，尤其是PIP关节。佩戴6个月的夜间伸直夹板，防止挛缩复发。

病例示范

- 患者术前右侧中、环、小指的PIP和MCP关节挛缩（图16A～16C）。
- 术后6个月，各指的PIP和MCP关节挛缩完全矫正（图17A～17C）。

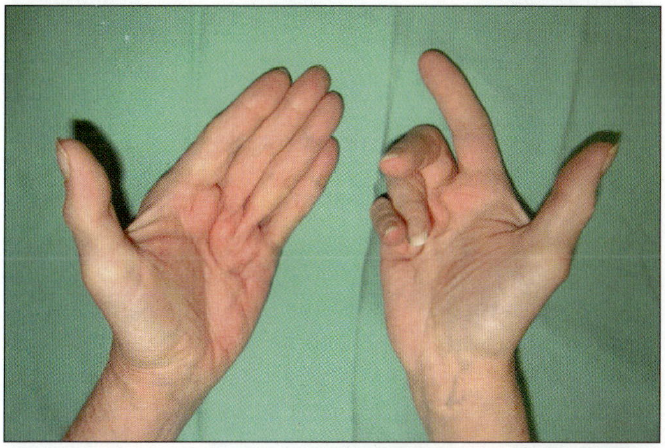

A

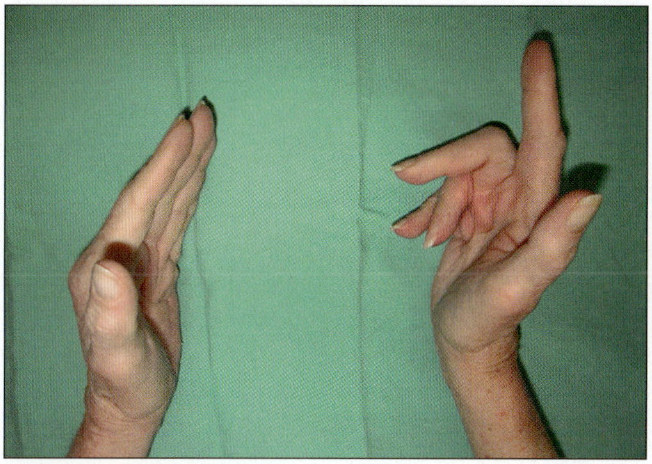

B

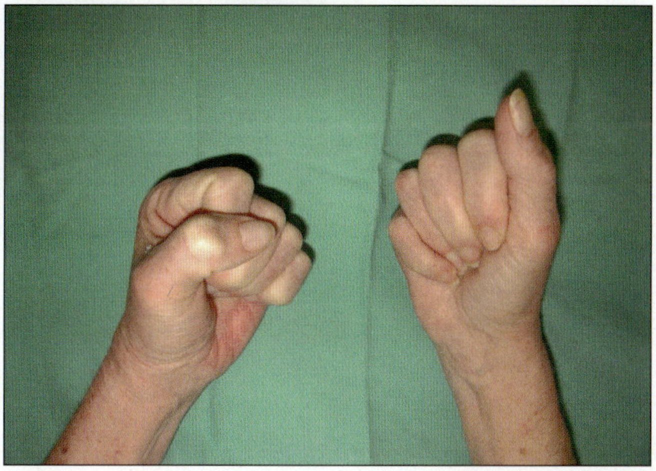

C

图16

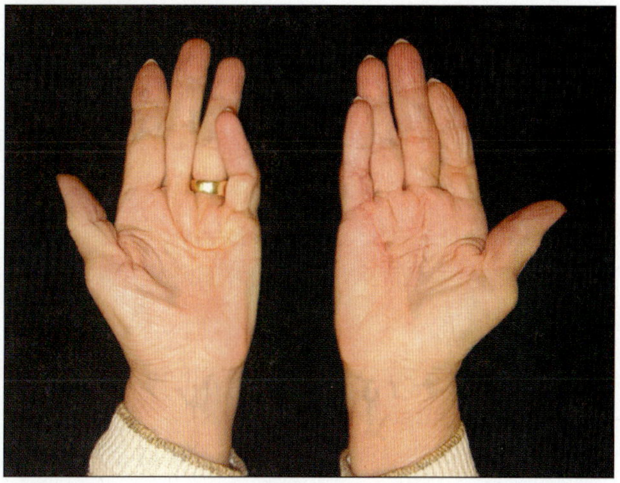

图17 A

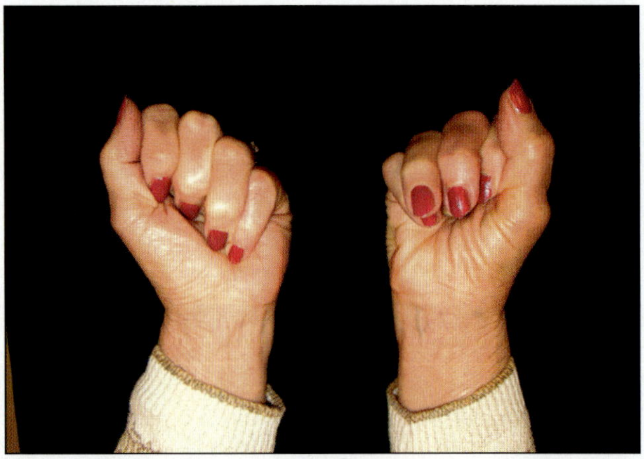

B

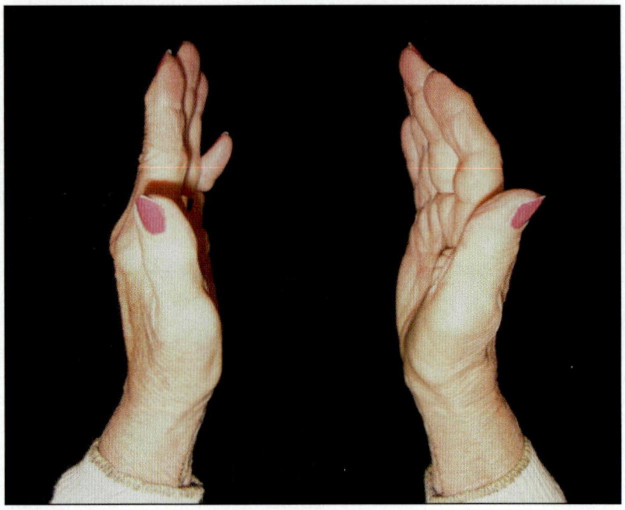

图17续 C

证 据

Chung KC, Segalman KA. Microvascular solution for vascular complication in surgery for Dupuytren's contracture: a case report. J Hand Surg [Am]. 1996;21:711-3.

这个病例报道指出过紧关闭伤口可能造成动脉压迫。探查双侧动脉血栓形成，取静脉移植重建血供。（V级证据）

McFarlane RM. Patterns of the diseased fascia in the fingers in Dupuytren's contracture. Plast Reconstr Surg. 1974;54:31-44.

本研究描述了MCP和PIP关节条索的情况。描述了50例连续的掌腱膜挛缩手术中，各条索的止点和相互关系。也描述了条索引起神经血管束移位的情况。（Ⅳ级证据）

McGrouther DA. The microanatomy of Dupuytren's contracture. Hand. 1982;14:215-36.

冷冻和新鲜手部标本的显微解剖研究，描述了三种不同的掌腱膜和它们的分布。发现掌腱膜由横向、纵向和垂直纤维组成。

Skoog T. The transverse elements of the palmar aponeurosis in Dupuytren's contracture. Scand J Plast Reconstr Surg. 1967;1:51-63.

第一例保留掌浅横韧带的选择性掌腱膜切除术的报道。作者分析了621例患者807只手的掌腱膜挛缩症，发现病变不累及掌浅横韧带。保留横韧带手术后，患者伤口愈合快、肿胀轻、手掌形态好。（Ⅳ级证据）

82 手指感染的切开引流

Kevin C. Chung

注意事项

- 如果能早期发现感染，细菌量小，48小时的静脉抗生素治疗可能有效。
- 静脉使用抗生素24小时后病情无好转，仍有屈肌腱鞘广泛肿胀伴疼痛，是引流的指征。

其他治疗方法

- 采用Brunner切口，可以引流感染，但常常会有伤口愈合问题以及潜在的神经血管束和腱鞘暴露的风险。本章描述的导管引流技术是更好的选择。

适应证

- 化脓性屈肌腱鞘炎：持续感染，抗生素治疗无效。
- 化脓性指头炎：指腹化脓。

临床检查/影像学检查

- 依据临床诊断，一般不需要放射学检查，除非怀疑有异物残留。
- 对延迟就诊且已明确诊断的感染，应该早期引流，以防止感染进一步扩散。

外科解剖

- 如Kanavel描述的那样，手掌桡侧和尺侧的滑囊是相连的（图1）。拇指的感染可以通过滑囊扩散到小指。

体位

- 止血带下操作，不用驱血，以免感染向近侧扩散。

显露/入路

- 化脓性屈肌腱鞘炎：在A1滑车表面做切口，在远处的侧正中线另做切口，开放A5滑车。通过这两个切口可以冲洗整个屈肌腱鞘。
- 化脓性指头炎：对于指腹间隙的感染，在疼痛最重的位置做切口，避开指腹的接触区。用剪刀分开指腹间隔，充分引流。

手术操作：化脓性屈肌腱鞘炎

病例示范1

- 某患者就诊延迟（Fig. 2），指背发红，感染明确。手指梭形肿胀，被动伸直时剧烈疼痛（图3）。需要立即手术。
- 环指背侧有波动感，切开后，立即看到脓液（图 4）。收集脓液做革兰染色，以明确主要致病菌，选择合适抗生素。培养和药敏结果出来后，可以更换抗生素。

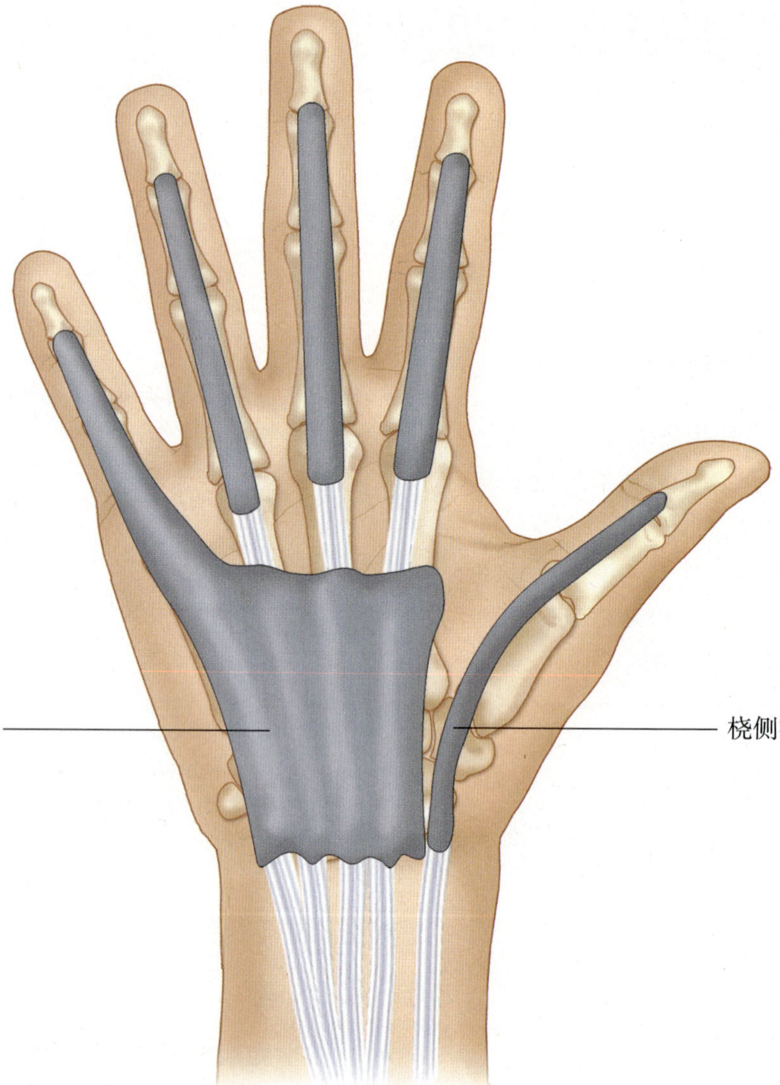

图1

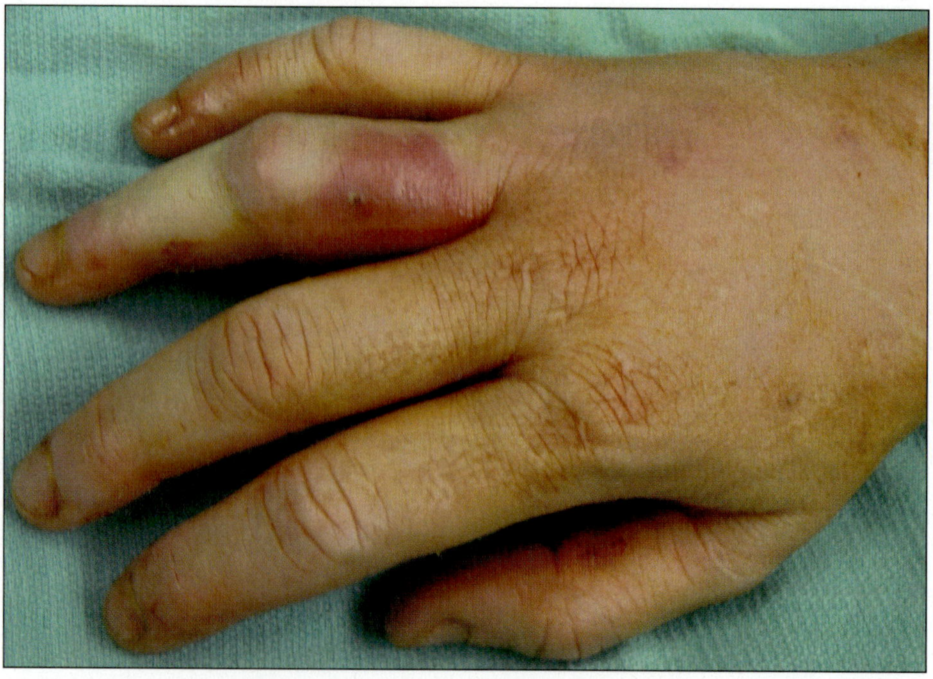

图2

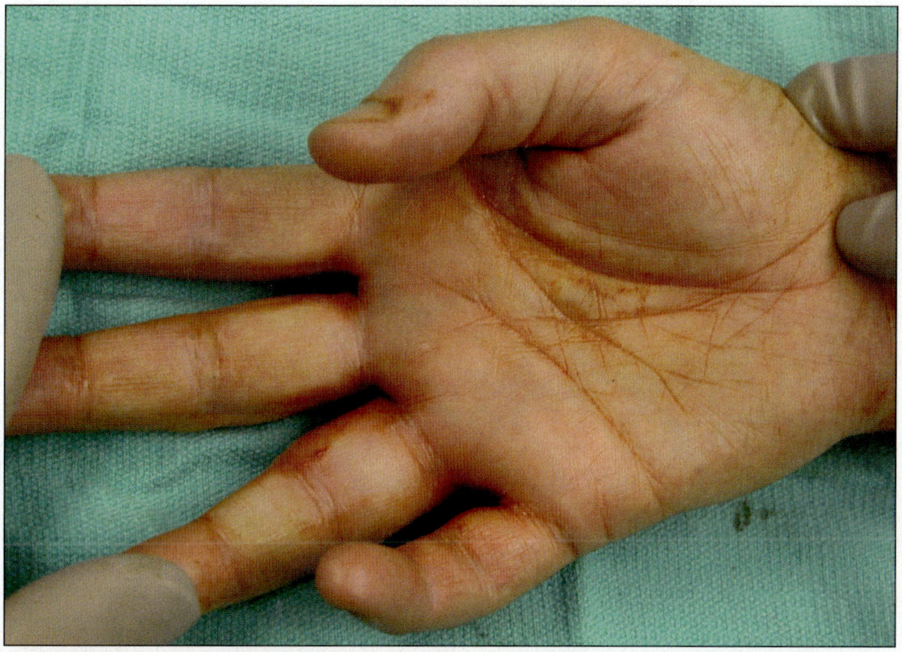

图3

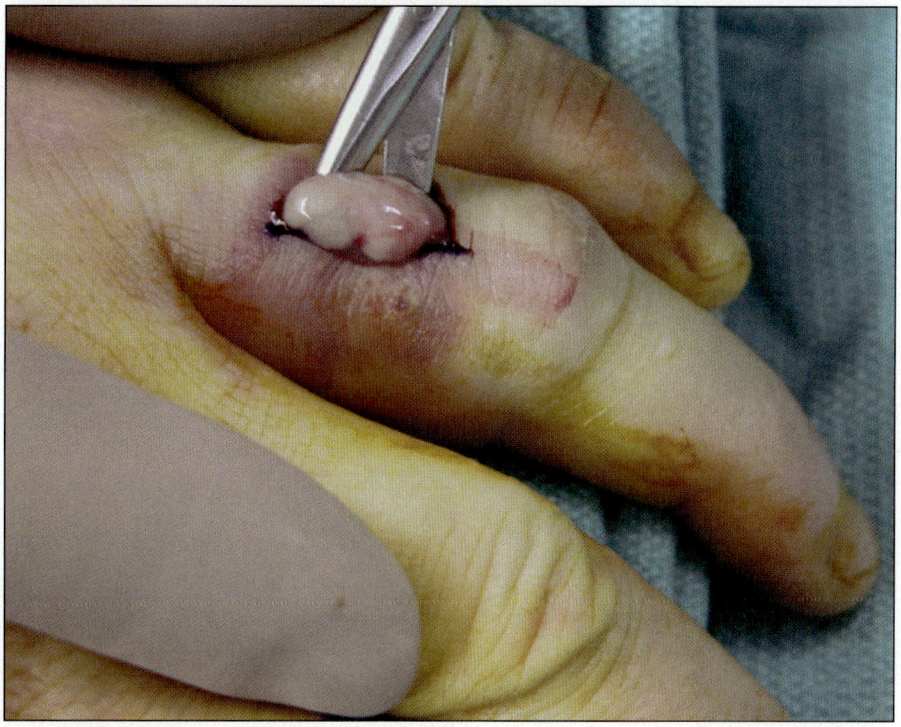

图4

手术要点

- 作者的经验是，如果腱鞘灌洗充分、流出液很清亮时，没有必要再进行术后持续的腱鞘冲洗。冲洗导管的位置很难维持，导管位置移动可以导致液体外渗到皮下组织。

病例示范2

- 另一例示指化脓性屈肌腱鞘炎的患者。手指梭形肿胀（图5A和5B）。
- 在A1滑车表面做V形切口（图6），在示指的尺侧非接触缘做侧正中切口。为避开接触面，示、中、环指的远侧切口做在尺侧，拇指和小指的远侧切口做在桡侧。
- 神经血管束带在掌侧皮瓣内，部分切开A5滑车。从A1滑车处置入小型静脉导管，轻柔地冲洗屈肌腱鞘系统（图7）。

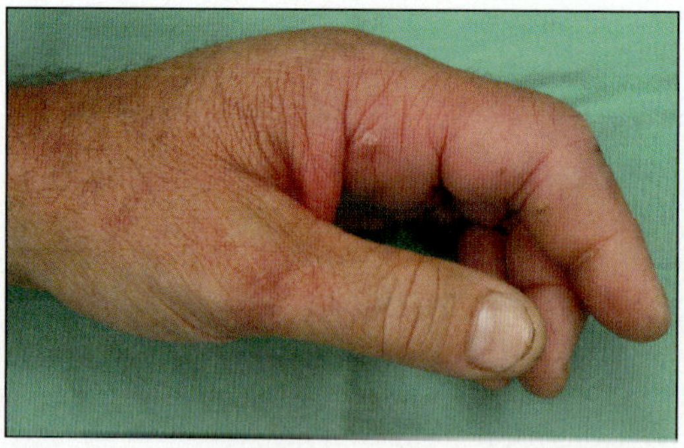

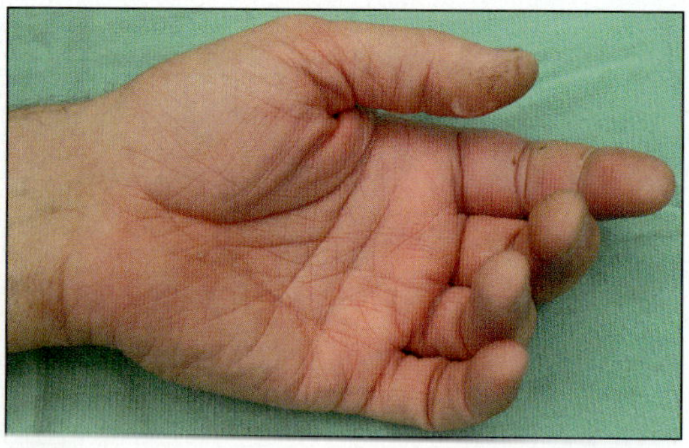

图5 A B

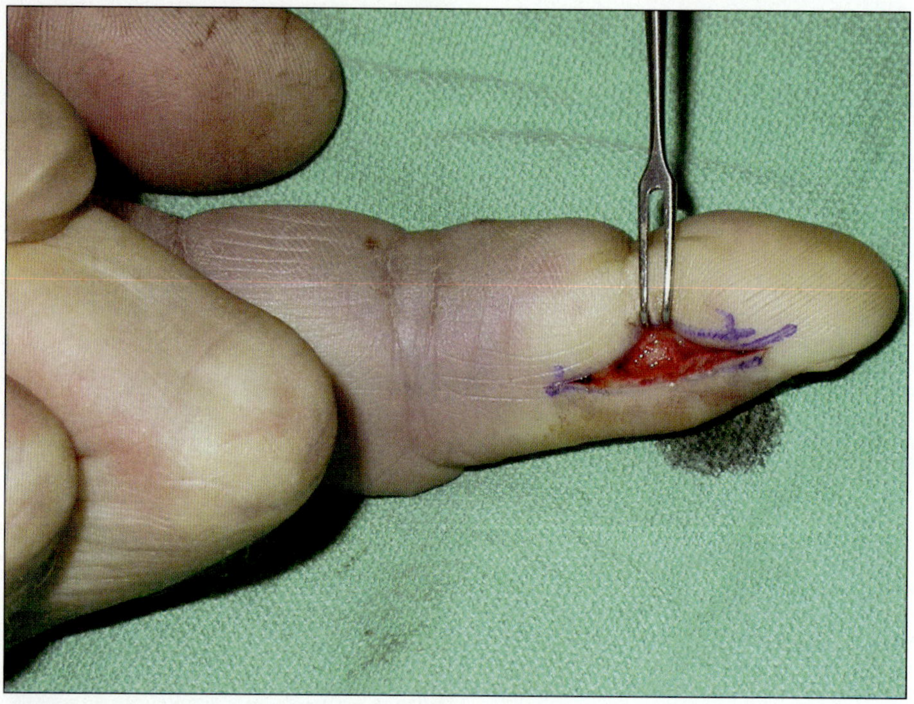

图6

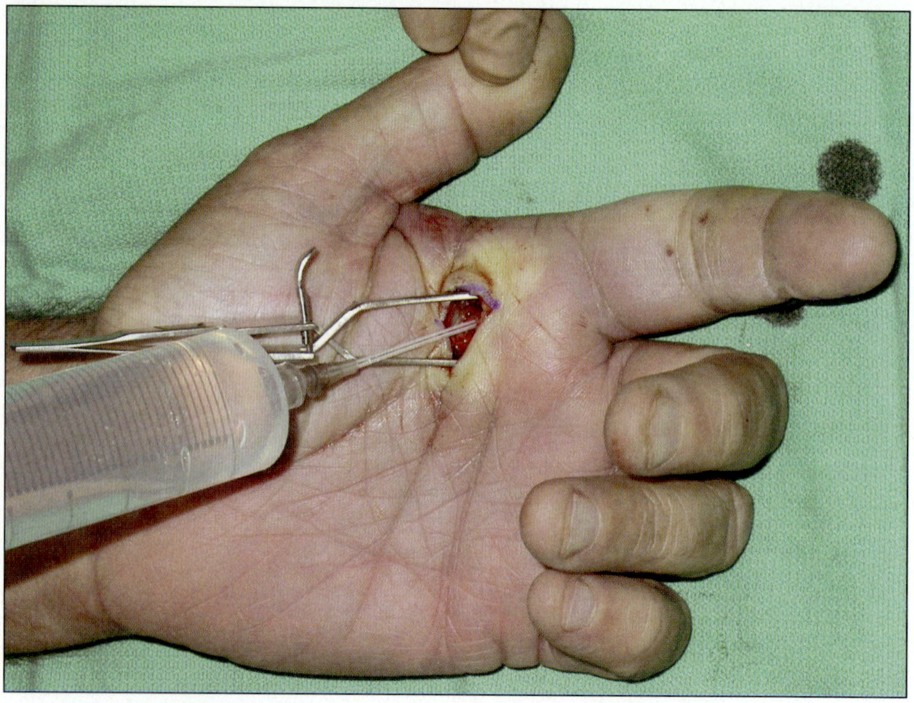

图7

- 小心不要将液体冲洗到皮下组织里，那样会引起手指肿胀和筋膜室综合征。持续冲洗屈肌腱鞘，直至远侧的流出液清亮。
- 导管留置在屈肌腱鞘内，每8小时冲洗一次。

手术操作：化脓性指头炎

- 在疼痛最明显的地方做切口。但是应该远离指腹的接触区（图8）。
- 用剪刀伸入指腹松解筋膜间隔（图 9A 和 9B）。
- 冲洗伤口，纱布充填，保持伤口开放。
- 每日两次50%过氧化氢浸泡，每次5分钟。过氧化氢可以有效地洗去血块，以免伤口过早愈合。

术后处理及预期结果

- 理想地治疗化脓性屈肌腱鞘炎可以保留足够的手指功能。但应该告知患者，腱鞘内的瘢痕可能会妨碍手指充分的活动（图10A～10C）。

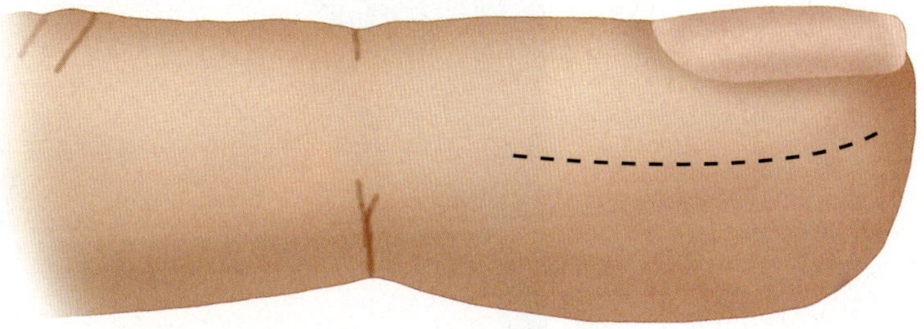

图8

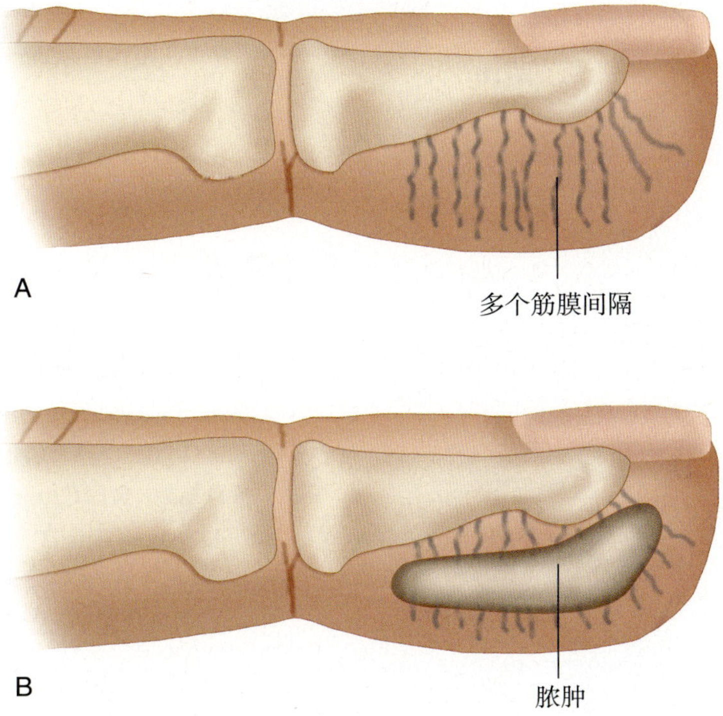

图9

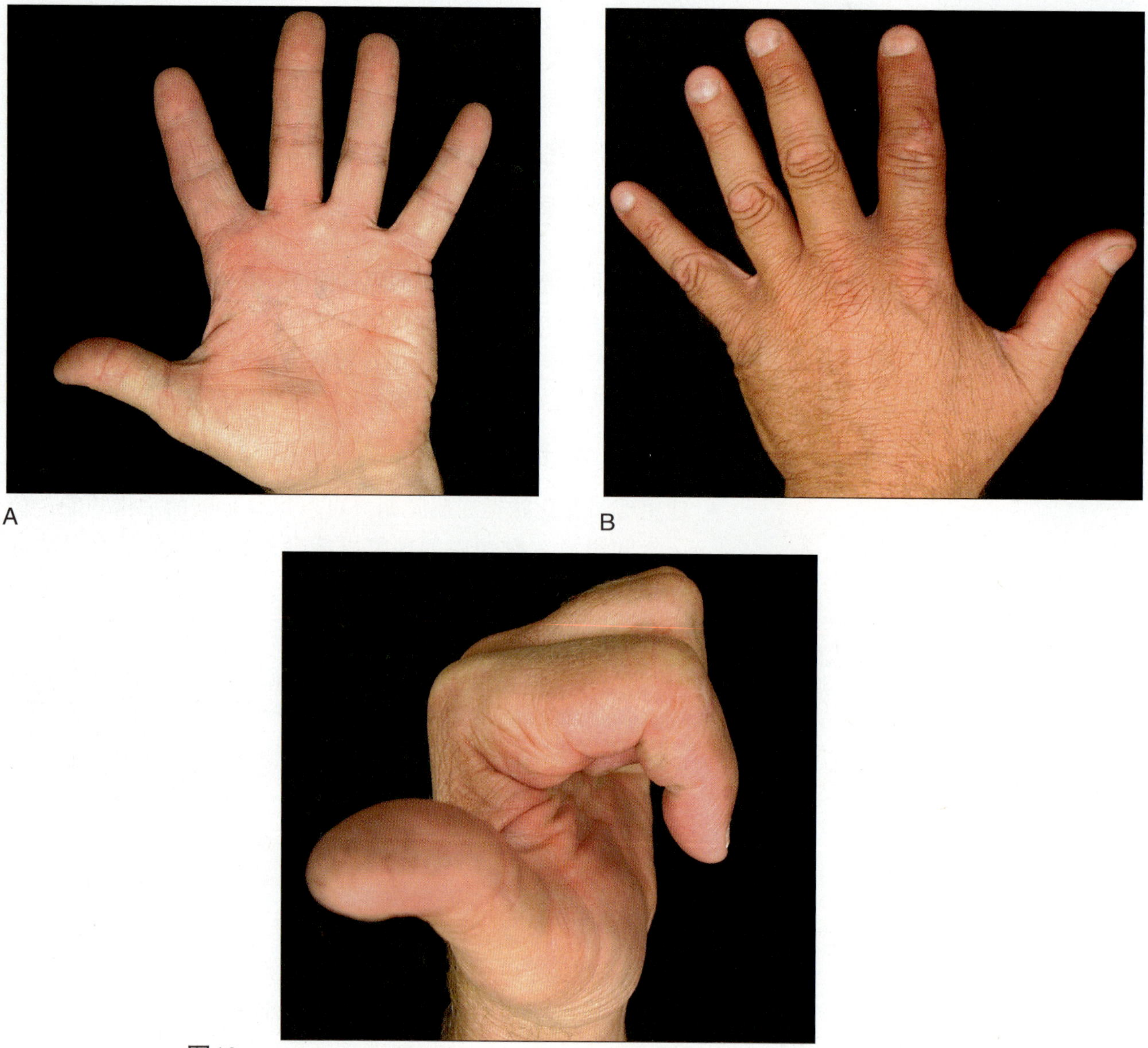

图10 C

证据

Abrams RA, Botte MJ. Hand infections; treatment recommendations for specific types. J Am Acad Orthop Surg. 1996;4:219-30.

关于手部感染抗生素的使用建议。作者对各种手部感染进行了充分的讨论。（Ⅴ级证据）

Neviaser RJ. Closed tendon sheath irrigation for pyrogenic flexor tenosynovitis. J Hand Surg. 1978;3:462-6.

描述了导管冲洗技术。这种技术经历了时间的考验，推荐本技术治疗化脓性屈肌腱鞘炎。（Ⅳ级证据）

83 截指术

Seong Eon Kim and Kevin C. Chung

注意事项

- 理想的截指术可以增强手的功能。不理想的手术也可能会引起残端痛、手畸形等功能问题。

其他治疗方法

- 行拇指截指手术时，一定要尽量保留拇指的长度，除非为了控制肿瘤而截指。
- 行边缘指（示指、小指）截指手术时，作者喜欢在掌骨头做45°斜行截骨，以保留手的横弓。
- 行中央指（中指、环指）截指手术时，一定要做系列截指。应该关闭截指形成的间隙，否则物体会从间隙中掉下。行中指系列截指时，要保留第三掌骨基底的桡侧腕短伸肌腱（ECRB）的止点。
- 关闭截除中央指后形成的间隙的另一种办法是掌骨移位术。例如，截除中指后，示指可以移位到第三掌骨的残端。采用钢板螺钉固定。克氏针的强度不足以对抗移位后产生的应力，可能会使固定失效。
- 拇指截指时，应尽量保留拇指掌指关节，以便使以后足趾移植再造的拇指保留一定的活动功能。

适应证

- 手指创伤后失去功能
- 手指缺血坏死
- 手指恶性肿瘤

外科解剖

- 手指截指的解剖见图1。

体位

- 仰卧位，止血带下操作。

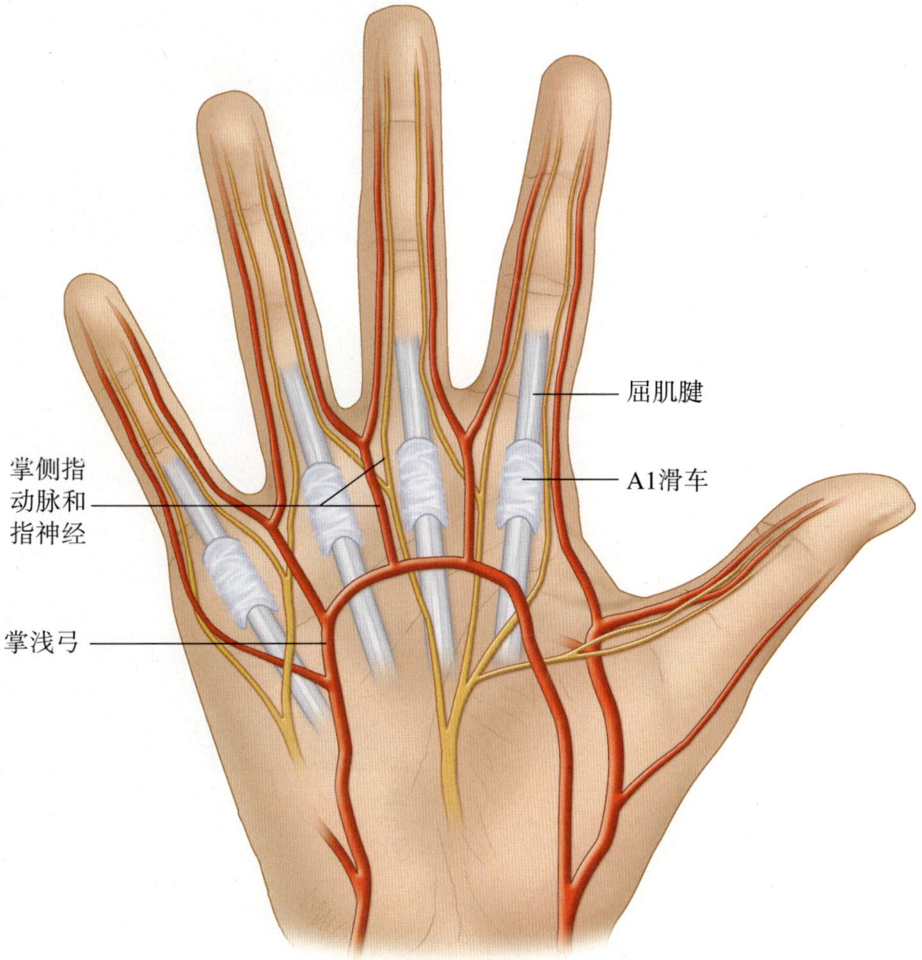

图1

入路/显露

- 患者中指严重的挤压伤，PIP关节破坏。手指疼痛，影响手功能。患者不愿意行PIP关节融合，选择截指术以便尽早重返工作。
- 在中指掌背侧分别做弧形切口（图2A和2B）。

手术操作

步骤1

- 找到指总动脉和神经。沿指总动脉和神经找到需要截掉的手指

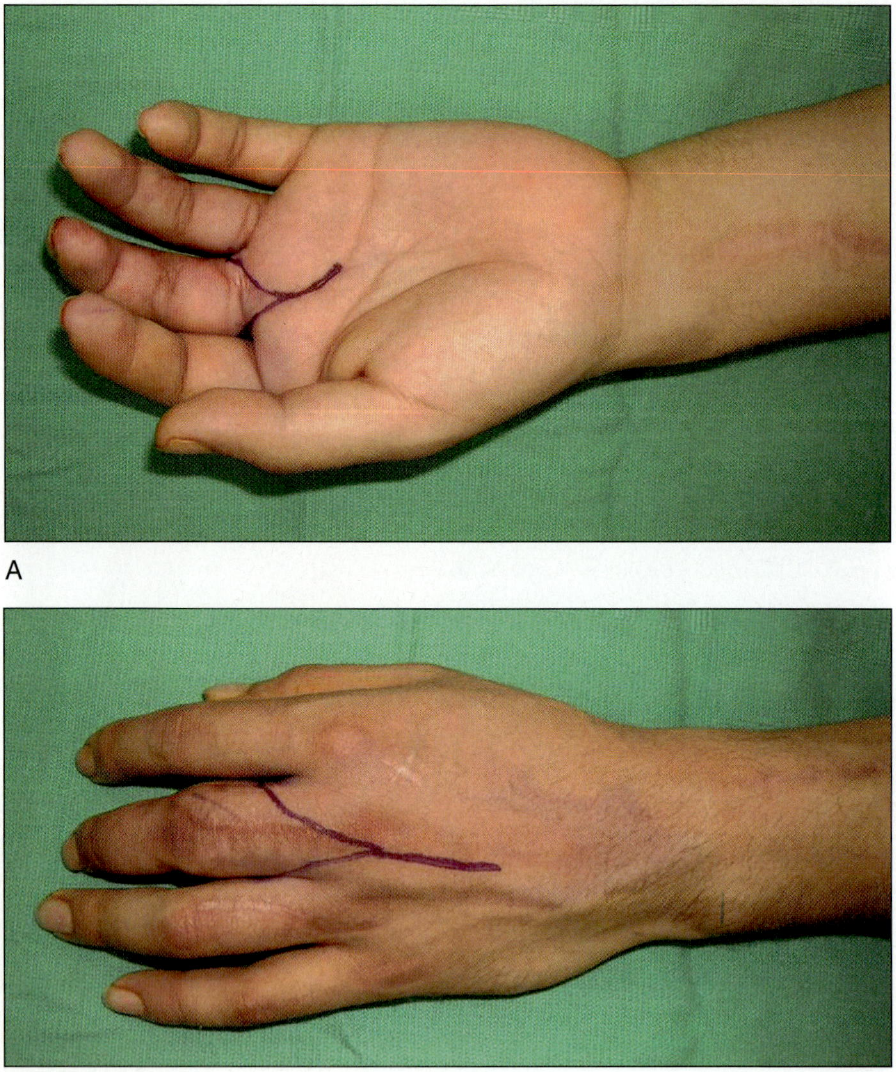

A

B

图2

的指动脉和指神经，结扎。不这样做，有可能误将邻近手指的动脉和神经切断（图3）。

- 打开A1滑车，切断指浅屈肌腱和指深屈肌腱。
- 在掌指关节水平切开掌板。将手转向背侧。剥离骨间肌，显露掌骨全长（图4）。
- 保留ECRB止点。切断掌骨间韧带，用电锯切下掌骨。

步骤2

- 以2-0编织线缝合掌骨间韧带，关闭间隙（图5）。

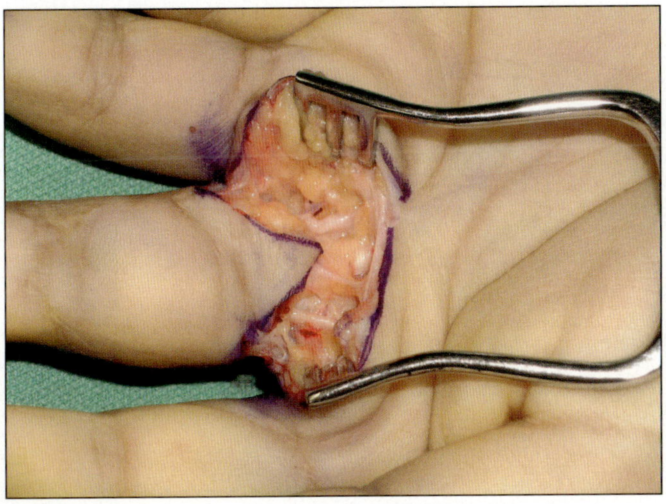

图3

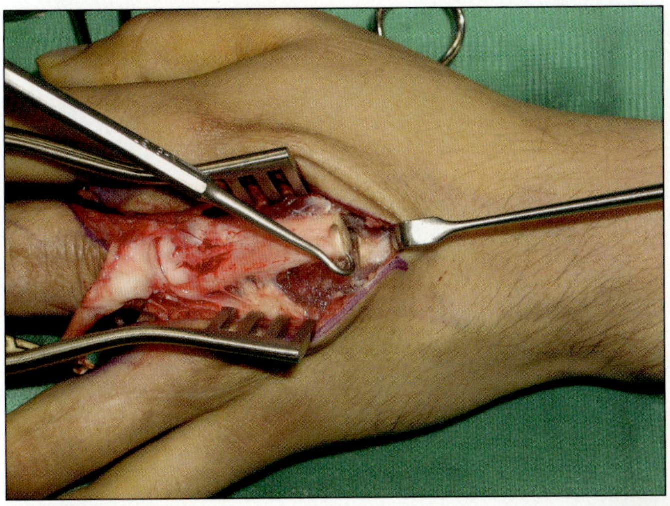

图4

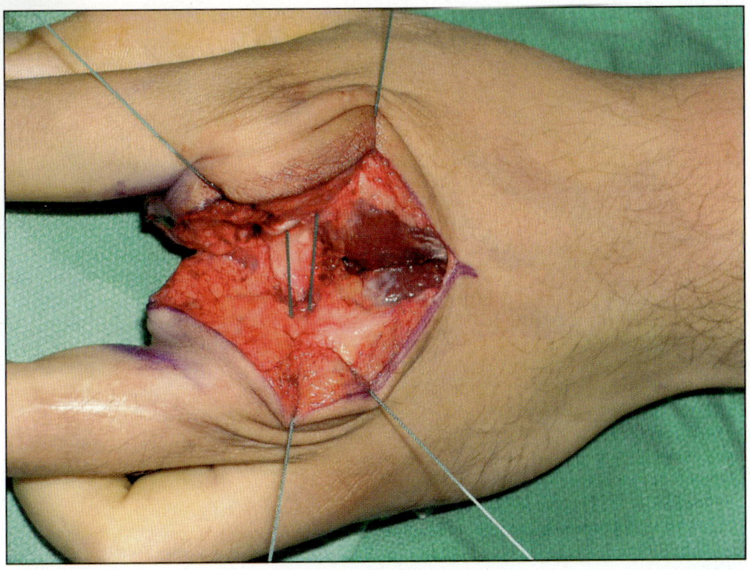

图5

- 指蹼间多余的皮肤予以保留，以便利用皮瓣重建指蹼（图6A和6B）。
- 掌骨间韧带的缝线打结时，一定要调整好张力，防止示指和环指相交叉。韧带缝合过紧时可能会产生这种情况。

术后处理及预期结果

- 掌侧夹板固定2周，保护掌骨间韧带。

病例示范1

- 某70岁女性，中指骨软骨瘤膨大（图7A 和7B）。

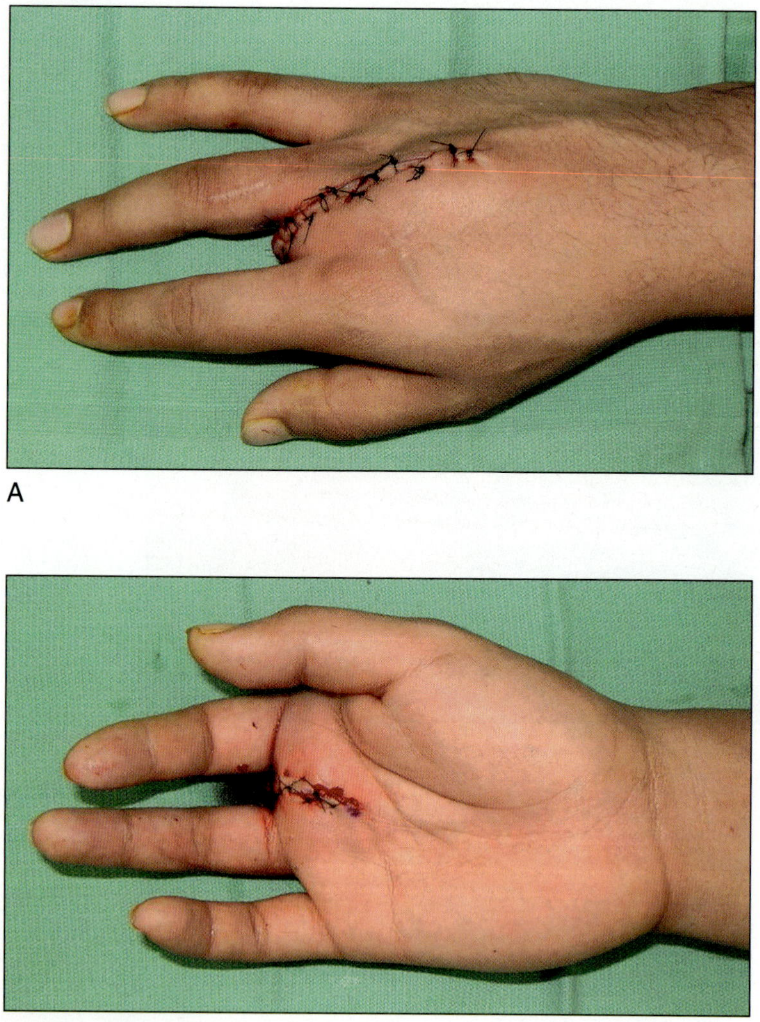

A

B

图6

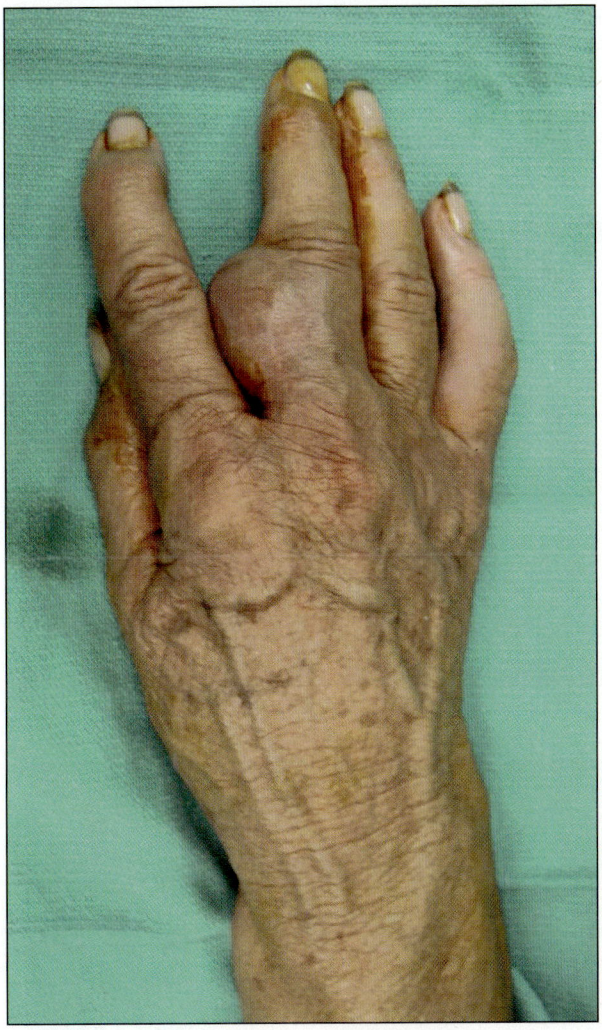

A

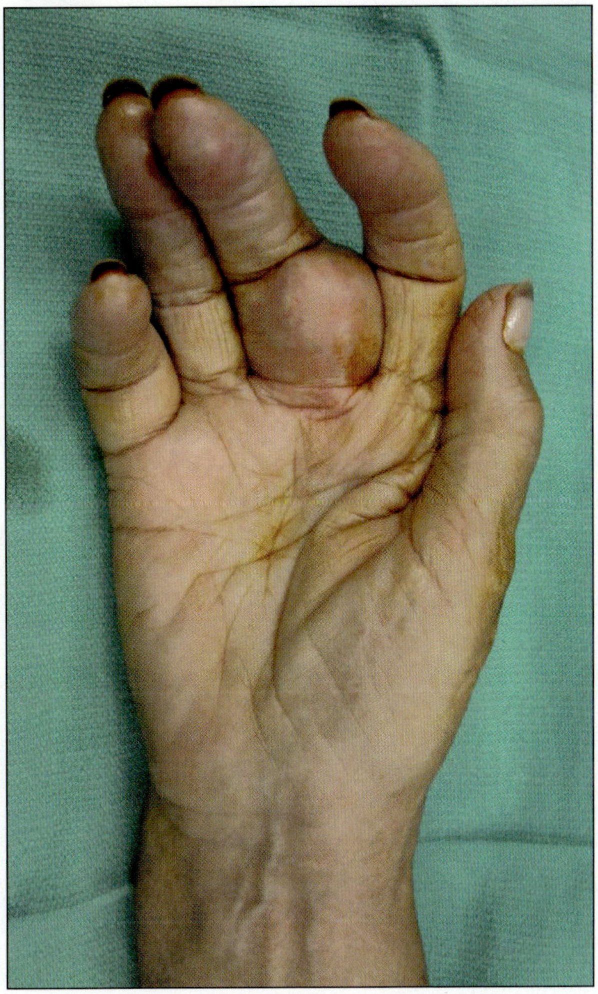

B

图7

手术要点

- 指神经要埋入手掌，防止指蹼间的痛性神经瘤。

■ 肿瘤占据大部分近节指骨，行截指术（图8A～8C）。

病例示范2

■ 某31岁男性，示指挤压伤。行截指术，掌骨头45°截骨（图 9）。

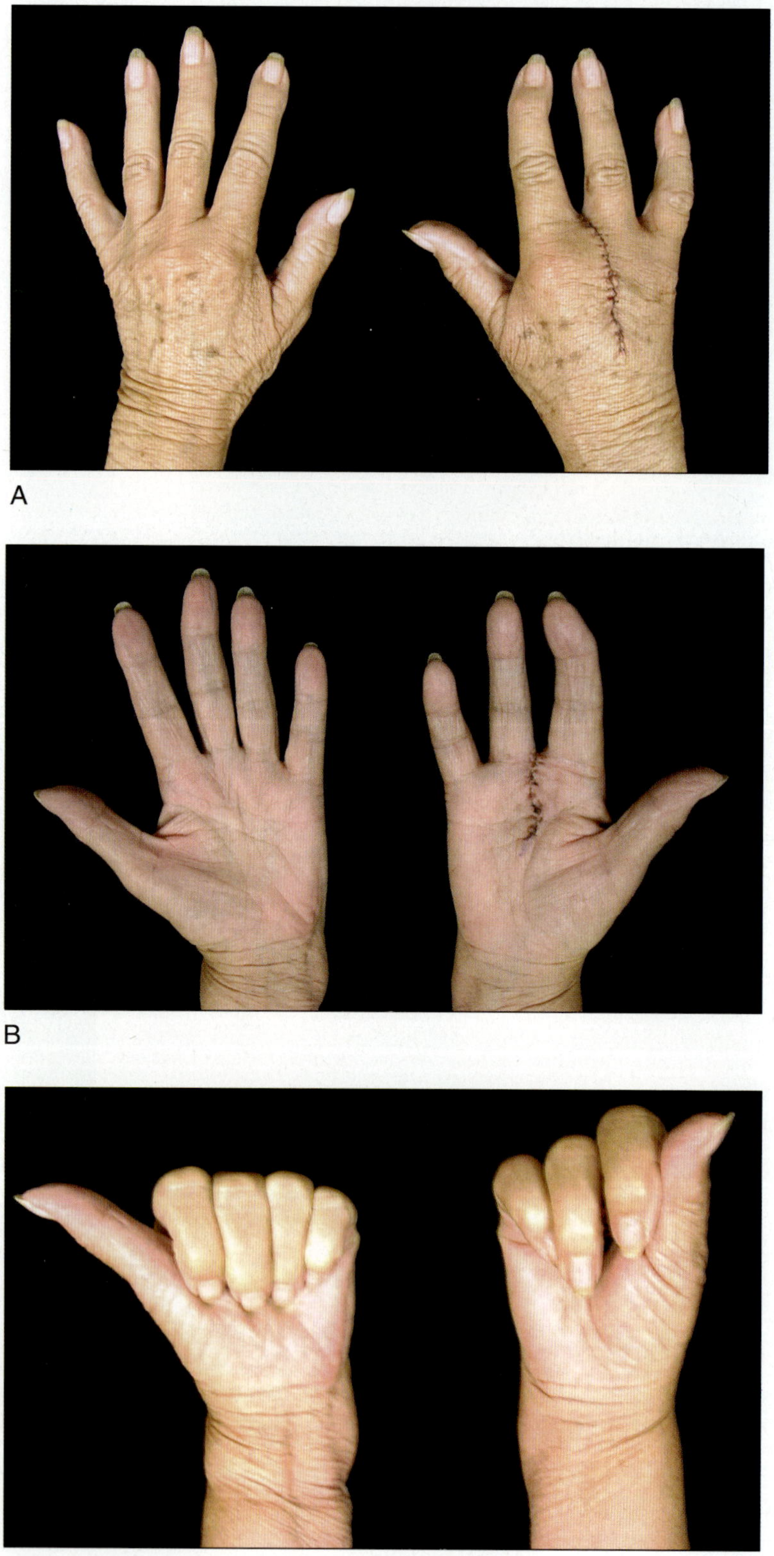

A

B

图8　C

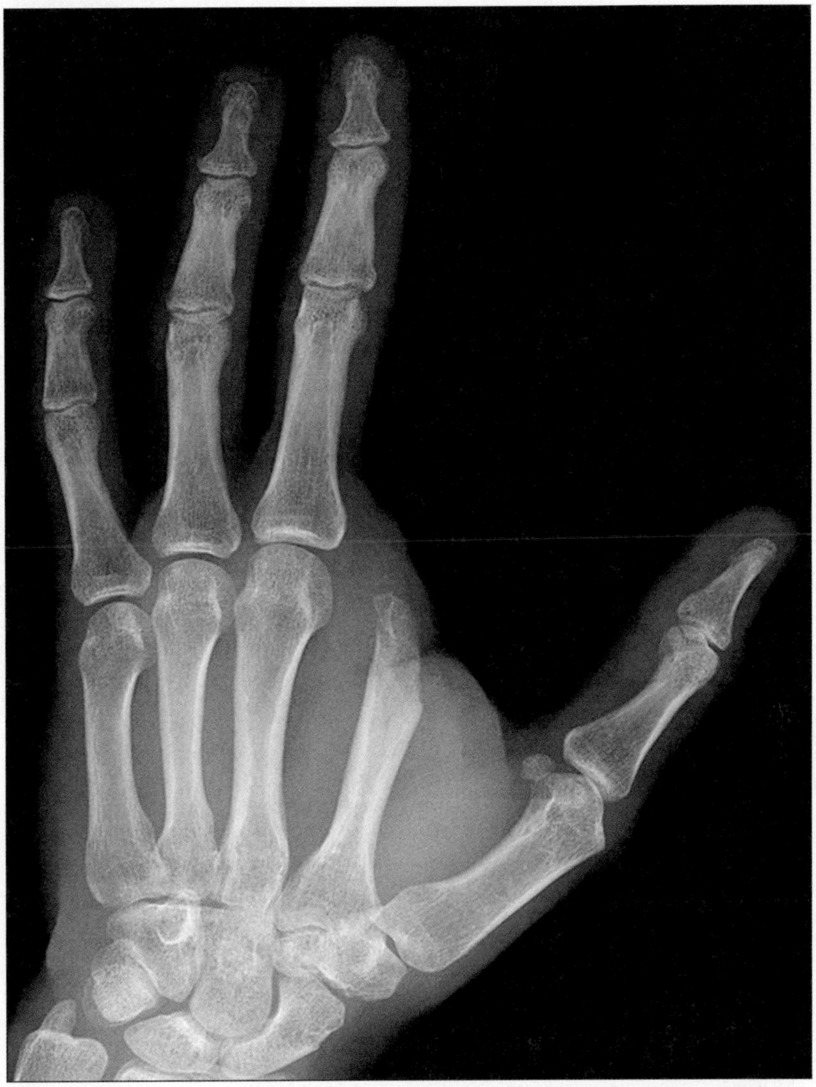

图9

- 皮肤切口设计成使示指的桡侧皮瓣可以用来覆盖截骨端。
- 这例患者若行指（列）切除术截指会减小手掌宽度，破坏掌横弓。而示指掌骨头的45°斜行截骨可以产生一个新的平滑的虎口（图10A和10B，图11A和11B）。

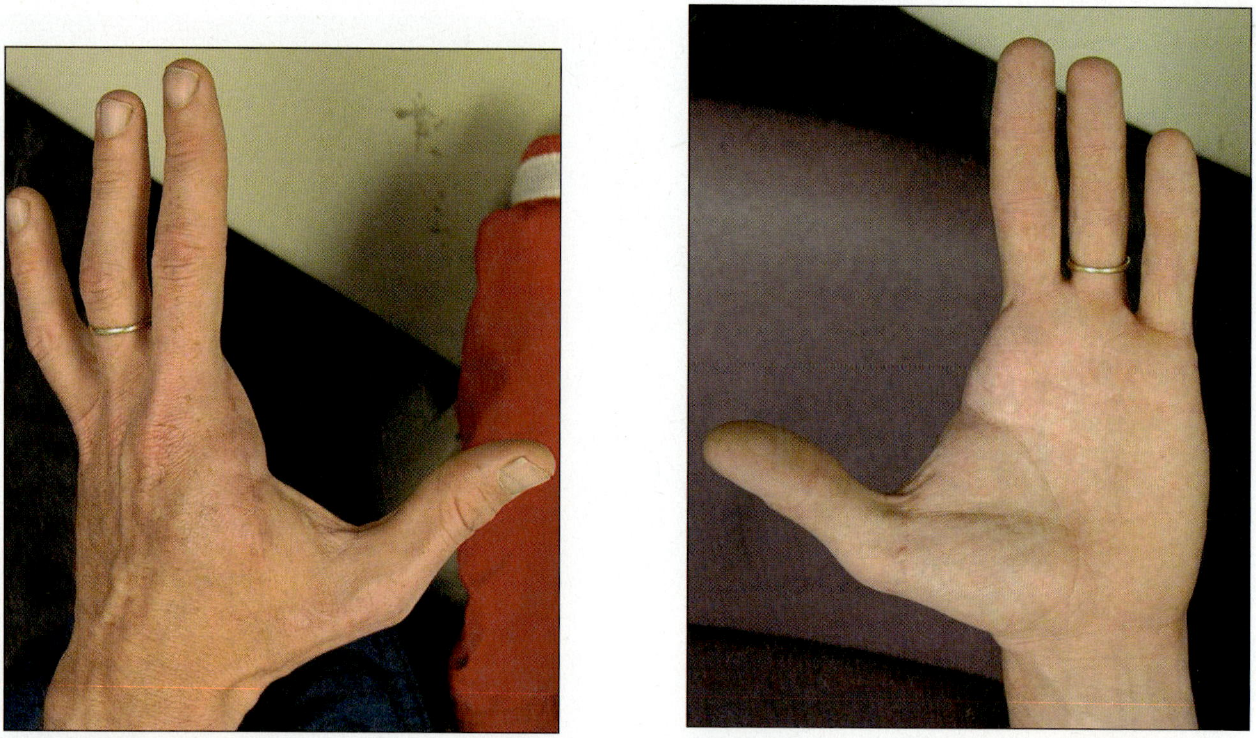

A B

图10

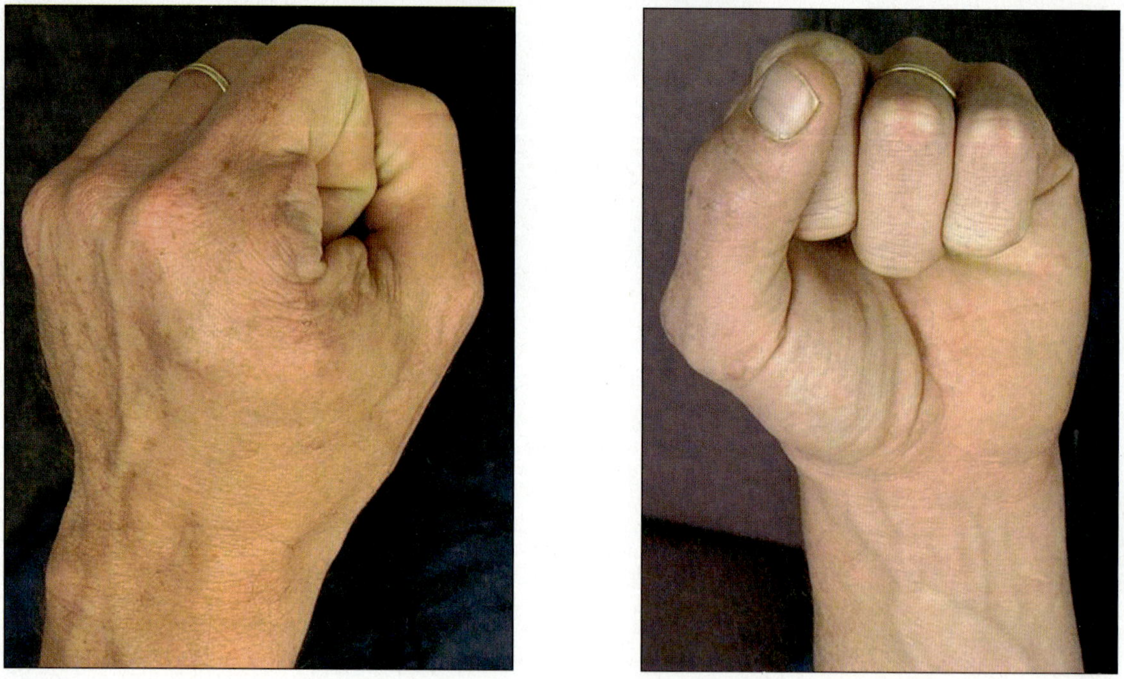

图11 A B

证据

Goldner RD, Howson MP, Nunley JA, Fitch RD, Belding NR, Urbaniak JR. One hundred eleven thumb amputations: Replantation vs revision. Microsurgery 1990;11:243-50.

本文进行了拇指再植和残端修整的对照研究。作者认为，“我们并不能证明再植一定比残端修整更具优势”。然而，只再植组只有25例、残端修整组只有18例患者参加了评估。所以，组间差异造成的选择性偏倚可能影响了结论。既然再植手术开展广泛，将来应该有大宗的病例研究来比较再植和残端修整的效果。（Ⅲ级证据）